만화로 배우는

닥터단감의 의학 이야기

Dr.Dangam

만화로 배우는

닥터단감의 의학 이야기 vol.01

(소화기 / 비뇨 / 심장·폐 질환)

첫째판 1쇄 인쇄 | 2020년 2월 26일
첫째판 1쇄 발행 | 2020년 3월 11일
첫째판 2쇄 발행 | 2025년 1월 16일

저 자 유진수
발 행 인 장주연
출 판 기 획 김도성
책 임 편 집 안경희
표지디자인 메디컬일러스트 그리닥
편집디자인 인지혜
일 러 스 트 메디컬일러스트 그리닥
발 행 처 군자출판사
등록 제4-139호(1991.6.24)
(10881) **파주출판단지** 경기도 파주시 회동길 338(서패동 474-1)
Tel. (031)943-1888 Fax. (031)955-9545
홈페이지 | www.koonja.co.kr

ISBN 979-11-5955-544-2
979-11-5955-543-5 (세트)

정가 20,000원
세트 40,000원

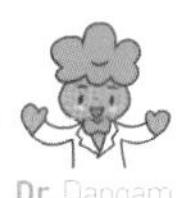

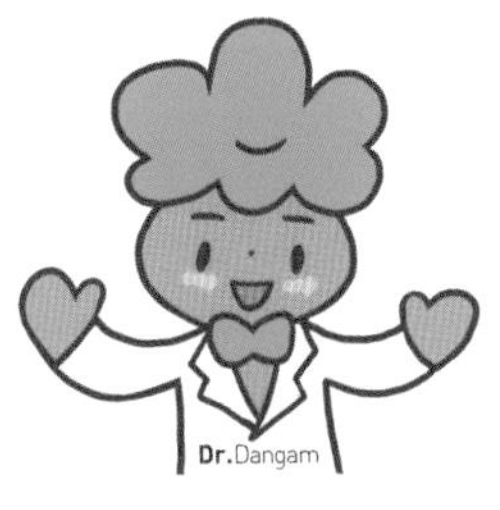

저자 유 진 수

삼성서울병원 이식외과 임상조교수
메디컬일러스트 그리닥 스튜디오 대표
메디컬웹툰 닥터단감 작가

어렸을 때부터 '그림 잘 그린다'는 이야기를 들었으나 전문적으로 미술을 공부한 적은 없었다. 미술은 초중고 교육과정에서 했던 수업들 이상을 한 적은 없었지만 혼자서는 컴퓨터로 그림 그리는 것을 좋아해서 윈도우 그림판에서부터 시작해서 포토샵, 그리고 타블렛을 이용한 그림까지 혼자서 주섬주섬 그려왔다.

그림 그리기에 대한 갈증은 항상 있었지만 그림으로 그릴 컨텐츠를 찾지 못하다가 의사 생활을 하기 시작하면서 닥터단감을 그리기 시작했고 건강, 질병, 의료 등에 대해 그리기 시작했다. 또한 의학과 관련된 그림이 필요한 사람들의 요청으로 메디컬일러스트를 시작한 이후 그리닥이라는 바이오메디컬아트 플랫폼까지 시작하게 되었다. 하지만 하루의 대부분을 평범한 대학병원 의사가 대부분 그렇듯, 환자 진료, 수술, 연구, 논문, 통근 그리고 가족과의 시간에 할애하고 있으며 만화 그리기는 더더욱 힘들어지고 있다. 하지만 정말 조금씩이라도 닥터단감에 투자해서 은퇴하기 전까지 몇 권의 책을 내 놓는 것이 인생의 몇몇 계획 중 하나이고 이 '만화로 배우는 닥터단감의 의학 이야기'는 그 첫번째 책이다.

앞으로도 나와 주변의 행복 (가족, 친척, 친구, 동료), 간암, 간이식 환자들의 삶의 질, 닥터단감을 통해 도움을 받을 아직 많지는 않은 독자들을 위해 열심히 살아갈 예정이다.

"닥터단감을 사랑해주고 응원해주신
모든 분께 감사드립니다."

닥터단감 시즌 1을 감수해 주신 고마운 선생님들

김가연 (국립중앙의료원 감염내과 교수): 말라리아, 뎅기열 감수

김완기 (세종병원 흉부외과 교수): 협심증, 심근경색, 기흉 감수

김재하 (성애병원 내과 과장): 알레르기, 골다공증, 과민성 대장 증후군 감수

오석규 (순환기내과 전문의): 미주신경성 실신, 상심실성 빈맥 감수

유창선 (앤드유 피부과 원장): 대상포진, 아토피성 피부염 감수

유홍석 (삼성서울병원 호흡기내과 교수): 천식, 결핵 감수

최지은 (단국대학교병원 이비인후과 교수): 이석증, 메니에르씨 병, 전정신경염, 알레르기 비염 감수

허경민 (삼성서울병원 감염내과 교수): 독감 감수

단감이 세상에 나오게 된 배경

치열한 의료현장을 경험하며 느끼게 문제의식 중 하나가 환자와 의료진 간의 정보 불균형이었습니다. 환자와 보호자들은 생명이 걸린 문제에 있어서 더 많은 정보를 원하지만, 대한민국 의료 시스템에서는 의료진으로부터 양질의 정보를 충분히 제공받기엔 현실적 어려움이 있고 결국 출판물이나 인터넷에서 정보를 구하곤 합니다. 그나마 최근에는 유튜브 등 새로운 채널 등을 통해 의료인들과 일반인들간의 커뮤니케이션이 증가하고 있긴 하지만 역부족인 것이 현실입니다.

하지만 안타깝게도 네이버 등으로 대표되는 한국 인터넷 환경(Google과 비교해 봐도 정보의 질에 심각한 격차가 있습니다)에서 의학정보와 관련해서 "정확하고, 유익하고, 재미있는" 정보를 찾기 힘듭니다. 잘못된 정보가 그들을 잘못된 길로 인도하는 경우도 자주 발생합니다. 이런 배경에서 환자들을 위한 "정확하고 유익하고 재미있는" 정보를 제공할 방법에 대해 고민하였고, 결국 '의학만화'를 그려 보기로 했습니다.

그래서 닥터단감은 2012년 7월 19일에 태어났습니다. 저의 생각을 독자에게 잘 전달해줄 캐릭터에 대해 고민한 결과 '단감'이 나오게 되었습니다. 너무 달지도 쓰지도 않고 물컹거리지도 않고 과즙이 꽉차지는 않은, 우리에게 친숙한 단감이 '차가운' 의료 이야기를 '따뜻하고 담백하게' 전달할 수 있기를 바랍니다.

Contents

만화로 배우는
닥터단감의 의학 이야기 vol.01

PART 01

소화기 질환

PART 02

비뇨 질환

PART 03

심장·폐 질환

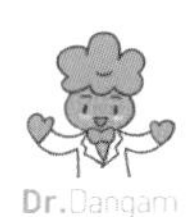

증상/주제별 질환을 찾아서 **닥터단감**을 읽어보세요

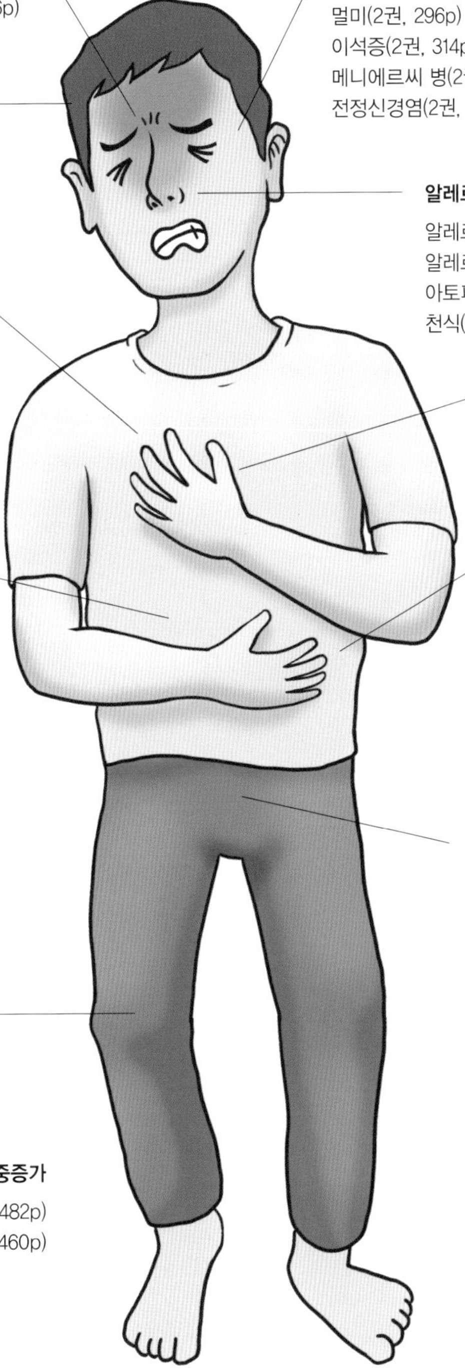

만화로 배우는

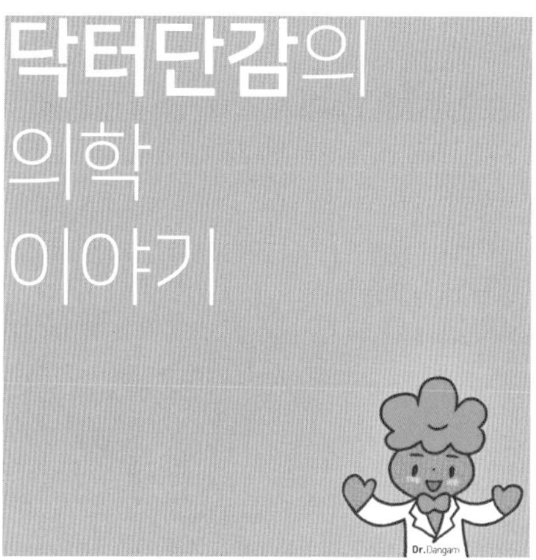

PART 01

소화기 질환

01 CHAPTER
소화기 질환

급성 충수돌기염

Appendicitis

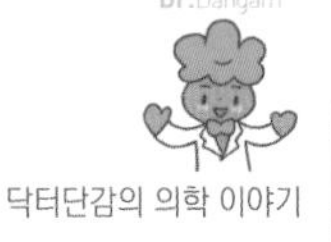

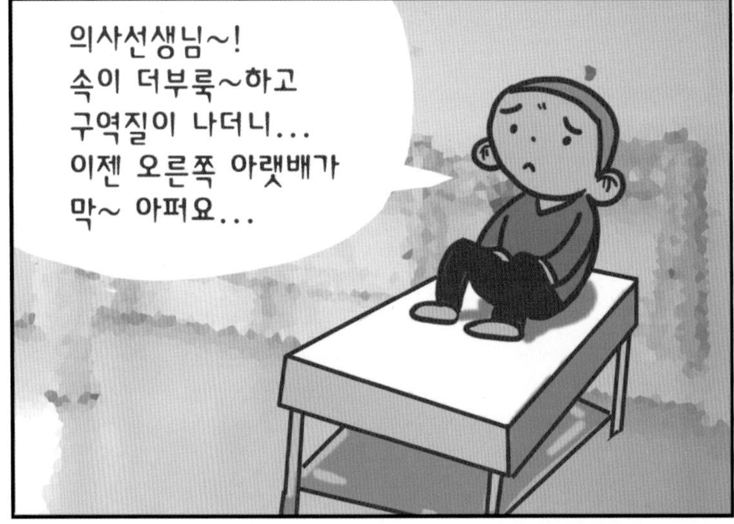

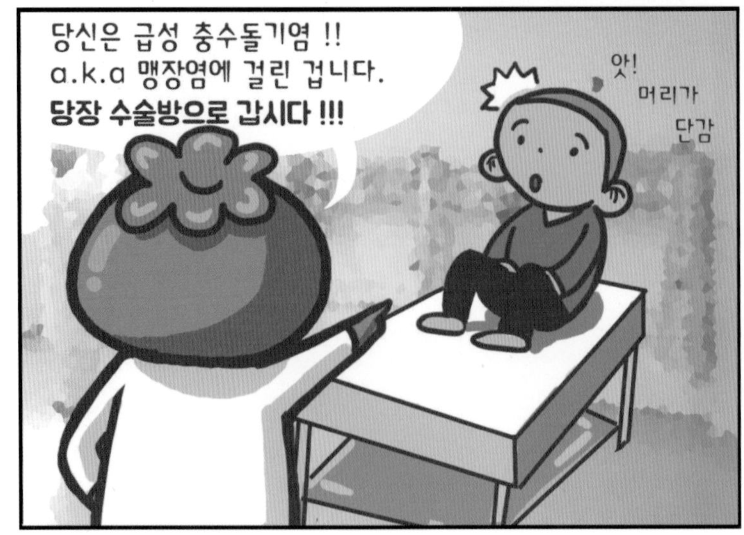

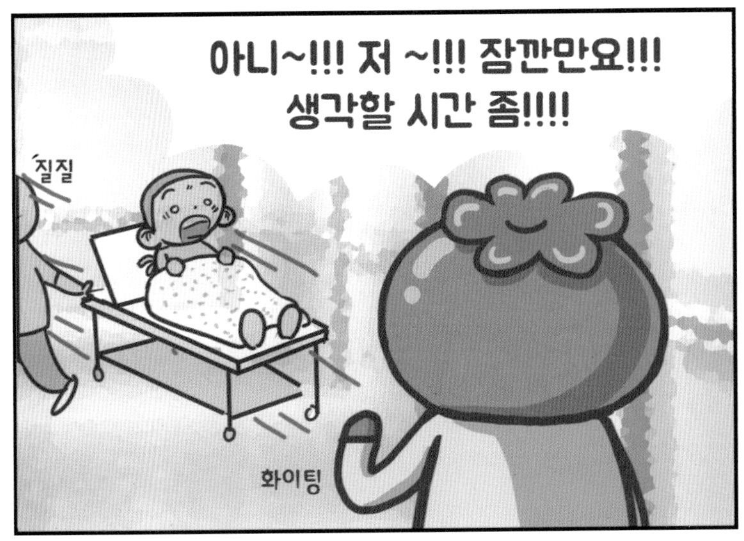
아니~!!! 저 ~!!! 잠깐만요!!!
생각할 시간 좀!!!!!
질질
화이팅

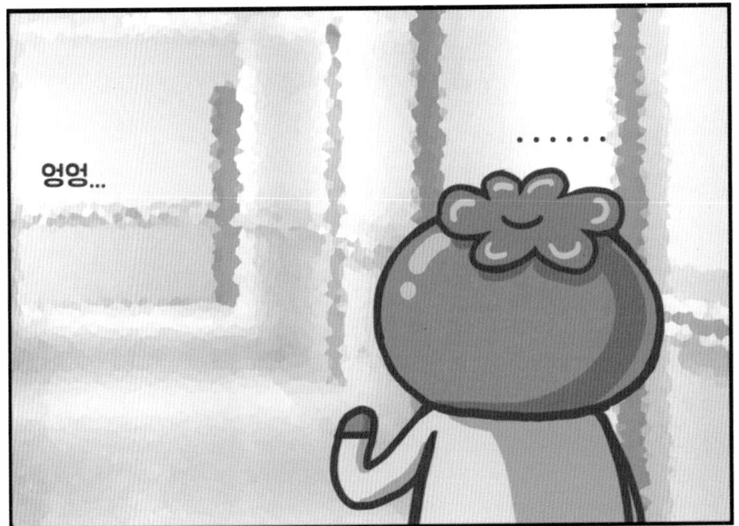
엉엉...
......

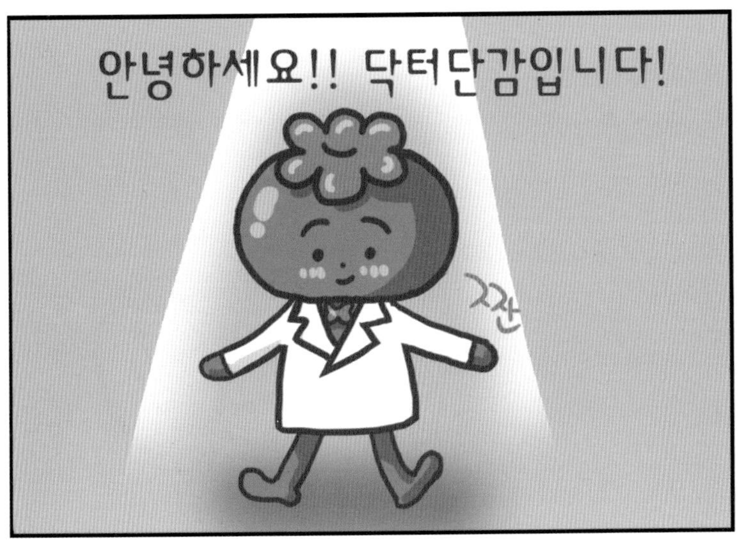
안녕하세요!! 닥터단감입니다!
짜잔

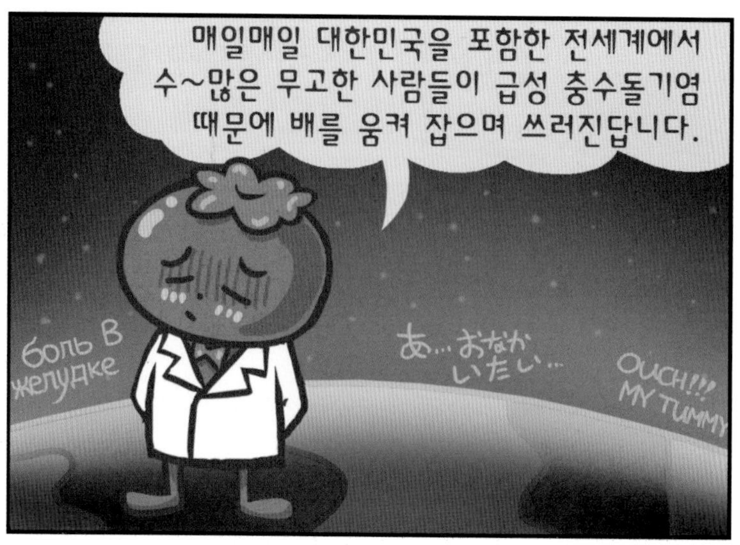
매일매일 대한민국을 포함한 전세계에서
수~많은 무고한 사람들이 급성 충수돌기염
때문에 배를 움켜 잡으며 쓰러진답니다.
боль в желудке
あ…おなか いたい…
OUCH!!! MY TUMMY

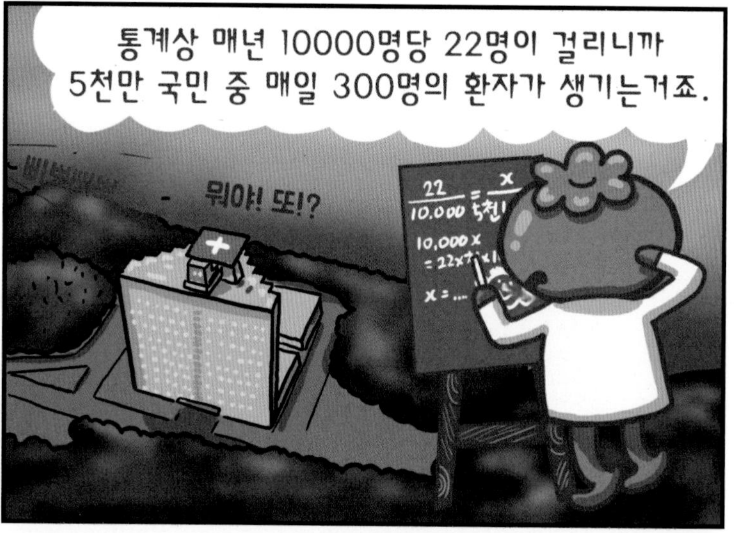
통계상 매년 10000명당 22명이 걸리니까
5천만 국민 중 매일 300명의 환자가 생기는거죠.
뭐야! 또!?

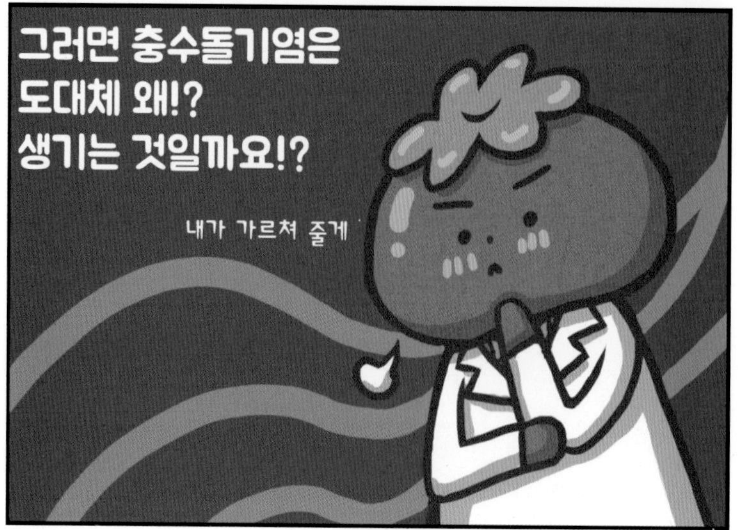
그러면 충수돌기염은
도대체 왜!?
생기는 것일까요!?
내가 가르쳐 줄게

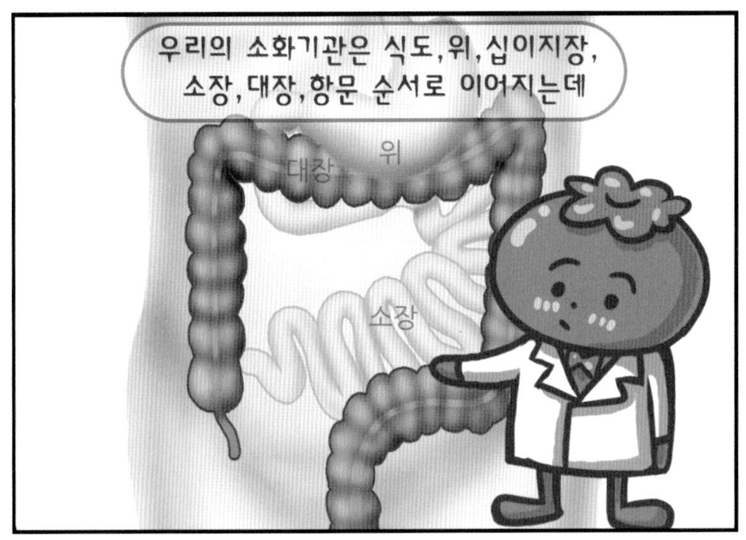
우리의 소화기관은 식도, 위, 십이지장,
소장, 대장, 항문 순서로 이어지는데
대장
위
소장

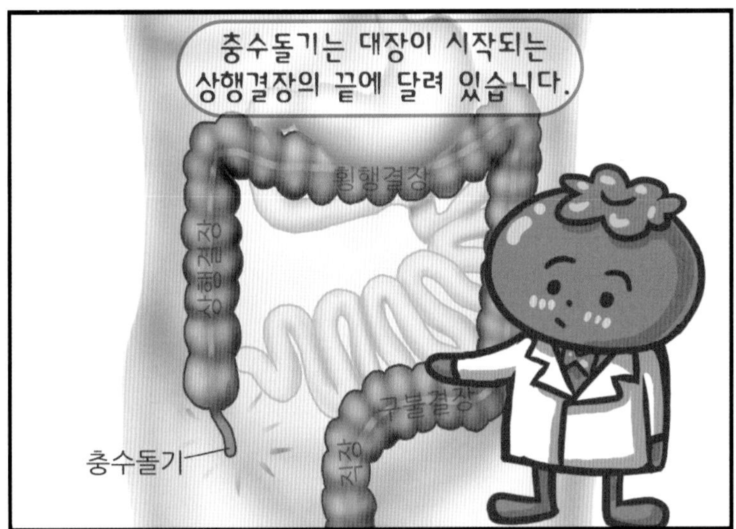
충수돌기는 대장이 시작되는
상행결장의 끝에 달려 있습니다.
횡행결장
상행결장
구불결장
직장
충수돌기

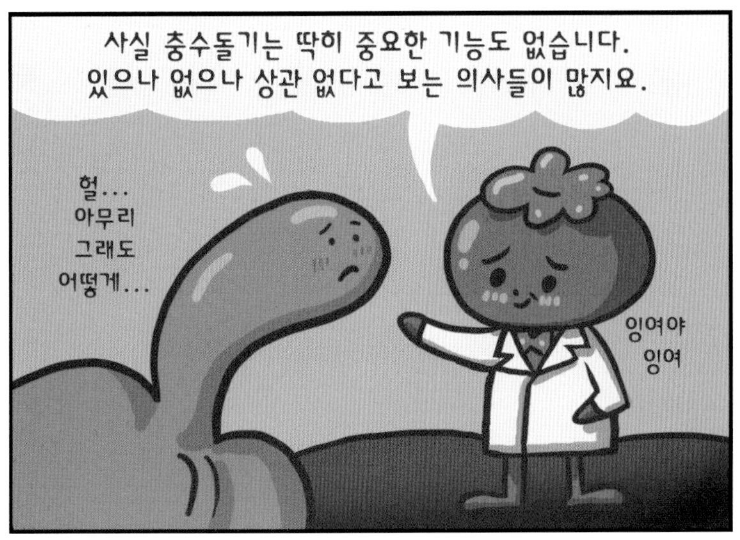
사실 충수돌기는 딱히 중요한 기능도 없습니다.
있으나 없으나 상관 없다고 보는 의사들이 많지요.
헐...
아무리
그래도
어떻게...
잉여야
잉여

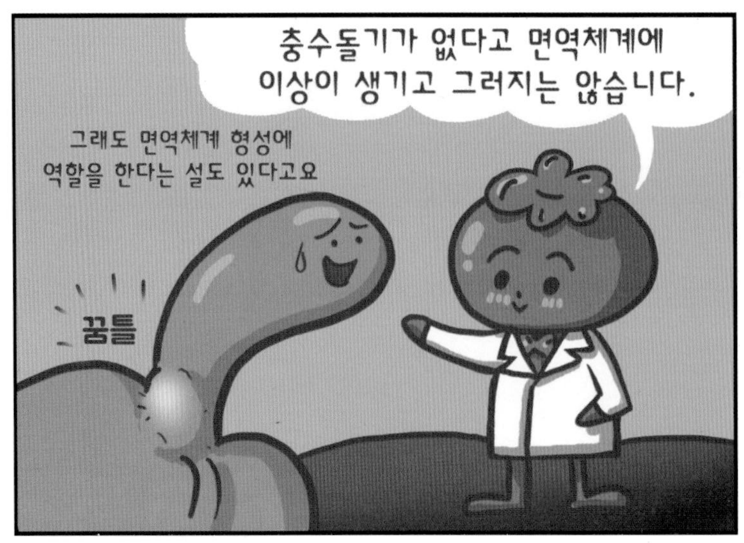
충수돌기가 없다고 면역체계에
이상이 생기고 그러지는 않습니다.
그래도 면역체계 형성에
역할을 한다는 설도 있다고요
꿈틀

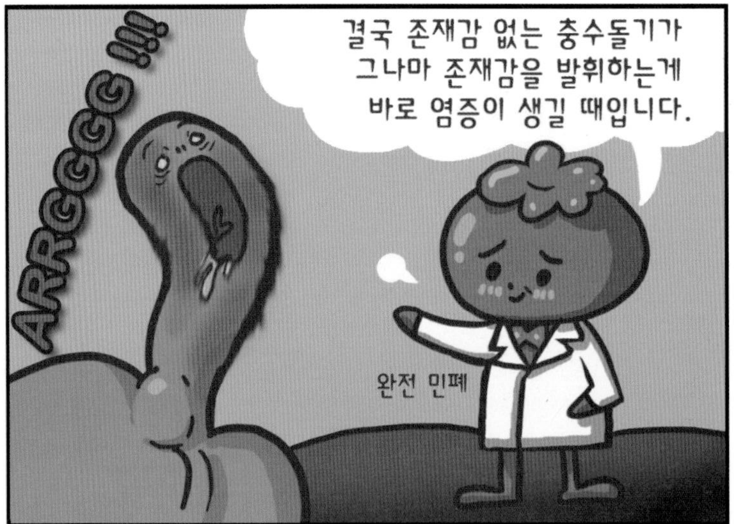
결국 존재감 없는 충수돌기가
그나마 존재감을 발휘하는게
바로 염증이 생길 때입니다.
ARRGGGG !!!!
완전 민폐

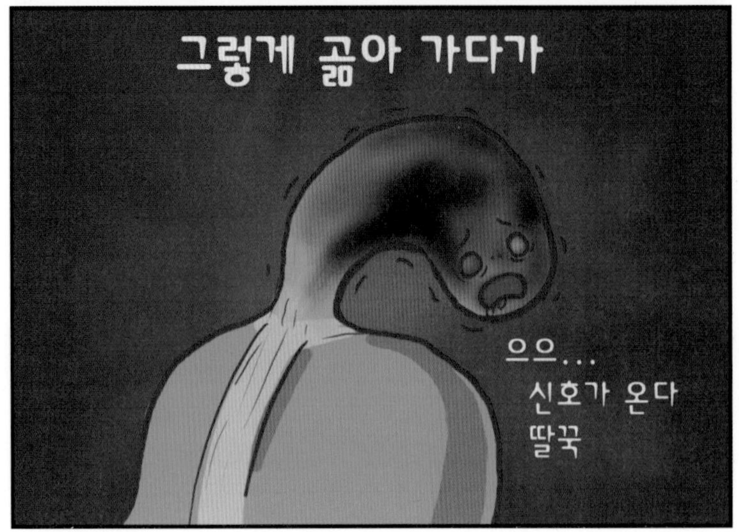
그렇게 곪아 가다가
으으...
신호가 온다
딸꾹

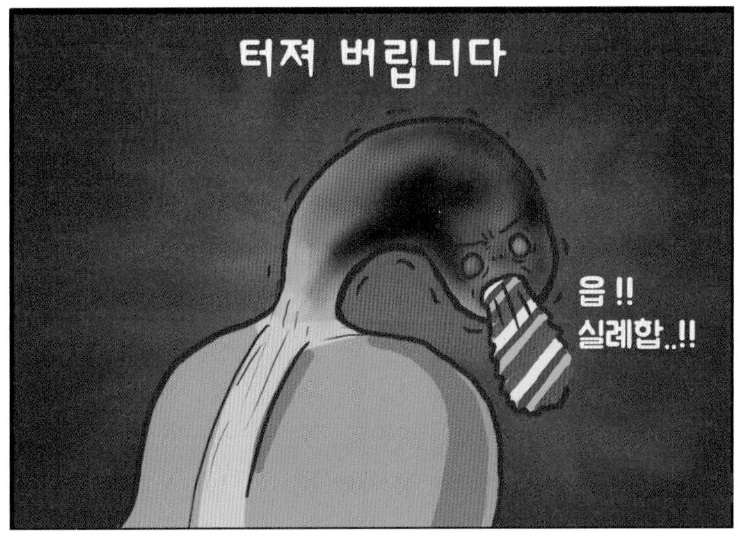
터져 버립니다
읍!!
실례합..!!

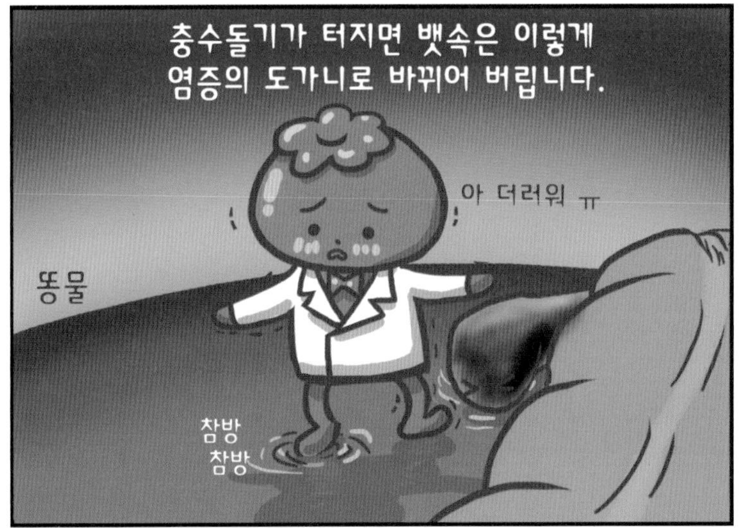
충수돌기가 터지면 뱃속은 이렇게
염증의 도가니로 바뀌어 버립니다.
아 더러워 ㅠ
똥물
참방
참방

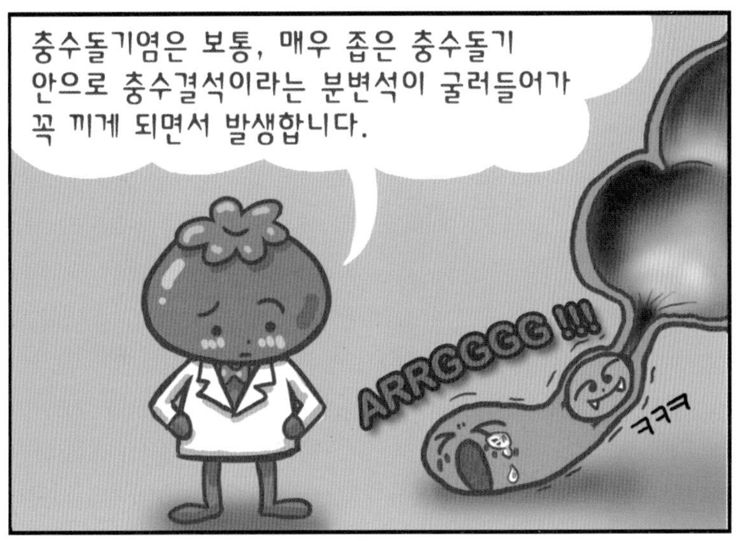
충수돌기염은 보통, 매우 좁은 충수돌기
안으로 충수결석이라는 분변석이 굴러들어가
꼭 끼게 되면서 발생합니다.
ARRGGGG!!!
ㅋㅋㅋ

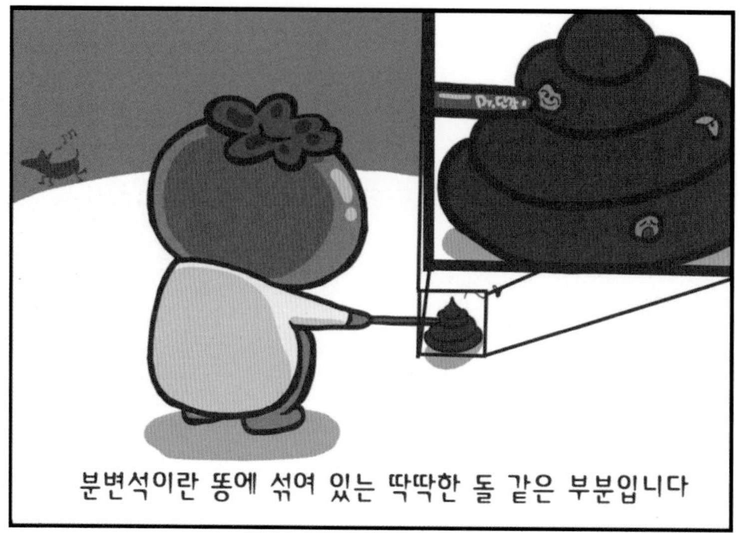
Dr.단감
분변석이란 똥에 섞여 있는 딱딱한 돌 같은 부분입니다

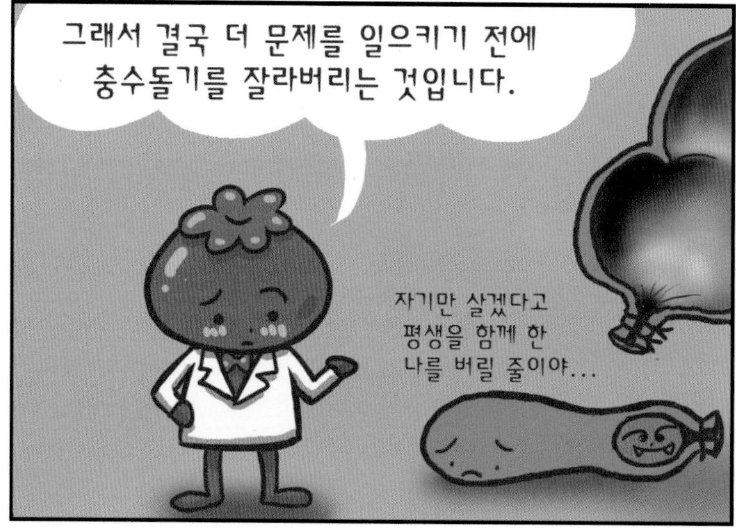
그래서 결국 더 문제를 일으키기 전에
충수돌기를 잘라버리는 것입니다.
자기만 살겠다고
평생을 함께 한
나를 버릴 줄이야...

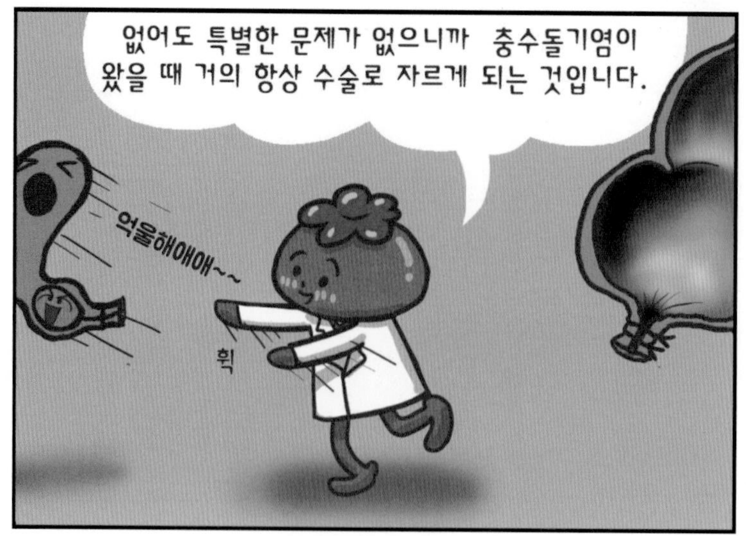
없어도 특별한 문제가 없으니까 충수돌기염이
왔을 때 거의 항상 수술로 자르게 되는 것입니다.
억울해애애~~
휙

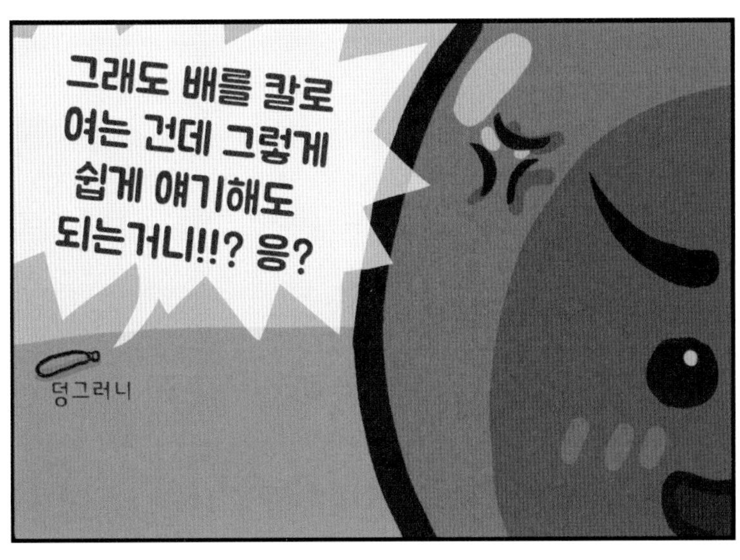
그래도 배를 칼로
여는 건데 그렇게
쉽게 얘기해도
되는거니!!? 응?
덩그러니

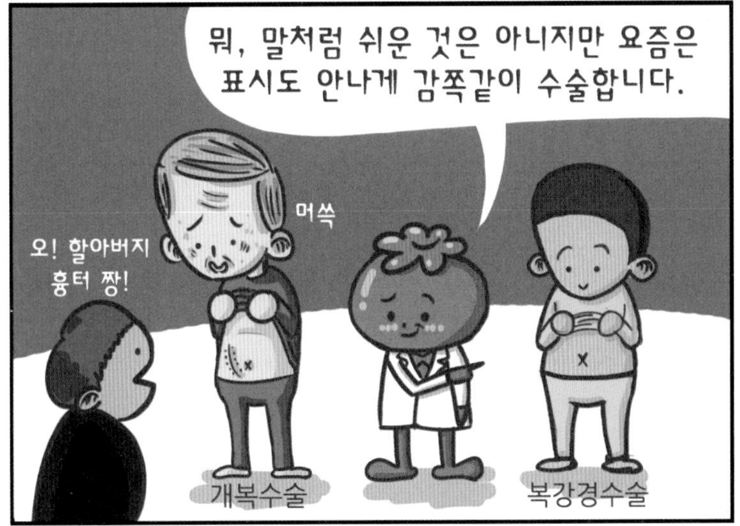
뭐, 말처럼 쉬운 것은 아니지만 요즘은
표시도 안나게 감쪽같이 수술합니다.
오! 할아버지
흉터 짱!
머쓱
개복수술
복강경수술

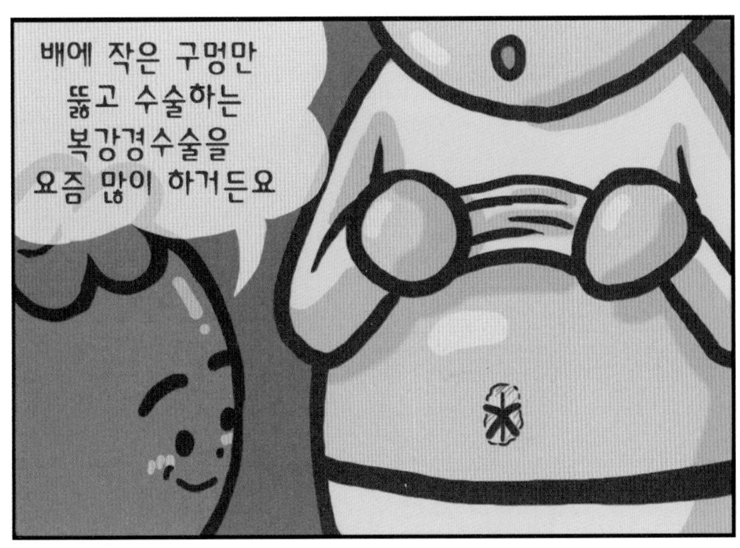
배에 작은 구멍만
뚫고 수술하는
복강경수술을
요즘 많이 하거든요

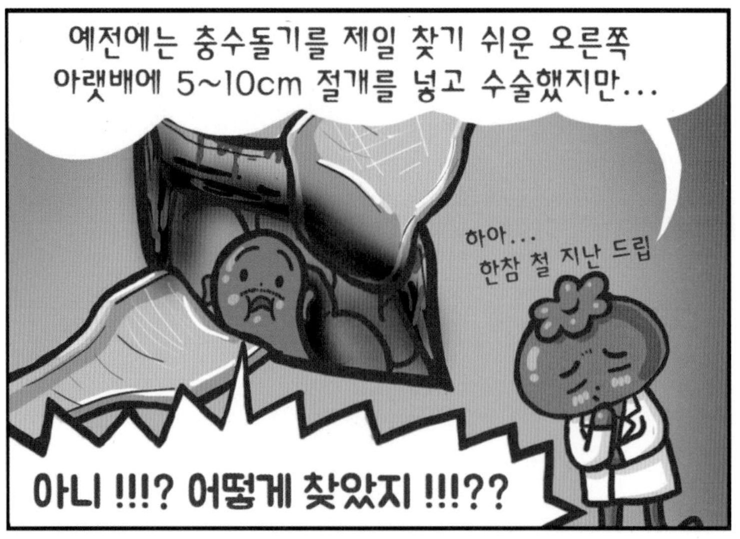
예전에는 충수돌기를 제일 찾기 쉬운 오른쪽
아랫배에 5~10cm 절개를 넣고 수술했지만...
하아...
한참 철 지난 드립
아니 !!!? 어떻게 찾았지 !!!??

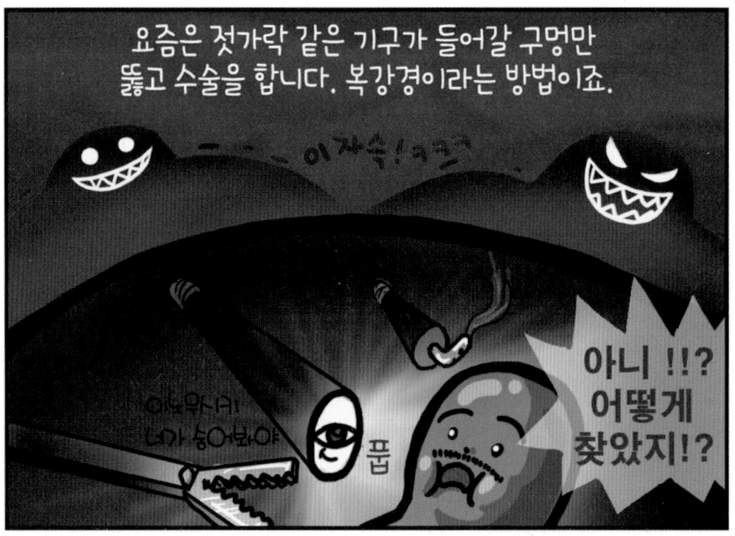
요즘은 젓가락 같은 기구가 들어갈 구멍만
뚫고 수술을 합니다. 복강경이라는 방법이죠.
이 자슥!
너가 숨어봐야
픕
아니 !!?
어떻게
찾았지!?

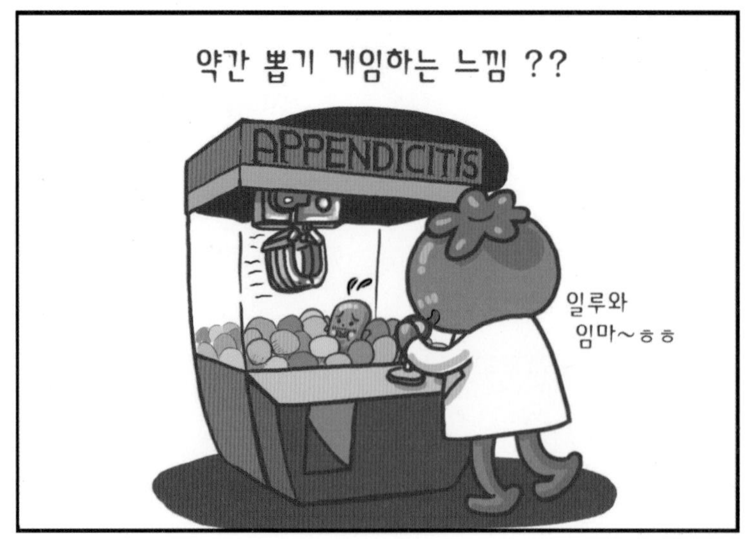
약간 뽑기 게임하는 느낌 ??
APPENDICITIS
일루와
임마~ㅎㅎ

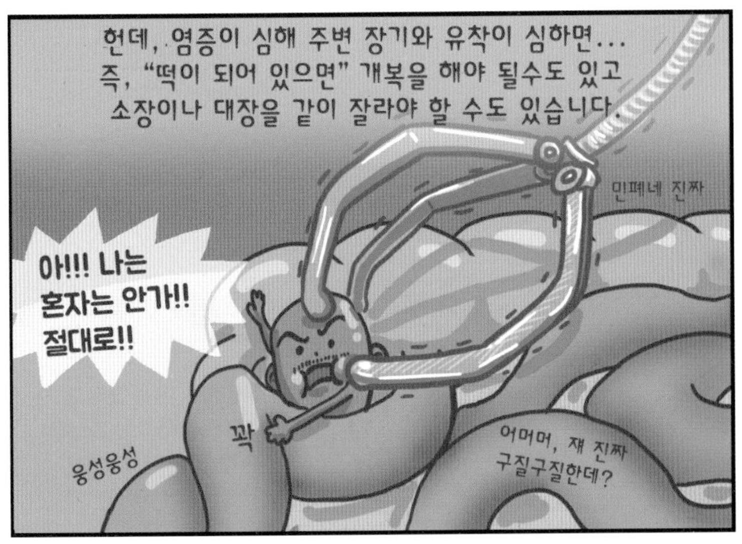
헌데, 염증이 심해 주변 장기와 유착이 심하면...
즉, "떡이 되어 있으면" 개복을 해야 될수도 있고
소장이나 대장을 같이 잘라야 할 수도 있습니다.
민폐네 진짜
아!!! 나는
혼자는 안가!!
절대로!!
꽉
웅성웅성
어머머, 쟤 진짜
구질구질한데?

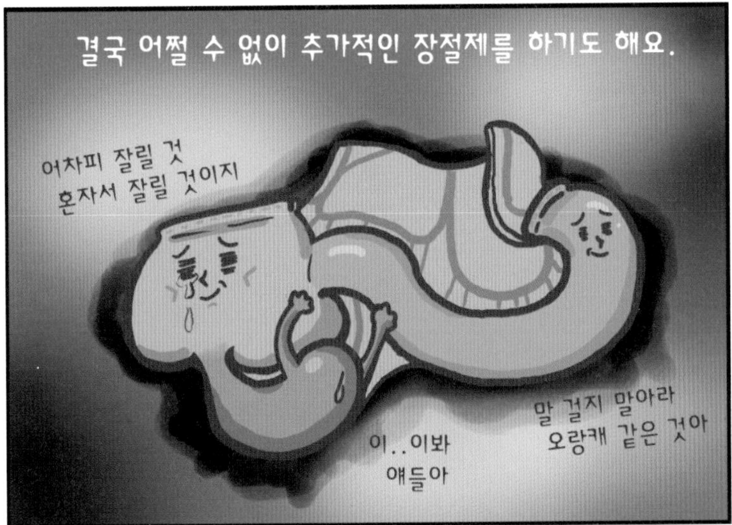
결국 어쩔 수 없이 추가적인 장절제를 하기도 해요.
어차피 잘릴 것
혼자서 잘릴 것이지
말 걸지 말아라
오랑캐 같은 것아
이..이봐
얘들아

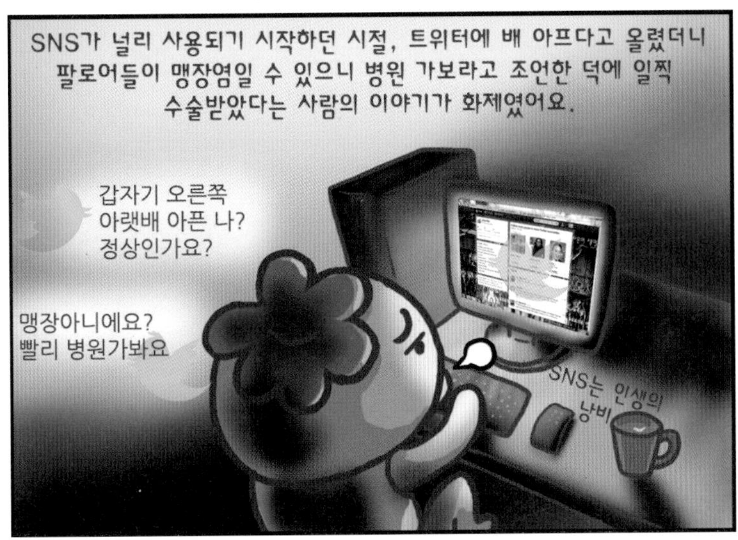
SNS가 널리 사용되기 시작하던 시절, 트위터에 배 아프다고 올렸더니
팔로어들이 맹장염일 수 있으니 병원 가보라고 조언한 덕에 일찍
수술받았다는 사람의 이야기가 화제였어요.
갑자기 오른쪽
아랫배 아픈 나?
정상인가요?
맹장아니에요?
빨리 병원가봐요
SNS는 인생의
낭비

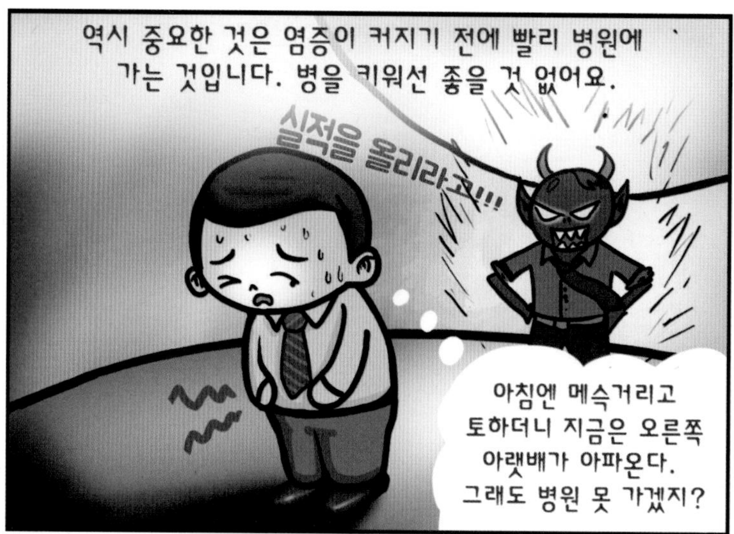
역시 중요한 것은 염증이 커지기 전에 빨리 병원에 가는 것입니다. 병을 키워선 좋을 것 없어요.
실적을 올리라고!!!
아침엔 메슥거리고 토하더니 지금은 오른쪽 아랫배가 아파온다. 그래도 병원 못 가겠지?

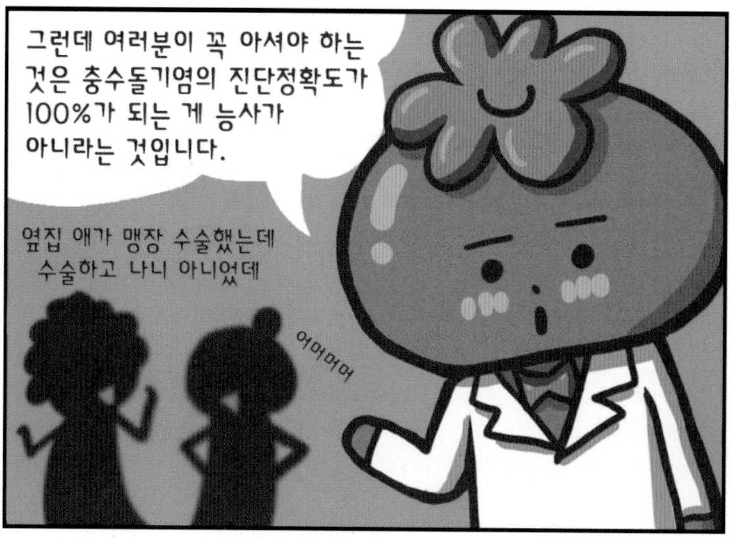
그런데 여러분이 꼭 아셔야 하는 것은 충수돌기염의 진단정확도가 100%가 되는 게 능사가 아니라는 것입니다.
옆집 애가 맹장 수술했는데 수술하고 나니 아니었데
어머머머

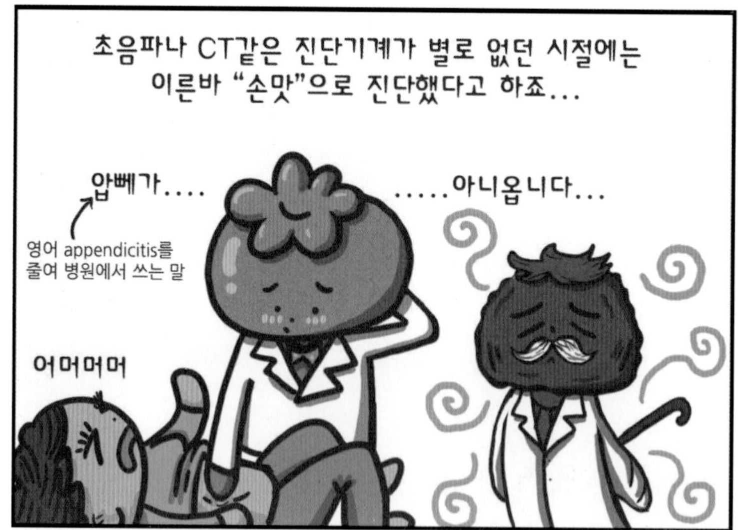
초음파나 CT같은 진단기계가 별로 없던 시절에는 이른바 "손맛"으로 진단했다고 하죠...
압뻬가....
.....아니옵니다...
영어 appendicitis를 줄여 병원에서 쓰는 말
어머머머

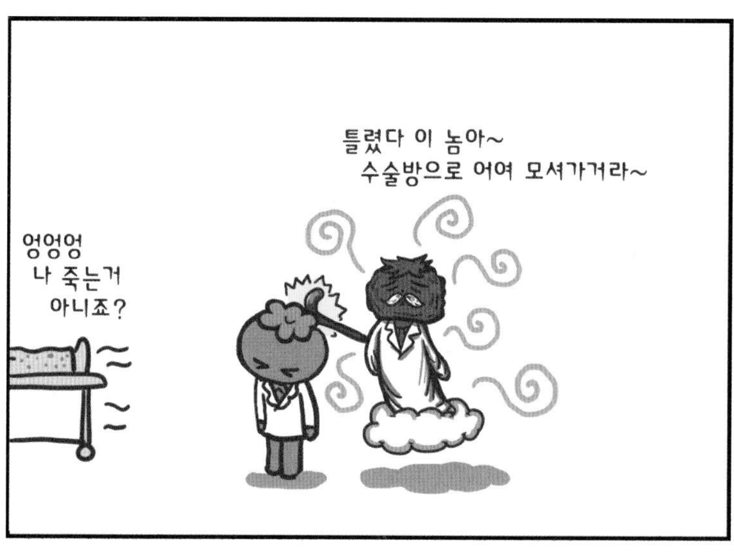
틀렸다 이 놈아~
수술방으로 어여 모셔가거라~
엉엉엉
나 죽는거
아니죠?

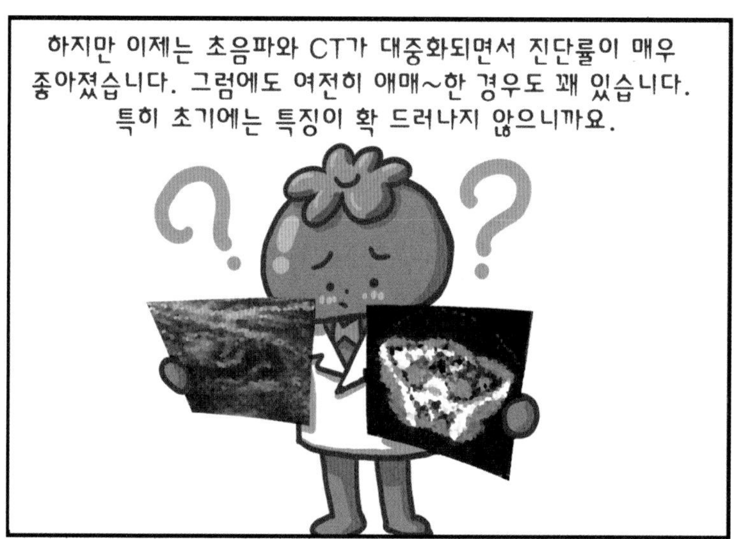
하지만 이제는 초음파와 CT가 대중화되면서 진단률이 매우 좋아졌습니다. 그럼에도 여전히 애매~한 경우도 꽤 있습니다. 특히 초기에는 특징이 확 드러나지 않으니까요.

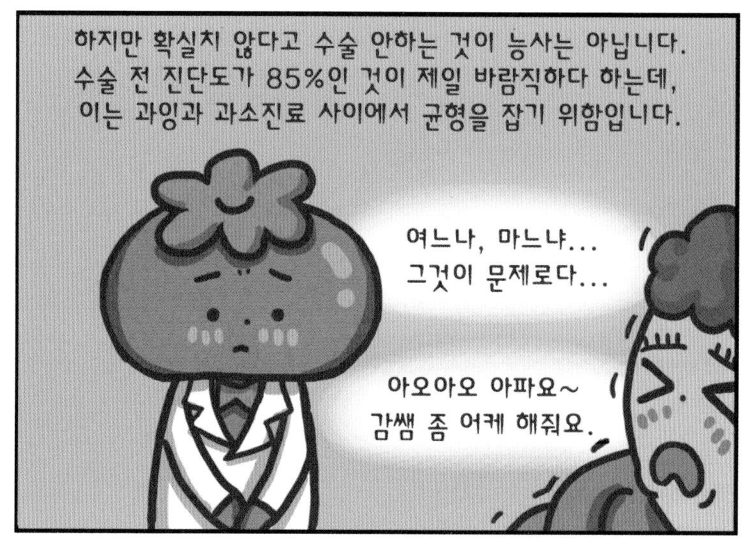
하지만 확실치 않다고 수술 안하는 것이 능사는 아닙니다. 수술 전 진단도가 85%인 것이 제일 바람직하다 하는데, 이는 과잉과 과소진료 사이에서 균형을 잡기 위함입니다.
여느나, 마느냐...
그것이 문제로다...
아오아오 아파요~
감쌤 좀 어케 해줘요.

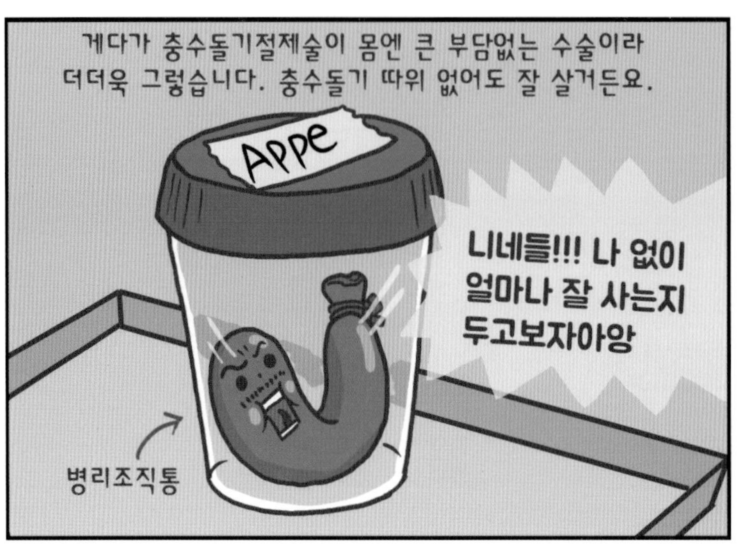
게다가 충수돌기절제술이 몸엔 큰 부담없는 수술이라
더더욱 그렇습니다. 충수돌기 따위 없어도 잘 살거든요.
Appe
니네들!!! 나 없이
얼마나 잘 사는지
두고보자아앙
병리조직통

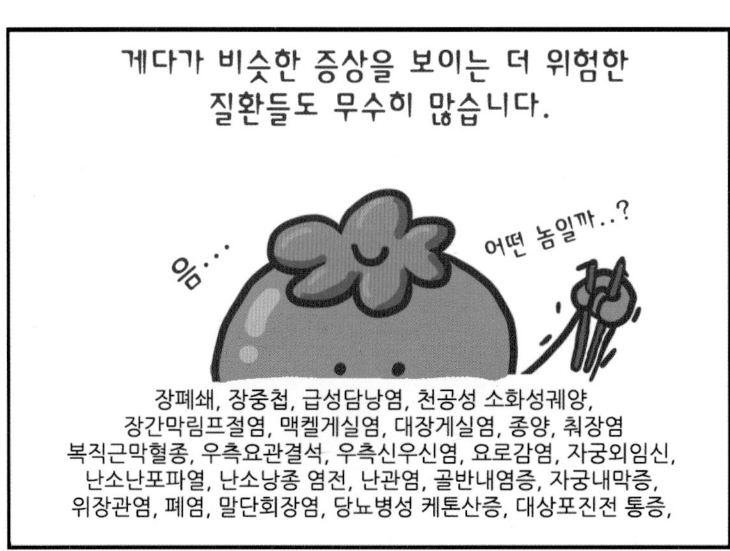
게다가 비슷한 증상을 보이는 더 위험한
질환들도 무수히 많습니다.
음...
어떤 놈일까..?
장폐쇄, 장중첩, 급성담낭염, 천공성 소화성궤양,
장간막림프절염, 맥켈게실염, 대장게실염, 종양, 췌장염
복직근막혈종, 우측요관결석, 우측신우신염, 요로감염, 자궁외임신,
난소난포파열, 난소낭종 염전, 난관염, 골반내염증, 자궁내막증,
위장관염, 폐염, 말단회장염, 당뇨병성 케톤산증, 대상포진전 통증,

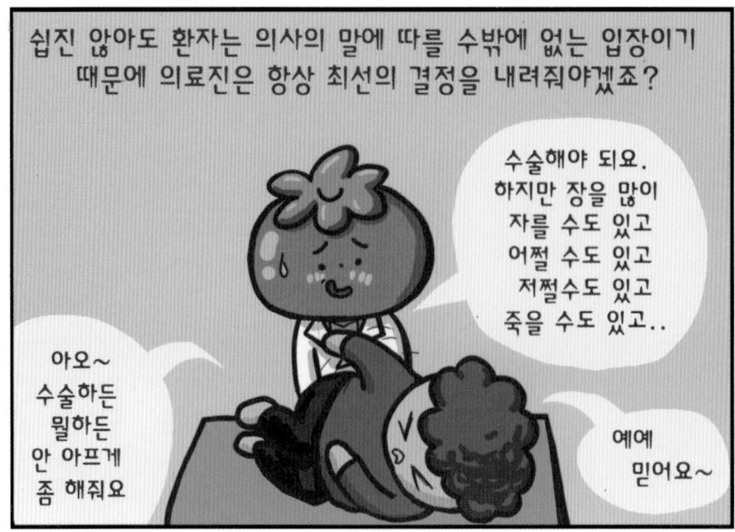
쉽진 않아도 환자는 의사의 말에 따를 수밖에 없는 입장이기
때문에 의료진은 항상 최선의 결정을 내려줘야겠죠?
수술해야 되요.
하지만 장을 많이
자를 수도 있고
어쩔 수도 있고
저쩔수도 있고
죽을 수도 있고..
아오~
수술하든
뭘하든
안 아프게
좀 해줘요
예예
믿어요~

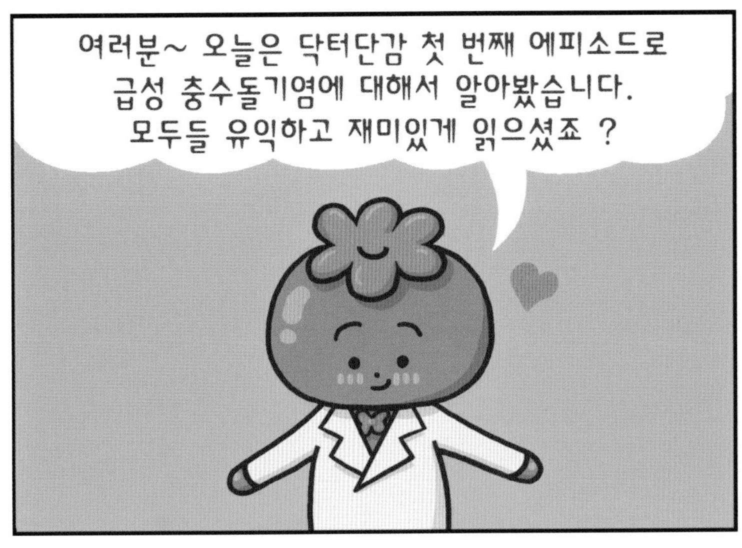
여러분~ 오늘은 닥터단감 첫 번째 에피소드로
급성 충수돌기염에 대해서 알아봤습니다.
모두들 유익하고 재미있게 읽으셨죠 ?

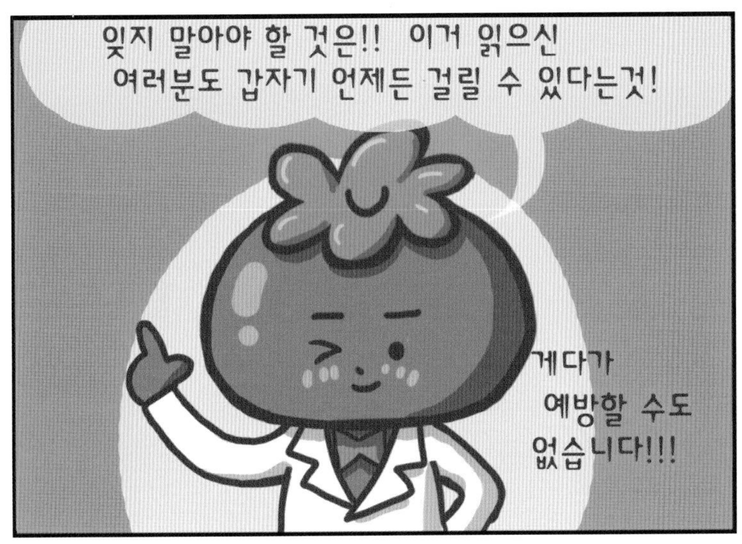
잊지 말아야 할 것은!! 이거 읽으신
여러분도 갑자기 언제든 걸릴 수 있다는것!
게다가
예방할 수도
없습니다!!!

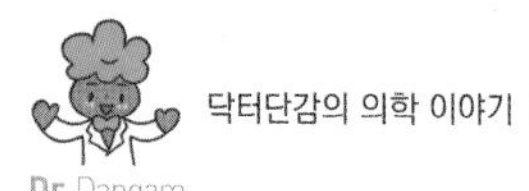

급성 충수돌기염

충수돌기염은 본래 많은 사람들에게 맹장염으로 알려져 있는 질환입니다. 오른쪽 아랫배 통증으로 병원에 가서 수술을 받게 되는 수많은 환자들이 있기 때문에 일반인들에게 매우 잘 알려져 있는 병이죠.

만화에서처럼 충수돌기염은 대개 충수돌기의 입구가 막히게 되면서 염증을 일으키게 되며 치료가 되지 않은 채 방치가 되면 이내 천공, 즉 터지면서 복막염으로 진행되기 때문에 수술을 요합니다. 과거에는 오른쪽 아랫배에 작은 절개를 넣고 수술하는 개복수술을 했다면 최근에는 배에 작은 구멍만 뚫고 카메라와 기구들을 이용한 복강경 수술을 해서 회복도 더 빠르게 그리고 흉터도 작게 수술할 수 있게 되었습니다.

충수돌기염은 만국 공통의 질환으로 전 세계 누구에게든 똑같이 발생할 수 있습니다. 하지만 원숭이 같은 영장류는 충수돌기가 없어서 충수돌기염 자체가 없었을 테니 인간에게만 생길 수 있는 병이라고 할 수 있죠. 그러면 개인적인 궁금증은 수술이란 것 자체가 없었을 시절의 충수돌기염 환자들은 어떻게 되었을지 입니다. 복막염으로 진행되어 많은 환자들이 죽었을 것으로 예상이 되지만 이에 대한 정보가 없으므로 더 얘기하기는 힘들 것 같습니다.

최근에는 초기 충수돌기염에서 항생제를 치료해보는 연구들도 진행되고 있는데 항생제로 염증을 가라앉히고 회복이 되는 경우도 있기 때문에 이런 경우 '충수돌기염이면 100% 수술이다' 라는 명제에 예외사항으로 적용될 수 있을 것 같습니다. 하지만 아직 이런 몇몇 연구가 범용적으로 적용될 수 있는 정도는 아니고 다시 재발할 가능성도 충분히 있기 때문에 충수돌기염이라면 수술을 받을 각오를 하시는 것이 좋겠습니다.

단감's NOTE

이 만화를 그릴 당시인 2012년에도 '개그콘서트'의 '감수성'의 오랑캐 드립이 철 지난 드립이었는데 이 책이 출간되는 2020년 기준으로는 거의 십 년이 넘은 드립이라 이 책을 읽으실 독자분들이 어떻게 받아 들일지 걱정입니다.

사실 2009년 한양대학교에서 인턴으로 근무하던 시절 일요일 밤에 인턴 당직 휴게실에서 인턴 동기들과 개그콘서트를 보던 시절이 개콘의 전성기였는데, 이 만화 자체가 제가 외과 전공의 3년차 시절, 즉 3년 지난 뒤에 그렸으니 세월이 참 빨리 흘렀다는 생각이 듭니다. 하지만 최근에 '개콘 오랑캐'로 알려졌던 코미디언 '김지호'씨가 조금씩 텔레비전에 나오고 있어서 과거 개콘 팬들의 향수를 불러일으킬 수 있지 않을까 싶습니다.

2012년도에 그렸던 당시에는 구멍 세 개 정도를 뚫고 하는 복강경이 많이 이루어졌다면 요즘은 단일공복강경(single-port laparoscopic surgery)도 많이 이루어지고 있어서 역시나 세월의 흔적이 느껴지는 만화입니다. 단감의 얼굴 또한 닥터단감 캐릭터를 처음 만들었던 당시의 모습을 간직하고 있어서 지금과 너무도 많이 다른데 (색깔마저) 그림 퀄리티도 많이 떨어져서 지금 보기에는 부끄러운 것이 사실입니다.

하지만 외과 의사로서 외과의 기본 중의 기본인 충수돌기염을 그렸다는 점에서 애착이 많이 가는 에피소드입니다. 독자 여러분들도 촌스럽지만 풋풋한 단감 1회를 사랑해주셨으면 하는 바램입니다.

02 CHAPTER
소화기 질환

담석증

Gallstone

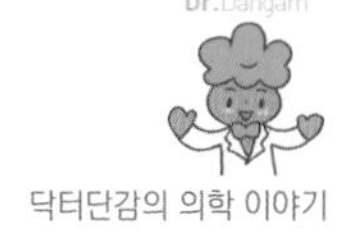

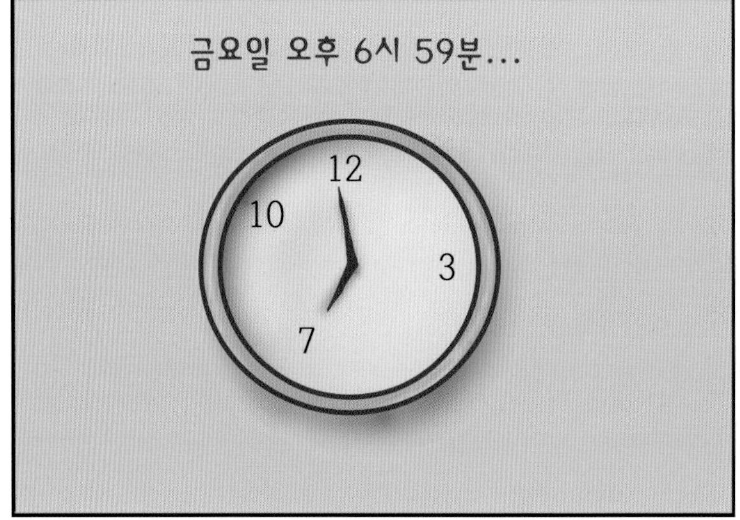

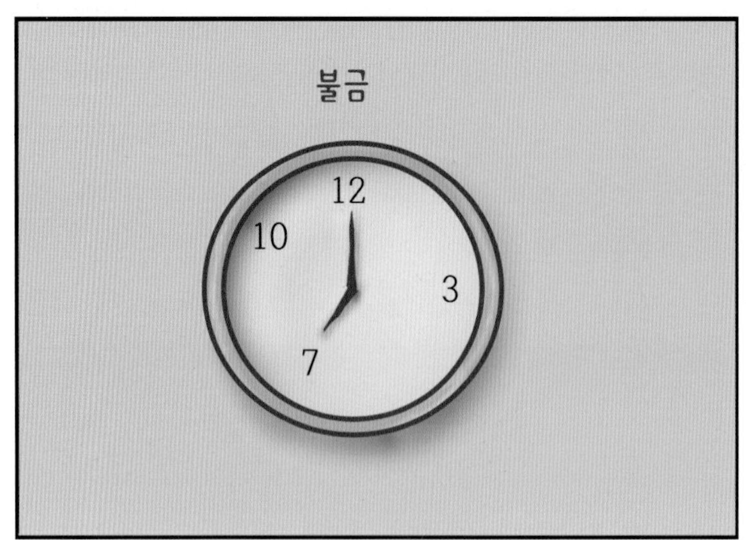

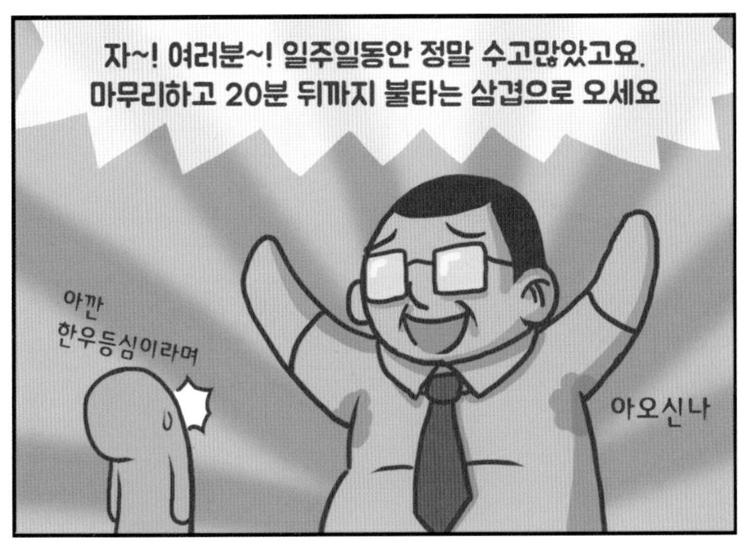
자~! 여러분~! 일주일동안 정말 수고많았고요.
마무리하고 20분 뒤까지 불타는 삼겹으로 오세요
아깐 한우등심이라며
아오신나

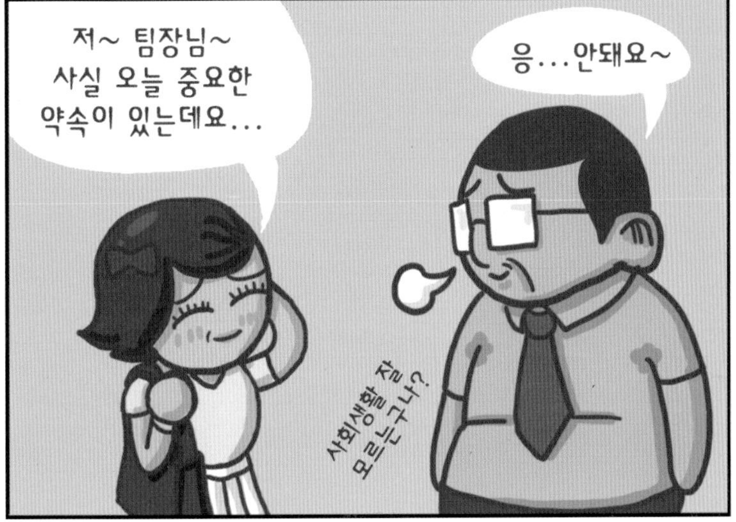
저~ 팀장님~
사실 오늘 중요한
약속이 있는데요...
응...안돼요~
사회생활 잘 모르는구나?

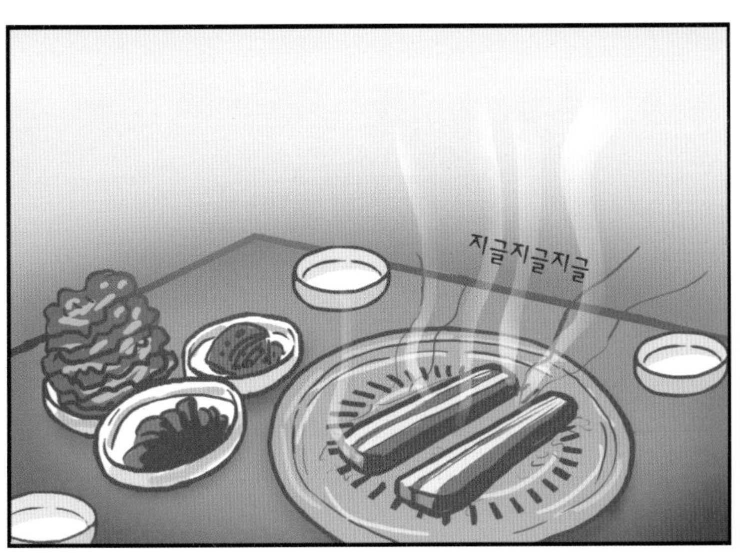
지글지글지글

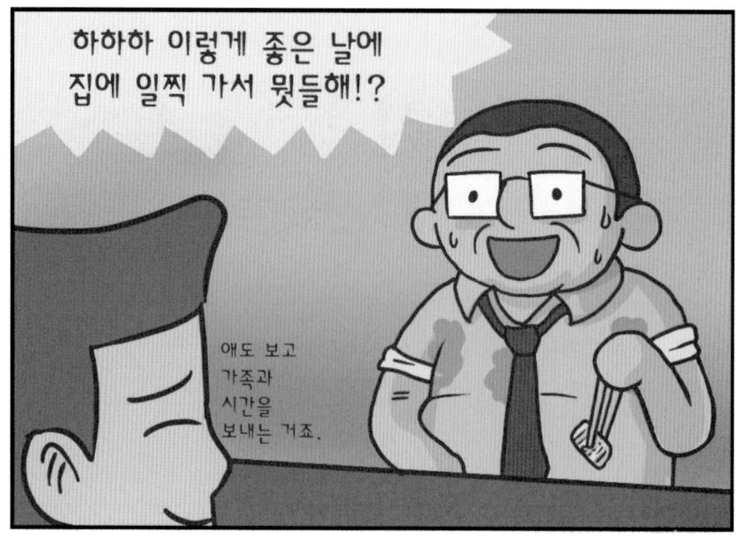
하하하 이렇게 좋은 날에
집에 일찍 가서 뭣들해!?
애도 보고
가족과
시간을
보내는 거죠.

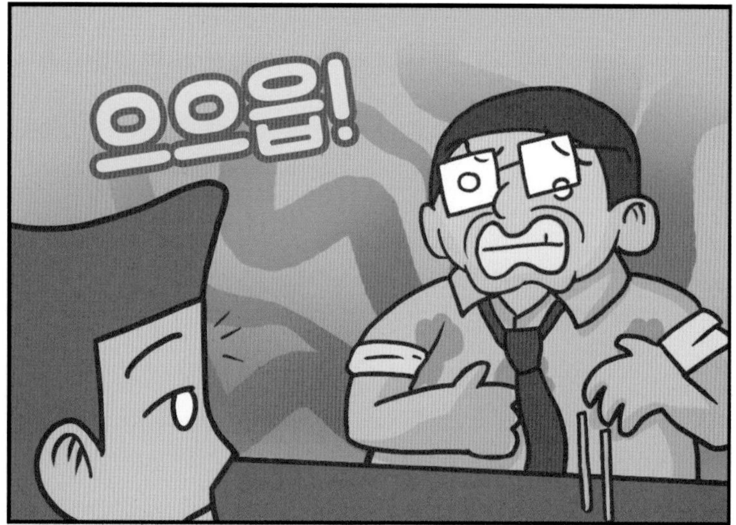
으으읍!

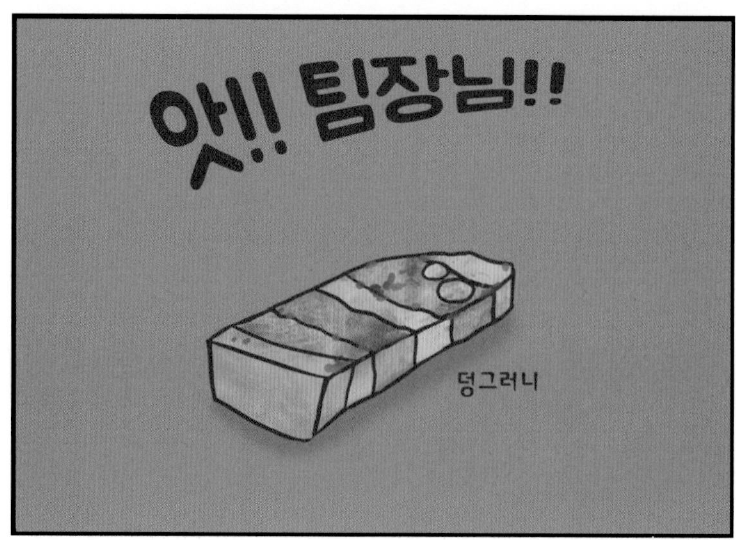
앗!! 팀장님!!
덩그러니

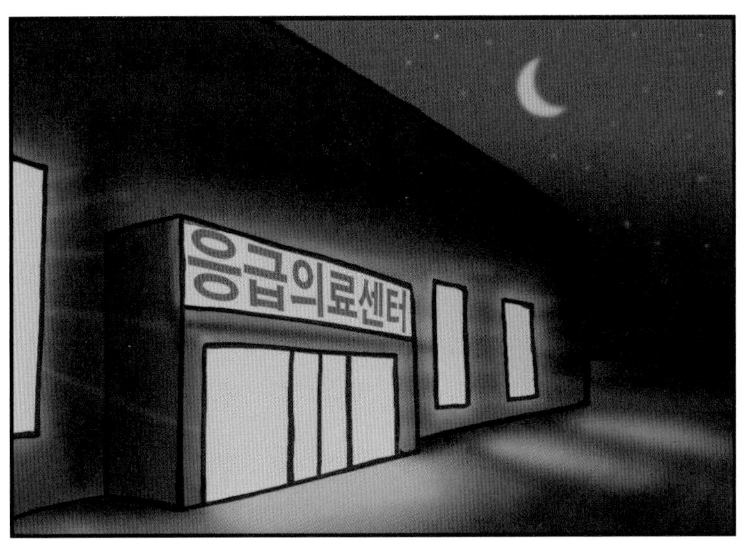
응급의료센터

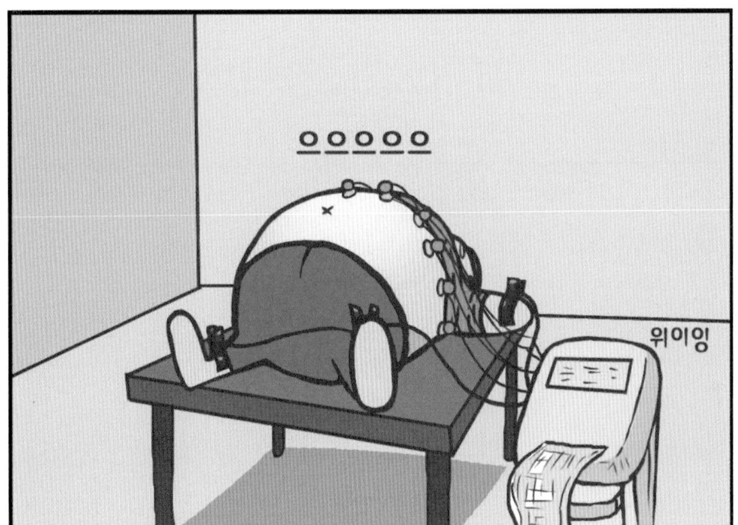
으으으으으
위이잉

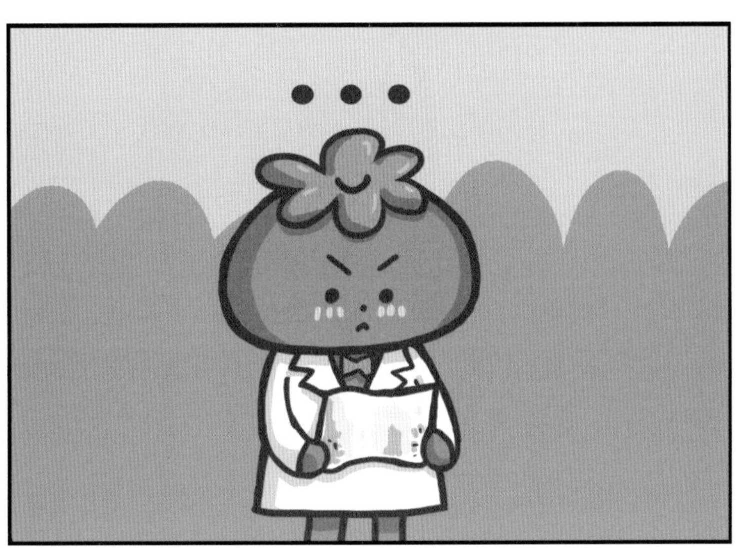
•••

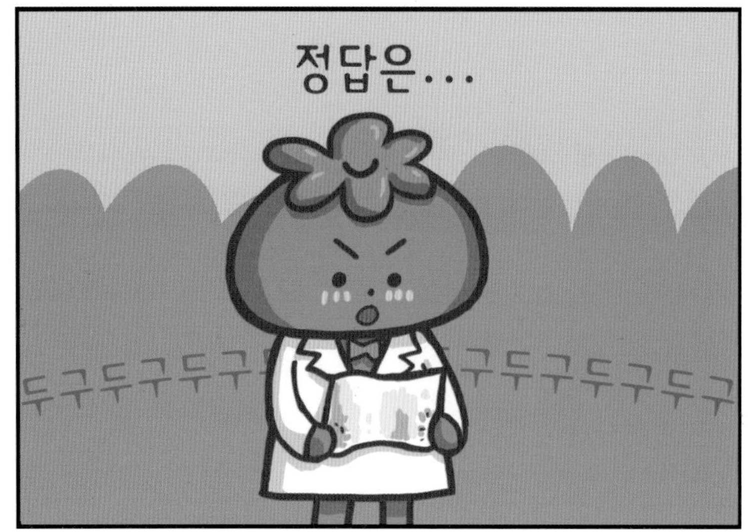
정답은…
두구두구두구두
구두구두구두구두구

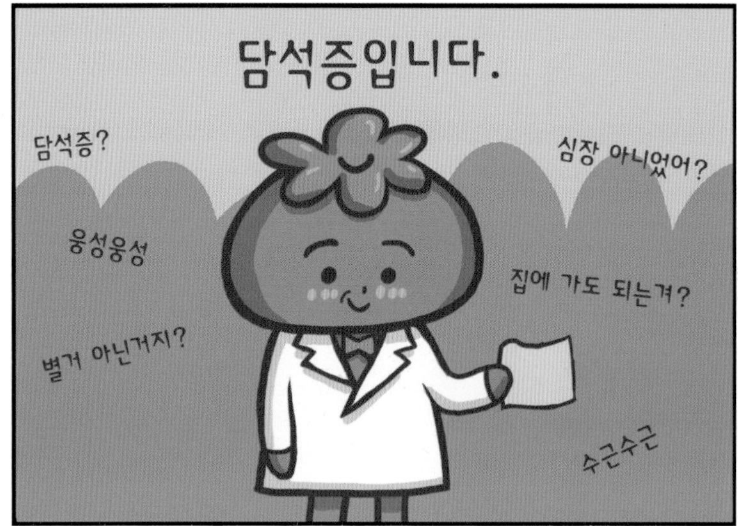
담석증입니다.
담석증?
심장 아니었어?
웅성웅성
집에 가도 되는겨?
별거 아닌거지?
수근수근

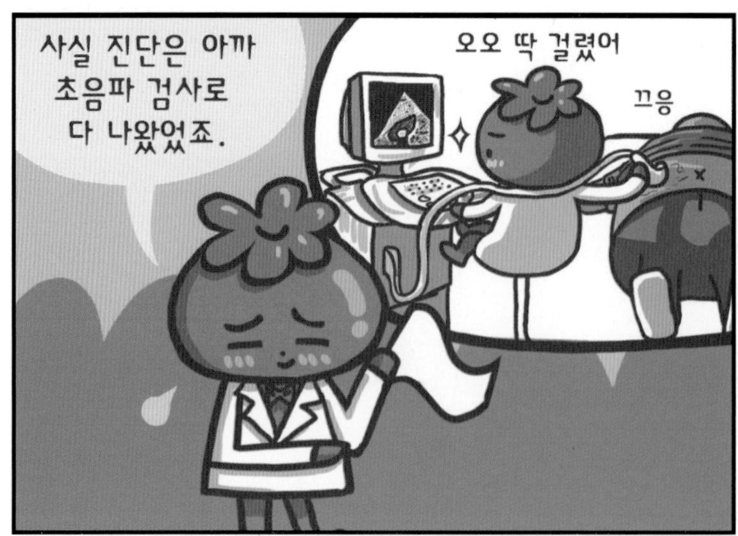
사실 진단은 아까
초음파 검사로
다 나왔었죠.
오오 딱 걸렸어
끄응

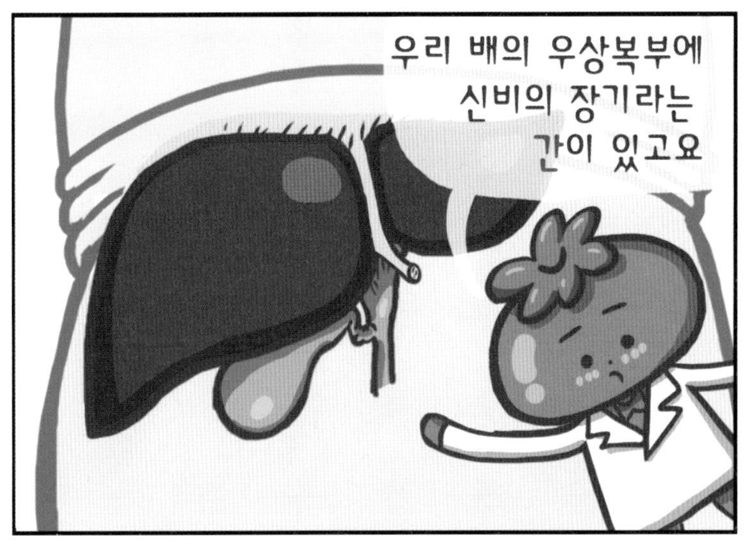
우리 배의 우상복부에
신비의 장기라는
간이 있고요

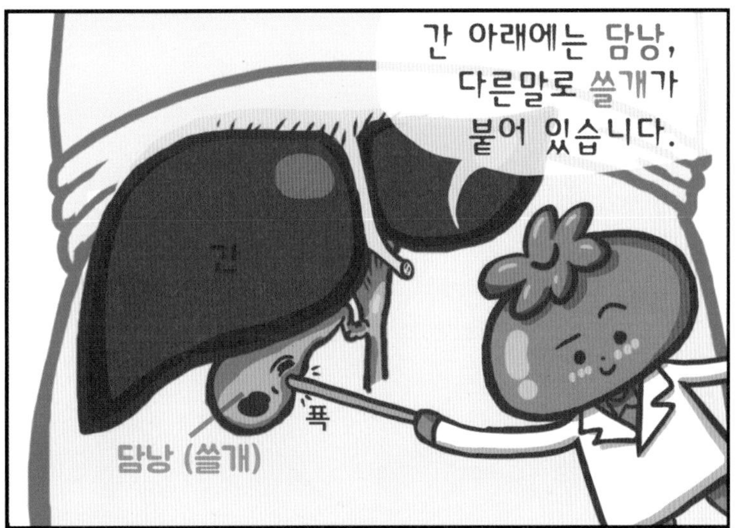
간 아래에는 담낭,
다른말로 쓸개가
붙어 있습니다.
간
푹
담낭 (쓸개)

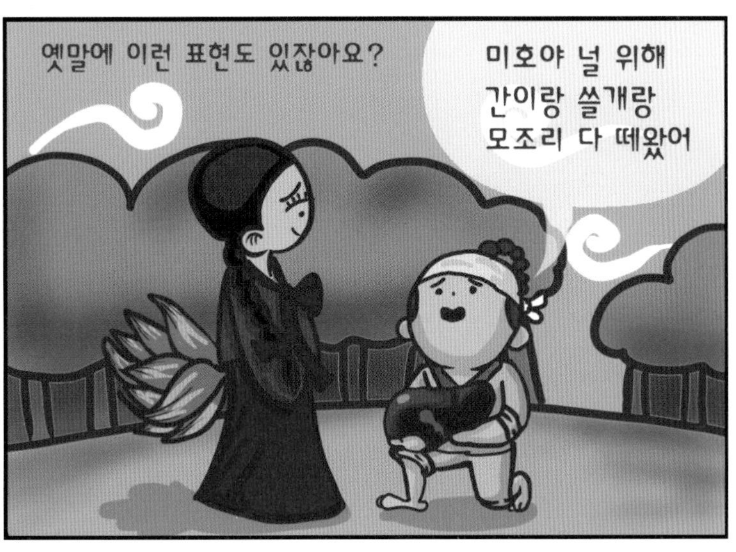
옛말에 이런 표현도 있잖아요?
미호야 널 위해
간이랑 쓸개랑
모조리 다 떼왔어

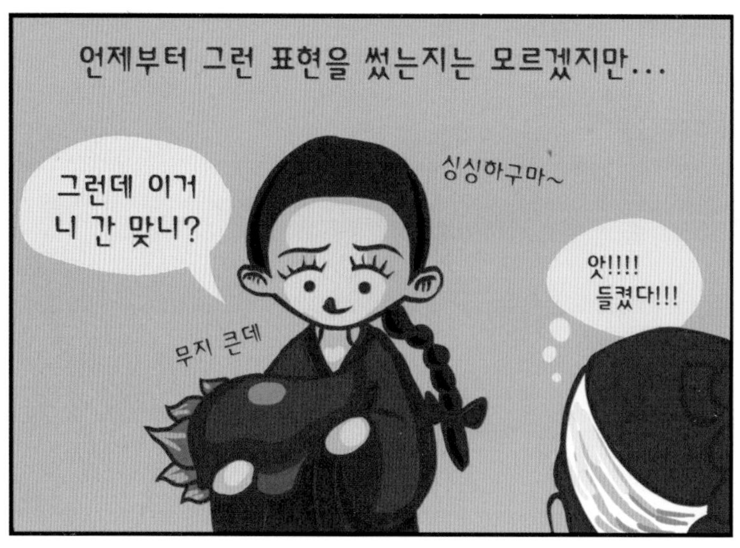
언제부터 그런 표현을 썼는지는 모르겠지만...
그런데 이거 니 간 맞니?
싱싱하구마~
앗!!!! 들켰다!!!
무지 큰데

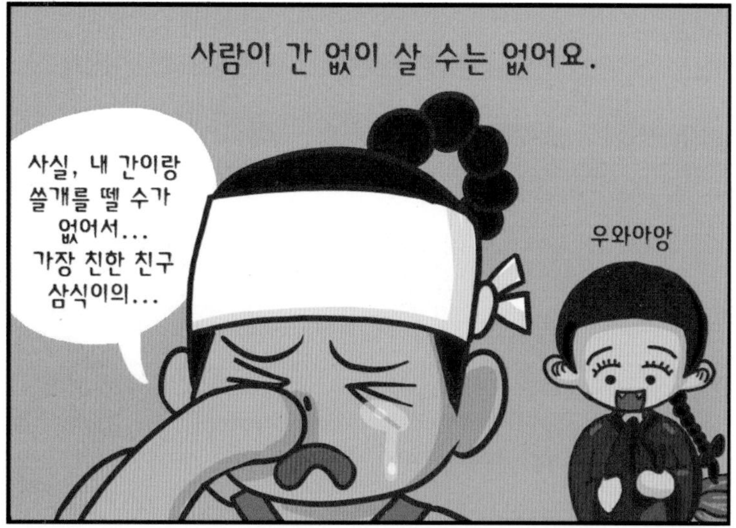
사람이 간 없이 살 수는 없어요.
사실, 내 간이랑 쓸개를 뗄 수가 없어서... 가장 친한 친구 삼식이의...
우와아앙

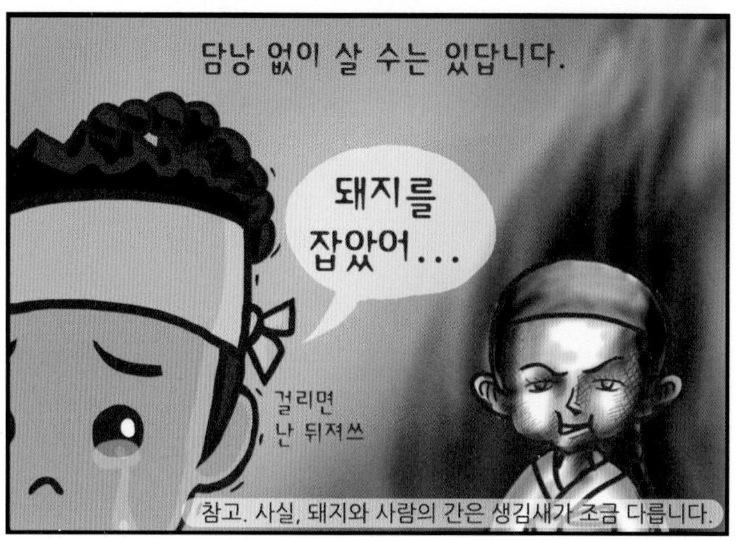
담낭 없이 살 수는 있답니다.
돼지를 잡았어...
걸리면 난 뒤져쓰
참고. 사실, 돼지와 사람의 간은 생김새가 조금 다릅니다.

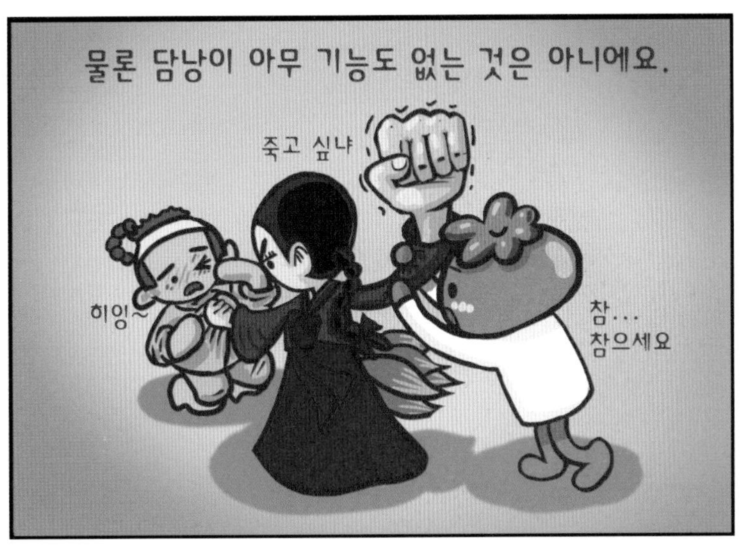
물론 담낭이 아무 기능도 없는 것은 아니에요.
죽고 싶냐
히잉~
참…
참으세요

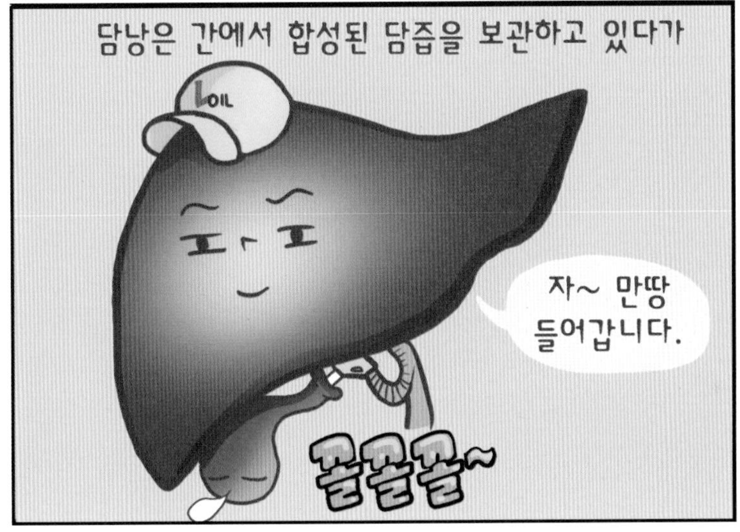
담낭은 간에서 합성된 담즙을 보관하고 있다가
자~ 만땅
들어갑니다.
꼴꼴꼴~

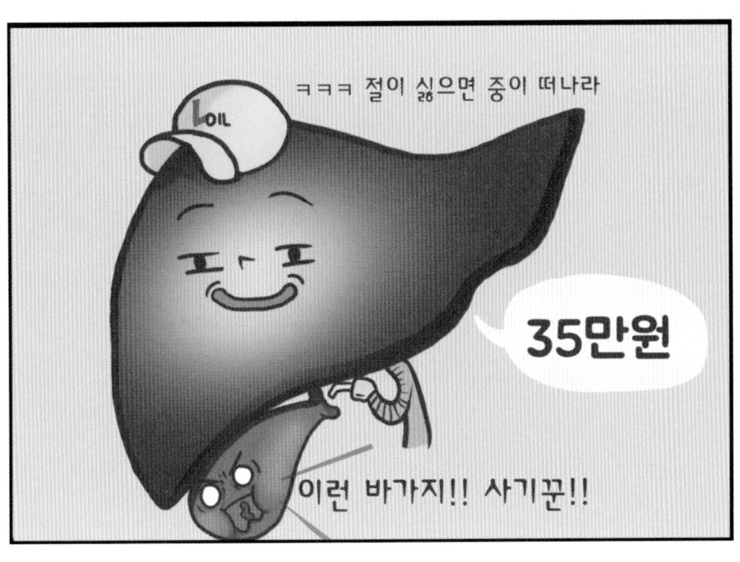
ㅋㅋㅋ 절이 싫으면 중이 떠나라
35만원
이런 바가지!! 사기꾼!!

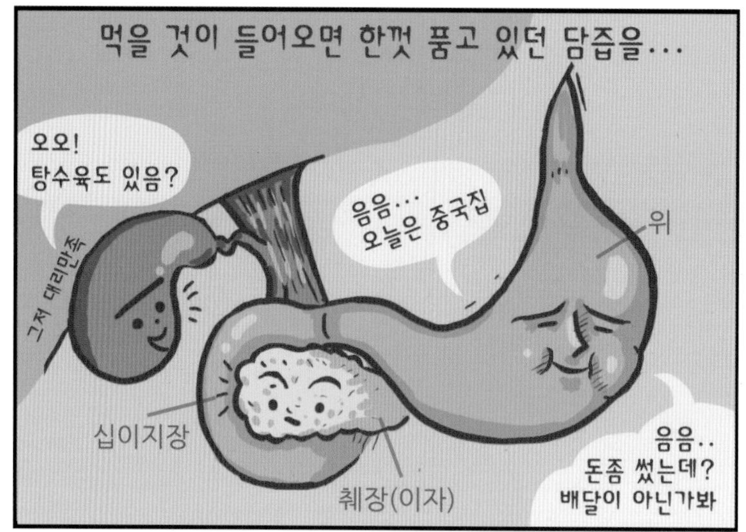
먹을 것이 들어오면 한껏 품고 있던 담즙을…
오오!
탕수육도 있음?
음음…
오늘은 중국집
위
그저 대리만족
십이지장
췌장(이자)
음음..
돈좀 썼는데?
배달이 아닌가봐

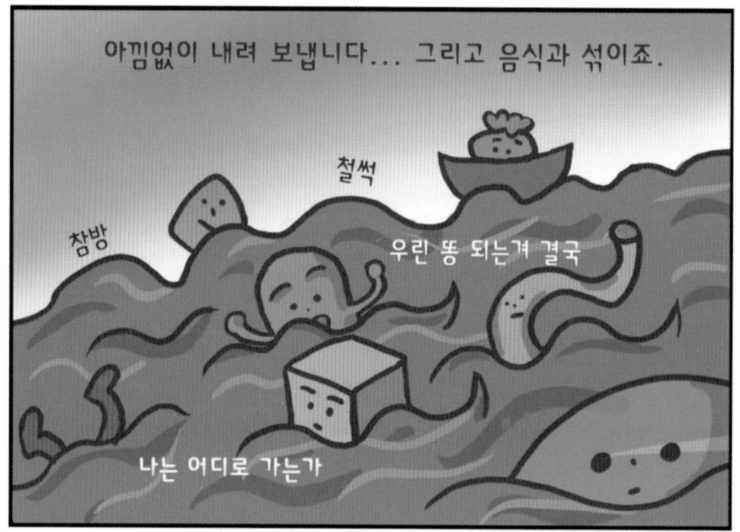
아낌없이 내려 보냅니다… 그리고 음식과 섞이죠.
철썩
참방
우린 똥 되는겨 결국
나는 어디로 가는가

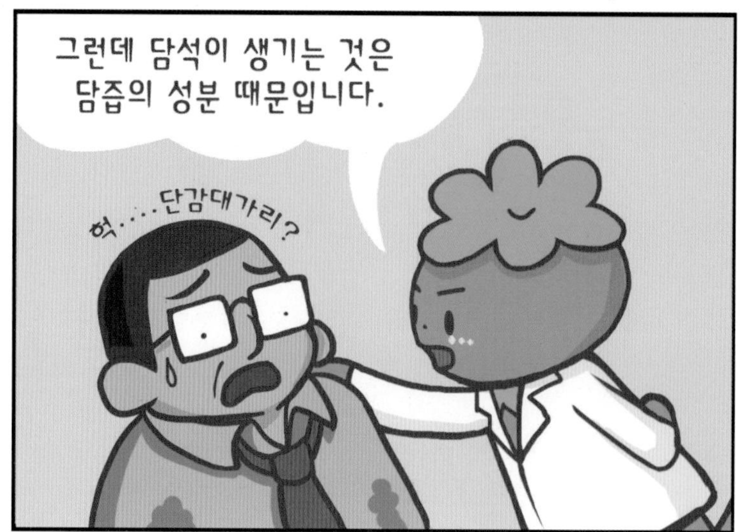
그런데 담석이 생기는 것은
담즙의 성분 때문입니다.
헉…..단감대가리?

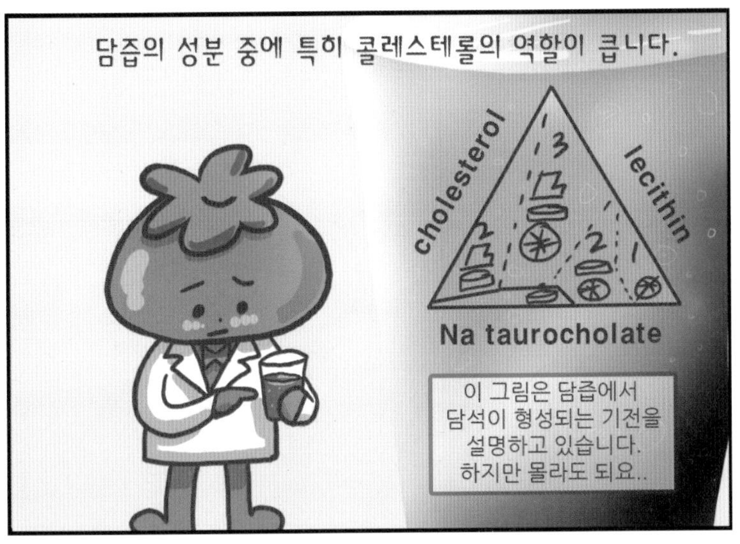
담즙의 성분 중에 특히 콜레스테롤의 역할이 큽니다.
cholesterol
lecithin
Na taurocholate
이 그림은 담즙에서
담석이 형성되는 기전을
설명하고 있습니다.
하지만 몰라도 되요..

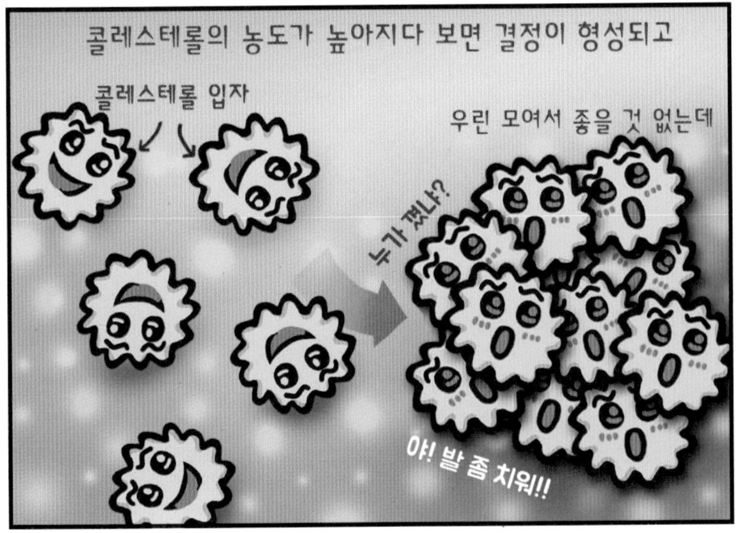
콜레스테롤의 농도가 높아지다 보면 결정이 형성되고
콜레스테롤 입자
우린 모여서 좋을 것 없는데
누가 꼈냐?
야! 발 좀 치워!!

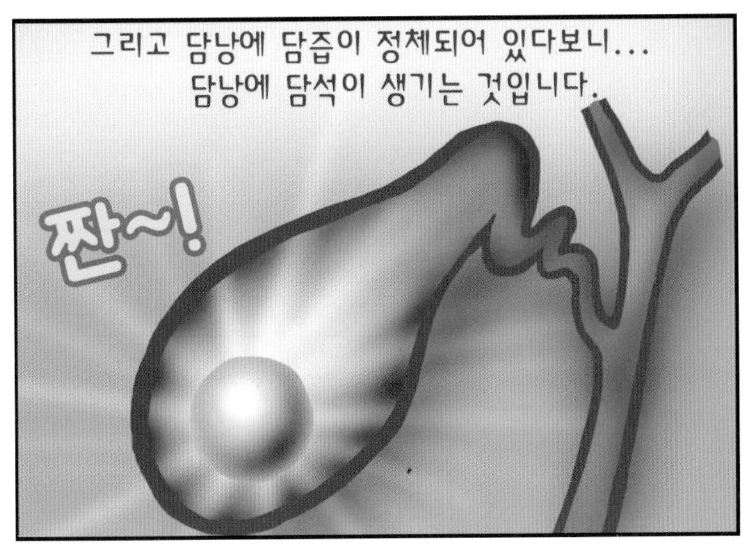
그리고 담낭에 담즙이 정체되어 있다보니...
담낭에 담석이 생기는 것입니다.
짠~!

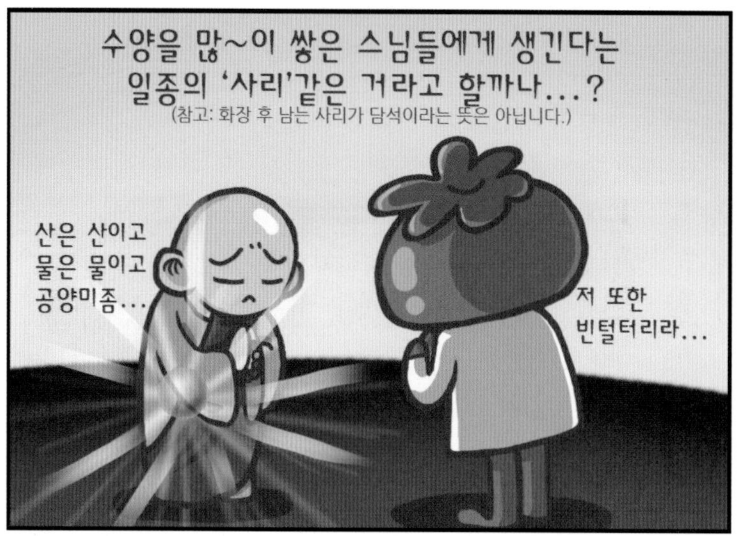
수양을 많~이 쌓은 스님들에게 생긴다는
일종의 '사리'같은 거라고 할까나...?
(참고: 화장 후 남는 사리가 담석이라는 뜻은 아닙니다.)
산은 산이고
물은 물이고
공양미좀...
저 또한
빈털터리라...

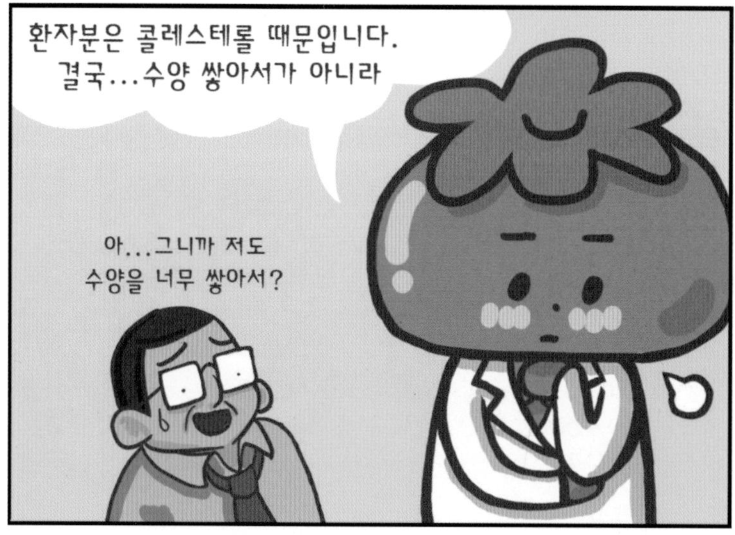
아...그니까 저도
수양을 너무 쌓아서?
환자분은 콜레스테롤 때문입니다.
결국...수양 쌓아서가 아니라

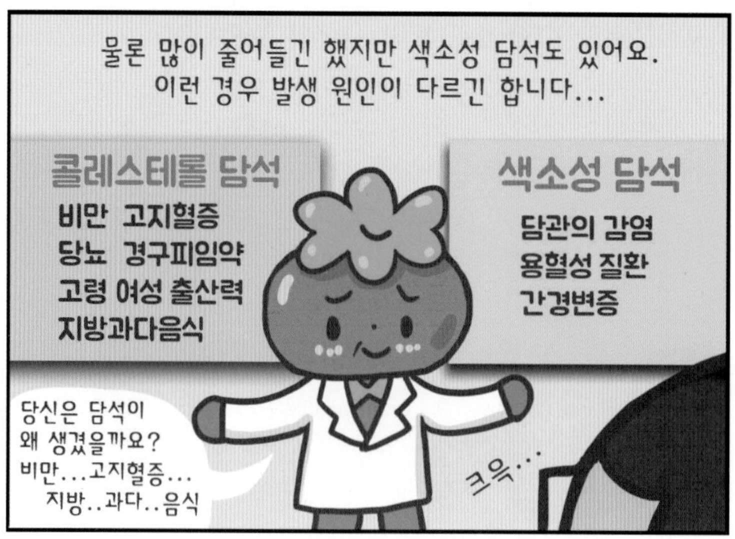
물론 많이 줄어들긴 했지만 색소성 담석도 있어요.
이런 경우 발생 원인이 다르긴 합니다...
콜레스테롤 담석
비만 고지혈증
당뇨 경구피임약
고령 여성 출산력
지방과다음식
색소성 담석
담관의 감염
용혈성 질환
간경변증
당신은 담석이
왜 생겼을까요?
비만...고지혈증...
지방..과다..음식
크윽...

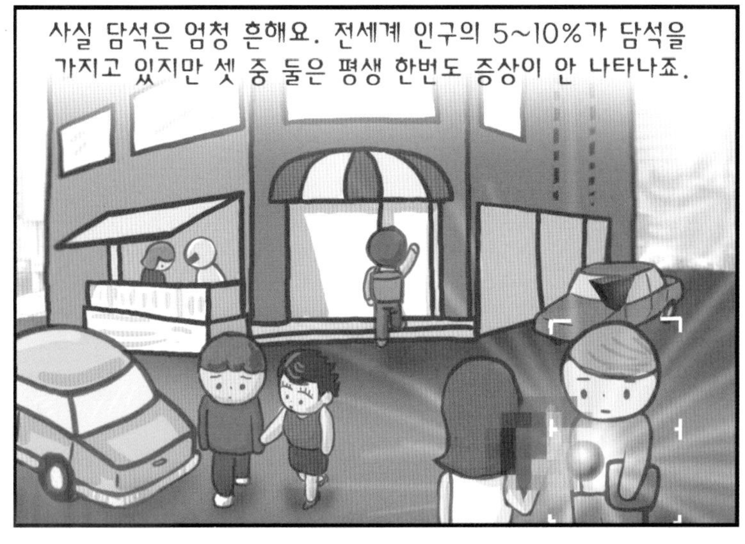
사실 담석은 엄청 흔해요. 전세계 인구의 5~10%가 담석을
가지고 있지만 셋 중 둘은 평생 한번도 증상이 안 나타나죠.

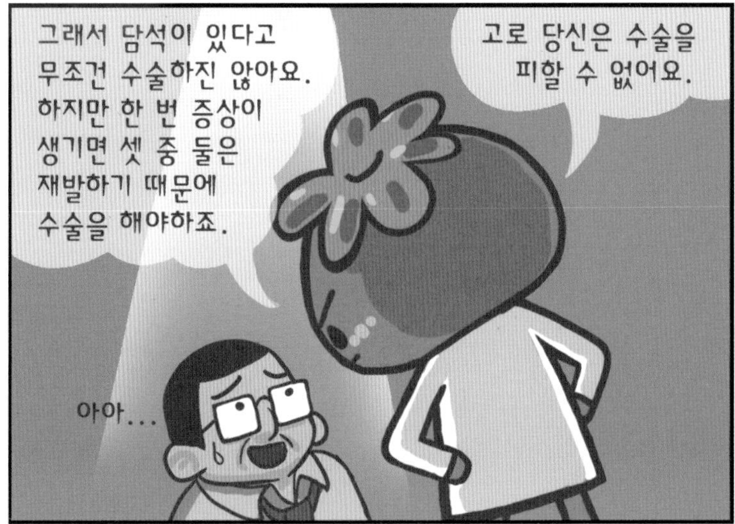
그래서 담석이 있다고
무조건 수술하진 않아요.
하지만 한 번 증상이
생기면 셋 중 둘은
재발하기 때문에
수술을 해야하죠.
고로 당신은 수술을
피할 수 없어요.
아아...

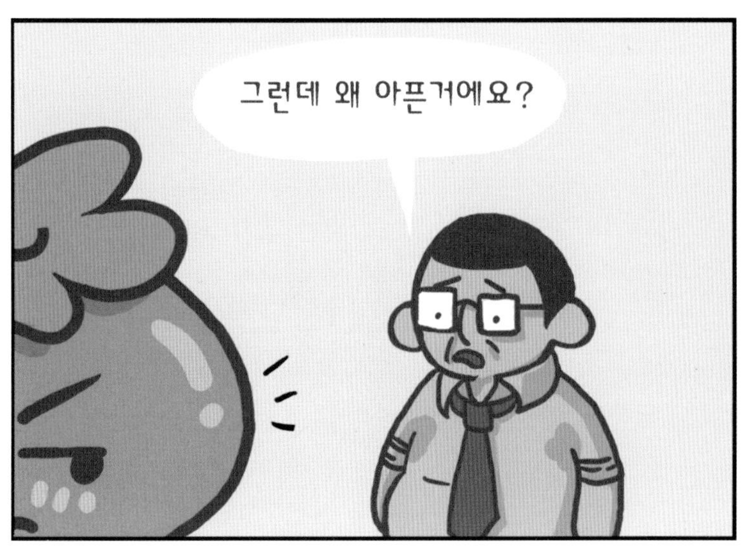
그런데 왜 아픈거에요?

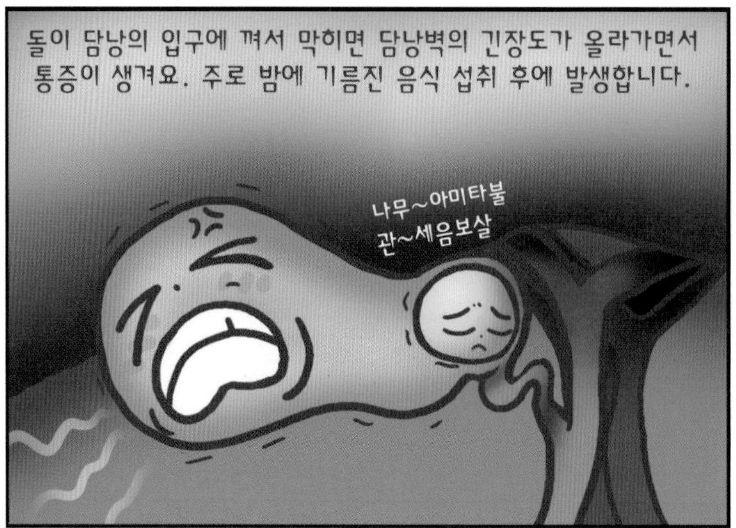
돌이 담낭의 입구에 껴서 막히면 담낭벽의 긴장도가 올라가면서 통증이 생겨요. 주로 밤에 기름진 음식 섭취 후에 발생합니다.
나무~아미타불
관~세음보살

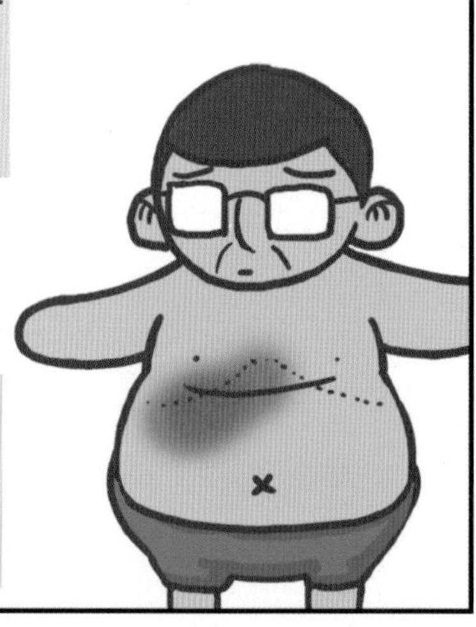
우상복부 또는 명치끝이 아프죠.
그래서 나이든 뚱뚱한 분들은
명치통증을 유발하는
협심증도 감별해야되요.
담석에 의한 일시적 통증은
수시간 내에 없어지지만
통증이 지속되고
열이 나고
백혈구 수치가 오르면
담낭염 가능성이 있어요.

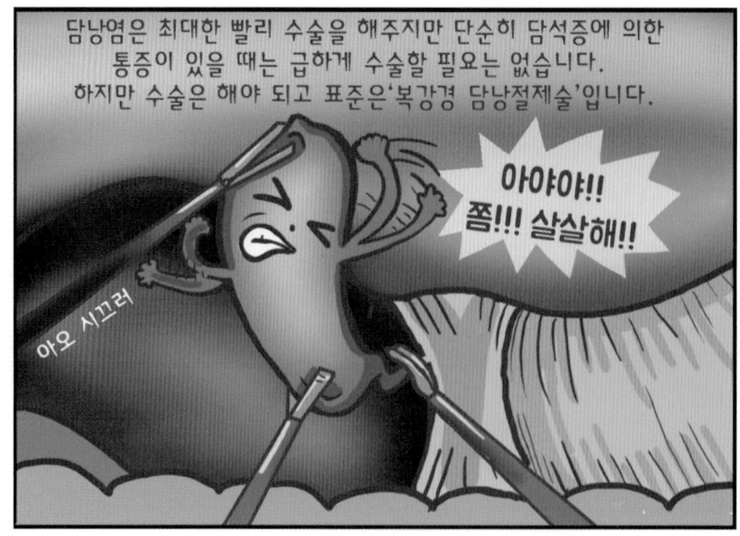
담낭염은 최대한 빨리 수술을 해주지만 단순히 담석증에 의한 통증이 있을 때는 급하게 수술할 필요는 없습니다.
하지만 수술은 해야 되고 표준은'복강경 담낭절제술'입니다.
아야야!!
쫌!!! 살살해!!
아오 시끄러

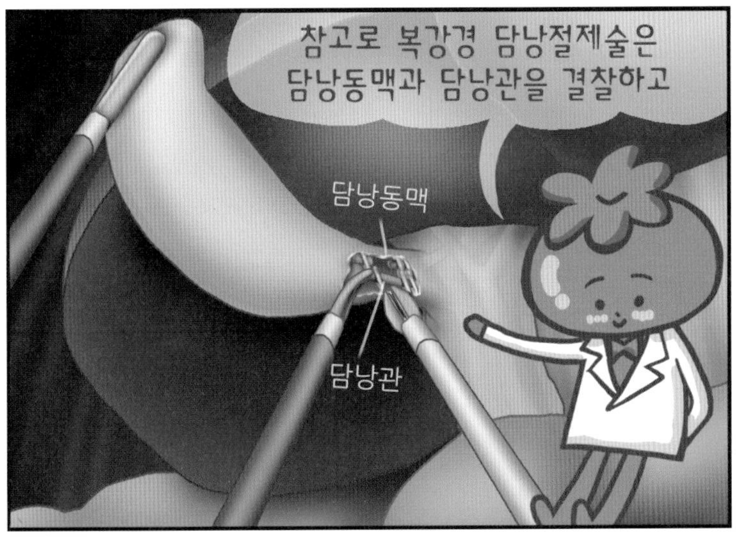
참고로 복강경 담낭절제술은
담낭동맥과 담낭관을 결찰하고
담낭동맥
담낭관

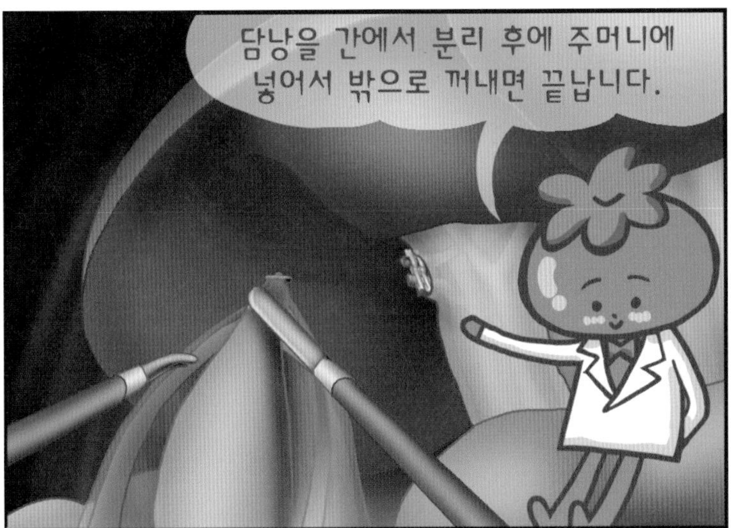
담낭을 간에서 분리 후에 주머니에
넣어서 밖으로 꺼내면 끝납니다.

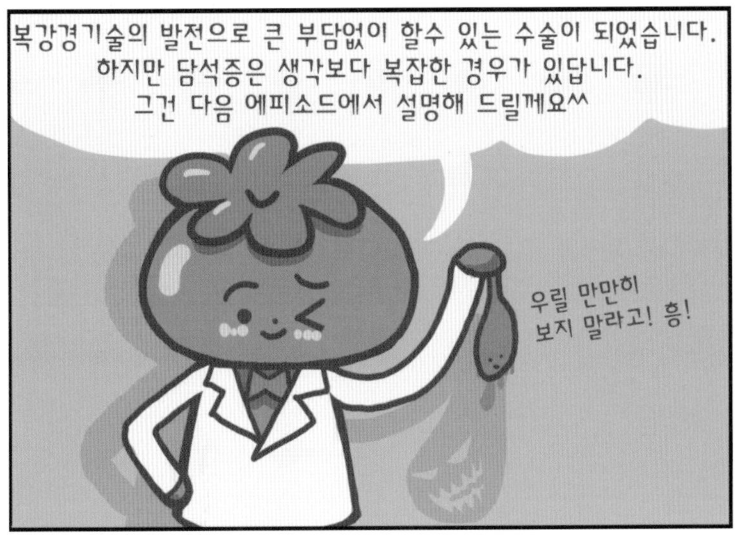
복강경기술의 발전으로 큰 부담없이 할수 있는 수술이 되었습니다.
하지만 담석증은 생각보다 복잡한 경우가 있답니다.
그건 다음 에피소드에서 설명해 드릴께요^^
우릴 만만히
보지 말라고! 흥!

02
담석증

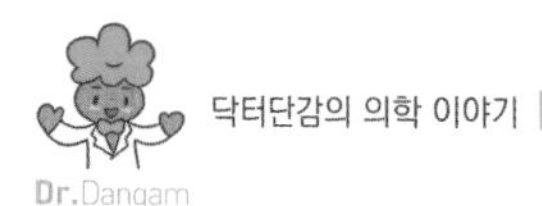

담석증

담석증은 유병률이 5~10%로 알려져 있으며 특히 생활 습관이 서구화되면서 점점 더 증가하는 추세입니다. 실제로 담석증은 정말 자주 접하게 되는, 소화기 질환 중 입원을 요하는 가장 흔한 질환 중 하나입니다. 또한 무증상의 작은 담석은 수술을 하지 않기 때문에 건강검진에서 발견된 후 '담석을 지니고 사는' 지인들도 많이 보셨을 것입니다. 하지만 유병률이 높은 만큼 늦은 밤 기름진 음식 섭취 후 생긴 우상복부 통증으로 수술을 하게 되는 경우도 그만큼 많습니다.

담낭검사에 초음파가 선호되는 이유는 초음파로도 충분히 잘 보이기 때문입니다. 음식을 먹으면 담낭이 담즙을 배출하며 쪼그라드는데 이때는 관찰이 어려우니 공복 시에 검사를 시행하게 됩니다. 방사선에 노출되는 전산화 단층촬영(Computed tomography, CT)에 비해 초음파는 인체에 무해한 것으로 알려져 있어서 검사 시행의 부담도 적은 것이 사실이고요.

증상이 없는 담석증은 절제할 필요 없지만 어떤 종류든 담석에 의한 증상이 발생한 경우에는 재발 가능성이 높기 때문에 '복강경 담낭절제술'을 시행합니다. 10cm 이상 열어야 하는 개복 수술보다 거의 모든 점에서 우수하기 때문에 표준 수술로 상당히 오래 전부터 인정받았고 외과에 복강경 수술이 도입된 것도 담낭절제술이 시초입니다. 하지만 급성담낭염의 경우 수술이 마냥 간단하지만은 않습니다. 염증으로 많이 부어버린 담낭의 경우 수술을 하면서 피가 많이 나기도 하고 총담관(common bile duct, CBD)이 손상될 가능성도 있습니다. 그래서 부득이하게 개복수술로 전환되는 경우도 더러 있습니다. 그 내용에 대해서는 담석증에 이어서 연재했던 총담관 담석증 편에서 더 설명해드리도록 하겠습니다.

단감's NOTE

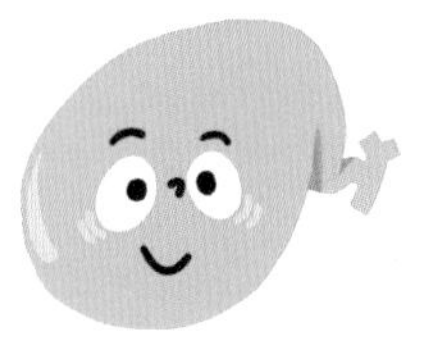

담낭 캐릭터 '담돌이'

담낭은 개인적으로 저에게도 아주 의미 있는 장기입니다. 바로 제가 장기이식을 하는 이식외과 의사인데 특히 간이식 분야에서 활동하고 있기 때문입니다. 간암 등으로 간절제술을 한다든지 간이식을 한다든지 하면 간에 딱 붙어있는 담낭을 혼자 내버려둘 수가 없거든요. 그래서 약간 미안한 마음, 측은지심이 들기도 합니다. 말짱하게 문제도 일으키지 않는 담낭을 어쩔 수 없이 떼어버려야 하는 경우가 많고 아예 떼어버리기 전에 이리 저리 간을 당기기 위한 도구로 쓰기도 하니까 얼마나 아플까요?

하지만 담낭에 이런 감정을 느끼는 것 자체가 사실 정상이 아닌 것 같기도 합니다. 무엇을 봐도 그게 만화 캐릭터처럼 보여지는 '의인화 모드'가 켜져 있는 제 눈을 특이하게 보시는 선생님들이 주변에 정말 많이 있거든요.

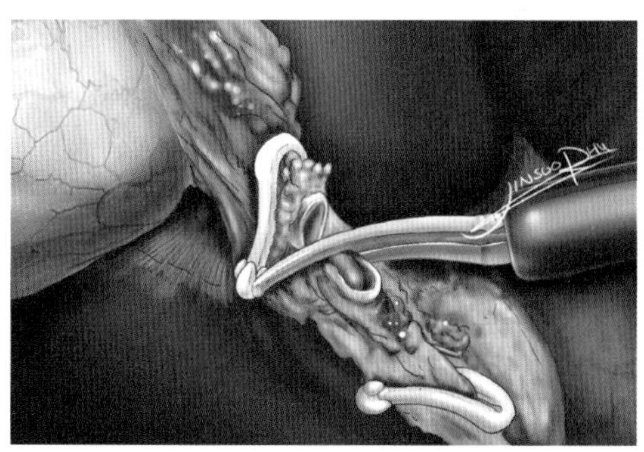

이 그림은 2020년 현재 메디컬일러스트 스튜디오 그리닥 홈페이지의 백그라운드 이미지로 쓰고 있는 그림으로 복강경 생체 간기증자 수술의 과정에서 시행하는 담낭절제의 과정 중에 담낭관(cystic duct)를 자르는 모습을 그린 그림입니다. 생체 간이식에서 주로 사용하는 우간 이식편(right hemi liver graft)을 잘라낼 때, 담낭을 온전히 살릴 수 없기 때문에 부득이하게 담낭 절제술을 해야 합니다. 수술의 팁으로 담낭관 절제를 시행할 때, 담낭관을 조금 길게 남겨서 그 부위를 잡고 당기는게 써먹기도 합니다.

03 CHAPTER

소화기 질환

담관 결석

Bile duct stone

Dr.Dangam

닥터단감의 의학 이야기

첫 회에 충수돌기염, 지난 번에는 담석증을 했죠? 이번에 새로운 병을 다뤄도 좋겠지만 몇 가지 못 한 이야기가 있어서 이어서 하겠습니다.

왜 또 나야
담석증이 진단된 박팀장이 갑자기 이렇게 노랑~게 변해서 왔습니다. 뭐가 문제일까요?
누리끼리

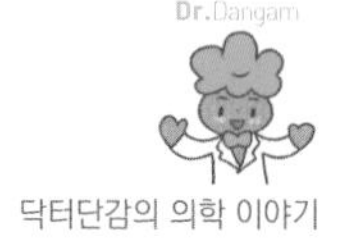

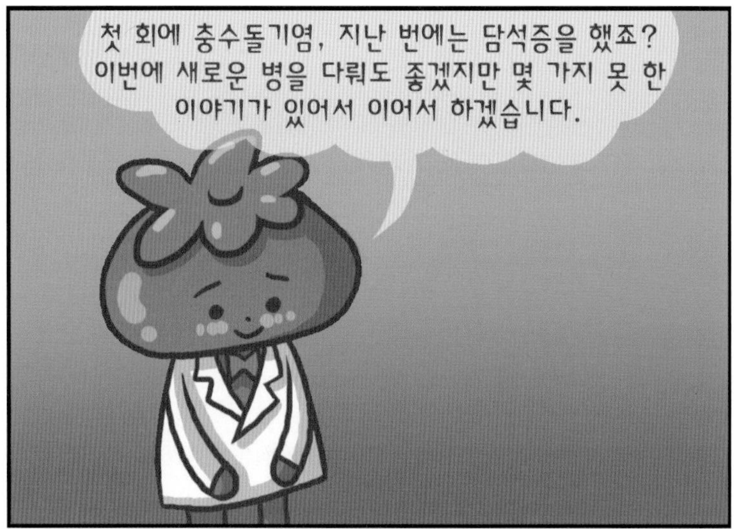

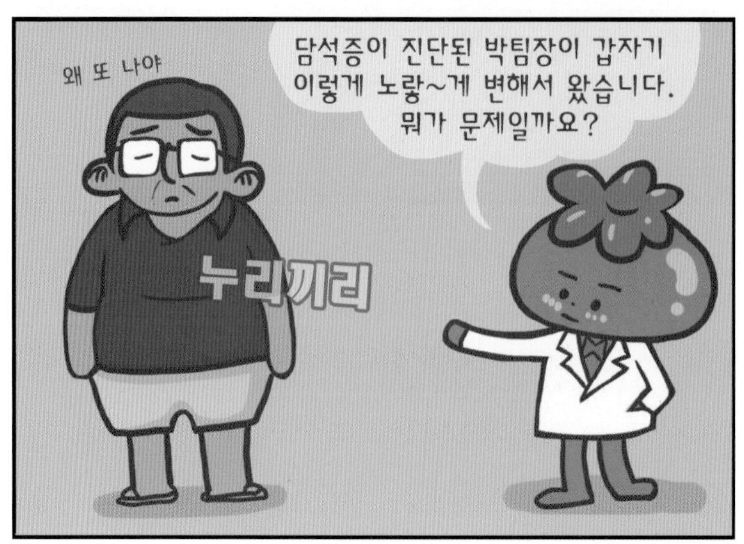

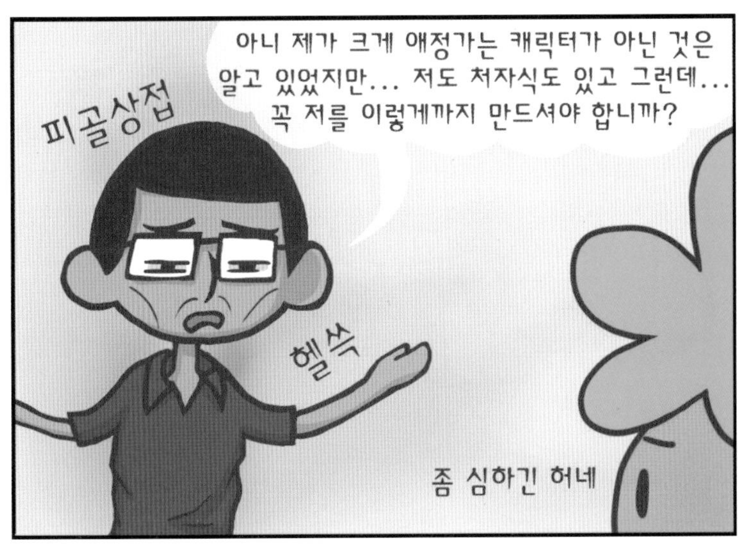
아니 제가 크게 애정가는 캐릭터가 아닌 것은
알고 있었지만... 저도 처자식도 있고 그런데...
꼭 저를 이렇게까지 만드셔야 합니까?
피골상접
헬쓱
좀 심하긴 허네

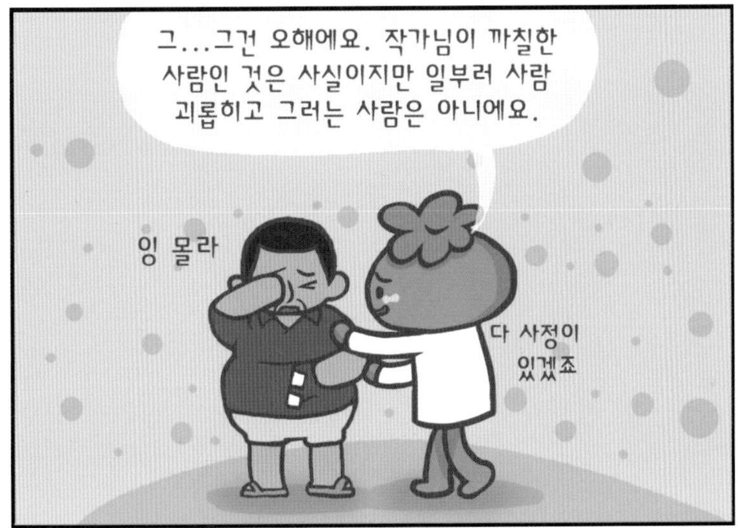
그...그건 오해에요. 작가님이 까칠한
사람인 것은 사실이지만 일부러 사람
괴롭히고 그러는 사람은 아니에요.
잉 몰라
다 사정이
있겠죠

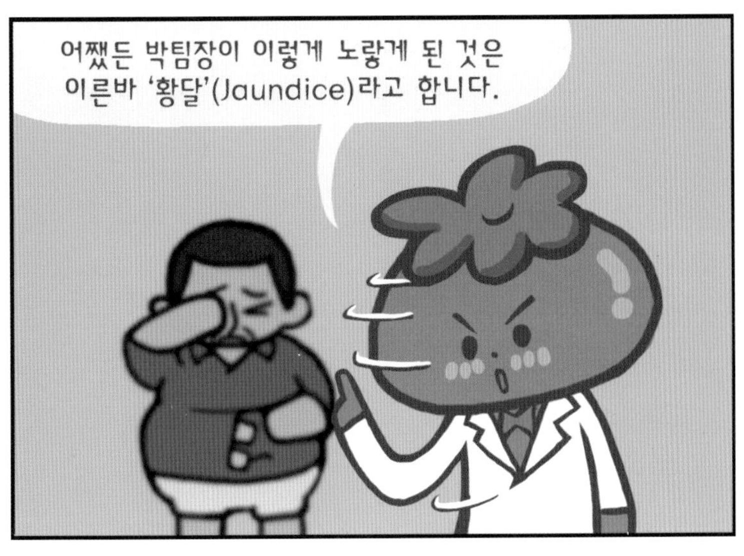
어쨌든 박팀장이 이렇게 노랗게 된 것은
이른바 '황달'(Jaundice)라고 합니다.

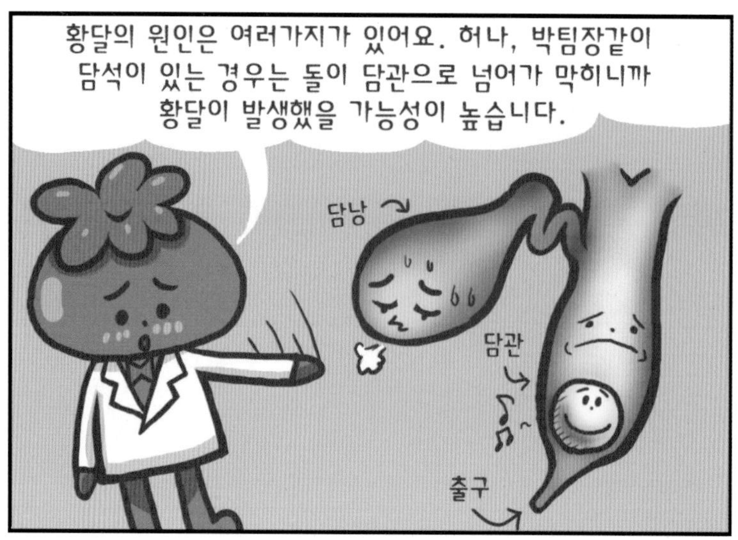
황달의 원인은 여러가지가 있어요. 허나, 박팀장같이
담석이 있는 경우는 돌이 담관으로 넘어가 막히니까
황달이 발생했을 가능성이 높습니다.
담낭
담관
출구

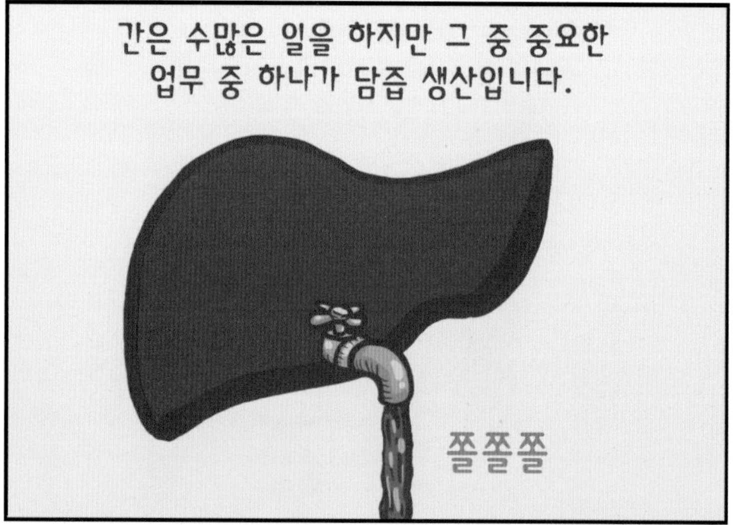
간은 수많은 일을 하지만 그 중 중요한
업무 중 하나가 담즙 생산입니다.
쫄쫄쫄

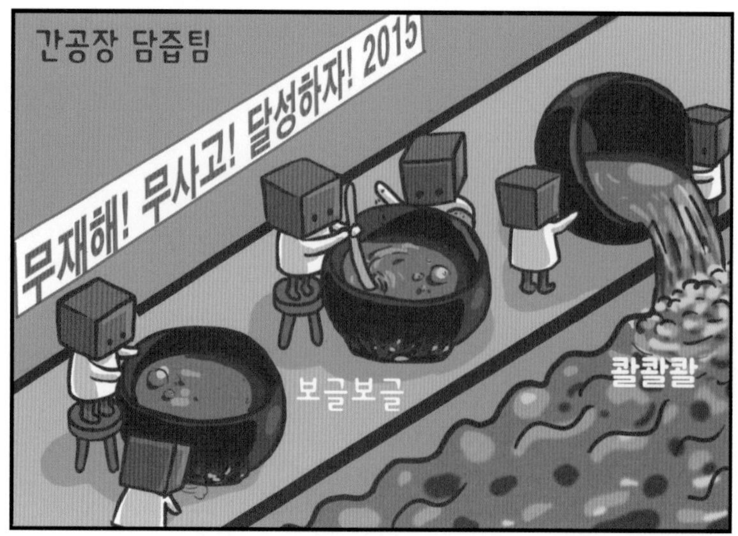
간공장 담즙팀
무재해! 무사고! 달성하자! 2015
보글보글
콸콸콸

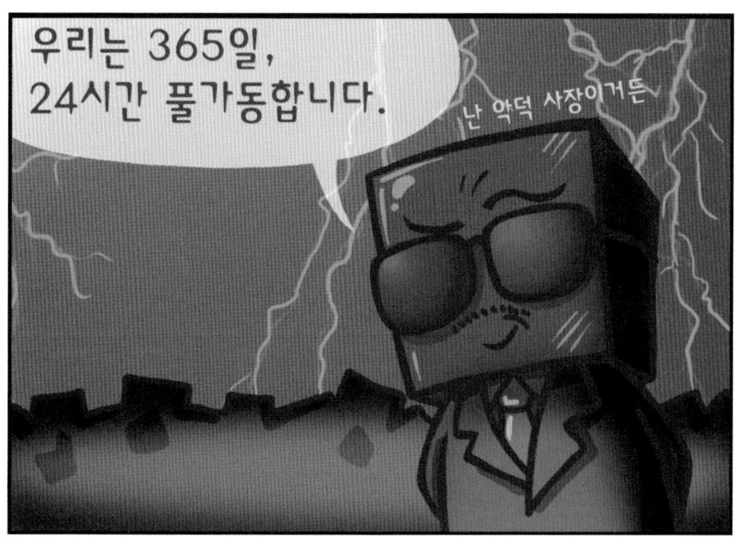
우리는 365일,
24시간 풀가동합니다.
난 악덕 사장이거든

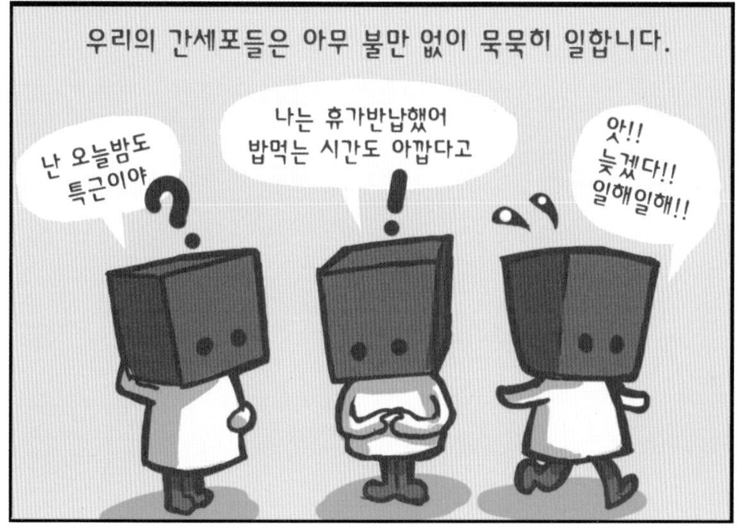
우리의 간세포들은 아무 불만 없이 묵묵히 일합니다.
난 오늘밤도
특근이야
나는 휴가반납했어
밥먹는 시간도 아깝다고
앗!!
늦겠다!!
일해일해!!

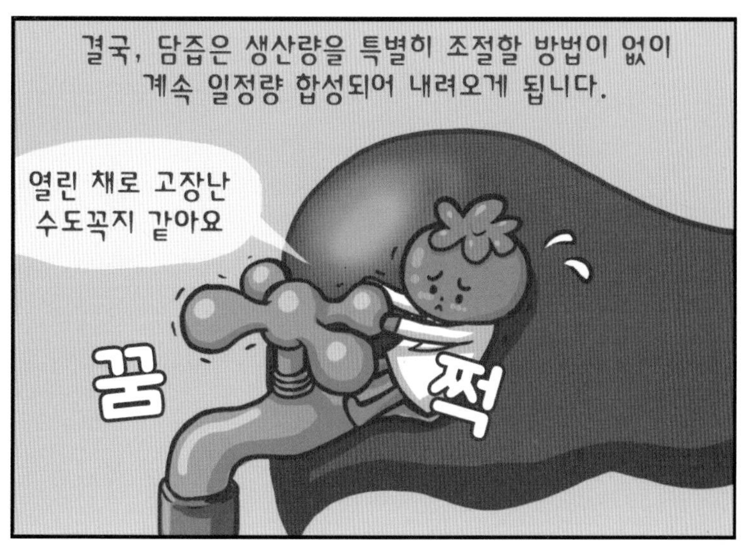
결국, 담즙은 생산량을 특별히 조절할 방법이 없이
계속 일정량 합성되어 내려오게 됩니다.
열린 채로 고장난
수도꼭지 같아요
꿈
쩍

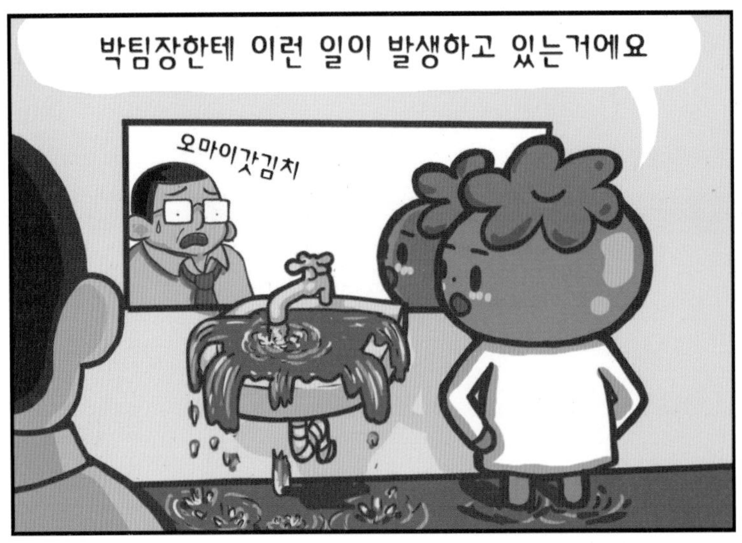
박팀장한테 이런 일이 발생하고 있는거에요
오마이갓김치

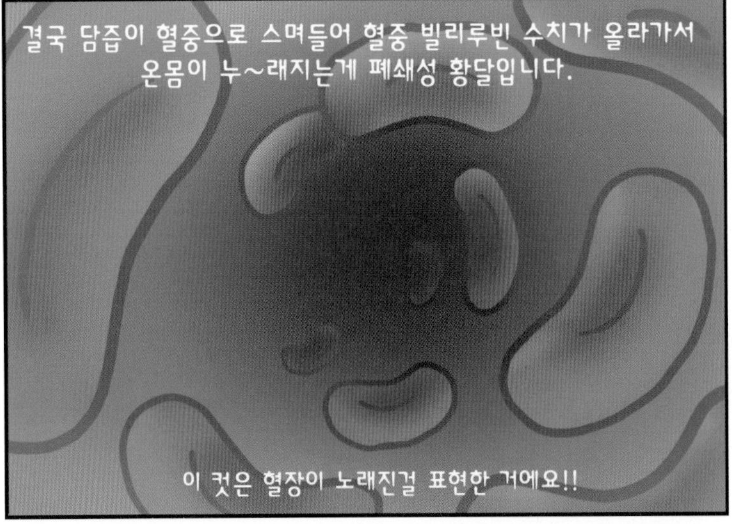
결국 담즙이 혈중으로 스며들어 혈중 빌리루빈 수치가 올라가서
온몸이 누~래지는게 폐쇄성 황달입니다.
이 컷은 혈장이 노래진걸 표현한 거에요!!

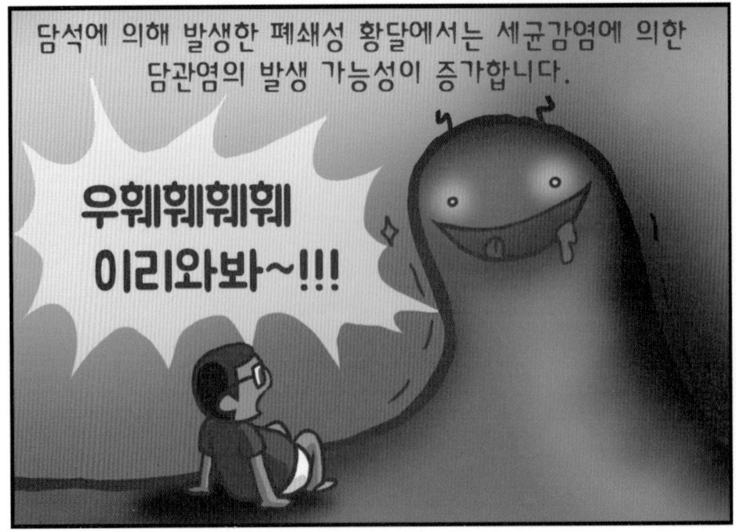
담석에 의해 발생한 폐쇄성 황달에서는 세균감염에 의한
담관염의 발생 가능성이 증가합니다.
우훼훼훼훼
이리와봐~!!!

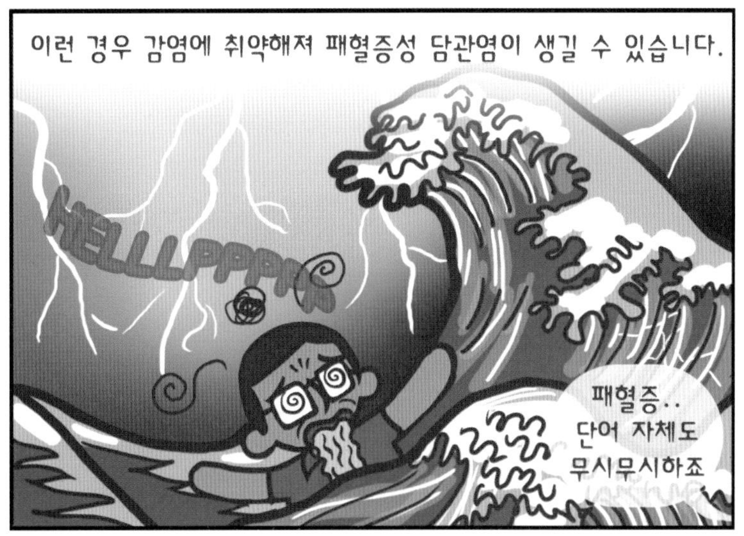
이런 경우 감염에 취약해져 패혈증성 담관염이 생길 수 있습니다.
패혈증..
단어 자체도
무시무시하죠

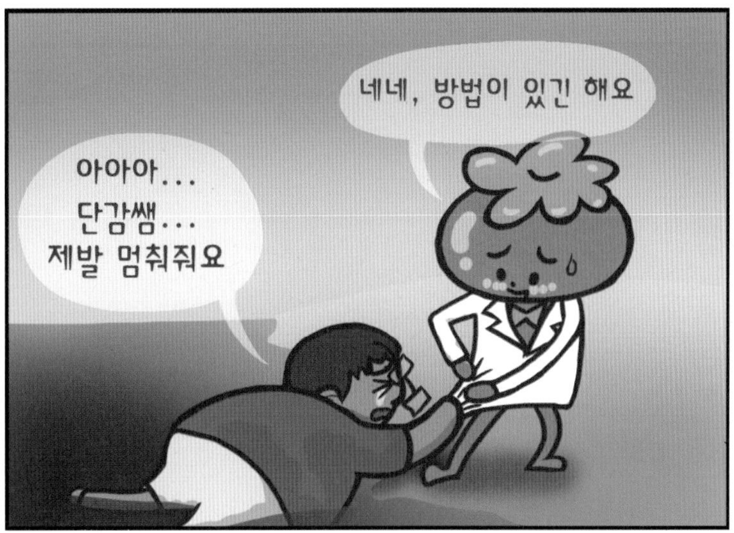
네네, 방법이 있긴 해요
아아아...
단감쌤...
제발 멈춰줘요

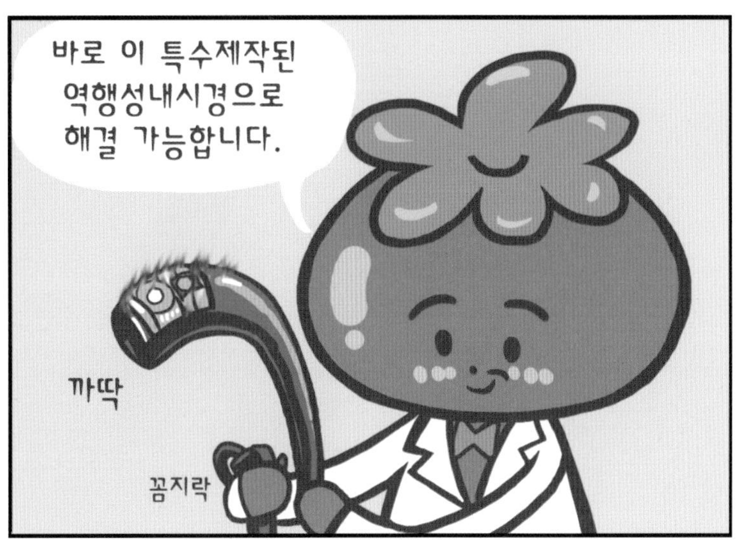
바로 이 특수제작된
역행성내시경으로
해결 가능합니다.
까딱
꼼지락

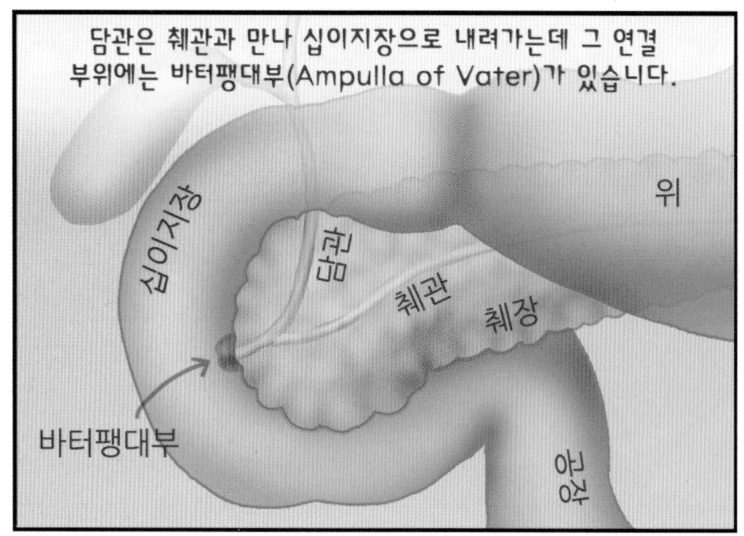
담관은 췌관과 만나 십이지장으로 내려가는데 그 연결 부위에는 바터팽대부(Ampulla of Vater)가 있습니다.
위
십이지장
담관
췌관
췌장
바터팽대부
공장

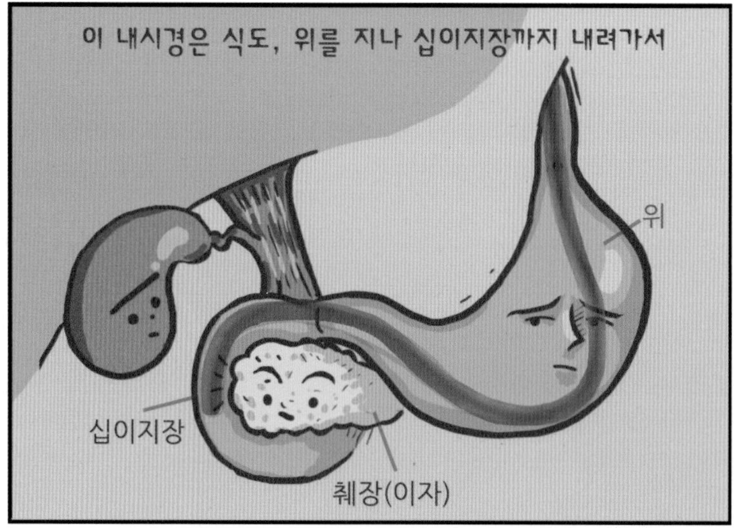
이 내시경은 식도, 위를 지나 십이지장까지 내려가서
위
십이지장
췌장(이자)

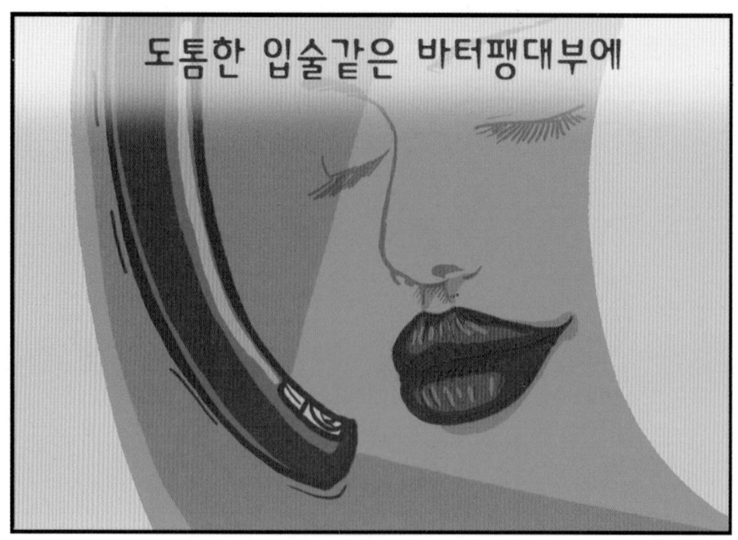
도톰한 입술같은 바터팽대부에

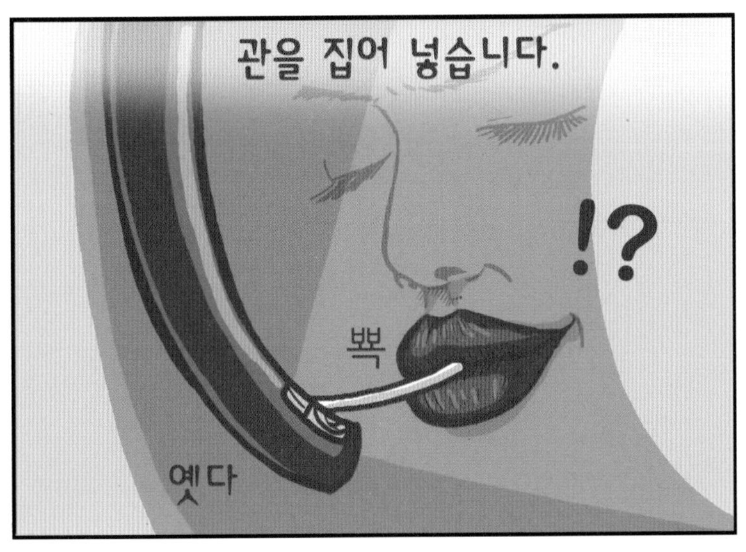
관을 집어 넣습니다.
!?
뽁
옛다

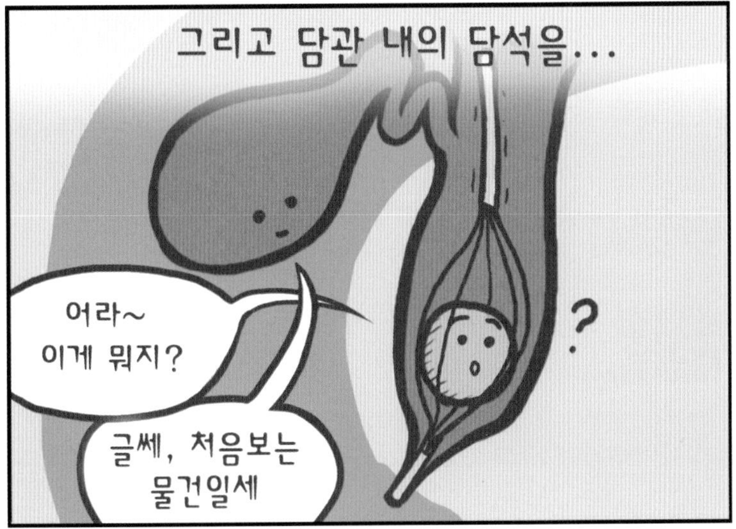
그리고 담관 내의 담석을…
어라~
이게 뭐지?
글쎄, 처음보는
물건일세
?

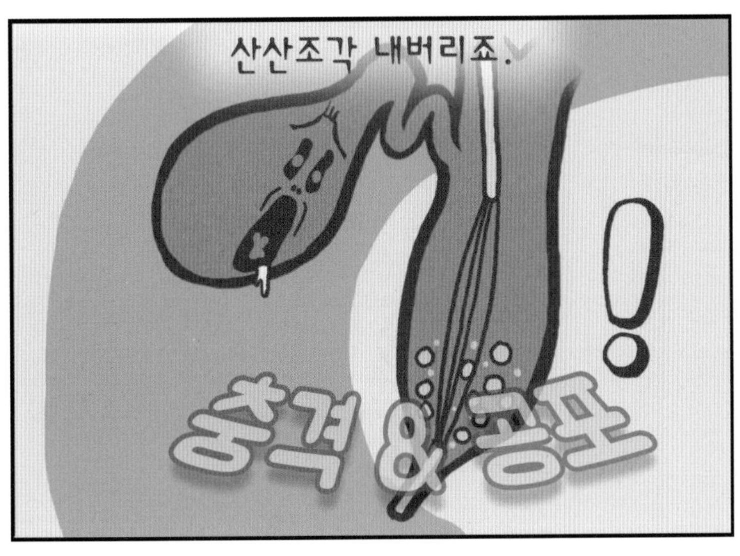
산산조각 내버리죠.
!
충격 & 공포

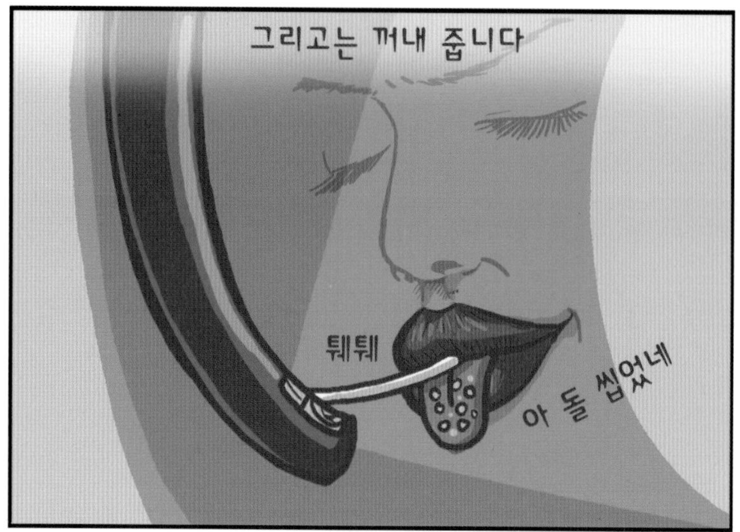
그리고는 꺼내 줍니다
퉤퉤
아 돌 씹었네

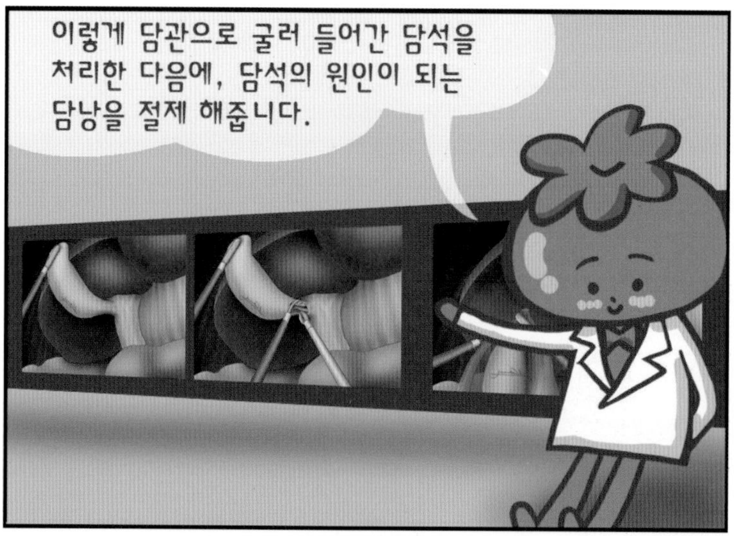
이렇게 담관으로 굴러 들어간 담석을
처리한 다음에, 담석의 원인이 되는
담낭을 절제 해줍니다.

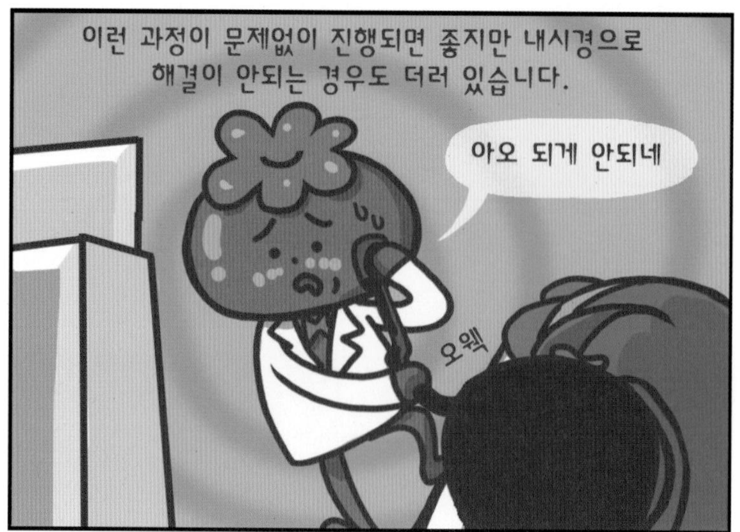
이런 과정이 문제없이 진행되면 좋지만 내시경으로
해결이 안되는 경우도 더러 있습니다.
아오 되게 안되네
오웩

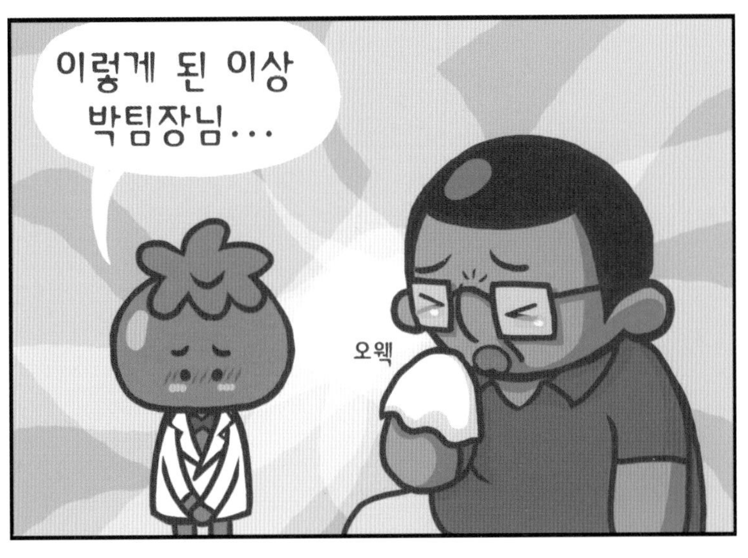
이렇게 된 이상
박팀장님…
오웩

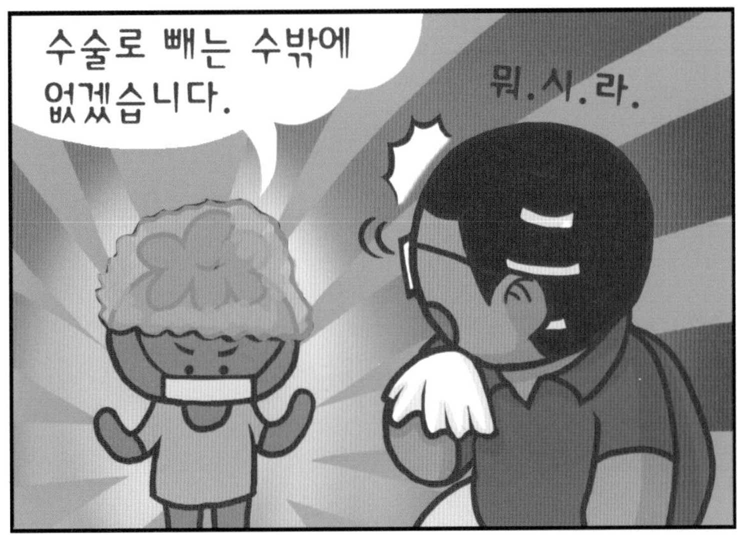
수술로 빼는 수밖에
없겠습니다.
뭐.시.라.

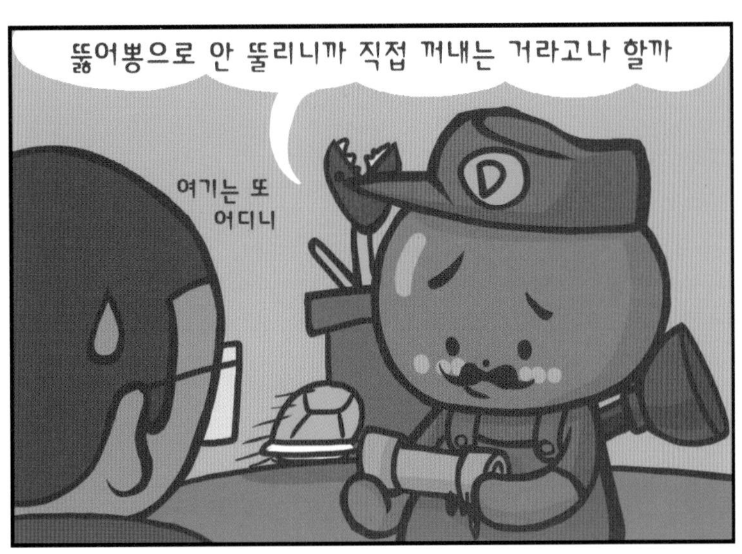
뚫어뻥으로 안 뚫리니까 직접 꺼내는 거라고나 할까
여기는 또
어디니

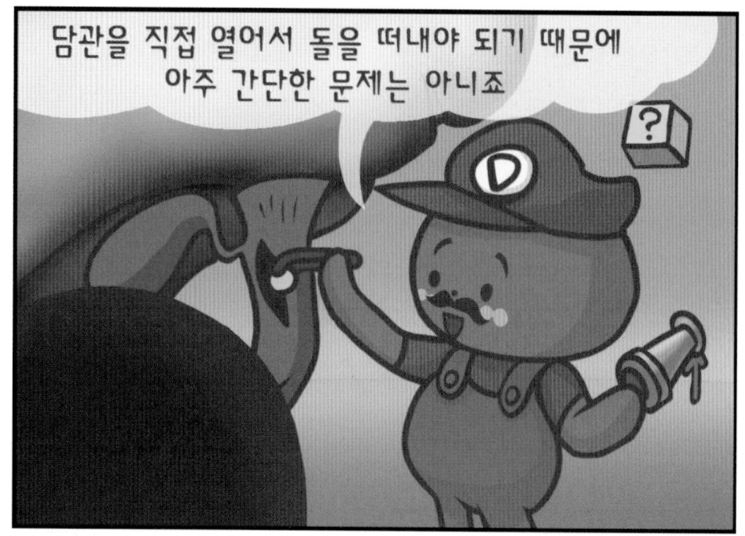
담관을 직접 열어서 돌을 떠내야 되기 때문에
아주 간단한 문제는 아니죠
?

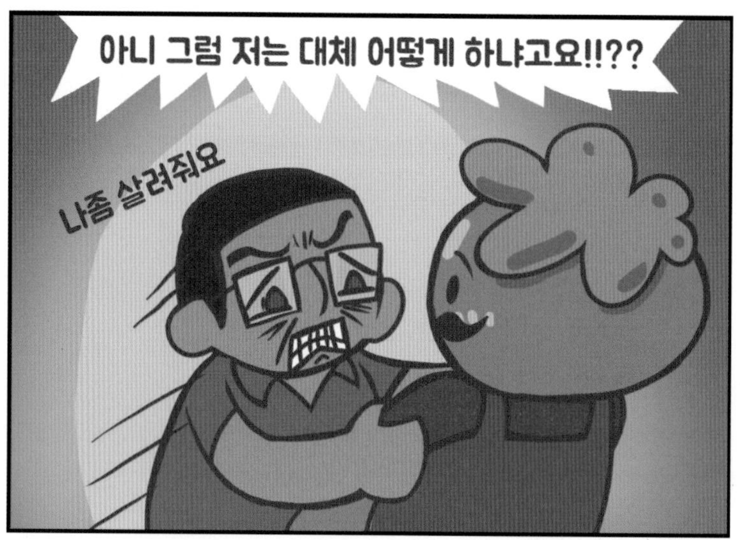
아니 그럼 저는 대체 어떻게 하냐고요!!??
나좀 살려줘요

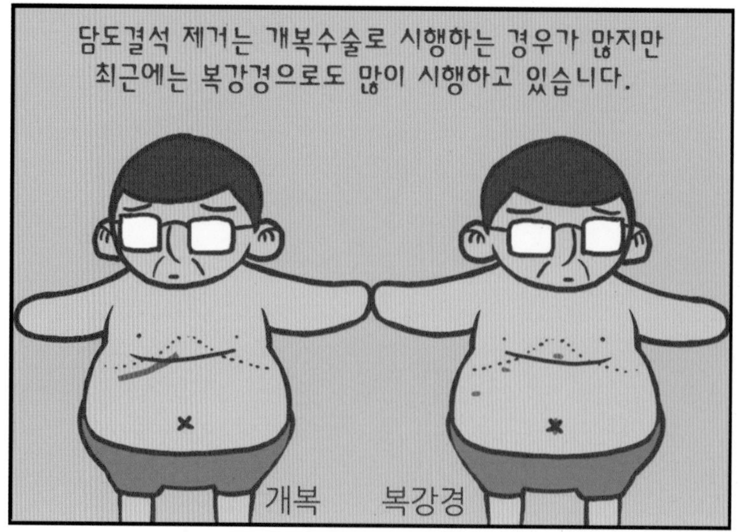
담도결석 제거는 개복수술로 시행하는 경우가 많지만
최근에는 복강경으로도 많이 시행하고 있습니다.
개복
복강경

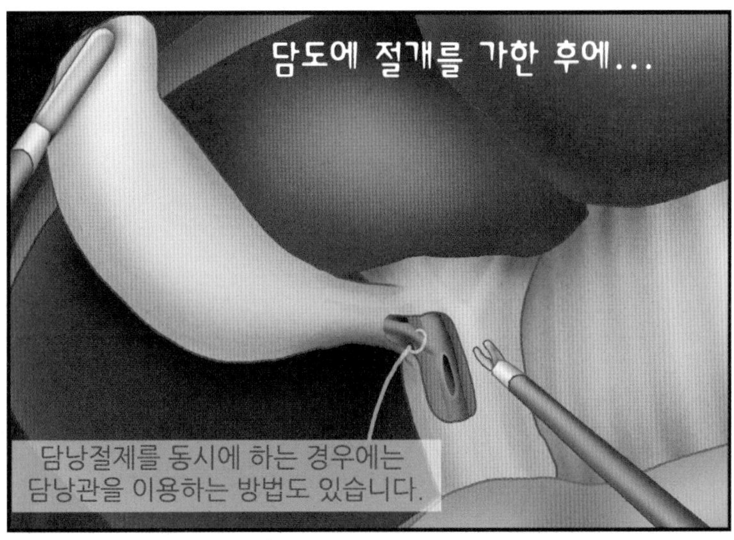
담도에 절개를 가한 후에...
담낭절제를 동시에 하는 경우에는
담낭관을 이용하는 방법도 있습니다.

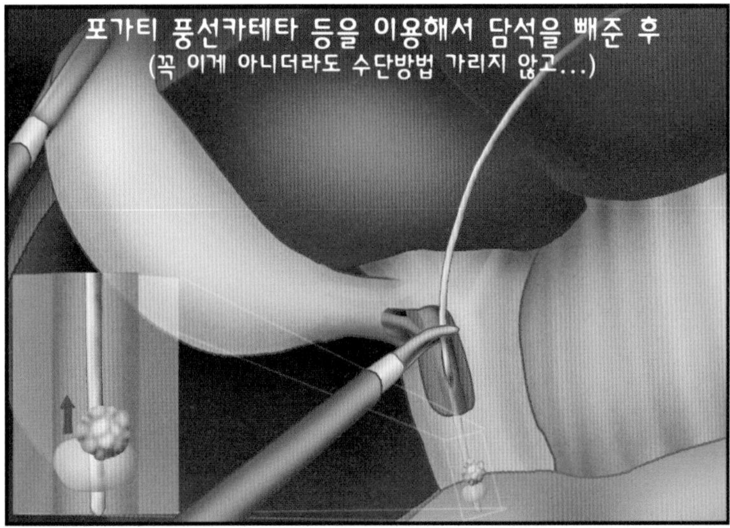
포가티 풍선카테타 등을 이용해서 담석을 빼준 후
(꼭 이게 아니더라도 수단방법 가리지 않고...)

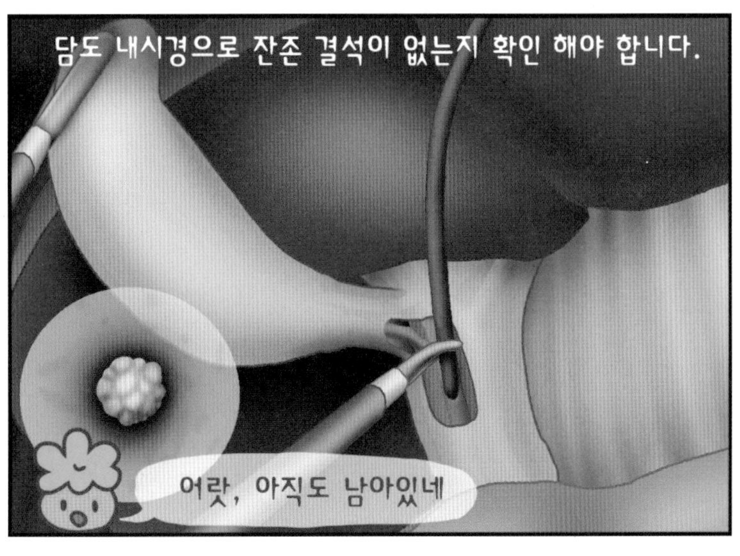
담도 내시경으로 잔존 결석이 없는지 확인 해야 합니다.
어랏, 아직도 남아있네

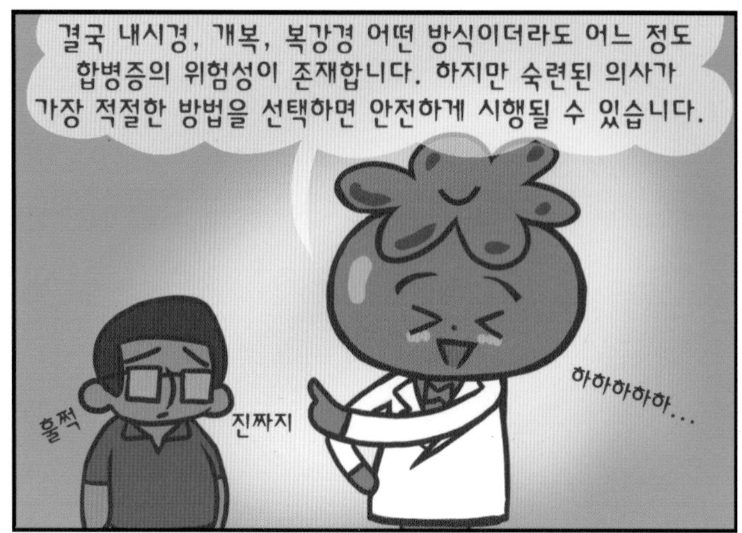
결국 내시경, 개복, 복강경 어떤 방식이더라도 어느 정도
합병증의 위험성이 존재합니다. 하지만 숙련된 의사가
가장 적절한 방법을 선택하면 안전하게 시행될 수 있습니다.
훌쩍
진짜지
하하하하하...

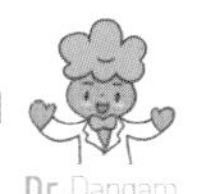

담관 결석

황달은 '온몸이 노랗게 변하는 것'을 의미하지만, 정확히는 '혈액 내 빌리루빈 수치가 증가하면서 노래지는 것'을 말합니다. 사실, 황달의 원인은 정말 많습니다. 하지만 이번 에피소드는 황달에 대해서 얘기하려는 것이 아니라 담석증의 결과로 생길 수 있는 담관 결석에 대해서 이야기하고자 합니다.

담석이 담관으로 굴러 들어가면 여러 가지 문제가 발생할 수 있습니다. 돌이 무사히 십이지장으로 넘어가면 괜찮겠지만 좁은 담관의 끝에는 바터팽대부(ampulla of Vater)가 있고 그 안에 괄약근인 Sphincter of Oddi가 있어서 돌이 내려가다가 막힐 가능성이 매우 높지요. 돌 때문에 담관이 막히면서 발생하는 황달이 '폐쇄성 황달'입니다. 이런 상황에서는 담관염과 췌장염도 생길 수 있고 담관염은 쉽게 패혈증으로 이어질 수 있습니다. 패혈증은 균이 혈액 내로 타고 들어가면서 전신에 발열을 일으키고 전신적인 염증을 일으키는 상태로 방치되면 사망으로 이어질 수 있는 무서운 상황입니다.

사실, 담낭과 담관의 수술에서 발생할 수 있는 합병증은 정말 많고 무시무시합니다. 대부분 안전하게 끝나는 수술에서도 예상치 못한 결과가 초래될 수도 있고요. 사실 이번 에피소드는 담석증 편이 담석증에 대한 '너무 가벼운 인상'을 줄까 우려해서 그린 것이기도 합니다. 환자들도 담낭과 담관의 수술로 인해 생길 수 있는 문제에 대해서 인지하고 있는 것이 좋을 것이며 수술팀 또한 이러한 합병증이 발생하지 않기 위해 최선의 노력을 다하는 것이 중요하다고 봅니다.

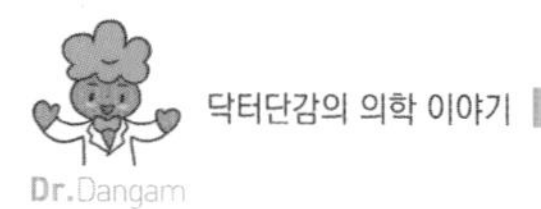

단감's NOTE

담낭절제술 중에 생길 수 있는 문제 중 하나가 주변에 있는 다른 구조물들을 손상시키는 경우입니다. 주변 구조물들 중 가장 문제가 될 수 있는 것이 총담관이나 오른쪽 간으로 들어가는 우간동맥(right hepatic artery)가 손상되는 경우입니다.

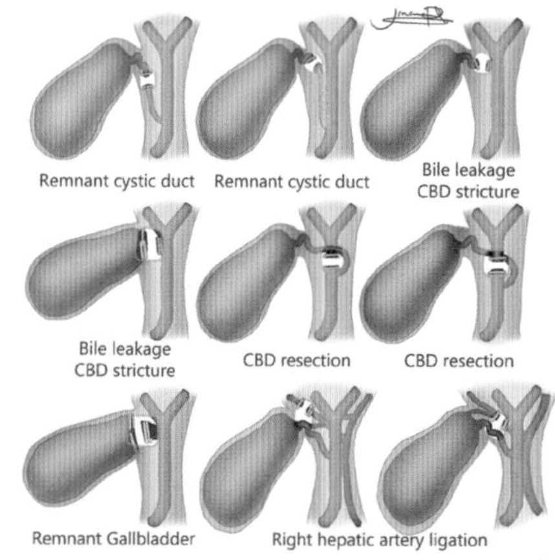

제가 그린 일러스트에 담낭 절제술 중 발생할 수 있는 여러 경우의 수를 그린 것입니다. 하지만 담낭관(cystic duct)가 좀 길게 남는 것은 거의 문제가 될 가능성이 적습니다. 하지만 총담관이 다치는 경우 담즙이 샐 수도 있고 담관이 좁아질 수도 있습니다. 담낭관이 총담관에 들어가는 방향과 위치에 변이가 있는 경우 총담관을 아예 잘라버리는 경우도 발생할 수 있습니다. 이런 경우 담관을 그대로 다시 꼬매주는 경우 좁아져 버리는 경우가 많기 때문에 소장을 담관에 연결해주는 간-공장문합술(hepaticojejunostomy)을 시행해야 할 수 있습니다. 이는 계속 생산되어 나오는 담즙을 장으로 바로 나오게끔 만들어주는 수술로 담낭 수술 중 담도가 손상되는 경우 시행해야 하는 경우가 많습니다.

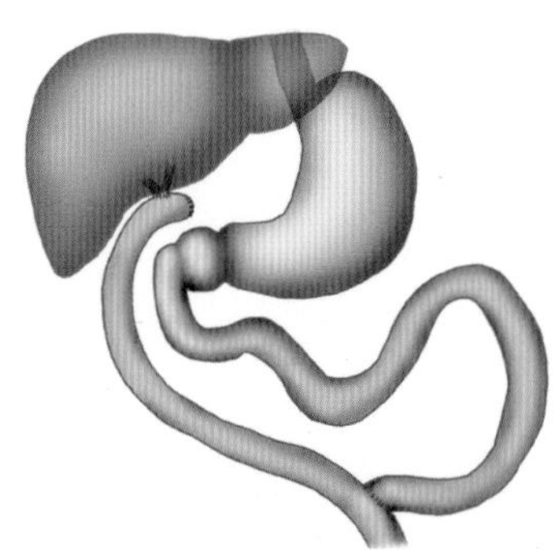

04 CHAPTER 소화기 질환

치핵

Hemorrhoid

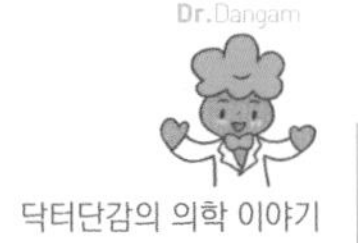

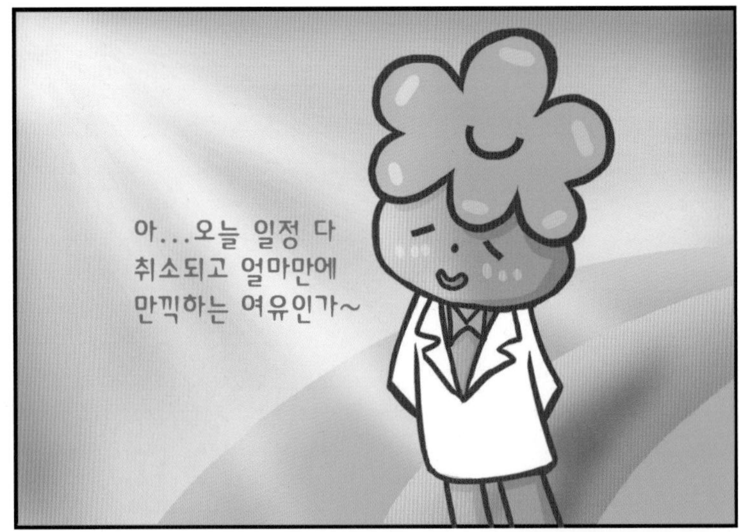

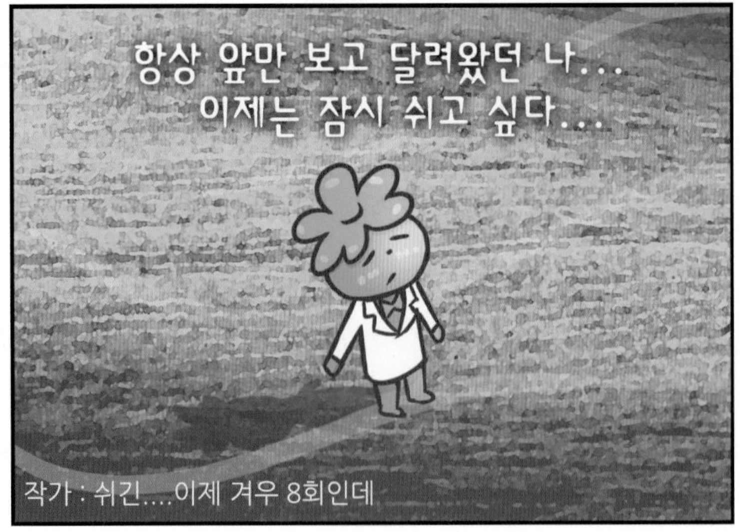

감선생!!!

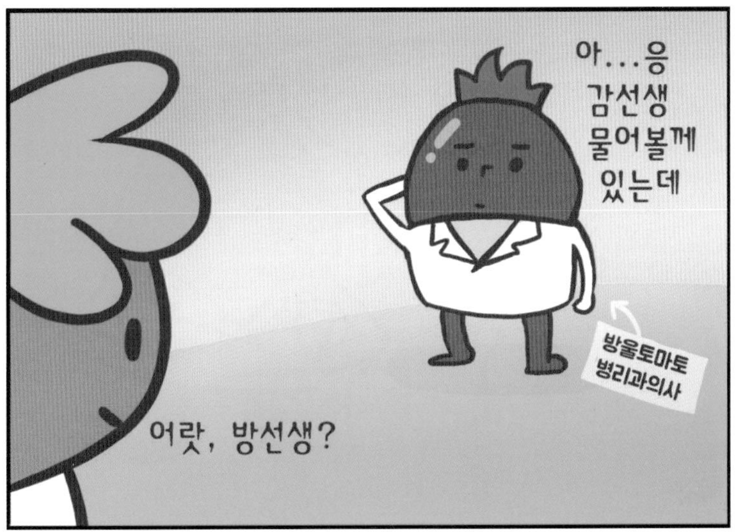
어랏, 방선생?
아...응
감선생
물어볼께
있는데
방울토마토
병리과의사

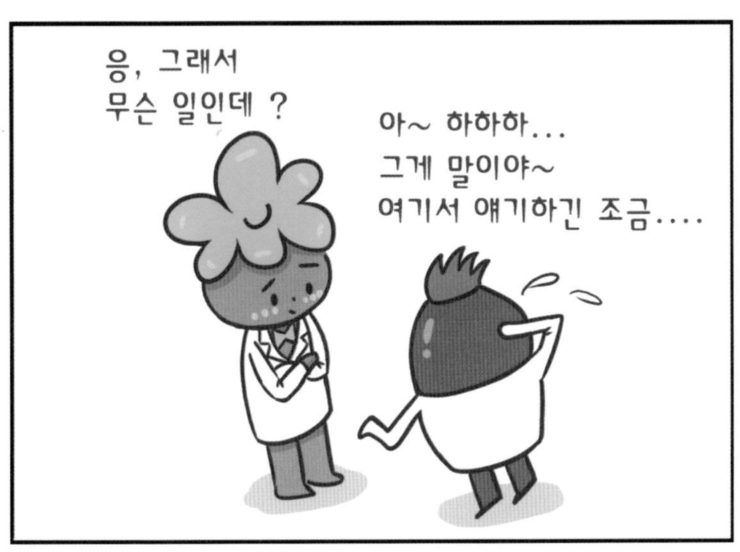
응, 그래서
무슨 일인데 ?
아~ 하하하...
그게 말이야~
여기서 얘기하긴 조금....

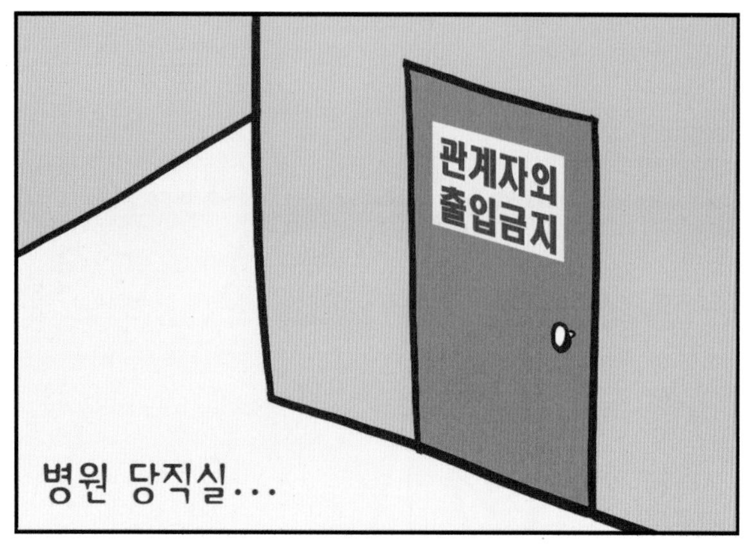
관계자외 출입금지
병원 당직실...

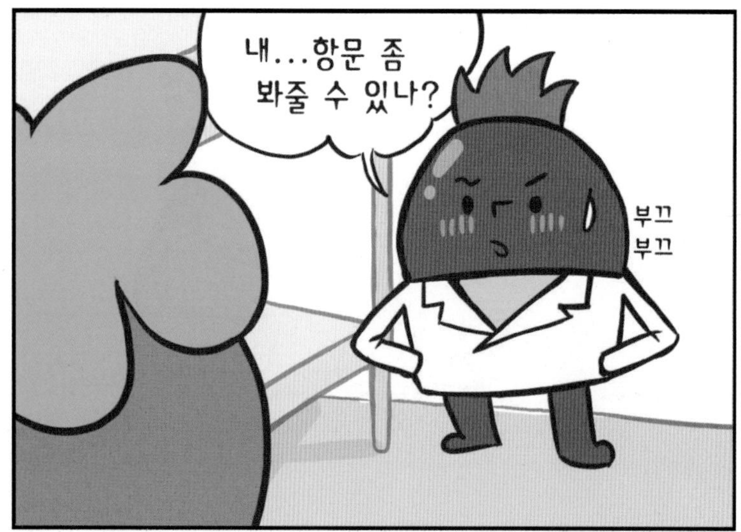
내...항문 좀 봐줄 수 있나?
부끄 부끄

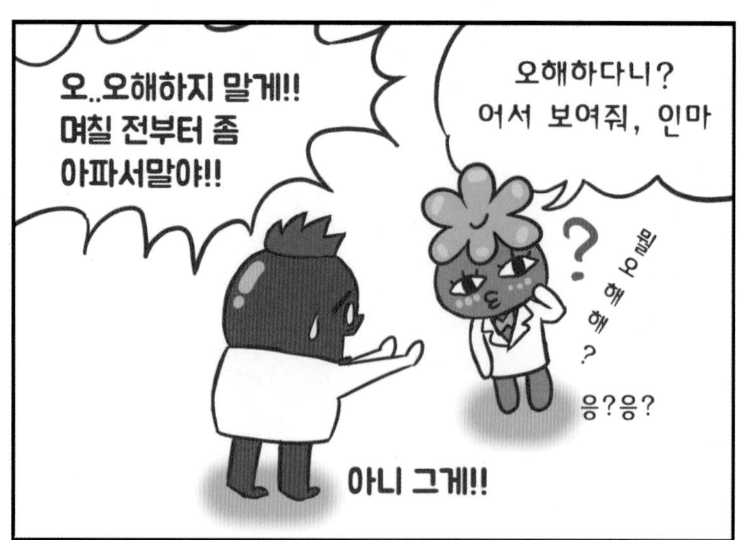
오..오해하지 말게!! 며칠 전부터 좀 아파서말야!!
오해하다니? 어서 보여줘, 인마
응?응?
아니 그게!!

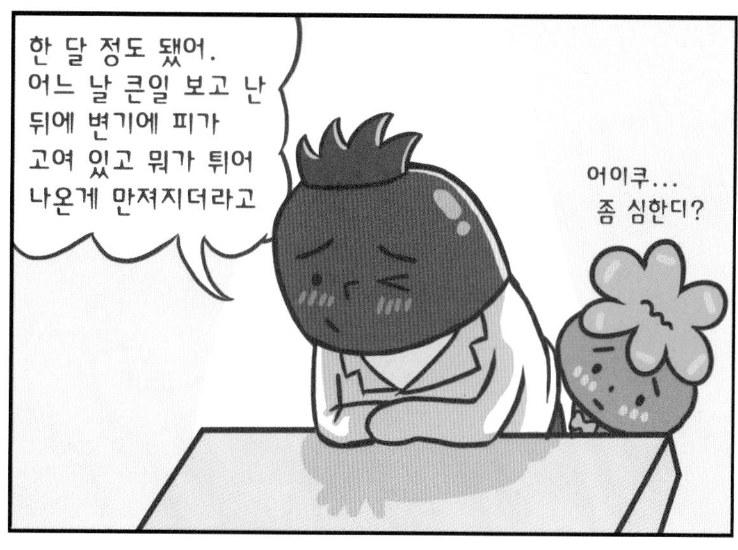

한 달 정도 됐어.
어느 날 큰일 보고 난
뒤에 변기에 피가
고여 있고 뭐가 튀어
나온게 만져지더라고
어이쿠...
좀 심한디?

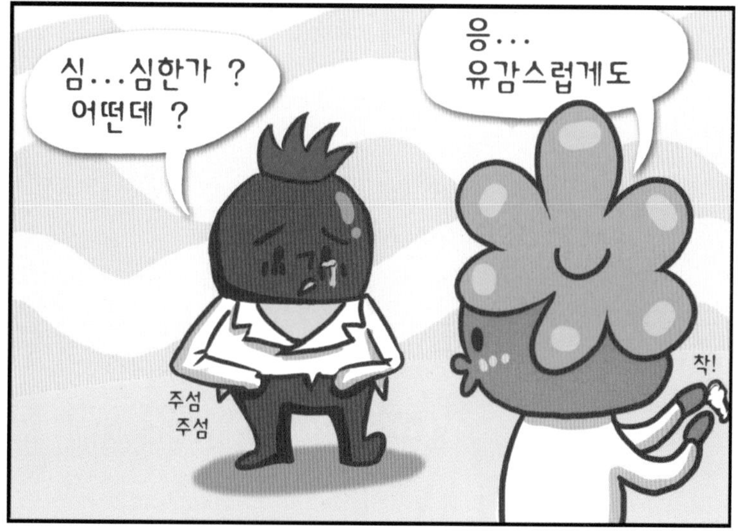

심...심한가 ?
어떤데 ?
응...
유감스럽게도
주섬
주섬
착!

치핵이야.
으윽
역시!!

04

치핵

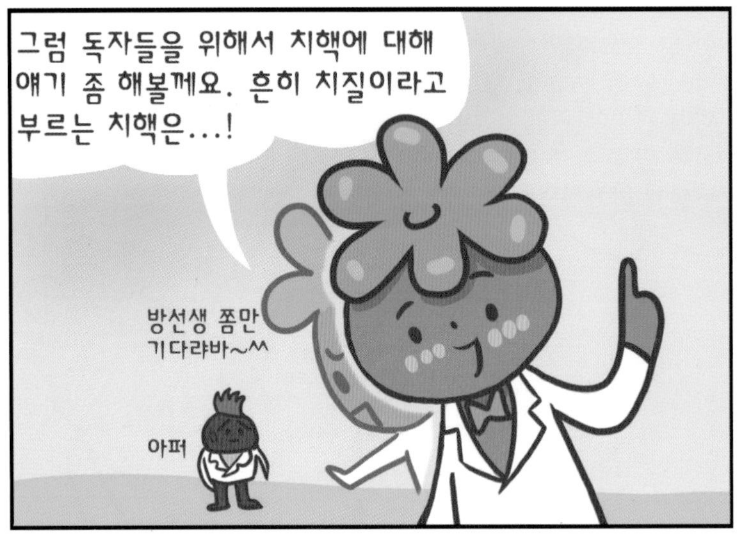
그럼 독자들을 위해서 치핵에 대해 얘기 좀 해볼께요. 흔히 치질이라고 부르는 치핵은...!
방선생 쫌만 기다랴바~^^
아퍼

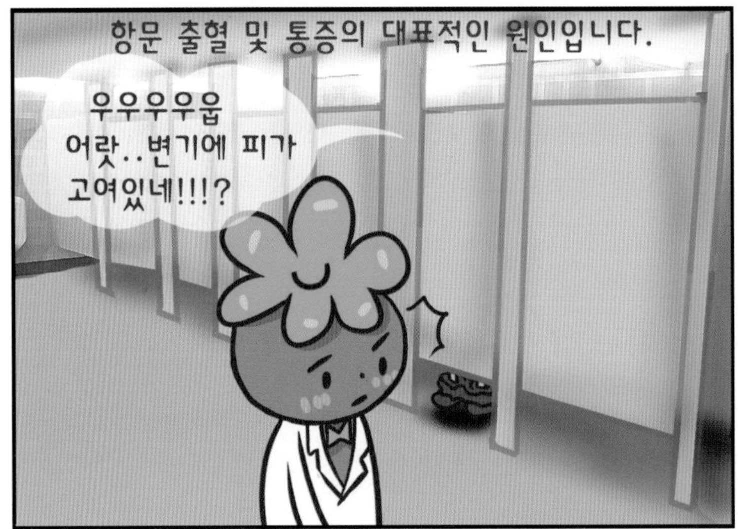
항문 출혈 및 통증의 대표적인 원인입니다.
우우우우웁 어랏..변기에 피가 고여있네!!!?

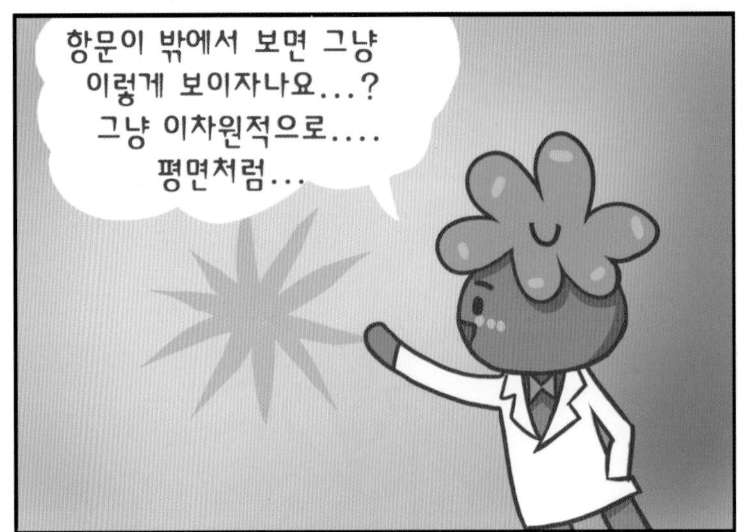
항문이 밖에서 보면 그냥 이렇게 보이자나요...? 그냥 이차원적으로.... 평면처럼...

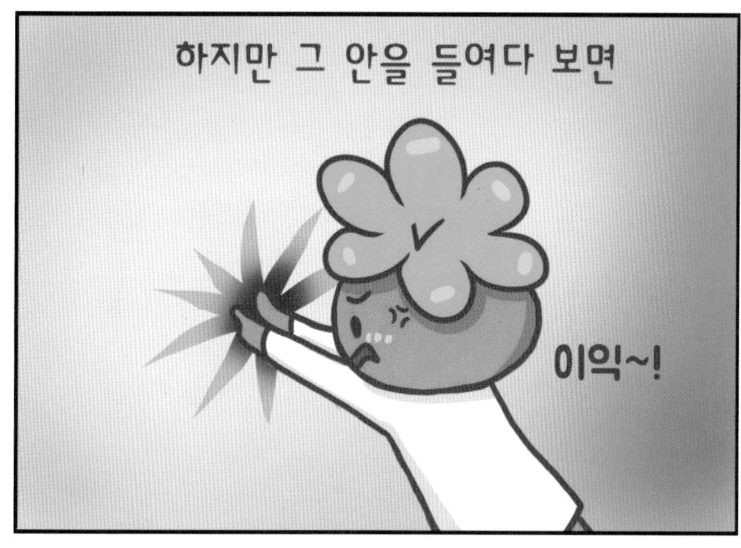
하지만 그 안을 들여다 보면
이익~!

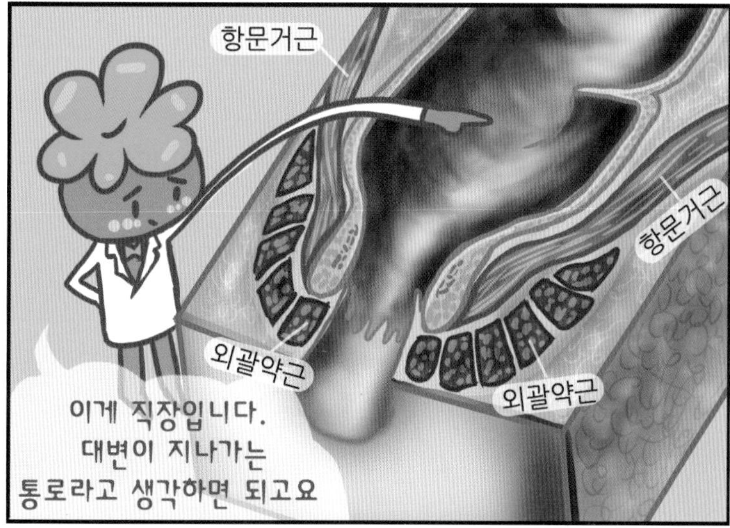
항문거근
항문거근
외괄약근
외괄약근
이게 직장입니다.
대변이 지나가는
통로라고 생각하면 되고요

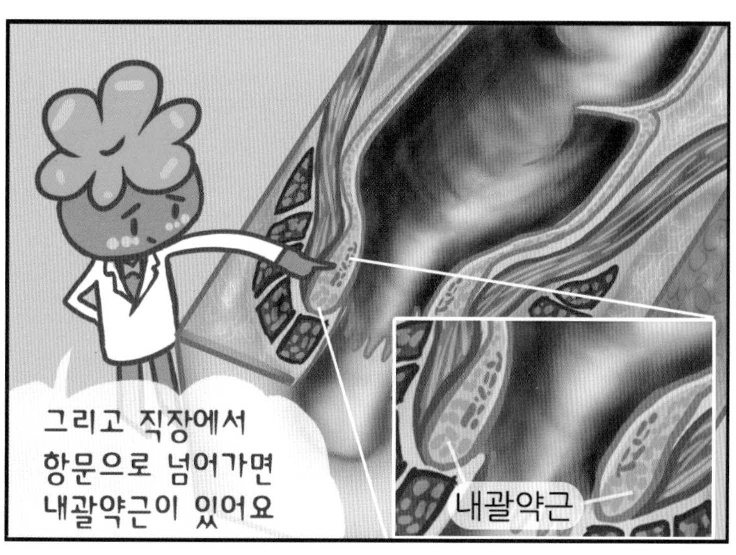
그리고 직장에서
항문으로 넘어가면
내괄약근이 있어요
내괄약근

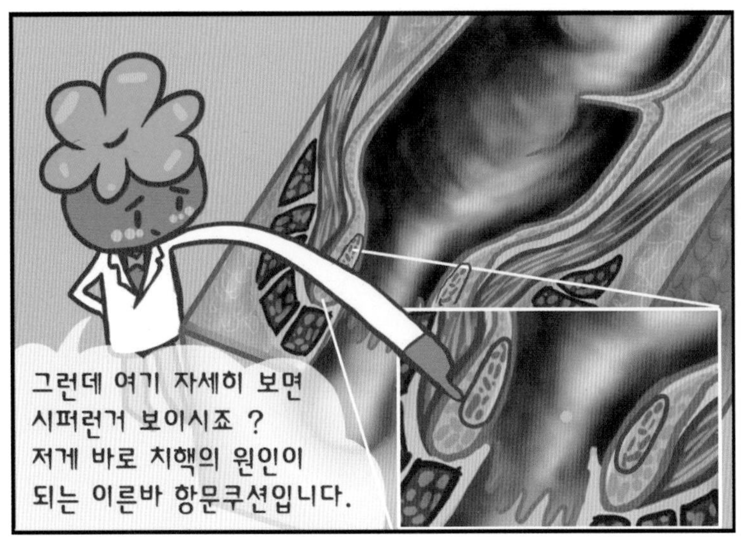
그런데 여기 자세히 보면
시퍼런거 보이시죠 ?
저게 바로 치핵의 원인이
되는 이른바 항문쿠션입니다.

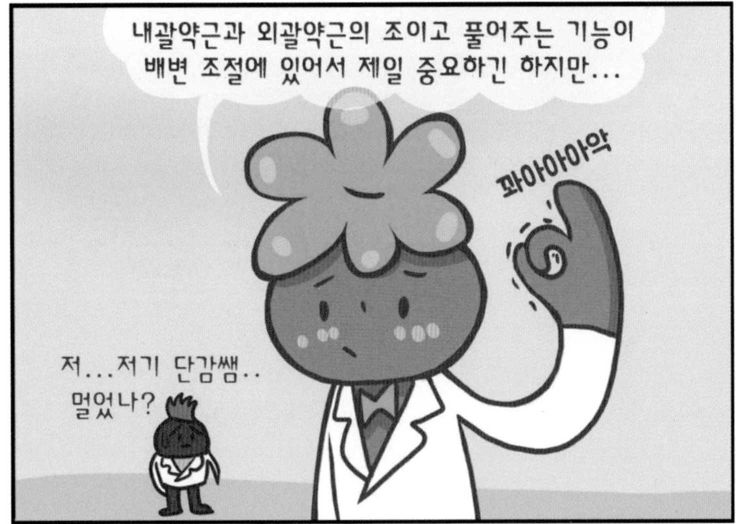
내괄약근과 외괄약근의 조이고 풀어주는 기능이
배변 조절에 있어서 제일 중요하긴 하지만...
꽈아아아악
저...저기 단감쌤..
멀었나?

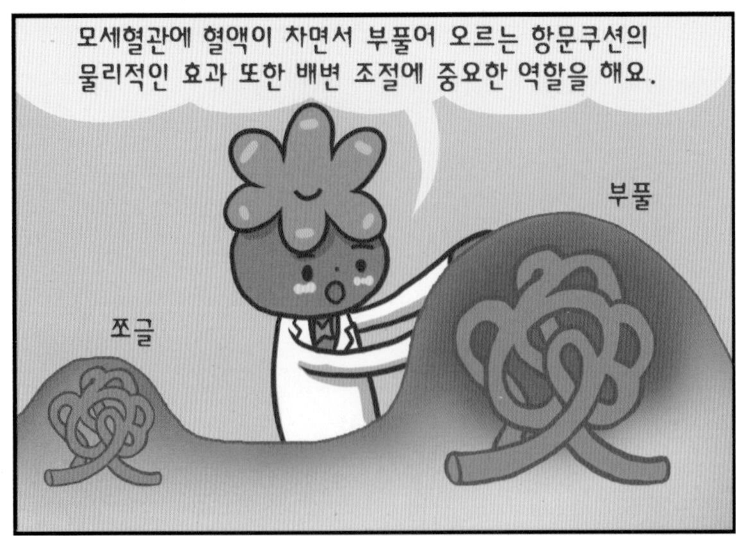
모세혈관에 혈액이 차면서 부풀어 오르는 항문쿠션의
물리적인 효과 또한 배변 조절에 중요한 역할을 해요.
부풀
쪼글

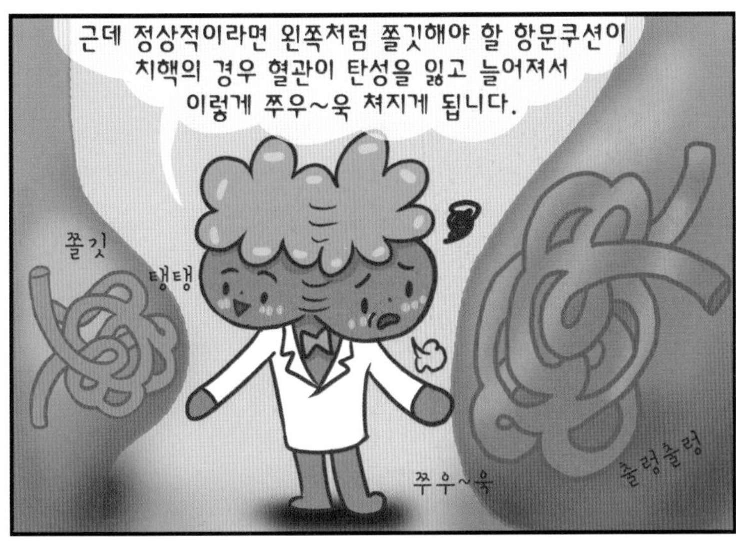
근데 정상적이라면 왼쪽처럼 쫄깃해야 할 항문쿠션이
치핵의 경우 혈관이 탄성을 잃고 늘어져서
이렇게 쭈우~욱 쳐지게 됩니다.
쫄깃
탱탱
쭈우~욱
출렁출렁

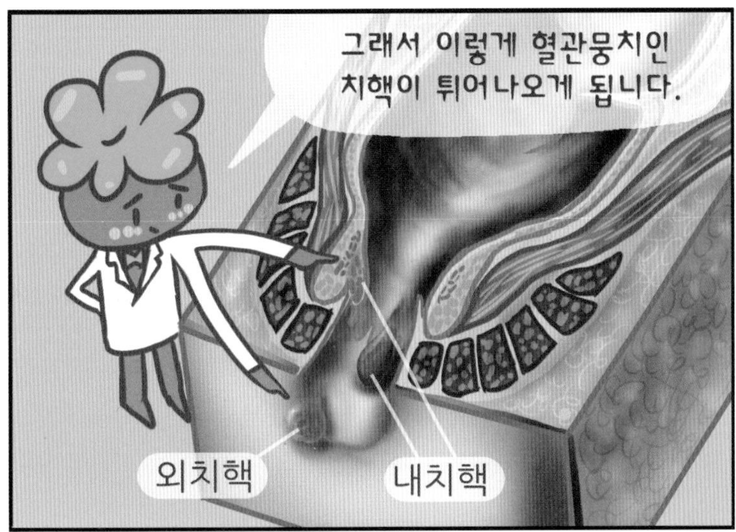
그래서 이렇게 혈관뭉치인
치핵이 튀어나오게 됩니다.
외치핵
내치핵

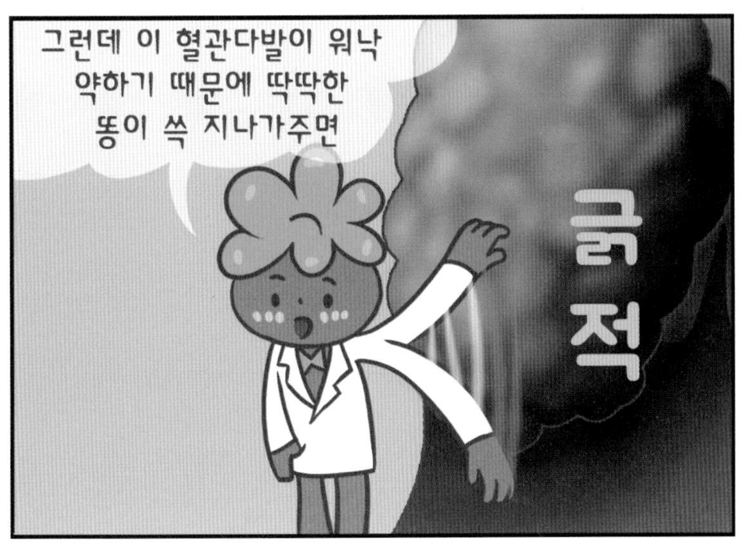
그런데 이 혈관다발이 워낙
약하기 때문에 딱딱한
똥이 쓱 지나가주면
긁적

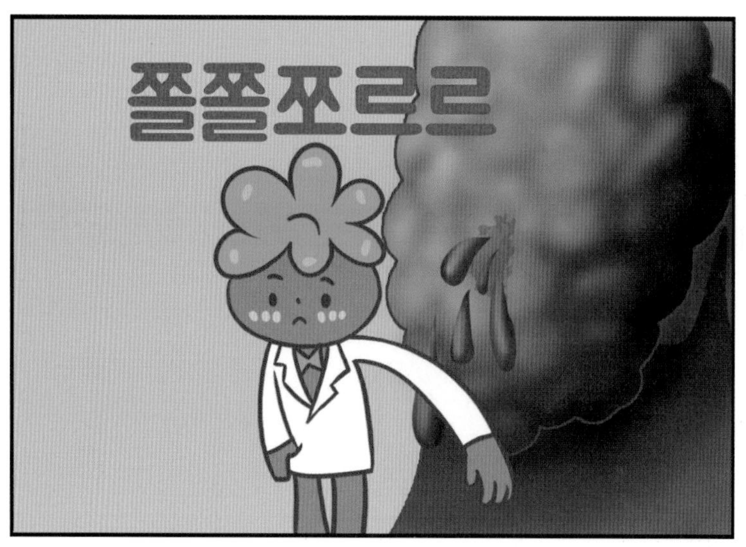
쫄쫄쪼르르

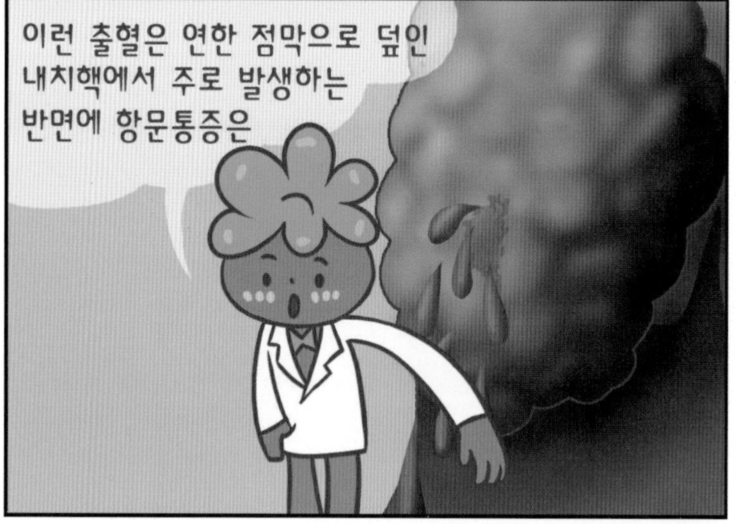
이런 출혈은 연한 점막으로 덮인 내치핵에서 주로 발생하는 반면에 항문통증은

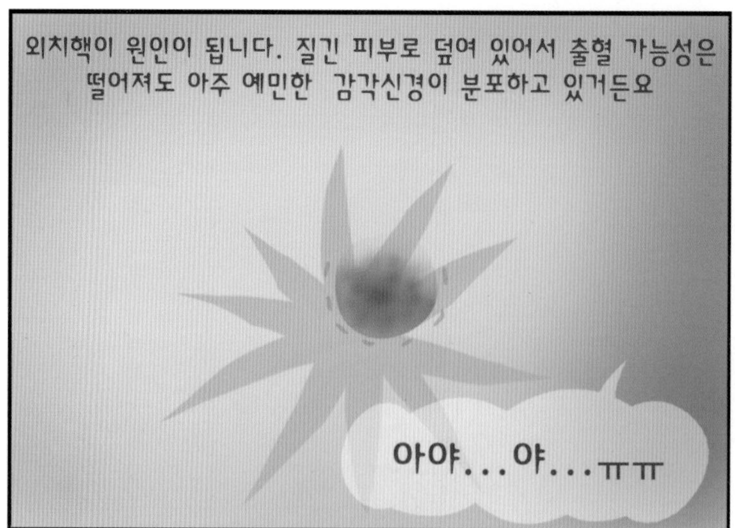
외치핵이 원인이 됩니다. 질긴 피부로 덮여 있어서 출혈 가능성은 떨어져도 아주 예민한 감각신경이 분포하고 있거든요
아야...야...ㅠㅠ

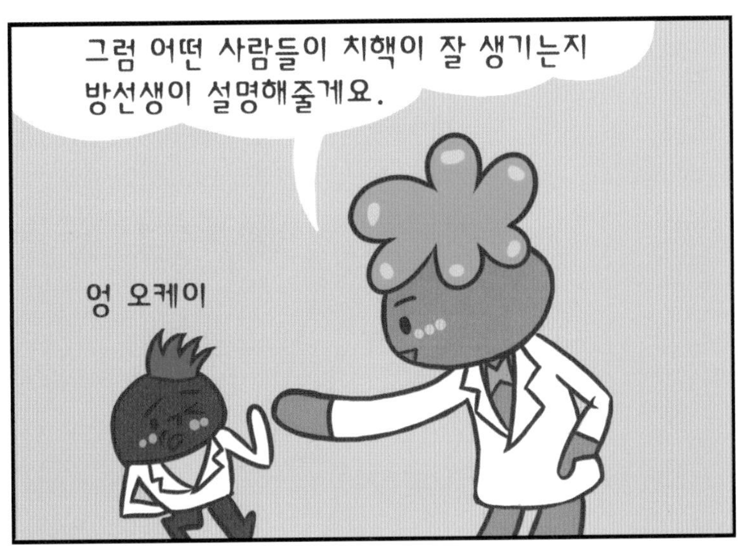
그럼 어떤 사람들이 치핵이 잘 생기는지
방선생이 설명해줄게요.
엉 오케이

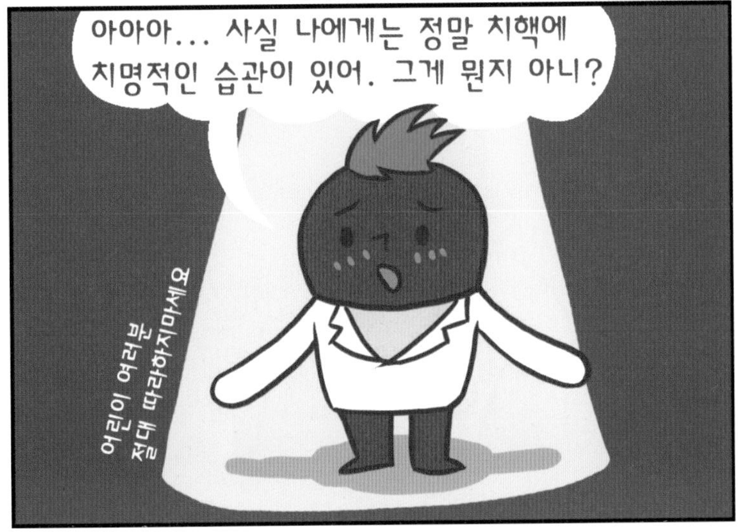
아아아... 사실 나에게는 정말 치핵에
치명적인 습관이 있어. 그게 뭔지 아니?
어린이 여러분
절대 따라하지마세요

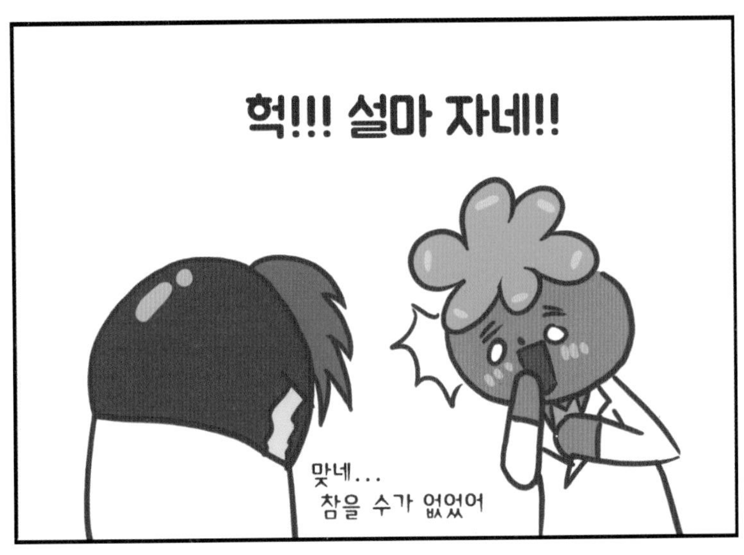
헉!!! 설마 자네!!
맞네...
참을 수가 없었어

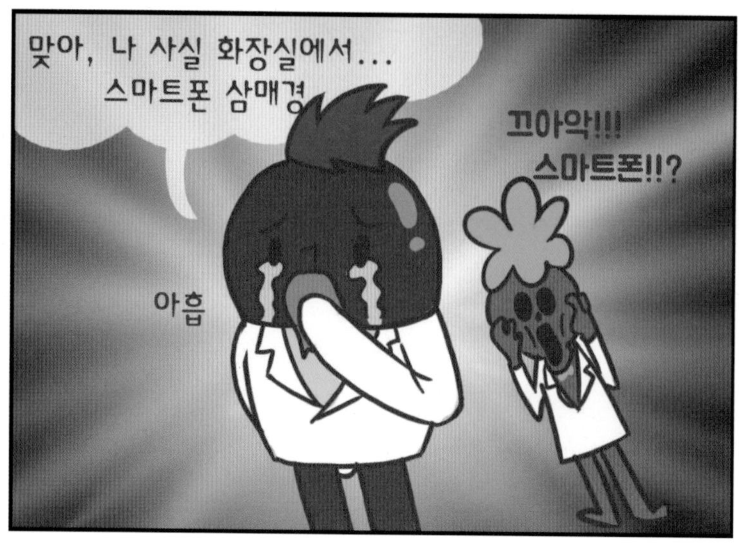
맞아, 나 사실 화장실에서...
스마트폰 삼매경
끄아악!!!
스마트폰!!?
아흡

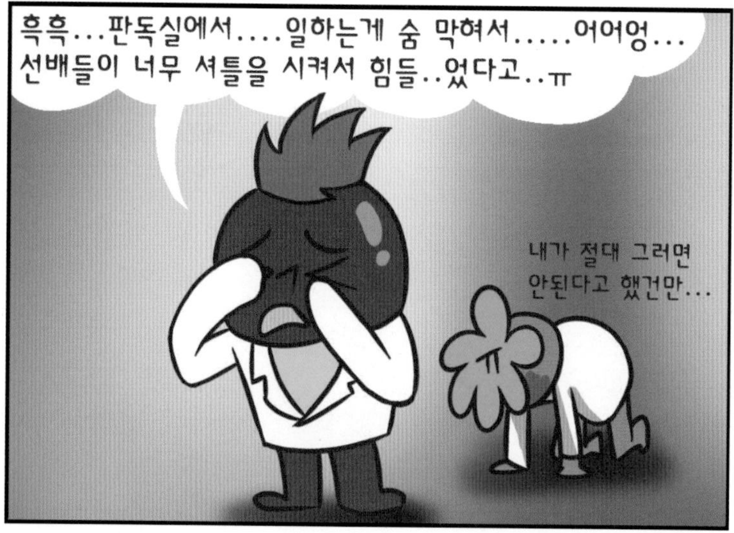
흑흑...판독실에서....일하는게 숨 막혀서.....어어엉...
선배들이 너무 셔틀을 시켜서 힘들..었다고..ㅠ
내가 절대 그러면
안된다고 했건만...

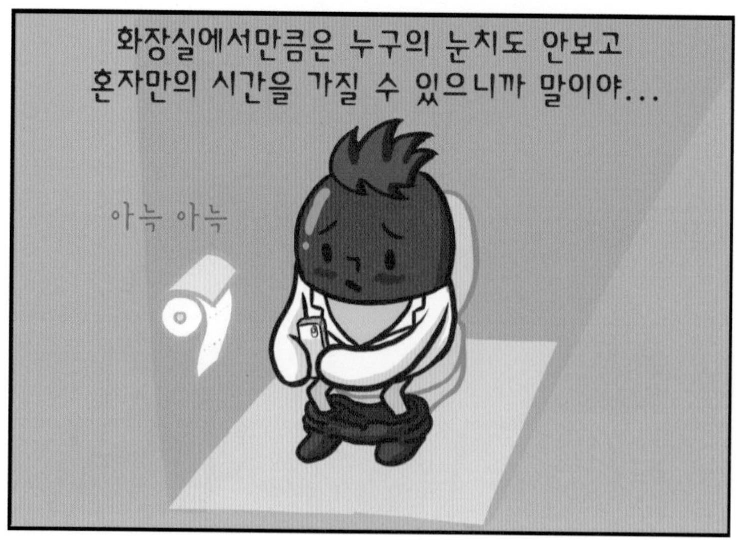
화장실에서만큼은 누구의 눈치도 안보고
혼자만의 시간을 가질 수 있으니까 말이야...
아늑 아늑

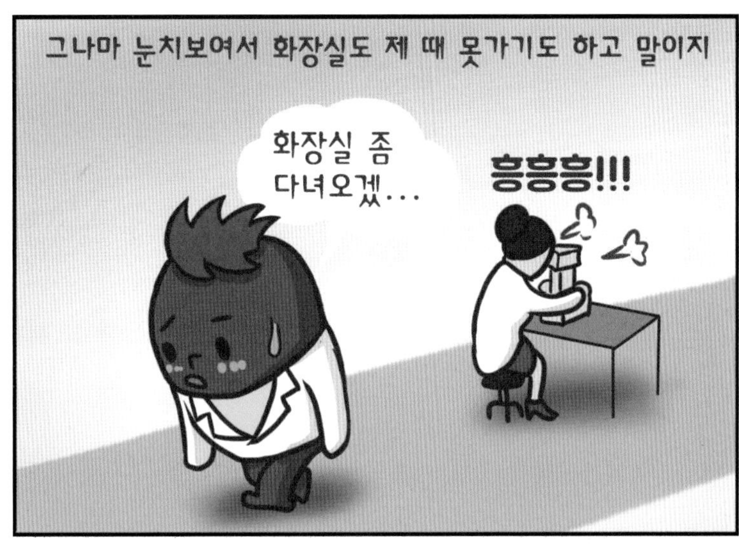
그나마 눈치보여서 화장실도 제 때 못가기도 하고 말이지
화장실 좀 다녀오겠...
흥흥흥!!!

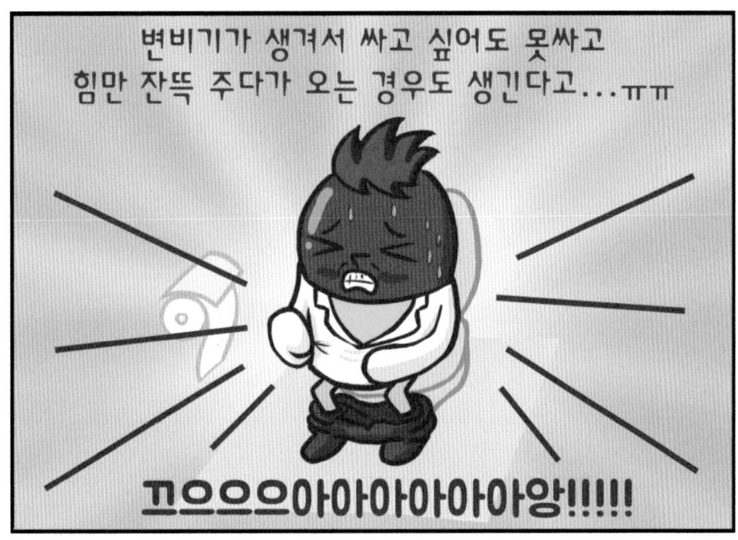
변비기가 생겨서 싸고 싶어도 못싸고
힘만 잔뜩 주다가 오는 경우도 생긴다고...ㅠㅠ
끄으으으아아아아아아아앙!!!!!

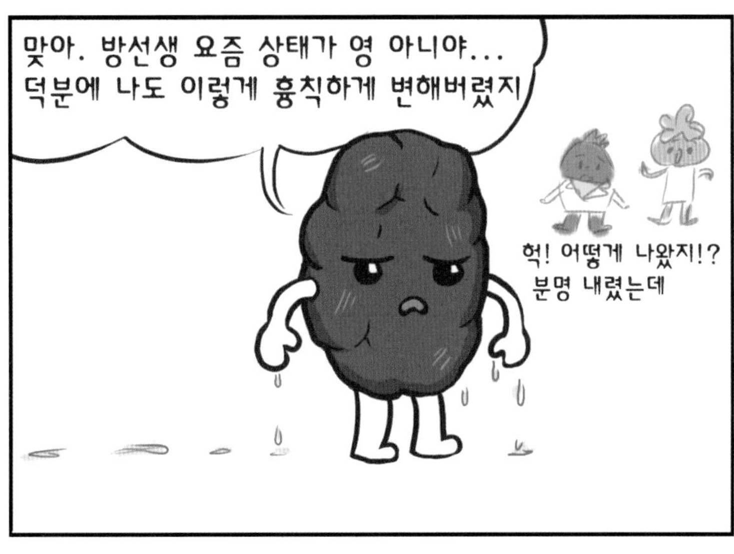
맞아. 방선생 요즘 상태가 영 아니야...
덕분에 나도 이렇게 흉칙하게 변해버렸지
헉! 어떻게 나왔지!?
분명 내렸는데

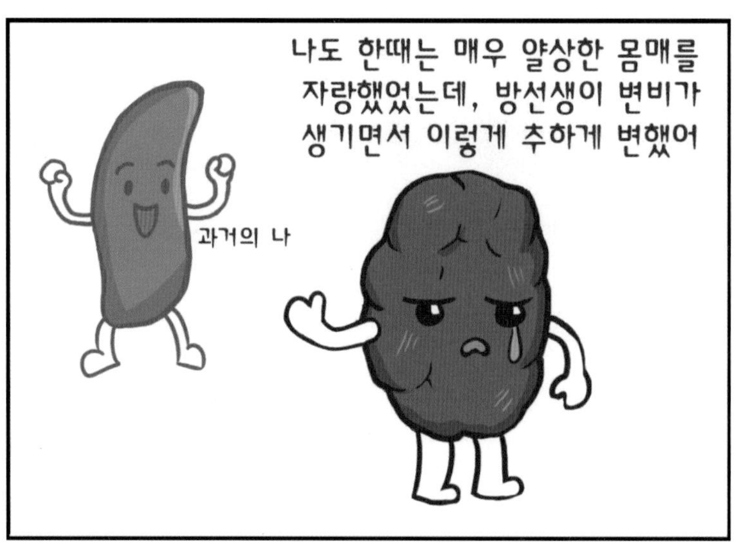
나도 한때는 매우 앙상한 몸매를
자랑했었는데, 방선생이 변비가
생기면서 이렇게 추하게 변했어
과거의 나

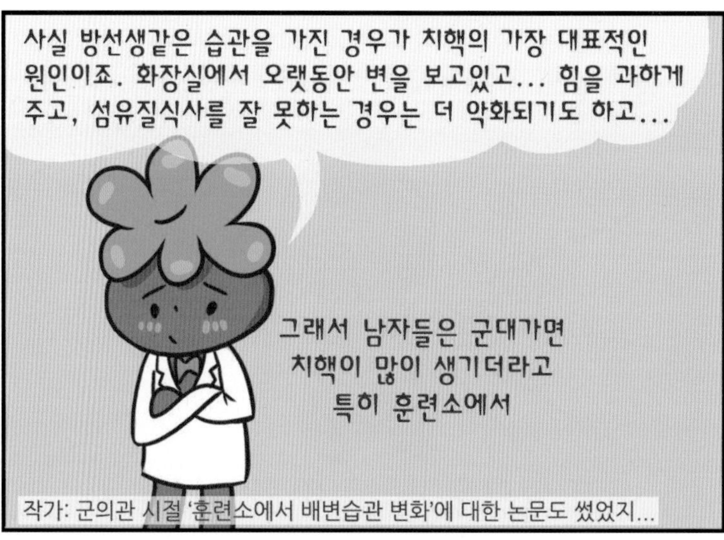
사실 방선생같은 습관을 가진 경우가 치핵의 가장 대표적인
원인이죠. 화장실에서 오랫동안 변을 보고있고... 힘을 과하게
주고, 섬유질식사를 잘 못하는 경우는 더 악화되기도 하고...
그래서 남자들은 군대가면
치핵이 많이 생기더라고
특히 훈련소에서
작가: 군의관 시절 '훈련소에서 배변습관 변화'에 대한 논문도 썼었지...

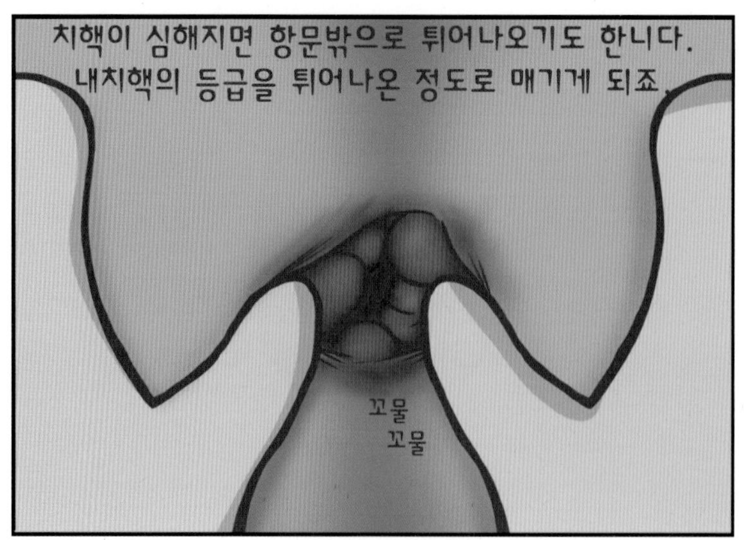
치핵이 심해지면 항문밖으로 튀어나오기도 합니다.
내치핵의 등급을 튀어나온 정도로 매기게 되죠.
꼬물
꼬물

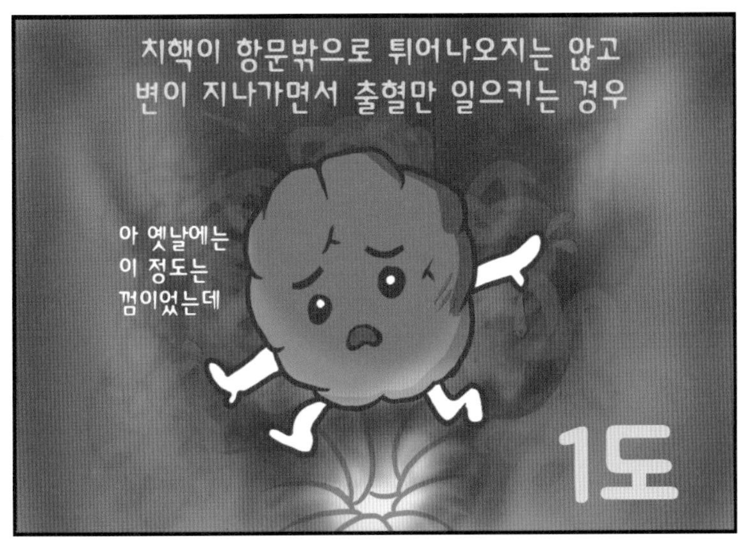
치핵이 항문밖으로 튀어나오지는 않고
변이 지나가면서 출혈만 일으키는 경우
아 옛날에는
이 정도는
껌이었는데
1도

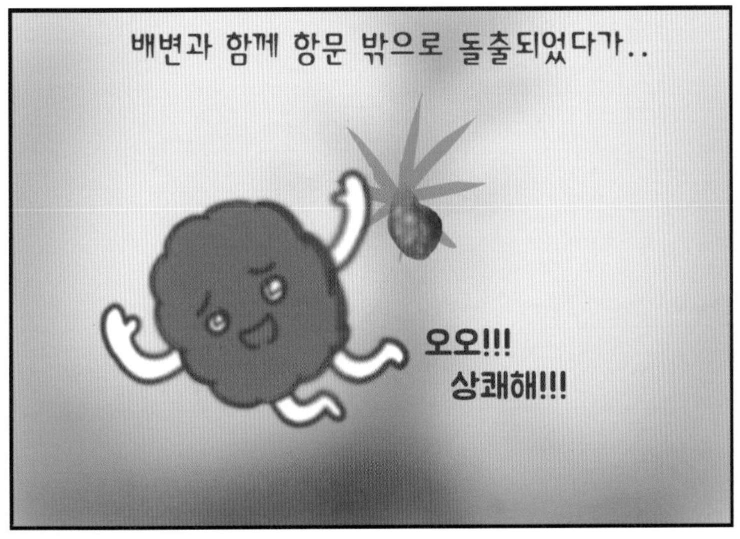
배변과 함께 항문 밖으로 돌출되었다가..
오오!!!
상쾌해!!!

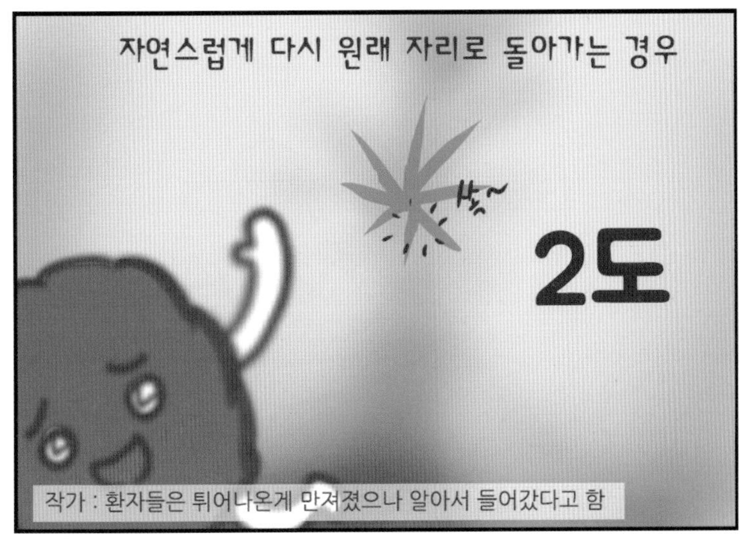
자연스럽게 다시 원래 자리로 돌아가는 경우
쏙~
2도
작가 : 환자들은 튀어나온게 만져졌으나 알아서 들어갔다고 함

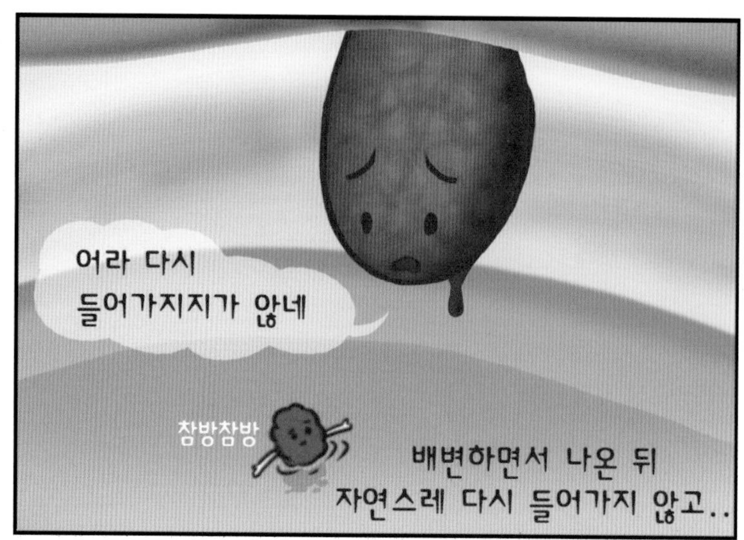
어라 다시
들어가지지가 않네
참방참방
배변하면서 나온 뒤
자연스레 다시 들어가지 않고..

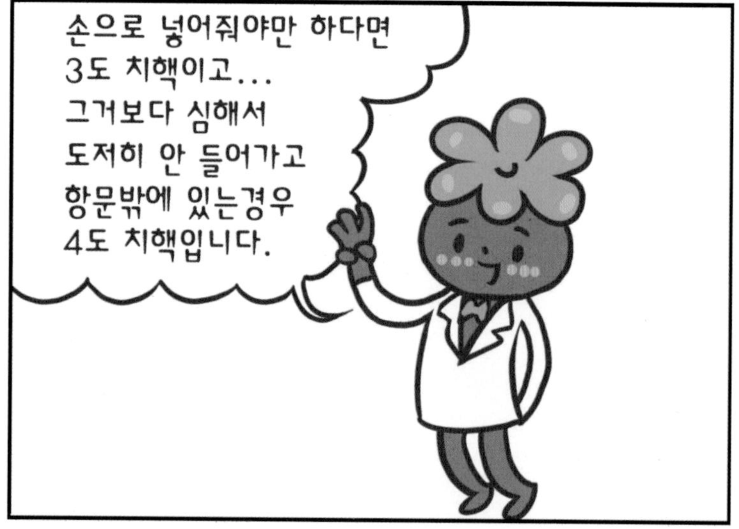
손으로 넣어줘야만 하다면
3도 치핵이고...
그거보다 심해서
도저히 안 들어가고
항문밖에 있는경우
4도 치핵입니다.

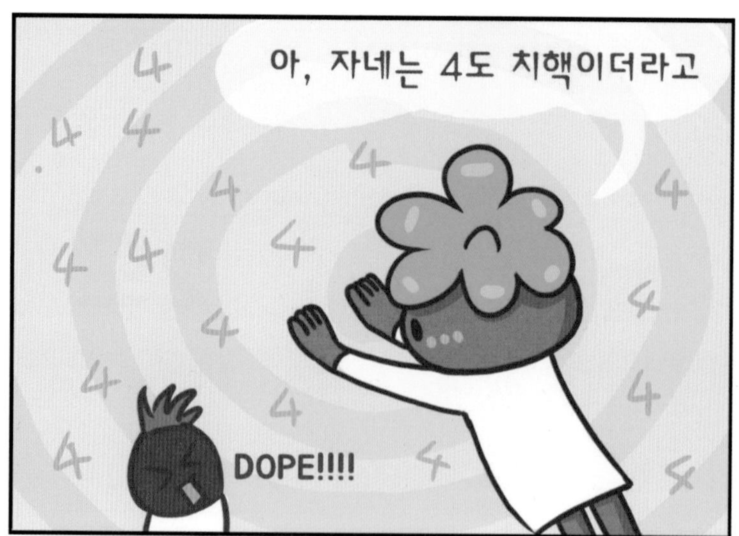
아, 자네는 4도 치핵이더라고
DOPE!!!!

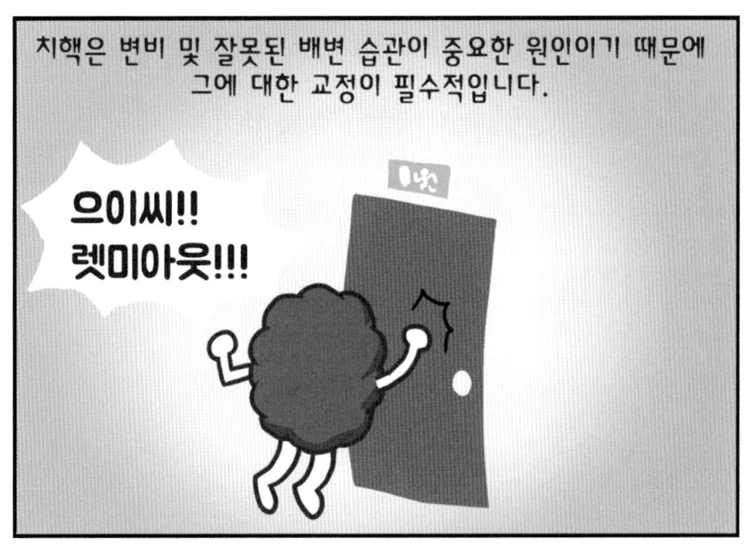
치핵은 변비 및 잘못된 배변 습관이 중요한 원인이기 때문에
그에 대한 교정이 필수적입니다.
으이씨!!
렛미아웃!!!

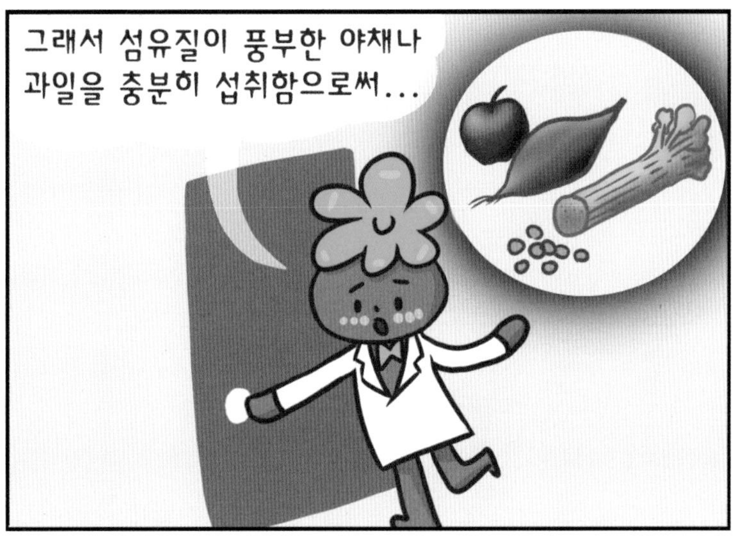
그래서 섬유질이 풍부한 야채나
과일을 충분히 섭취함으로써...

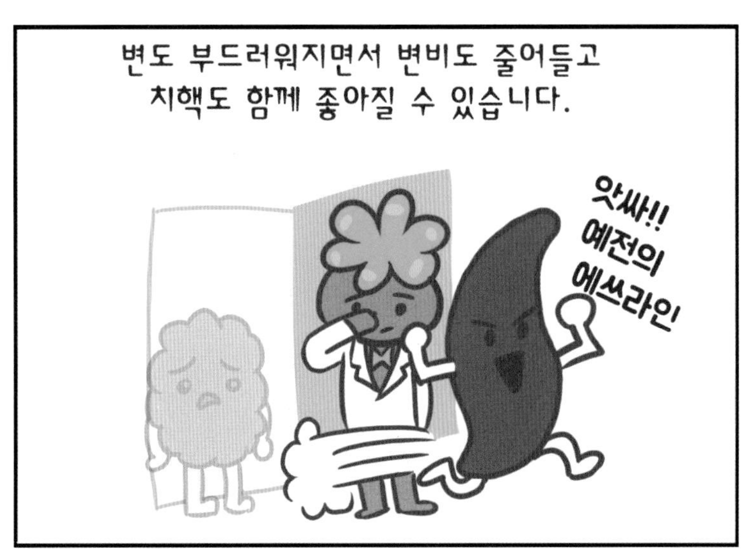
변도 부드러워지면서 변비도 줄어들고
치핵도 함께 좋아질 수 있습니다.
앗싸!!
예전의
에쓰라인!

04

치핵

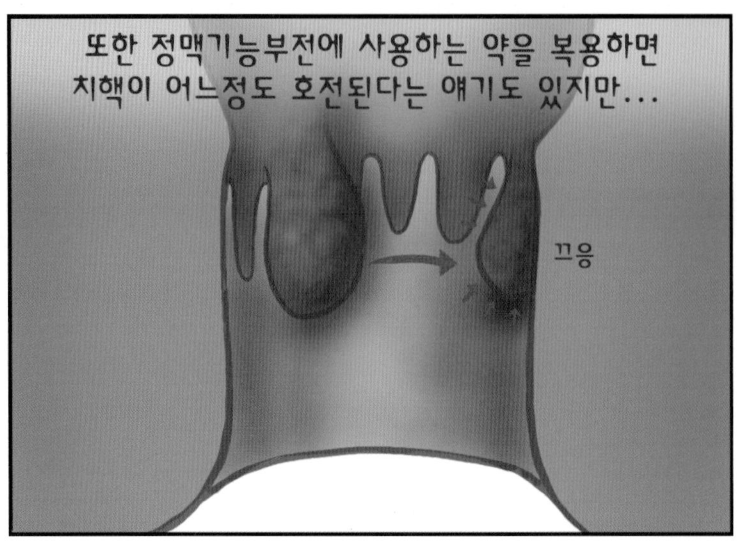
또한 정맥기능부전에 사용하는 약을 복용하면
치핵이 어느정도 호전된다는 얘기도 있지만...
끄응

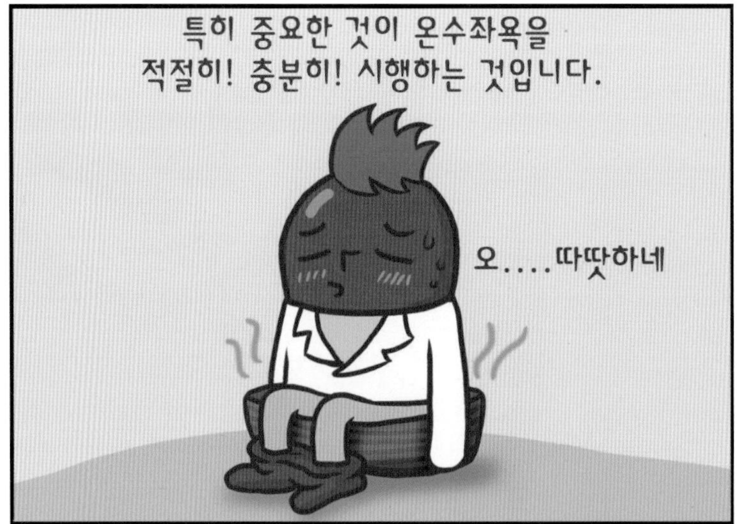
특히 중요한 것이 온수좌욕을
적절히! 충분히! 시행하는 것입니다.
오....따땃하네

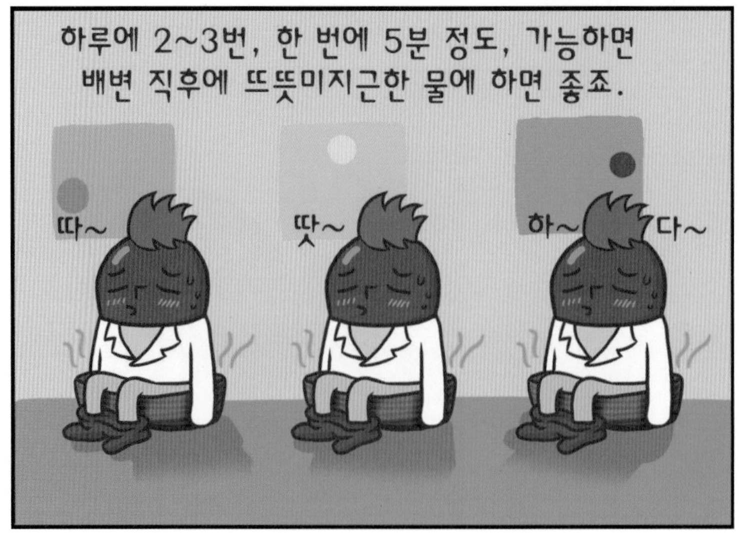
하루에 2~3번, 한 번에 5분 정도, 가능하면
배변 직후에 뜨뜻미지근한 물에 하면 좋죠.
따~
땃~
하~
다~

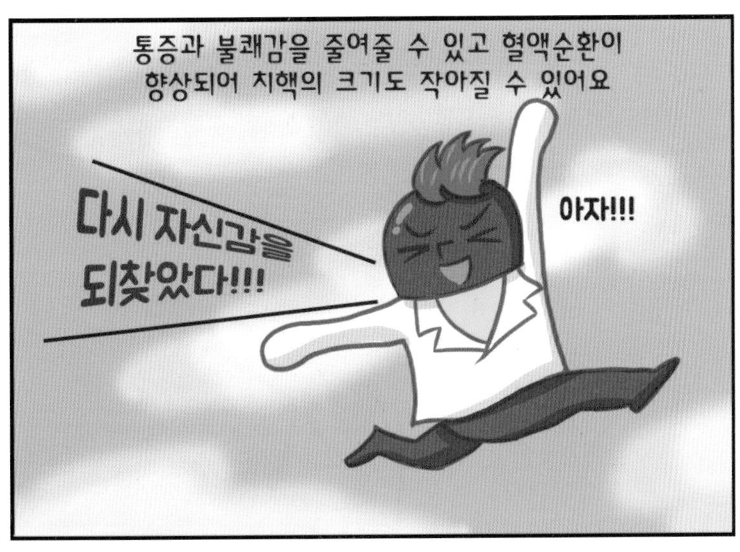
통증과 불쾌감을 줄여줄 수 있고 혈액순환이
향상되어 치핵의 크기도 작아질 수 있어요
다시 자신감을
되찾았다!!!
아자!!!

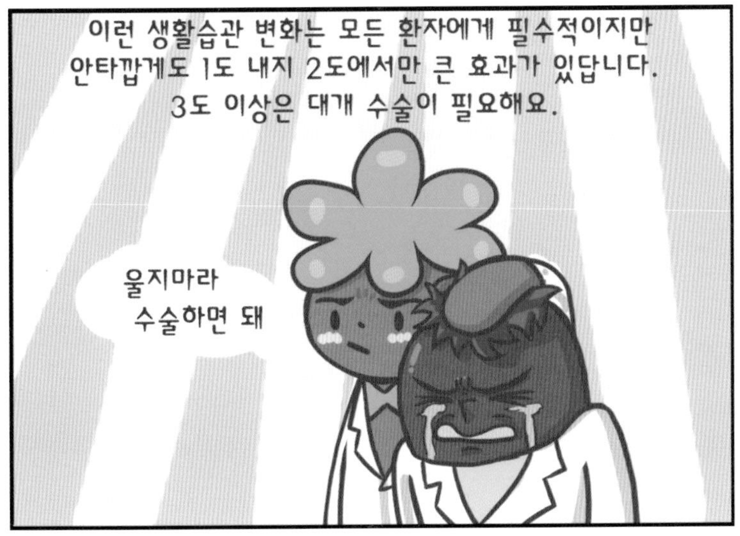
이런 생활습관 변화는 모든 환자에게 필수적이지만
안타깝게도 1도 내지 2도에서만 큰 효과가 있답니다.
3도 이상은 대개 수술이 필요해요.
울지마라
수술하면 돼

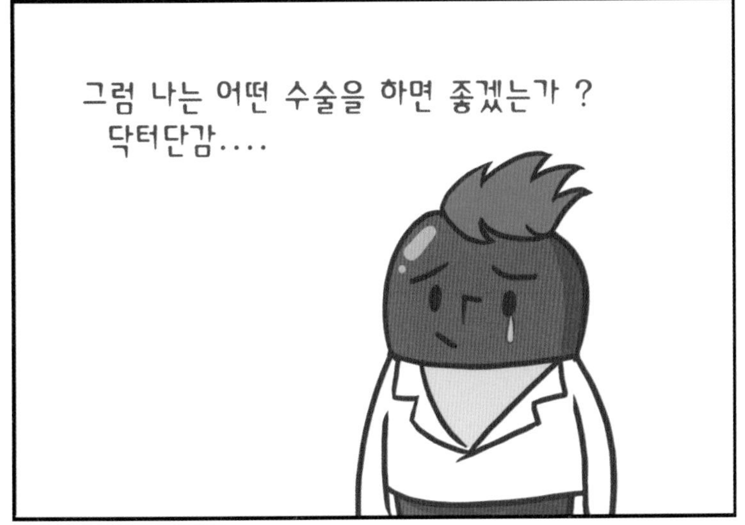
그럼 나는 어떤 수술을 하면 좋겠는가 ?
닥터단감....

04 치핵

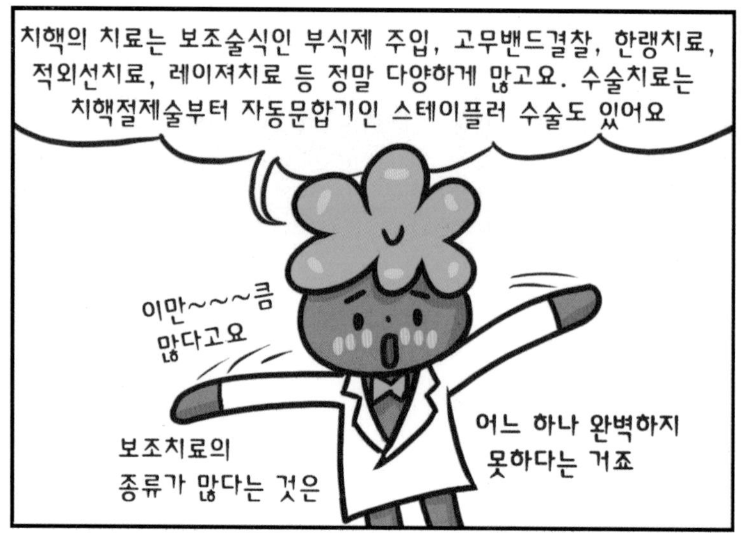
치핵의 치료는 보조술식인 부식제 주입, 고무밴드결찰, 한랭치료, 적외선치료, 레이져치료 등 정말 다양하게 많고요. 수술치료는 치핵절제술부터 자동문합기인 스테이플러 수술도 있어요
이만~~~큼 많다고요
보조치료의 종류가 많다는 것은
어느 하나 완벽하지 못하다는 거죠

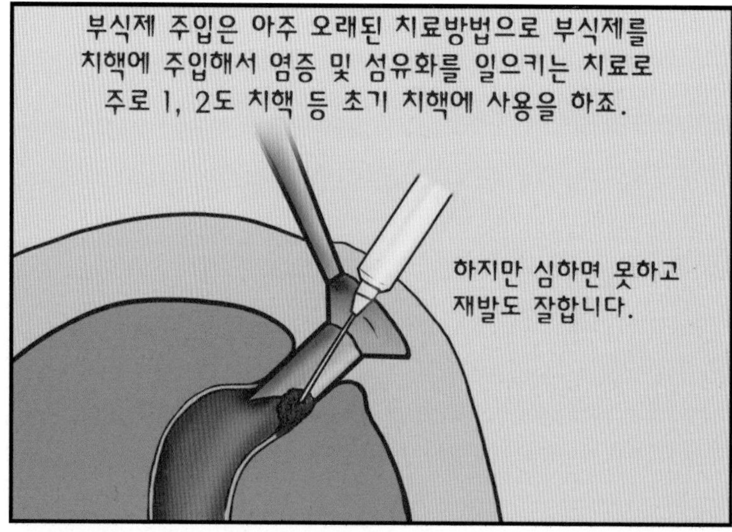
부식제 주입은 아주 오래된 치료방법으로 부식제를 치핵에 주입해서 염증 및 섬유화를 일으키는 치료로 주로 1, 2도 치핵 등 초기 치핵에 사용을 하죠.
하지만 심하면 못하고 재발도 잘합니다.

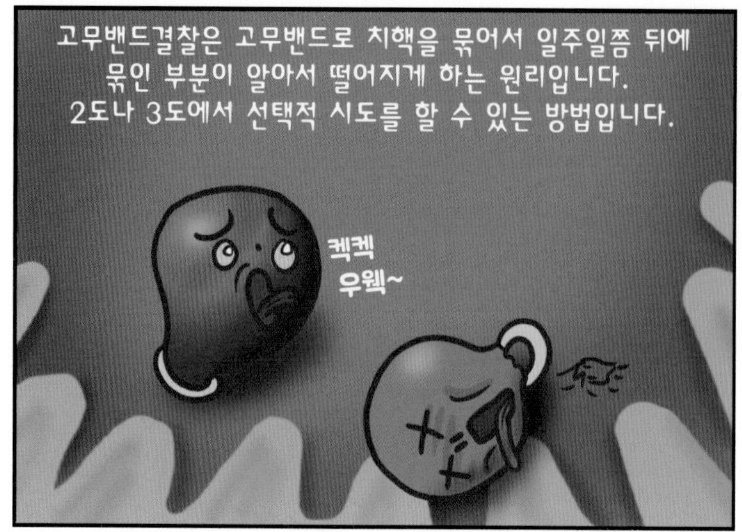
고무밴드결찰은 고무밴드로 치핵을 묶어서 일주일쯤 뒤에 묶인 부분이 알아서 떨어지게 하는 원리입니다. 2도나 3도에서 선택적 시도를 할 수 있는 방법입니다.
켁켁
우웩~

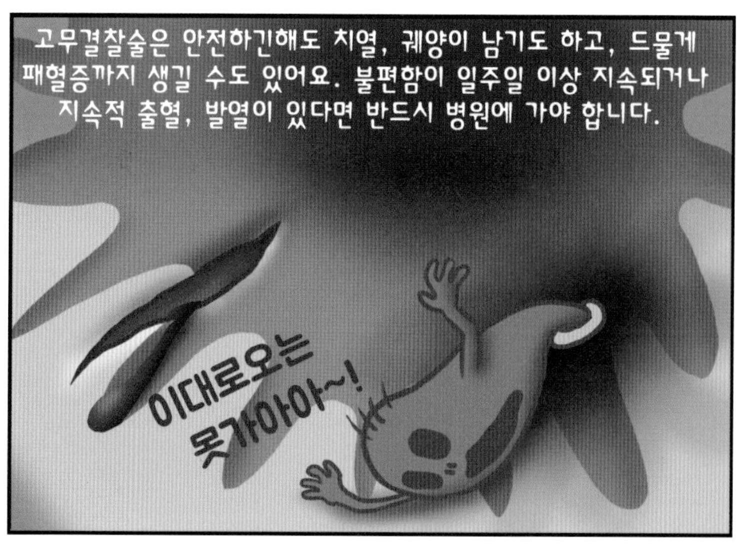
고무결찰술은 안전하긴해도 치열, 궤양이 남기도 하고, 드물게
패혈증까지 생길 수도 있어요. 불편함이 일주일 이상 지속되거나
지속적 출혈, 발열이 있다면 반드시 병원에 가야 합니다.
이대로오는
못가아아~!

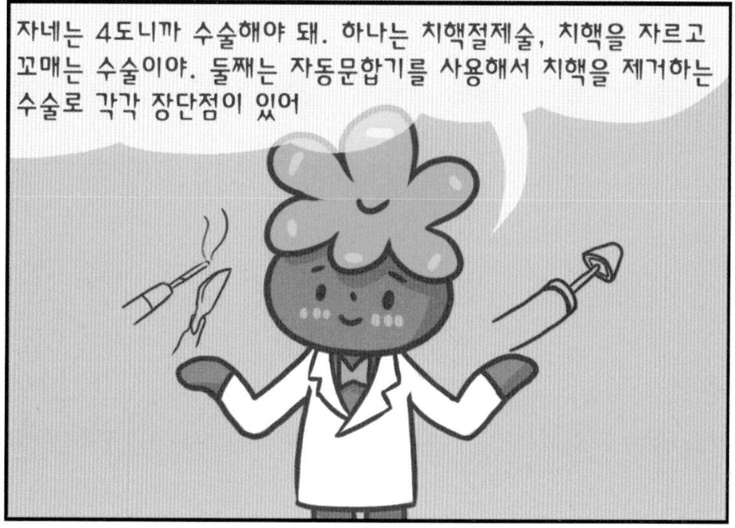
자네는 4도니까 수술해야 돼. 하나는 치핵절제술, 치핵을 자르고
꼬매는 수술이야. 둘째는 자동문합기를 사용해서 치핵을 제거하는
수술로 각각 장단점이 있어

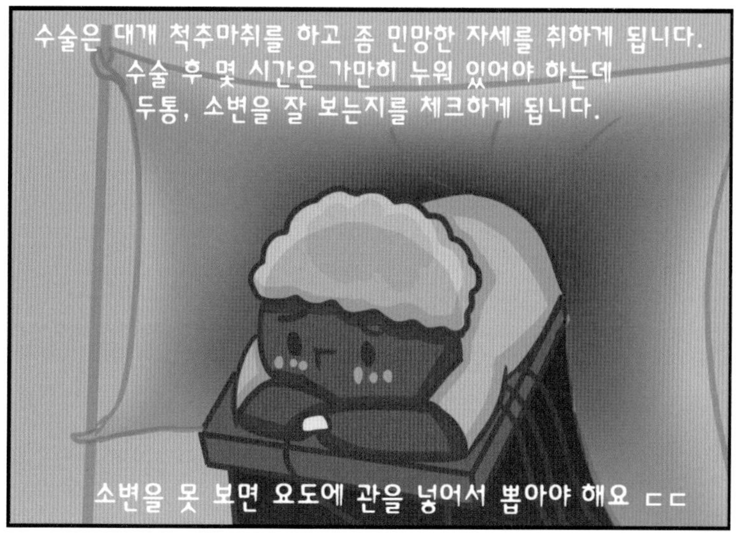
수술은 대개 척추마취를 하고 좀 민망한 자세를 취하게 됩니다.
수술 후 몇 시간은 가만히 누워 있어야 하는데
두통, 소변을 잘 보는지를 체크하게 됩니다.
소변을 못 보면 요도에 관을 넣어서 뽑아야 해요 ㄷㄷ

04
치핵

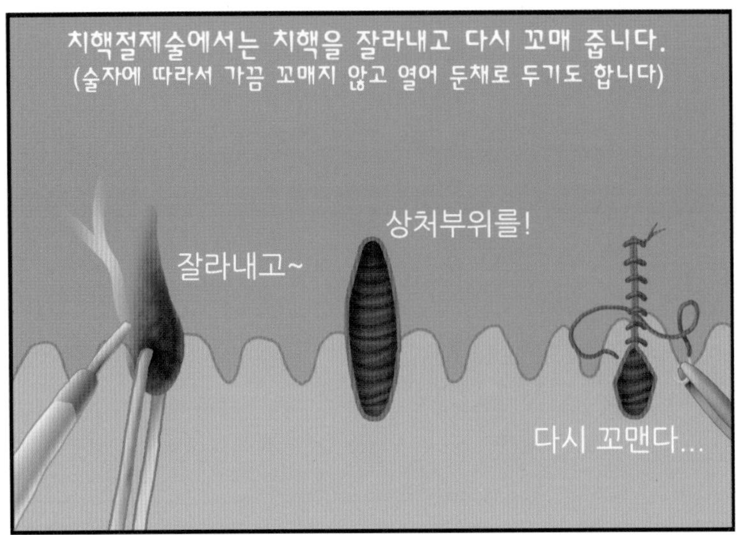
치핵절제술에서는 치핵을 잘라내고 다시 꼬매 줍니다.
(술자에 따라서 가끔 꼬매지 않고 열어 둔채로 두기도 합니다)
잘라내고~
상처부위를!
다시 꼬맨다...

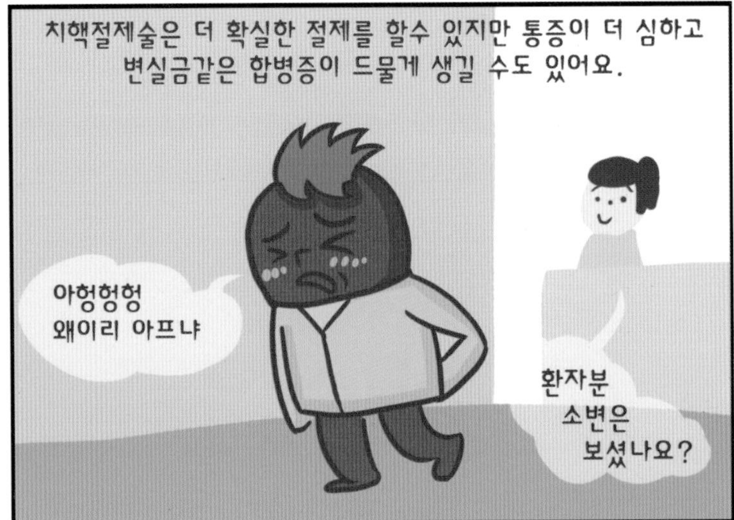
치핵절제술은 더 확실한 절제를 할수 있지만 통증이 더 심하고
변실금같은 합병증이 드물게 생길 수도 있어요.
아헝헝헝
왜이리 아프냐
환자분
소변은
보셨나요?

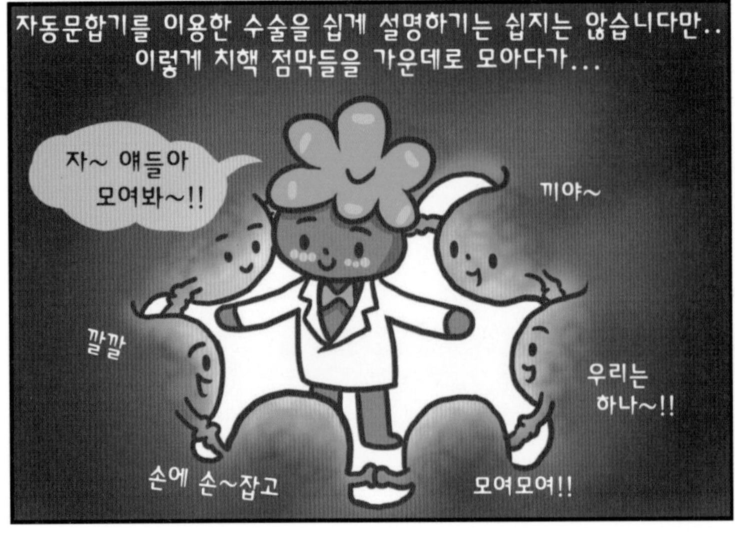
자동문합기를 이용한 수술을 쉽게 설명하기는 쉽지는 않습니다만..
이렇게 치핵 점막들을 가운데로 모아다가...
자~ 얘들아
모여봐~!!
끼야~
깔깔
우리는
하나~!!
손에 손~잡고
모여모여!!

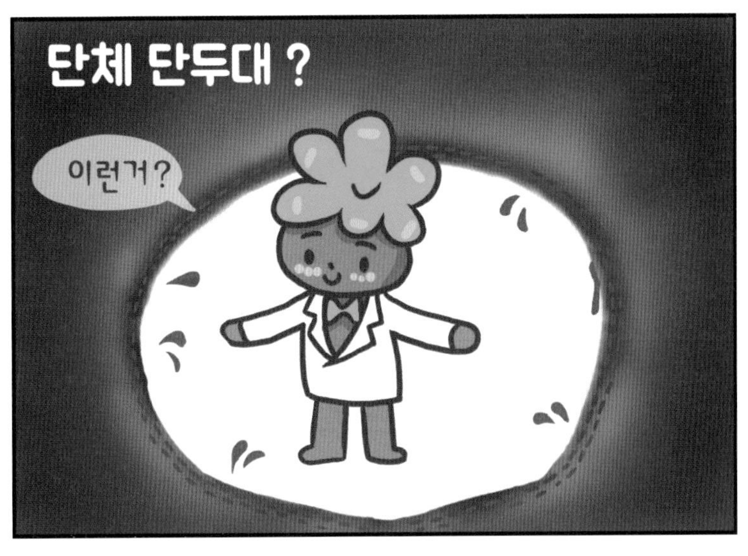
단체 단두대 ?
이런거?

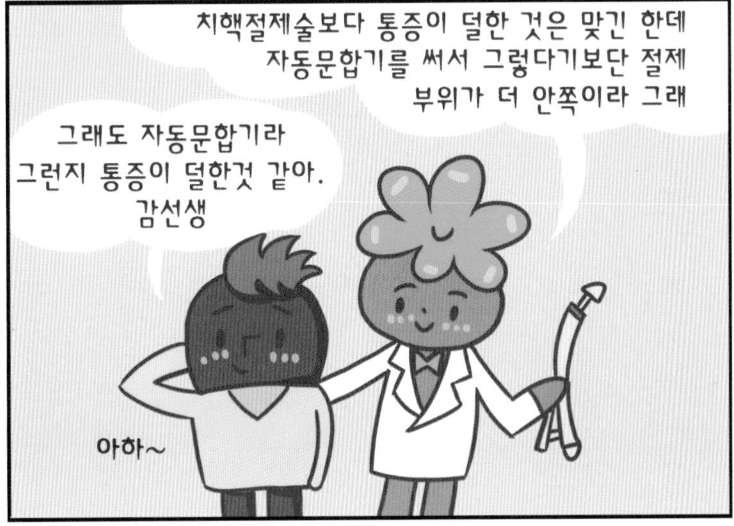
치핵절제술보다 통증이 덜한 것은 맞긴 한데
자동문합기를 써서 그렇다기보단 절제
부위가 더 안쪽이라 그래
그래도 자동문합기라
그런지 통증이 덜한것 같아.
감선생
아하~

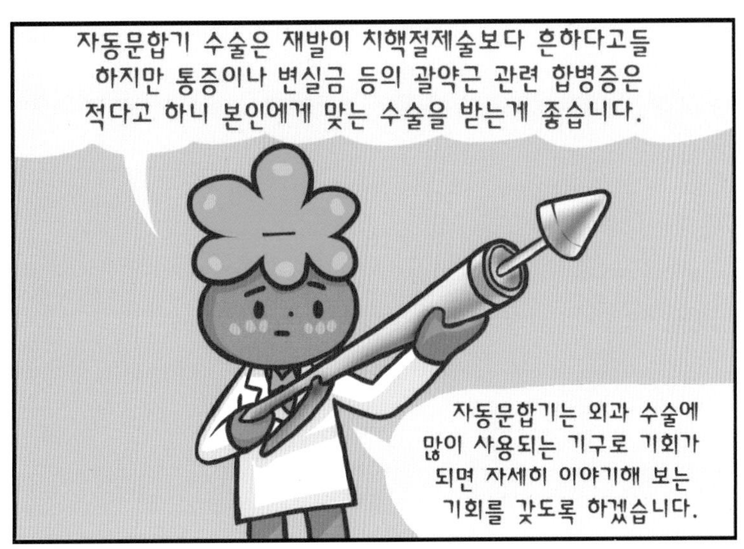
자동문합기 수술은 재발이 치핵절제술보다 흔하다고들
하지만 통증이나 변실금 등의 괄약근 관련 합병증은
적다고 하니 본인에게 맞는 수술을 받는게 좋습니다.
자동문합기는 외과 수술에
많이 사용되는 기구로 기회가
되면 자세히 이야기해 보는
기회를 갖도록 하겠습니다.

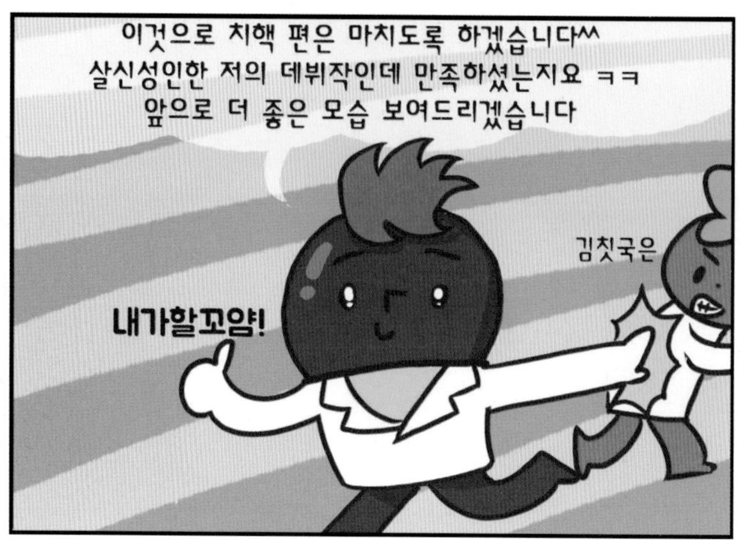
이것으로 치핵 편은 마치도록 하겠습니다ㅆ
살신성인한 저의 데뷔작인데 만족하셨는지요 ㅋㅋ
앞으로 더 좋은 모습 보여드리겠습니다
김칫국은
내가할꼬얌!

치핵

생각보다 많은 사람들이 살면서 한 번쯤은 항문의 불편감을 겪어보곤 합니다. 하지만 모든 사람들이 병원을 방문해야 할 정도로 증상이 오래가거나 심각하지는 않죠. 따라서 대부분 그게 뭔지 모른 채 그냥 '치질이 있었다'고 기억을 합니다.

치핵은 치열과 함께 항문 불편감의 가장 중요한 원인 질환입니다. 치열은 항문이 까져서 따끔따끔 아프고 피가 나오는 것이라고 한다면 치핵은 조금 더 이해를 요합니다.

치핵은 항문관을 구성하고 있는 항문쿠션에 문제가 생기는 것인데 항문쿠션은 항문의 괄약근과 함께 변조절에 중요한 역할을 합니다. 그 안에 있는 혈관다발이 탄성을 잃고 죽 늘어지는 것이 바로 치핵입니다.

치핵은 배변 습관의 변화가 급격하게 발생하는 경우에 생기는 경향이 있습니다. 갑작스런 설사나 변비 등에 의해서 악화될 수 있죠. 남자들은 군대, 특히 훈련소에서 불규칙한 배변 때문에 많이들 경험하곤 합니다. 따라서 심하지 않은 치핵에서는 규칙적이고 정상적인 배변을 되찾는 것이 중요합니다.

외치핵이든 내치핵이든 기본적인 치료는 온수 좌욕, 배변습관 되찾기(하루 한 번 정도 부드러운 변보기), 화장실에서 오래 앉아 있지 말고 힘 너무 세게 주지 말기 등 생활습관 변화로 대부분 치료가 가능합니다. 즉, 돈 드는 치료가 없다는 얘기입니다. 초기 치핵은 대개 이 정도로도 정상화되지만 나중에 다시 재발할 수는 있죠. 하지만 3~4도쯤 되는 치핵은 시술이나 수술을 요하기도 하는데 심한 치핵은 수술, 치핵절제술이나 자동문합기를 이용한 치핵절제술으로 치료할 수 있습니다.

치핵은 대장항문 전문병원에서 많이 치료하는 질환입니다. 우리나라 대형 인터넷 포털에서 검색을 해보면 많은 글들이 나옵니다. 하지만 안타깝게도 그 중에 환자들을 현혹하는 비전문가들의 광고성 글들이 많은 것이 현실입니다. 치핵은 대장항문외과를 전문으로 하는 외과 의사에게 꼭 치료받으시길 간절히 바라면서 이번 에피소드를 마칩니다.

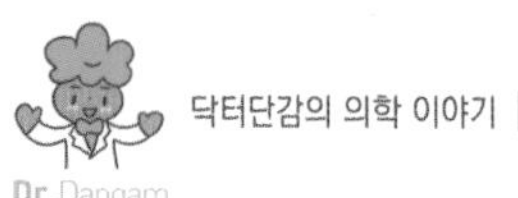

단감's NOTE

치핵은 대표적인 외과 질환입니다. 대부분 항문 문제를 가진 환자분들은 대장항문 전문 병원에서 치료를 받게 되죠. 개인적으로는 항문질환을 접할 기회가 많지는 않았습니다. 아무래도 대학병원에서는 치핵 같은 양성 질환을 많이 보지 않기 때문이기도 해서 오히려 전공의 시절 다른 병원에 파견근무를 했을 때나 미국 병원으로 전공의 자격으로 단기 연수를 다녀왔을 때 본 정도입니다.

하지만 그러다가 항문질환을 언제 폭발적으로 보게 되었냐 하면 바로 군대에서 복무했을 때입니다. 저는 해군 군의관으로 3년 3개월 동안 복무했는데 꽤나 다양한 경험을 했었습니다. 웬만한 의사 선생님들보다 많은 근무지를 돌아다녔죠. 재미있는 점은 제 군대 생활이 녹아나 있는 만화가 닥터단감 시즌 1이라는 점입니다. 닥터단감 시즌 1의 대부분이 제가 군대에서 복무하던 시절에 그렸기 때문이죠. 시간 여유가 아무래도 가장 많던 시절이다보니…

어쨌든, 제가 훈련소에서 임관하고 첫 4개월 정도 근무한 곳이 경상남도 진해에 있는 해군 교육사령부였습니다. 이 곳은 해군으로 입대한 친구들이 훈련을 받는 훈련소입니다. 훈련소이다 보니 꽤나 열악한 환경에서 단체생활을 해야 하고 이런 환경에서 정말 많이 발생하는 것이 바로 항문질환입니다. 왜냐하면 생활 패턴이 바뀌고 원하는 시간에 바로바로 화장실을 갈 수가 없기 때문에 변비가 많이 생기기 때문입니다. 정말 많은 젊은이들이 제 진료실을 찾아왔습니다. 정말 많은 젊은이들의 항문을 진찰했습니다.

사실 의무대에서 해줄 수 있는 것은 많지 않았습니다. 심한 경우에 수술을 해줄 수는 없었고 수술이 필요한 정도인지 확인하고 걸러주는 역할 정도였는데 조금 더 정확히 봐주기 위해서 항문경도 제 사비를 털어서 사용했었습니다. 다양한 과가 있는 의무대에서 근무하면 외과 질환은 아주 많지 않기 때문에 시간 여유가 조금 있는 편인데 이곳에서 해본 것이 훈련소에서 배변습관의 변화와 항문질환 발생의 관계에 대한 논문을 쓴 일입니다. 해당 논문은 군진의학 학술지에 실려서 현재 군 바깥에서 열람을 할 수는 없는 상태입니다만 어설프지만 꽤나 흥미로운 내용을 담고 있습니다.

일단 배변습관에 관한 설문지를 바탕으로 변비가 심한 정도를 척도화하였습니다. 이 과정은 사실 영어 배변습관 설문지를 한국어로 바꾸는 작업이 포함되는데, 본래는 한국어로 바꾼 뒤에도 그것이 유효한지 검증하는 과정이 필요한데 이 과정은 쏙 빼놓긴 했습니다. 당시에는 설문지 연구를 그렇게 해야 한다는 지식도 없었고 제가 아는 선에서 혼자 했어야 해서 말입니다. 그래서 해군 교육사령부에 처음 입소한 뒤 이론 교육을 받는 기수의 훈련병들을 대조군으로 설정하였고 제 진료실에 항문질환으로 내원한 훈련병들은 환자군으로 설정하여서 비교하였습니다. 말하자면 case control study의 구색을 갖춘 것이죠. 결과적으로 일반적인 훈련병들에 비해서 제 진료실에 항문 증상으로 온 친구들의 변비 발생률이 의미 있게 높은 것으로 나타났습니다.

사실 군대에서 변비가 생기고 그런 내용은 군대에 다녀온 사람들의 입을 통해 구전될 뿐 뭔가 확실한 증거로 삼을 만한 자료가 없었고 심지어는 외국 논문을 찾아봐도 거의 없는 편인데 훈련소에 오면 배변습관의 변화가 오는 청년들이 생기고 이들이 항문질환으로 나타난다는 것을 보여줬다는 데 의미가 있는 것 같습니다. 하지만 훈련소에 들어오는 청년들이 사회에 있는 청년들보다 변비 발생률이 높다는 것을 보여주는 것은 아니긴 하죠. 어쨌든 향후에 열악한 환경에서 훈련받는 젊은이들이 항문질환같이 약간은 부끄러운 증상을 조금 덜 경험했으면 하는 바램입니다.

05 CHAPTER

소화기 질환

탈장

Hernia

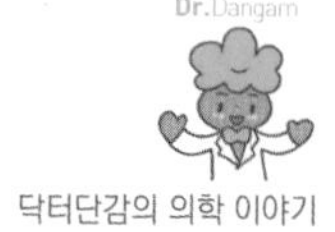

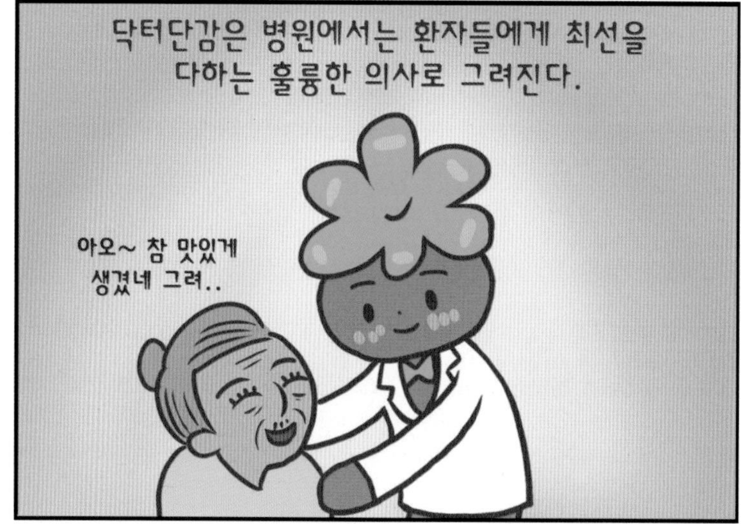

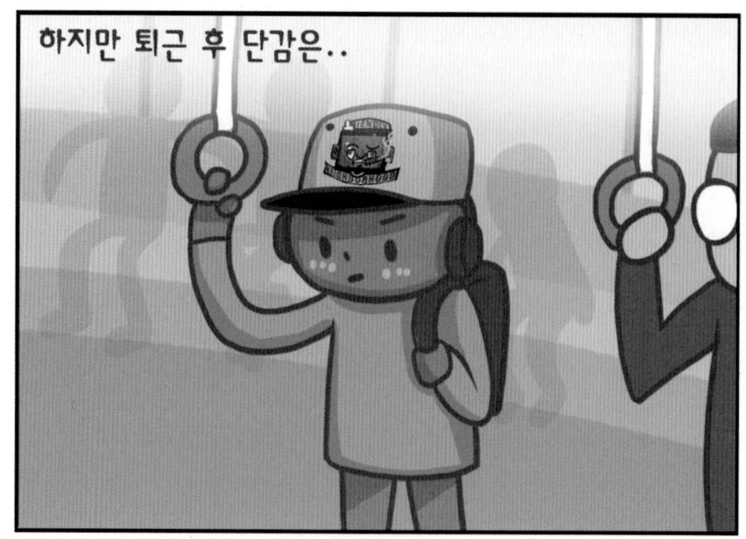

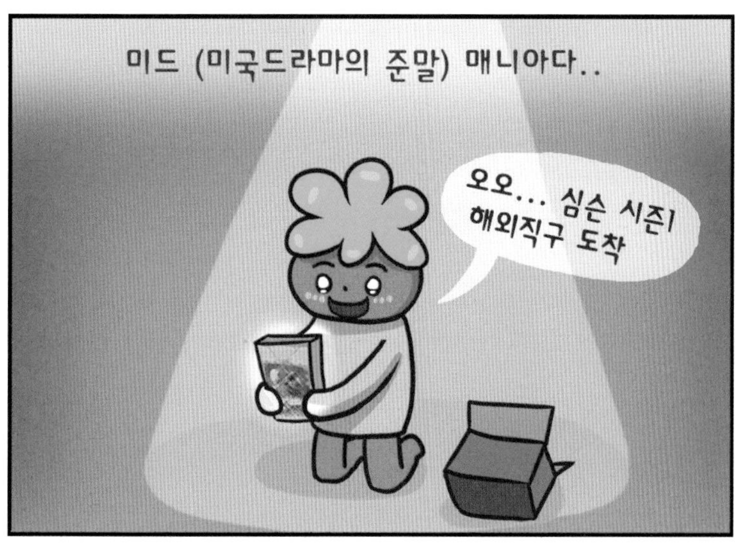
미드 (미국드라마의 준말) 매니아다..
오오... 심슨 시즌1
해외직구 도착

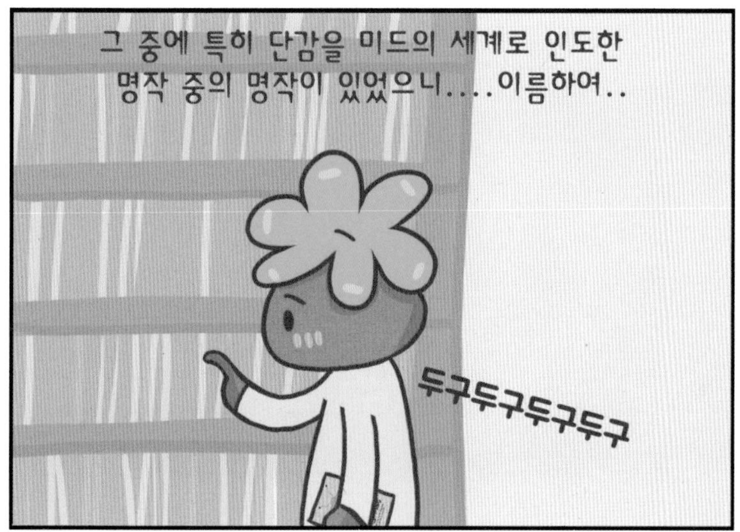
그 중에 특히 단감을 미드의 세계로 인도한
명작 중의 명작이 있었으니....이름하여..
두구두구두구두구

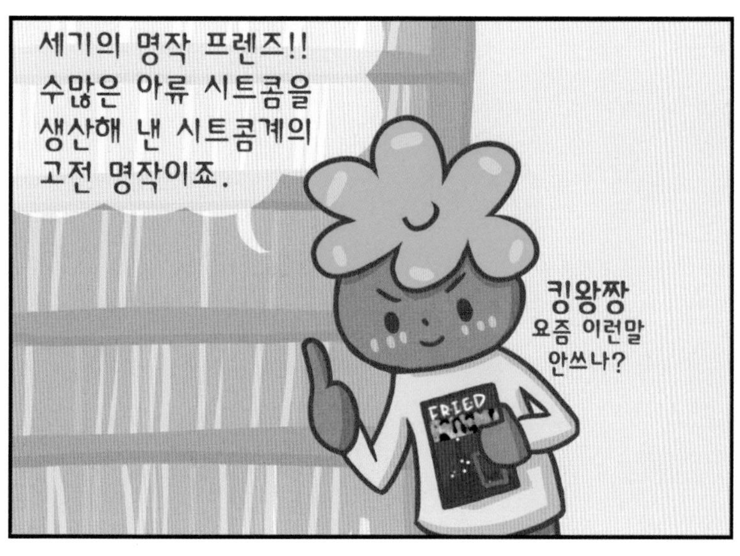
세기의 명작 프렌즈!!
수많은 아류 시트콤을
생산해 낸 시트콤계의
고전 명작이죠.
킹왕짱
요즘 이런말
안쓰나?
FRIED

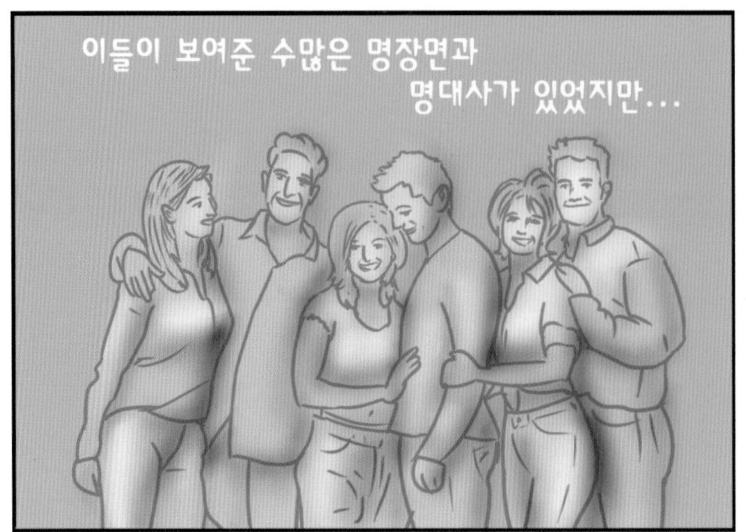
이들이 보여준 수많은 명장면과
명대사가 있었지만...

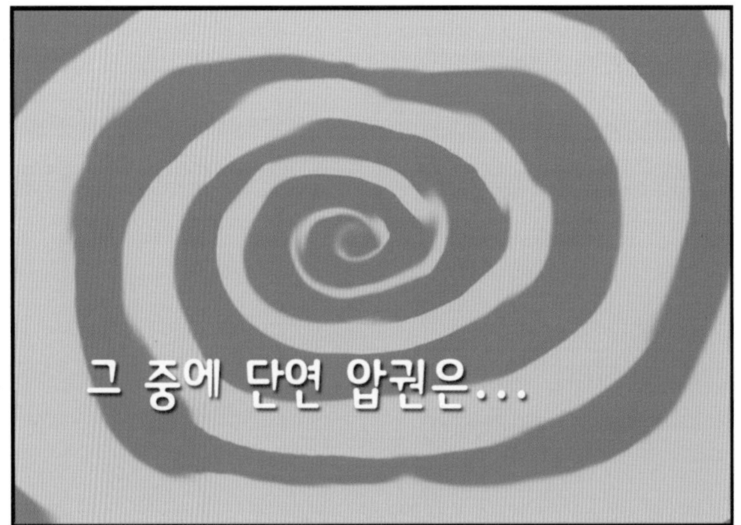
그 중에 단연 압권은...

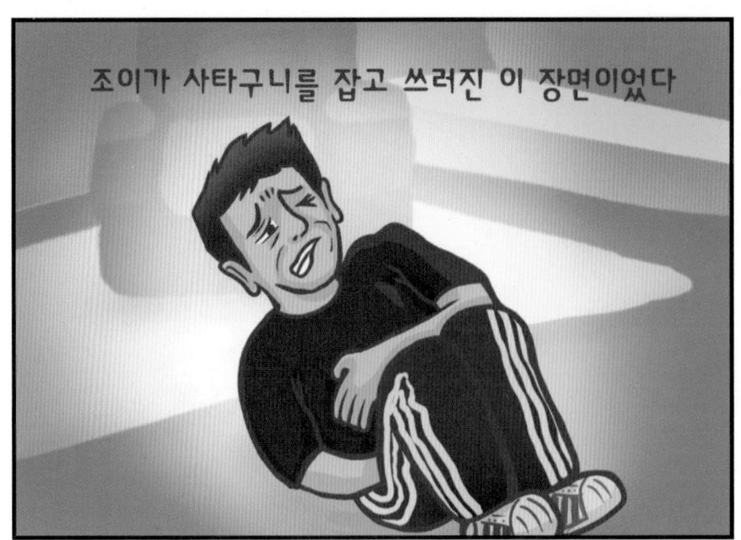
조이가 사타구니를 잡고 쓰러진 이 장면이었다

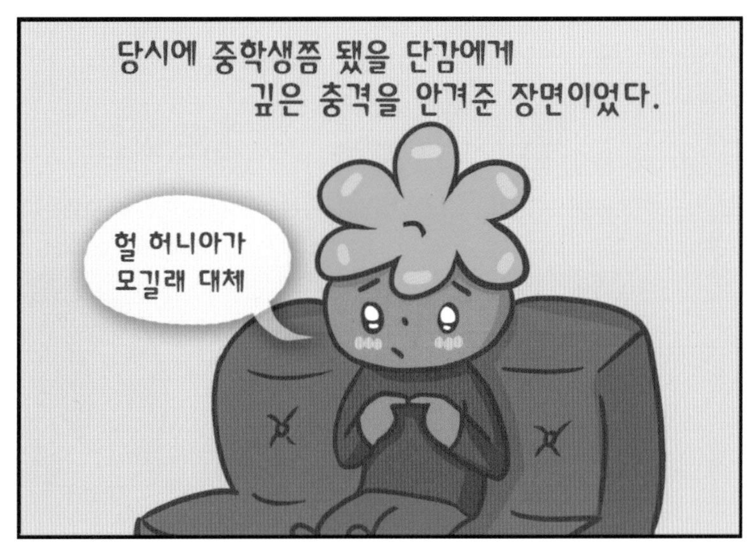
당시에 중학생쯤 됐을 단감에게
깊은 충격을 안겨준 장면이었다.
헐 허니아가
모길래 대체

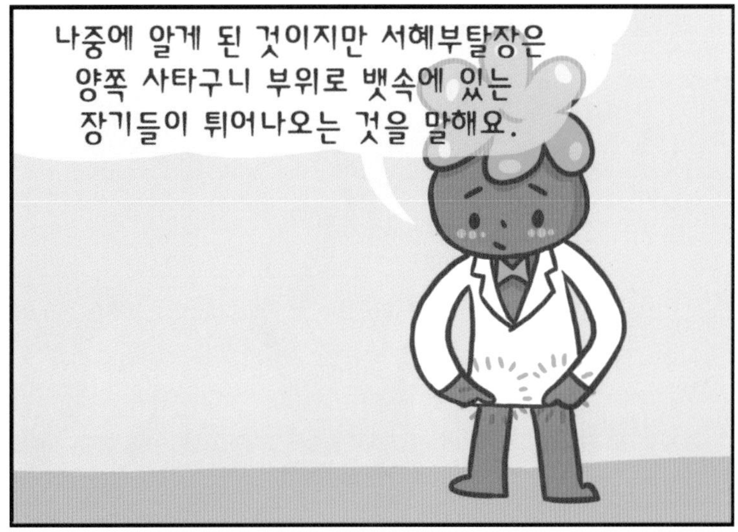
나중에 알게 된 것이지만 서혜부탈장은
양쪽 사타구니 부위로 뱃속에 있는
장기들이 튀어나오는 것을 말해요.

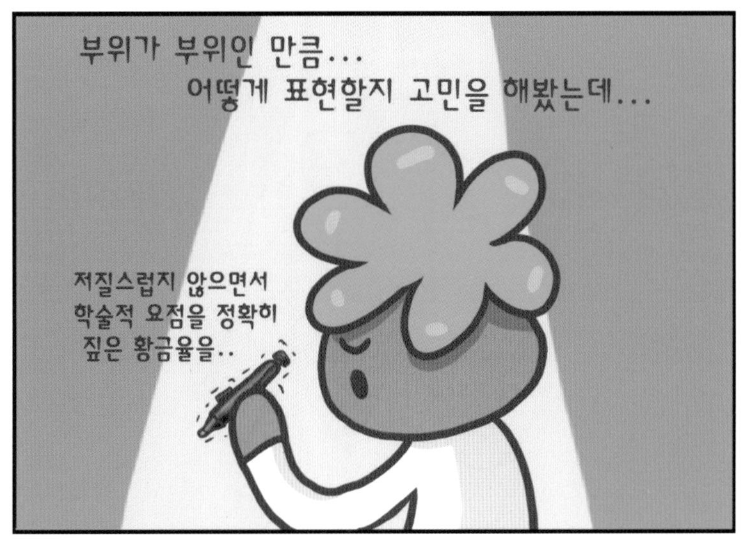
부위가 부위인 만큼...
어떻게 표현할지 고민을 해봤는데...
저질스럽지 않으면서
학술적 요점을 정확히
짚은 황금율을..

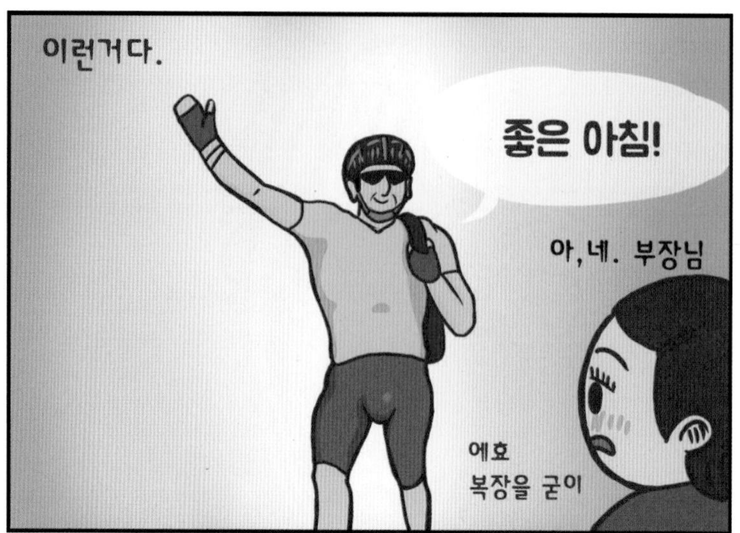
이런거다.
좋은 아침!
아, 네. 부장님
에효
복장을 굳이

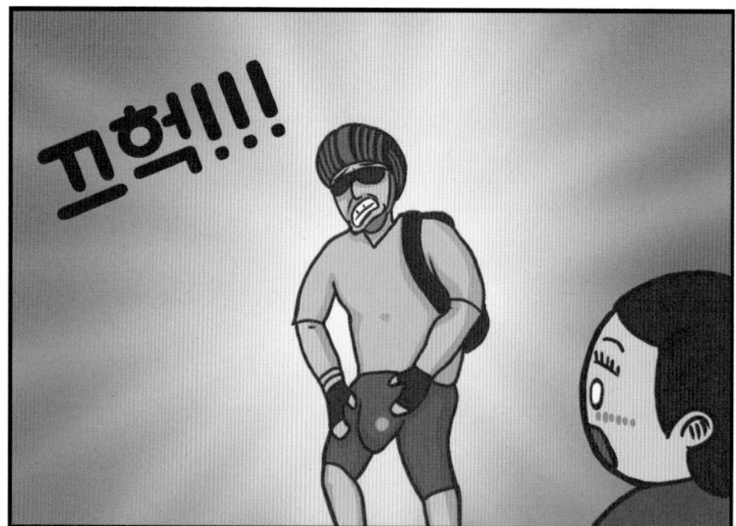
끄헉!!!

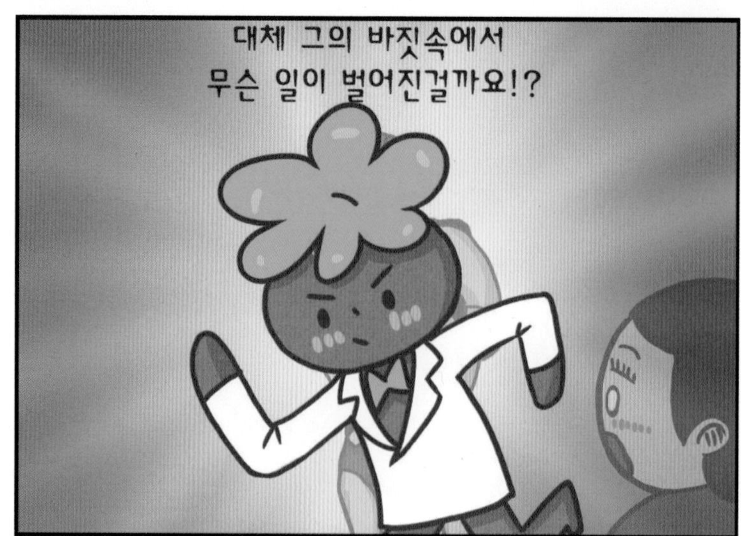
대체 그의 바짓속에서
무슨 일이 벌어진걸까요!?

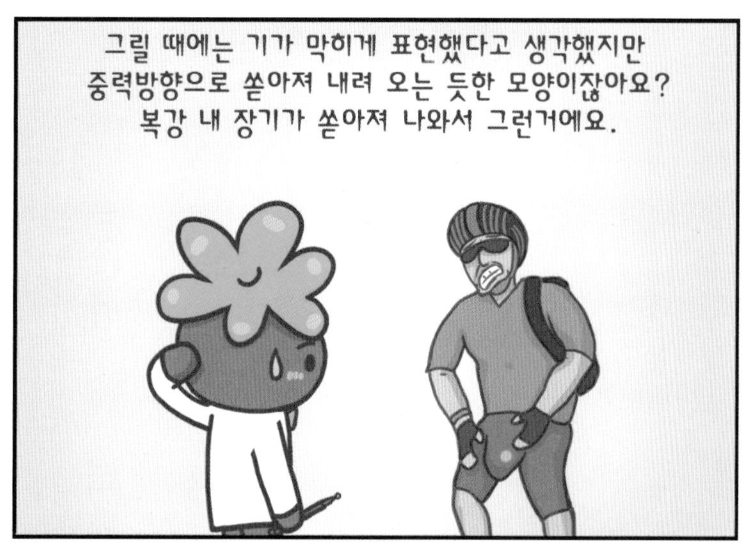
그릴 때에는 기가 막히게 표현했다고 생각했지만
중력방향으로 쏟아져 내려 오는 듯한 모양이잖아요?
복강 내 장기가 쏟아져 나와서 그런거에요.

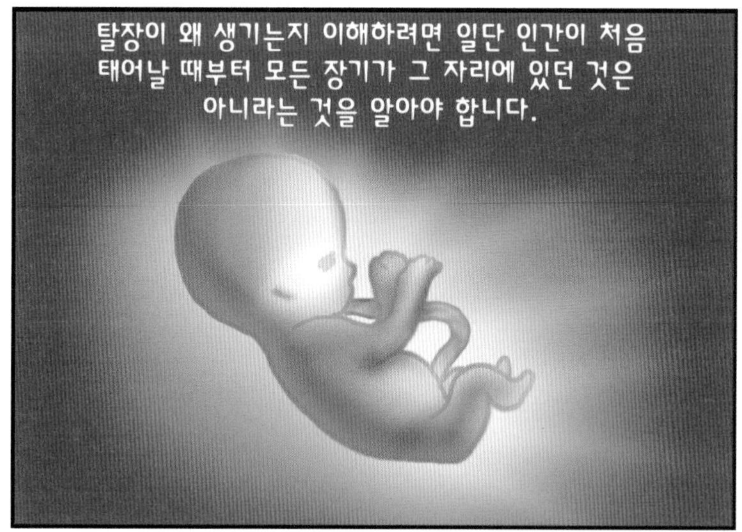
탈장이 왜 생기는지 이해하려면 일단 인간이 처음
태어날 때부터 모든 장기가 그 자리에 있던 것은
아니라는 것을 알아야 합니다.

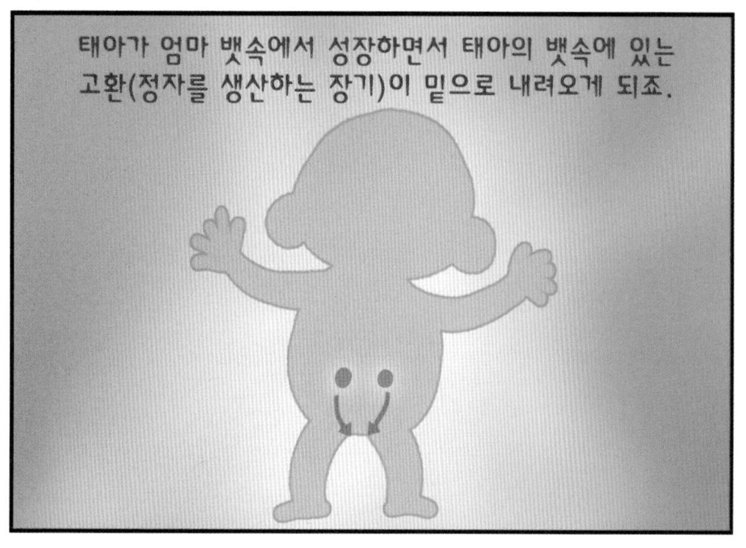
태아가 엄마 뱃속에서 성장하면서 태아의 뱃속에 있는
고환(정자를 생산하는 장기)이 밑으로 내려오게 되죠.

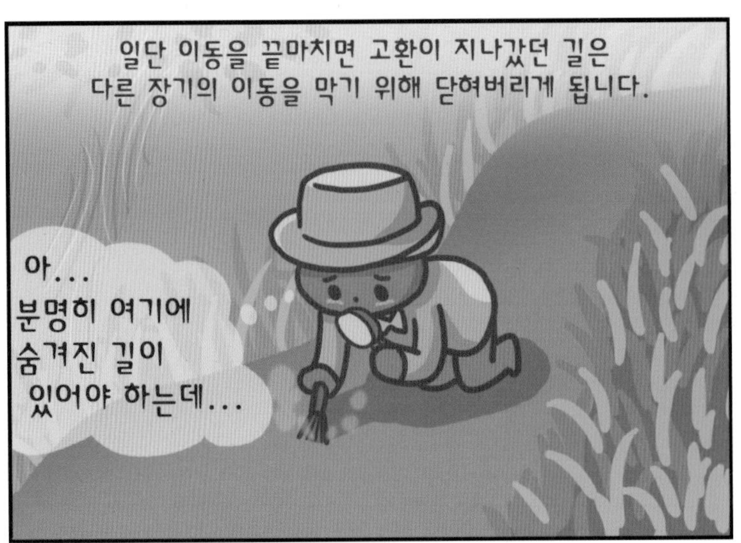
일단 이동을 끝마치면 고환이 지나갔던 길은
다른 장기의 이동을 막기 위해 닫혀버리게 됩니다.
아...
분명히 여기에
숨겨진 길이
있어야 하는데...

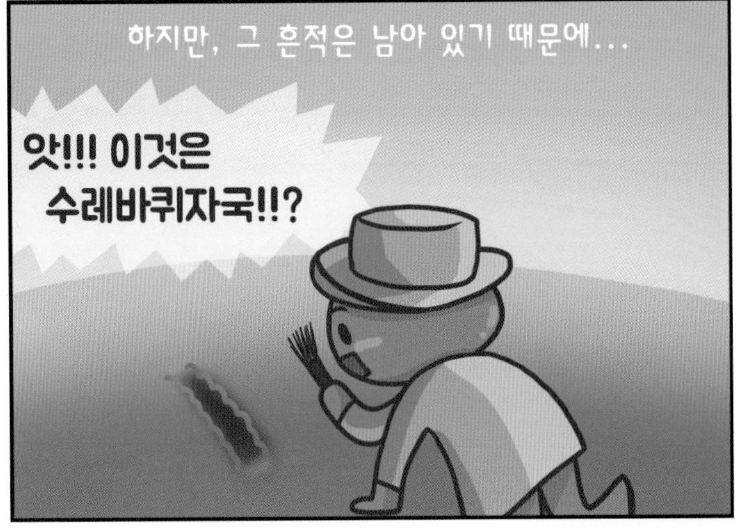
하지만, 그 흔적은 남아 있기 때문에...
앗!!! 이것은
수레바퀴자국!!?

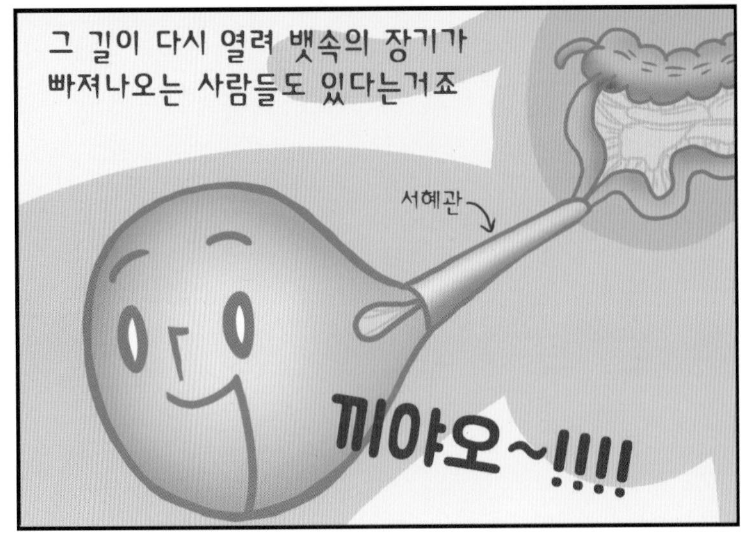
그 길이 다시 열려 뱃속의 장기가
빠져나오는 사람들도 있다는거죠
서혜관
끼야오~!!!!

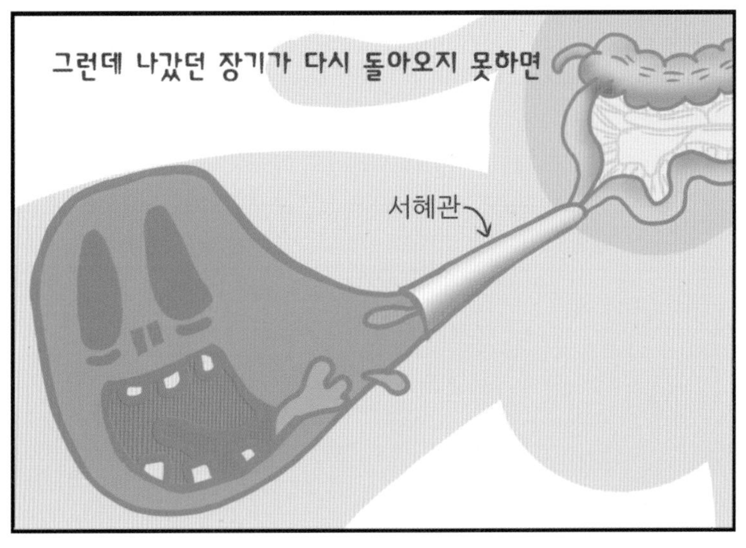
그런데 나갔던 장기가 다시 돌아오지 못하면
서혜관

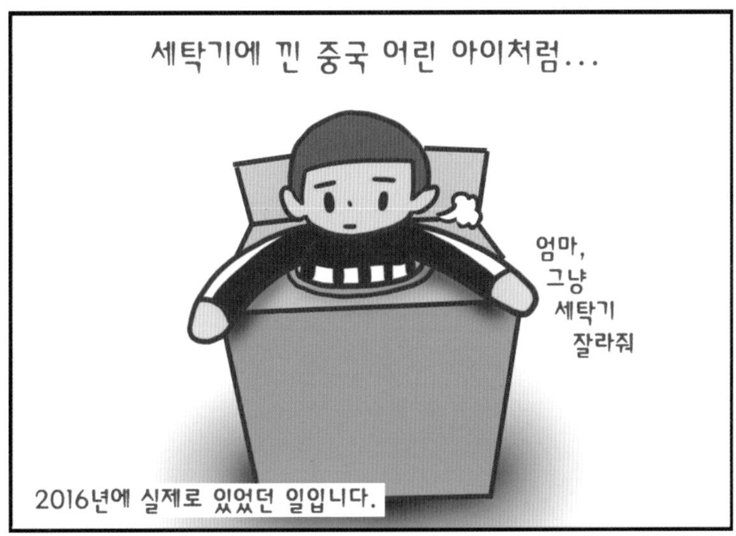
세탁기에 낀 중국 어린 아이처럼...
엄마, 그냥 세탁기 잘라줘
2016년에 실제로 있었던 일입니다.

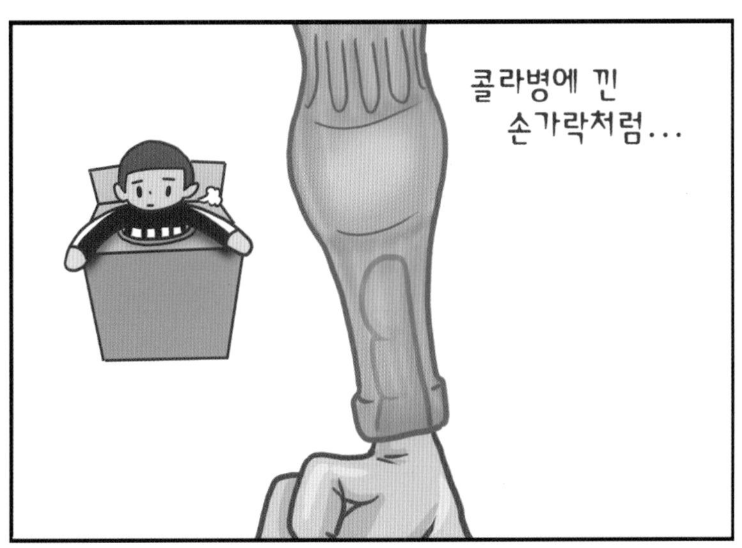
콜라병에 낀 손가락처럼...

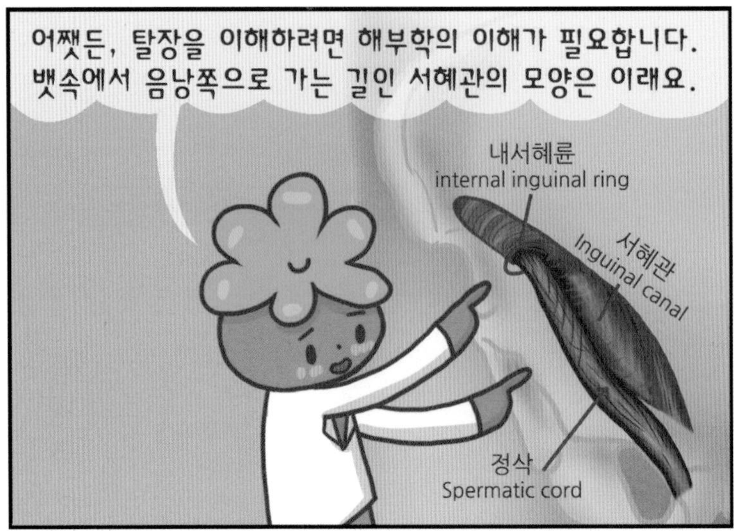
어쨌든, 탈장을 이해하려면 해부학의 이해가 필요합니다.
뱃속에서 음낭쪽으로 가는 길인 서혜관의 모양은 이래요.
내서혜륜
internal inguinal ring
서혜관
Inguinal canal
정삭
Spermatic cord

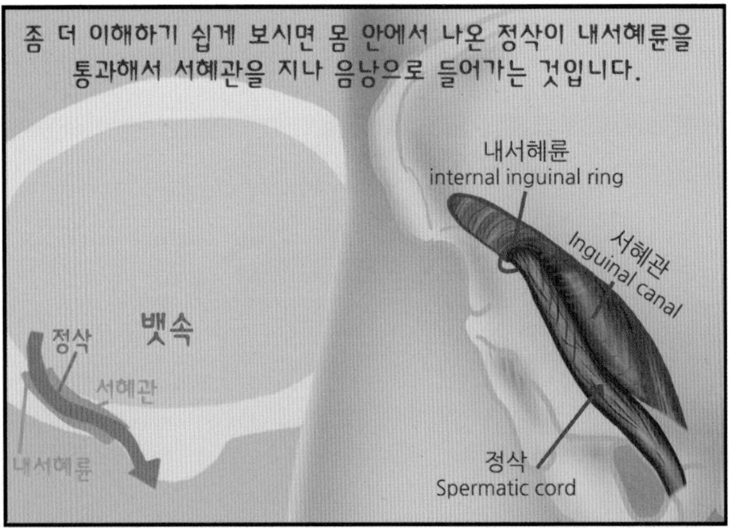
좀 더 이해하기 쉽게 보시면 몸 안에서 나온 정삭이 내서혜륜을 통과해서 서혜관을 지나 음낭으로 들어가는 것입니다.
내서혜륜
internal inguinal ring
서혜관
Inguinal canal
뱃속
정삭
서혜관
내서혜륜
정삭
Spermatic cord

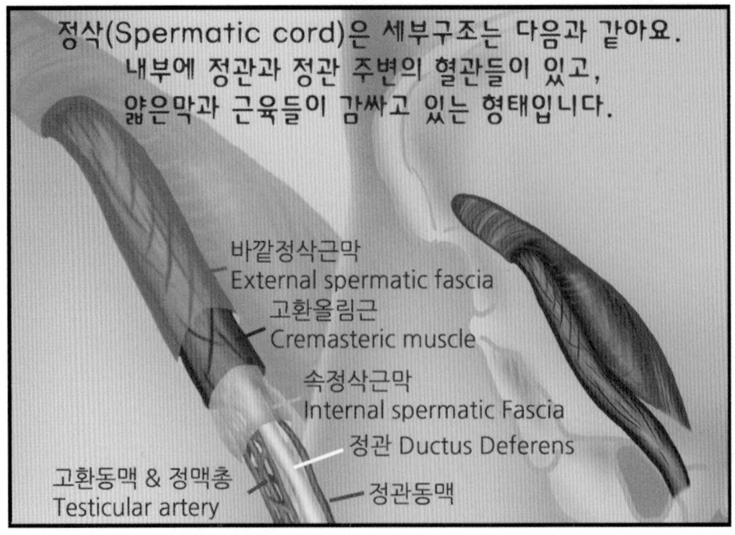
정삭(Spermatic cord)은 세부구조는 다음과 같아요.
내부에 정관과 정관 주변의 혈관들이 있고,
얇은막과 근육들이 감싸고 있는 형태입니다.
바깥정삭근막
External spermatic fascia
고환올림근
Cremasteric muscle
속정삭근막
Internal spermatic Fascia
정관 Ductus Deferens
고환동맥 & 정맥총
Testicular artery
정관동맥

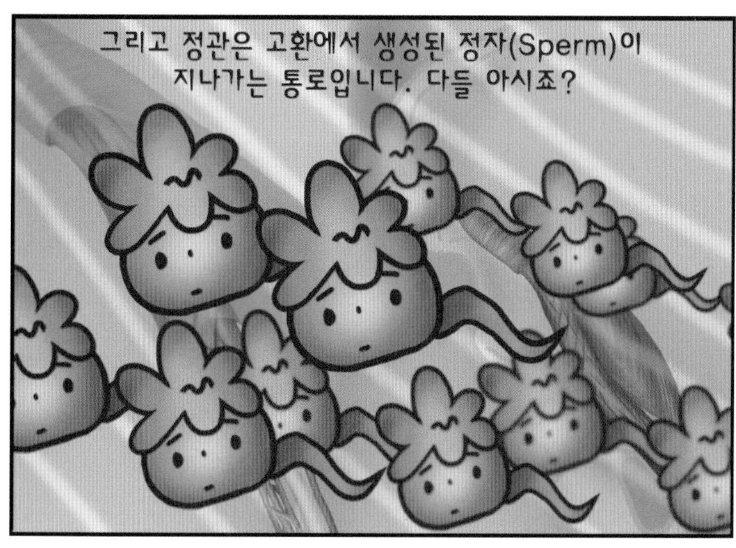
그리고 정관은 고환에서 생성된 정자(Sperm)이
지나가는 통로입니다. 다들 아시죠?

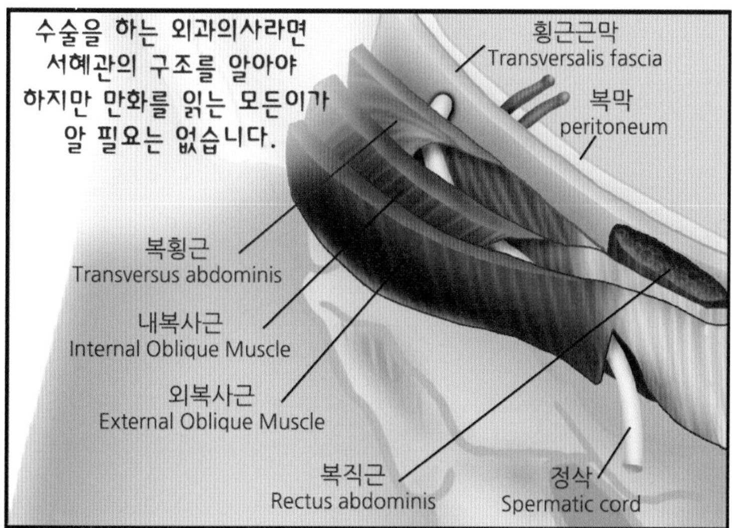
수술을 하는 외과의사라면
서혜관의 구조를 알아야
하지만 만화를 읽는 모든이가
알 필요는 없습니다.
횡근근막
Transversalis fascia
복막
peritoneum
복횡근
Transversus abdominis
내복사근
Internal Oblique Muscle
외복사근
External Oblique Muscle
복직근
Rectus abdominis
정삭
Spermatic cord

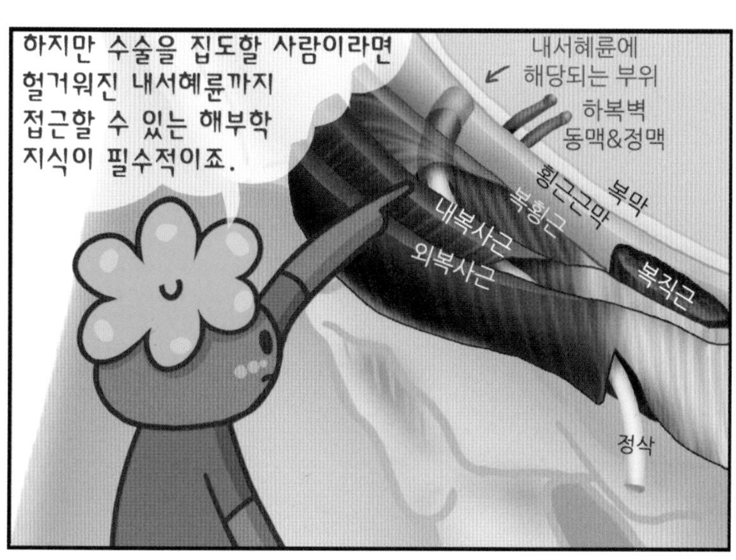
하지만 수술을 집도할 사람이라면
헐거워진 내서혜륜까지
접근할 수 있는 해부학
지식이 필수적이죠.
내서혜륜에
해당되는 부위
하복벽
동맥&정맥
횡근근막
복막
복횡근
내복사근
외복사근
복직근
정삭

05
탈장

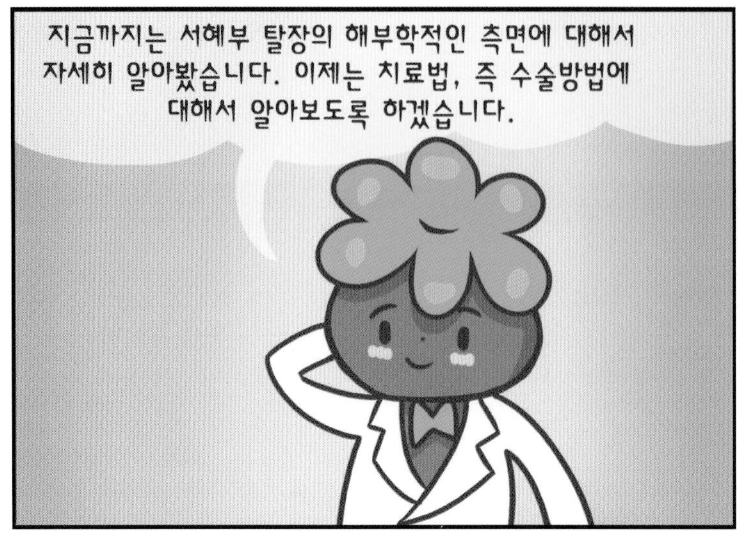
지금까지는 서혜부 탈장의 해부학적인 측면에 대해서 자세히 알아봤습니다. 이제는 치료법, 즉 수술방법에 대해서 알아보도록 하겠습니다.

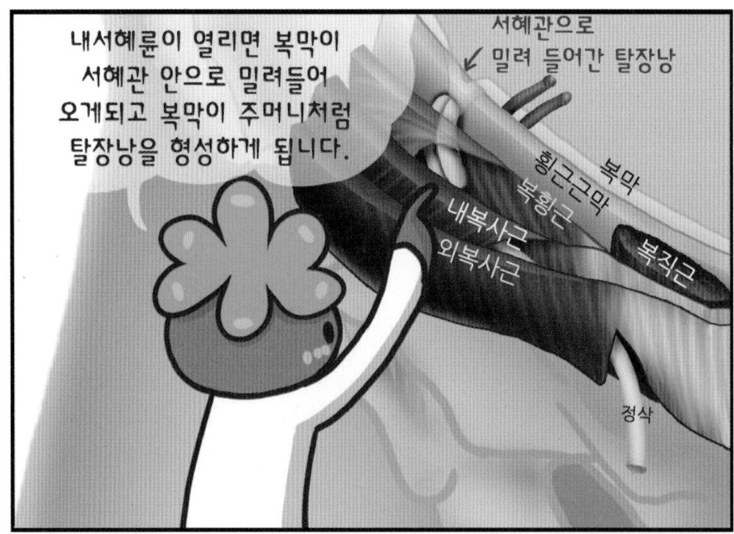
내서혜륜이 열리면 복막이 서혜관 안으로 밀려들어 오게되고 복막이 주머니처럼 탈장낭을 형성하게 됩니다.
서혜관으로 밀려 들어간 탈장낭
복막
횡근근막
복횡근
내복사근
외복사근
복직근
정삭

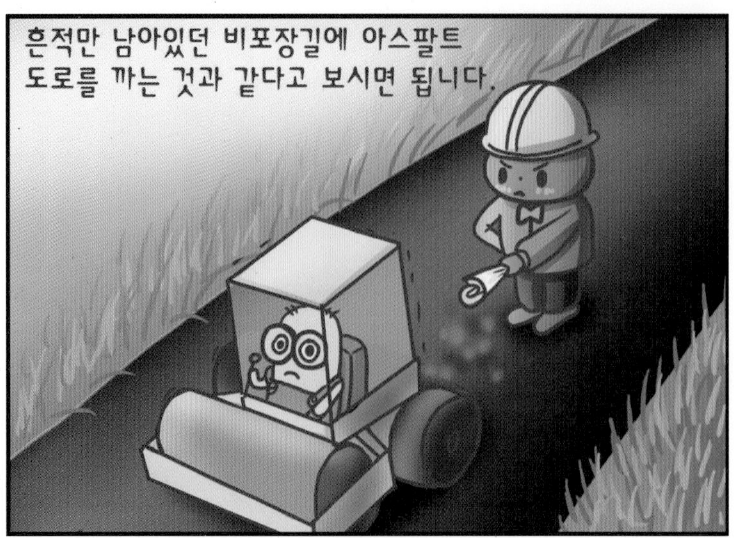
흔적만 남아있던 비포장길에 아스팔트 도로를 까는 것과 같다고 보시면 됩니다.

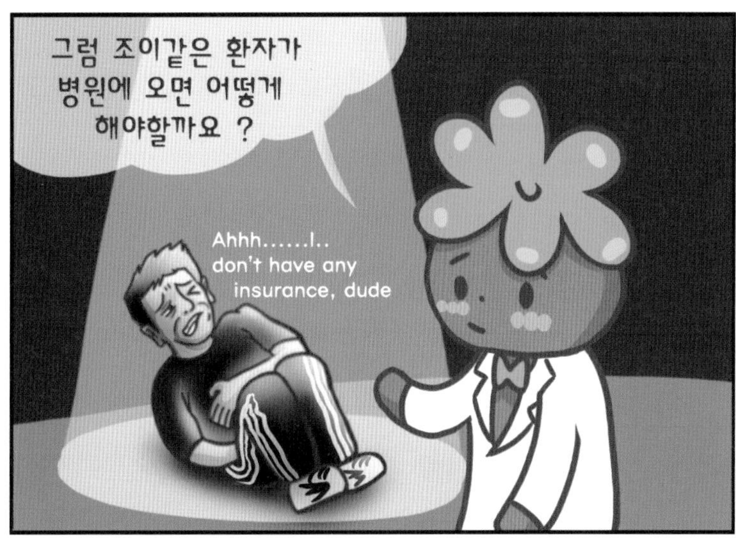
그럼 조이같은 환자가
병원에 오면 어떻게
해야할까요 ?
Ahhh......I..
don't have any
insurance, dude

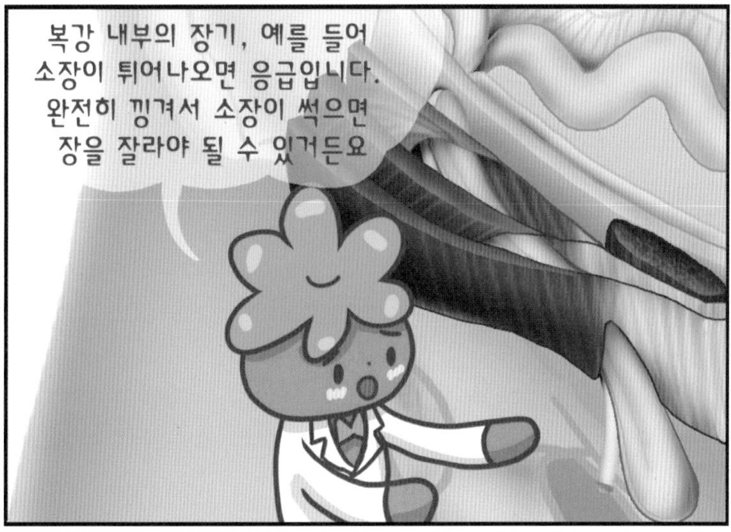
복강 내부의 장기, 예를 들어
소장이 튀어나오면 응급입니다.
완전히 낑겨서 소장이 썩으면
장을 잘라야 될 수 있거든요

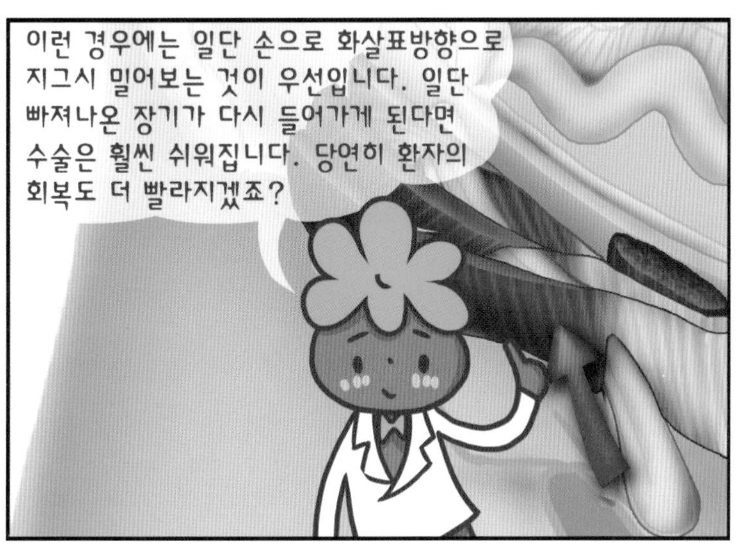
이런 경우에는 일단 손으로 화살표방향으로
지그시 밀어보는 것이 우선입니다. 일단
빠져나온 장기가 다시 들어가게 된다면
수술은 훨씬 쉬워집니다. 당연히 환자의
회복도 더 빨라지겠죠?

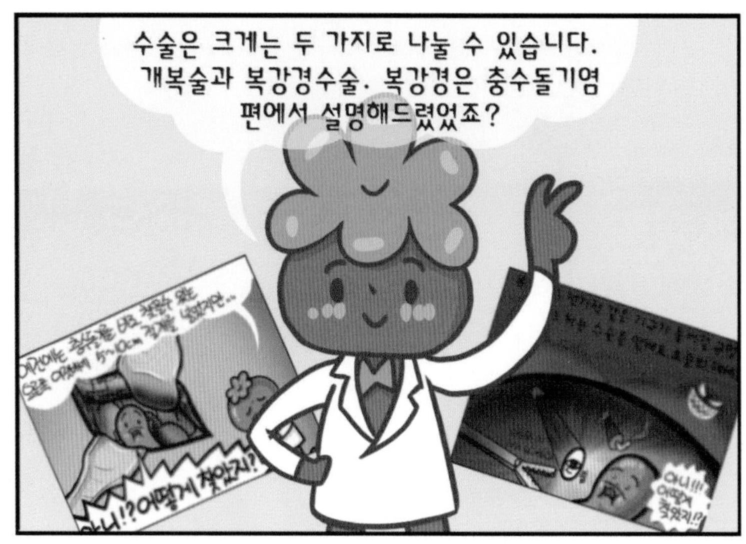
수술은 크게는 두 가지로 나눌 수 있습니다.
개복술과 복강경수술. 복강경은 충수돌기염
편에서 설명해드렸었죠?

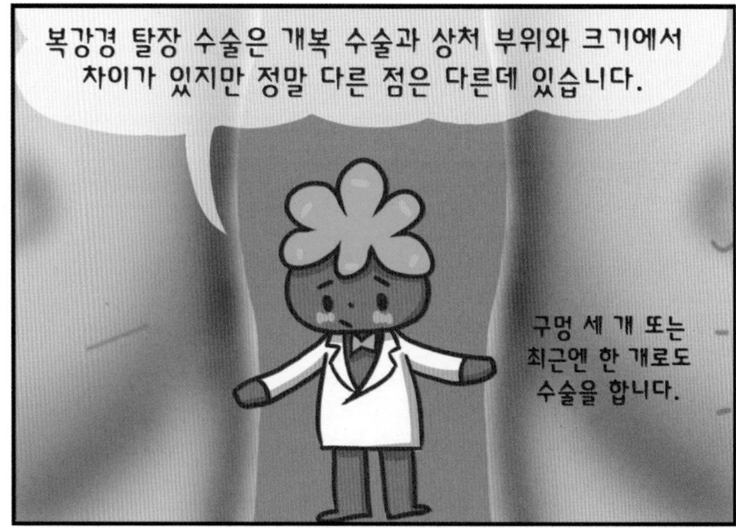
복강경 탈장 수술은 개복 수술과 상처 부위와 크기에서
차이가 있지만 정말 다른 점은 다른데 있습니다.
구멍 세 개 또는
최근엔 한 개로도
수술을 합니다.

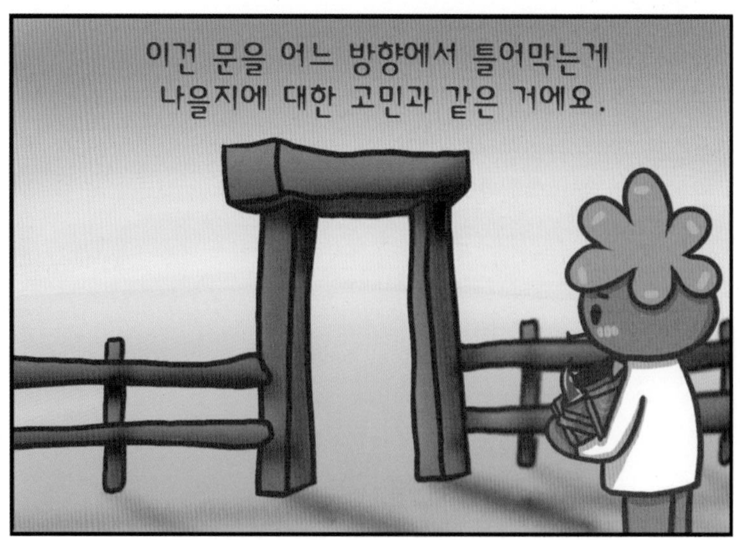
이건 문을 어느 방향에서 틀어막는게
나을지에 대한 고민과 같은 거에요.

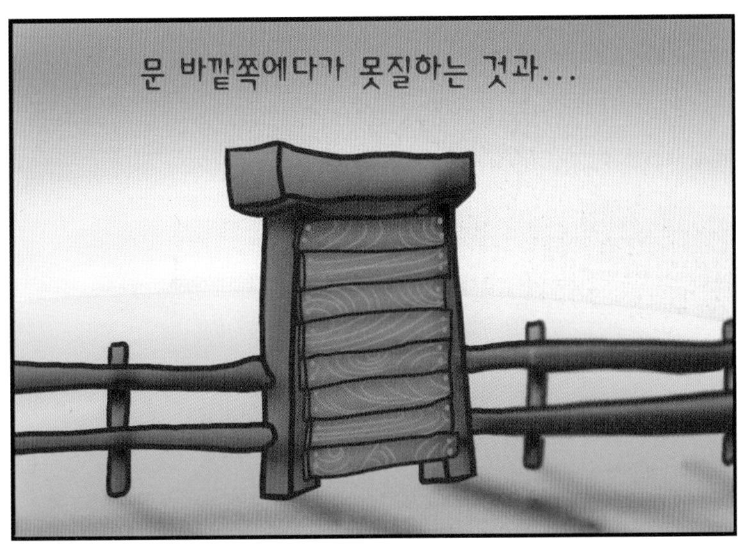
문 바깥쪽에다가 못질하는 것과...

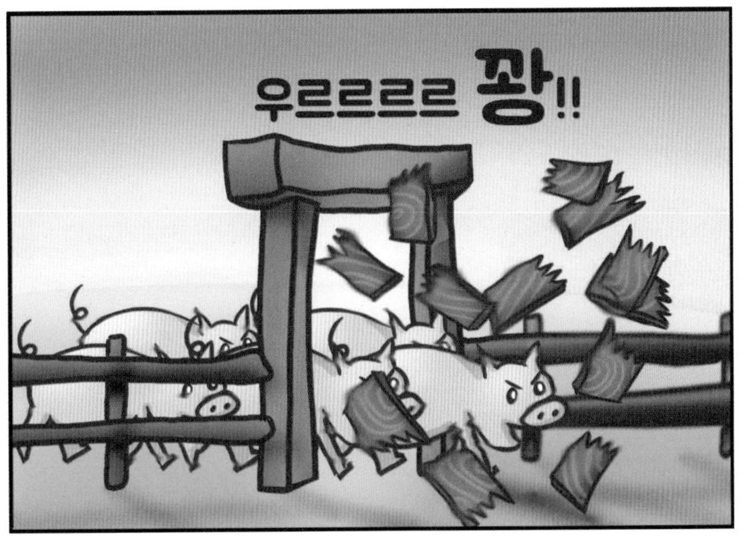
우르르르르 꽝!!

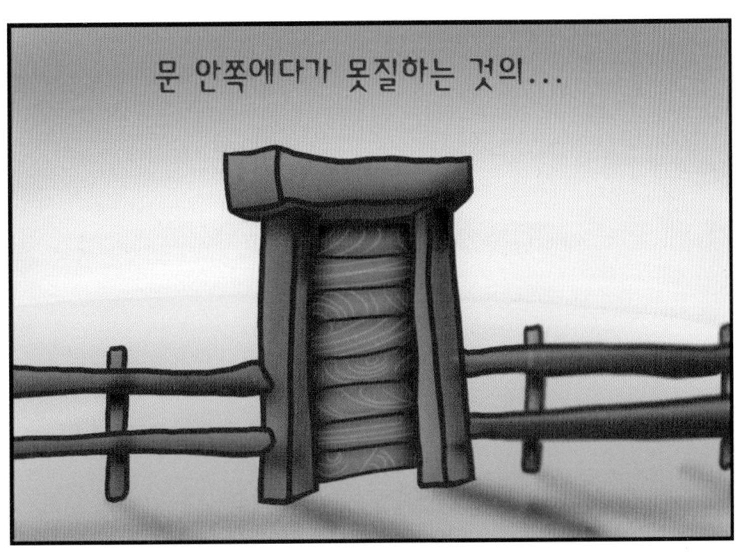
문 안쪽에다가 못질하는 것의...

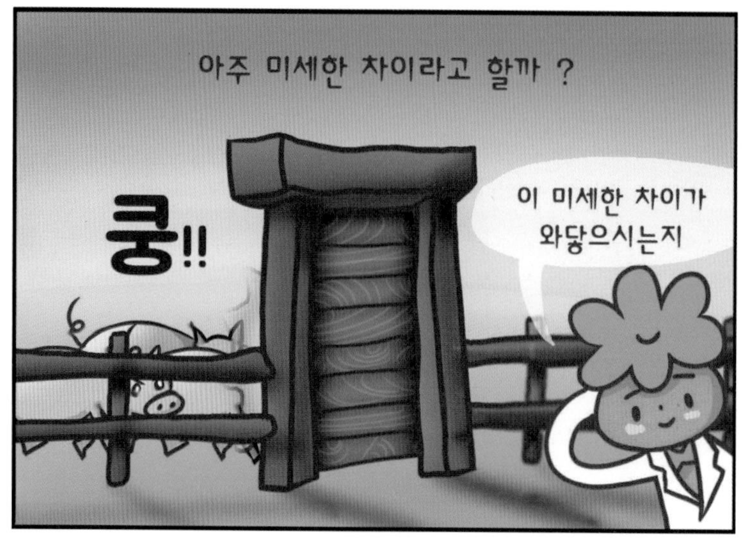
아주 미세한 차이라고 할까 ?
쿵!!
이 미세한 차이가 와닿으시는지

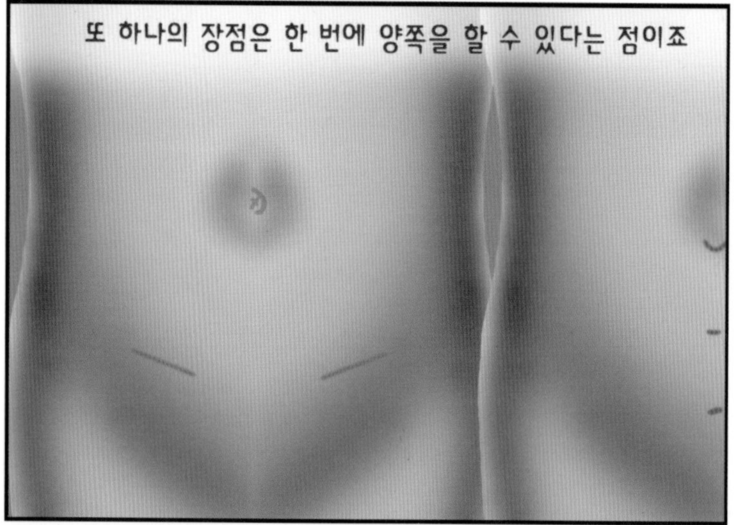
또 하나의 장점은 한 번에 양쪽을 할 수 있다는 점이죠

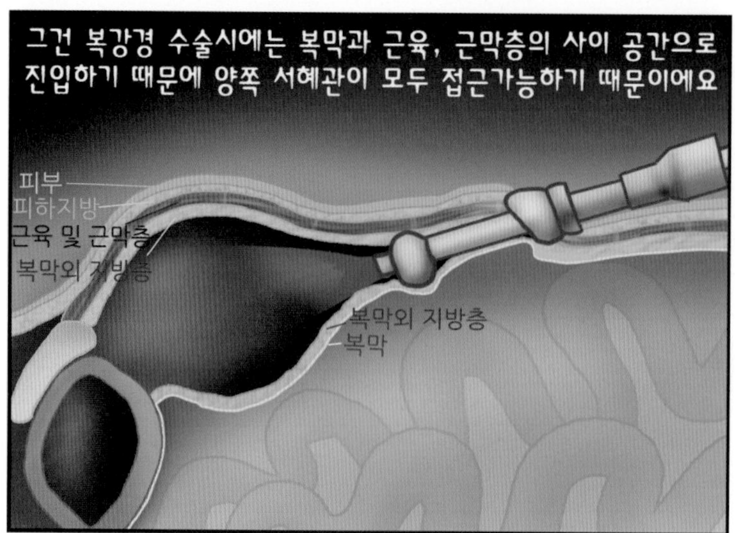
그건 복강경 수술시에는 복막과 근육, 근막층의 사이 공간으로 진입하기 때문에 양쪽 서혜관이 모두 접근가능하기 때문이에요
피부
피하지방
근육 및 근막층
복막외 지방층
복막외 지방층
복막

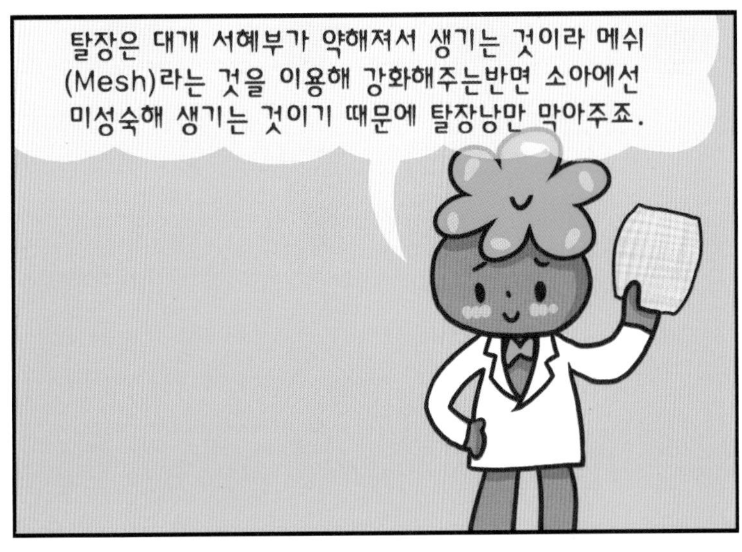
탈장은 대개 서혜부가 약해져서 생기는 것이라 메쉬(Mesh)라는 것을 이용해 강화해주는반면 소아에선 미성숙해 생기는 것이기 때문에 탈장낭만 막아주죠.

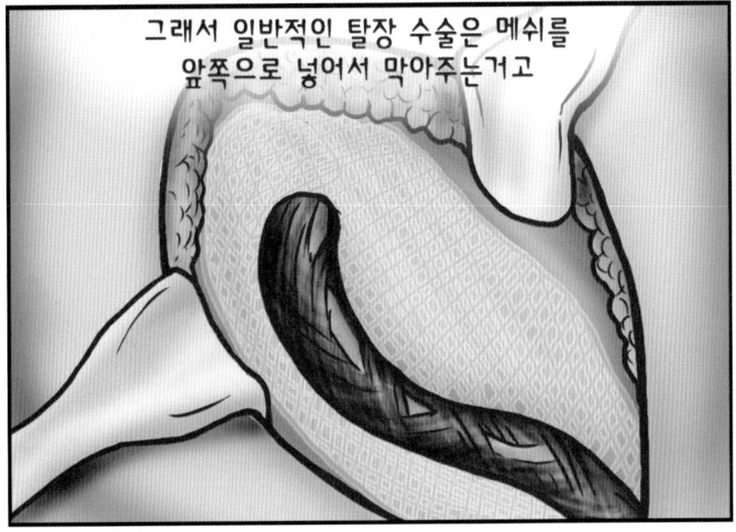
그래서 일반적인 탈장 수술은 메쉬를 앞쪽으로 넣어서 막아주는거고

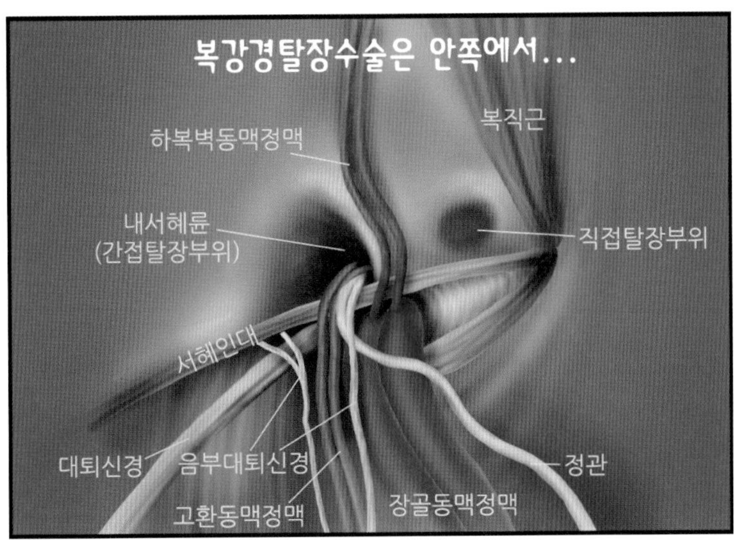
복강경탈장수술은 안쪽에서...
복직근
하복벽동맥정맥
내서혜륜
(간접탈장부위)
직접탈장부위
서혜인대
대퇴신경
음부대퇴신경
정관
고환동맥정맥
장골동맥정맥

05
탈장

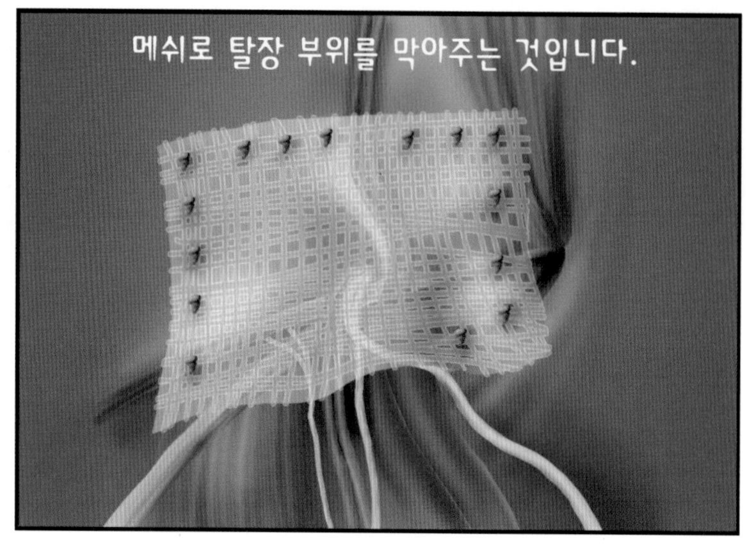
메쉬로 탈장 부위를 막아주는 것입니다.

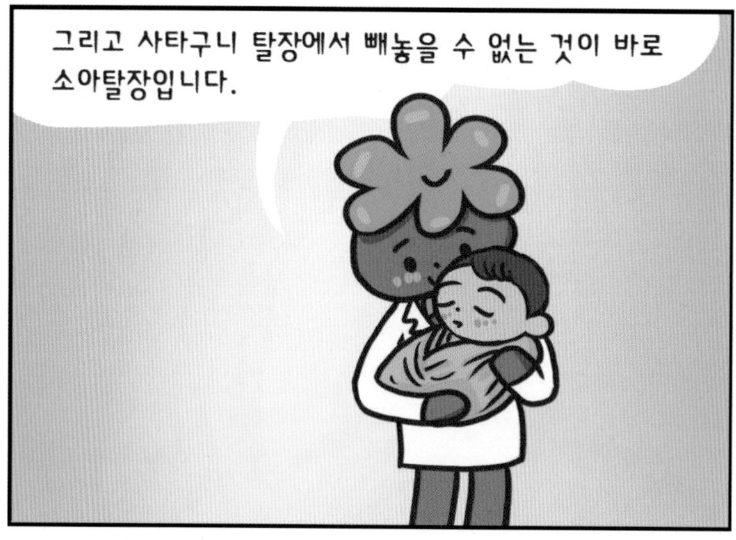
그리고 사타구니 탈장에서 빼놓을 수 없는 것이 바로 소아탈장입니다.

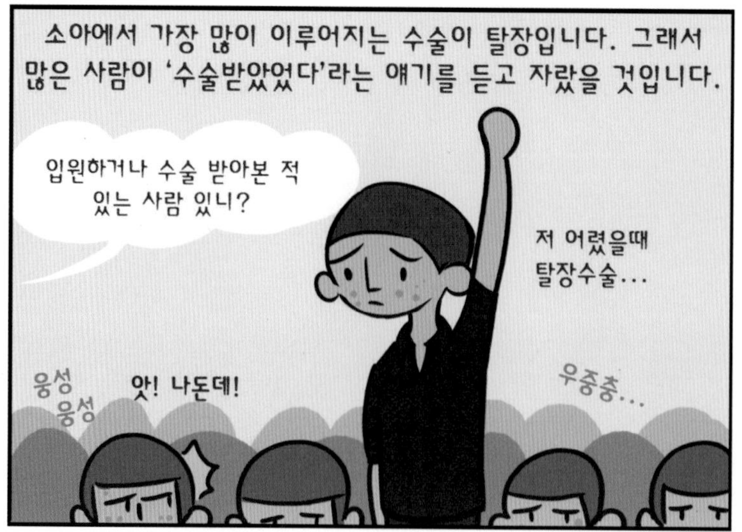
소아에서 가장 많이 이루어지는 수술이 탈장입니다. 그래서 많은 사람이 '수술받았었다'라는 얘기를 듣고 자랐을 것입니다.
입원하거나 수술 받아본 적 있는 사람 있니?
저 어렸을때 탈장수술…
웅성 웅성
앗! 나돈데!
우중충…

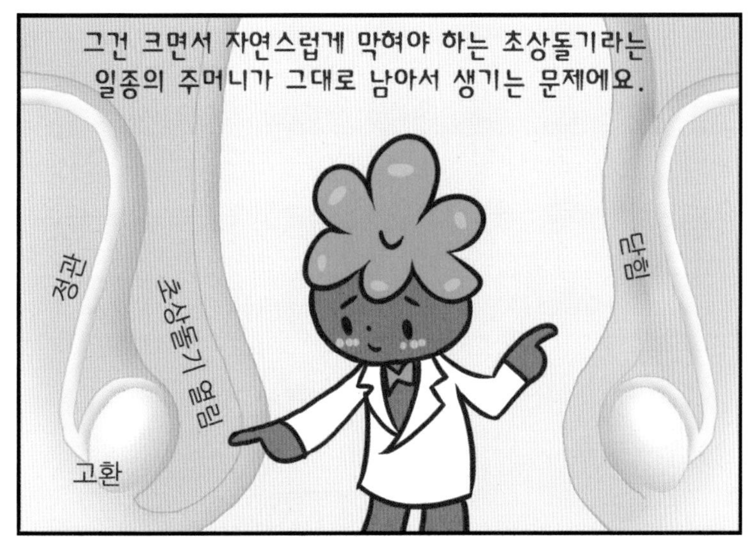
그건 크면서 자연스럽게 막혀야 하는 초상돌기라는
일종의 주머니가 그대로 남아서 생기는 문제에요.
정관
초상돌기 열림
고환
음낭

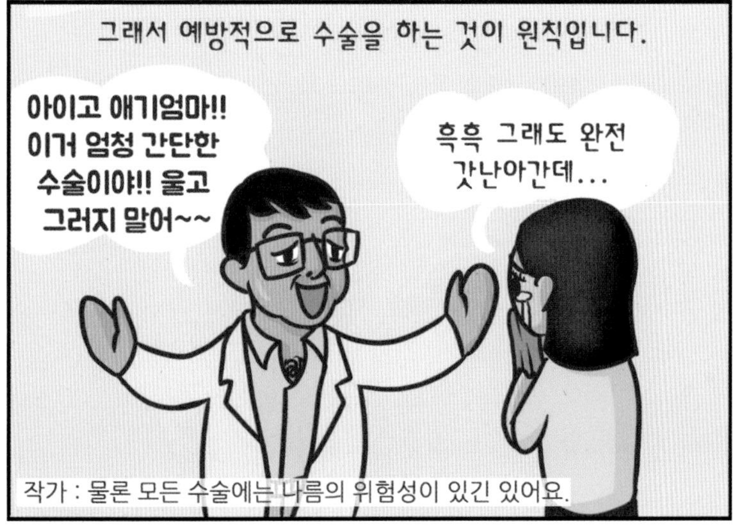
그래서 예방적으로 수술을 하는 것이 원칙입니다.
아이고 애기엄마!! 이거 엄청 간단한 수술이야!! 울고 그러지 말어~~
흑흑 그래도 완전 갓난아간데...
작가 : 물론 모든 수술에는 나름의 위험성이 있긴 있어요.

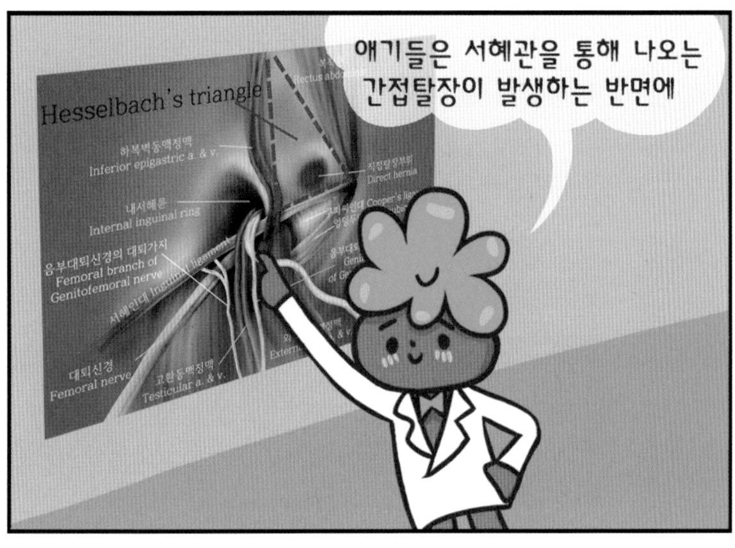
애기들은 서혜관을 통해 나오는 간접탈장이 발생하는 반면에
Hesselbach's triangle
하복벽동맥정맥
Inferior epigastric a. & v.
직접탈장부위
Direct hernia
내서혜륜
Internal inguinal ring
음부대퇴신경의 대퇴가지
Femoral branch of
Genitofemoral nerve
서혜인대 Inguinal ligament
대퇴신경
Femoral nerve
고환동맥정맥
Testicular a. & v.

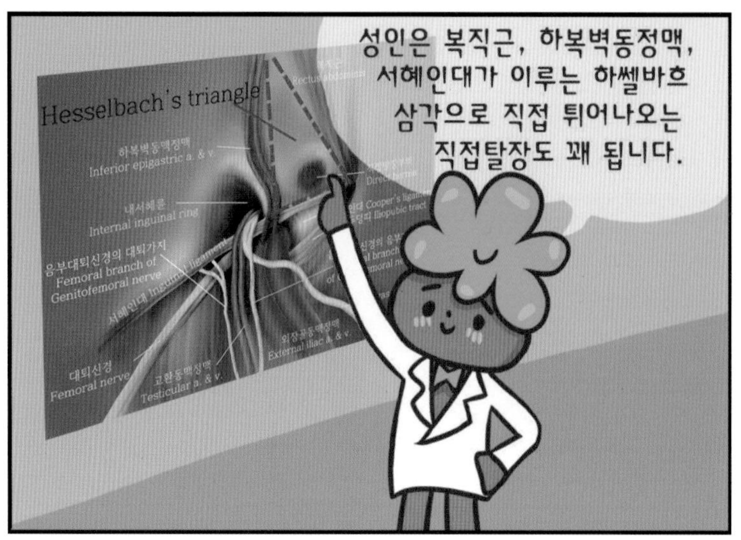
성인은 복직근, 하복벽동정맥, 서혜인대가 이루는 하쎌바흐 삼각으로 직접 튀어나오는 직접탈장도 꽤 됩니다.
Hesselbach's triangle
하복벽동맥정맥
Inferior epigastric a. & v.
내서혜륜
Internal inguinal ring
음부대퇴신경의 대퇴가지
Femoral branch of
Genitofemoral nerve
대퇴신경
Femoral nerve
고환동맥정맥
Testicular a. & v.
외장골동맥정맥
External iliac a. & v.

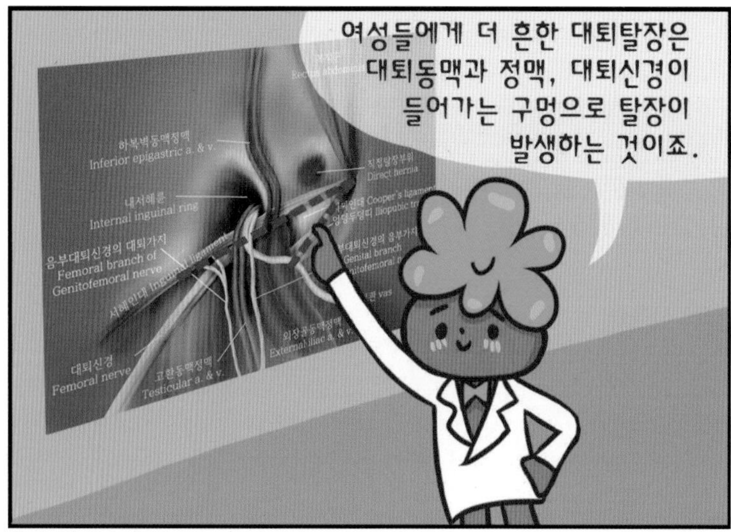
여성들에게 더 흔한 대퇴탈장은 대퇴동맥과 정맥, 대퇴신경이 들어가는 구멍으로 탈장이 발생하는 것이죠.
하복벽동맥정맥
Inferior epigastric a. & v.
내서혜륜
Internal inguinal ring
음부대퇴신경의 대퇴가지
Femoral branch of
Genitofemoral nerve
대퇴신경
Femoral nerve
고환동맥정맥
Testicular a. & v.
외장골동맥정맥
External iliac a. & v.

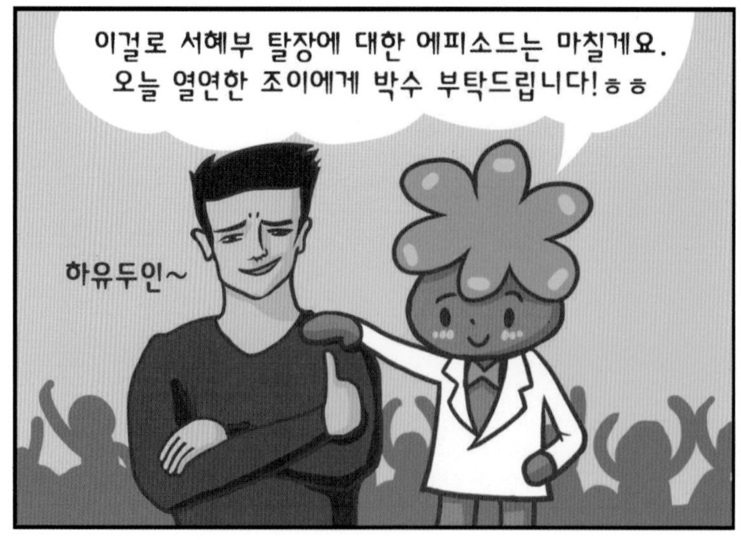
이걸로 서혜부 탈장에 대한 에피소드는 마칠게요. 오늘 열연한 조이에게 박수 부탁드립니다! ㅎㅎ
하유두인~

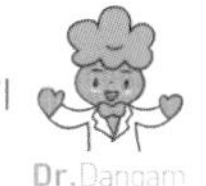

탈장

엄청나게 복잡한 인간의 몸도 사실 정자와 난자가 만나 형성된 하나의 세포에서 시작됩니다. 당연히 처음부터 뇌, 심장, 폐, 간 같은 장기들이 있는 것은 아니죠. 태아가 성장하면서 장기가 하나 둘씩 싹트고 성숙되어 가면서 각자의 자리를 찾아가게 됩니다. 이 과정에서 남자의 고환은 뱃속에서 배 바깥으로 나오게 됩니다. 이때 지나가는 길이 서혜관(inguinal canal)입니다.

그런데 가끔씩 서혜관이 완전히 막히지 않은 채 뱃속과 그대로 연결되어 있는 경우가 있습니다. 이는 아기가 미성숙해서 생기는 문제지만 배꼽탈장처럼 막히길 기다리기 보다는 수술을 해서 혹시나 생길 합병증을 막는 것이 치료 원칙입니다. 주변에 보면 아기였을 때 탈장 수술을 받았던 사람이 꽤 있을 것입니다.

나이가 들면 같지만 다른 부위에 탈장이 자주 생깁니다. 직접탈장이라고 하여 하셀바흐삼각(Hesselbach's triangle)이 약해져 있어서 이 부위로 탈장이 발생하는 것입니다. 주로 어른들에게 생기죠. 아, 물론 어른들에게도 간접탈장(서혜관을 따라 나오는)도 발생합니다. 어쨌든 어른들에게 발생하는 탈장은 해당 부위가 이제는 힘에 부쳐서 발생하는 것이기 때문에 보강이 필요합니다. 그래서 메쉬(mesh)라고 부르는 얇고 질긴 천 같은 막을 그 위에 덧대어주는 것입니다.

이런 서혜부 탈장은 수술 후에 재발하는 경우가 거의 없긴 하지만, 만약 수술 전에 장이 빠져나온 채 그대로 끼었다면 장이 썩을 수 있기 때문에 응급으로 도수정복을 하고 수술을 해야 합니다. 만약에 장이 썩어버린다면 구멍만 막으면 되는 수술이 장을 자르고 연결하는 큰 수술로 확대될 수 있기 때문입니다.

어느 날 갑자기 배에 힘을 줬더니 '거기'로 뭔가 빠져나오는 느낌이 난다면, 항상 탈장을 의심하고 응급실을 찾아가시기 바랍니다! 장이 썩어버리기 전에 말입니다.

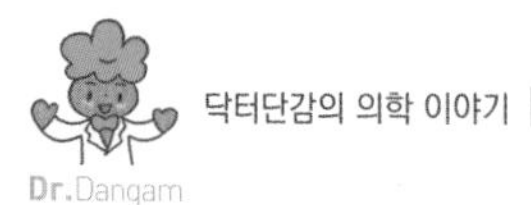

단감's NOTE

탈장도 치핵과 마찬가지로 대학병원이 아닌 중소병원들에서 많이 진료가 이루어지는 대표적인 양성 질환입니다. 어린아이들에서 많이 생기기 때문에 이런 경우 대학병원 소아외과에서 수술을 많이 하긴 하지만 어른들의 경우는 대학병원까지 오지 않는 경우가 많죠.

앞에서 제가 해군 훈련소인 교육사령부에서 근무했던 일화를 소개해드렸었는데 이 장면 같은 경우 훈련병들이 처음 입소했을 때 건강검진을 하던 모습을 그린 것입니다. 머리를 밀은 우중충한 젊은 청년들이 우르르 몰려오면 문진 즉 인터뷰를

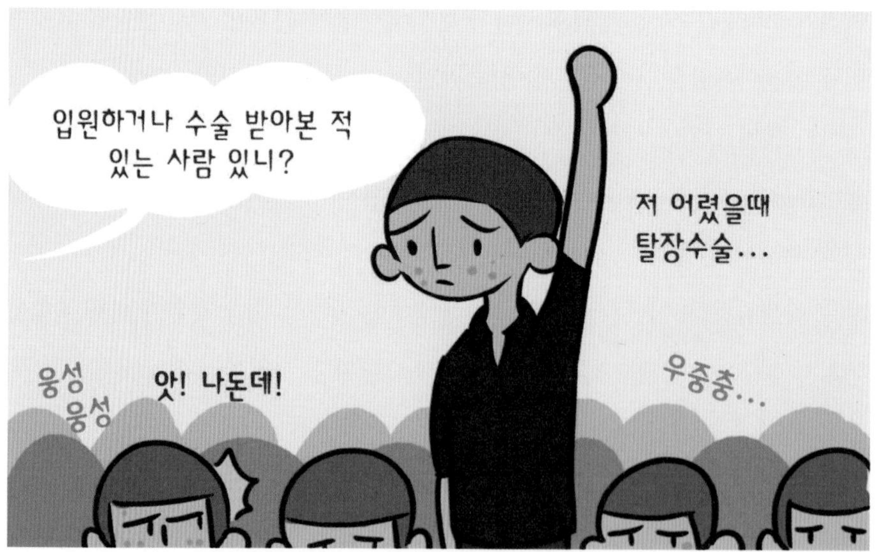

하는데, 수백 명의 훈련병들을 짧은 시간 내에 봐야 하기 때문에 단체로 스크리닝 후에 몇몇 훈련병을 대상으로 세부 문진을 하는 방식이었죠. 어렸을 때 탈장 수술을 받았다는 얘기를 들었다는 것이 향후 복무를 하는데 아무 영향이 없긴 해도 꼭 물어봐야 하는 절차이기도 하고 훈련병들도 본격적인 군 복무를 앞두고 걱정

이 이만저만이 아니기 때문에 작은 것들 하나도 다 얘기해주곤 했습니다.

이번 에피소드는 특히 탈장에 대해 공부를 하는 외과 전공의들에게 좋은 피드백을 많이 받았습니다. 탈장에 대해서 공부할 때 서혜관에 대해 교과서에서 배우고는 있지만 사실 그 내용을 이해하는 것은 마치 미적분을 공부하는 수험생의 마음과 같은 것이 사실입니다. 그런데 이번 에피소드에 서혜관의 그림은 꽤나 유용해서 이 그림을 활용하는 외과 동료 의사들도 꽤 됩니다. 저는 현재는 서혜부 탈장보다는 수술 후 발생하는 복벽탈장을 더 많이 접하고 있습니다. 간이식을 받는 환자들의 경우 절개를 많이 하기도 하거니와 면역억제제를 사용함으로써 상처부위의 치유가 일반 환자들보다 떨어집니다. 결국 복벽의 근막 부위가 불완전하게 붙어버리고 그런 틈으로 뱃속에서 복막과 함께 쑥쑥 나오기도 합니다. 대부분의 경우 일상생활을 유지할 수 있는 정도이긴 하지만 너무 심한 경우에는 수술로 해당부위를 보강하고 메쉬를 덧대어 주기도 합니다.

06 CHAPTER

소화기 질환

과민성 대장 증후군

Irritable bowel syndrome

Dr.Dangam

닥터단감의 의학 이야기

안녕하세요. 우리 애가 글쎄...항상 반에서
1등하는 아이인데 이번에 중간고사를
망쳤거든요. 선생님...
아...네

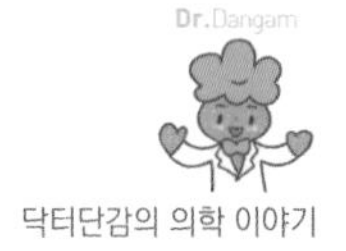

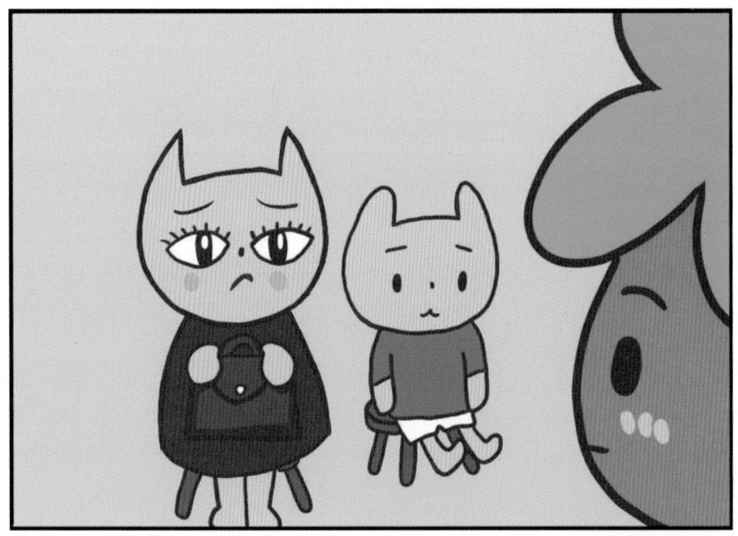

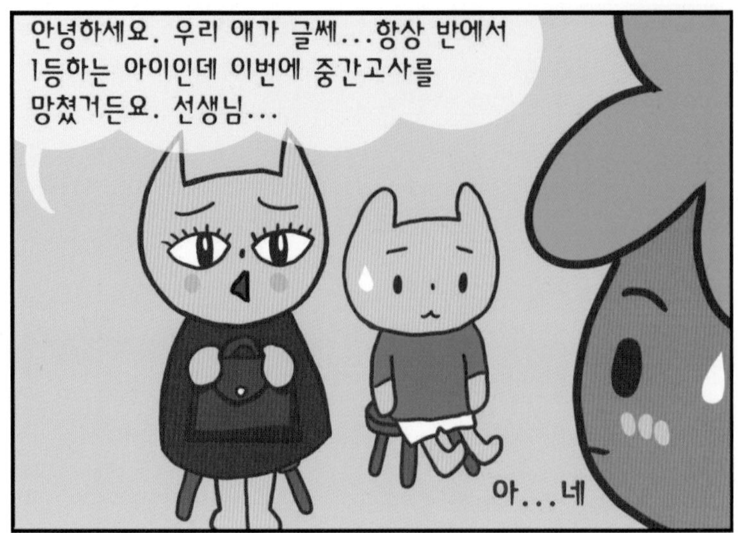

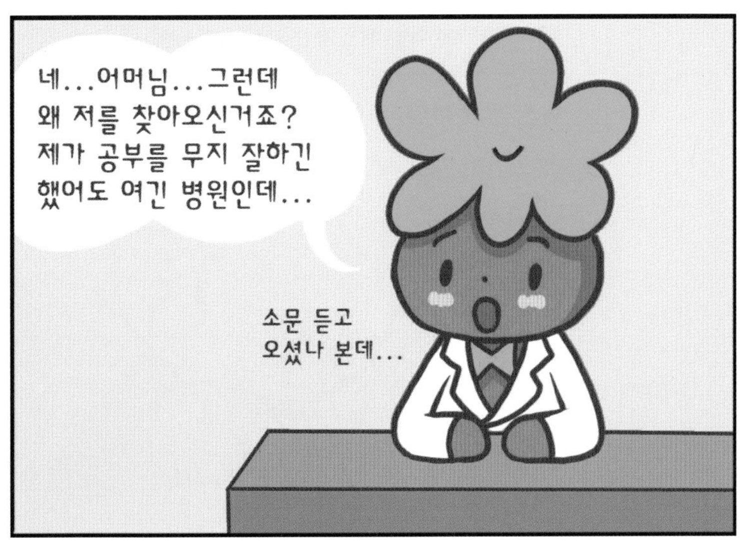
네...어머님...그런데
왜 저를 찾아오신거죠?
제가 공부를 무지 잘하긴
했어도 여긴 병원인데...
소문 듣고
오셨나 본데...

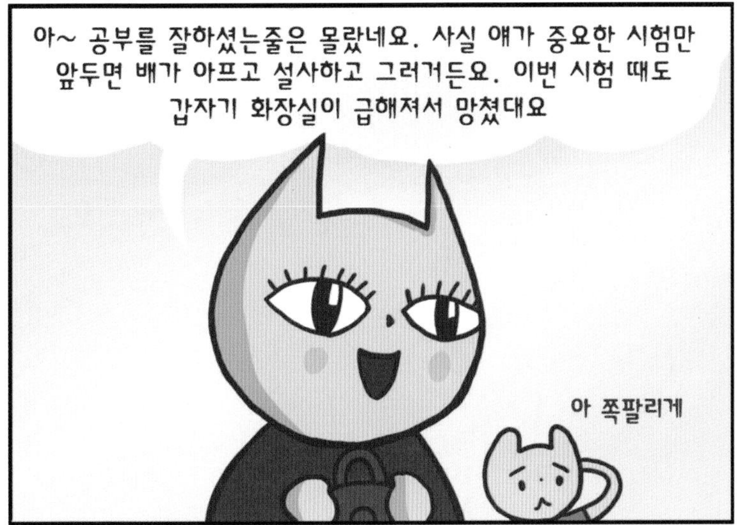
아~ 공부를 잘하셨는줄은 몰랐네요. 사실 얘가 중요한 시험만
앞두면 배가 아프고 설사하고 그러거든요. 이번 시험 때도
갑자기 화장실이 급해져서 망쳤대요
아 쪽팔리게

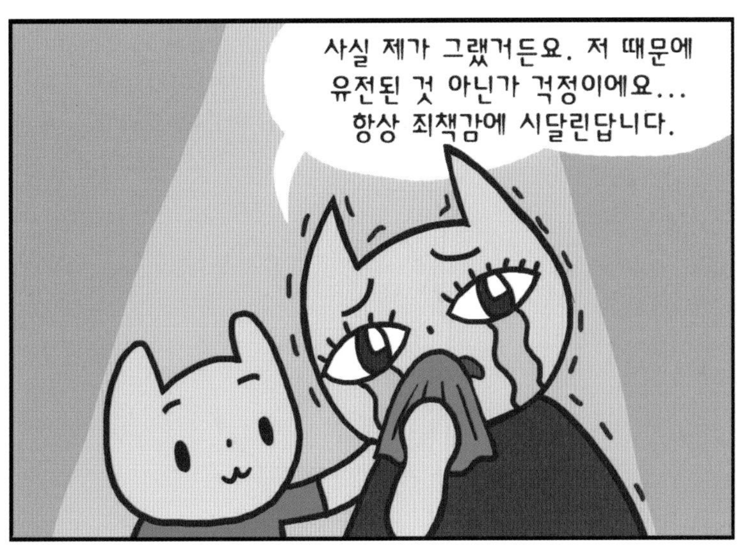
사실 제가 그랬거든요. 저 때문에
유전된 것 아닌가 걱정이에요...
항상 죄책감에 시달린답니다.

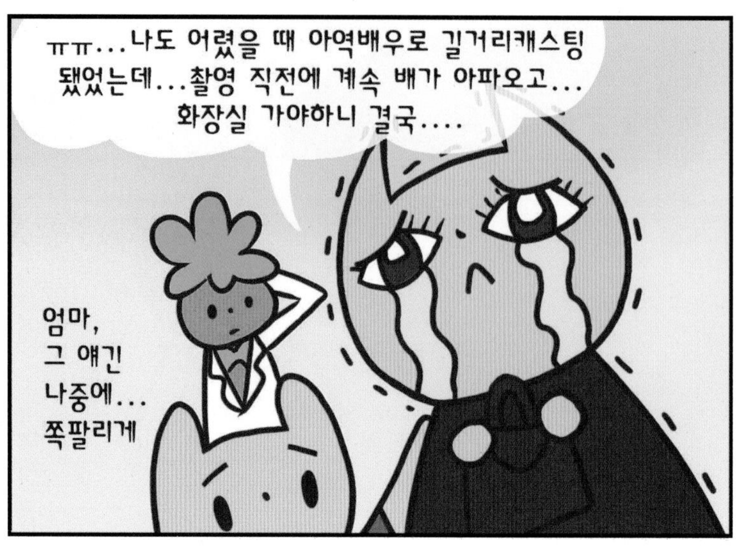
ㅠㅠ...나도 어렸을 때 아역배우로 길거리캐스팅 됐었는데...촬영 직전에 계속 배가 아파오고... 화장실 가야하니 결국....
엄마, 그 얘긴 나중에... 쪽팔리게

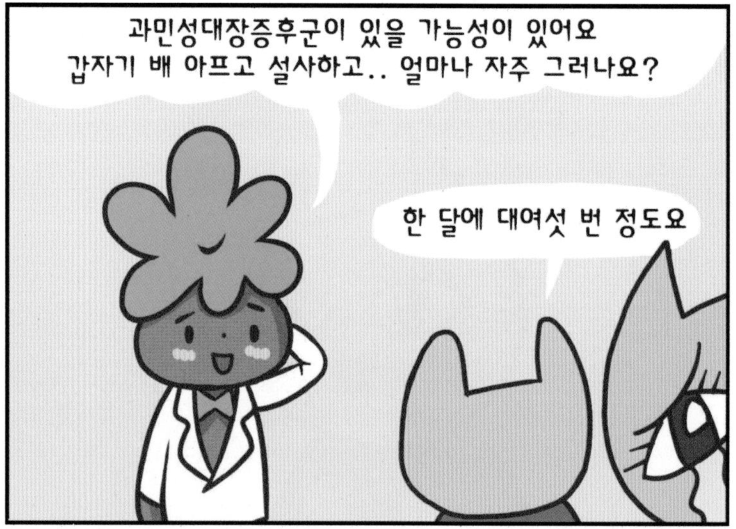
과민성대장증후군이 있을 가능성이 있어요 갑자기 배 아프고 설사하고.. 얼마나 자주 그러나요?
한 달에 대여섯 번 정도요

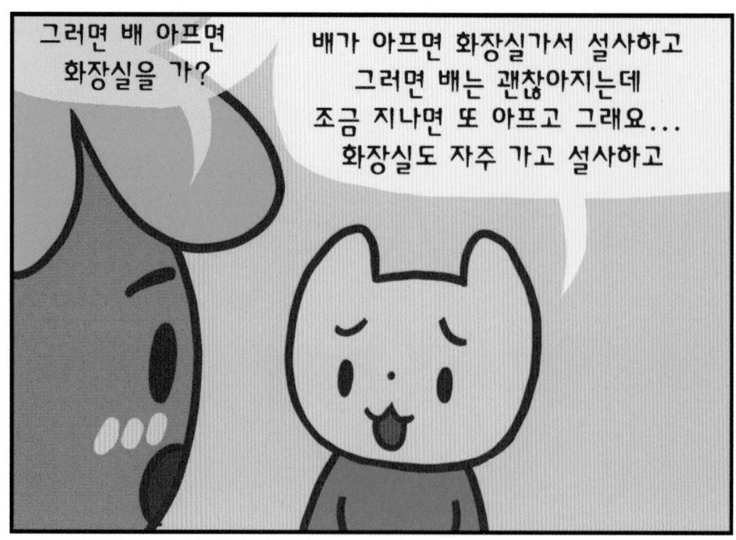
그러면 배 아프면 화장실을 가?
배가 아프면 화장실가서 설사하고 그러면 배는 괜찮아지는데 조금 지나면 또 아프고 그래요... 화장실도 자주 가고 설사하고

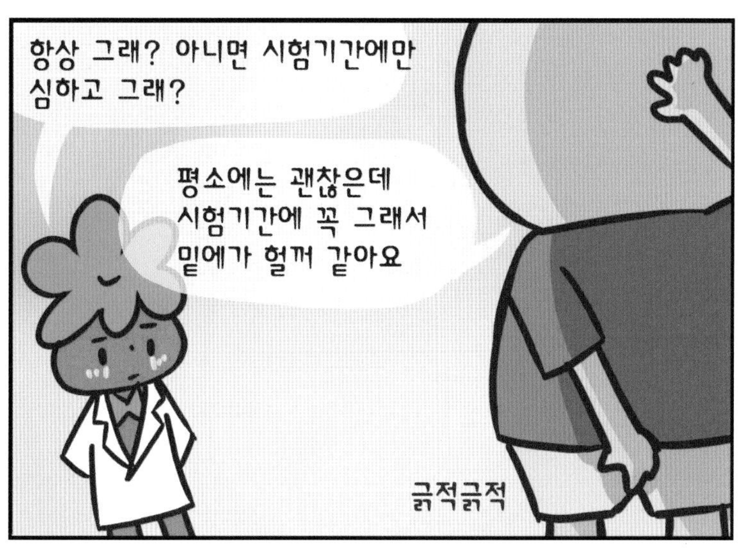
항상 그래? 아니면 시험기간에만
심하고 그래?
평소에는 괜찮은데
시험기간에 꼭 그래서
밑에가 헐꺼 같아요
긁적긁적

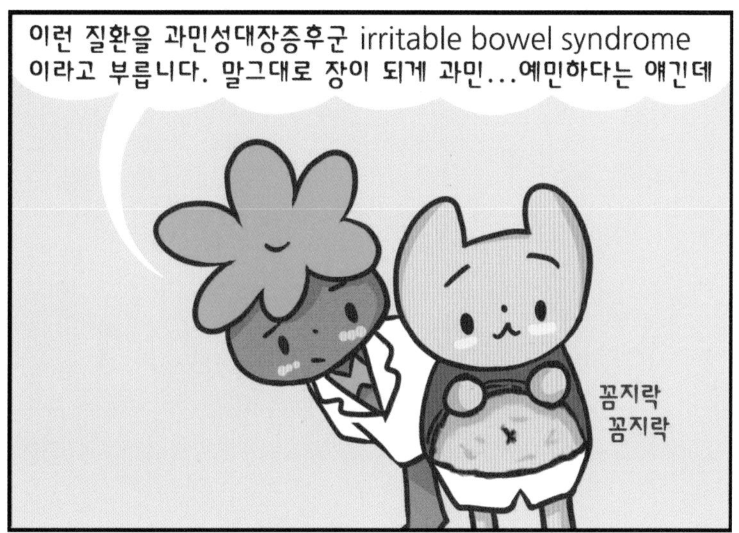
이런 질환을 과민성대장증후군 irritable bowel syndrome
이라고 부릅니다. 말그대로 장이 되게 과민...예민하다는 얘긴데
꼼지락
꼼지락

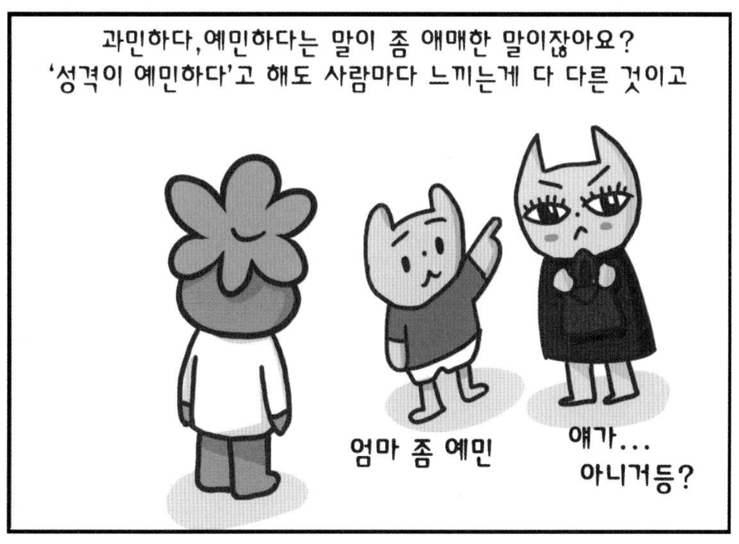
과민하다,예민하다는 말이 좀 애매한 말이잖아요?
'성격이 예민하다'고 해도 사람마다 느끼는게 다 다른 것이고
엄마 좀 예민
얘가...
아니거등?

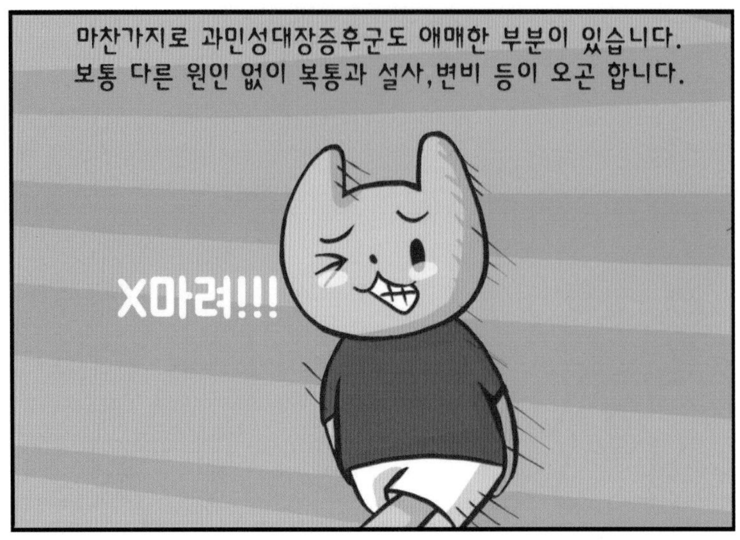
마찬가지로 과민성대장증후군도 애매한 부분이 있습니다.
보통 다른 원인 없이 복통과 설사, 변비 등이 오곤 합니다.
X마려!!!

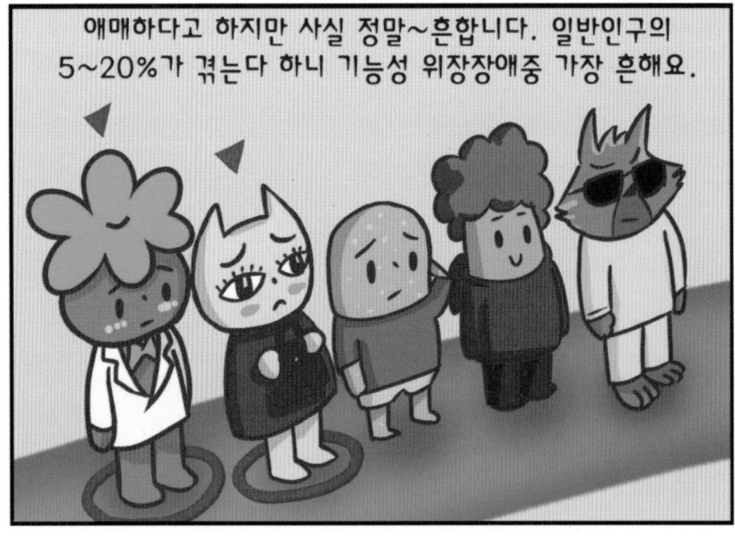
애매하다고 하지만 사실 정말~흔합니다. 일반인구의
5~20%가 겪는다 하니 기능성 위장장애중 가장 흔해요.

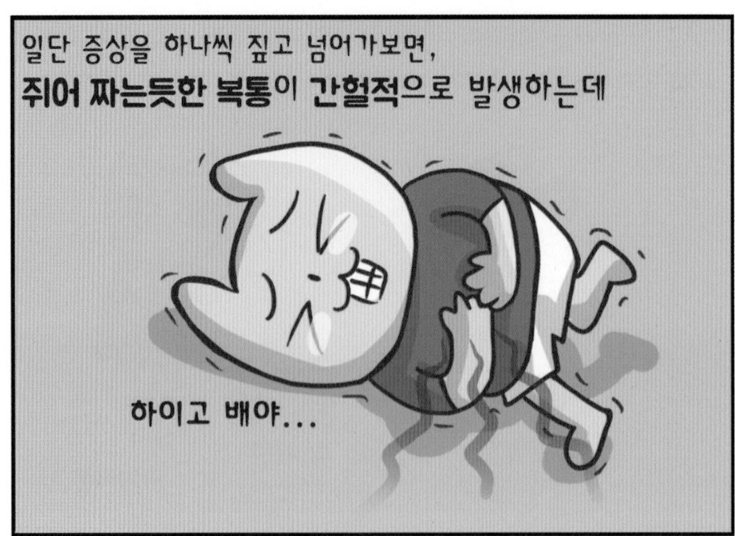
일단 증상을 하나씩 짚고 넘어가보면,
쥐어 짜는듯한 복통이 **간헐적**으로 발생하는데
하이고 배야...

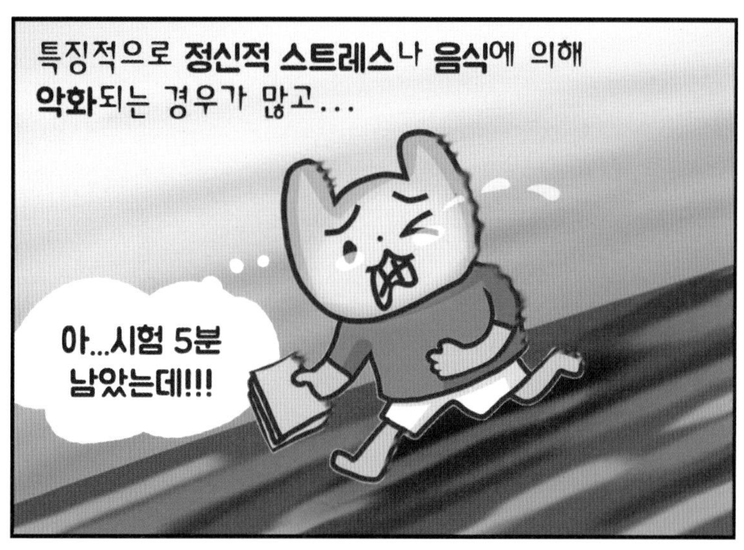
특징적으로 정신적 스트레스나 음식에 의해
악화되는 경우가 많고...
아...시험 5분
남았는데!!!

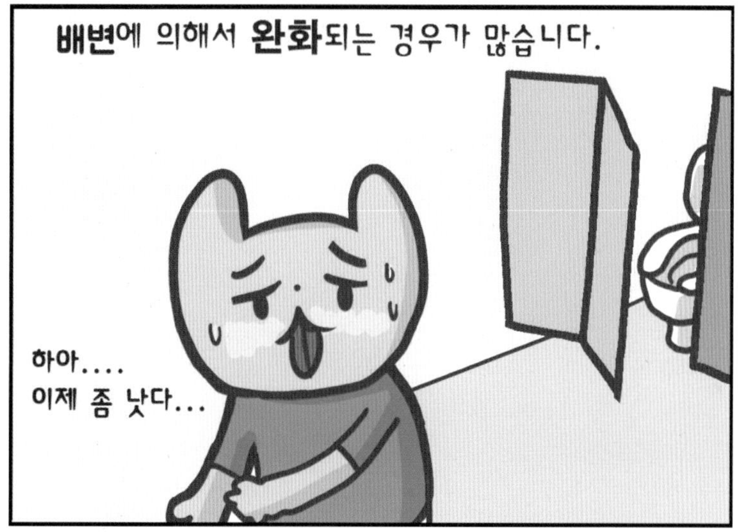
배변에 의해서 완화되는 경우가 많습니다.
하아....
이제 좀 낫다...

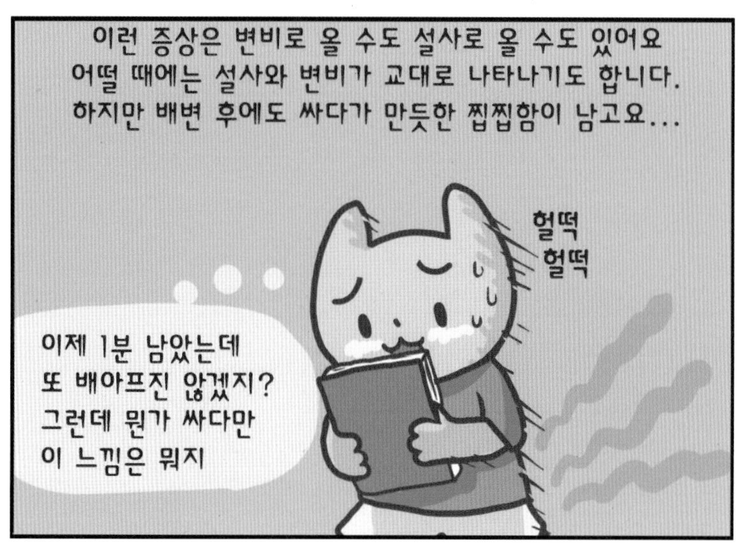
이런 증상은 변비로 올 수도 설사로 올 수도 있어요
어떨 때에는 설사와 변비가 교대로 나타나기도 합니다.
하지만 배변 후에도 싸다가 만듯한 찝찝함이 남고요...
헐떡
헐떡
이제 1분 남았는데
또 배아프진 않겠지?
그런데 뭔가 싸다만
이 느낌은 뭐지

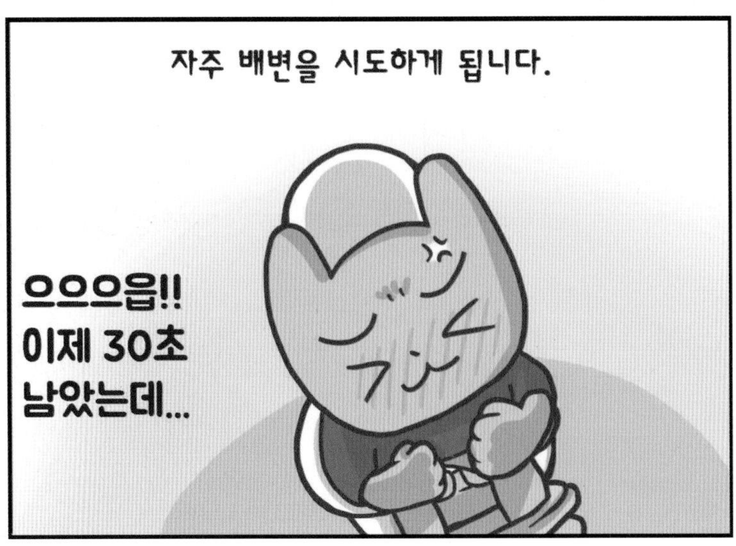
자주 배변을 시도하게 됩니다.
으으으읍!!
이제 30초
남았는데...

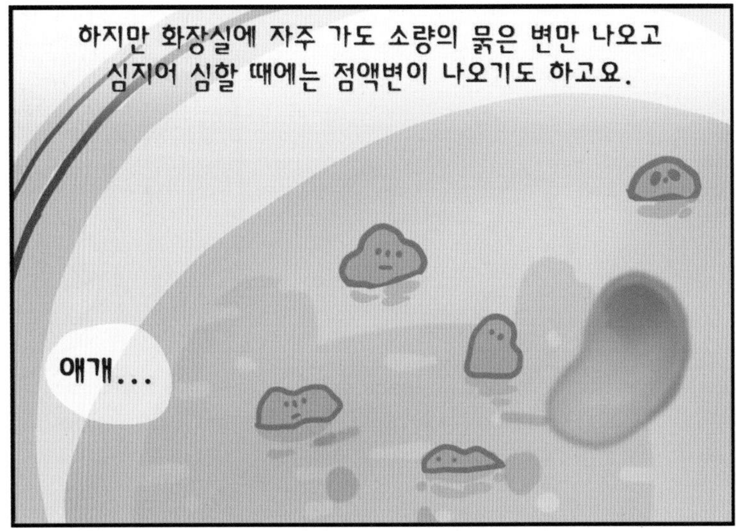
하지만 화장실에 자주 가도 소량의 묽은 변만 나오고
심지어 심할 때에는 점액변이 나오기도 하고요.
애개...

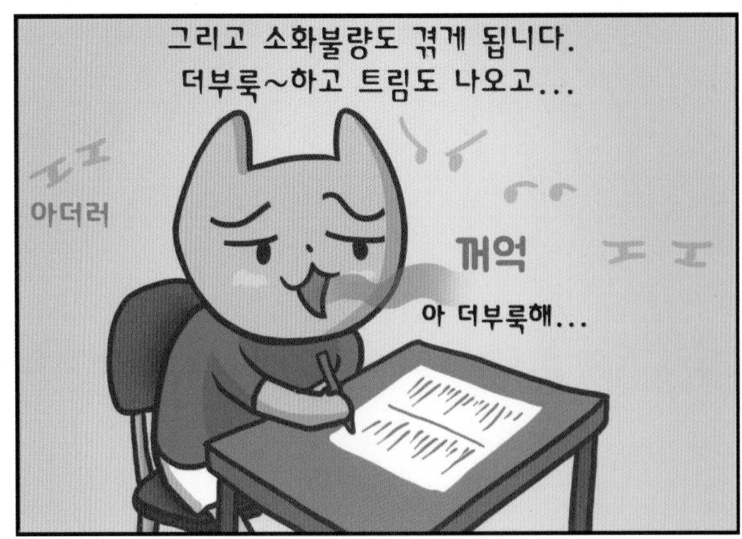
그리고 소화불량도 겪게 됩니다.
더부룩~하고 트림도 나오고...
아더러
꺼억
아 더부룩해...

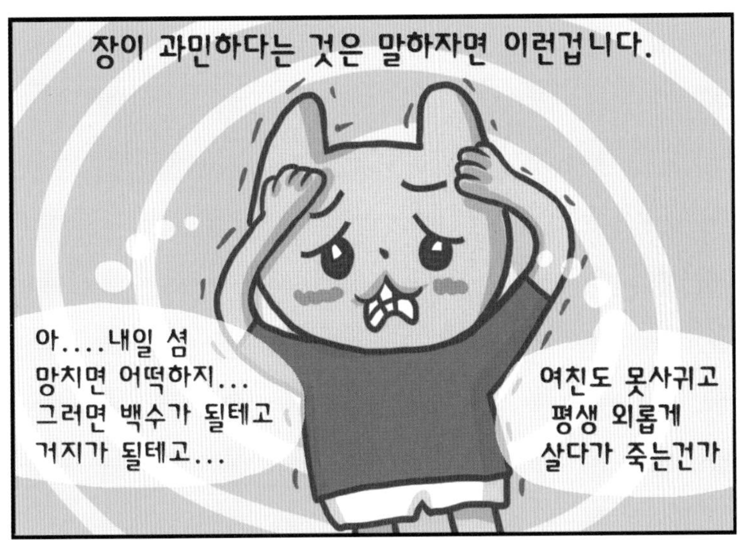
장이 과민하다는 것은 말하자면 이런겁니다.
아....내일 섬
망치면 어떡하지...
그러면 백수가 될테고
거지가 될테고...
여친도 못사귀고
평생 외롭게
살다가 죽는건가

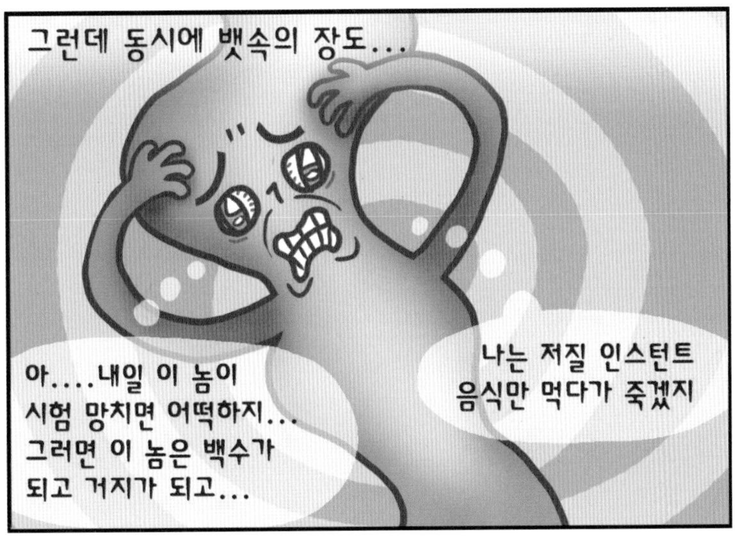
그런데 동시에 뱃속의 장도...
아....내일 이 놈이
시험 망치면 어떡하지...
그러면 이 놈은 백수가
되고 거지가 되고...
나는 저질 인스턴트
음식만 먹다가 죽겠지

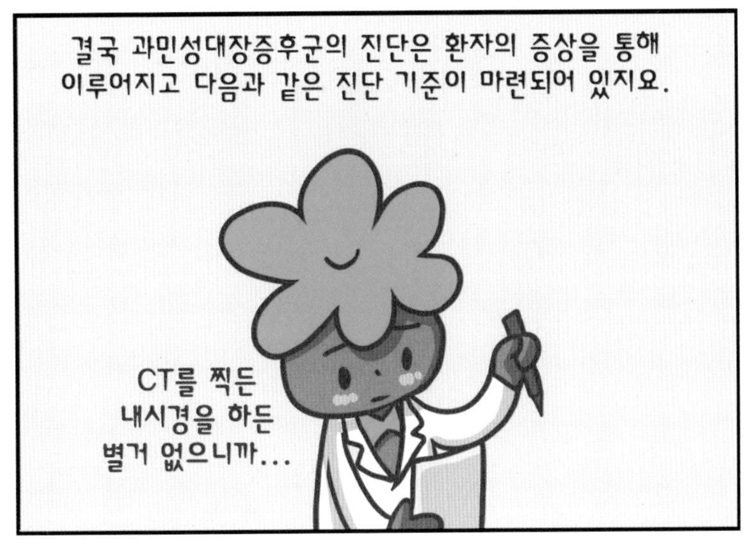
결국 과민성대장증후군의 진단은 환자의 증상을 통해
이루어지고 다음과 같은 진단 기준이 마련되어 있지요.
CT를 찍든
내시경을 하든
별거 없으니까...

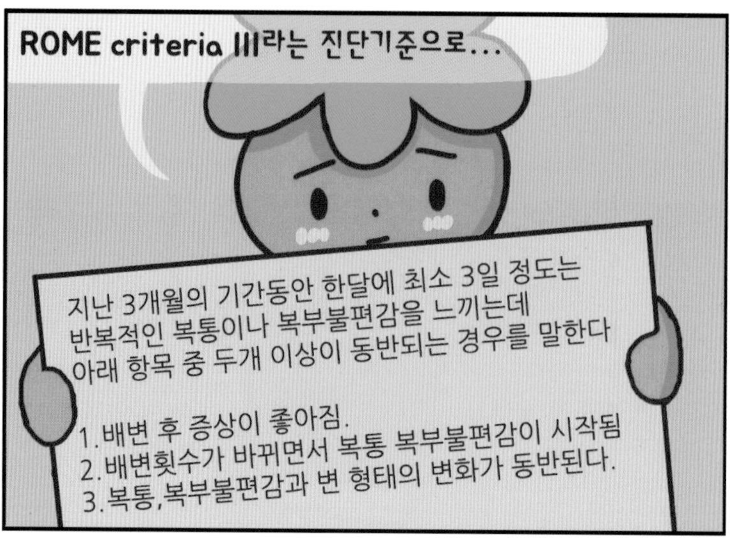
ROME criteria III라는 진단기준으로...
지난 3개월의 기간동안 한달에 최소 3일 정도는
반복적인 복통이나 복부불편감을 느끼는데
아래 항목 중 두개 이상이 동반되는 경우를 말한다
1. 배변 후 증상이 좋아짐.
2. 배변횟수가 바뀌면서 복통 복부불편감이 시작됨
3. 복통,복부불편감과 변 형태의 변화가 동반된다.

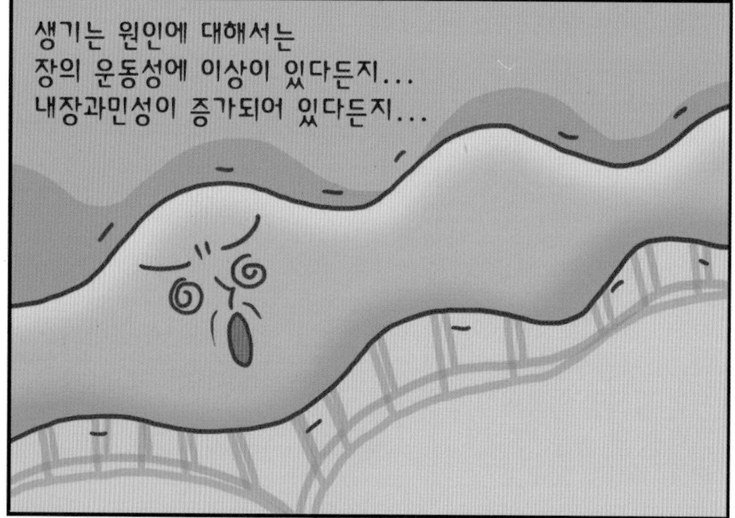
생기는 원인에 대해서는
장의 운동성에 이상이 있다든지...
내장과민성이 증가되어 있다든지...

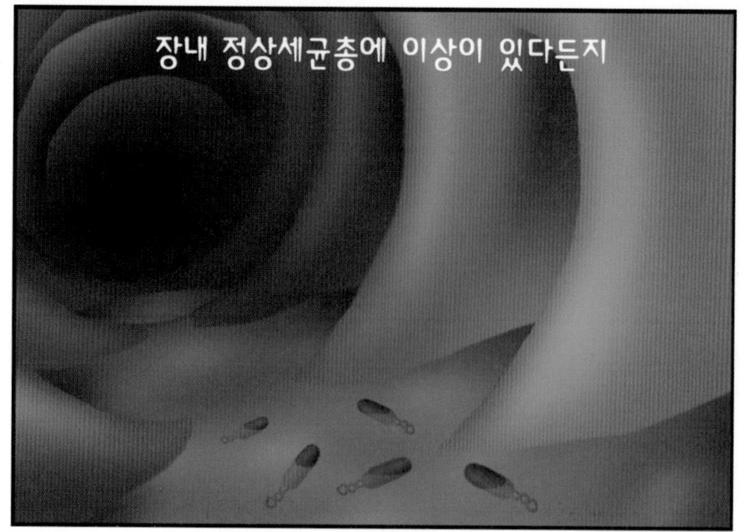
장내 정상세균총에 이상이 있다든지

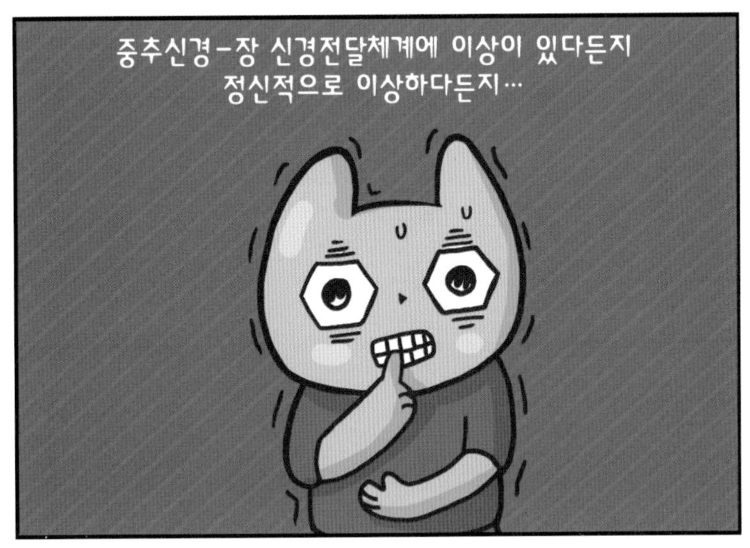
중추신경-장 신경전달체계에 이상이 있다든지
정신적으로 이상하다든지…

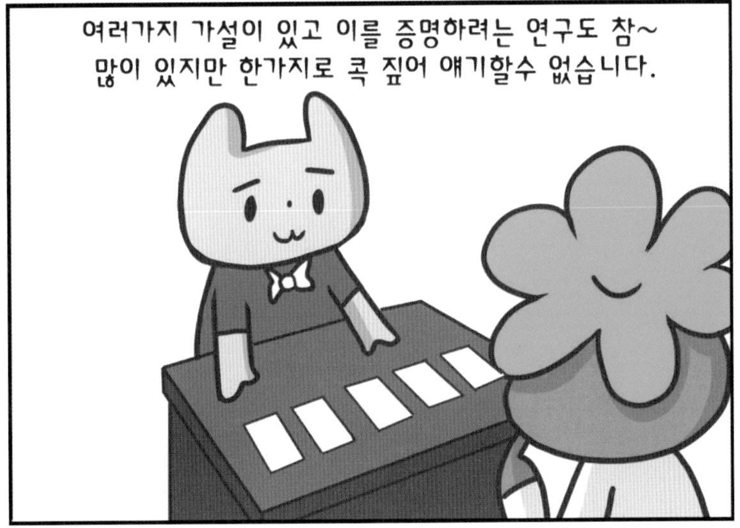
여러가지 가설이 있고 이를 증명하려는 연구도 참~
많이 있지만 한가지로 콕 짚어 얘기할수 없습니다.

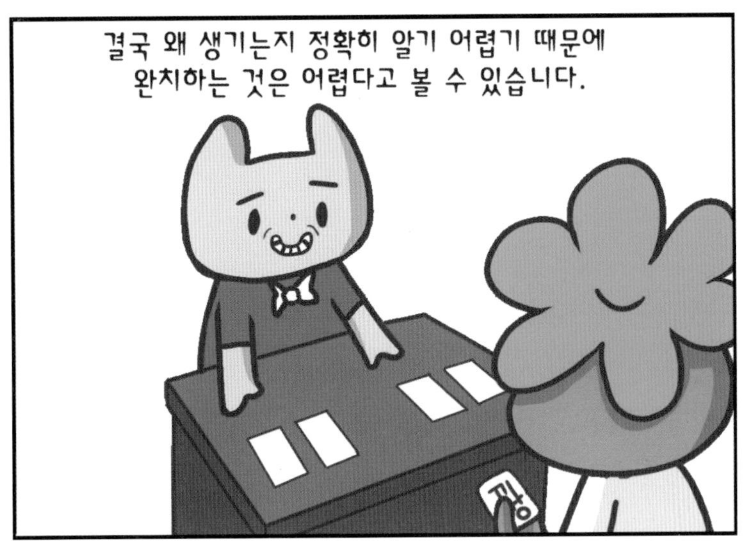
결국 왜 생기는지 정확히 알기 어렵기 때문에
완치하는 것은 어렵다고 볼 수 있습니다.

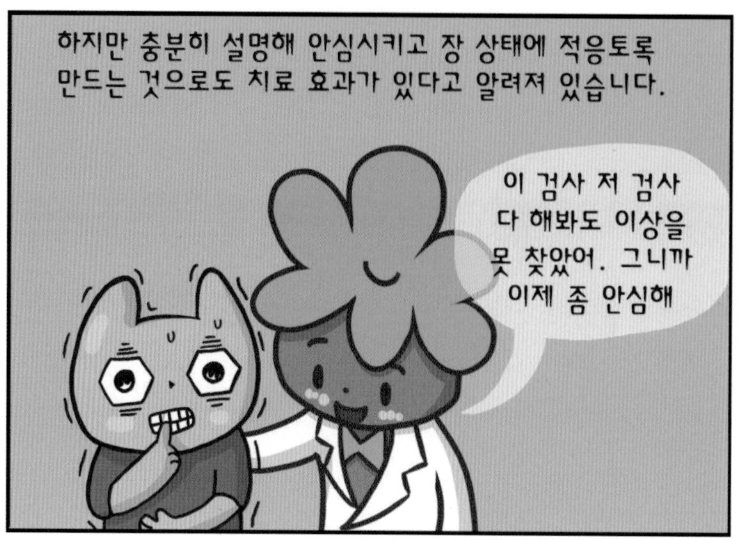
하지만 충분히 설명해 안심시키고 장 상태에 적응토록
만드는 것으로도 치료 효과가 있다고 알려져 있습니다.
이 검사 저 검사
다 해봐도 이상을
못 찾았어. 그니까
이제 좀 안심해

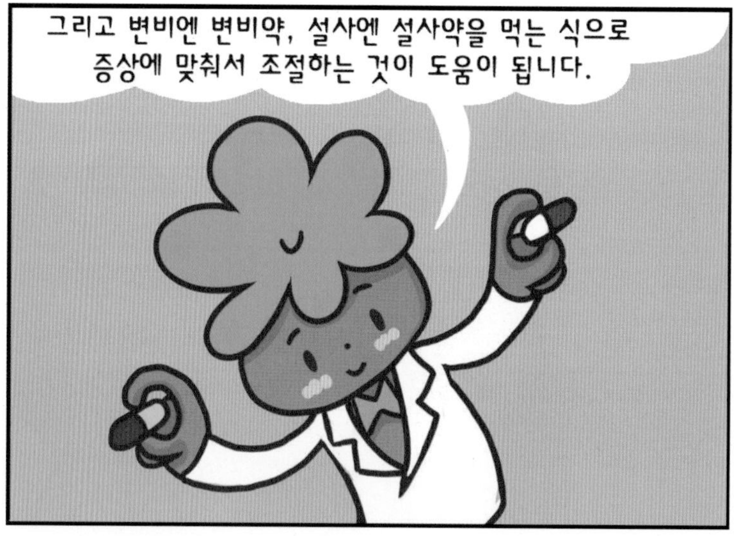
그리고 변비엔 변비약, 설사엔 설사약을 먹는 식으로
증상에 맞춰서 조절하는 것이 도움이 됩니다.

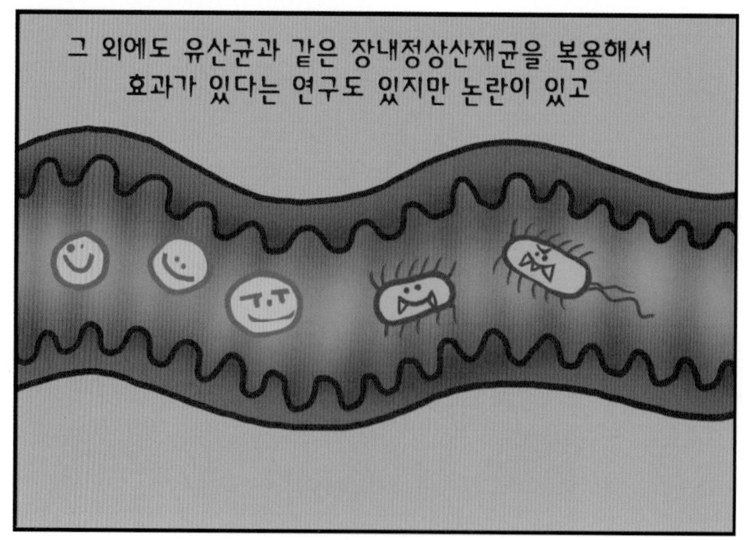
그 외에도 유산균과 같은 장내정상산재균을 복용해서
효과가 있다는 연구도 있지만 논란이 있고

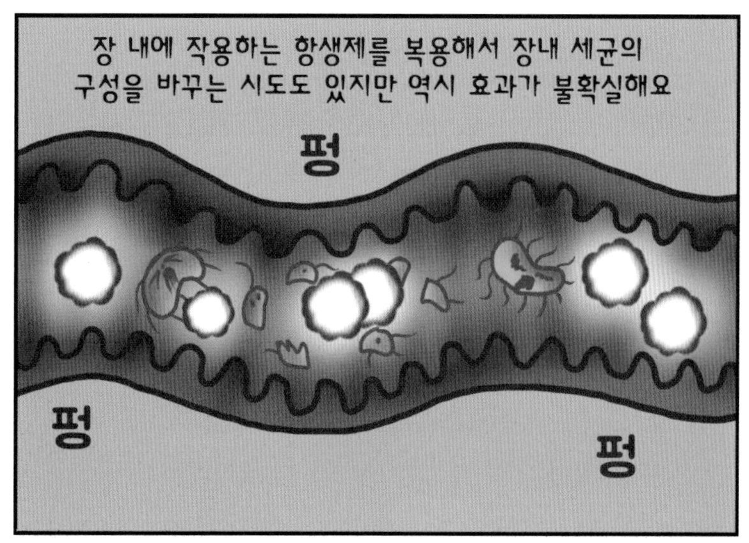
장 내에 작용하는 항생제를 복용해서 장내 세균의
구성을 바꾸는 시도도 있지만 역시 효과가 불확실해요
펑
펑
펑

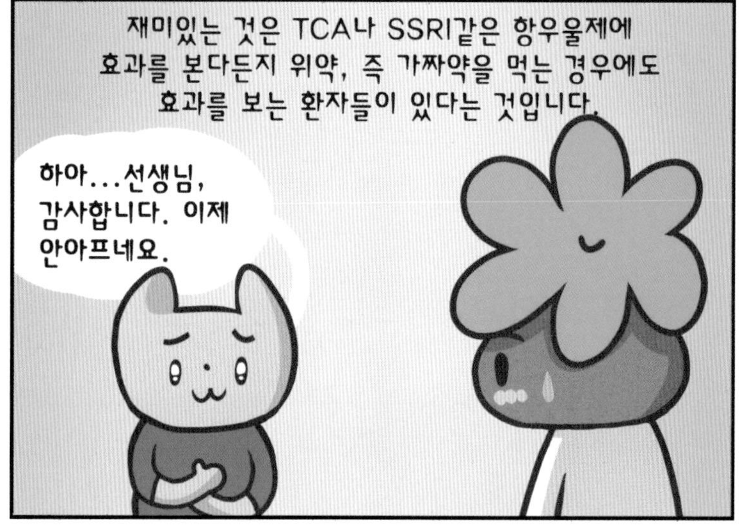
재미있는 것은 TCA나 SSRI같은 항우울제에
효과를 본다든지 위약, 즉 가짜약을 먹는 경우에도
효과를 보는 환자들이 있다는 것입니다.
하아...선생님,
감사합니다. 이제
안아프네요.

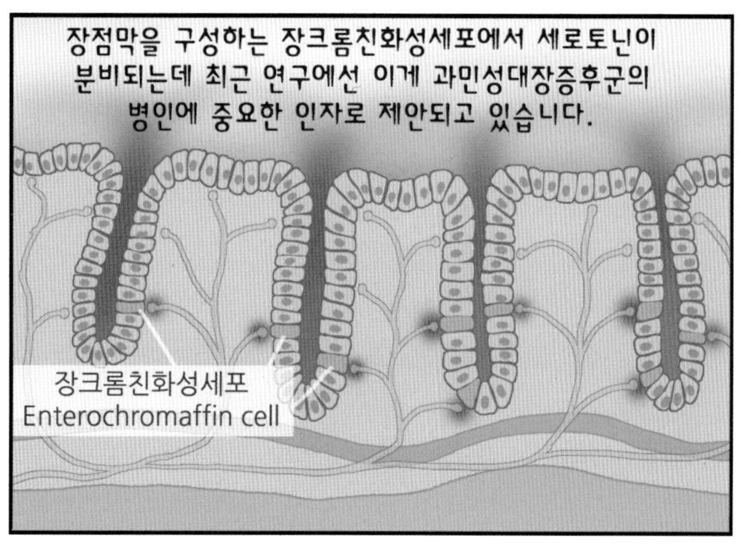
장점막을 구성하는 장크롬친화성세포에서 세로토닌이
분비되는데 최근 연구에선 이게 과민성대장증후군의
병인에 중요한 인자로 제안되고 있습니다.
장크롬친화성세포
Enterochromaffin cell

SSRI, 즉 선택적 세로토닌 재흡수 억제제의 효과는 이런 측면에서 이해해도 되는데 아직 연구가 많이 이뤄지고 있으니 결과를 계속 지켜봐야 하겠습니다.

그만큼 이 질환이 애매하고 확실한 치료법이 없다는 거야.
그래도 질병의 경과가 점차 좋아지는 경우도 있으니까
적응하면서 살다보면 나아질 수도 있단다.

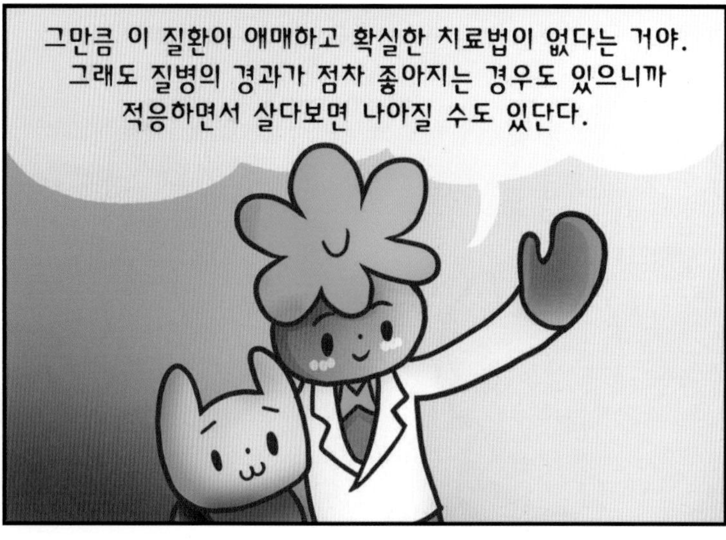

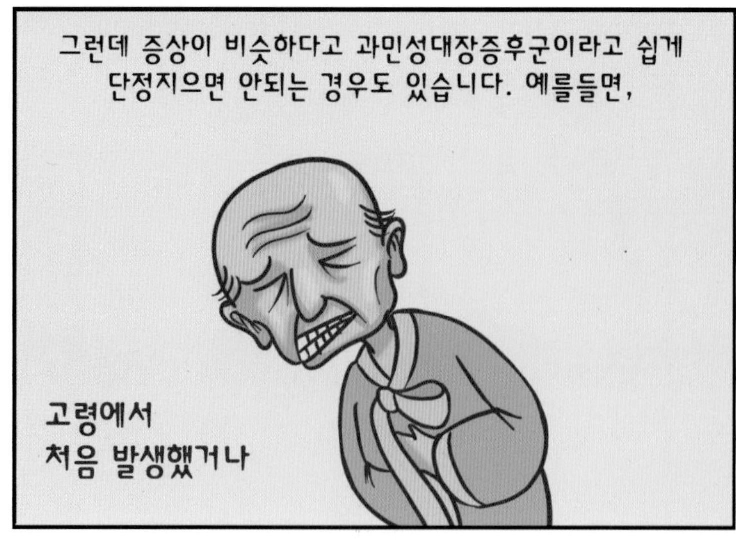

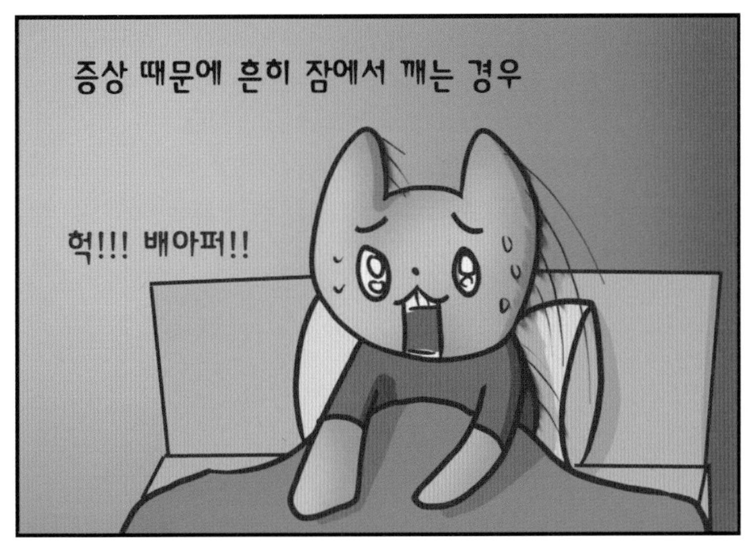
증상 때문에 흔히 잠에서 깨는 경우
헉!!! 배아퍼!!

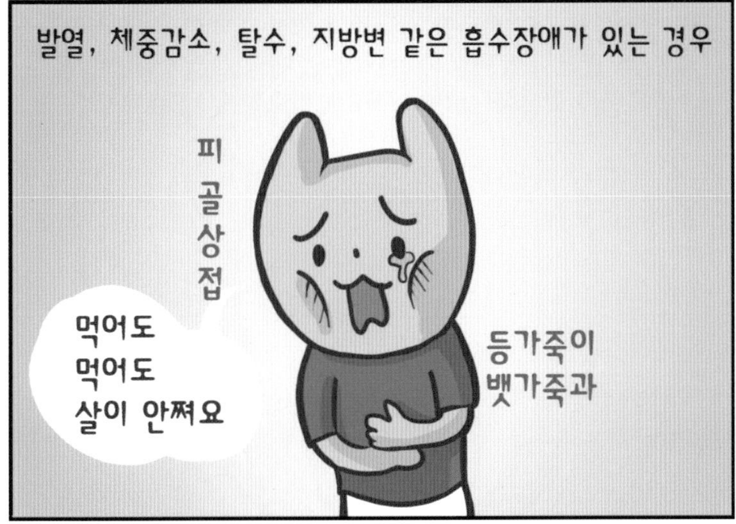
발열, 체중감소, 탈수, 지방변 같은 흡수장애가 있는 경우
피골상접
먹어도 먹어도 살이 안쪄요
등가죽이 뱃가죽과

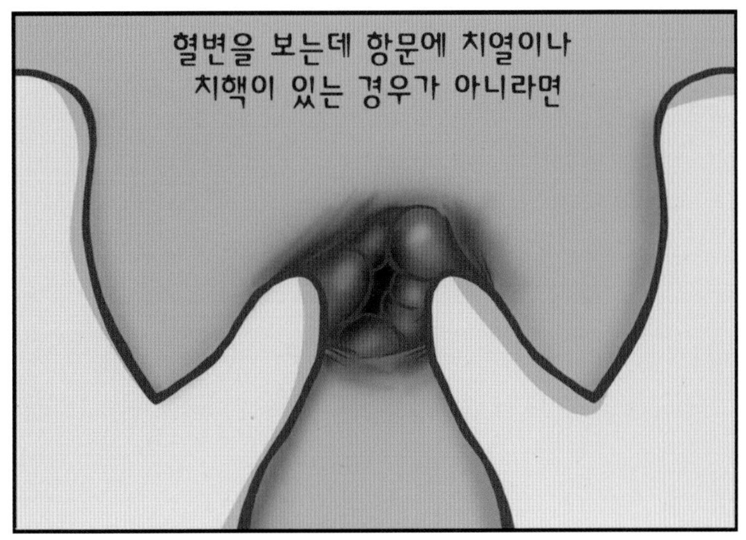
혈변을 보는데 항문에 치열이나 치핵이 있는 경우가 아니라면

흡수장애나 염증성장질환부터 대장암까지 실제 문제가 있을
가능성도 있으므로 피검사부터 내시경 검사까지
자세한 검사가 필요할 수도 있습니다.

과민성장증후군은 적절한 관리를 통해서 충분히 좋은 결과를
보일 수 있으니까 이런 증상이 있을 때는 전문가와 상담을
받으면서 적응해 나가는 지혜가 필요할 것 같습니다ㅆ

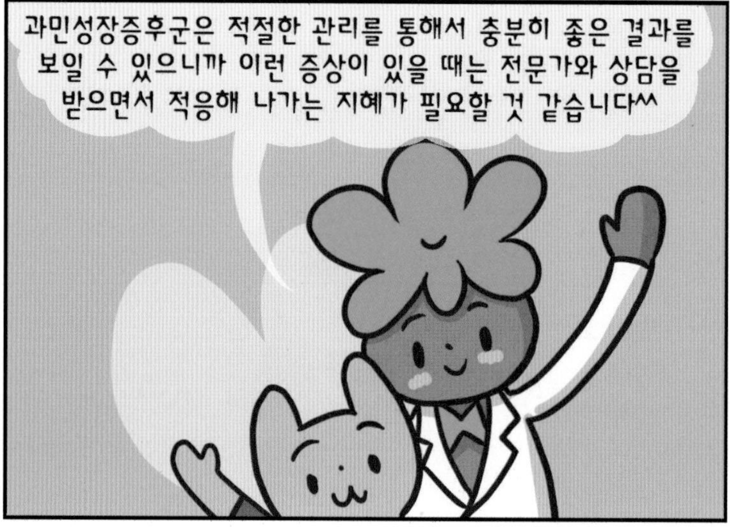

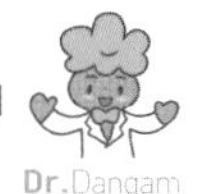

과민성 대장 증후군

개인이 의미 있는 삶을 살기 위해서 개인의 이상을 실현하는 것도 중요하지만 그 또한 기본적인 의식주를 제대로 갖춘 후에나 가능하다. 그리고 의식주 중에 특히 먹는 것은 순간 순간 행복을 줄 수 있는 중요한 요소이다. 하지만 잘 먹는 것만큼 중요한 것이 잘 싸는 것이다.

과민성대장증후군(Irritable Bowel Syndrome, IBS)은 그런 의미에서 환자들을 살금살금 괴롭히는 대표주자와 같다. 과민성대장증후군은 악성질병도 아니고 수술을 요하는 그런 중증의 질병으로 대접받지는 못하지만 유병률이 5~20%에 이를 정도로 매우 흔하며 개인의 정상적인 생활을 훼방하는 '겪어본 사람은 정말 미치게 만드는' 그런 병이기도 하다.

대개 '정신적 스트레스나 음식 등에 의해 악화되는 설사나 변비와 함께 오는 복통' 정도로 정리할 수 있는데 과민성대장증후군의 진단을 위해서 'ROME CRITERIA III'라는 진단 기준이 제시되어 있다. 물론 앞으로 이런 진단기준이 바뀔 가능성도 있지만 저런 증상을 자주 겪게 되어 정상적인 생활이 파괴된 사람을 과민성대장증후군 환자로 볼 수 있다.

과민성대장증후군의 원인은 모호하다. 장의 운동성의 이상, 장의 과민성, 장내 세균총의 이상, 중추신경-장의 신경전달체계의 이상, 환자의 신경정신학적 문제 등이 원인으로 지적되지만 어느 하나 확실한 설명이 되어주지는 못한다.

치료법 또한 마찬가지다. 환자를 안심시키는 것(Reassurance)만으로도 어느 정도 증상이 조절되기도 하지만 설사나 변비 등을 조절하기 위해서 약을 써야 될 수도 있고 유산균 복용도 연구가 많이 이루어지고 있지만 효과가 탁월하지 않고 항생제 요법도 연구되고 있지만 제한적인 효과와 부작용 등으로 선뜻 일반적인 치료법으로 사용하기는 어려운 구석이 있다. 최근에는 장의 운동과 관련된 세로토닌의 역할과 관련하여 항우울제로 사용되는 선택적 세로토닌 재흡수 억제제(Selective Serotonin Reuptake Inhibitor, SSRI)에 대한 연구가 많이 이루어지고는 있지만 아직 결과를 더 지켜봐야 하는 상황이다.

이런 질병의 특징은 환자들이 확실한 치료 효과에 대한 갈망으로 과학적 근거가 부족한 치료법에 빠질 수 있다는 점으로 이는 반드시 지양해야 한다. 다행인 것은 많은 환자들이 소화기내과 전문의의 도움을 통해 과민성대장증후군을 잘 조절할 수 있다는 것이다. 흔하고 완치가 어려운 만큼 연구도 많이 이루어지고 있는 분야이니 증상조절을 통해 정상적 생활을 할 수 있다면 점차 나아지는 경우도 많고 또 더 좋은 치료법이 개발될 수 있을 것으로 보인다.

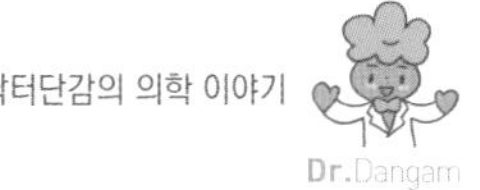

단감's NOTE

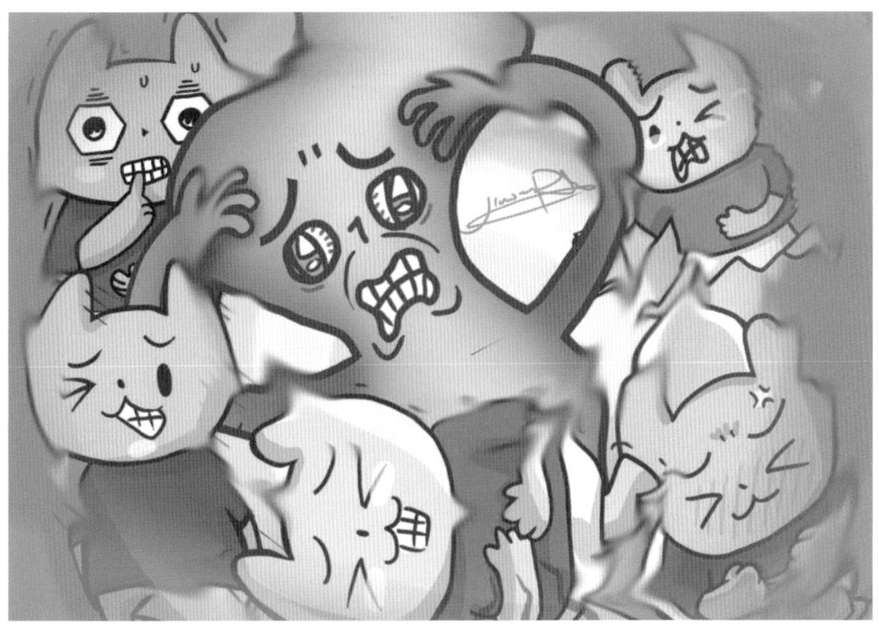

과민성 대장증후군은 꽤나 흔한 질환으로 만화에서 밝힌 것처럼 인구의 5~20%가 겪고 있습니다. 저 또한 과민성 대장증후군의 노예로 한창 어린 시절 시달렸습니다. 설사가 주요 증상이었고 악화 요인은 시험이었죠. 저 같은 사람들 꽤 많을 것으로 생각합니다. 시험을 앞두고… 특히 시험 당일 날 아침 화장실을 들락날락 거리며 고생했었는데… 만화에 나온 불쌍한 어린이의 모습에 제가 투영되어 있다고 보셔도 무방합니다.

지금은 다행히 없어지긴 했습니다. 시험을 볼 일이 없는 것도 있고 있다고 하더라도 '이건 내 인생이 걸린 시험이야' 수준의 시험이 아니라서 그런지 스트레스를 받지 않는 것도 있는 것 같습니다. 오히려 최근에는 음식과 관련된 배변 장애가 가끔씩 생기는 것 같은데, 덜 익힌 고기와 술로 조금 과식을 하면 가끔씩 장이 요동치는 증상도 생기곤 합니다. 이런 증상 또한 제대로 왔을 때는 정상적인 생활이 불가능하게 만드는 요소가 되긴 합니다. 쓸데 없이 저의 장 기능에 대해서 많은 얘기를 적었는데, 과민성 대장증후군의 정확한 병인이 밝혀지지 않았고 증상만으로 진단을 내리는 것이다 보니 개개인이 본인의 증상이 어떤지 잘 파악하는 것이 중요합니다. 그리고 그 유발요인을 찾았다면 그것을 교정하거나 유발요인을 피할 수 없을 때 대증적인 예방책을 세우는 것도 큰 도움이 될 것 같습니다. 나는 어떨 때 이런 증상이 생기더라, 어떻게 하면 괜찮더라 하는 식의 요령을 의사 선생님과 상의해 가면서 정상적인 생활을 할 수 있는 방법을 찾아보는 것이 좋습니다.

07 CHAPTER 소화기 질환

위식도역류/역류성 식도염(1)

Gastroesophageal reflux disease (1)

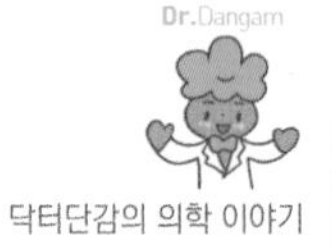

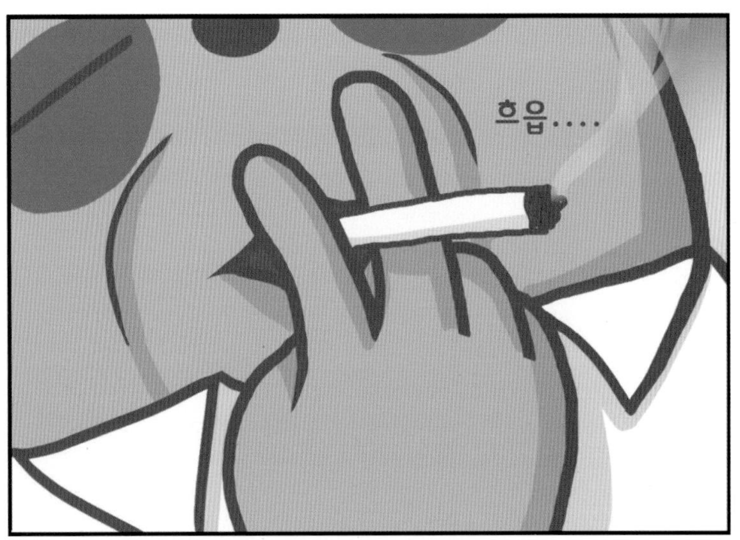

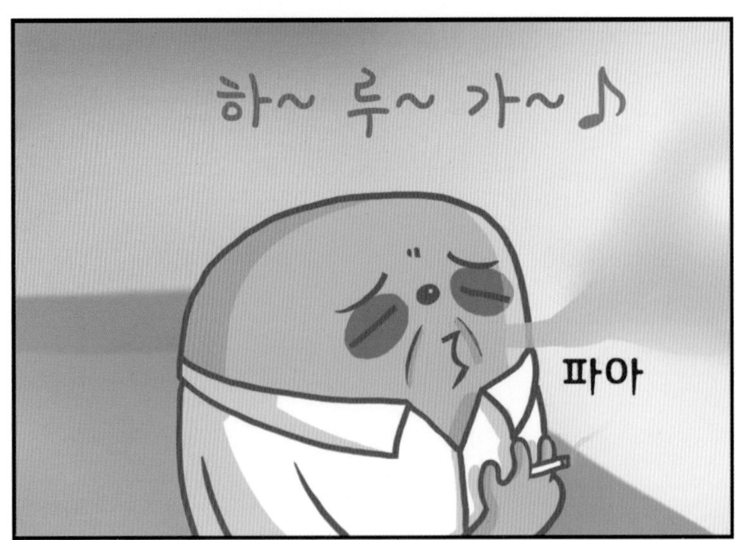

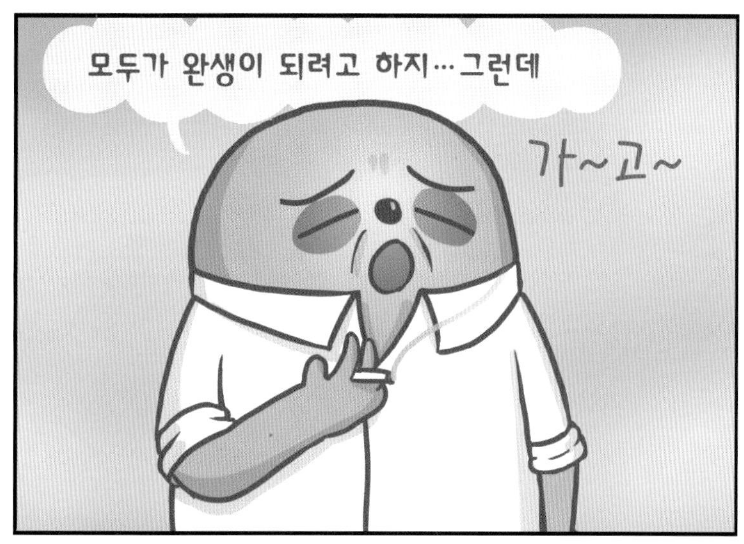
모두가 완생이 되려고 하지…그런데
가~고~

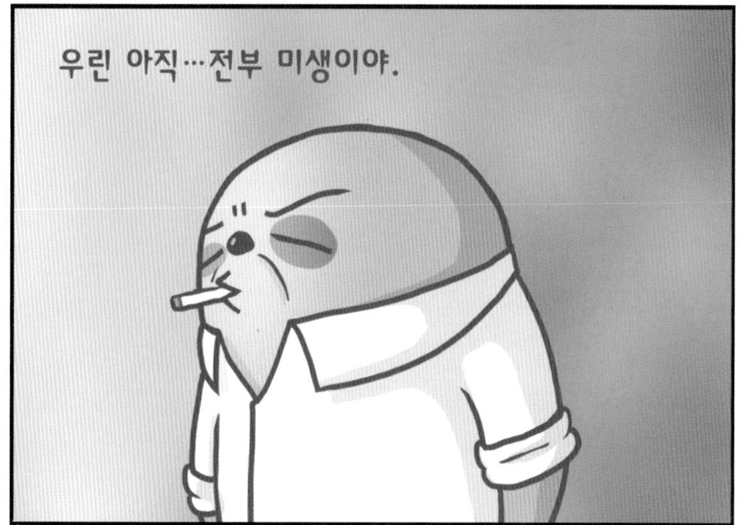
우린 아직…전부 미생이야.

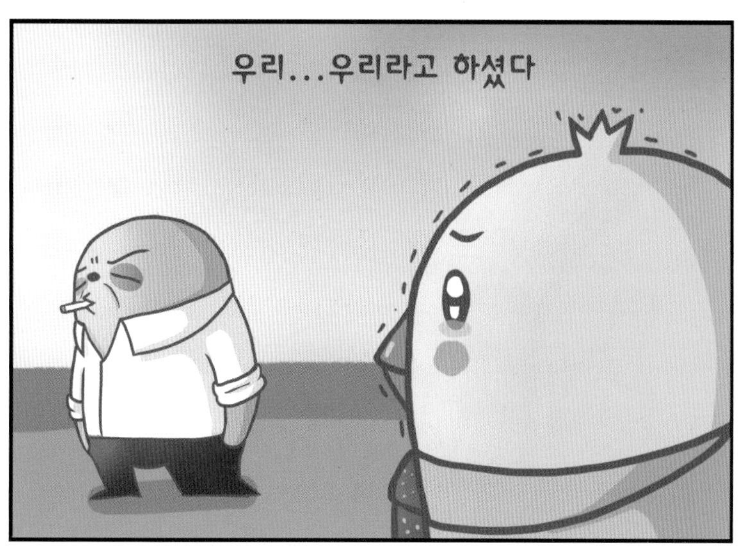
우리...우리라고 하셨다

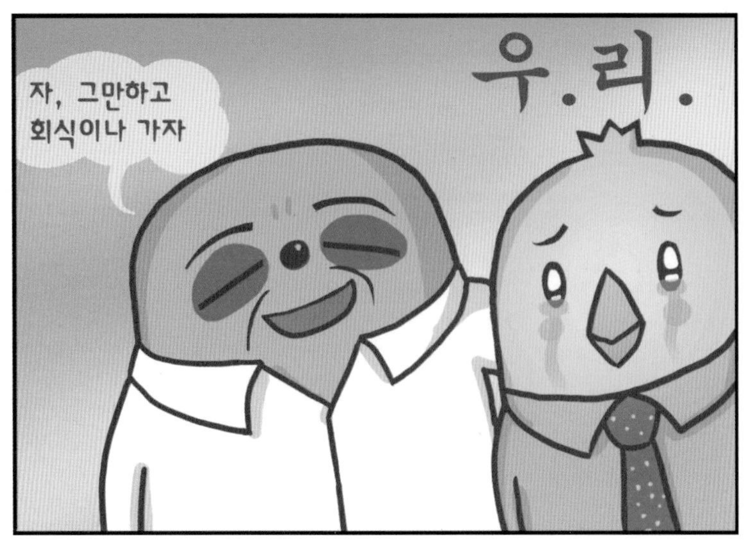
자, 그만하고
회식이나 가자
우.리.

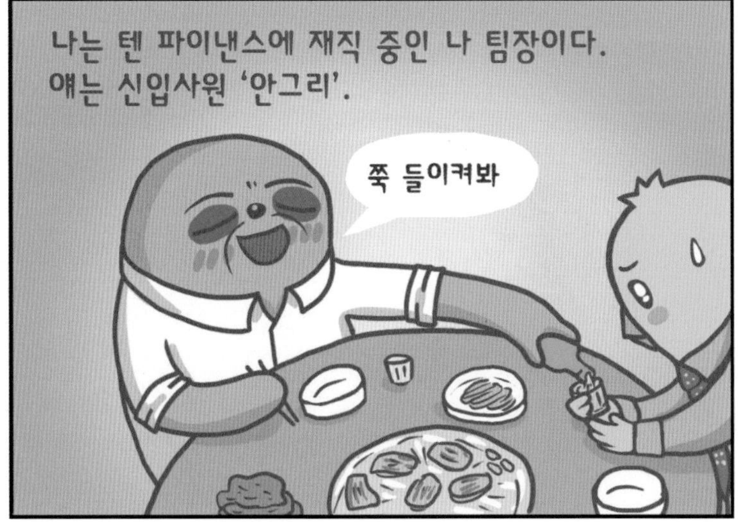
나는 텐 파이낸스에 재직 중인 나 팀장이다.
얘는 신입사원 '안그리'.
쭉 들이켜봐

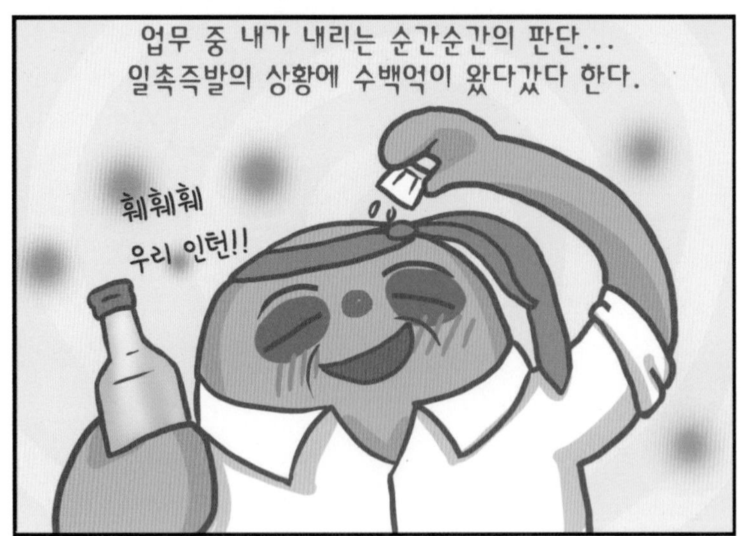
업무 중 내가 내리는 순간순간의 판단...
일촉즉발의 상황에 수백억이 왔다갔다 한다.
훼훼훼
우리 인턴!!

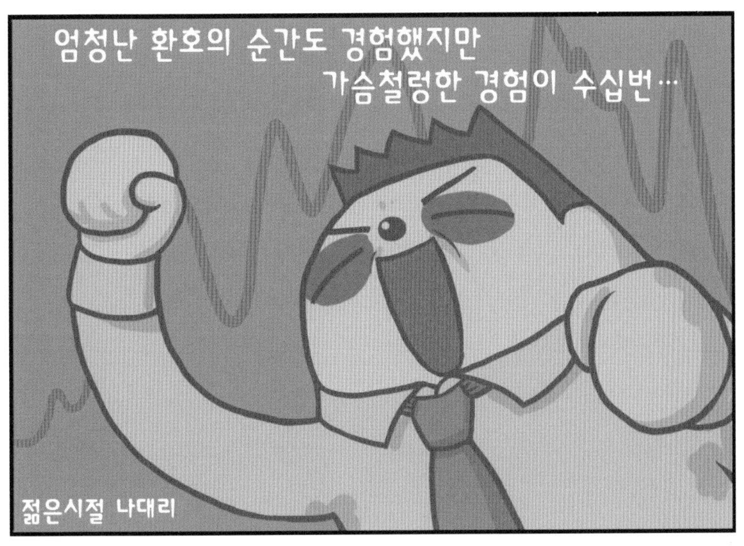
엄청난 환호의 순간도 경험했지만
가슴철렁한 경험이 수십번…
젊은시절 나대리

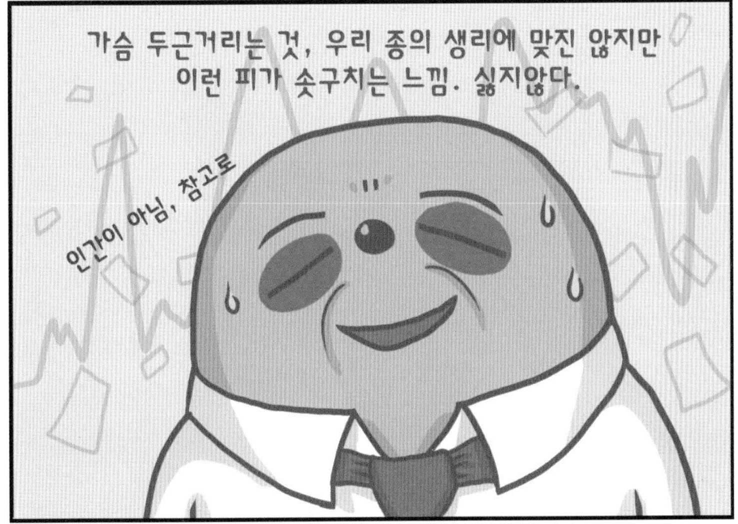
가슴 두근거리는 것, 우리 종의 생리에 맞진 않지만
이런 피가 솟구치는 느낌. 싫지않다.
인간이 아님, 참고로

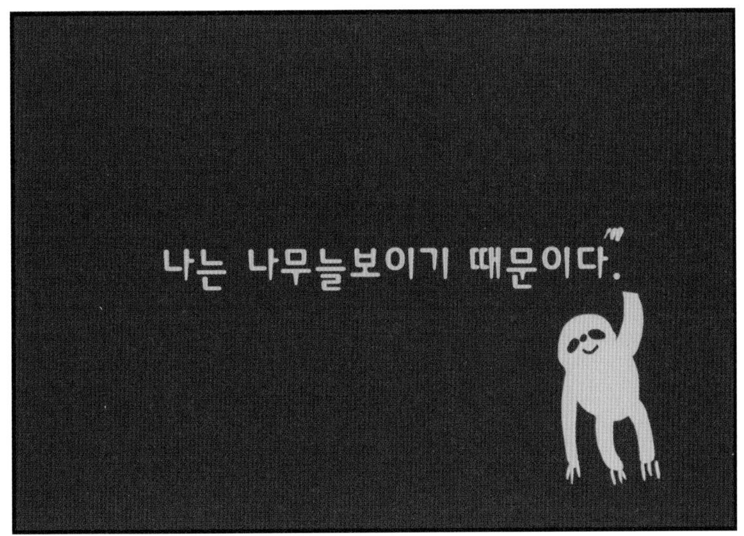
나는 나무늘보이기 때문이다.

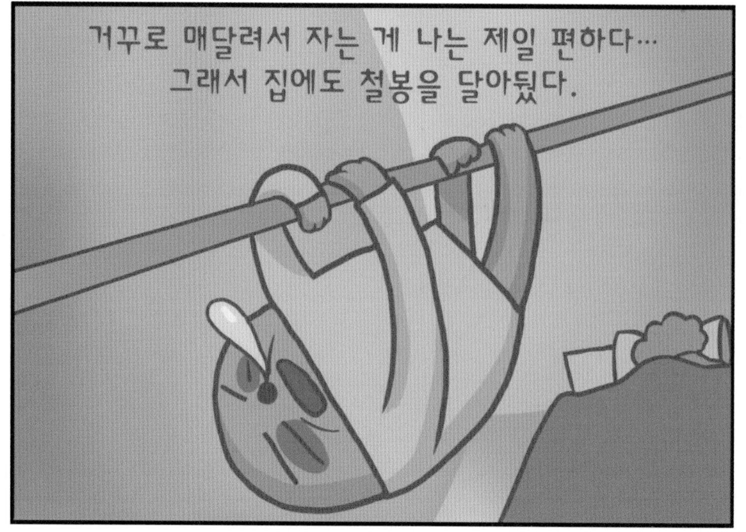
거꾸로 매달려서 자는 게 나는 제일 편하다…
그래서 집에도 철봉을 달아뒀다.

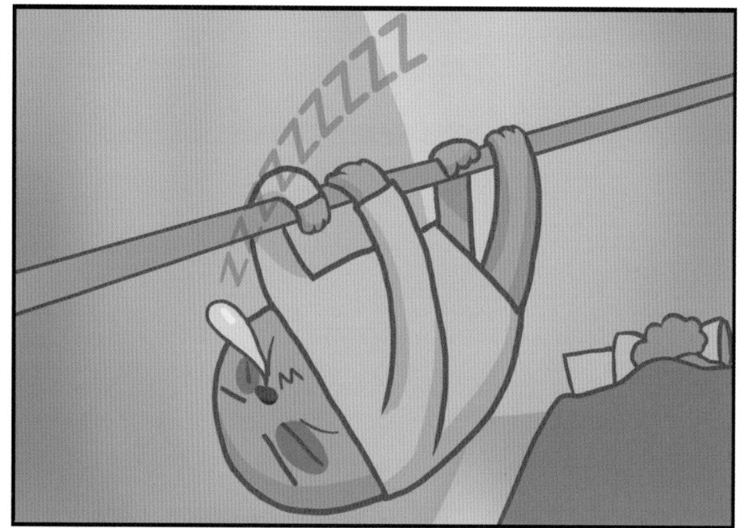
ZZZZZZZZ

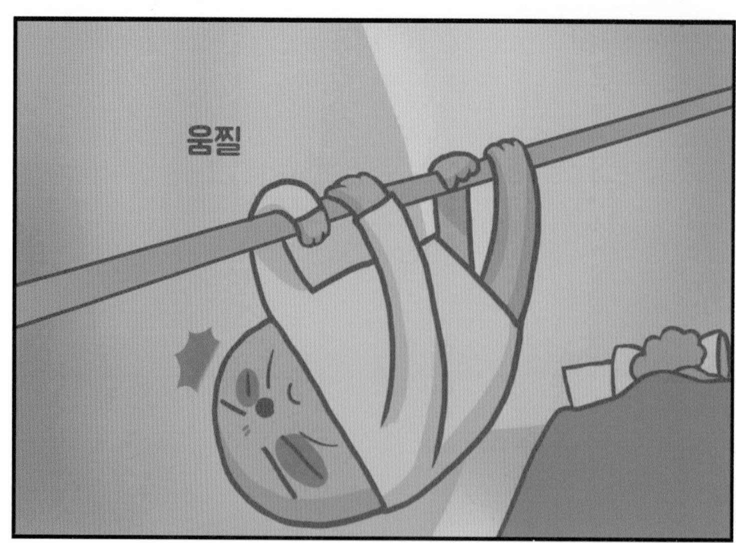
움찔

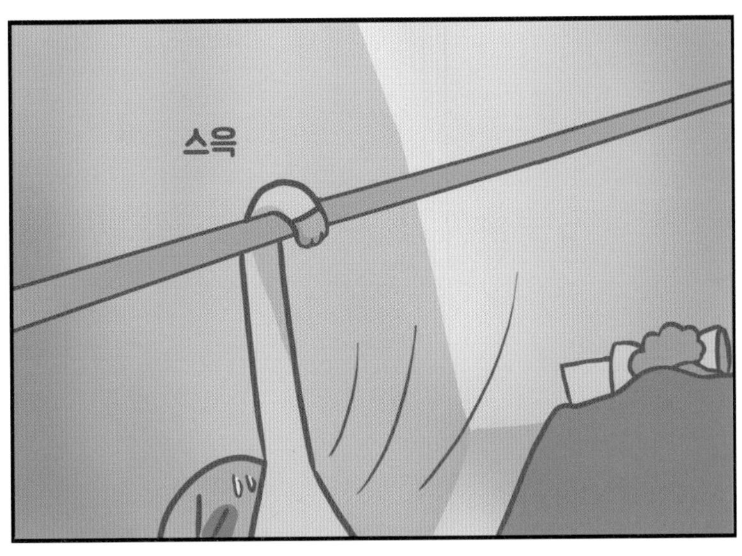
스윽

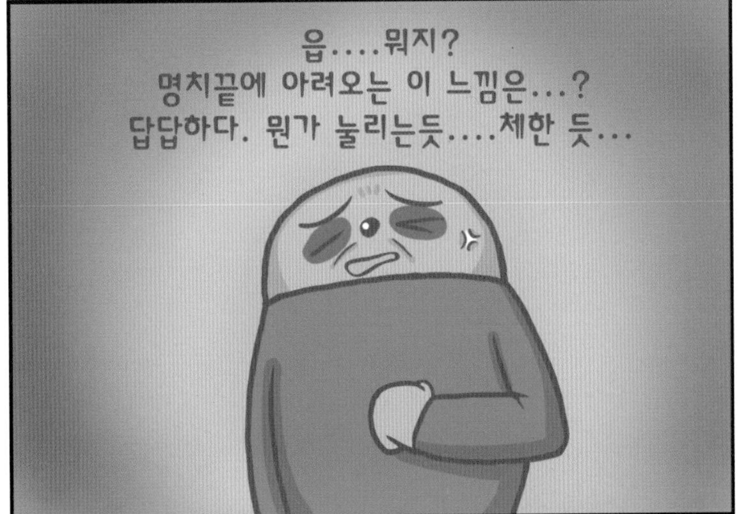
읍....뭐지?
명치끝에 아려오는 이 느낌은...?
답답하다. 뭔가 눌리는듯....체한 듯...

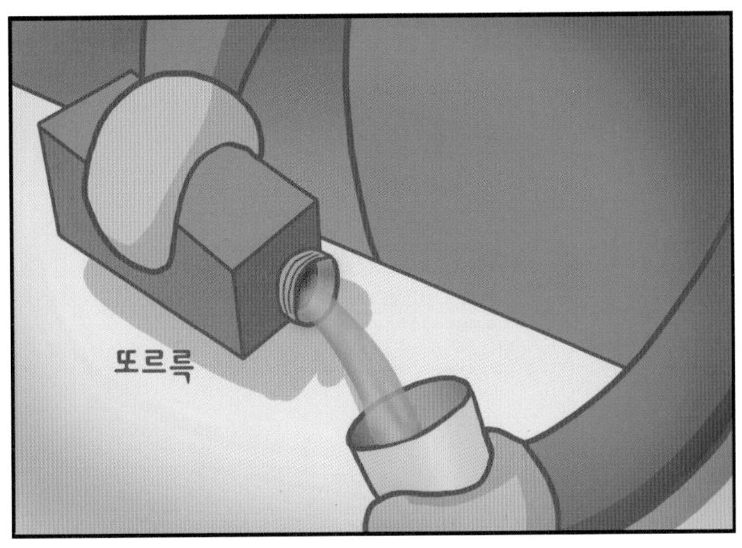
또르륵

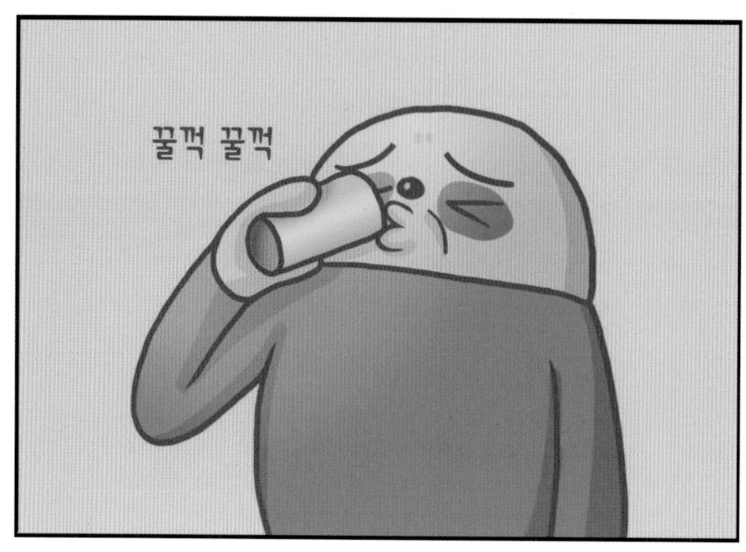
꿀꺽 꿀꺽

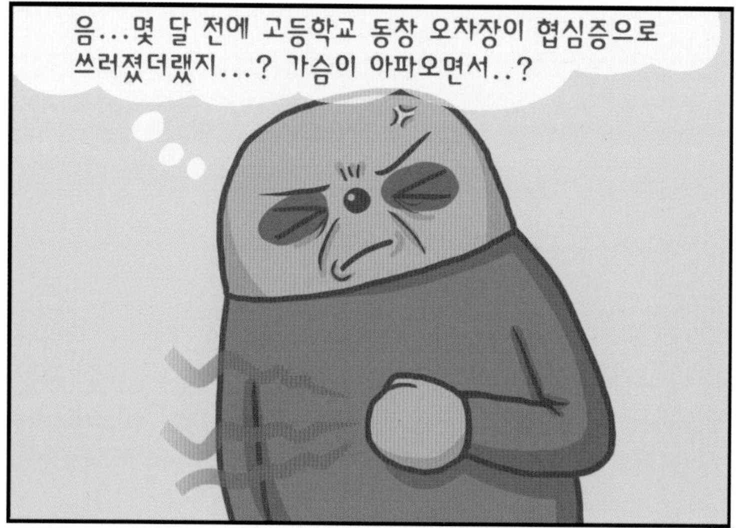
음...몇 달 전에 고등학교 동창 오차장이 협심증으로 쓰러졌더랬지...? 가슴이 아파오면서..?

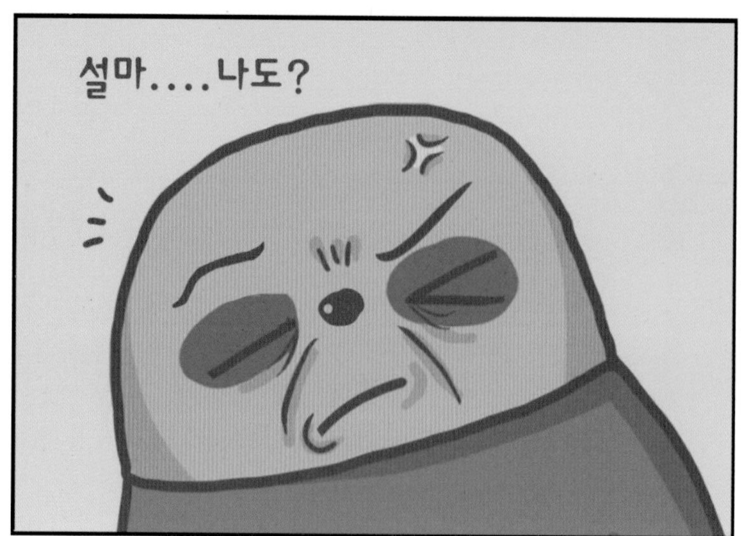
설마....나도?

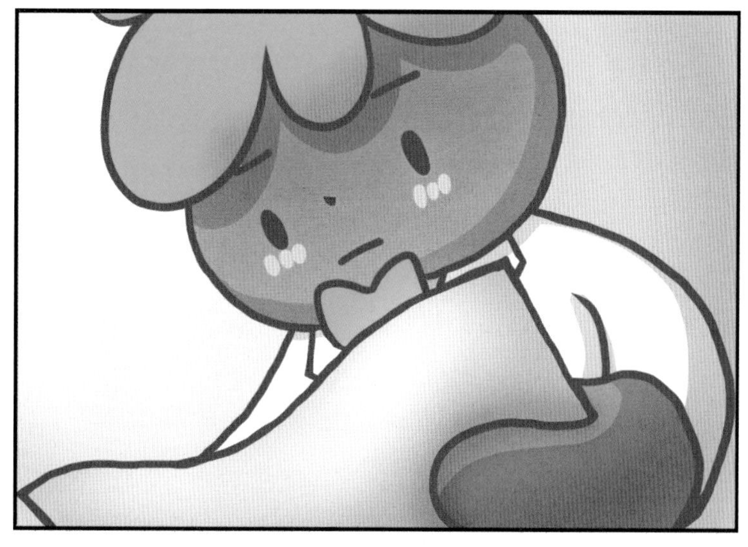

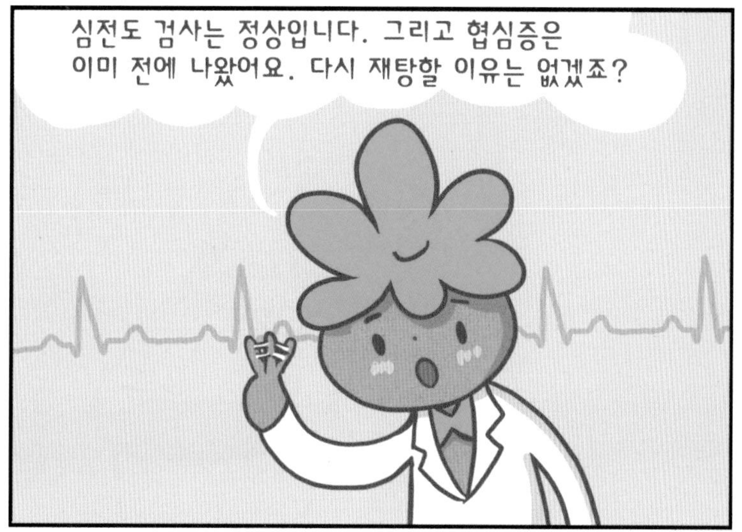
심전도 검사는 정상입니다. 그리고 협심증은
이미 전에 나왔어요. 다시 재탕할 이유는 없겠죠?

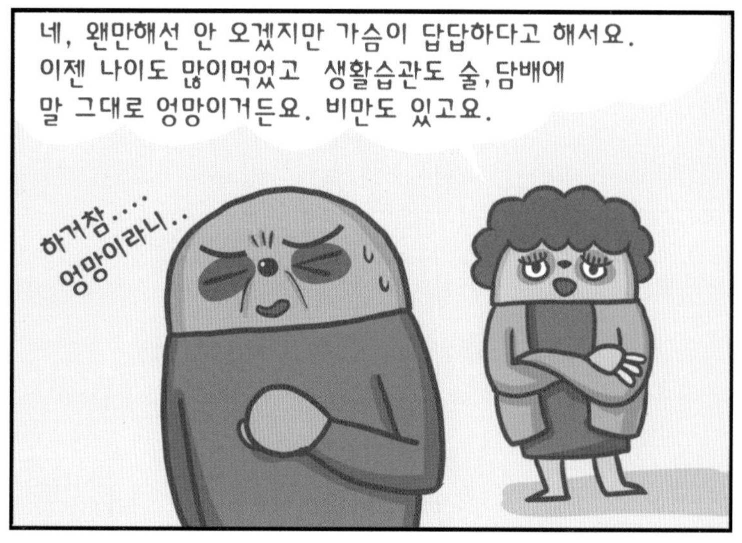
네, 왠만해선 안 오겠지만 가슴이 답답하다고 해서요.
이젠 나이도 많이먹었고 생활습관도 술,담배에
말 그대로 엉망이거든요. 비만도 있고요.
하거참....
엉망이라니..

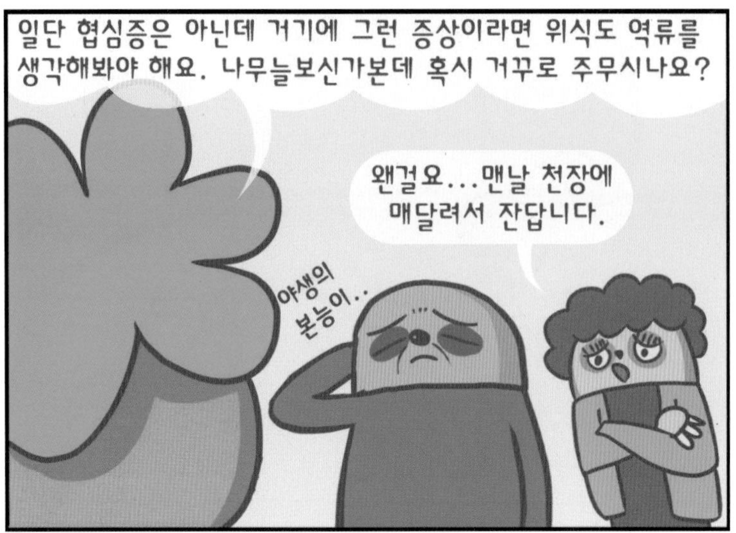
일단 협심증은 아닌데 거기에 그런 증상이라면 위식도 역류를 생각해봐야 해요. 나무늘보신가본데 혹시 거꾸로 주무시나요?
왠걸요...맨날 천장에 매달려서 잔답니다.
야생의 본능이..

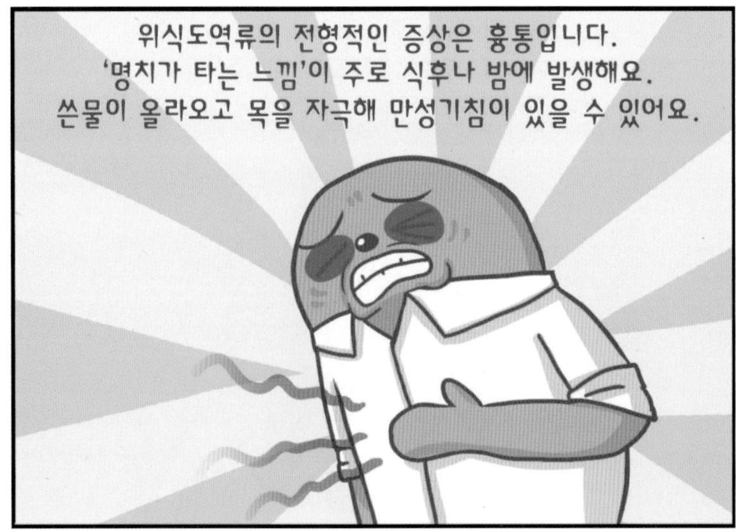
위식도역류의 전형적인 증상은 흉통입니다.
'명치가 타는 느낌'이 주로 식후나 밤에 발생해요.
쓴물이 올라오고 목을 자극해 만성기침이 있을 수 있어요.

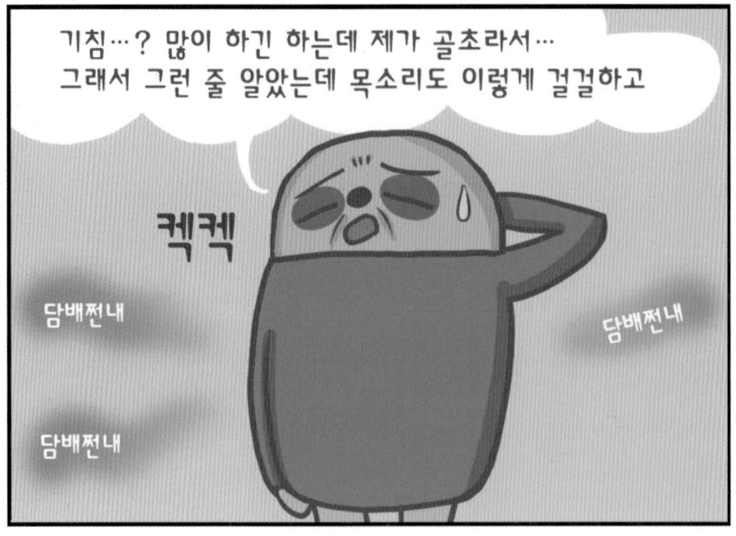
기침…? 많이 하긴 하는데 제가 골초라서…
그래서 그런 줄 알았는데 목소리도 이렇게 걸걸하고
켁켁
담배쩐내
담배쩐내
담배쩐내

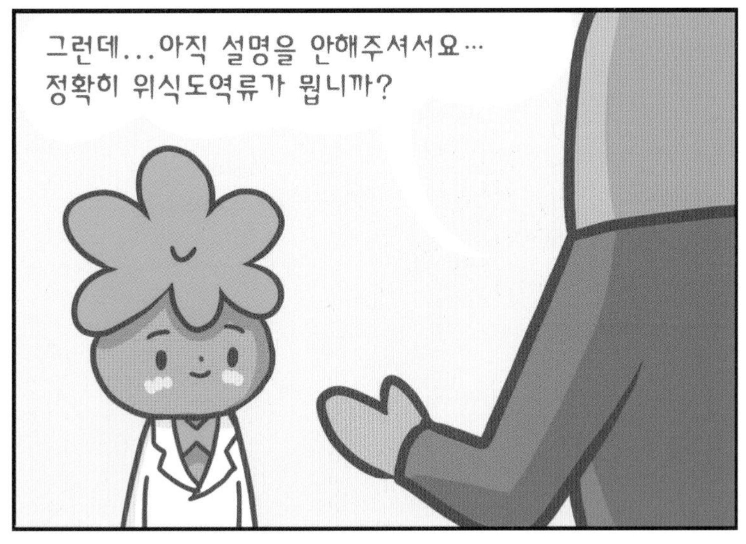
그런데...아직 설명을 안해주셔서요…
정확히 위식도역류가 뭡니까?

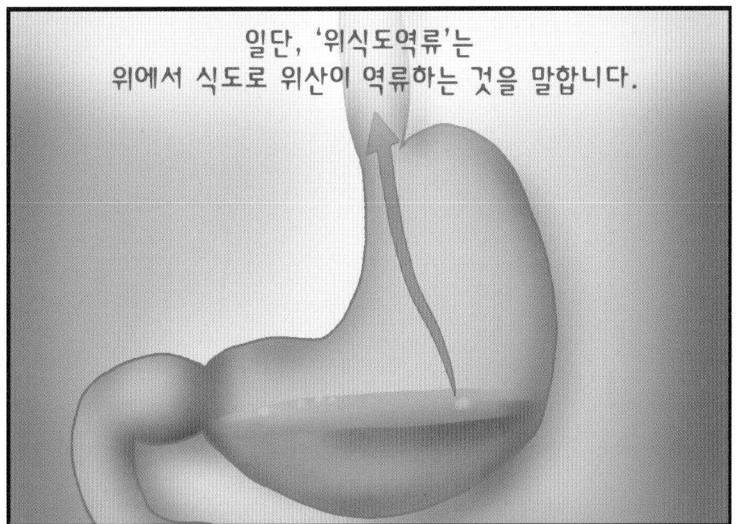
일단, '위식도역류'는
위에서 식도로 위산이 역류하는 것을 말합니다.

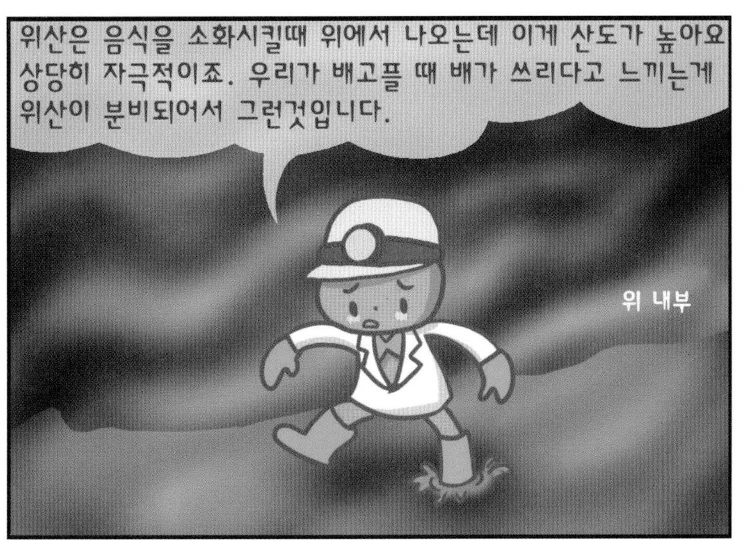
위산은 음식을 소화시킬때 위에서 나오는데 이게 산도가 높아요
상당히 자극적이죠. 우리가 배고플 때 배가 쓰리다고 느끼는게
위산이 분비되어서 그런것입니다.
위 내부

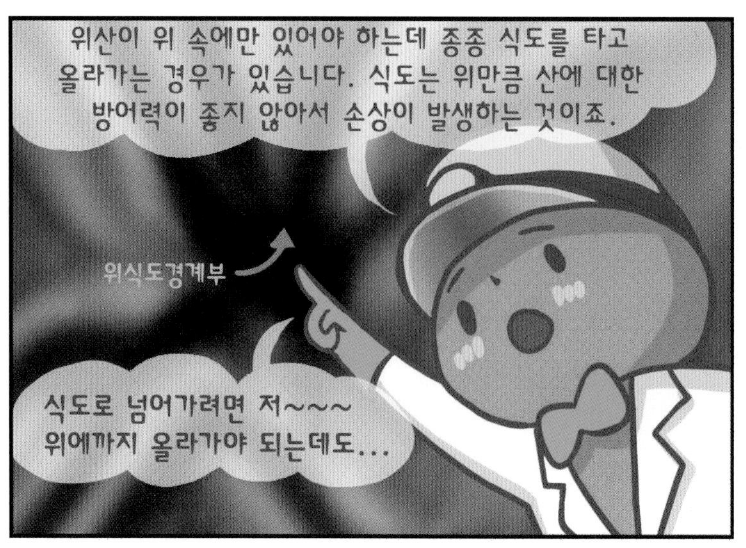
위산이 위 속에만 있어야 하는데 종종 식도를 타고 올라가는 경우가 있습니다. 식도는 위만큼 산에 대한 방어력이 좋지 않아서 손상이 발생하는 것이죠.
위식도경계부
식도로 넘어가려면 저~~~ 위에까지 올라가야 되는데도...

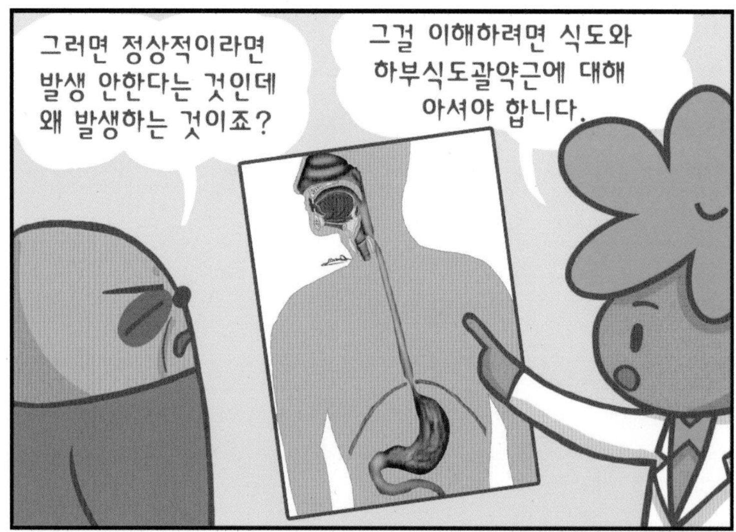
그러면 정상적이라면 발생 안한다는 것인데 왜 발생하는 것이죠?
그걸 이해하려면 식도와 하부식도괄약근에 대해 아셔야 합니다.

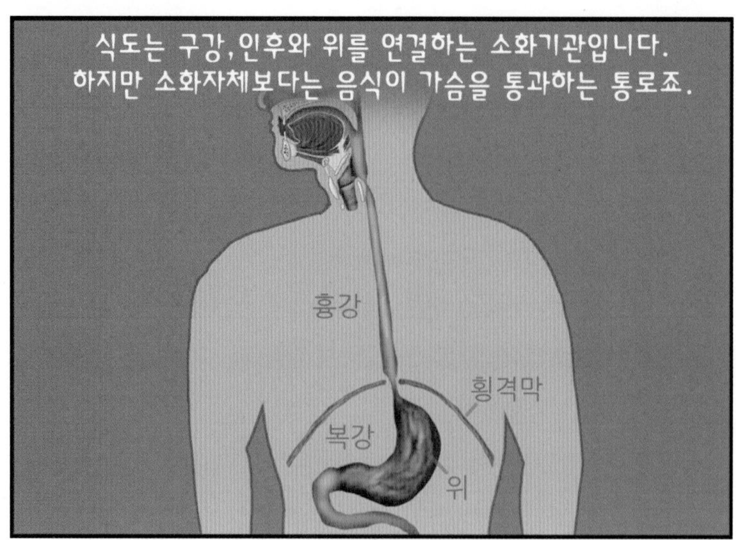
식도는 구강, 인후와 위를 연결하는 소화기관입니다. 하지만 소화자체보다는 음식이 가슴을 통과하는 통로죠.
흉강
횡격막
복강
위

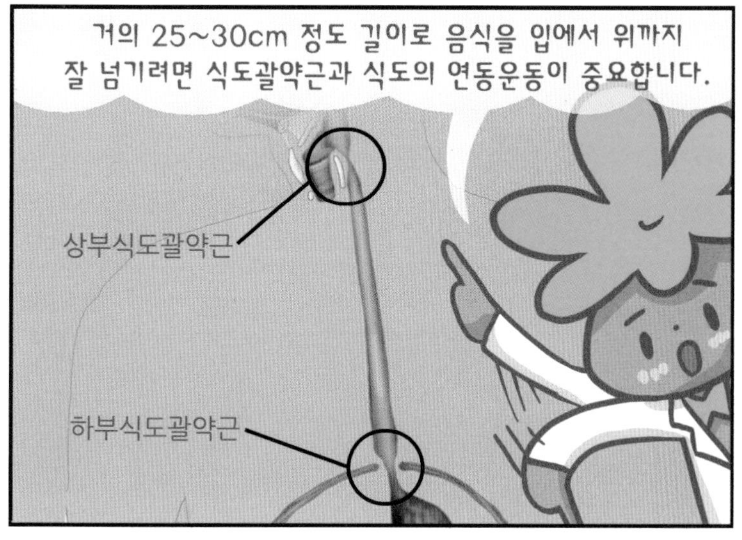
거의 25~30cm 정도 길이로 음식을 입에서 위까지
잘 넘기려면 식도괄약근과 식도의 연동운동이 중요합니다.
상부식도괄약근
하부식도괄약근

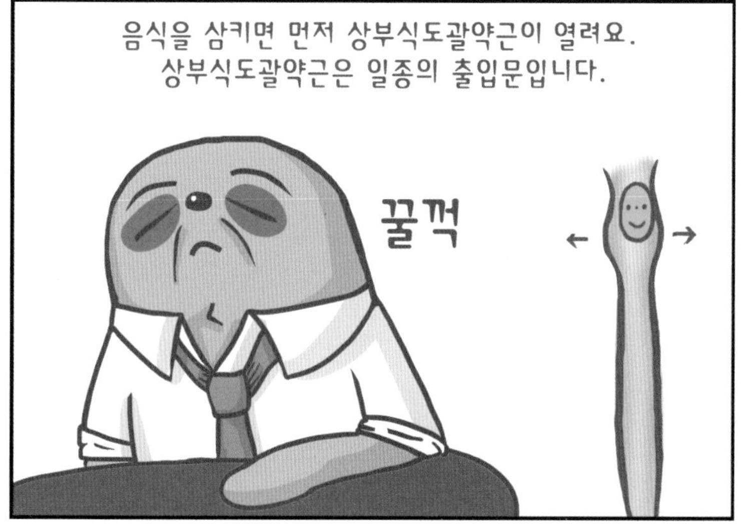
음식을 삼키면 먼저 상부식도괄약근이 열려요.
상부식도괄약근은 일종의 출입문입니다.
꿀꺽

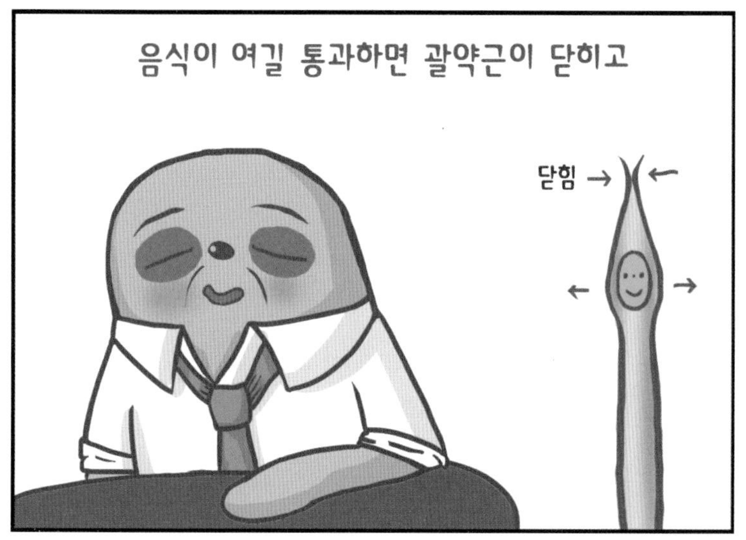
음식이 여길 통과하면 괄약근이 닫히고
닫힘

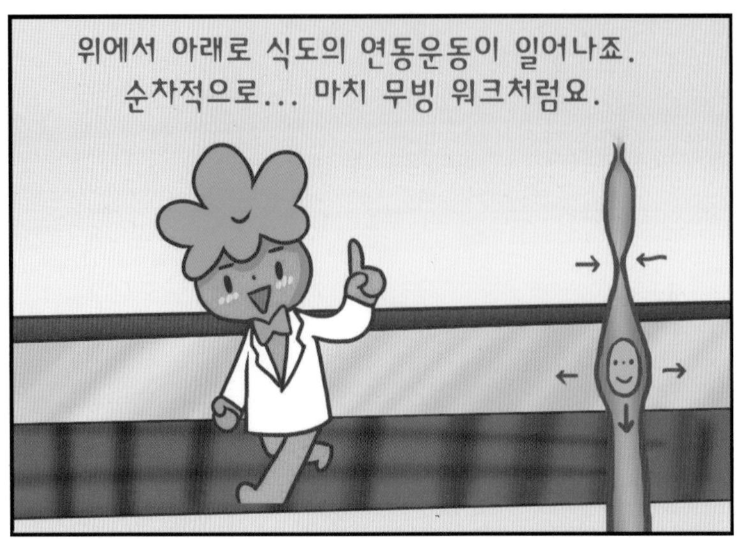
위에서 아래로 식도의 연동운동이 일어나죠.
순차적으로... 마치 무빙 워크처럼요.

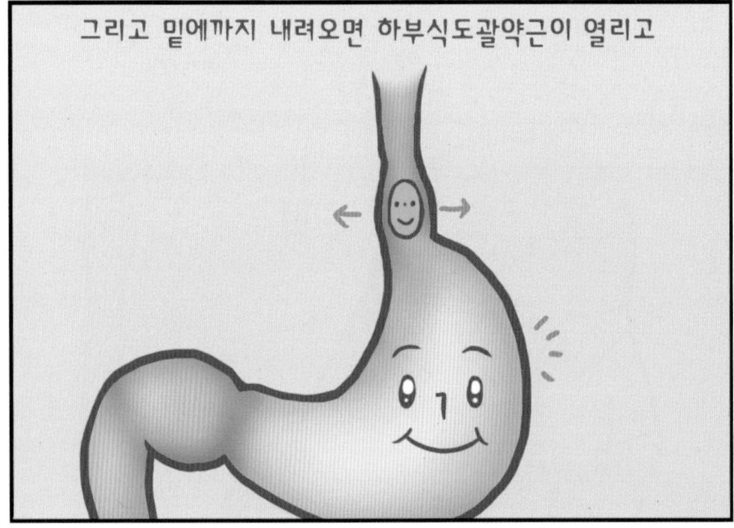
그리고 밑에까지 내려오면 하부식도괄약근이 열리고

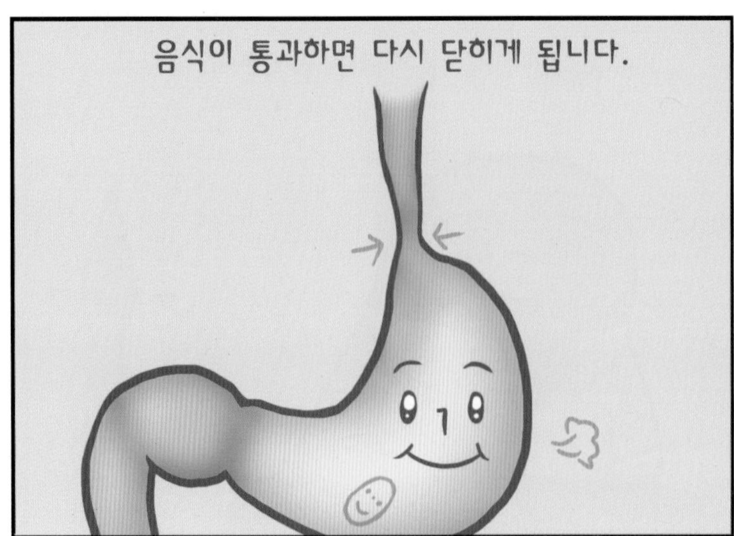
음식이 통과하면 다시 닫히게 됩니다.

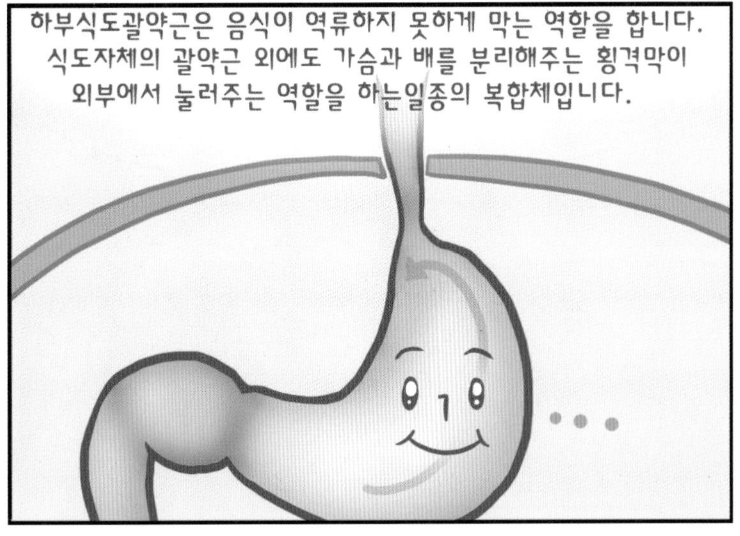
하부식도괄약근은 음식이 역류하지 못하게 막는 역할을 합니다.
식도자체의 괄약근 외에도 가슴과 배를 분리해주는 횡격막이
외부에서 눌러주는 역할을 하는일종의 복합체입니다.

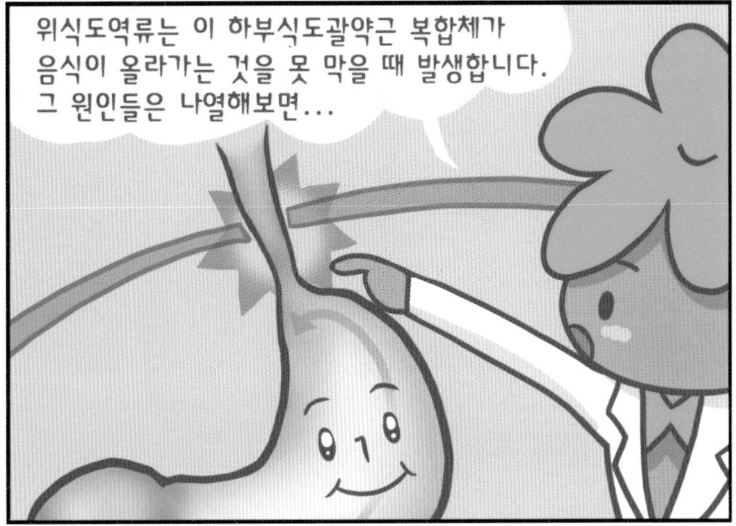
위식도역류는 이 하부식도괄약근 복합체가
음식이 올라가는 것을 못 막을 때 발생합니다.
그 원인들은 나열해보면...

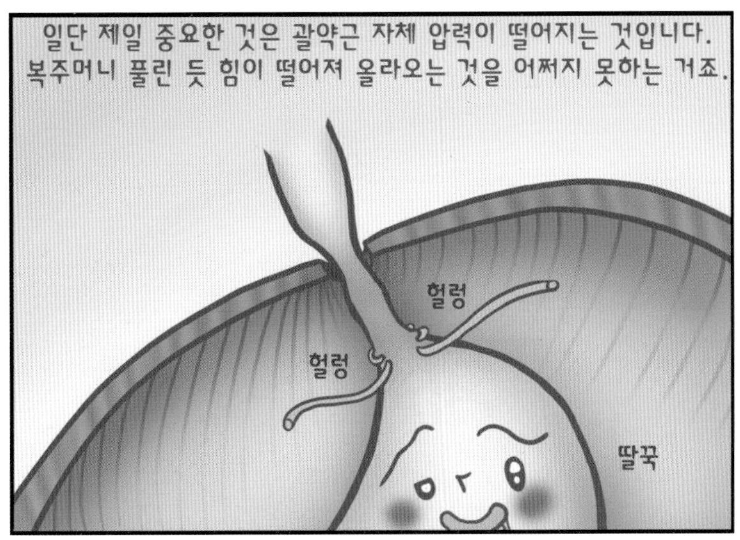
일단 제일 중요한 것은 괄약근 자체 압력이 떨어지는 것입니다.
복주머니 풀린 듯 힘이 떨어져 올라오는 것을 어쩌지 못하는 거죠.
헐렁
헐렁
딸꾹

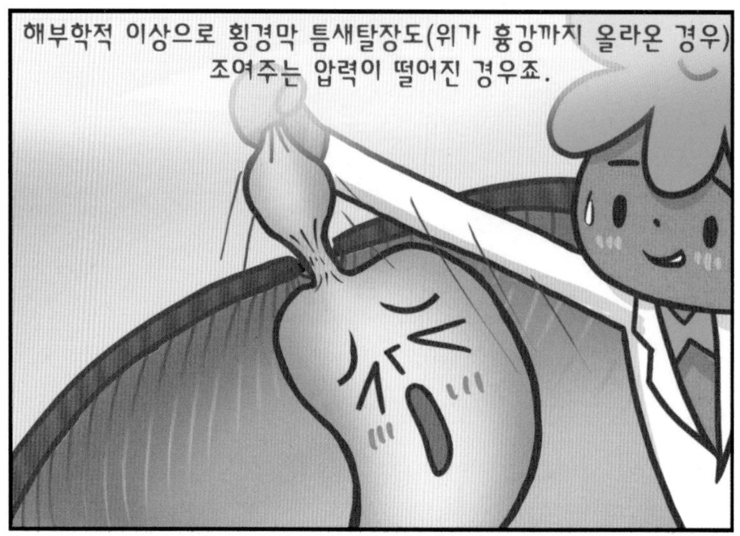
해부학적 이상으로 횡경막 틈새탈장도(위가 흉강까지 올라온 경우)
조여주는 압력이 떨어진 경우죠.

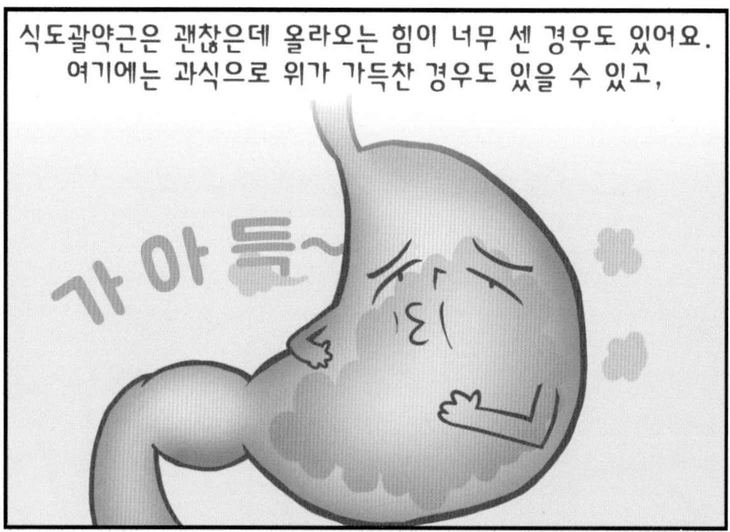
식도괄약근은 괜찮은데 올라오는 힘이 너무 센 경우도 있어요.
여기에는 과식으로 위가 가득찬 경우도 있을 수 있고,
가아득~

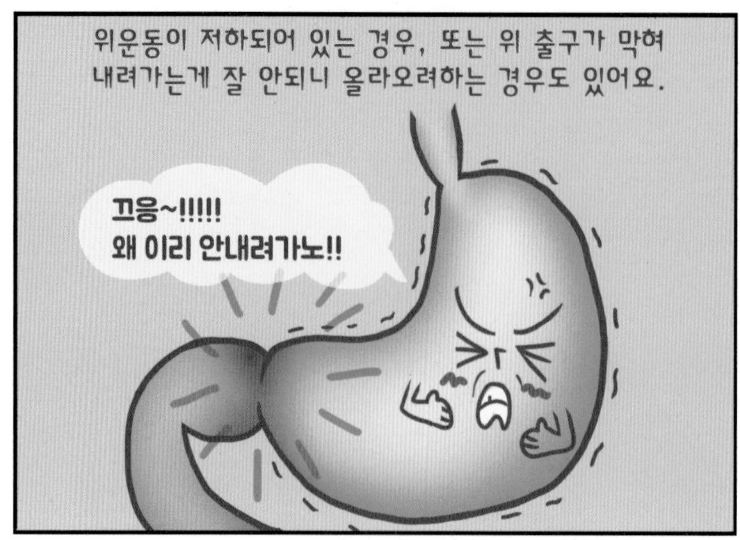
위운동이 저하되어 있는 경우, 또는 위 출구가 막혀
내려가는게 잘 안되니 올라오려하는 경우도 있어요.
끄응~!!!!!
왜 이리 안내려가노!!

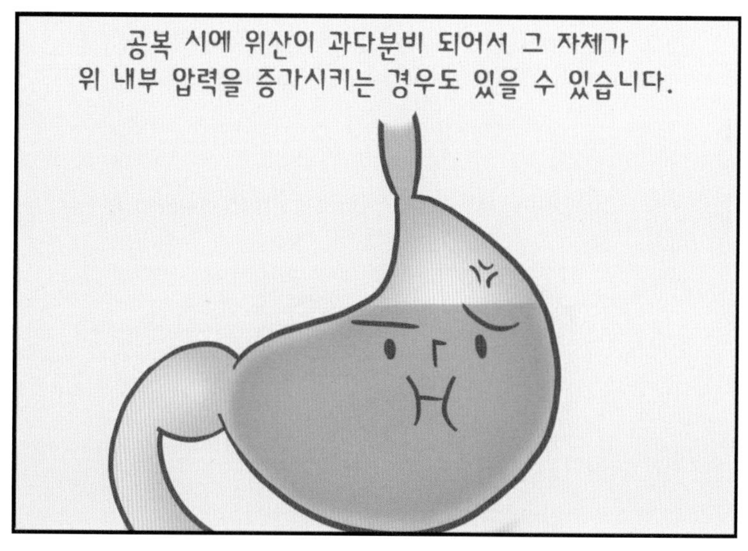
공복 시에 위산이 과다분비 되어서 그 자체가
위 내부 압력을 증가시키는 경우도 있을 수 있습니다.

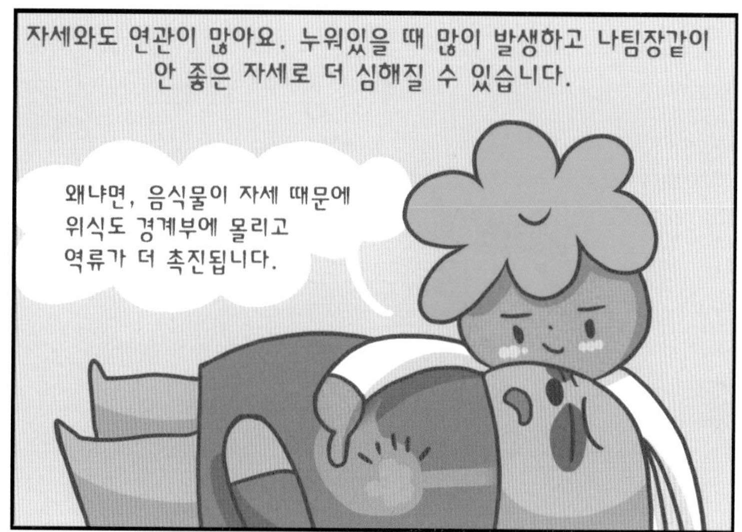
자세와도 연관이 많아요. 누워있을 때 많이 발생하고 나팀장같이
안 좋은 자세로 더 심해질 수 있습니다.
왜냐면, 음식물이 자세 때문에
위식도 경계부에 몰리고
역류가 더 촉진됩니다.

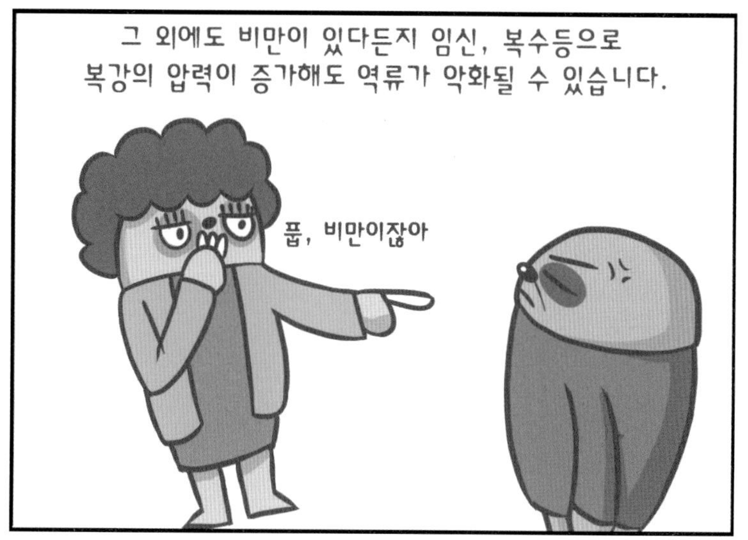
그 외에도 비만이 있다든지 임신, 복수등으로
복강의 압력이 증가해도 역류가 악화될 수 있습니다.
풉, 비만이잖아

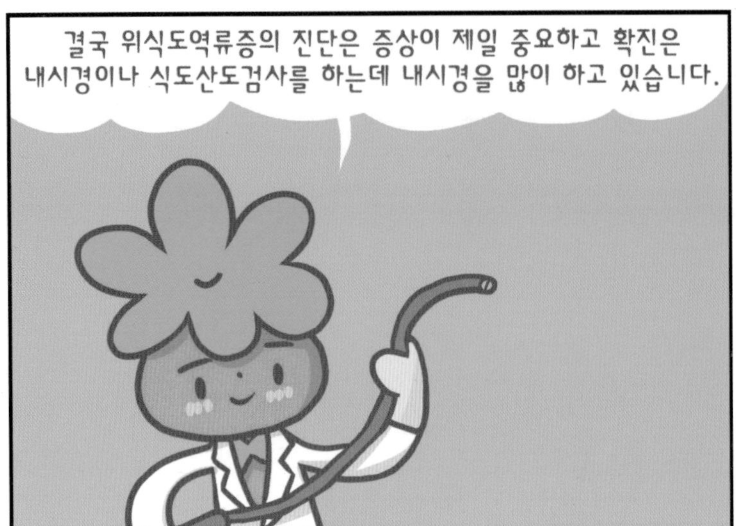
결국 위식도역류증의 진단은 증상이 제일 중요하고 확진은 내시경이나 식도산도검사를 하는데 내시경을 많이 하고 있습니다.

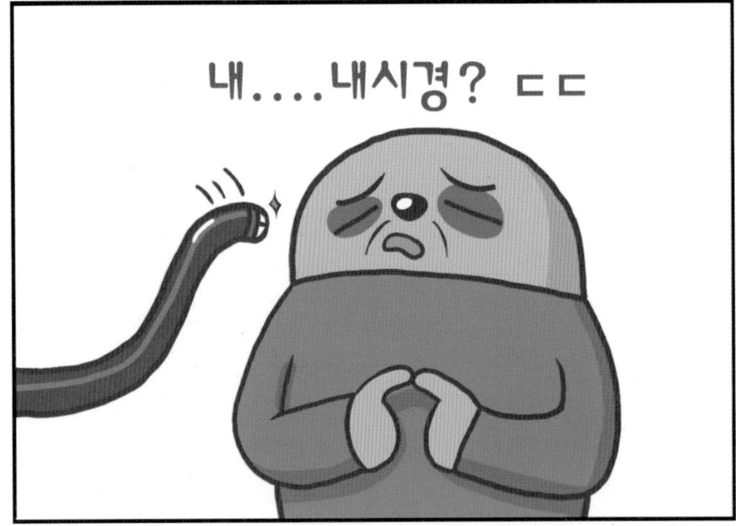
내....내시경? ㄷㄷ

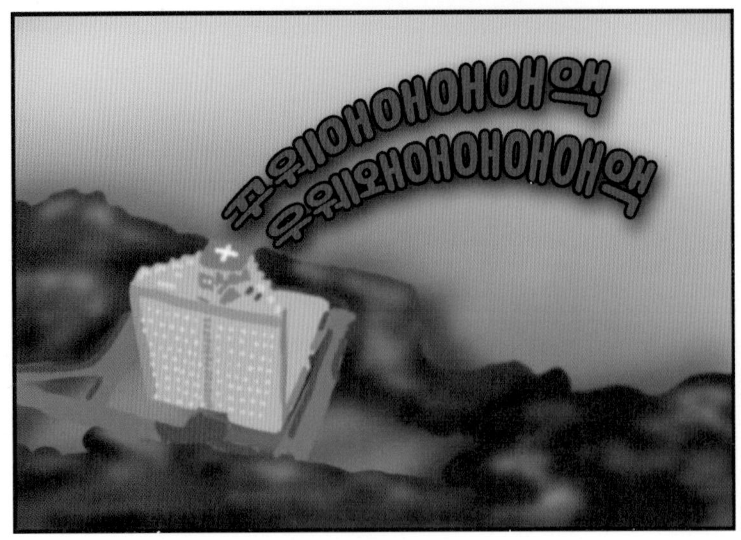
꾸웨애애애애액
우웨왜애애애애액

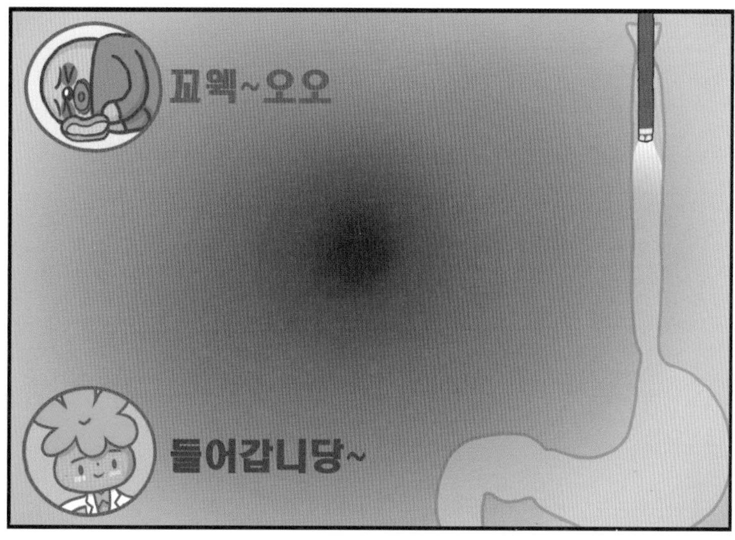
꾀웩~오오
들어갑니당~

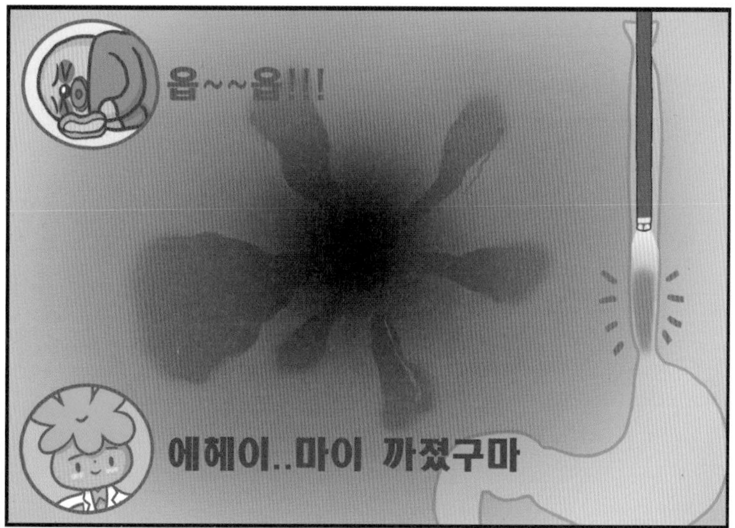
읍~~읍!!!
에헤이..마이 까졌구마

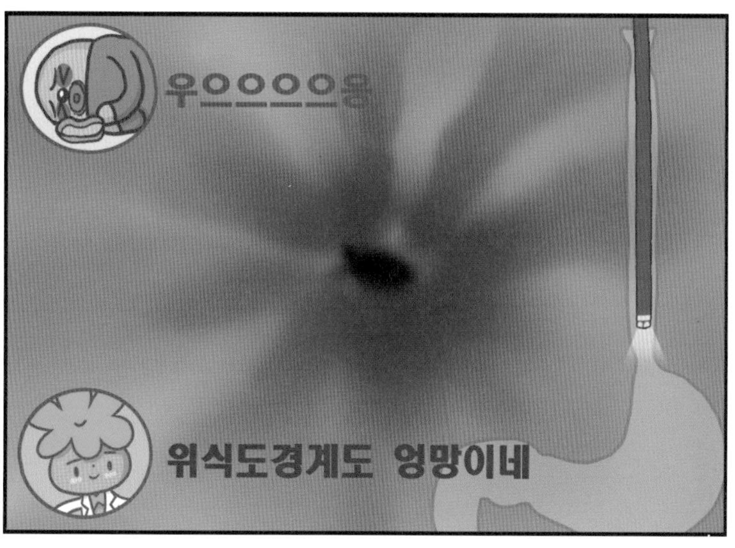
우으으으으응
위식도경계도 엉망이네

식도에 염증이 있고 까짐 등 식도염 소견이 보여요.
역류성 식도염이 맞고요. 약물 치료부터 하겠지만
약으로 치료가 안되면 수술이 필요할 수도 있답니다.
엉
엉

일단 약을 먹어볼 수 있을까요?
제가 워낙 회사에서 빠지기가 어려워서..
혹시 증상이 계속되거나 갑자기 악화되면
다시 오겠습니다.

일단 위산분비를 억제하는 약을 드릴께요. 양성자펌프억제제
(PPI)와 히스타민 수용체 억제제(H2-blocker)가 대표적이고
얘네들은 위산의 분비를 방해하는 역할을 합니다.
PPI
위산
PPI, Proton Pump Inhibitor)

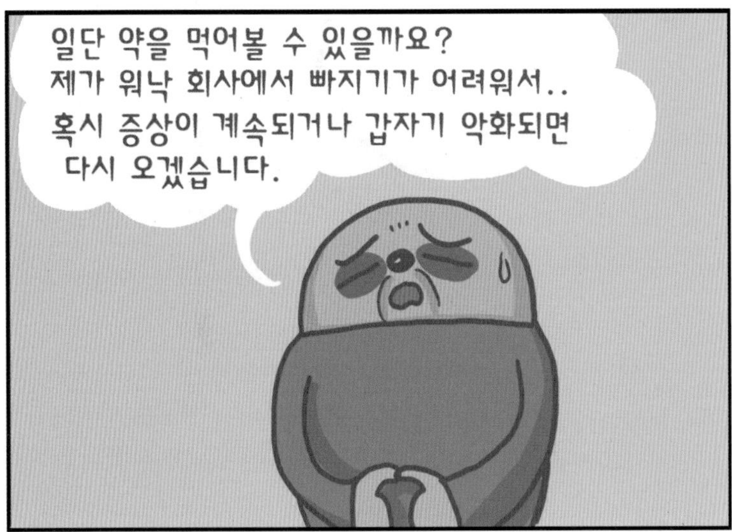

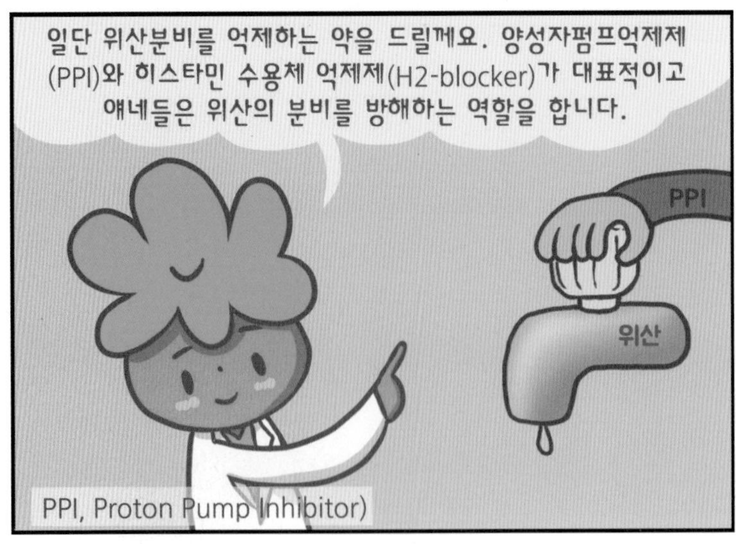

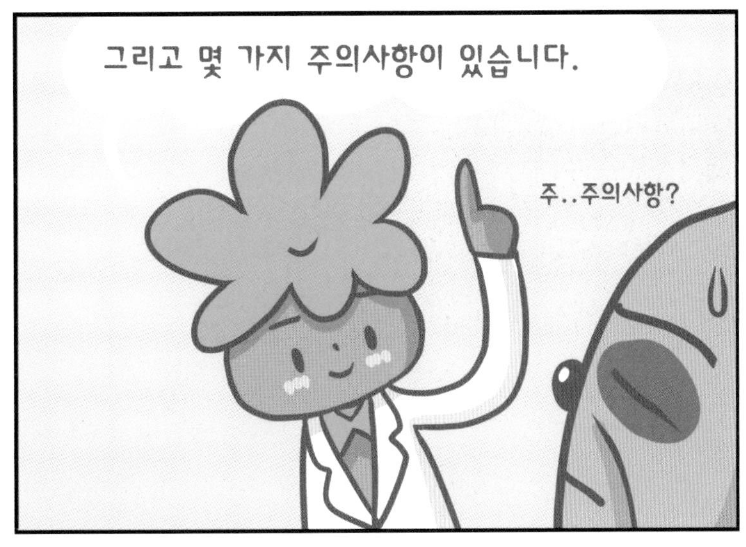
그리고 몇 가지 주의사항이 있습니다.
주..주의사항?

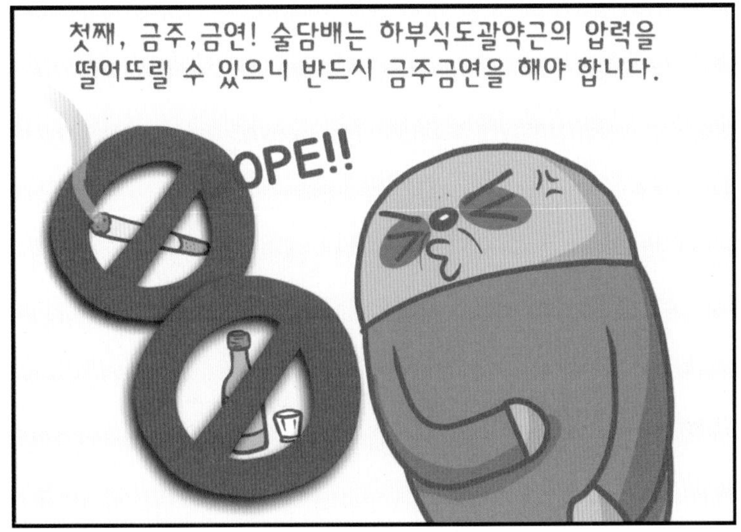
첫째, 금주,금연! 술담배는 하부식도괄약근의 압력을 떨어뜨릴 수 있으니 반드시 금주금연을 해야 합니다.
OPE!!

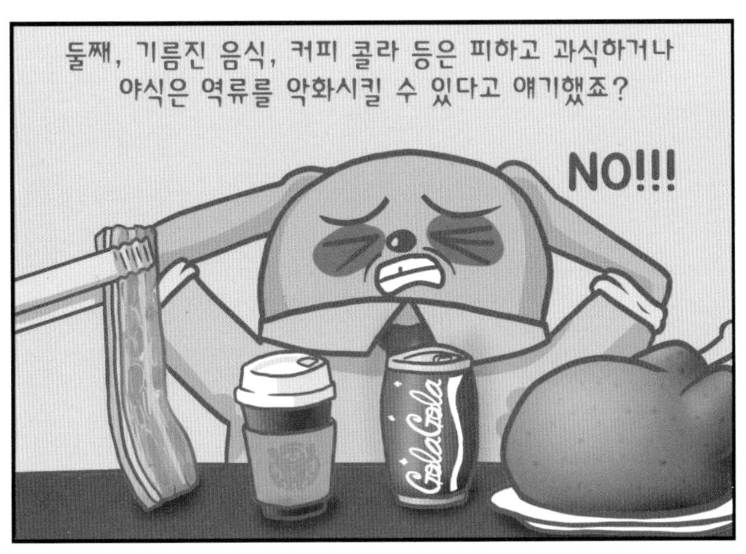
둘째, 기름진 음식, 커피 콜라 등은 피하고 과식하거나 야식은 역류를 악화시킬 수 있다고 얘기했죠?
NO!!!

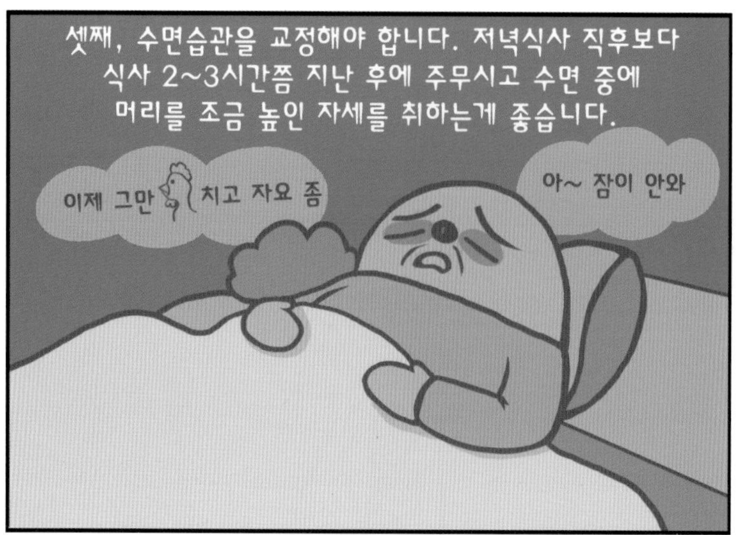
셋째, 수면습관을 교정해야 합니다. 저녁식사 직후보다
식사 2~3시간쯤 지난 후에 주무시고 수면 중에
머리를 조금 높인 자세를 취하는게 좋습니다.
이제 그만 치고 자요 좀
아~ 잠이 안와

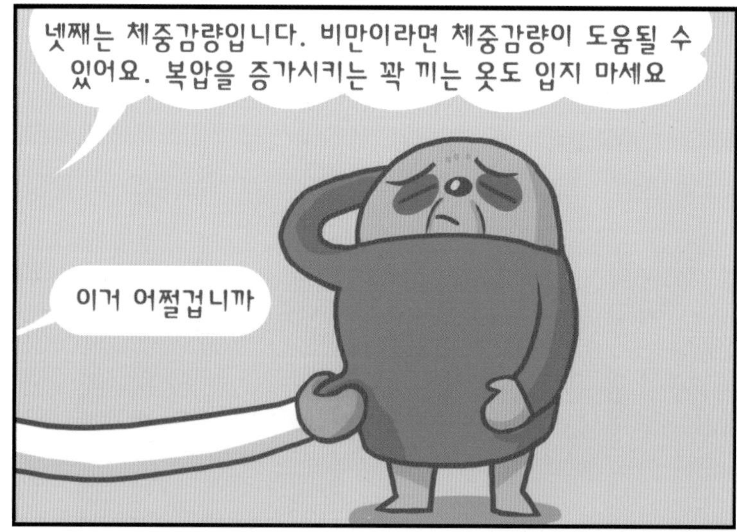
넷째는 체중감량입니다. 비만이라면 체중감량이 도움될 수
있어요. 복압을 증가시키는 꽉 끼는 옷도 입지 마세요
이거 어쩔겁니까

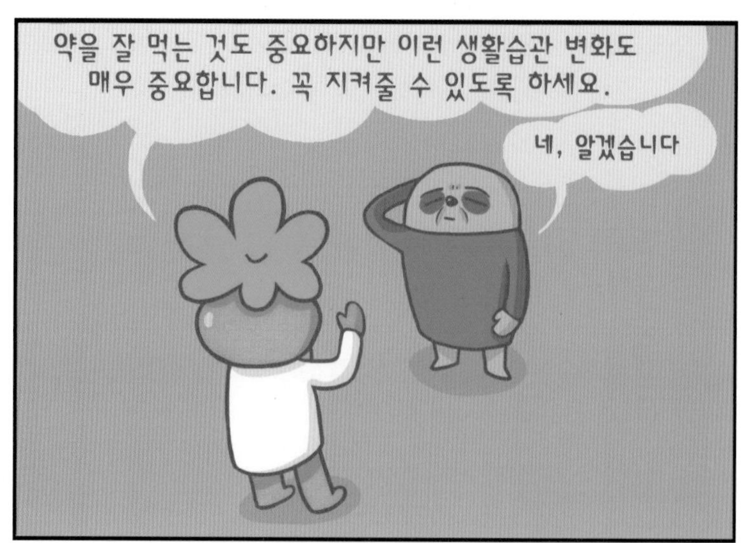
약을 잘 먹는 것도 중요하지만 이런 생활습관 변화도
매우 중요합니다. 꼭 지켜줄 수 있도록 하세요.
네, 알겠습니다

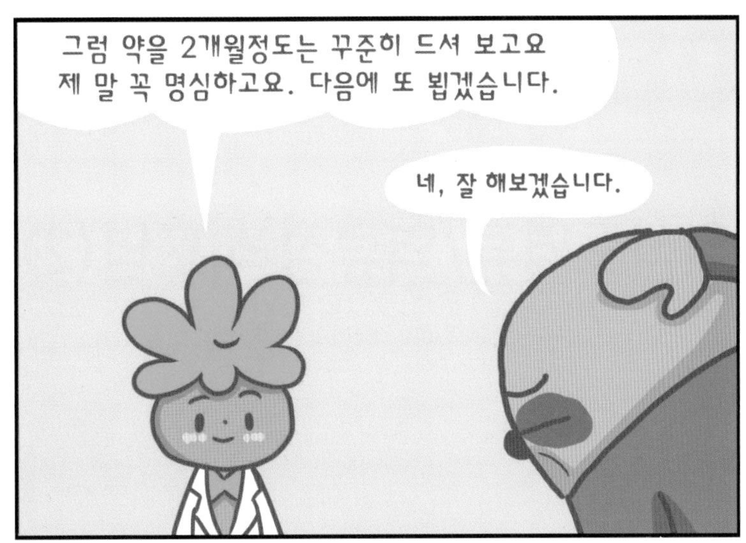
그럼 약을 2개월정도는 꾸준히 드셔 보고요
제 말 꼭 명심하고요. 다음에 또 뵙겠습니다.
네, 잘 해보겠습니다.

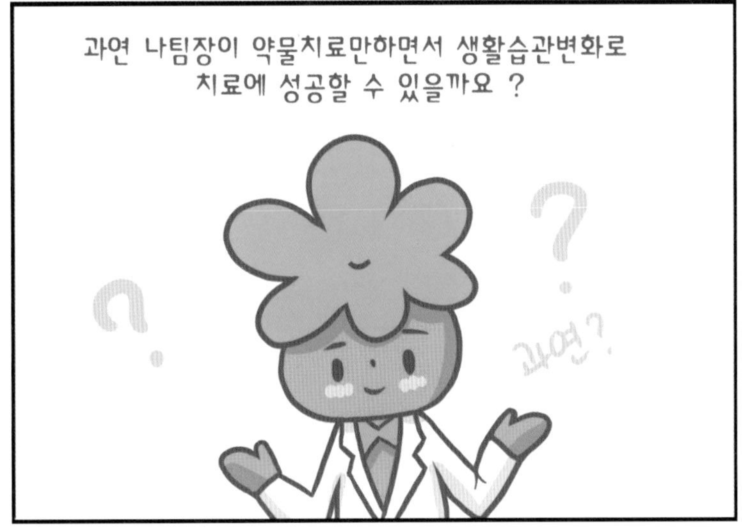
과연 나팀장이 약물치료만하면서 생활습관변화로
치료에 성공할 수 있을까요 ?
과연?

08 CHAPTER

소화기 질환

위식도역류/역류성 식도염(2)

Gastroesophageal reflux disease (2)

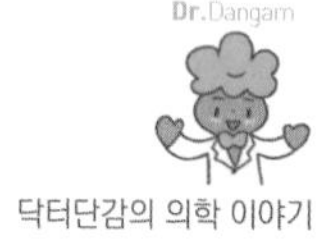

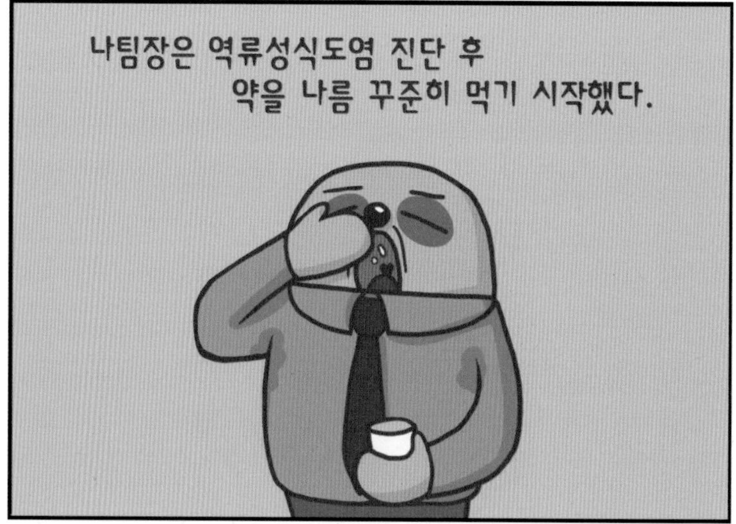

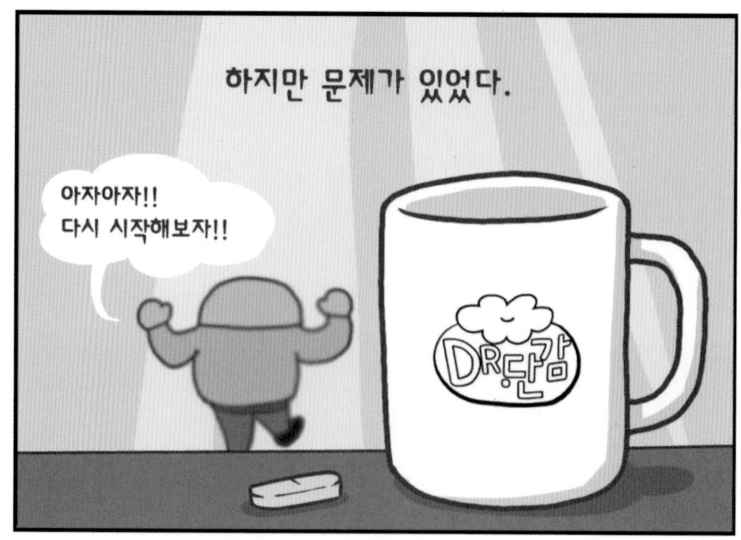

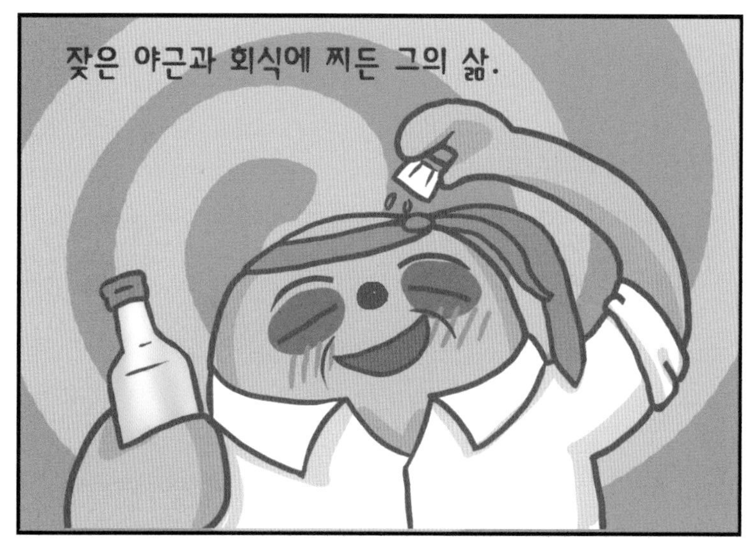
잦은 야근과 회식에 찌든 그의 삶.

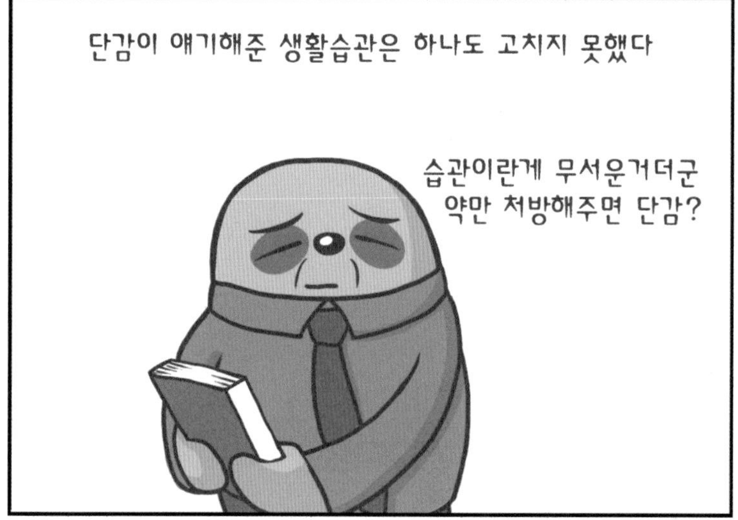
단감이 얘기해준 생활습관은 하나도 고치지 못했다
습관이란게 무서운거더군
약만 처방해주면 단감?

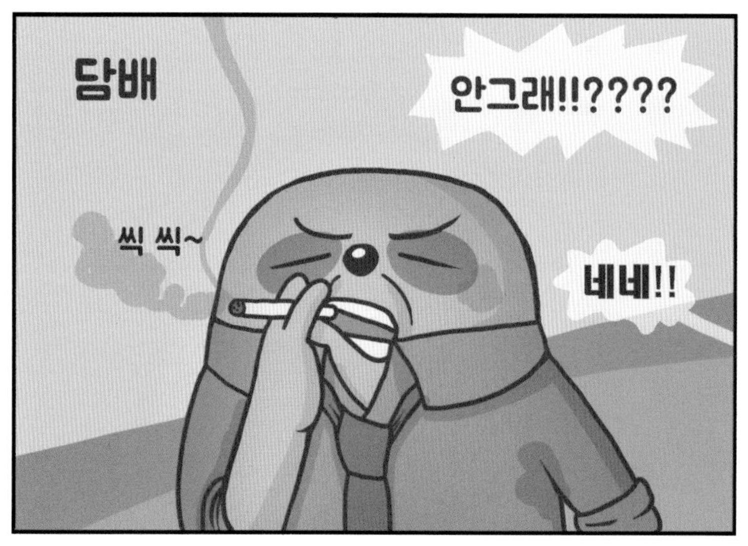
담배
안그래!!????
씩 씩~
네네!!

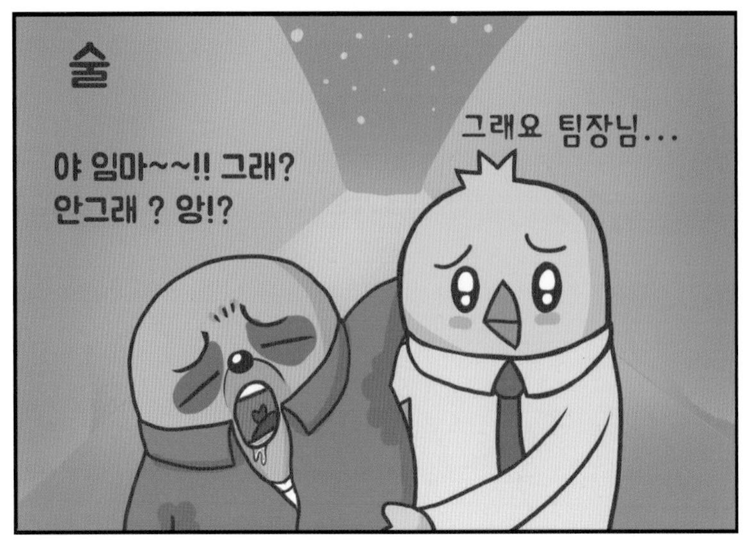
술
야 임마~~!! 그래?
안그래 ? 앙!?
그래요 팀장님...

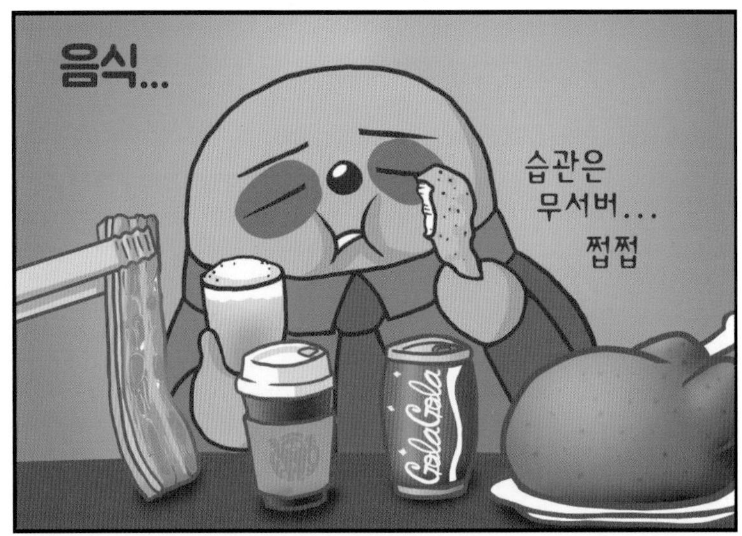
음식...
습관은
무서버...
쩝쩝

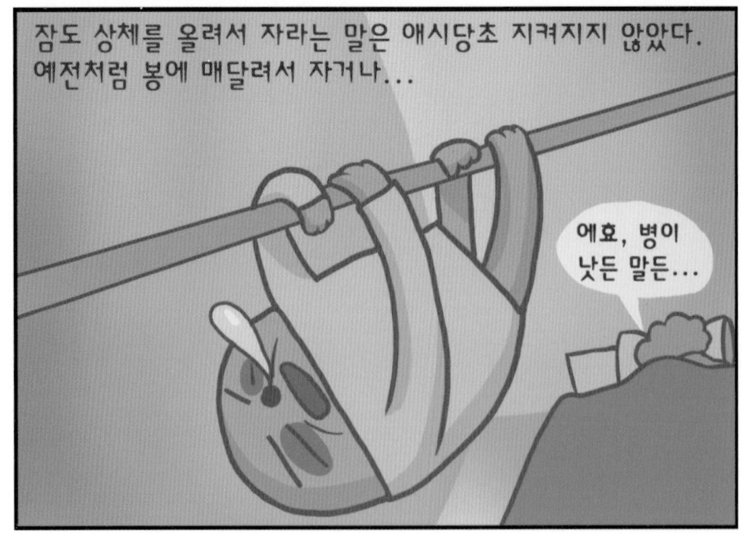
잠도 상체를 올려서 자라는 말은 애시당초 지켜지지 않았다.
예전처럼 봉에 매달려서 자거나...
에효, 병이
낫든 말든...

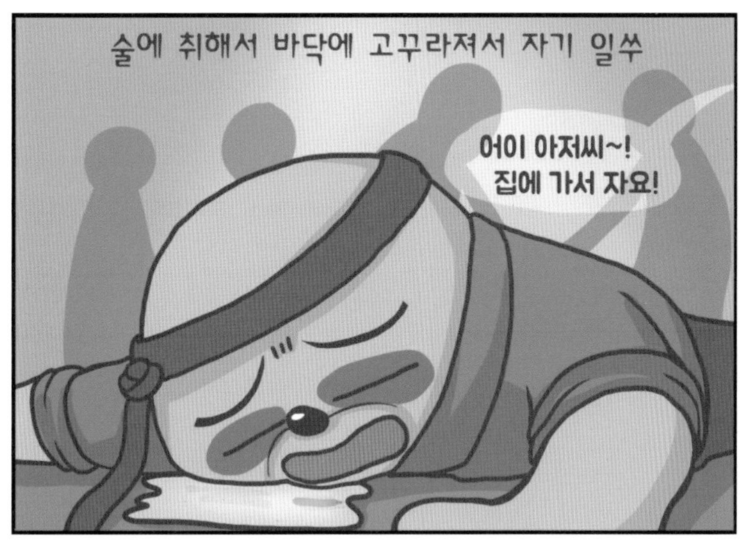
술에 취해서 바닥에 고꾸라져서 자기 일쑤
어이 아저씨~! 집에 가서 자요!

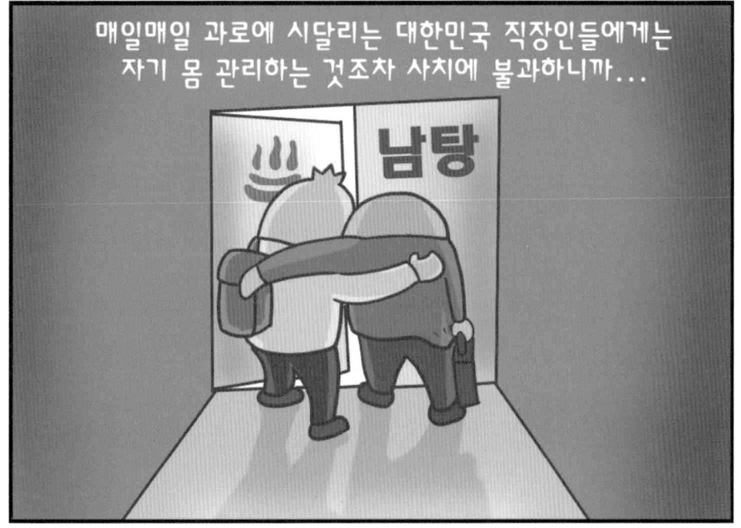
매일매일 과로에 시달리는 대한민국 직장인들에게는 자기 몸 관리하는 것조차 사치에 불과하니까...
남탕

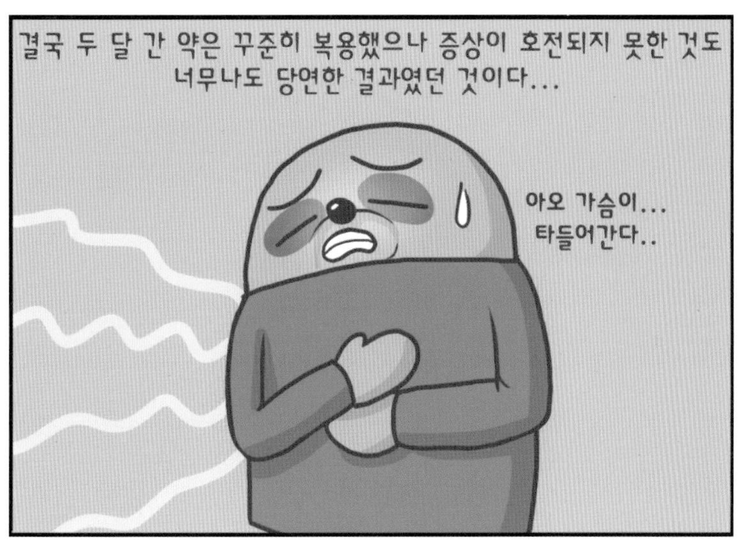
결국 두 달 간 약은 꾸준히 복용했으나 증상이 호전되지 못한 것도 너무나도 당연한 결과였던 것이다...
아오 가슴이... 타들어간다..

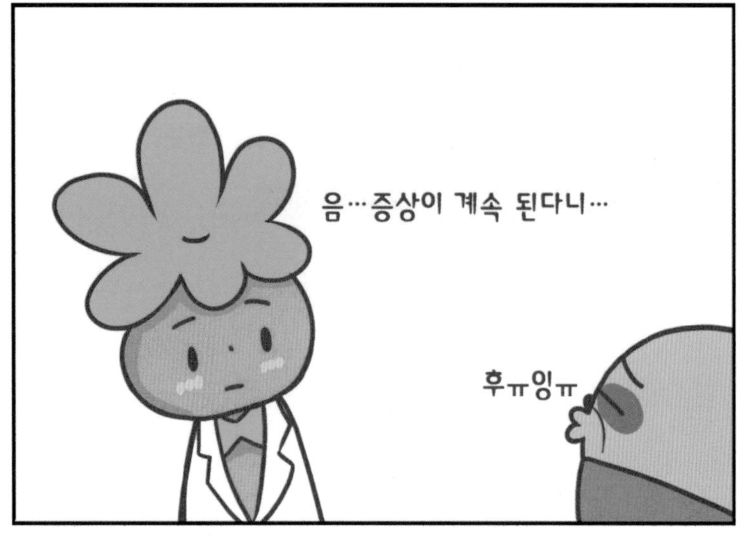
음…증상이 계속 된다니…
후ㅠ잉ㅠ

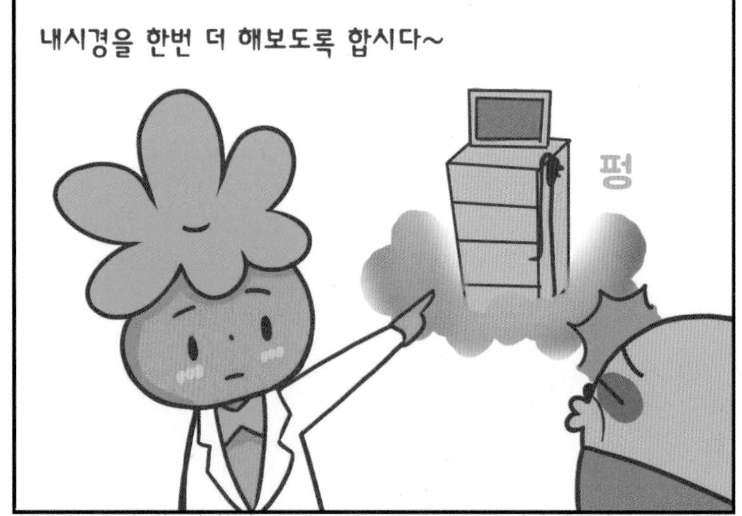
내시경을 한번 더 해보도록 합시다~
펑

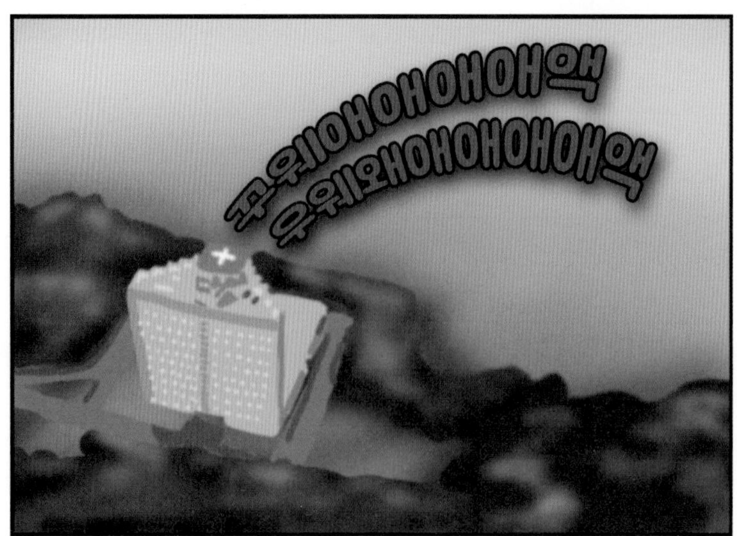
쿠우이애애애애액
우위왜애애애애액

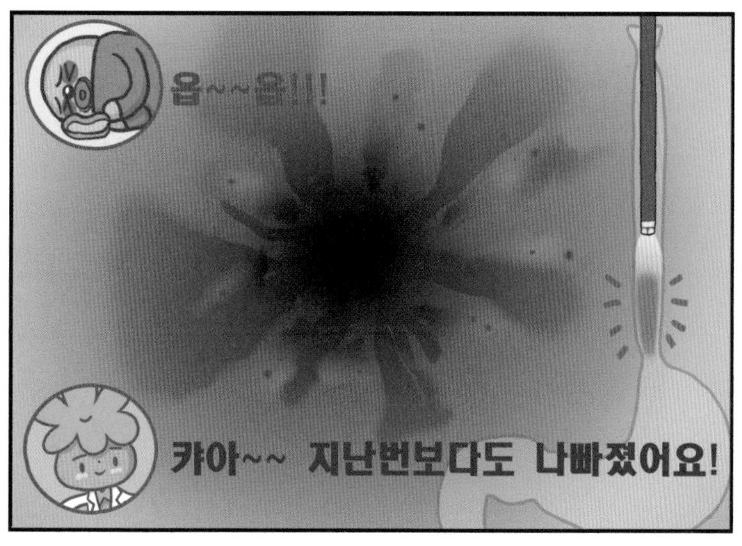
읍~~읍!!!
캬아~~ 지난번보다도 나빠졌어요!

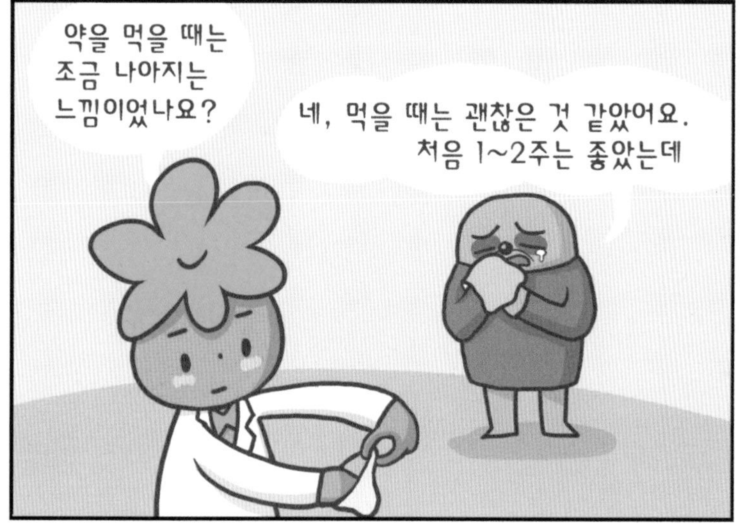
약을 먹을 때는 조금 나아지는 느낌이었나요?
네, 먹을 때는 괜찮은 것 같았어요. 처음 1~2주는 좋았는데

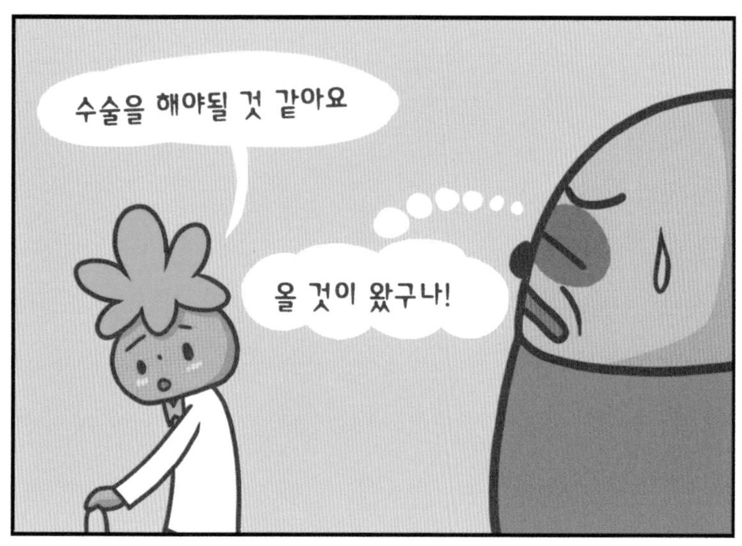
수술을 해야될 것 같아요
올 것이 왔구나!

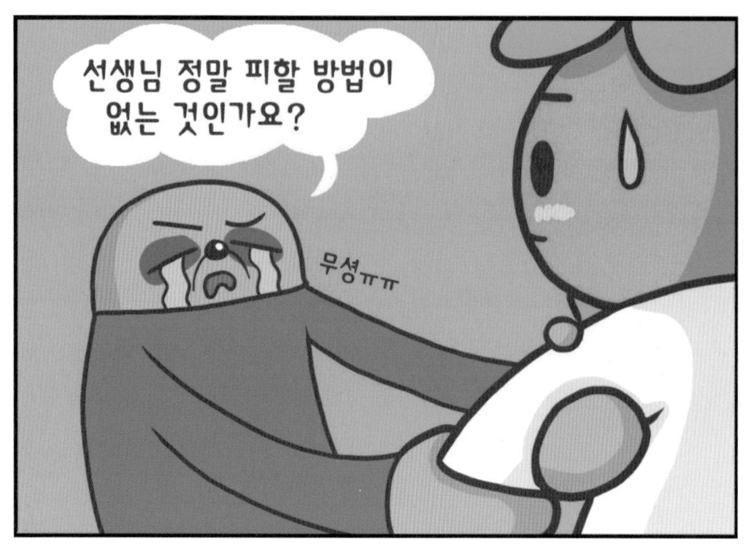
선생님 정말 피할 방법이 없는 것인가요?
무셔ㅠㅠ

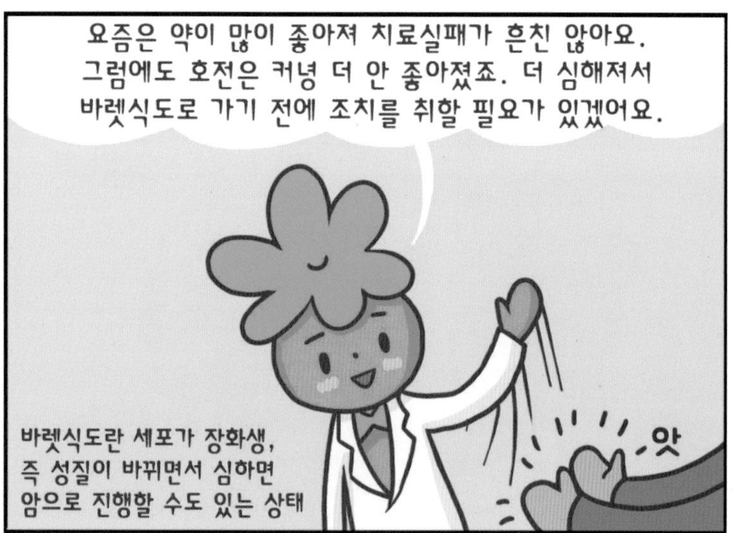
요즘은 약이 많이 좋아져 치료실패가 흔친 않아요. 그럼에도 호전은 커녕 더 안 좋아졌죠. 더 심해져서 바렛식도로 가기 전에 조치를 취할 필요가 있겠어요.
바렛식도란 세포가 장화생, 즉 성질이 바뀌면서 심하면 암으로 진행할 수도 있는 상태
앗

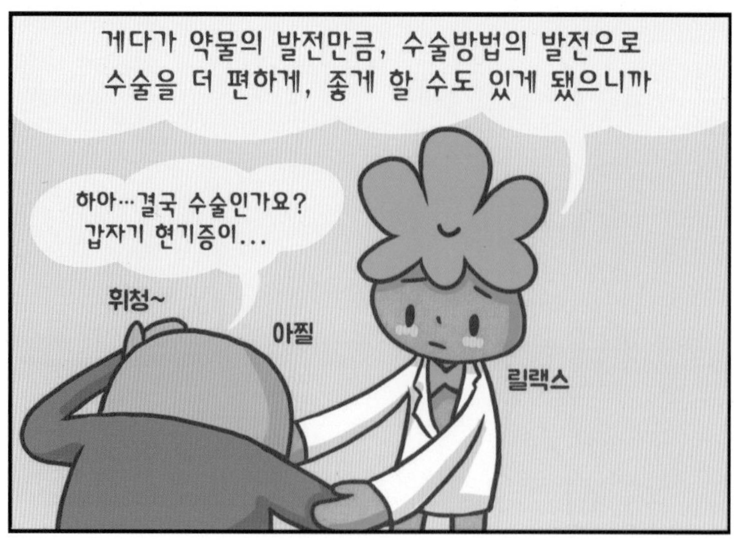
게다가 약물의 발전만큼, 수술방법의 발전으로 수술을 더 편하게, 좋게 할 수도 있게 됐으니까
하아…결국 수술인가요? 갑자기 현기증이...
휘청~
아찔
릴랙스

하지만 그 전에 몇가지 검사를 해볼 필요가 있습니다.
첫째는 치료가 안되는 다른 원인이 있는지, 그리고
둘째는 수술 전에 해부학적 정보를 얻기 위해서입니다
하아….. 검사라니…
게다가 한 개도 아니고
몇 가지?

증상과 내시경만 가지고 위식도역류를 100% 진단하는 것은
사실 어려워요. 아닐 가능성도 있다는 거죠. 수술은 약 복용과는
차원이 다르기에 정확한 진단을 한 후에 진행을 하려는 것입니다

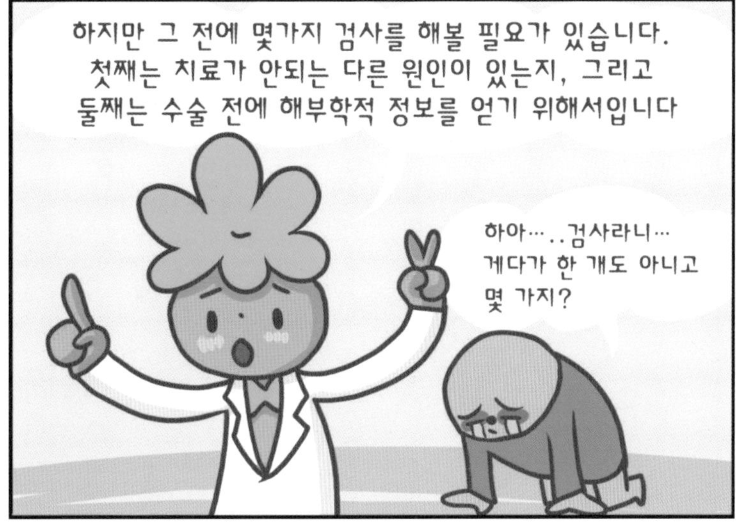

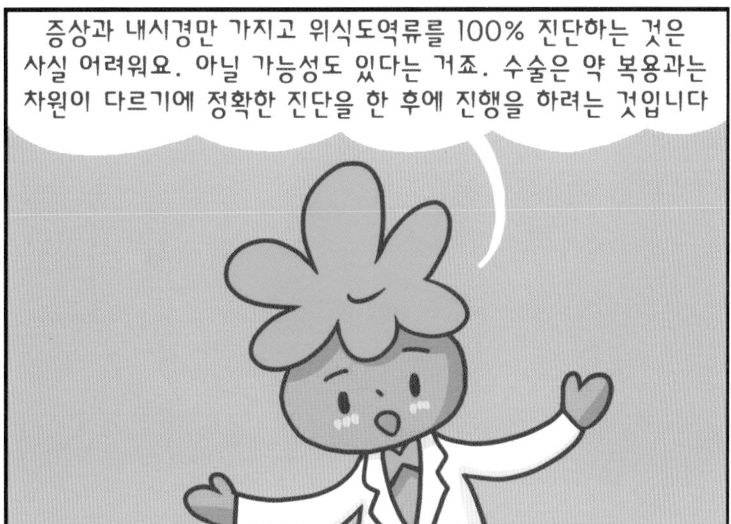

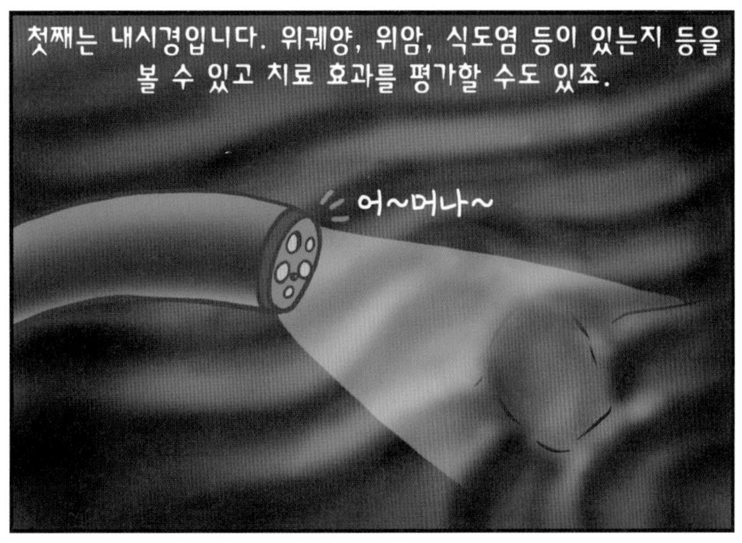

08

위식도역류/역류성 식도염 (2)

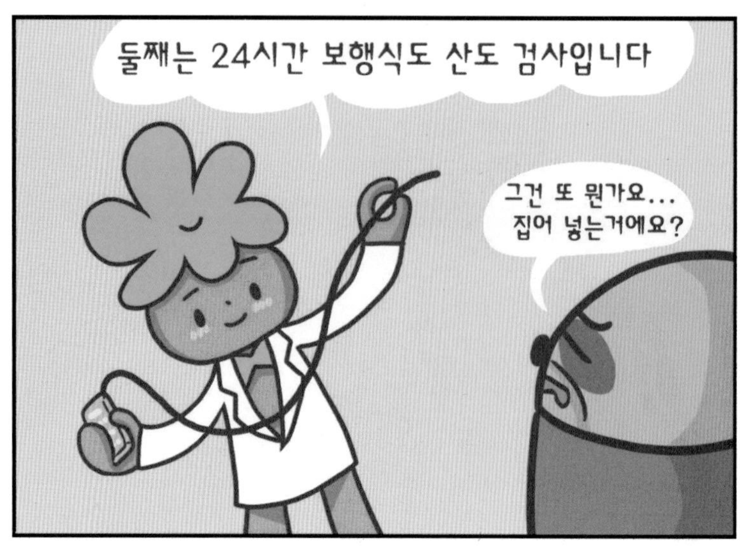
둘째는 24시간 보행식도 산도 검사입니다
그건 또 뭔가요...
집어 넣는거에요?

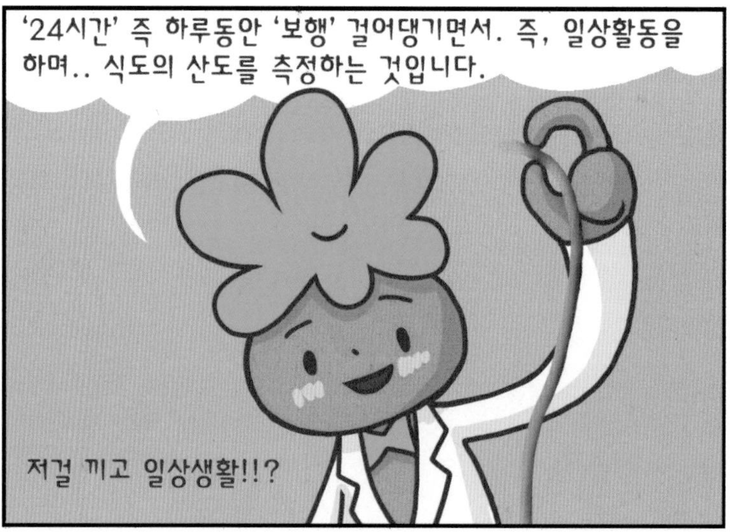
'24시간' 즉 하루동안 '보행' 걸어댕기면서. 즉, 일상활동을 하며.. 식도의 산도를 측정하는 것입니다.
저걸 끼고 일상생활!!?

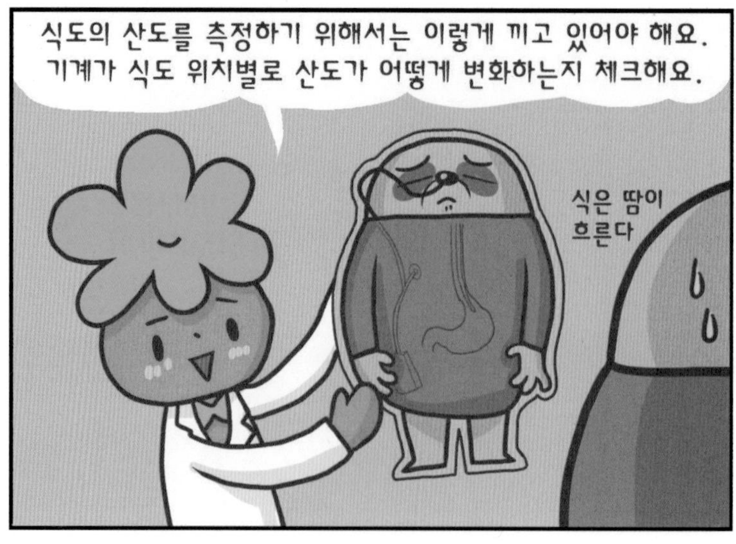
식도의 산도를 측정하기 위해서는 이렇게 끼고 있어야 해요. 기계가 식도 위치별로 산도가 어떻게 변화하는지 체크해요.
식은 땀이
흐른다

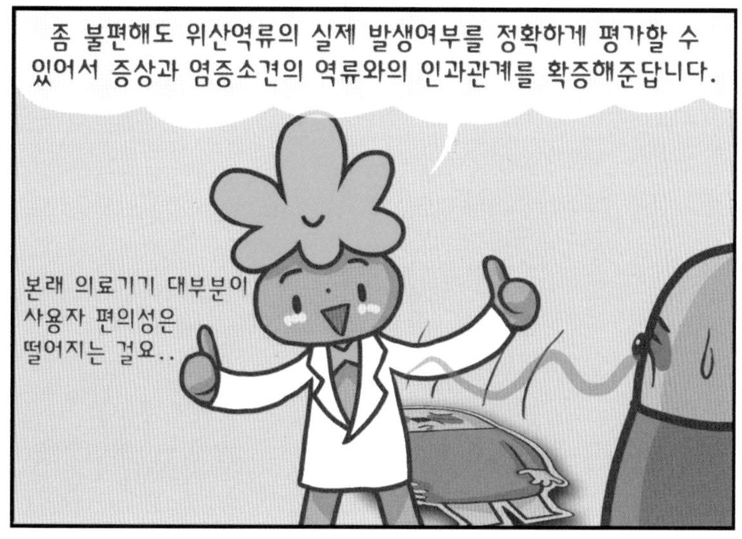
좀 불편해도 위산역류의 실제 발생여부를 정확하게 평가할 수 있어서 증상과 염증소견의 역류와의 인과관계를 확증해준답니다.
본래 의료기기 대부분이 사용자 편의성은 떨어지는 걸요..

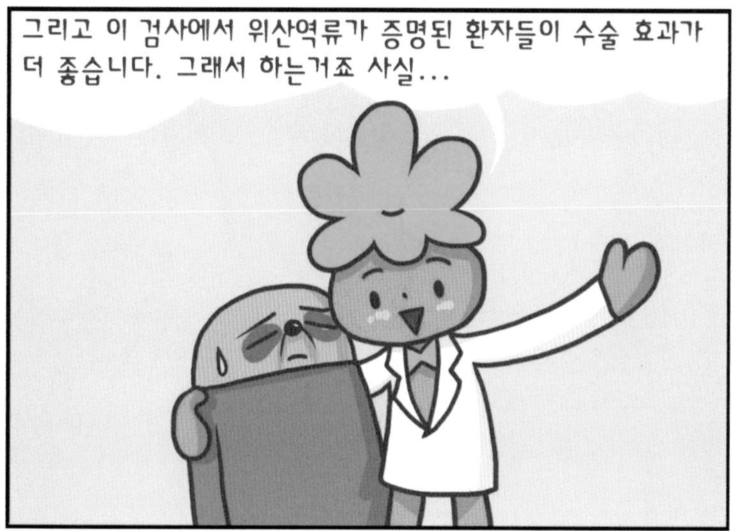
그리고 이 검사에서 위산역류가 증명된 환자들이 수술 효과가 더 좋습니다. 그래서 하는거죠 사실...

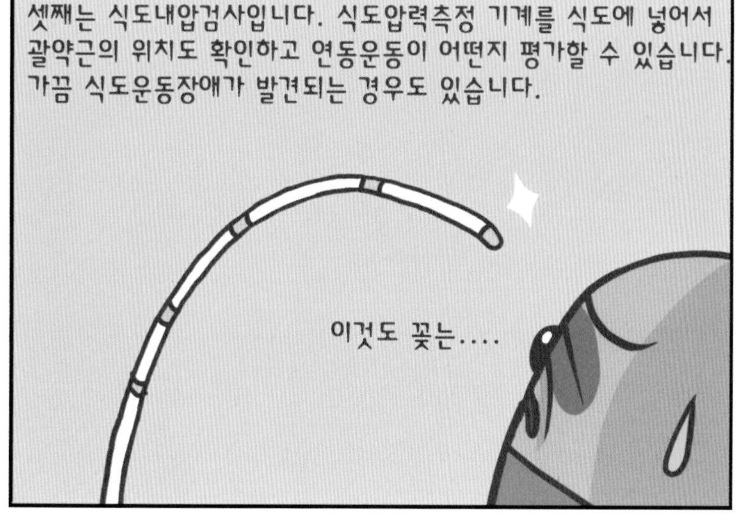
셋째는 식도내압검사입니다. 식도압력측정 기계를 식도에 넣어서 괄약근의 위치도 확인하고 연동운동이 어떤지 평가할 수 있습니다. 가끔 식도운동장애가 발견되는 경우도 있습니다.
이것도 꽂는....

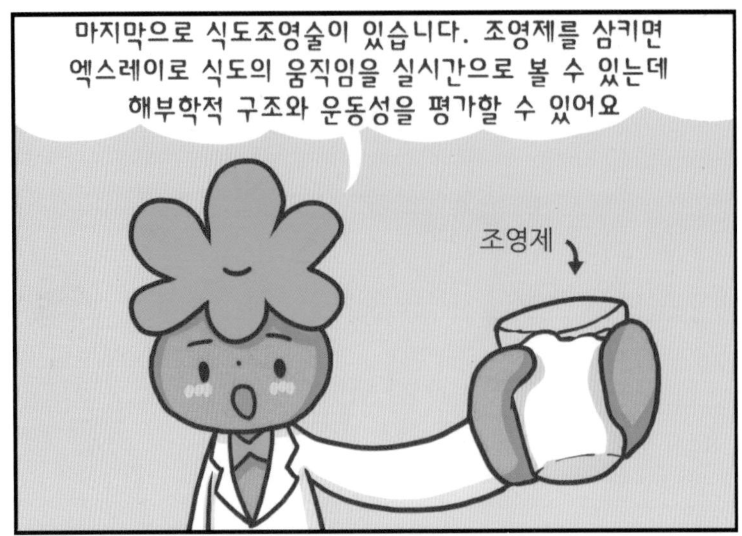
마지막으로 식도조영술이 있습니다. 조영제를 삼키면 엑스레이로 식도의 움직임을 실시간으로 볼 수 있는데 해부학적 구조와 운동성을 평가할 수 있어요
조영제

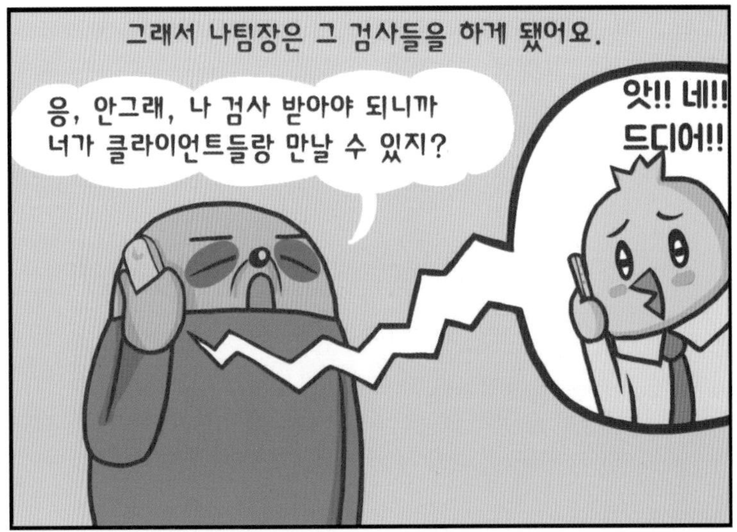
그래서 나팀장은 그 검사들을 하게 됐어요.
응, 안그래, 나 검사 받아야 되니까 너가 클라이언트들랑 만날 수 있지?
앗!! 네!! 드디어!!

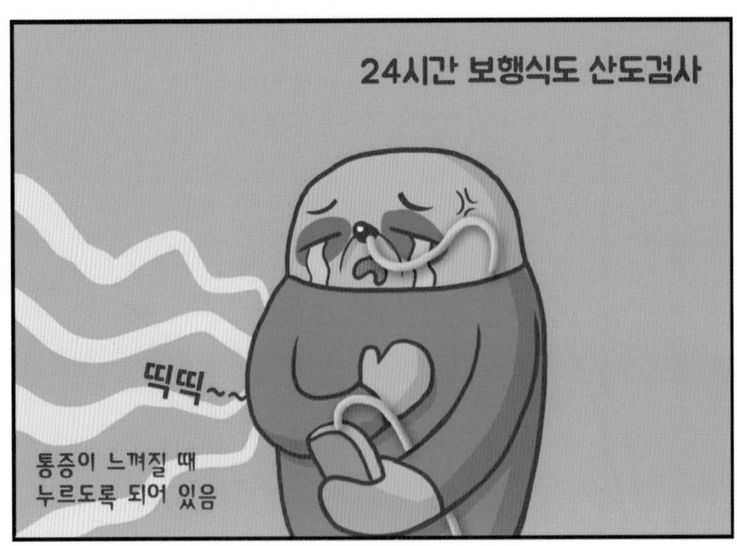
24시간 보행식도 산도검사
띡띡~~
통증이 느껴질 때 누르도록 되어 있음

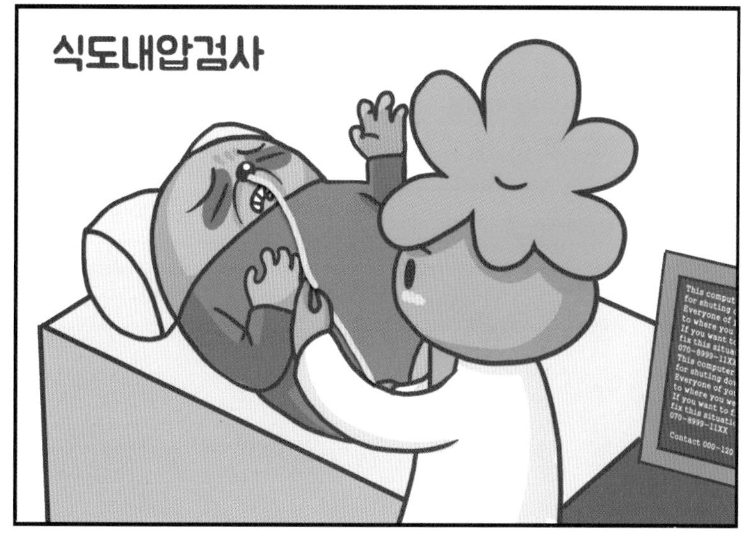
식도내압검사

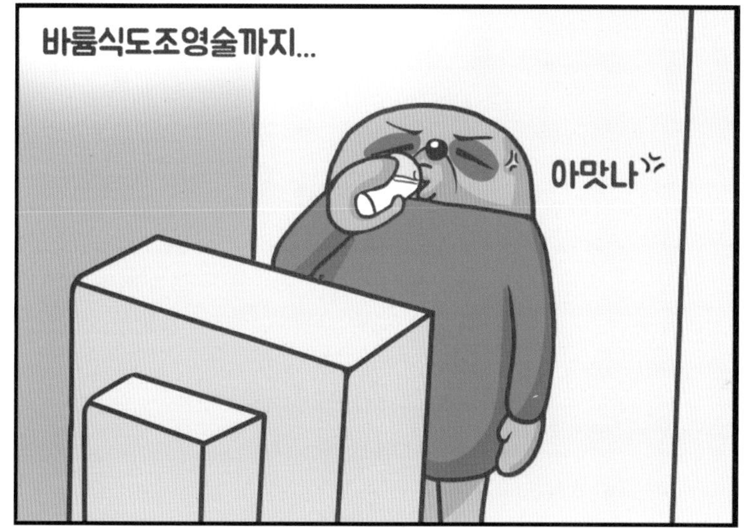
바륨식도조영술까지...
아맛나

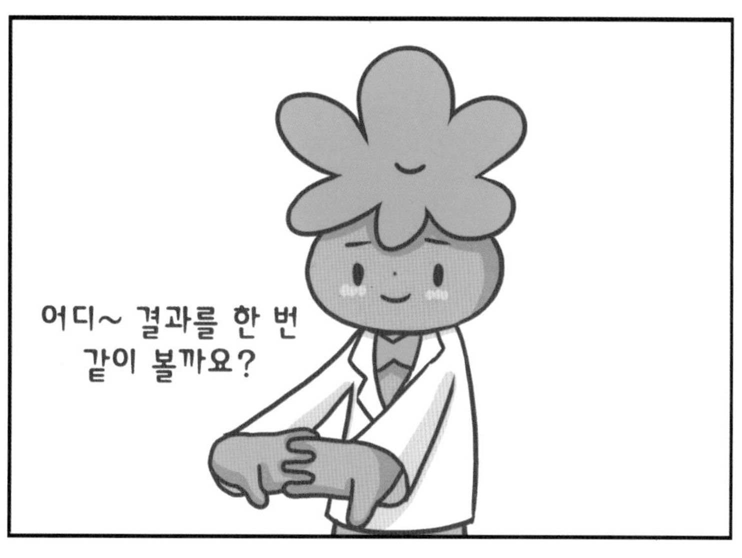
어디~ 결과를 한 번
같이 볼까요?

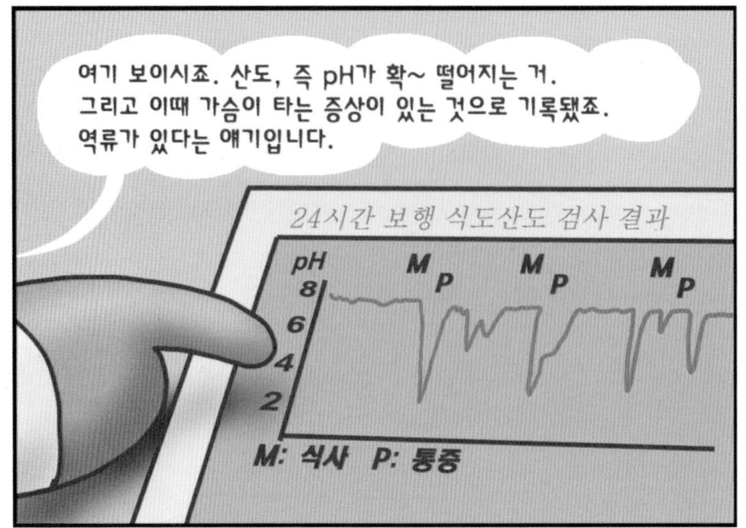
여기 보이시죠. 산도, 즉 pH가 확~ 떨어지는 거.
그리고 이때 가슴이 타는 증상이 있는 것으로 기록됐죠.
역류가 있다는 얘기입니다.
24시간 보행 식도산도 검사 결과
pH
8
6
4
2
M P M P M P
M: 식사 P: 통증

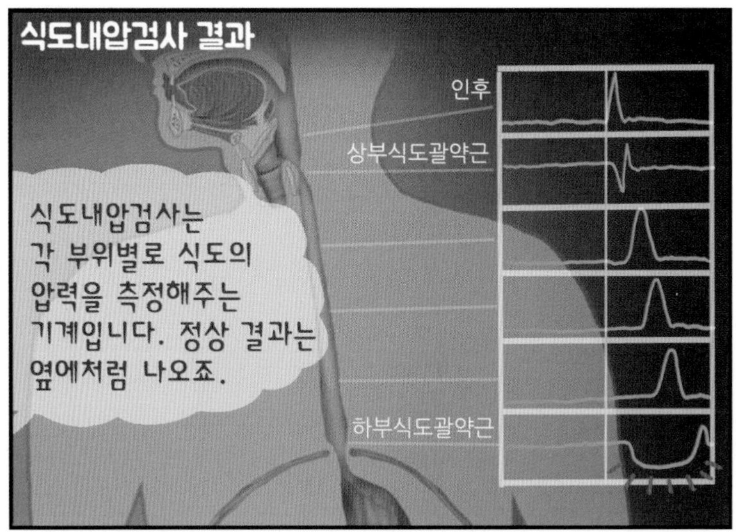
식도내압검사 결과
인후
상부식도괄약근
식도내압검사는
각 부위별로 식도의
압력을 측정해주는
기계입니다. 정상 결과는
옆에처럼 나오죠.
하부식도괄약근

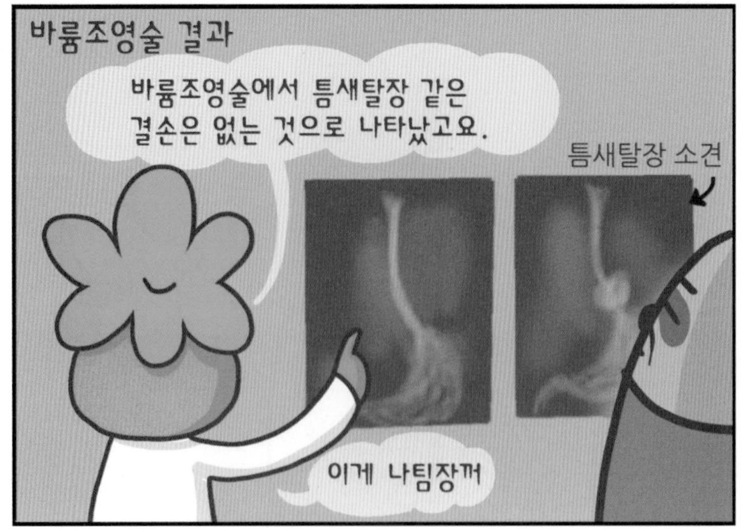
바륨조영술 결과
바륨조영술에서 틈새탈장 같은
결손은 없는 것으로 나타났고요.
틈새탈장 소견
이게 나팀장꺼

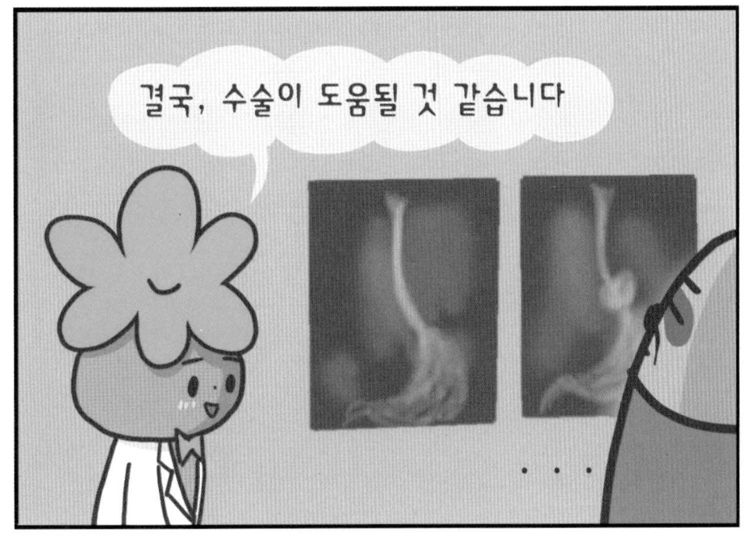
결국, 수술이 도움될 것 같습니다
. . .

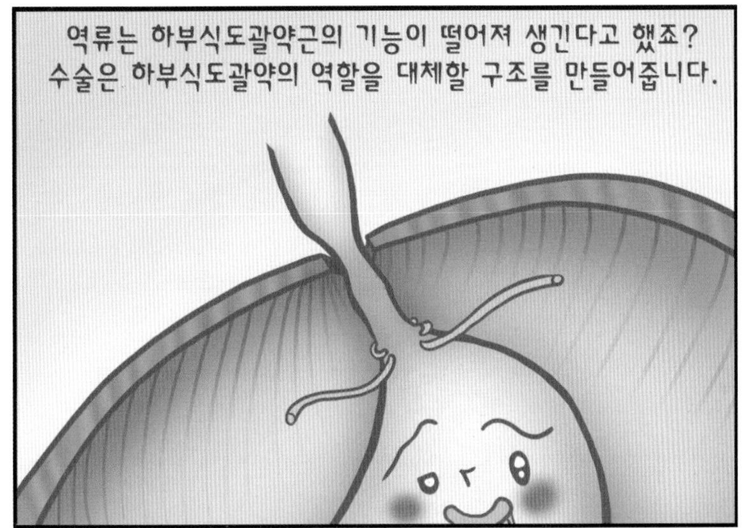
역류는 하부식도괄약근의 기능이 떨어져 생긴다고 했죠?
수술은 하부식도괄약의 역할을 대체할 구조를 만들어줍니다.

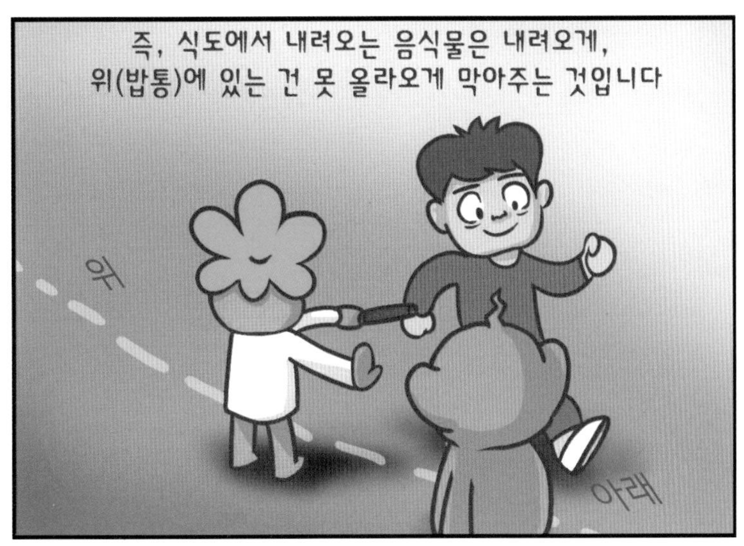
즉, 식도에서 내려오는 음식물은 내려오게,
위(밥통)에 있는 건 못 올라오게 막아주는 것입니다
위
아래

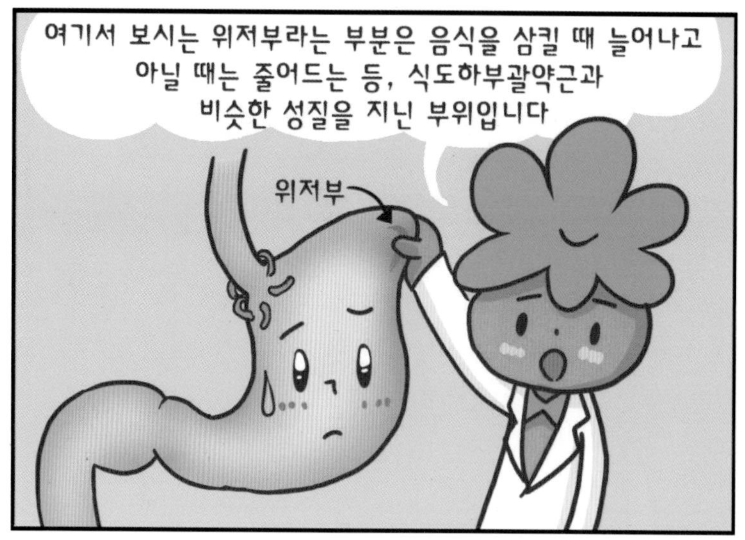
여기서 보시는 위저부라는 부분은 음식을 삼킬 때 늘어나고
아닐 때는 줄어드는 등, 식도하부괄약근과
비슷한 성질을 지닌 부위입니다
위저부

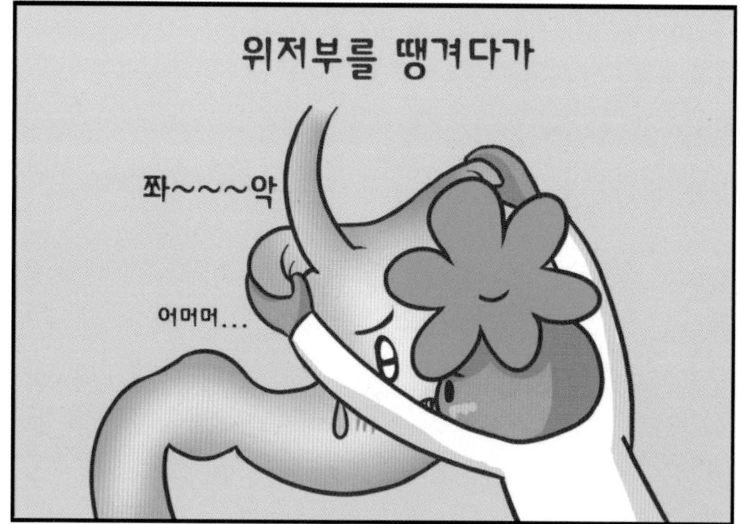
위저부를 땡겨다가
짜~~~악
어머머...

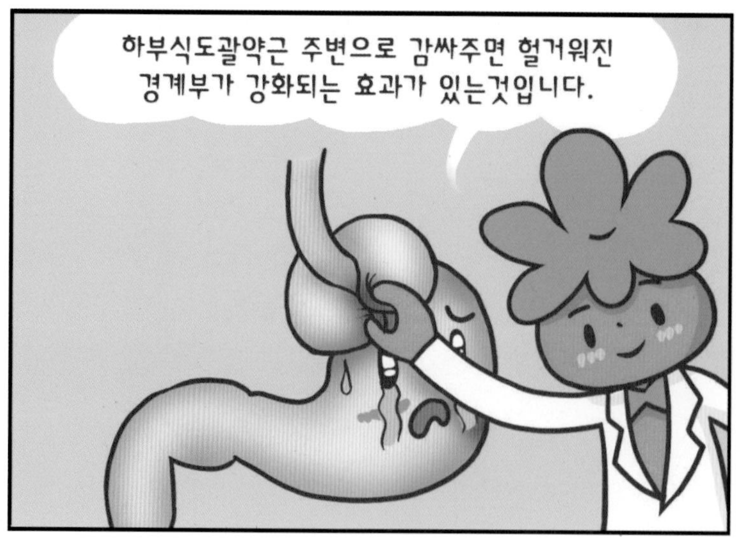
하부식도괄약근 주변으로 감싸주면 헐거워진
경계부가 강화되는 효과가 있는것입니다.

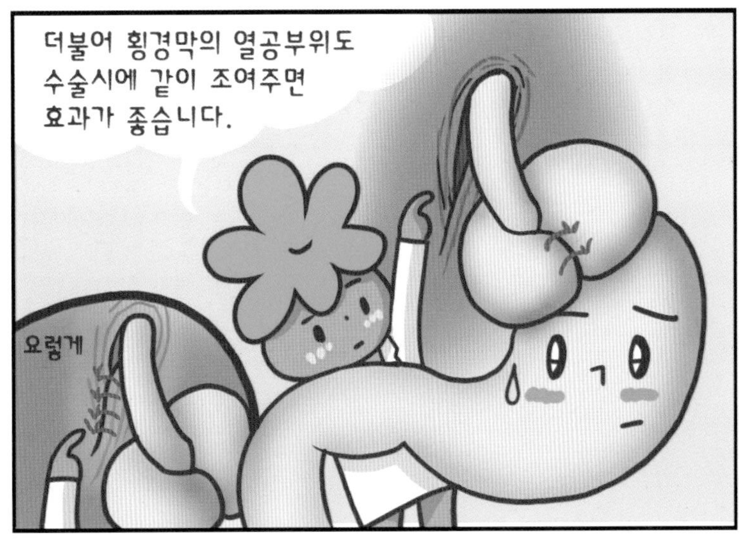
더불어 횡경막의 열공부위도
수술시에 같이 조여주면
효과가 좋습니다.
요렇게

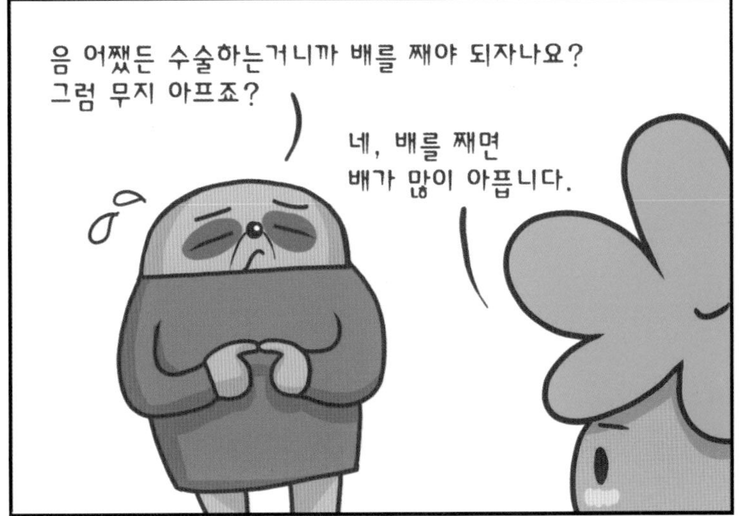
음 어쨌든 수술하는거니까 배를 째야 되자나요?
그럼 무지 아프죠?
네, 배를 째면
배가 많이 아픕니다.

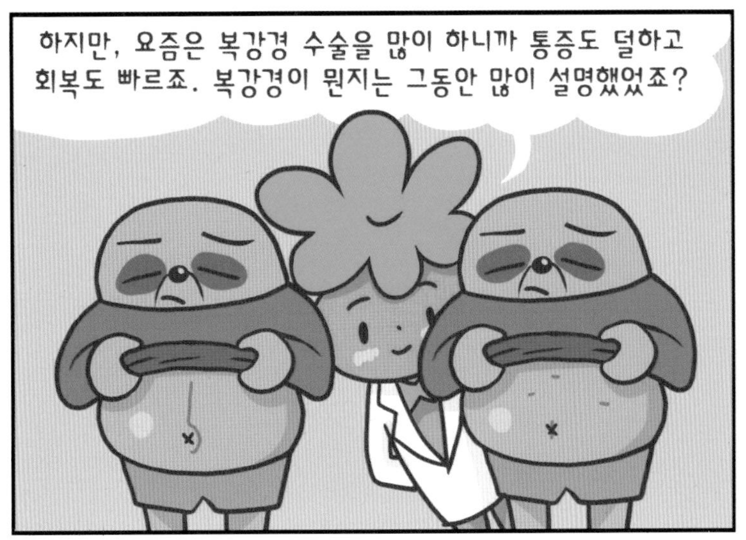
하지만, 요즘은 복강경 수술을 많이 하니까 통증도 덜하고
회복도 빠르죠. 복강경이 뭔지는 그동안 많이 설명했었죠?

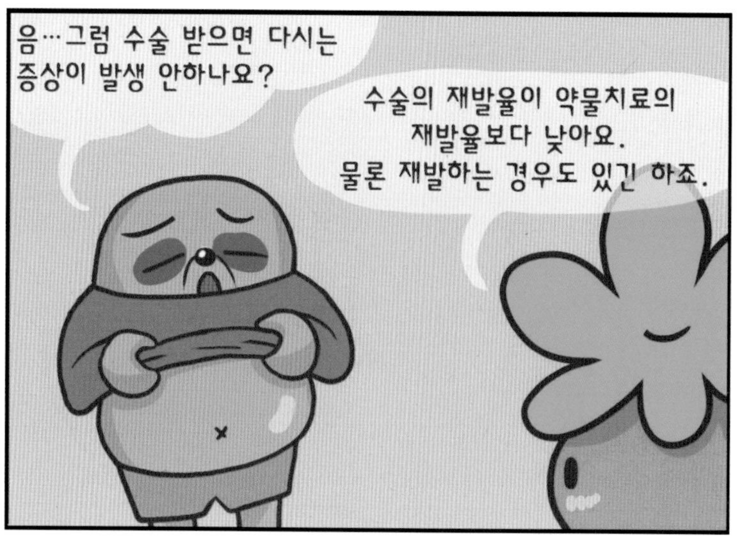
음…그럼 수술 받으면 다시는 증상이 발생 안하나요?
수술의 재발율이 약물치료의 재발율보다 낮아요. 물론 재발하는 경우도 있긴 하죠.

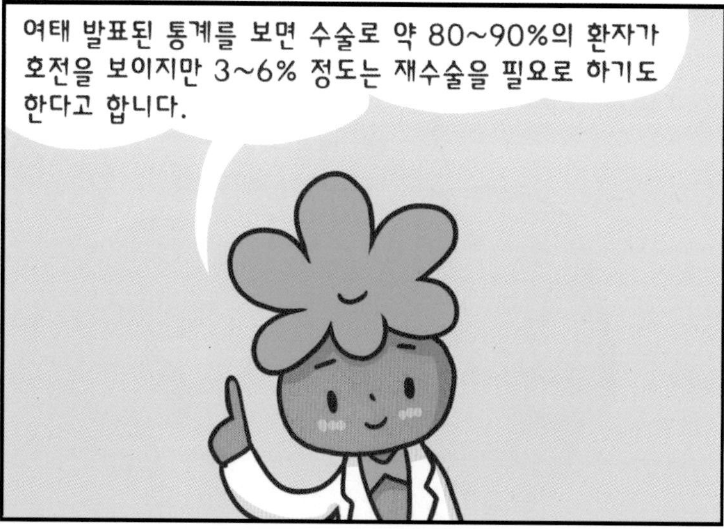
여태 발표된 통계를 보면 수술로 약 80~90%의 환자가 호전을 보이지만 3~6% 정도는 재수술을 필요로 하기도 한다고 합니다.

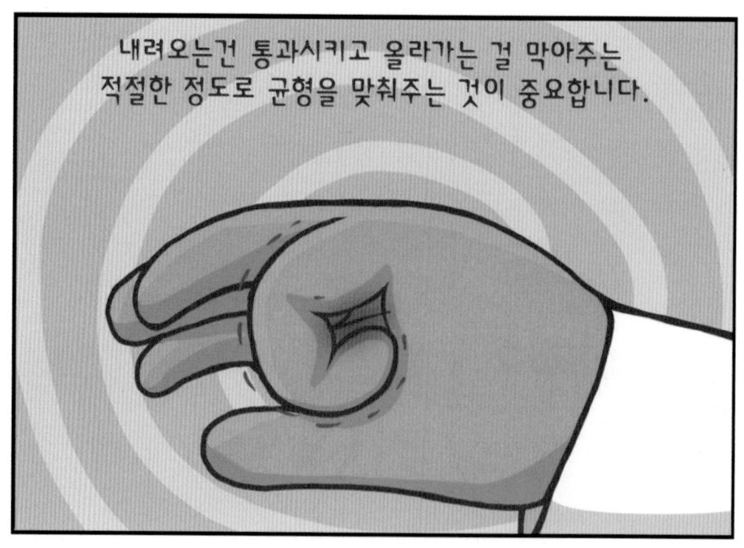
내려오는건 통과시키고 올라가는 걸 막아주는 적절한 정도로 균형을 맞춰주는 것이 중요합니다.

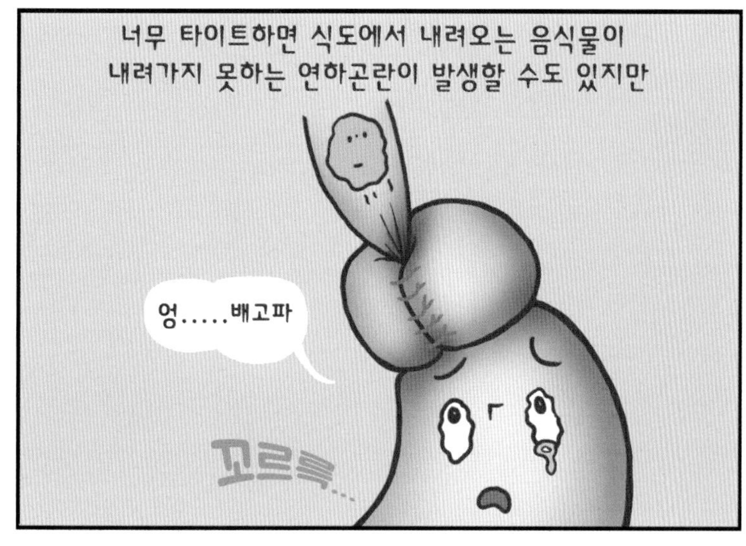
너무 타이트하면 식도에서 내려오는 음식물이
내려가지 못하는 연하곤란이 발생할 수도 있지만
엉.....배고파
꼬르륵...

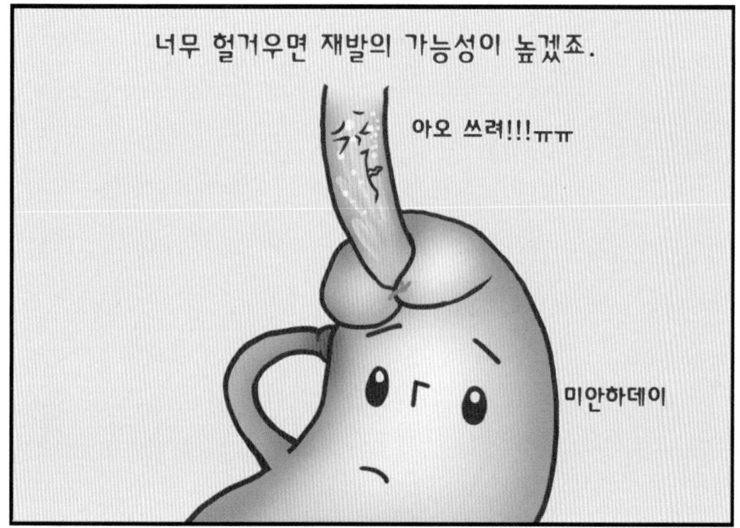
너무 헐거우면 재발의 가능성이 높겠죠.
아오 쓰려!!!ㅠㅠ
미안하데이

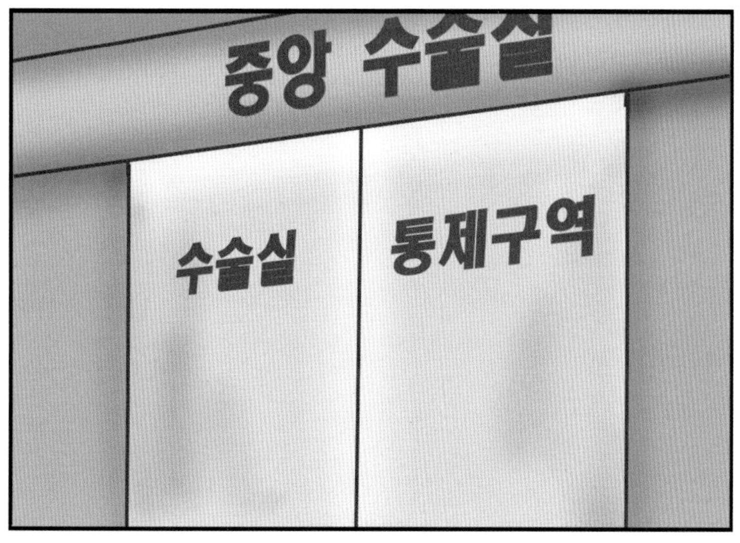
중앙 수술실
수술실
통제구역

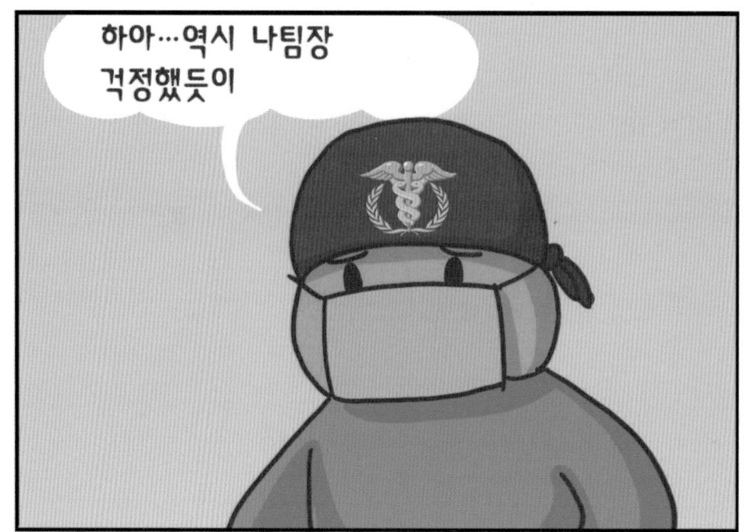
하아…역시 나팀장
거정했듯이

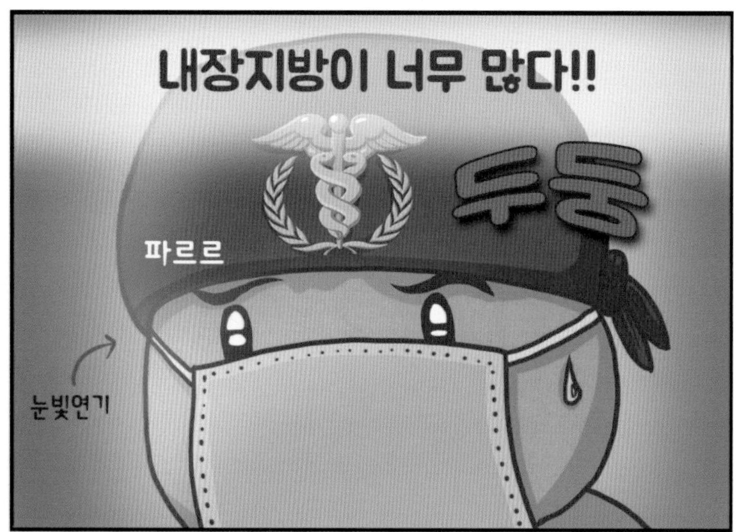
내장지방이 너무 많다!!
두둥
파르르
눈빛연기

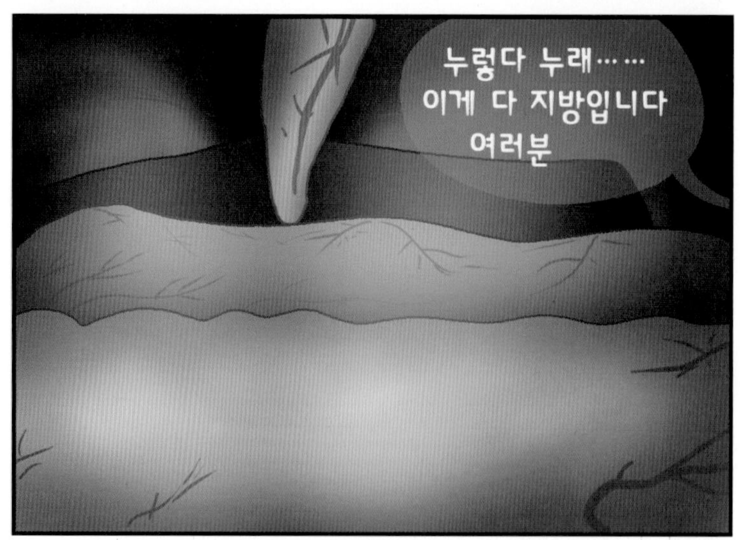
누렇다 누래……
이게 다 지방입니다
여러분

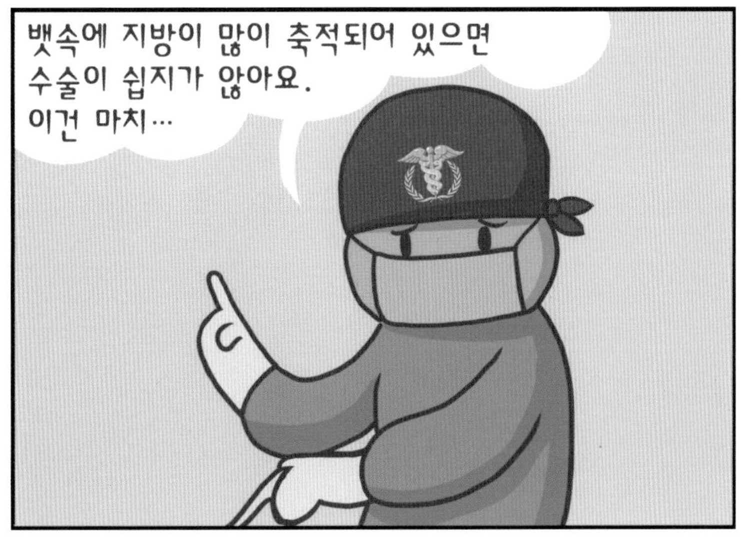
뱃속에 지방이 많이 축적되어 있으면
수술이 쉽지가 않아요.
이건 마치…

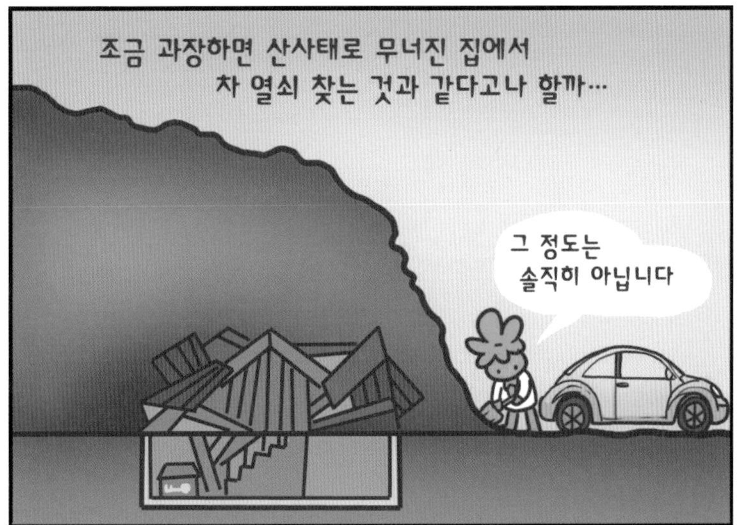
조금 과장하면 산사태로 무너진 집에서
차 열쇠 찾는 것과 같다고나 할까…
그 정도는
솔직히 아닙니다

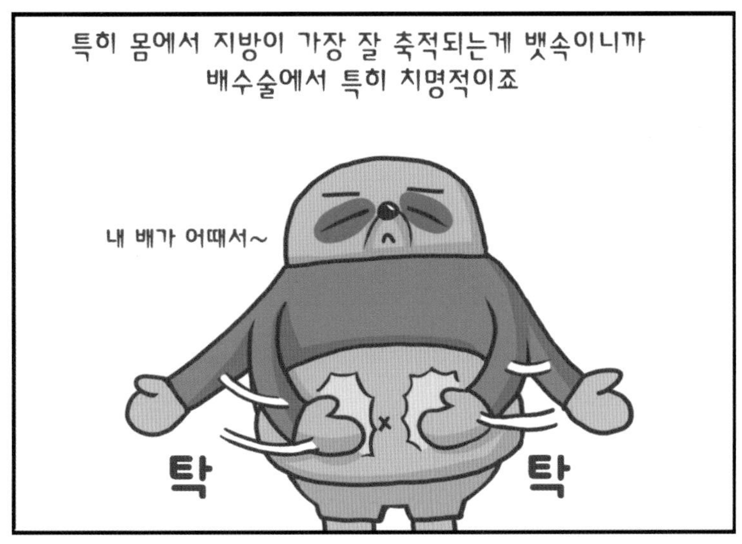
특히 몸에서 지방이 가장 잘 축적되는게 뱃속이니까
배수술에서 특히 치명적이죠
내 배가 어때서~
탁
탁

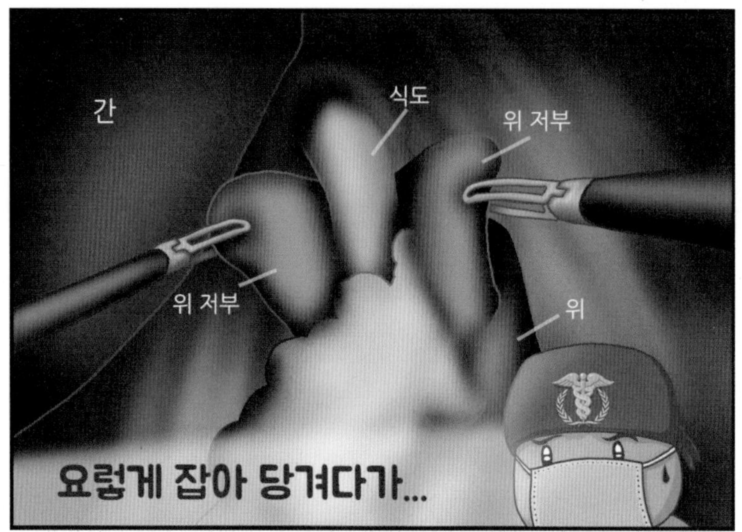
간
식도
위 저부
위 저부
위
요렇게 잡아 당겨다가...

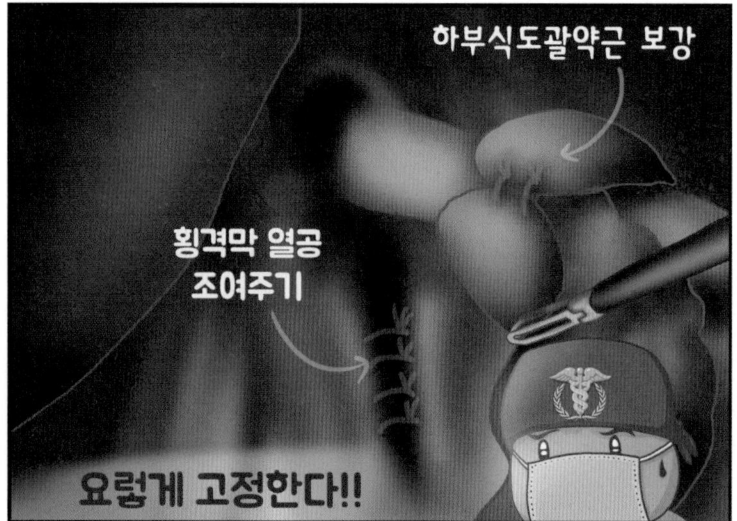
하부식도괄약근 보강
횡격막 열공
조여주기
요렇게 고정한다!!

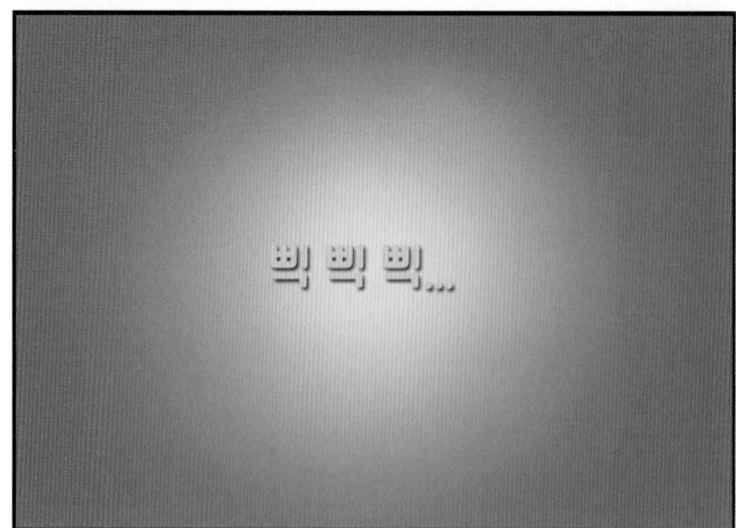
삑 삑 삑...

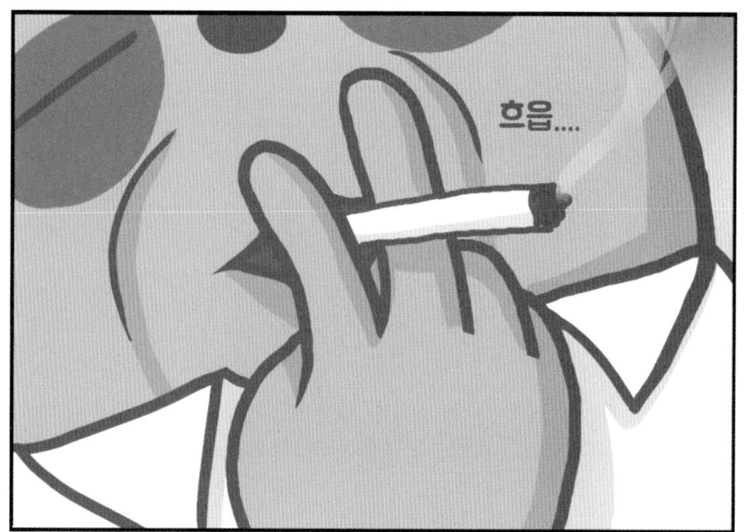
흐읍....

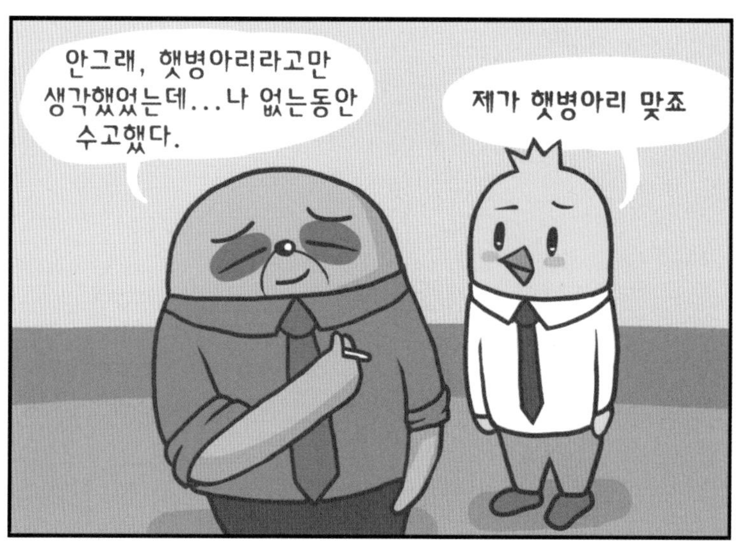
안그래, 햇병아리라고만 생각했었는데... 나 없는동안 수고했다.
제가 햇병아리 맞죠

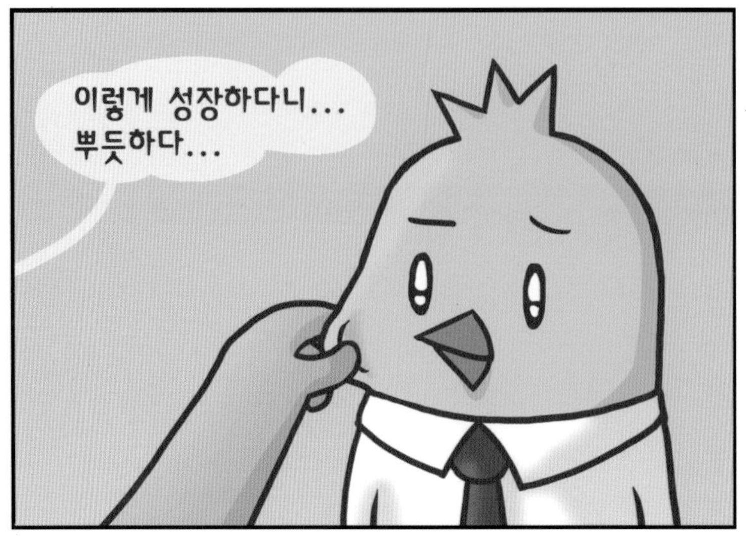
이렇게 성장하다니...
뿌듯하다...

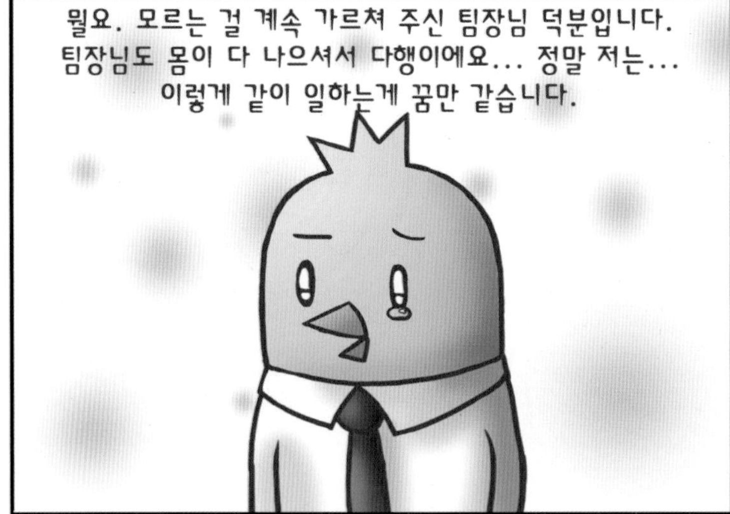
뭘요. 모르는 걸 계속 가르쳐 주신 팀장님 덕분입니다.
팀장님도 몸이 다 나으셔서 다행이에요... 정말 저는...
이렇게 같이 일하는게 꿈만 같습니다.

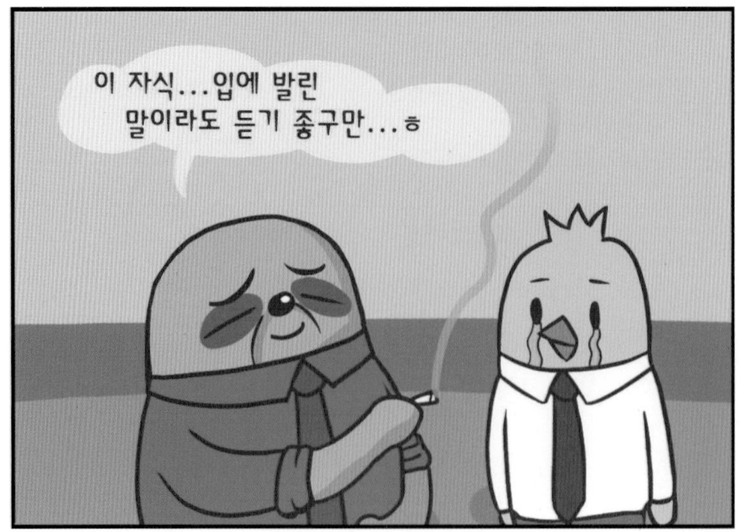
이 자식...입에 발린
말이라도 듣기 좋구만...ㅎ

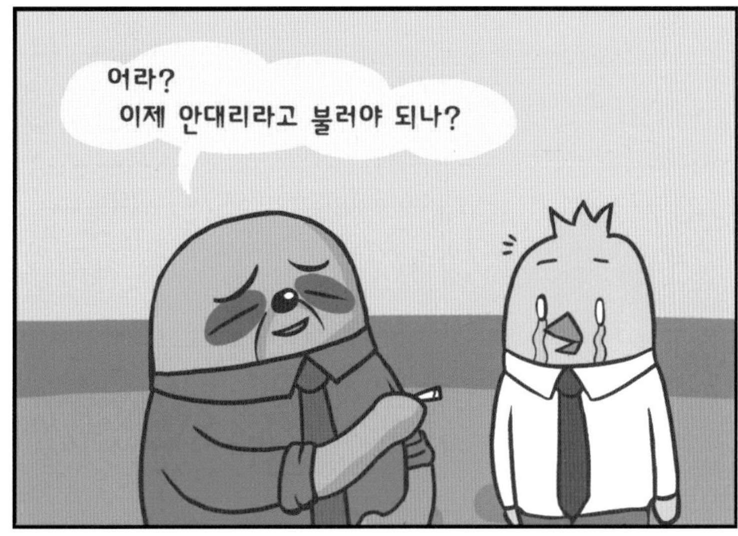
어라?
이제 안대리라고 불러야 되나?

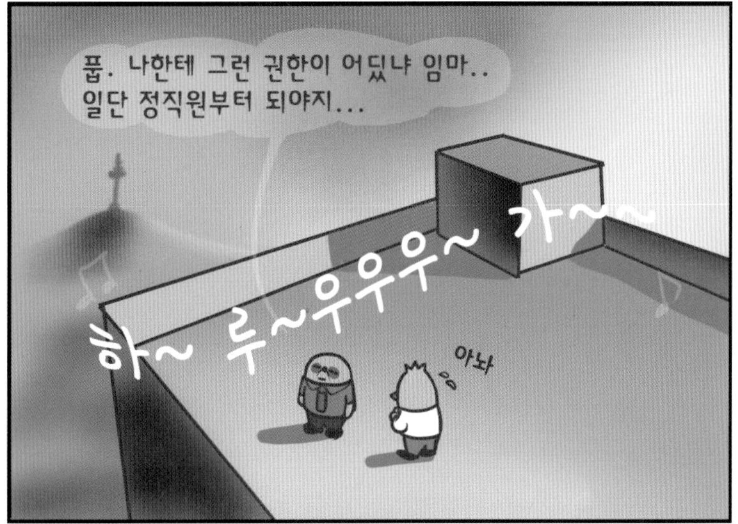
퓹. 나한테 그런 권한이 어딨냐 임마..
일단 정직원부터 되야지...
하~ 루~우우우~ 가~~
아놔

위식도역류/역류성 식도염

위식도역류가 일어나는 이유는 위에서 분비된 위산이 본래는 위에만 있어야 하지만 식도로 올라와 버려서 식도가 다 상하는 것입니다. 생기는 원인은 역류를 못하게 막아주는 하부식도괄약근의 기능이 떨어졌거나 위의 운동에 이상이 있다든지 위에서 십이지장으로 배출하는데 장애가 있는 경우도 있고 과식, 자주 끼니를 거르는 등 식습관과도 밀접한 영향이 있고 스트레스성 요인도 일정부분 작용을 합니다.

치료는 위산의 분비를 억제해주는 약을 복용하고 역류를 유발하는 음식을 주의하고 안 좋은 습관을 교정하는 방법이 있습니다. 이를테면, 과식, 야식, 음주, 흡연 등도 있고 비만이 있다면 살도 빼야 합니다. 치료 효과는 약을 일정 기간 복용하면 좋아지는 경우도 많지만 재발하거나 만성적으로 지속되는 사람들도 있습니다. 그런 경우에는 선별적으로 수술을 하는 것도 도움이 될 수 있답니다.

죽을병은 아니지만(하지만 방치될 경우 바렛식도라는 세포조직의 변형으로 이어질 수도 있고 이는 식도암과도 연관성이 있긴 합니다) 겪는 자에게 충분한 고통을 주는 위식도역류를 겪는 한국인이 많이 줄었으면 하는 바램입니다.

위식도역류는 대부분의 경우 약으로 치료가 되지만 치료가 정말 안 되는 경우에 수술을 하기도 합니다. 위식도역류의 수술은 위저부에서 '살을 뗑겨다가' 하부식도괄약근 주변에 목도리처럼 둘러주는 것입니다. 위저부를 gastric fundus라고 하는데 이 부위를 이용하기 때문에 영어 수술명은 fundoplication입니다. 수술의 목적은 간단명료합니다. 느슨해진 하부식도괄약근에 목도리를 둘러줘서 조여주는 것입니다. 그렇게 하면 아래에서 올라오는 위산의 역류를 막을 수 있는 것이죠.

수술이다보니 부작용, 합병증도 당연히 있을 수 있습니다. 수술이라는 것 자체가 신체에 무리가 가는 것이지만 너무 조여주면 오히려 음식을 못 넘기는 상황이 생길 수도 있고 너무 약하게 한다면 수술의 효과가 반감될 것입니다. 하지만 여태까지 나온 데이터에서는 80~90%에서 증상 호전이 이루어진다고 합니다. 위식도역류의 치료법 중에 가장 확실하다고 볼 수 있죠.

위식도역류의 수술적 치료는 복강경수술의 도입과 함께 그 유용성이 점점 증가하고 있습니다. 수술 후 통증도 적고 회복도 빠른 데다가 치료 효과는 좋으니 좋은 옵션이 된 것이죠. 하지만 여전히 수술이라는 큰 이벤트를 경험하는 것보다 약을 먹고 치료를 하는 것이 덜 부담스러울 것입니다.

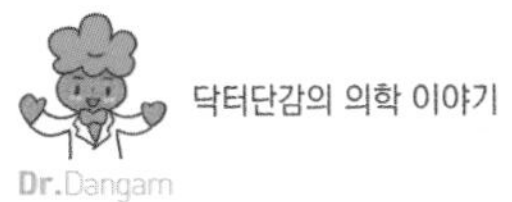

단감's NOTE

몇 년 전에 큰 인기를 끌었던 tvN 드라마 '미생'에 나오는 오과장은 대한민국 직장인들을 상징하는 캐릭터였습니다. 끝없는 야근, 과로, 회식….가족이 없는 삶. 중간에 오과장이 거의 죽을 뻔하는 상황도 있었는데 목숨 걸고 일하는 게 대한민국 직장인들의 현주소입니다. 물론 법정 근로시간이 정해지면서 미생에서 나오는 모습과는 현재 직장인의 모습이 많이 달라지긴 했지만 말입니다. 직장인들이 일상적인 과로에 시달리는 것만 아니라 각종 병들을 제때 치료받지 못하고 방치하다가 병을 키우는 경우도 많습니다. 오늘 소개한 위식도역류, 역류성 식도염은 많은 직장인들이 경험하게 되는 현대인의 일상적인 병이기도 합니다. 특히 미생에 나오는 직장인들의 모습을 대변하는 오과장의 생활습관은 위식도역류 증상이 생기기에 딱 좋은 삶이라 위식도역류 편의 주인공으로 선택하였습니다.

09 CHAPTER

소화기 질환

헬리코박터 파일로리

Helicobacter pylori

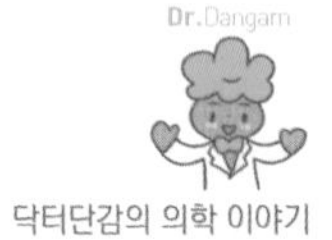

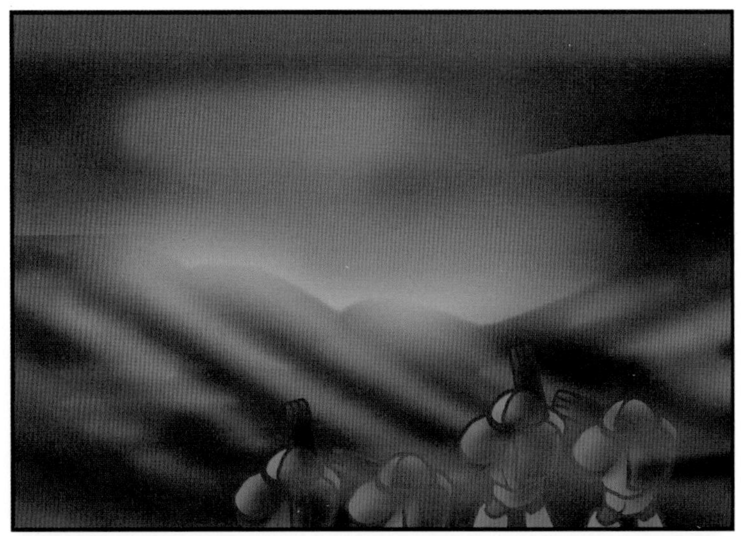

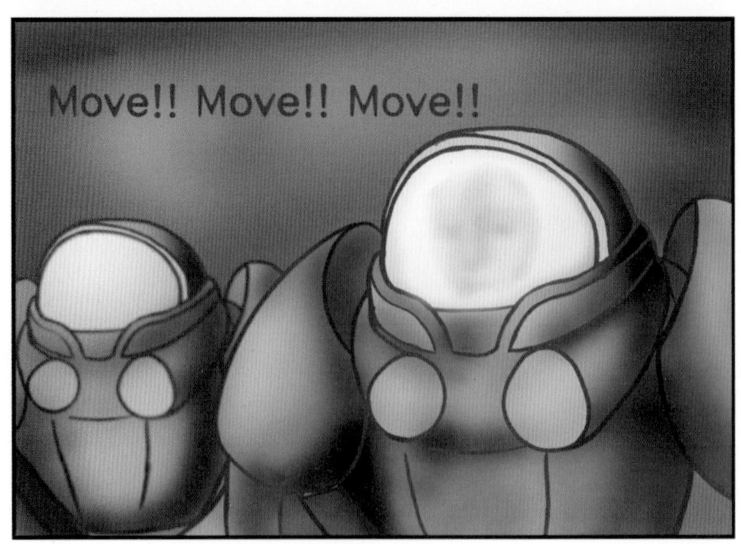

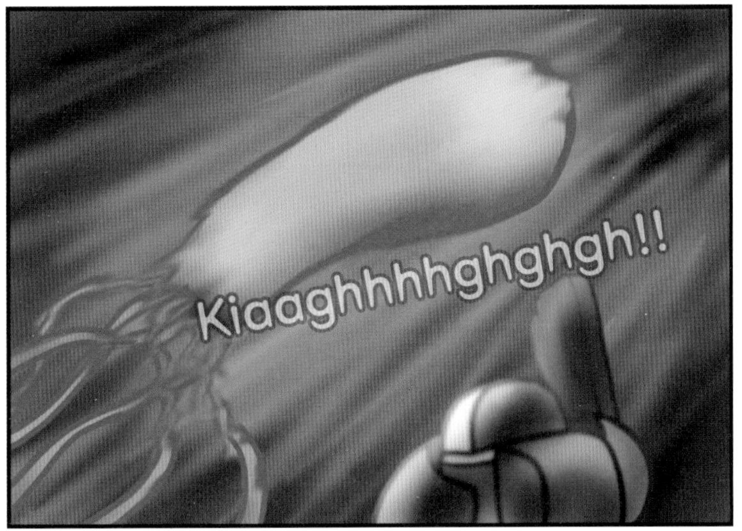
Kiaaghhhhghghgh!!

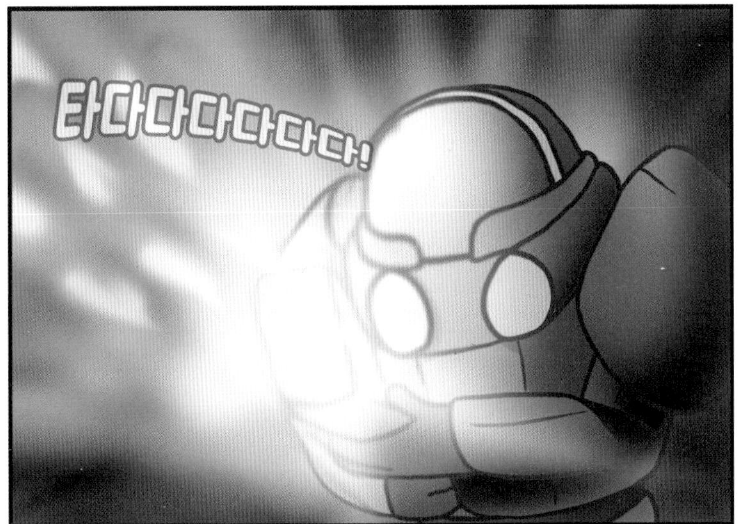
타다다다다다다!

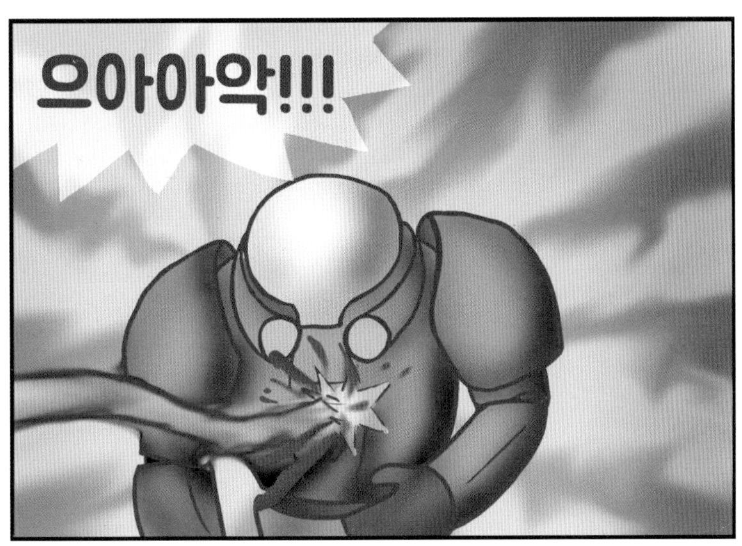
으아아악!!!

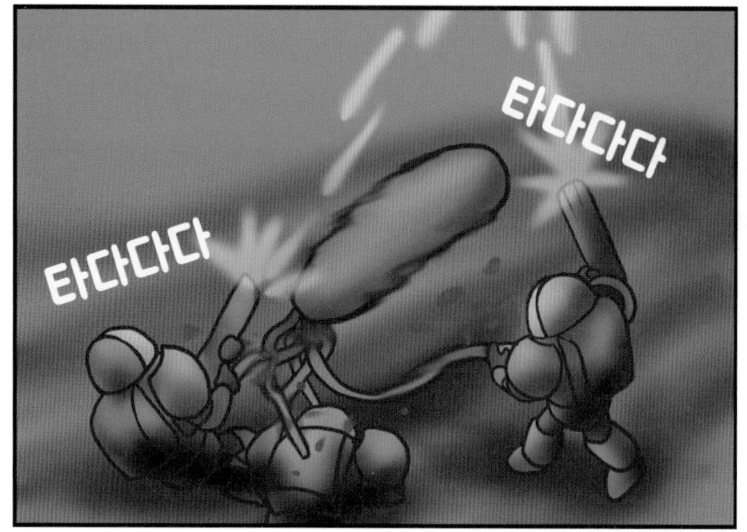
타다다다
타다다다

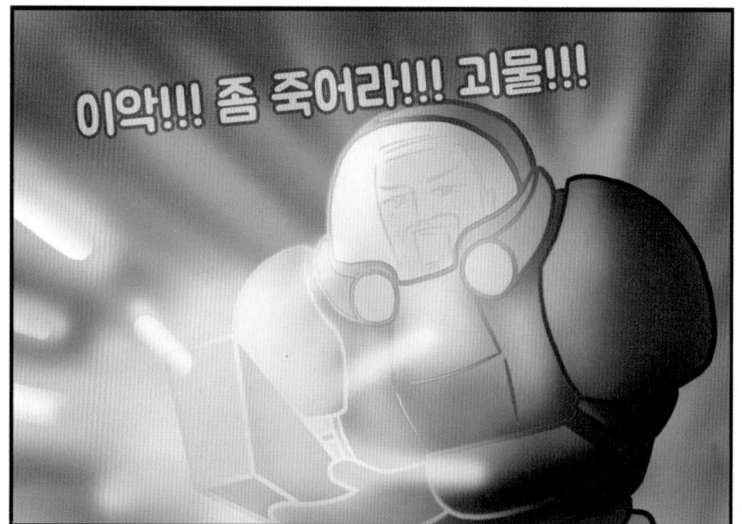
이악!!! 좀 죽어라!!! 괴물!!!

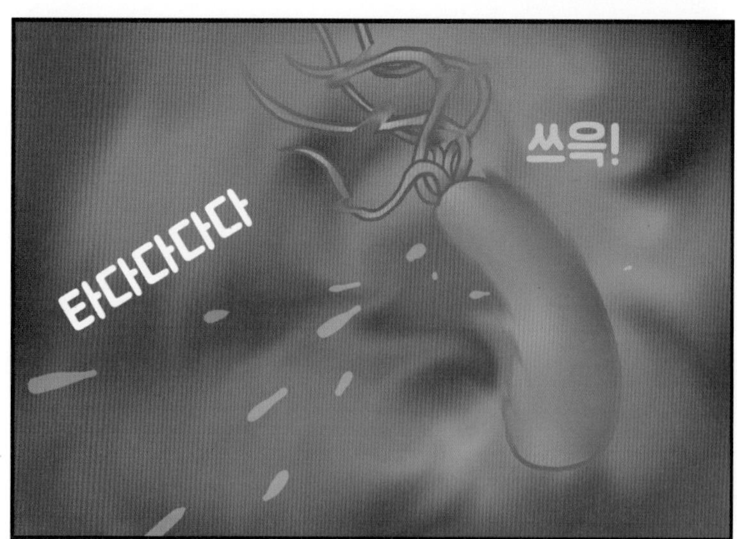
쓰윽!
타다다다다

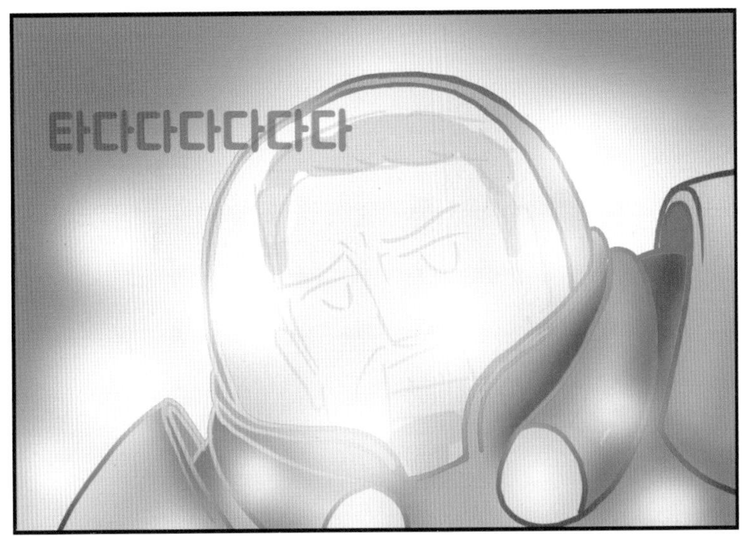
타다다다다다다다

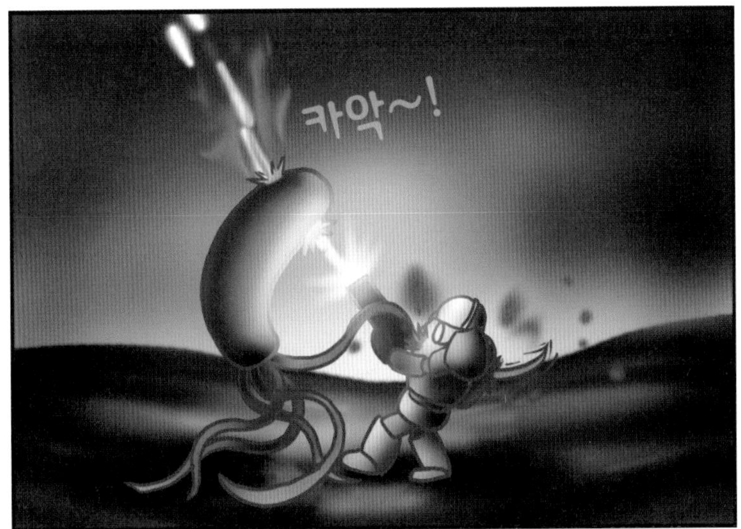
카악~!

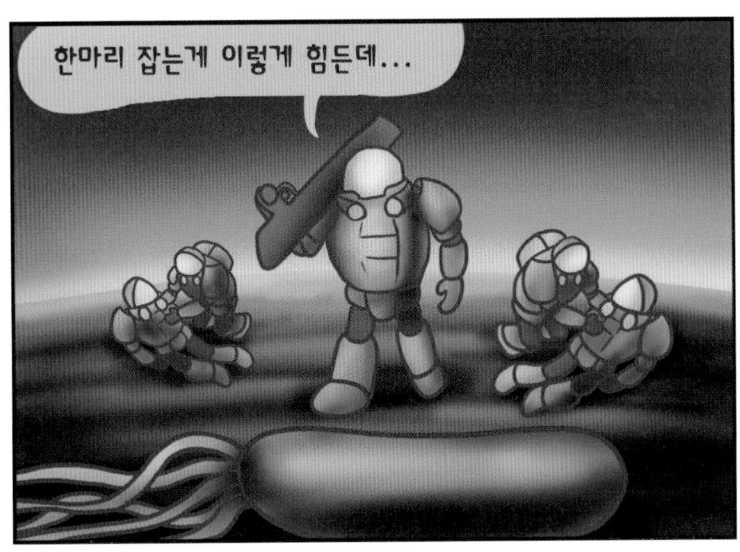
한마리 잡는게 이렇게 힘든데...

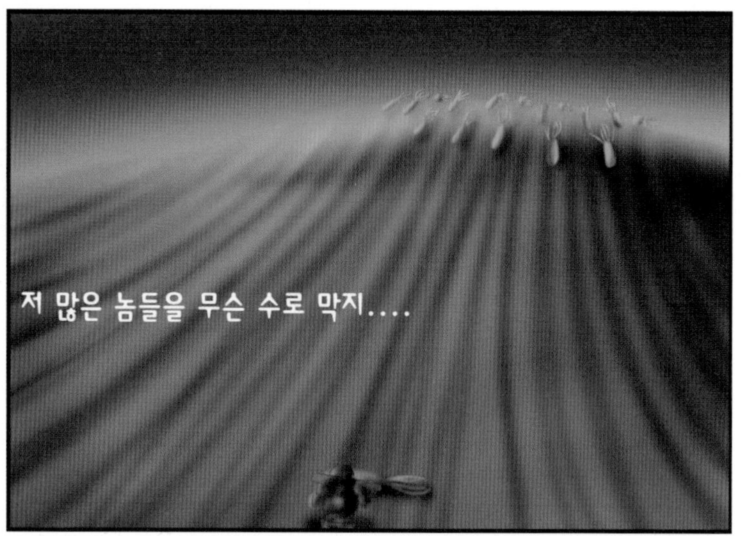
저 많은 놈들을 무슨 수로 막지....

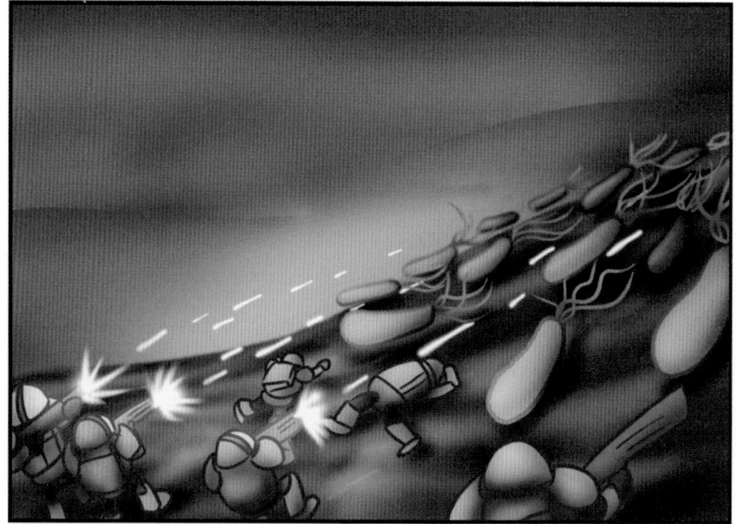

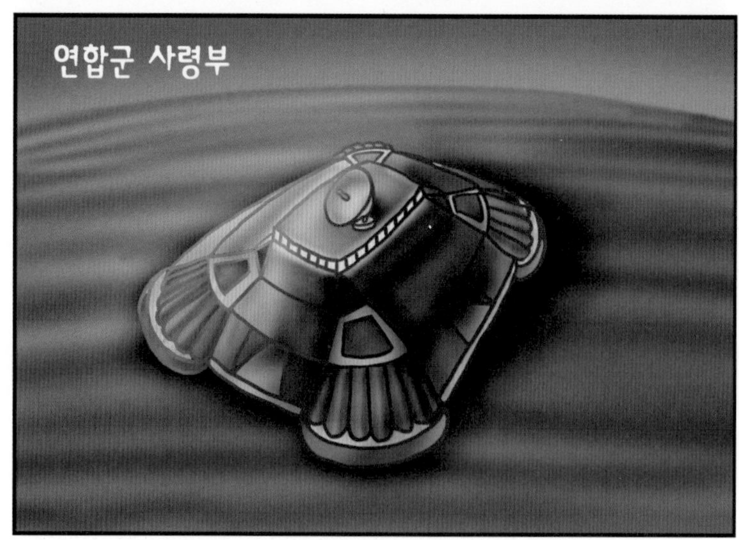
연합군 사령부

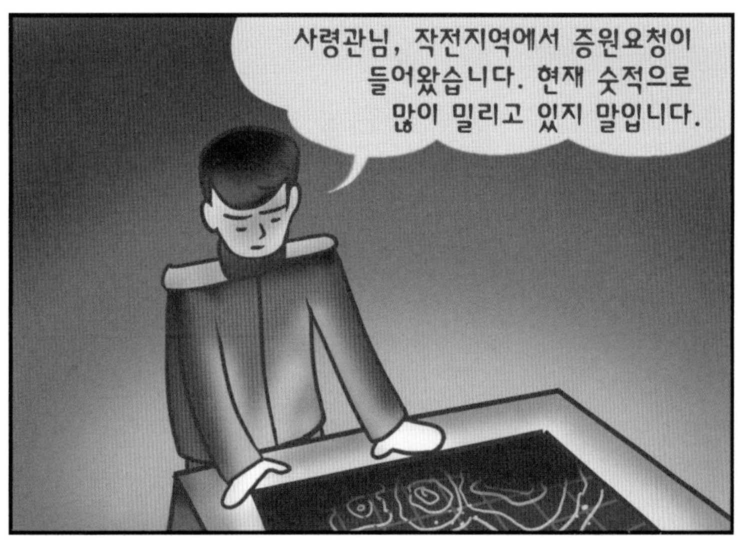
사령관님, 작전지역에서 증원요청이
들어왔습니다. 현재 숫적으로
많이 밀리고 있지 말입니다.

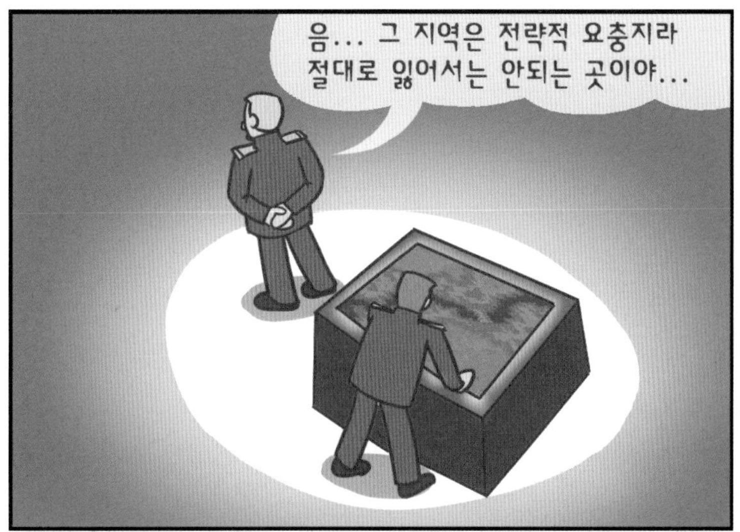
음... 그 지역은 전략적 요충지라
절대로 잃어서는 안되는 곳이야...

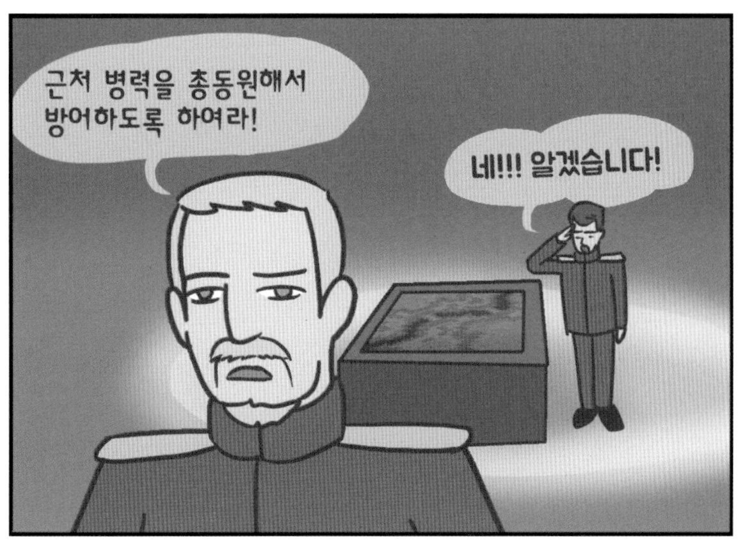
근처 병력을 총동원해서
방어하도록 하여라!
네!!! 알겠습니다!

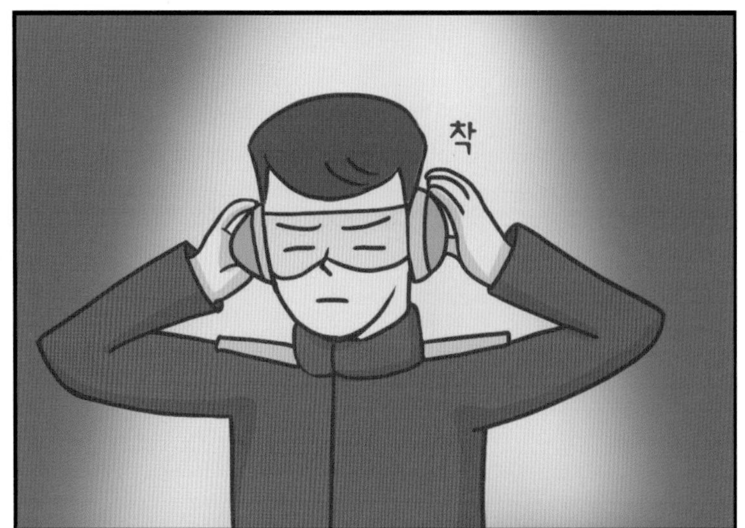
착

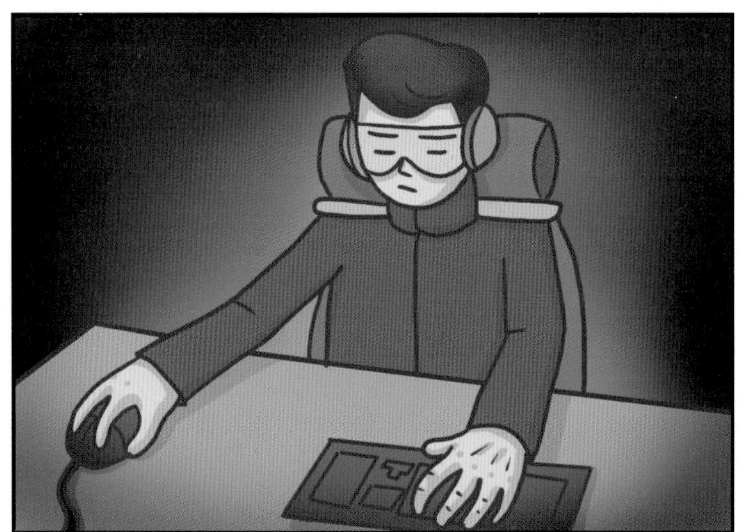

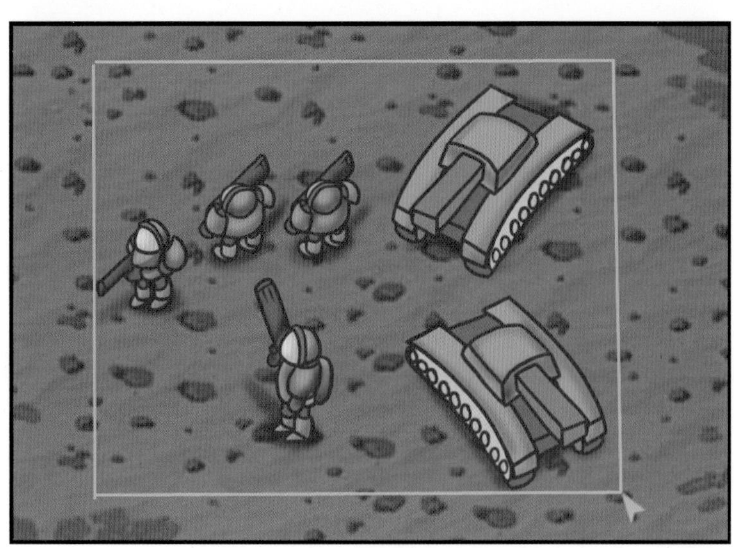

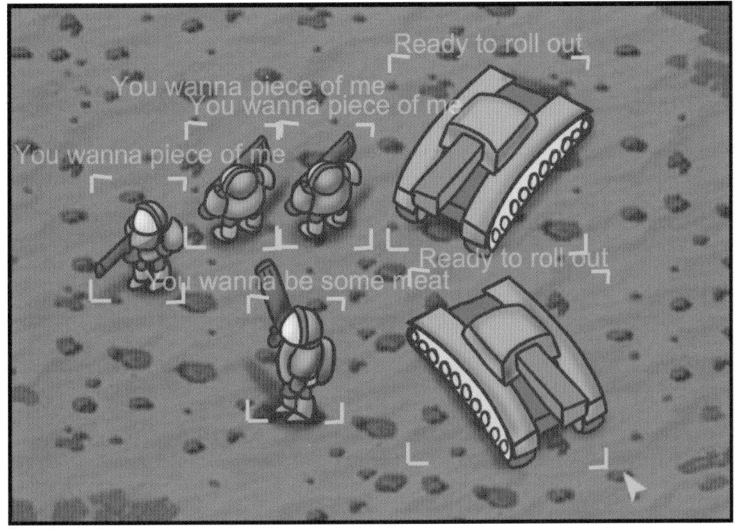
Ready to roll out
You wanna piece of me
You wanna piece of me
You wanna piece of me
Ready to roll out
You wanna be some meat

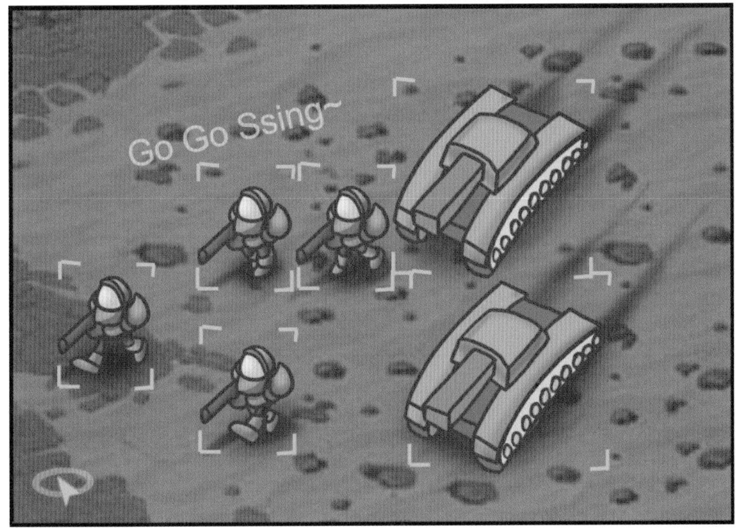
Go Go Ssing~

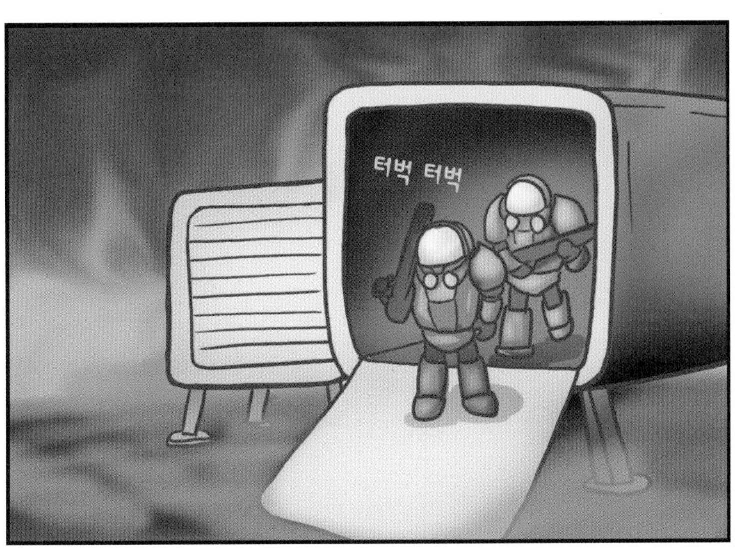
터벅 터벅

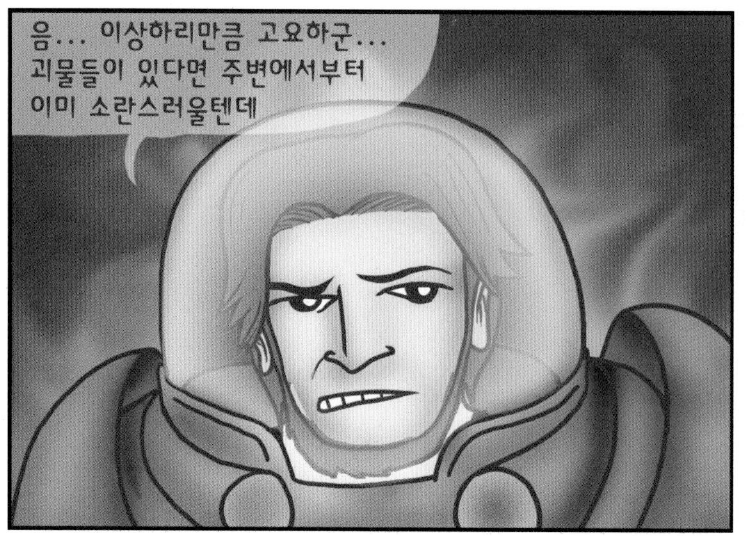
음... 이상하리만큼 고요하군...
괴물들이 있다면 주변에서부터
이미 소란스러울텐데

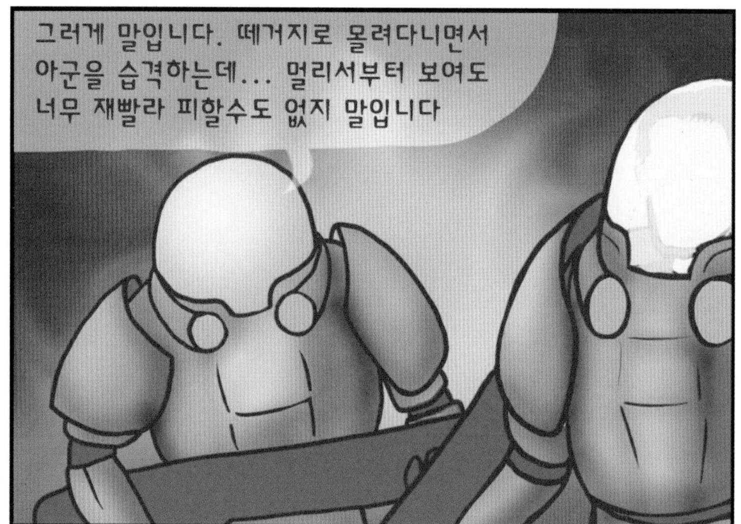
그러게 말입니다. 떼거지로 몰려다니면서
아군을 습격하는데... 멀리서부터 보여도
너무 재빨라 피할수도 없지 말입니다

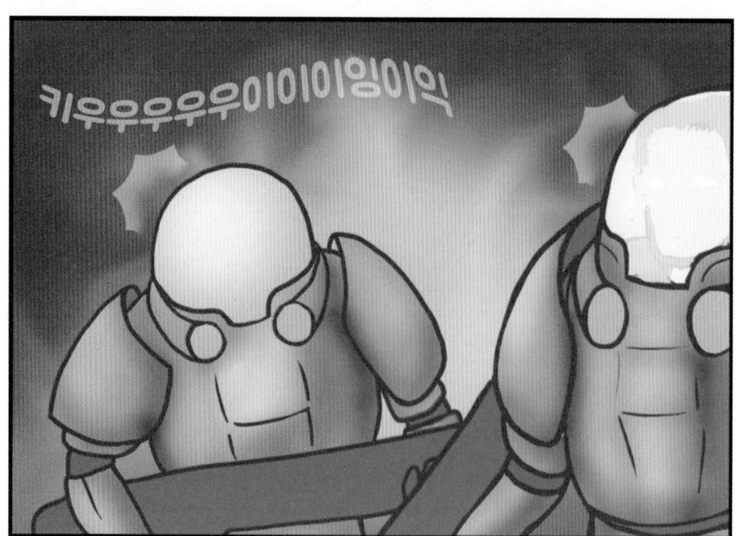
키우우우우우이이이잉이익

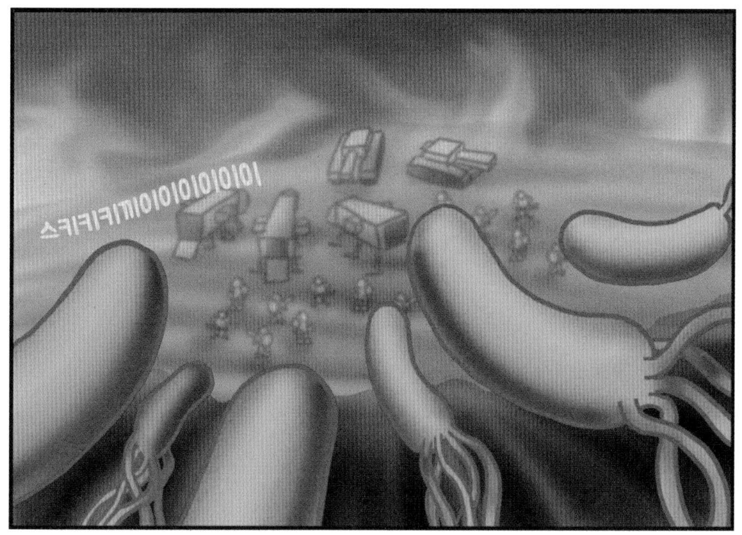
스키키키끼이이이이이이이

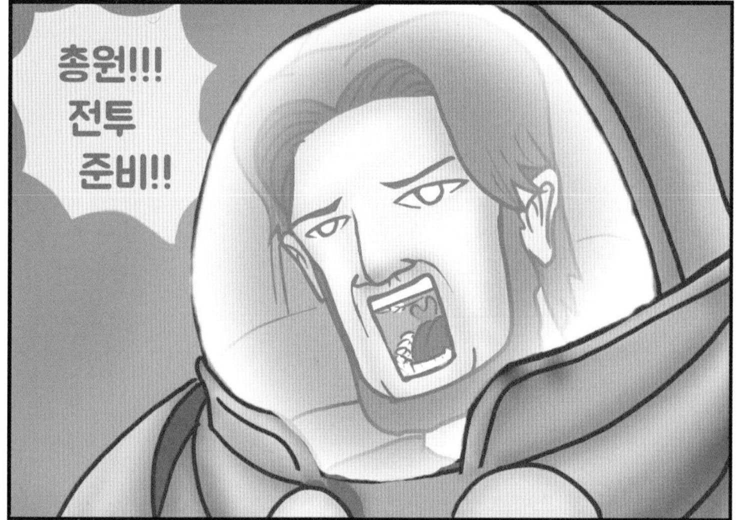
총원!!!
전투
준비!!

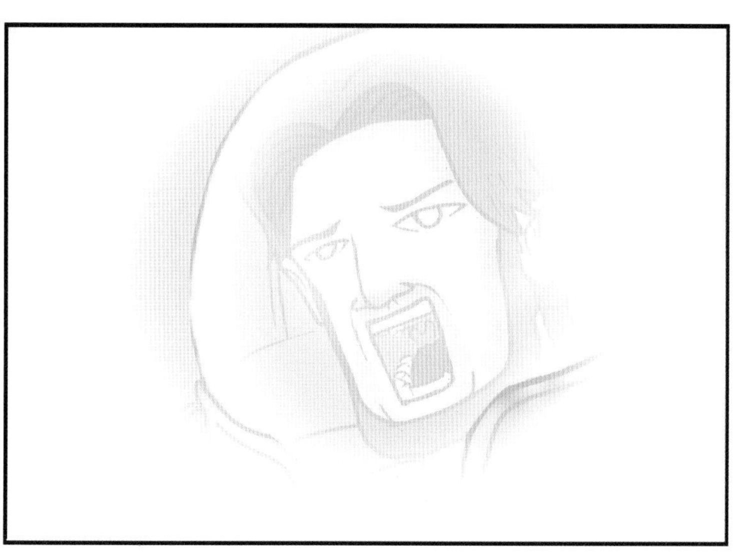

띡~ 띡~ 띡~

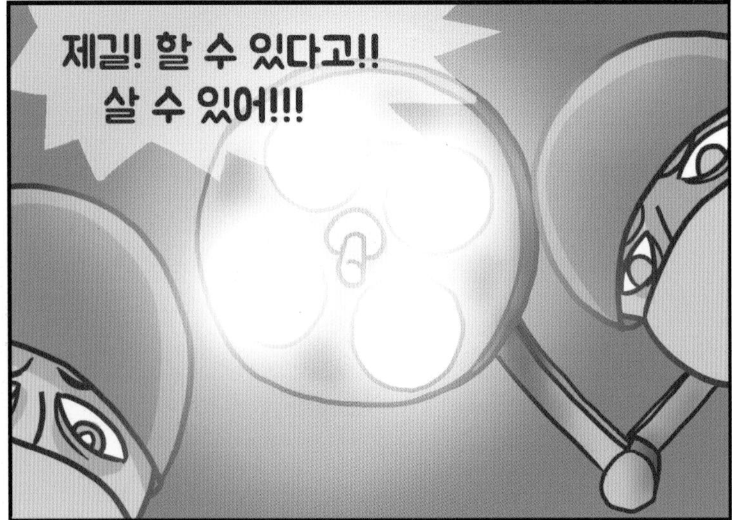

띡~ 띡~ 띡~

선생님!!! 환자의 혈압이
50/30mmHg 까지 떨어집니다!
띵~ 띵~ 띵~
아오 알어 알어
입 좀 다물어줄래?

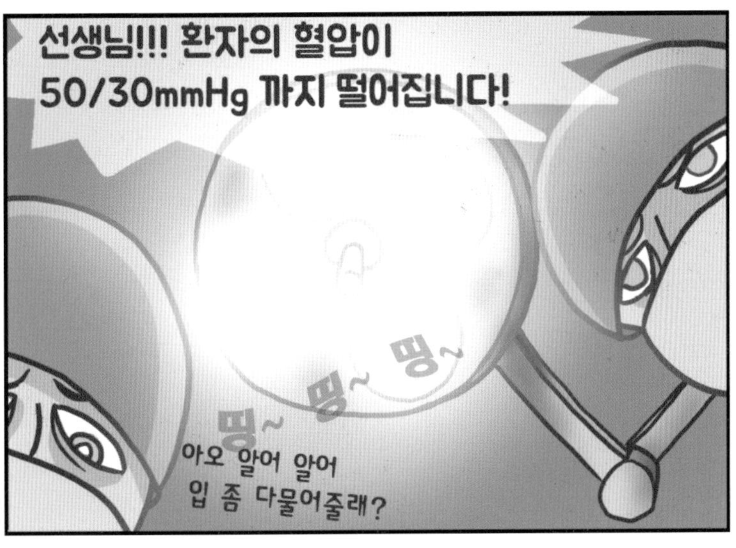

띡~ 띡~ 띡~

띠이이이이이이이이이이이이

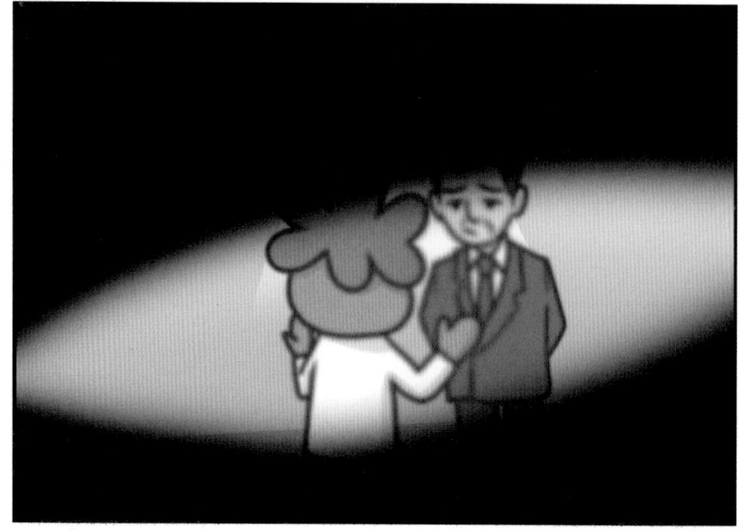

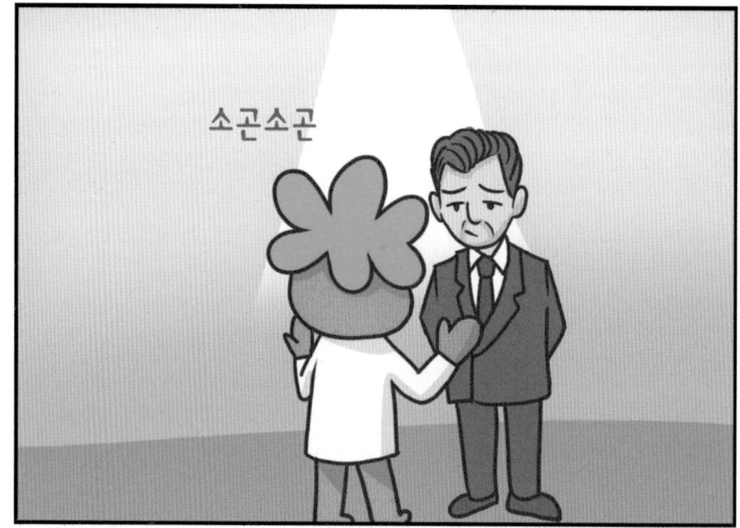
소곤소곤

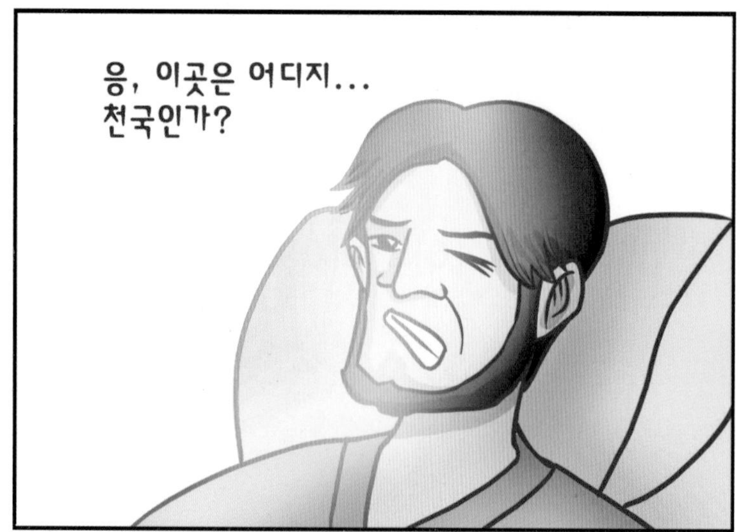
응, 이곳은 어디지...
천국인가?

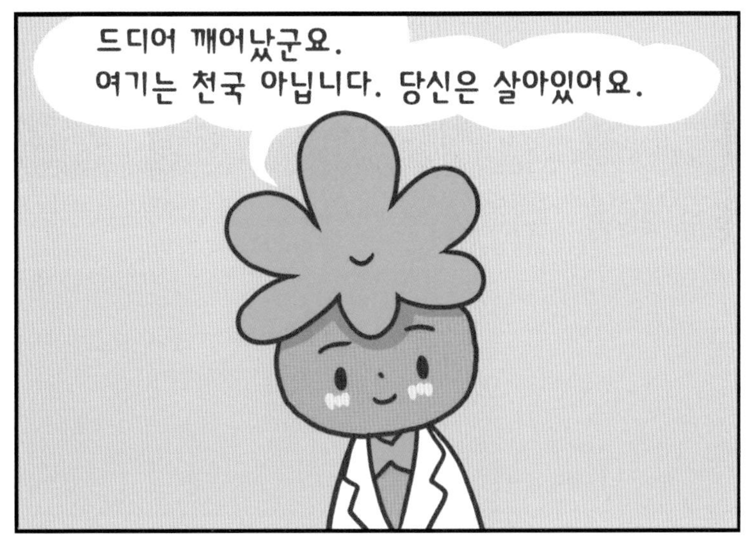
드디어 깨어났군요.
여기는 천국 아닙니다. 당신은 살아있어요.

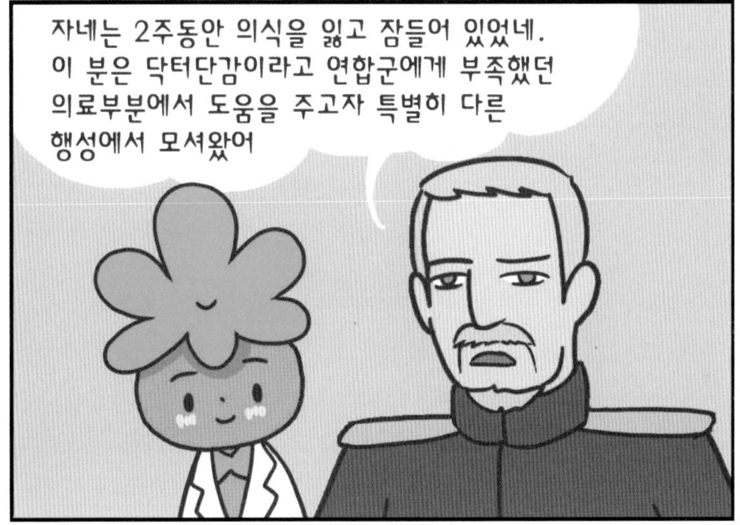
자네는 2주동안 의식을 잃고 잠들어 있었네.
이 분은 닥터단감이라고 연합군에게 부족했던
의료부분에서 도움을 주고자 특별히 다른
행성에서 모셔왔어

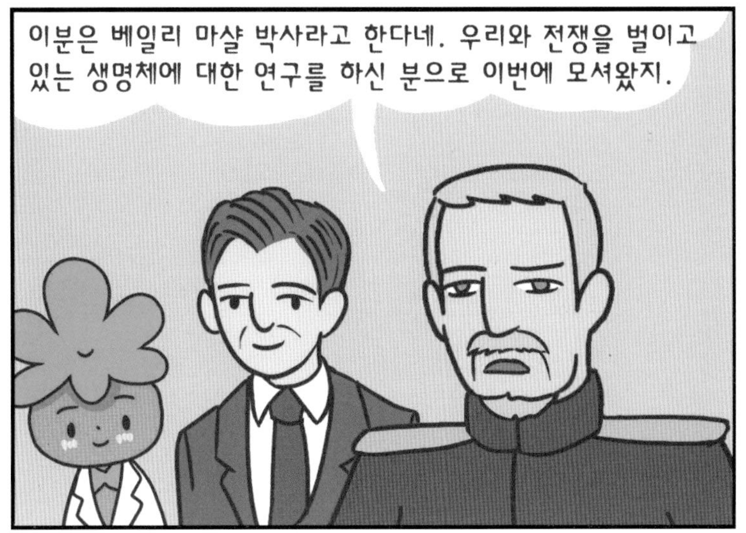
이분은 베일리 마샬 박사라고 한다네. 우리와 전쟁을 벌이고
있는 생명체에 대한 연구를 하신 분으로 이번에 모셔왔지.

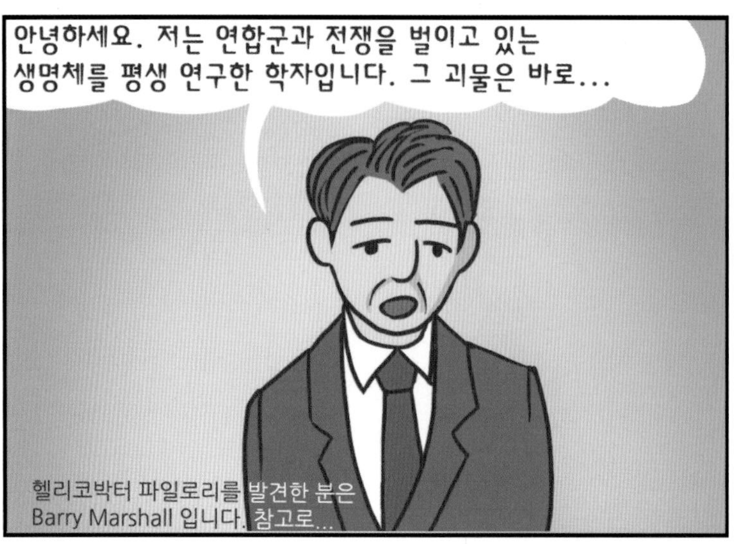
안녕하세요. 저는 연합군과 전쟁을 벌이고 있는
생명체를 평생 연구한 학자입니다. 그 괴물은 바로...
헬리코박터 파일로리를 발견한 분은
Barry Marshall 입니다. 참고로...

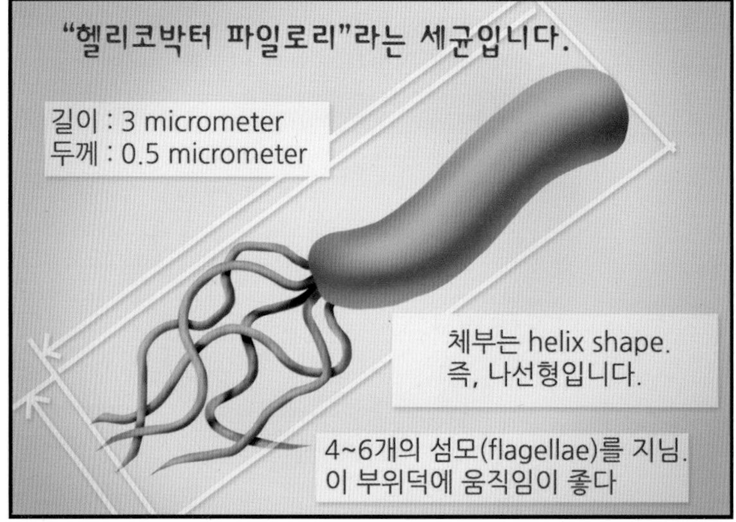
"헬리코박터 파일로리"라는 세균입니다.
길이 : 3 micrometer
두께 : 0.5 micrometer
체부는 helix shape.
즉, 나선형입니다.
4~6개의 섬모(flagellae)를 지님.
이 부위덕에 움직임이 좋다

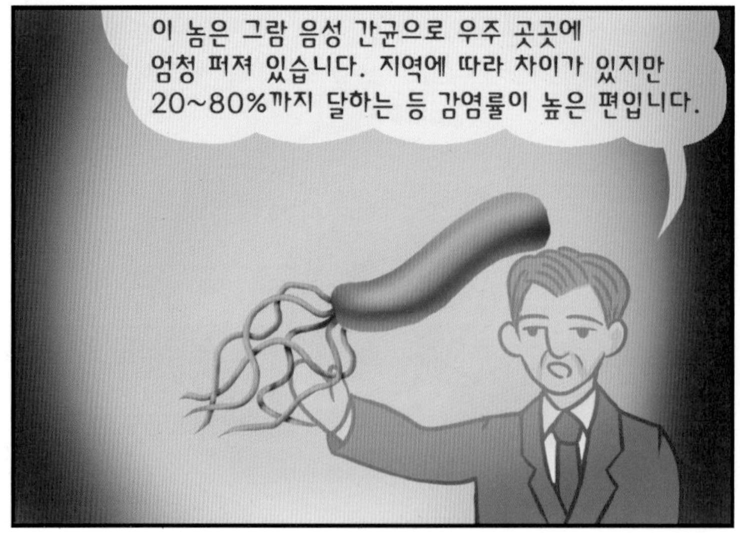
이 놈은 그람 음성 간균으로 우주 곳곳에
엄청 퍼져 있습니다. 지역에 따라 차이가 있지만
20~80%까지 달하는 등 감염률이 높은 편입니다.

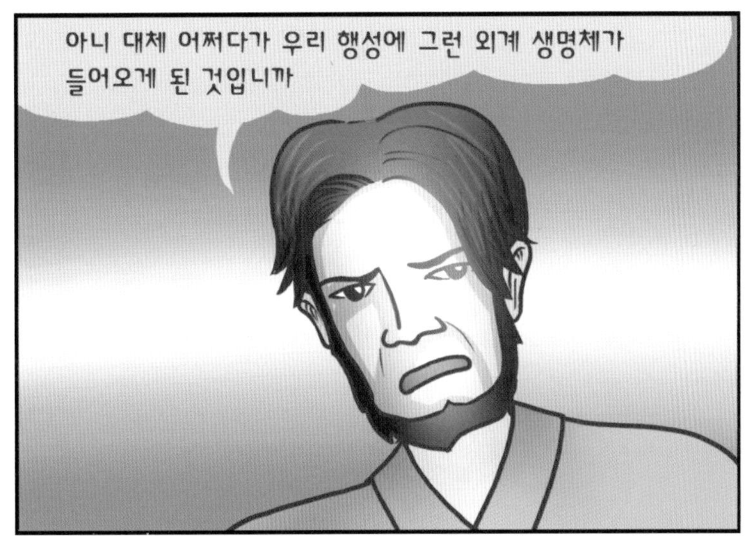
아니 대체 어쩌다가 우리 행성에 그런 외계 생명체가
들어오게 된 것입니까

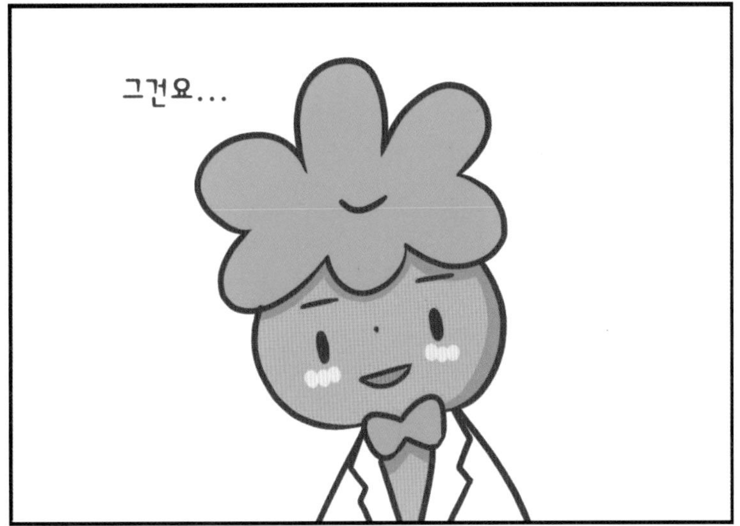
그건요...

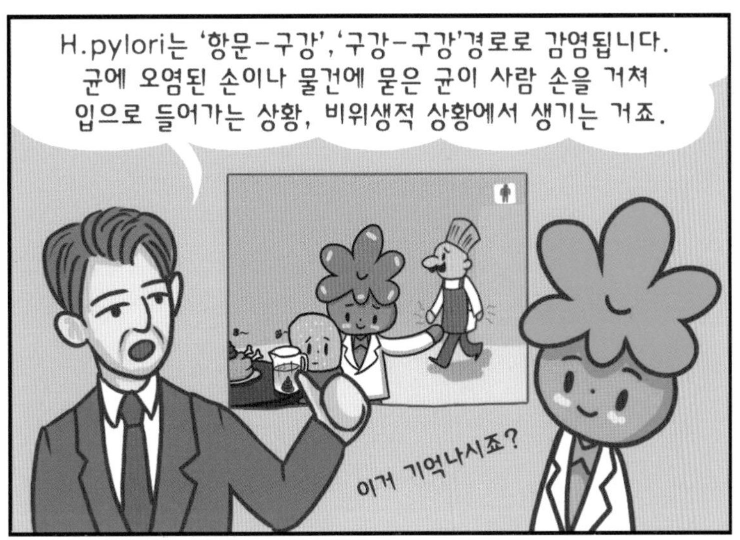
H.pylori는 '항문-구강','구강-구강'경로로 감염됩니다.
균에 오염된 손이나 물건에 묻은 균이 사람 손을 거쳐
입으로 들어가는 상황, 비위생적 상황에서 생기는 거죠.
이거 기억나시죠?

H.pylori는 정말 많이 퍼져있지만 전체의 약 10~20%에서만 실질적인 증상이 발생하는 것으로 알려져 있습니다.

네, H.pylori는 특히 위 지역에 만성위축성 위염, 위궤양이나 위암, MALT 림프종 등의 병변을 일으키는 것으로 밝혀졌습니다. 그 외에도 크고 작은 문제들을 일으킬 수 있죠.

궤양? 암? 대체 무슨 얘기죠?..아무튼 저녀석들이 우리에게 발견된 것은 위 지역에 예전엔 없었던 이상 지형을 만들면서였어요. 마치 혜성이 떨어질 때 생겨나는 충돌의 흔적처럼…
어라…? 저게 뭐지?

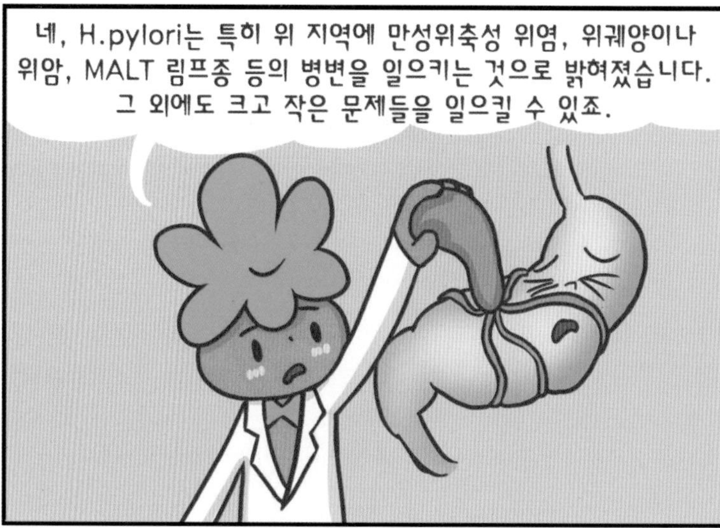

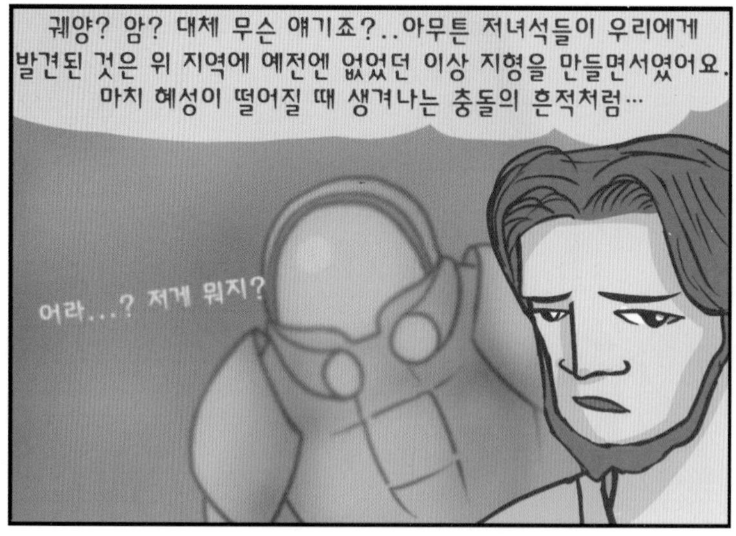

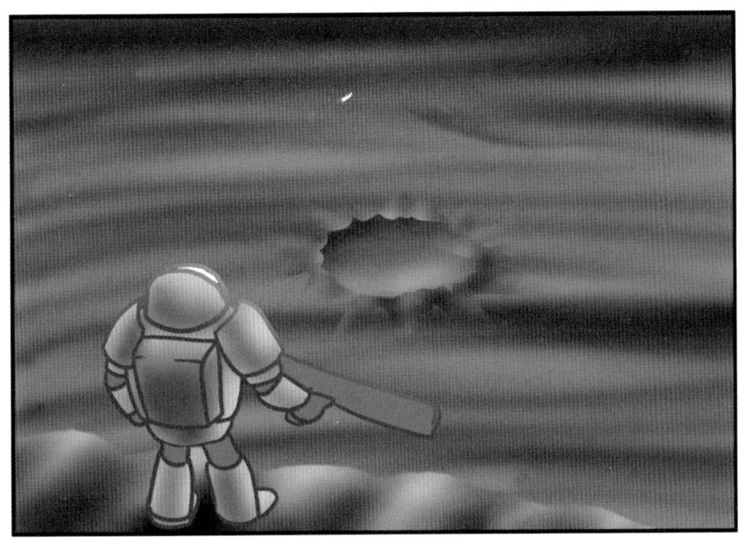

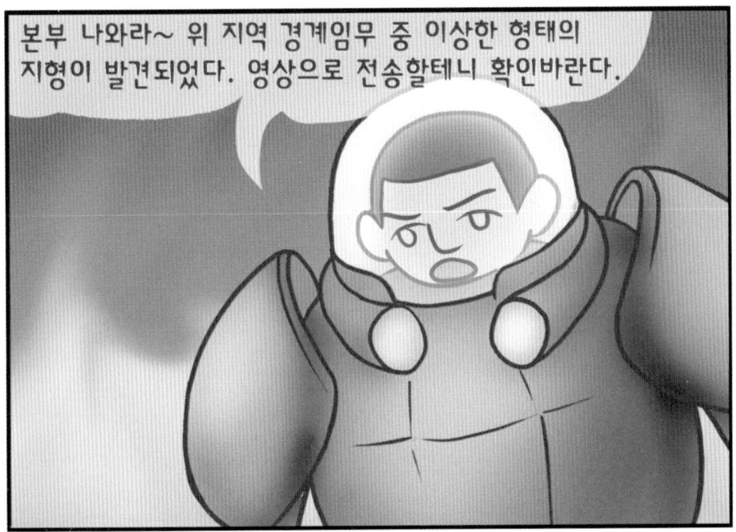
본부 나와라~ 위 지역 경계임무 중 이상한 형태의
지형이 발견되었다. 영상으로 전송할테니 확인바란다.

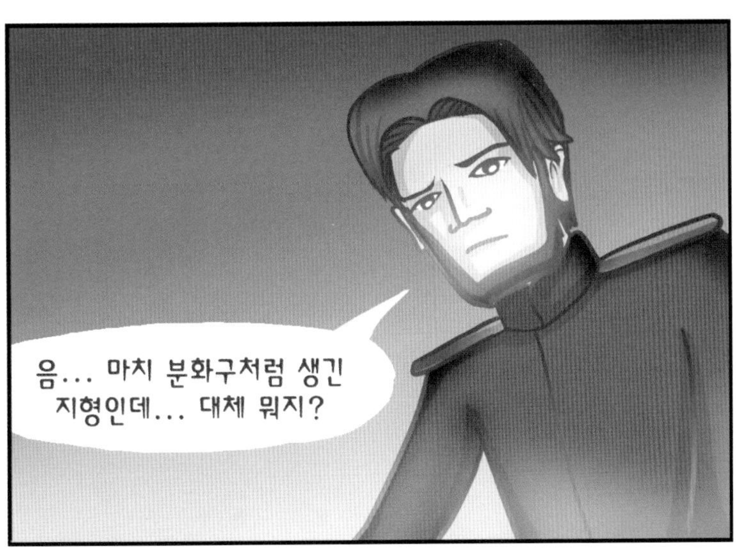
음... 마치 분화구처럼 생긴
지형인데... 대체 뭐지?

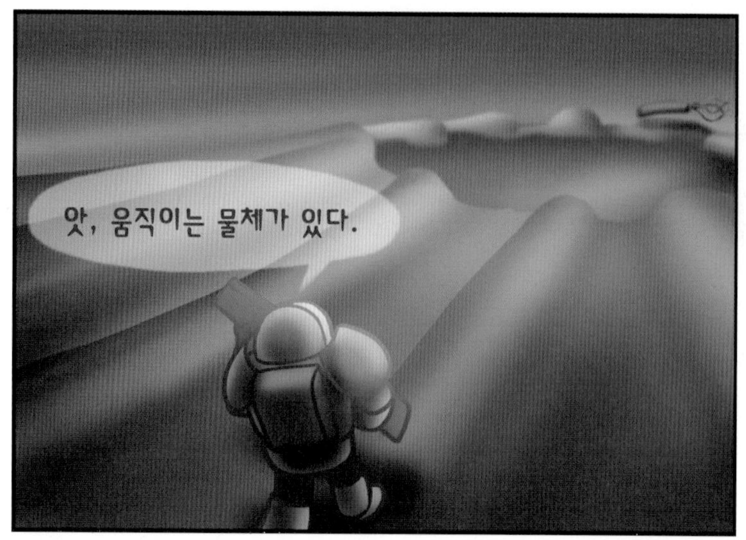
앗, 움직이는 물체가 있다.

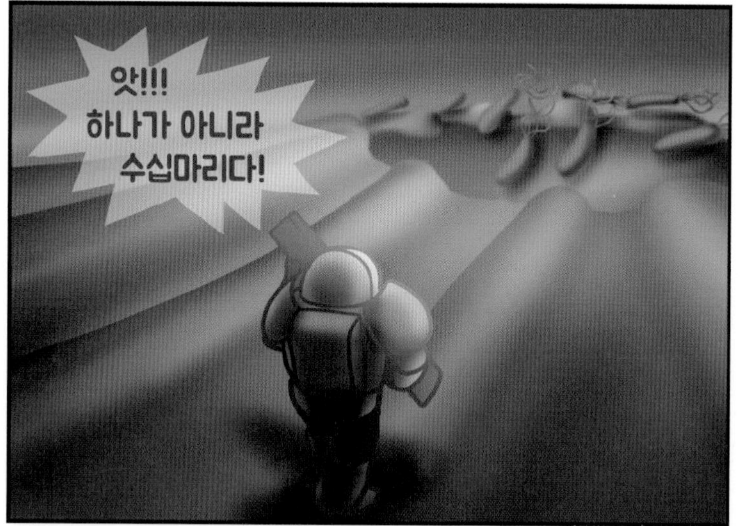
앗!!!
하나가 아니라
수십마리다!

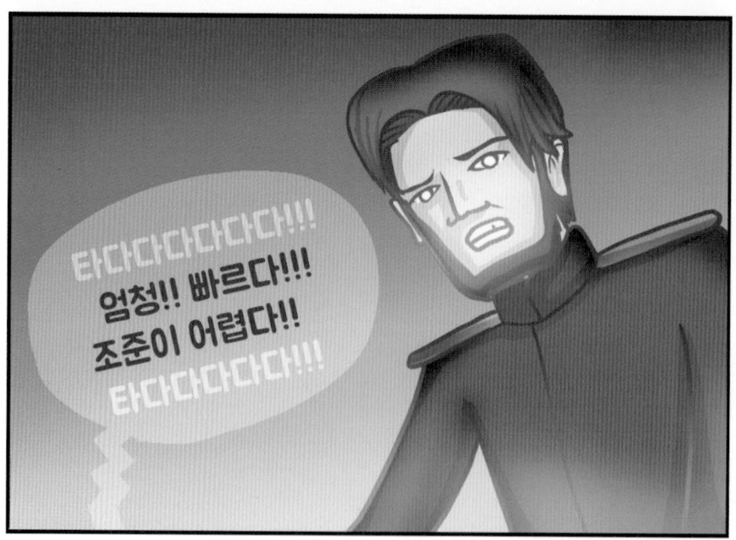
타다다다다다다다!!!
엄청!! 빠르다!!!
조준이 어렵다!!
타다다다다다!!!

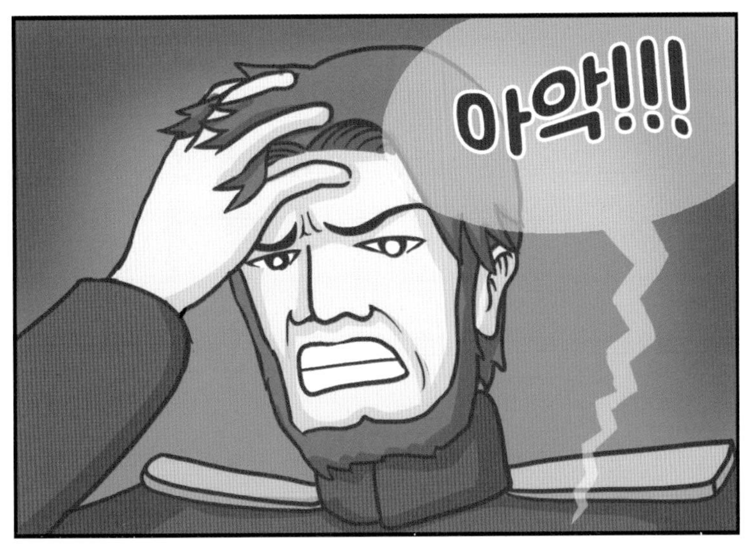
아악!!!

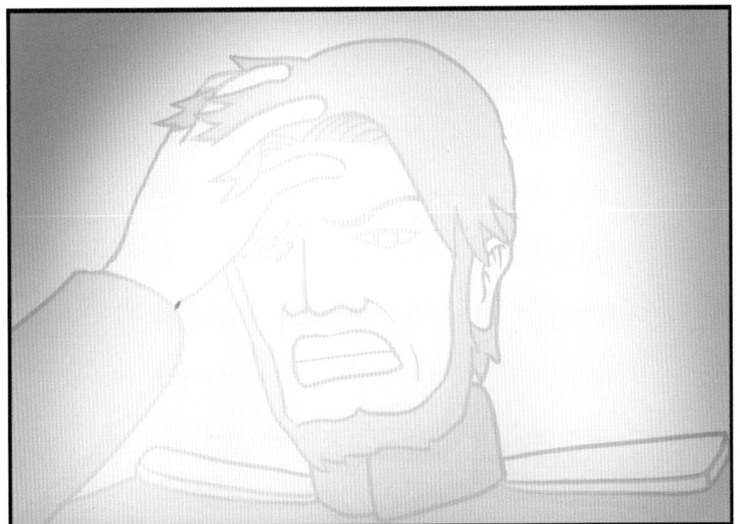

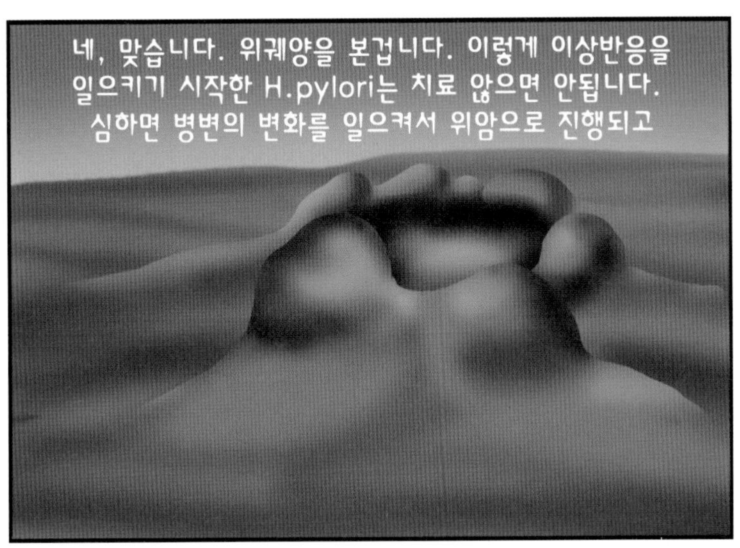
네, 맞습니다. 위궤양을 본겁니다. 이렇게 이상반응을
일으키기 시작한 H.pylori는 치료 않으면 안됩니다.
심하면 병변의 변화를 일으켜서 위암으로 진행되고

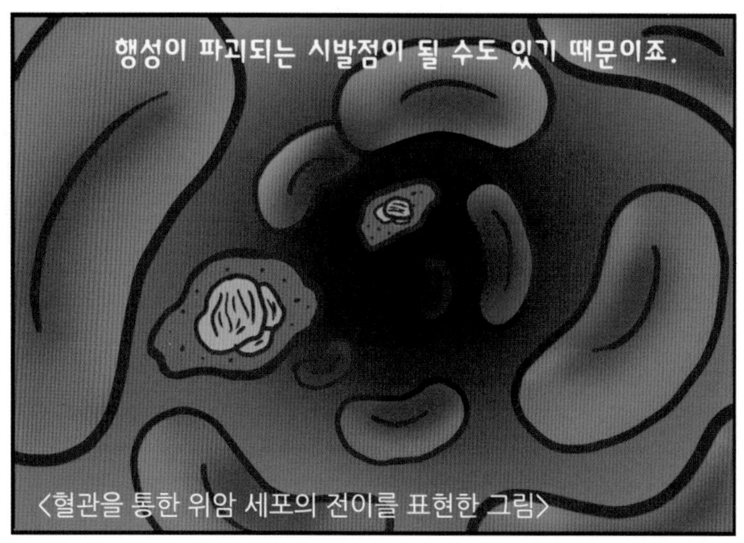
행성이 파괴되는 시발점이 될 수도 있기 때문이죠.
<혈관을 통한 위암 세포의 전이를 표현한 그림>

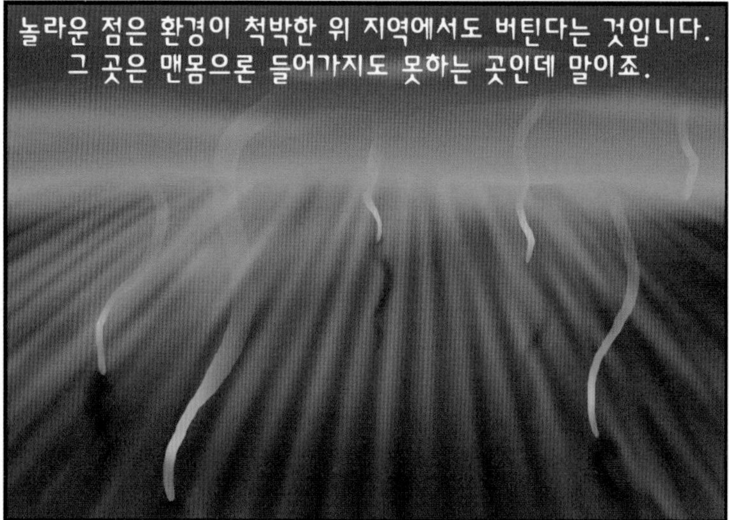
놀라운 점은 환경이 척박한 위 지역에서도 버틴다는 것입니다.
그 곳은 맨몸으론 들어가지도 못하는 곳인데 말이죠.

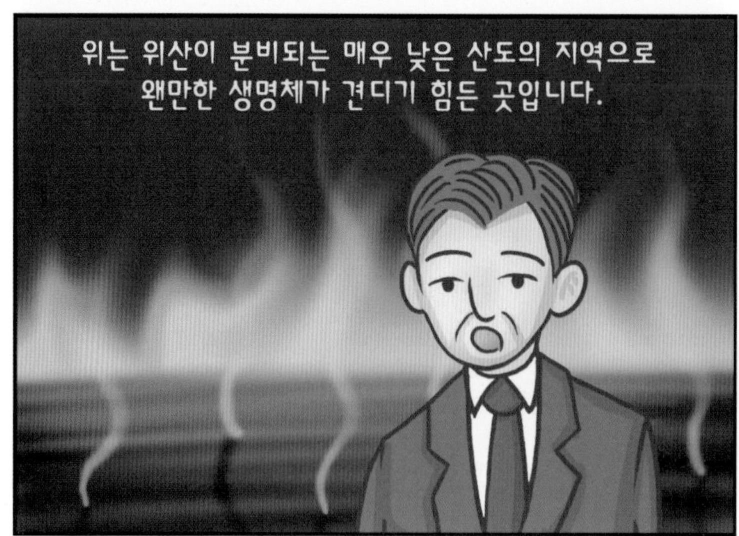
위는 위산이 분비되는 매우 낮은 산도의 지역으로
왠만한 생명체가 견디기 힘든 곳입니다.

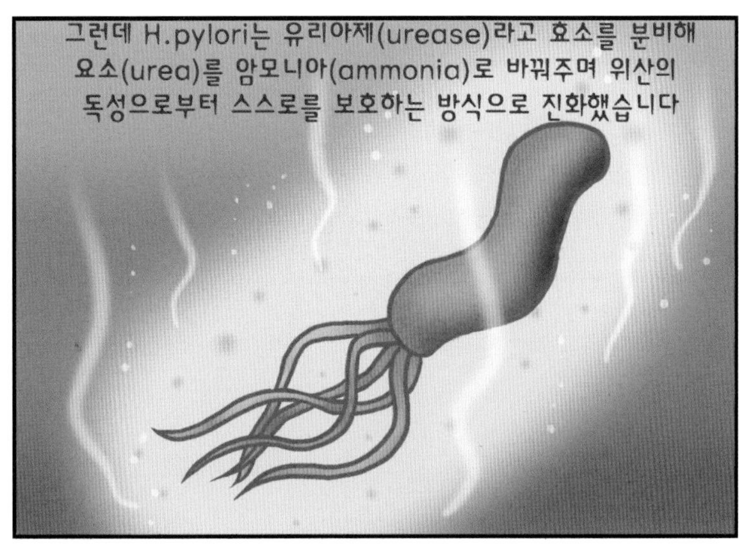
그런데 H.pylori는 유리아제(urease)라고 효소를 분비해
요소(urea)를 암모니아(ammonia)로 바꿔주며 위산의
독성으로부터 스스로를 보호하는 방식으로 진화했습니다

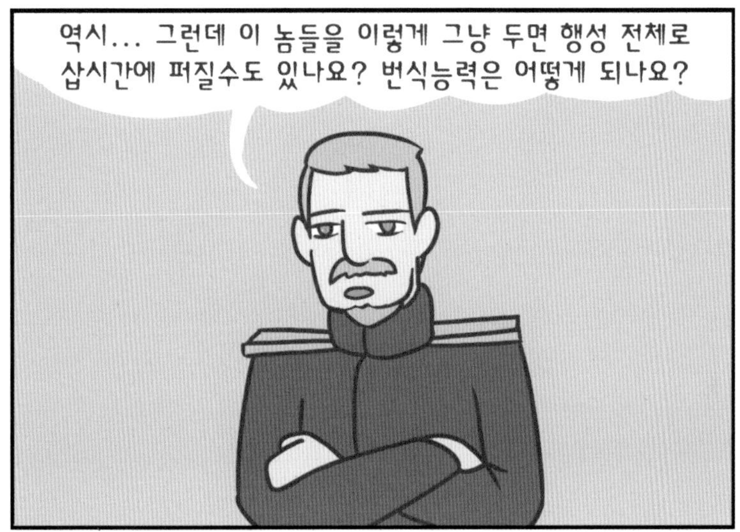
역시... 그런데 이 놈들을 이렇게 그냥 두면 행성 전체로
삽시간에 퍼질수도 있나요? 번식능력은 어떻게 되나요?

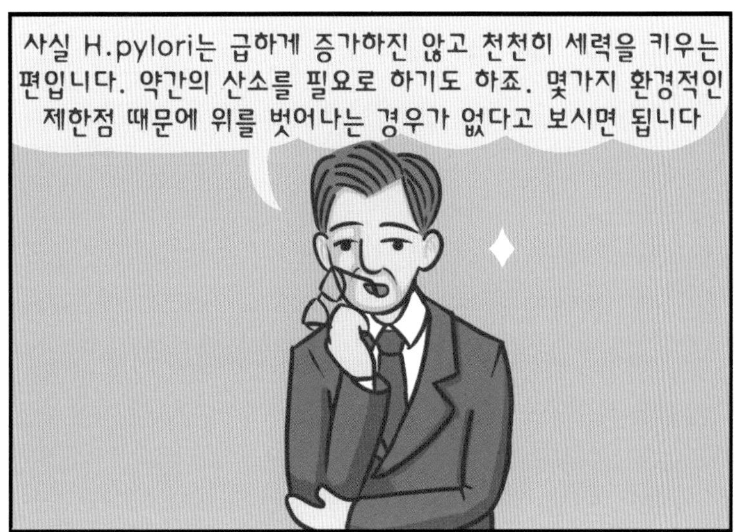
사실 H.pylori는 급하게 증가하진 않고 천천히 세력을 키우는
편입니다. 약간의 산소를 필요로 하기도 하죠. 몇가지 환경적인
제한점 때문에 위를 벗어나는 경우가 없다고 보시면 됩니다

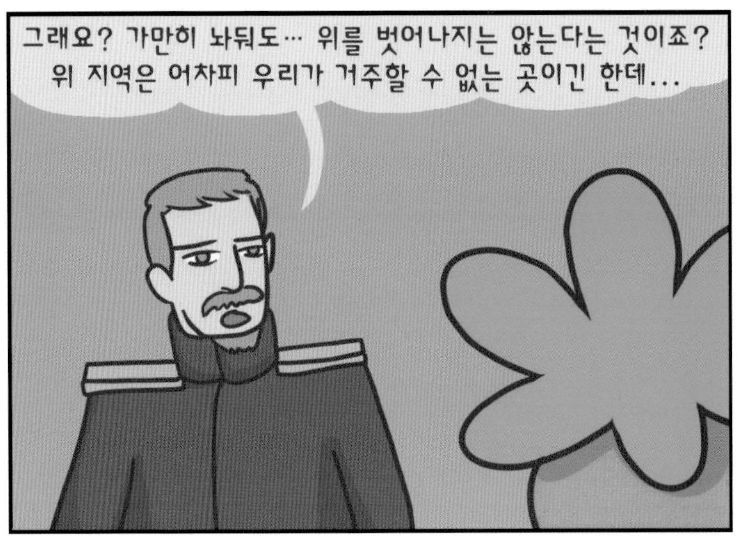
그래요? 가만히 놔둬도… 위를 벗어나지는 않는다는 것이죠?
위 지역은 어차피 우리가 거주할 수 없는 곳이긴 한데...

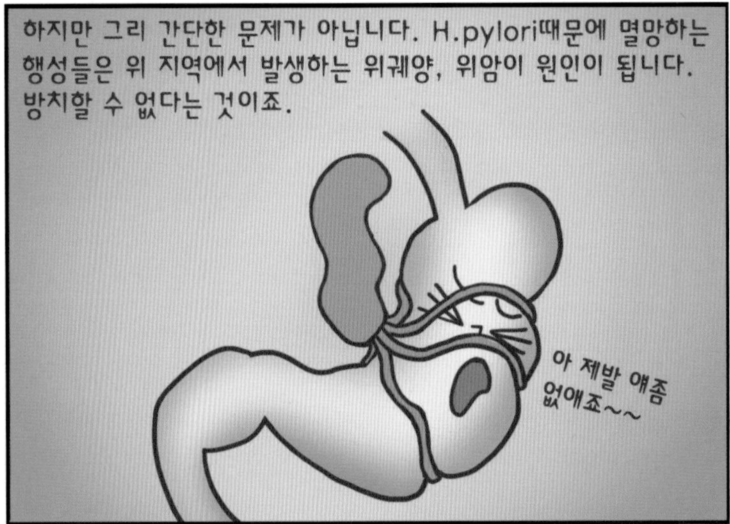
하지만 그리 간단한 문제가 아닙니다. H.pylori때문에 멸망하는
행성들은 위 지역에서 발생하는 위궤양, 위암이 원인이 됩니다.
방치할 수 없다는 것이죠.
아 제발 얘좀
없애죠~~

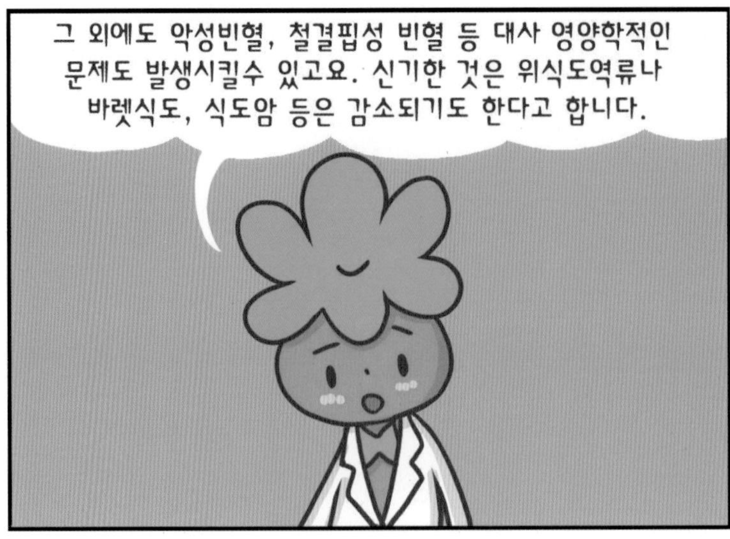
그 외에도 악성빈혈, 철결핍성 빈혈 등 대사 영양학적인
문제도 발생시킬수 있고요. 신기한 것은 위식도역류나
바렛식도, 식도암 등은 감소되기도 한다고 합니다.

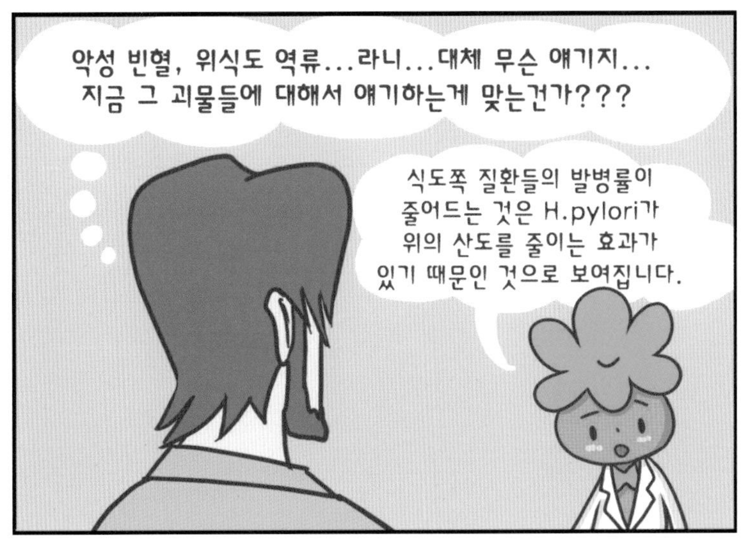
악성 빈혈, 위식도 역류...라니...대체 무슨 얘기지...
지금 그 괴물들에 대해서 얘기하는게 맞는건가???
식도쪽 질환들의 발병률이
줄어드는 것은 H.pylori가
위의 산도를 줄이는 효과가
있기 때문인 것으로 보여집니다.

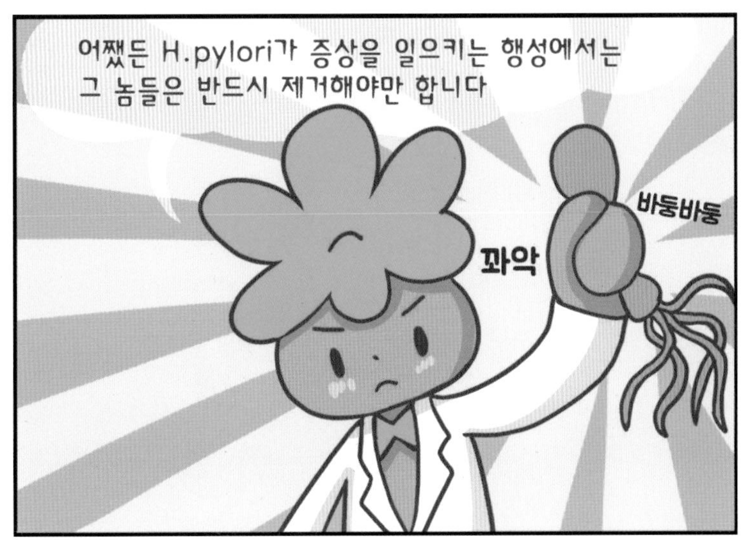
어쨌든 H.pylori가 증상을 일으키는 행성에서는
그 놈들은 반드시 제거해야만 합니다
바둥바둥
꽈악

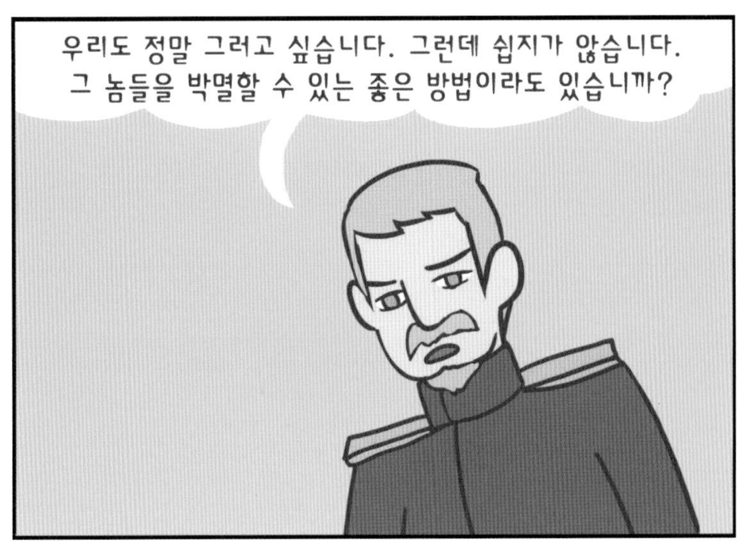
우리도 정말 그러고 싶습니다. 그런데 쉽지가 않습니다.
그 놈들을 박멸할 수 있는 좋은 방법이라도 있습니까?

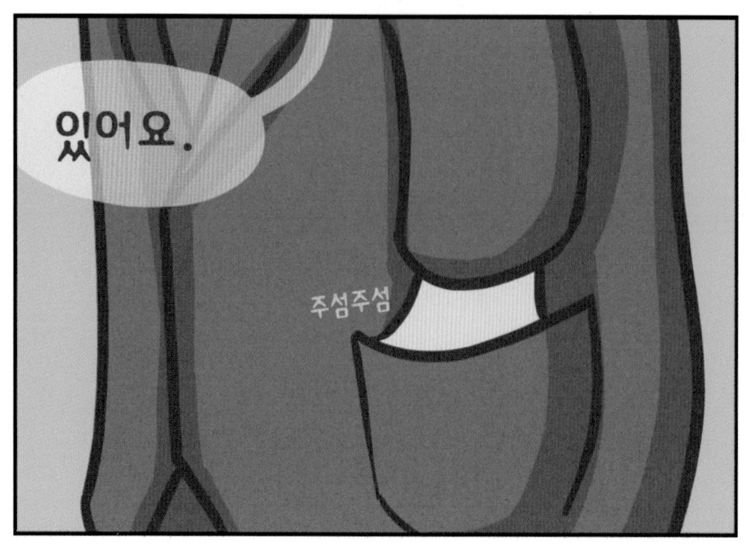
있어요.
주섬주섬

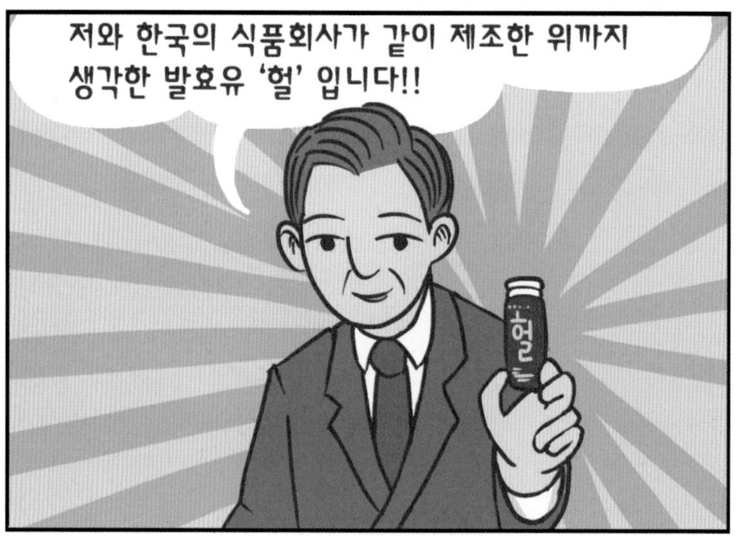
저와 한국의 식품회사가 같이 제조한 위까지
생각한 발효유 '헐' 입니다!!
헐

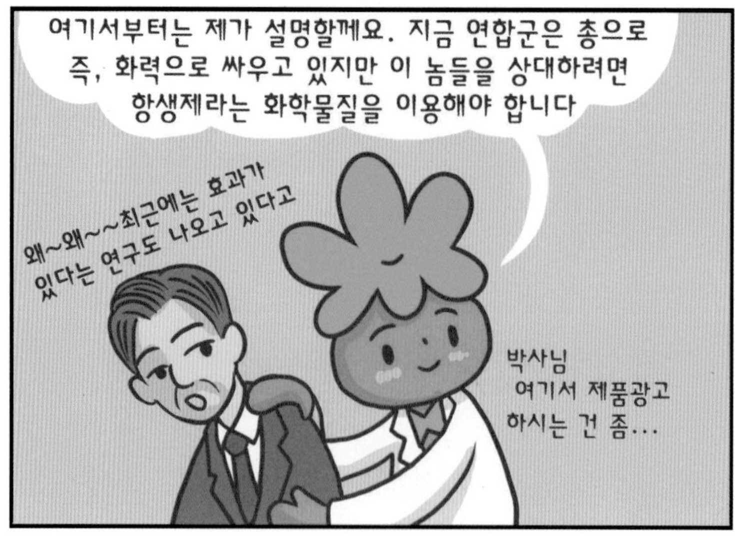
여기서부터는 제가 설명할께요. 지금 연합군은 총으로
즉, 화력으로 싸우고 있지만 이 놈들을 상대하려면
항생제라는 화학물질을 이용해야 합니다
왜~왜~~최근에는 효과가
있다는 연구도 나오고 있다고
박사님
여기서 제품광고
하시는 건 좀...

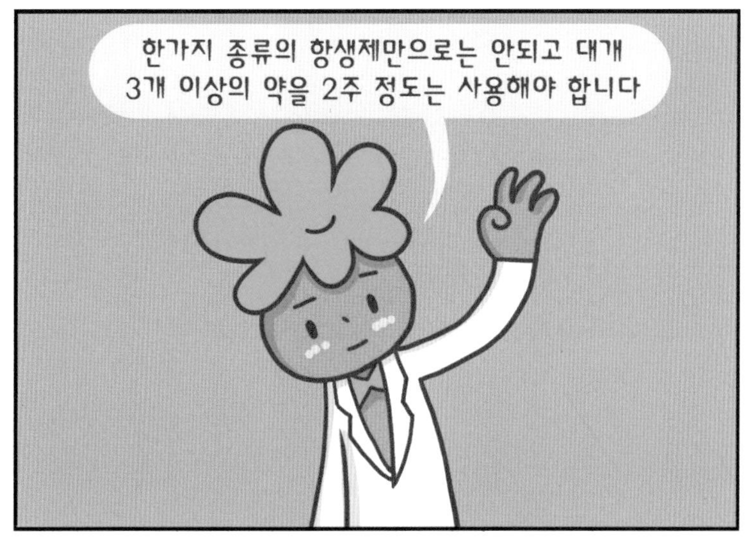
한가지 종류의 항생제만으로는 안되고 대개
3개 이상의 약을 2주 정도는 사용해야 합니다

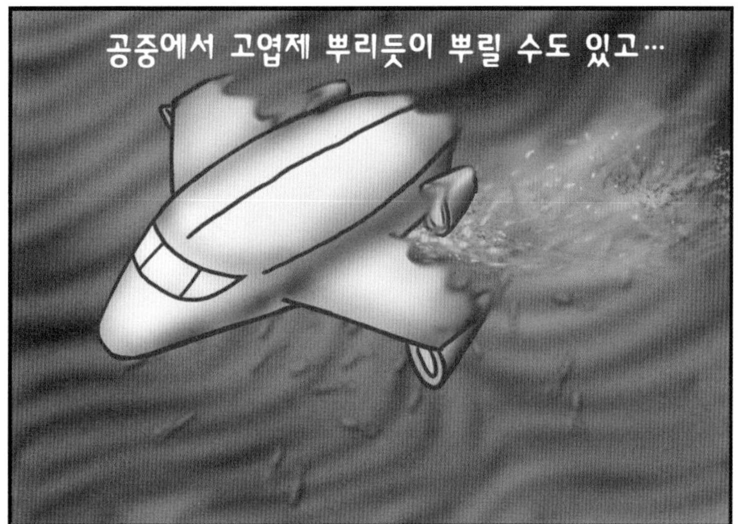
공중에서 고엽제 뿌리듯이 뿌릴 수도 있고…

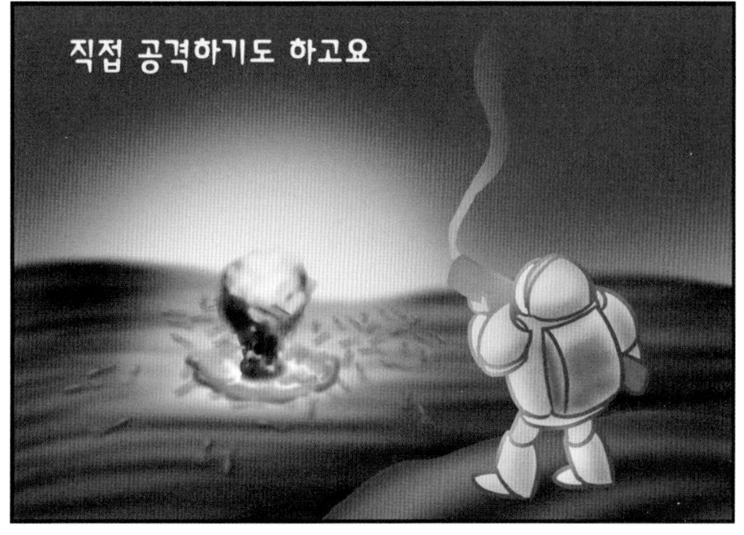
직접 공격하기도 하고요

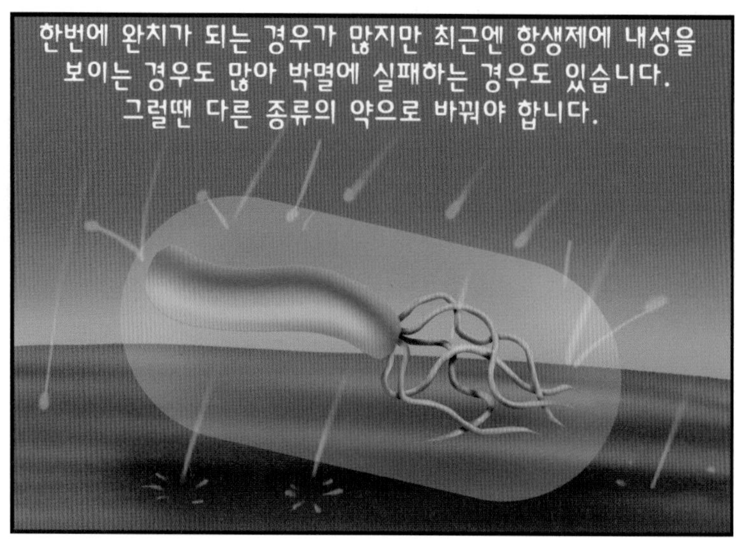
한번에 완치가 되는 경우가 많지만 최근엔 항생제에 내성을
보이는 경우도 많아 박멸에 실패하는 경우도 있습니다.
그럴땐 다른 종류의 약으로 바꿔야 합니다.

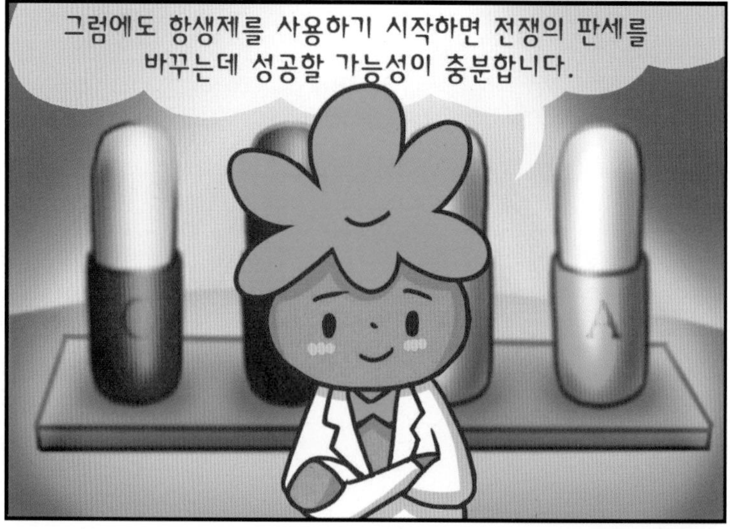
그럼에도 항생제를 사용하기 시작하면 전쟁의 판세를
바꾸는데 성공할 가능성이 충분합니다.
A

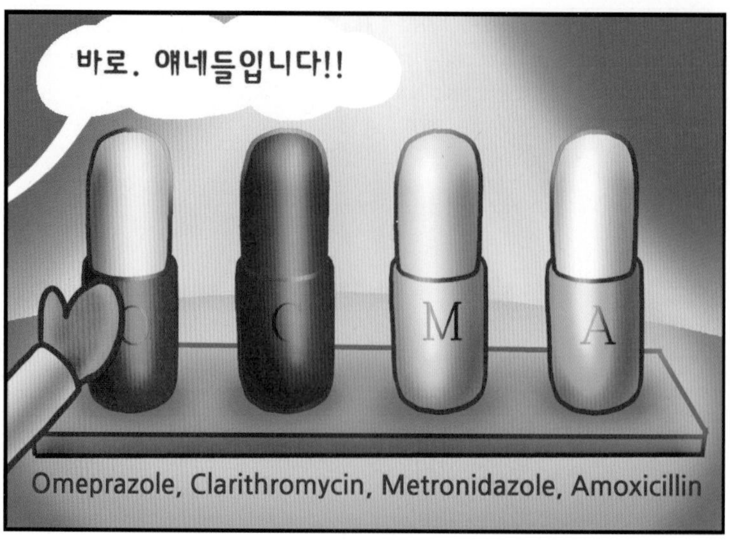
바로. 얘네들입니다!!
M
A
Omeprazole, Clarithromycin, Metronidazole, Amoxicillin

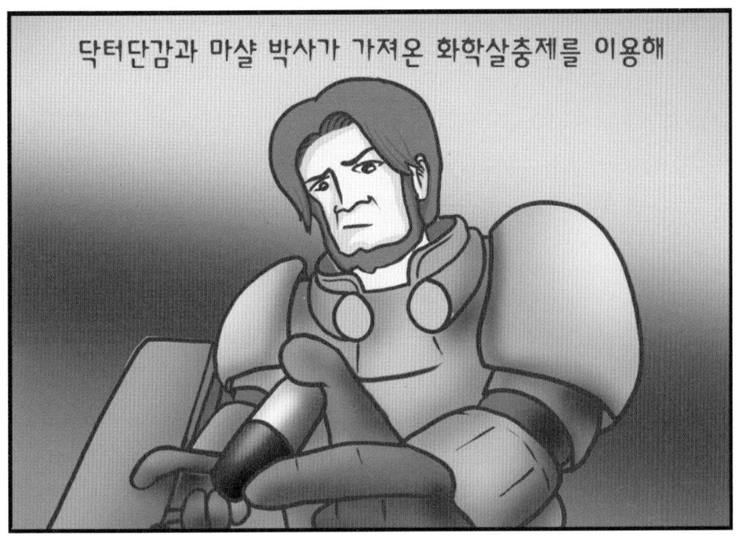
닥터단감과 마샬 박사가 가져온 화학살충제를 이용해

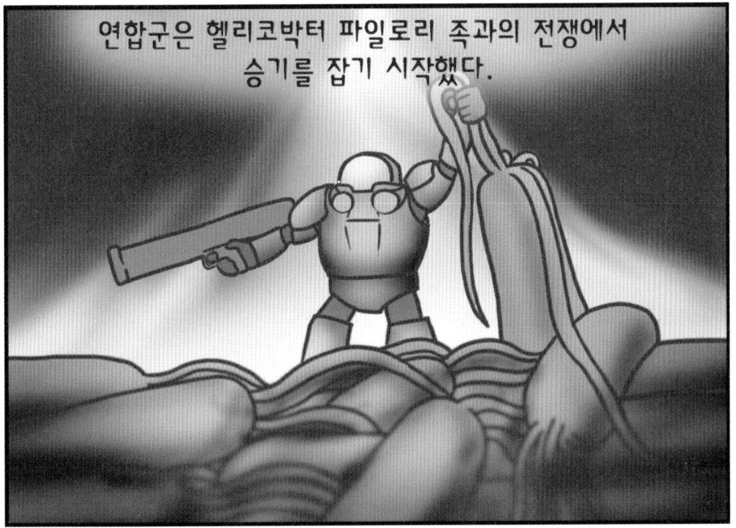
연합군은 헬리코박터 파일로리 족과의 전쟁에서
승기를 잡기 시작했다.

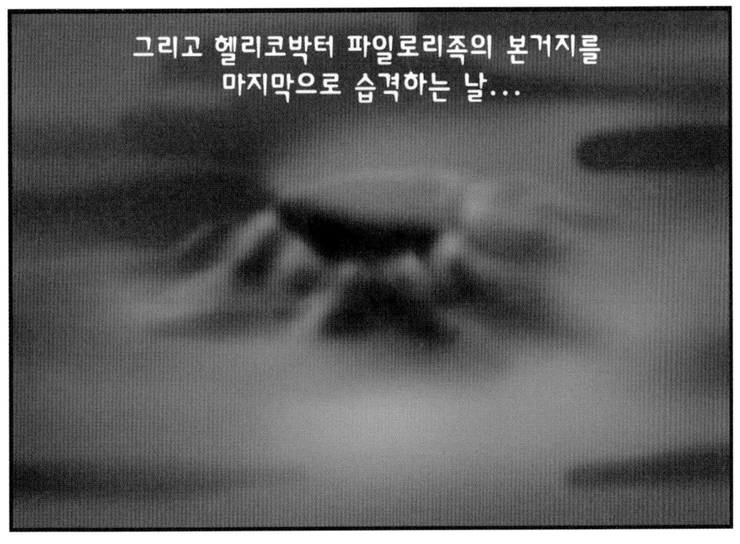
그리고 헬리코박터 파일로리족의 본거지를
마지막으로 습격하는 날...

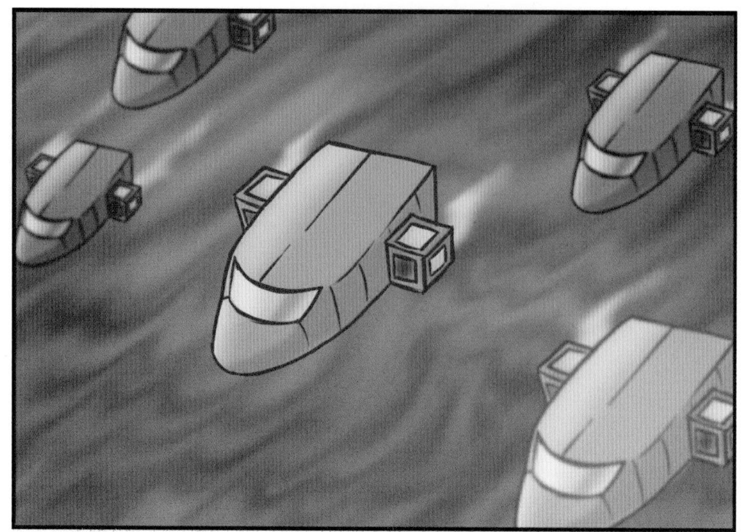

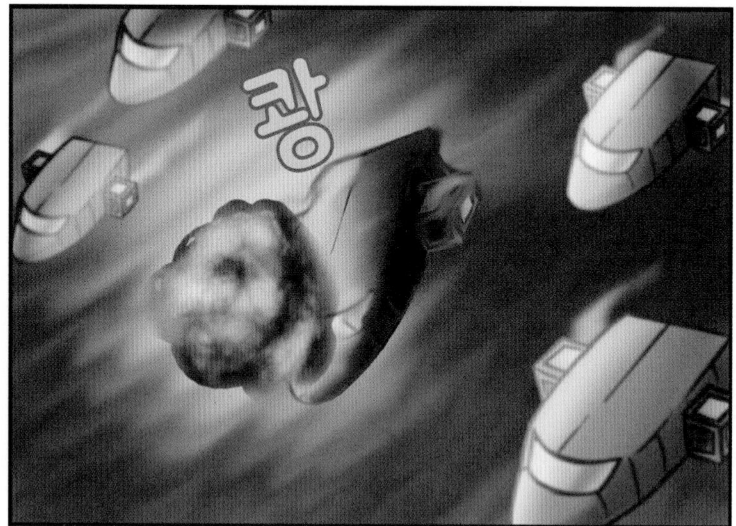
쾅

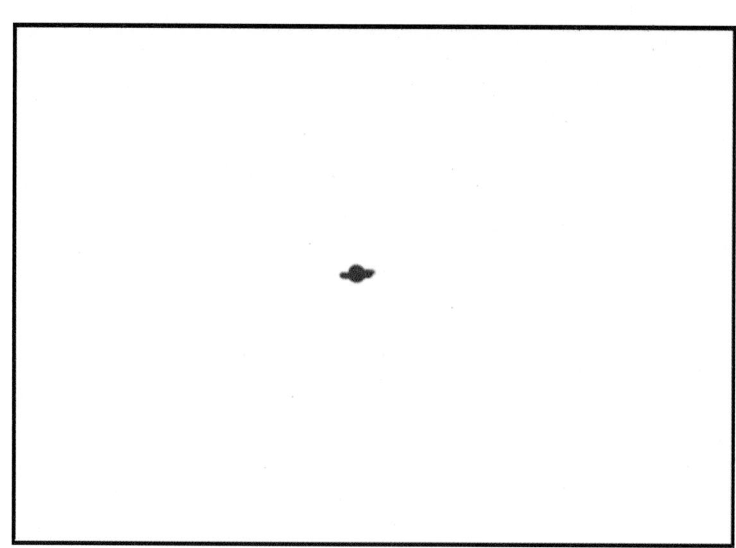

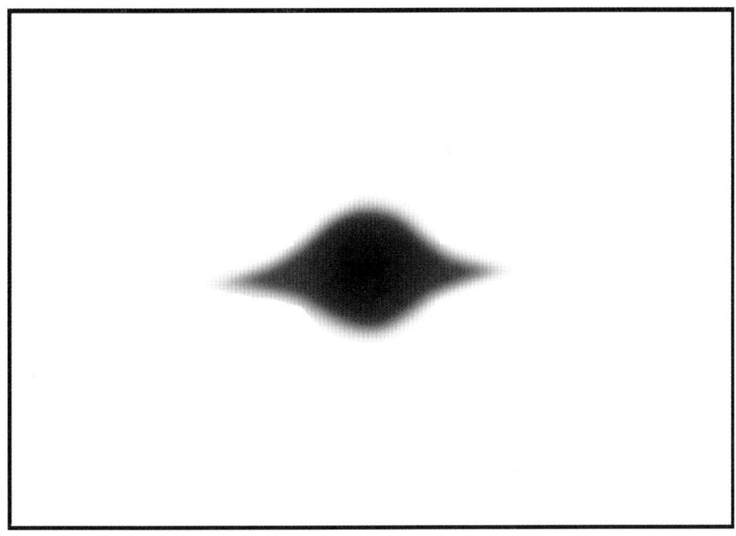

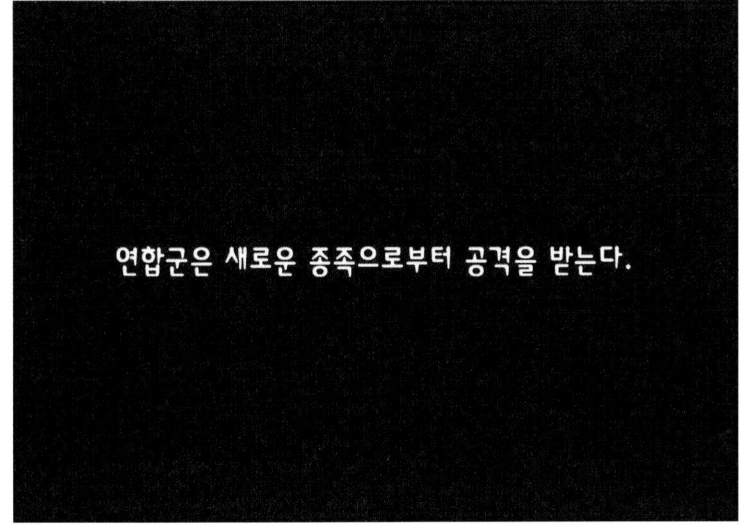
연합군은 새로운 종족으로부터 공격을 받는다.

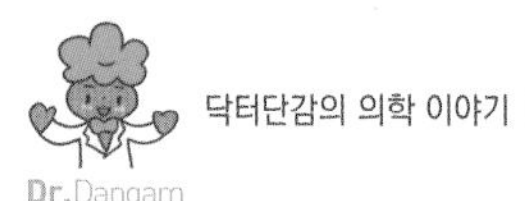

헬리코박터 파일로리

헬리코박터 파일로리(*Helicobacter pylori*) 균은 그 어려운 이름에도 불구하고 수많은 세균 중에 우리에게 가장 익숙한 이름일 것입니다. 이런 친숙함에는 아무래도 국내에서 판매 중인 유제품 중 하나가 적극적인 마케팅을 한 덕분이기도 한데 국내에 그만큼 헬리코박터 파일로리 균과 위염, 위암 환자가 많기도 합니다.

우리의 장 내에는 정상적으로 여러 세균들이 살고 있는데 헬리코박터 파일로리는 정상적으로 존재하는 균은 아니지만 국내에는 보균자가 워낙 많고 엄청난 산도를 자랑하는 위라는 척박한 환경 속에서 생존할 수 있는 특이한 생명체입니다. 나선형의 체부에 4~6개의 섬모를 가진 모양은 영화 매트릭스에 나왔던 기계 괴물의 모양과 흡사한데 그런 위협적인 모양만큼 우리의 몸에도 부작용을 일으킬 수 있답니다.

그람 음성 간균인 헬리코박터 파일로리는 나선형의 체부와 4~6개의 섬모를 지니고 있는 특이한 모양의 세균입니다. 원래부터 인간의 위 속에 있는 것은 아니지만 'fecal-to-oral route'을 통해 침입이 가능합니다. 따라서 주로 비위생적인 공중보건의 국가에서 많긴 한데, 부끄럽게도 한국에 많이 퍼져 있습니다.

하지만 이 균에 감염되어 있다고 해서 모두 증상을 일으키는 것은 아닙니다. 단지 10~20% 정도에서만 증상이 발생하는 것으로 알려져 있습니다. 사실, 위는 위산이 분비되는 곳으로 생명체가 서식하기에는 어려운 곳이지만 헬리코박터 파일로리는 유리아제(urease)라는 효소를 통해 위산의 독성으로부터 스스로 보호할 수 있습니다. 하지만 위가 아닌 다른 부위에서는 발견하기 어렵습니다. 결국 헬리코박터 파일로리가 일으키는 증상은 위에서 발생하게 됩니다.

중년의 한국인이 거의 가지고 있는 만성 위축성 위염부터 소화성 위궤양, MALT

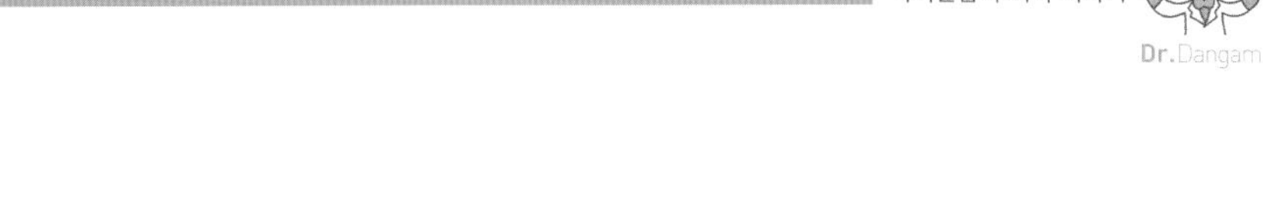

림프종, 그리고 무엇보다 위암을 일으킬 수 있습니다. 그 외에도 악성빈혈, 철결핍성 빈혈 등의 자잘한 문제와도 관련이 있으며 계속 연구가 이루어지고 있습니다.

결국 헬리코박터 파일로리는 전부 제거해야 하는 것은 아니지만 적어도 증상을 일으키는 환자에 대해서는 증상의 치료와 함께 헬리코박터 파일로리 제균요법을 함께 진행해줘야 합니다. 그리고 제균요법은 몇 가지 항생제를 복용함으로써 이루어지게 됩니다. 우리나라에서는 특정 제품 때문에 유산균, 요구르트를 먹으면 제균이 된다고 생각하는 사람들도 더러 있지만 프로바이오틱에 대한 연구 결과들을 보면 사실과 다릅니다. 회사의 마케팅이라고 볼 수밖에 없죠. 연구 결과들 중에 그나마 좋은 결과를 보인 것들도 '제균요법과 함께 시행 시 치료 성공률이 조금 높아지더라'는 식이기 때문에 잘못된 지식으로 인해 제대로 된 치료를 못 받는 사태는 절대 있어서는 안 되겠습니다.

환자에 따라서 제균요법 때 복용하는 약들에 부작용을 일으키는 사람도 있을 수 있는데 정해진 기간 동안 약을 복용한 다음에 제균이 이루어졌는지 요소호기검사(urea breath test) 등을 시행하게 됩니다. 이 검사를 통해 제균 치료의 지속 여부를 결정하게 되죠.

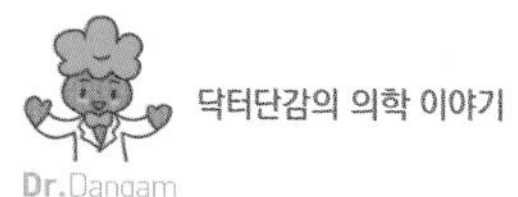

단감's NOTE

헬리코박터 파일로리 편은 게임 '스타크래프트'를 모티브로 그렸습니다. 헬리코박터 파일로리균의 기괴한 모습은 한눈에 봐도 착한 세균의 그것과는 거리가 있기 때문에 스타크래프트에 나오는 저그족을 담당할 수 있을 것 같았습니다. 그래서 여러 면에서 만화를 보면 스타크래프트의 한 장면들을 떠올리게끔 그려봤습니다. 물론 개개 그림의 퀄리티는 좀 떨어지고 그림에서 느껴지는 긴장감이나 박진감이 부족한 것 같긴 하지만 의학 만화에서 해볼 수 있는 신선한 시도를 했다는 점에서 그리는 동안에 즐겁게 작업할 수 있었습니다.

10 CHAPTER

소화기 질환

소화성 궤양

Peptic ulcer

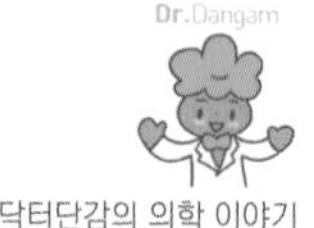

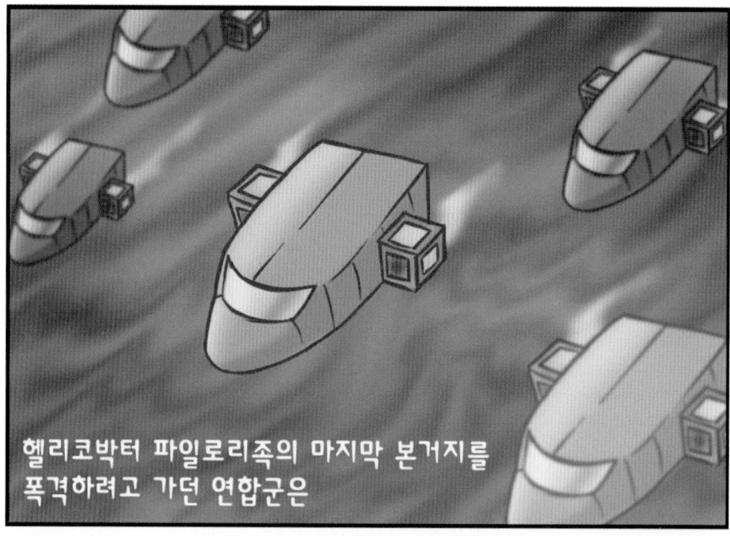

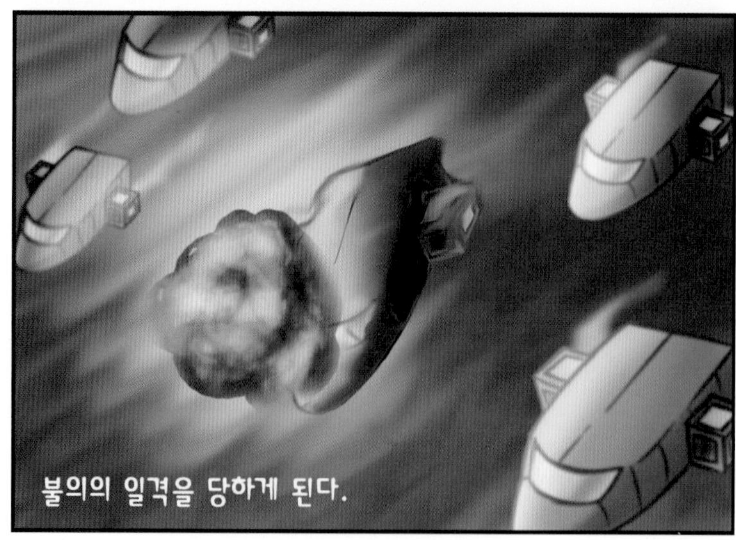

띡~ 띡~ 띡~

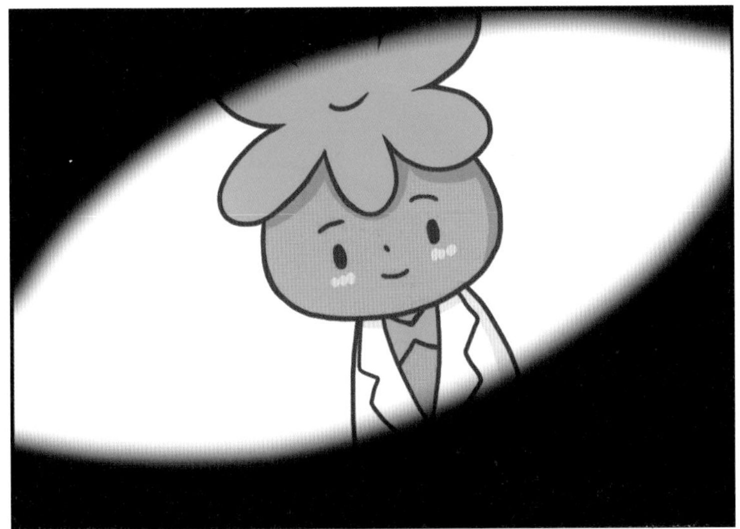

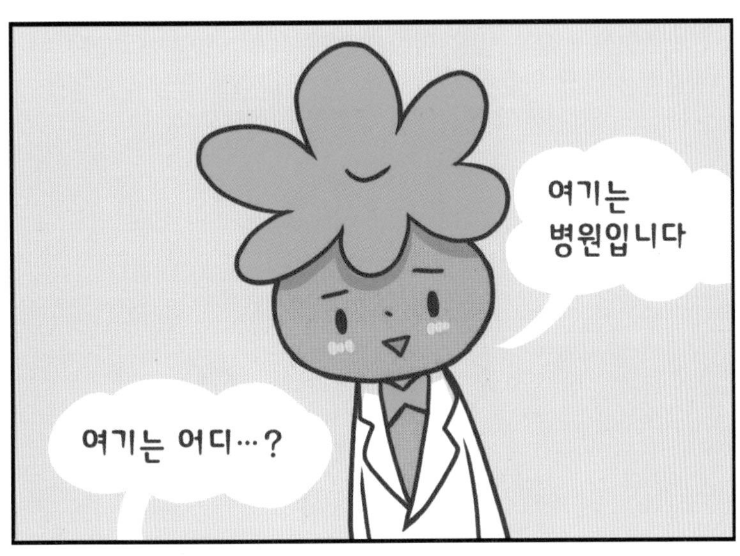

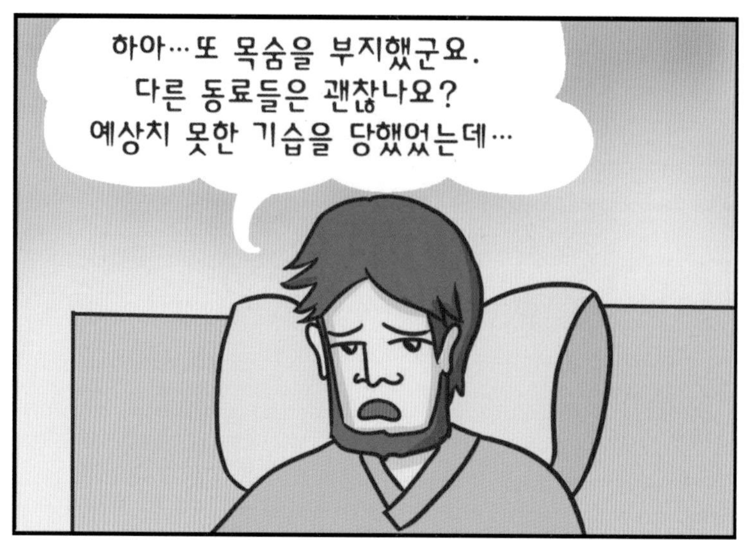
하아…또 목숨을 부지했군요.
다른 동료들은 괜찮나요?
예상치 못한 기습을 당했었는데…

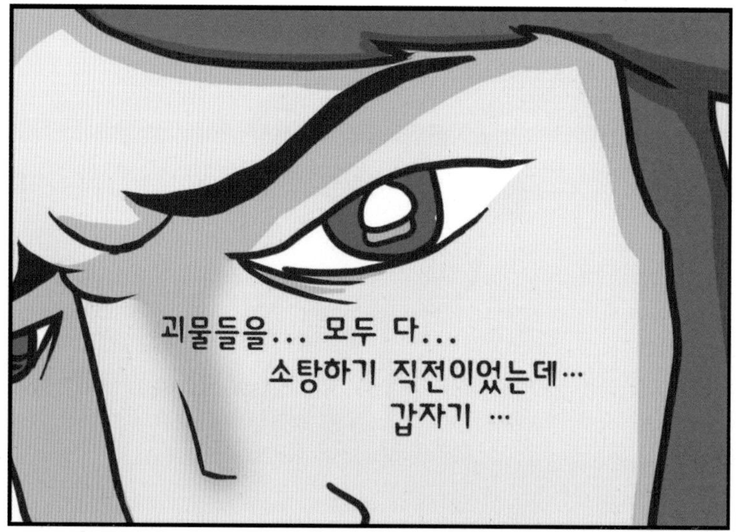
괴물들을... 모두 다...
소탕하기 직전이었는데…
갑자기 …

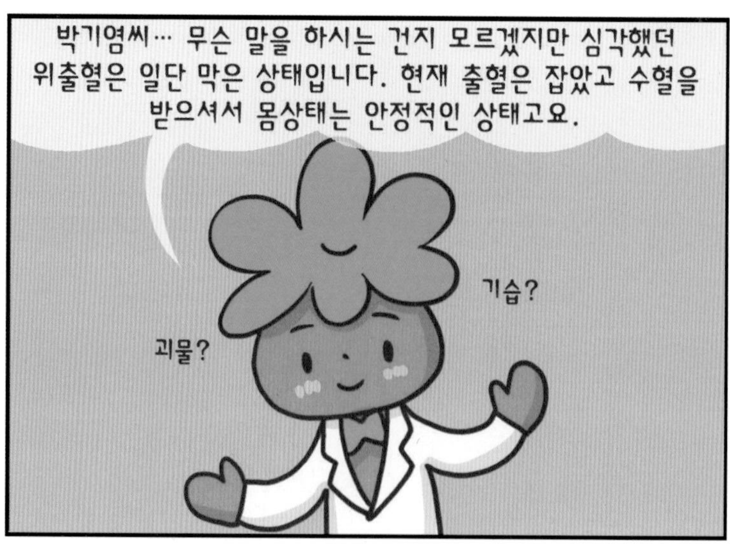
박기염씨… 무슨 말을 하시는 건지 모르겠지만 심각했던 위출혈은 일단 막은 상태입니다. 현재 출혈은 잡았고 수혈을 받으셔서 몸상태는 안정적인 상태고요.
괴물?
기습?

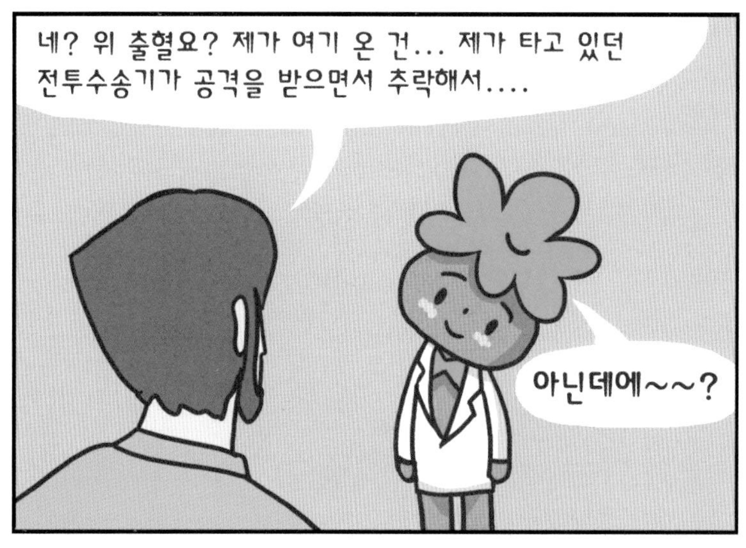
네? 위 출혈요? 제가 여기 온 건... 제가 타고 있던 전투수송기가 공격을 받으면서 추락해서....
아닌데에~~?

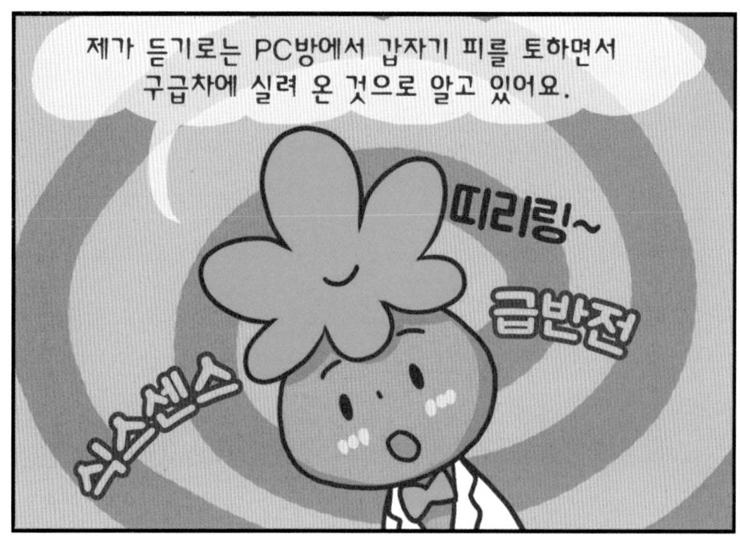
제가 듣기로는 PC방에서 갑자기 피를 토하면서 구급차에 실려 온 것으로 알고 있어요.
띠리링~
급반전
서스펜스

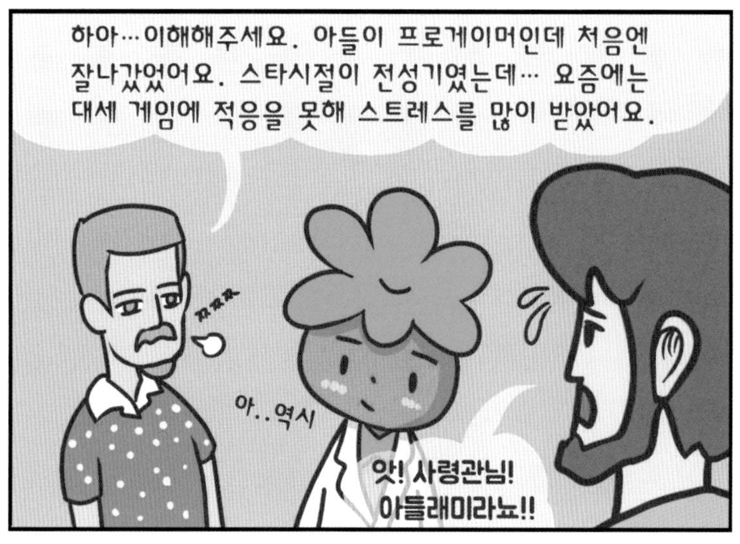
하아…이해해주세요. 아들이 프로게이머인데 처음엔 잘나갔었어요. 스타시절이 전성기였는데… 요즘에는 대세 게임에 적응을 못해 스트레스를 많이 받았어요.
ㅉㅉㅉ
아..역시
앗! 사령관님! 아들래미라뇨!!

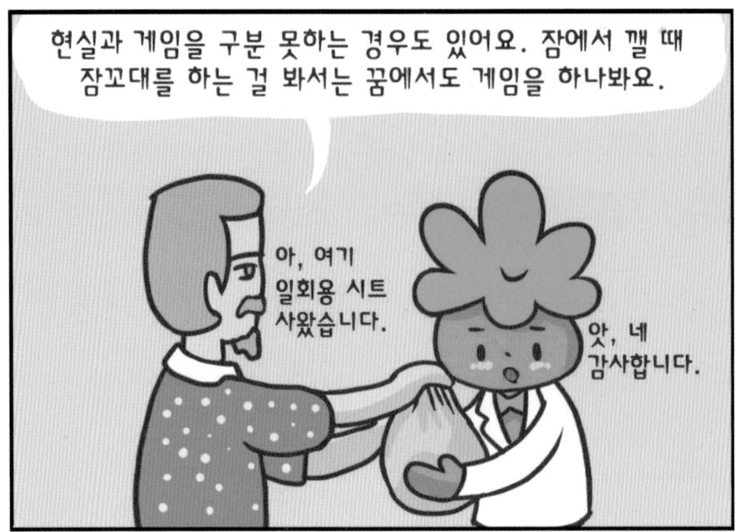
현실과 게임을 구분 못하는 경우도 있어요. 잠에서 깰 때 잠꼬대를 하는 걸 봐서는 꿈에서도 게임을 하나봐요.
아, 여기 일회용 시트 사왔습니다.
앗, 네 감사합니다.

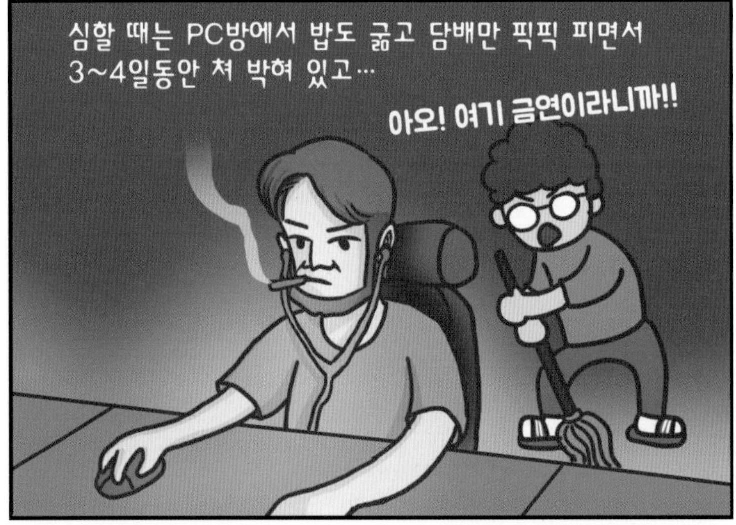
심할 때는 PC방에서 밥도 굶고 담배만 픽픽 피면서 3~4일동안 쳐 박혀 있고…
아오! 여기 금연이라니까!!

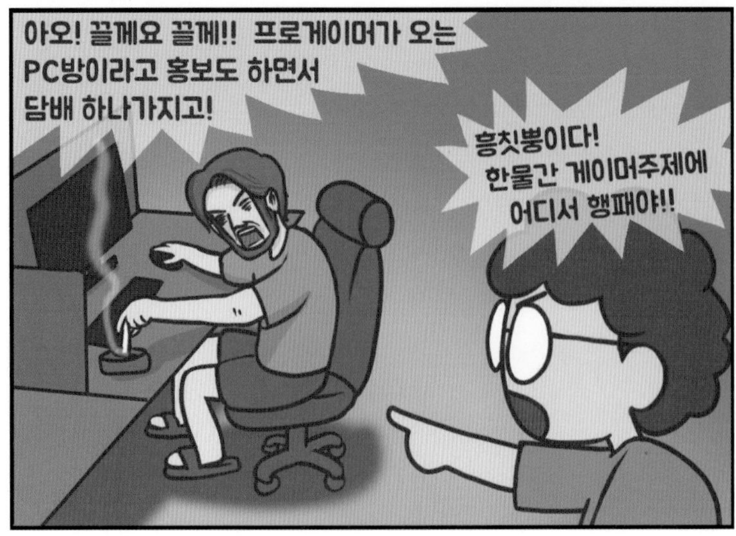
아오! 끌께요 끌께!! 프로게이머가 오는 PC방이라고 홍보도 하면서 담배 하나가지고!
흥칫뿡이다! 한물간 게이머주제에 어디서 행패야!!

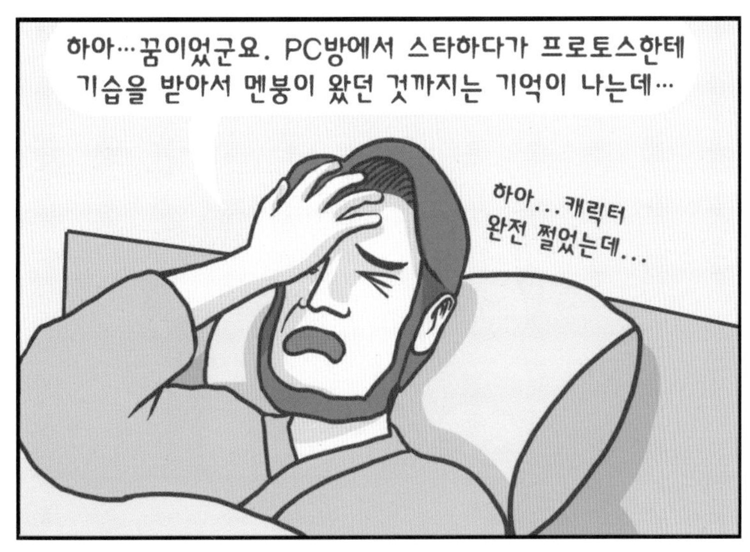
하아…꿈이었군요. PC방에서 스타하다가 프로토스한테
기습을 받아서 멘붕이 왔던 것까지는 기억이 나는데…
하아... 캐릭터
완전 쩔었는데...

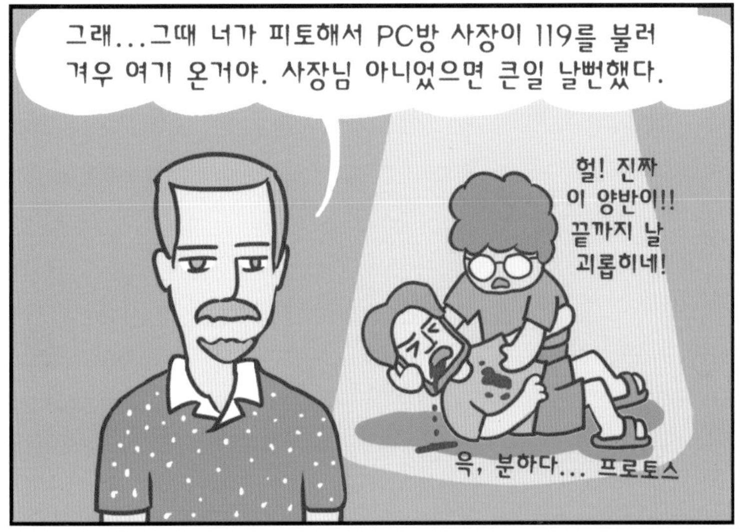
그래...그때 너가 피토해서 PC방 사장이 119를 불러
겨우 여기 온거야. 사장님 아니었으면 큰일 날뻔했다.
헐! 진짜
이 양반이!!
끝까지 날
괴롭히네!
윽, 분하다... 프로토스

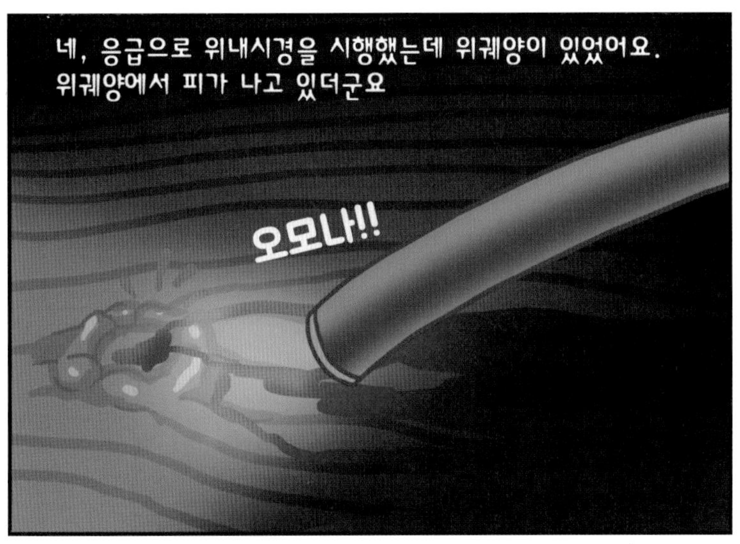
네, 응급으로 위내시경을 시행했는데 위궤양이 있었어요.
위궤양에서 피가 나고 있더군요
오모나!!

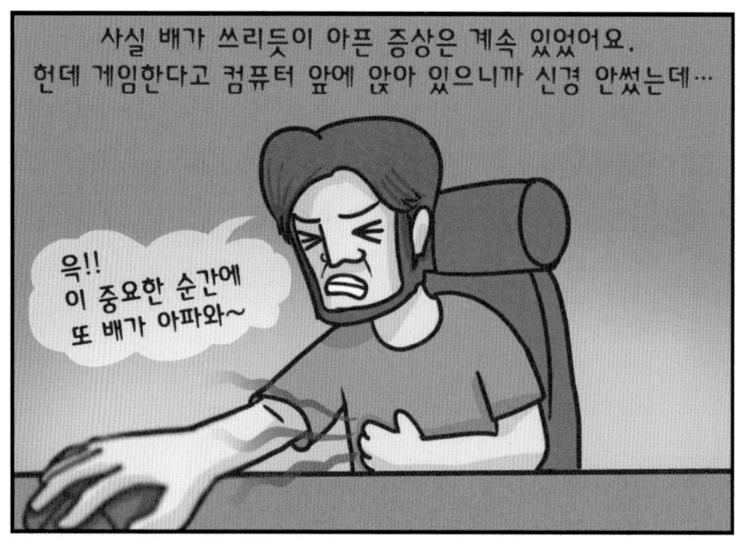
사실 배가 쓰리듯이 아픈 증상은 계속 있었어요.
헌데 게임한다고 컴퓨터 앞에 앉아 있으니까 신경 안썼는데…
윽!!
이 중요한 순간에
또 배가 아파와~

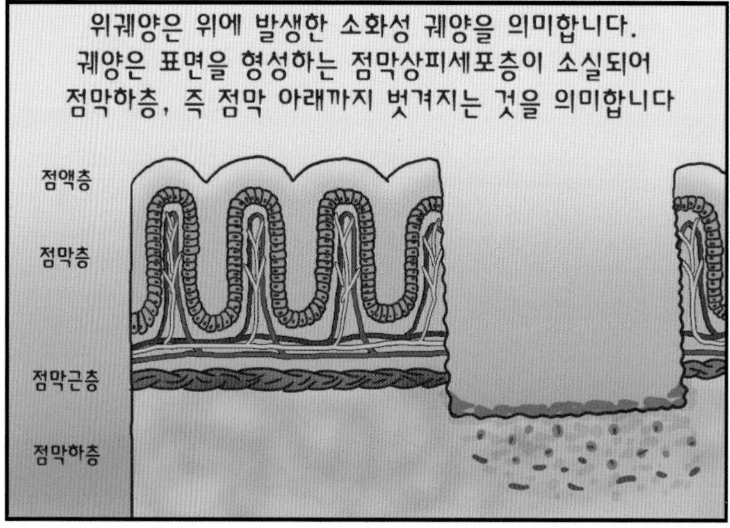
위궤양은 위에 발생한 소화성 궤양을 의미합니다.
궤양은 표면을 형성하는 점막상피세포층이 소실되어
점막하층, 즉 점막 아래까지 벗겨지는 것을 의미합니다
점액층
점막층
점막근층
점막하층

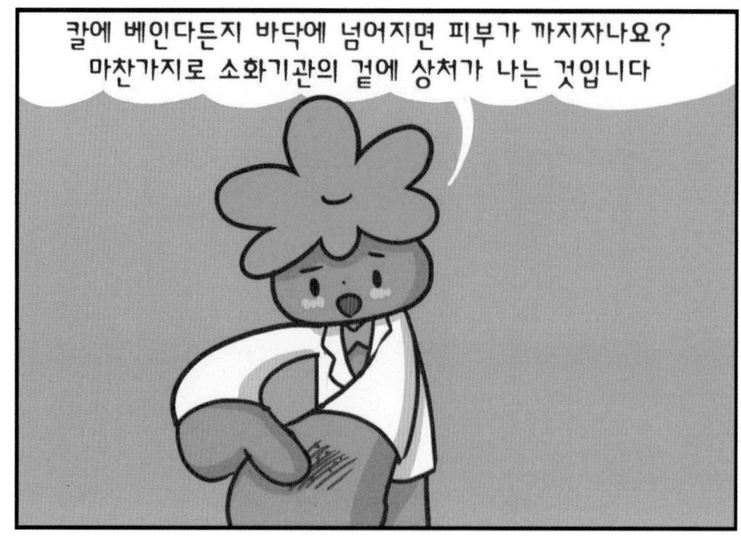
칼에 베인다든지 바닥에 넘어지면 피부가 까지자나요?
마찬가지로 소화기관의 겉에 상처가 나는 것입니다

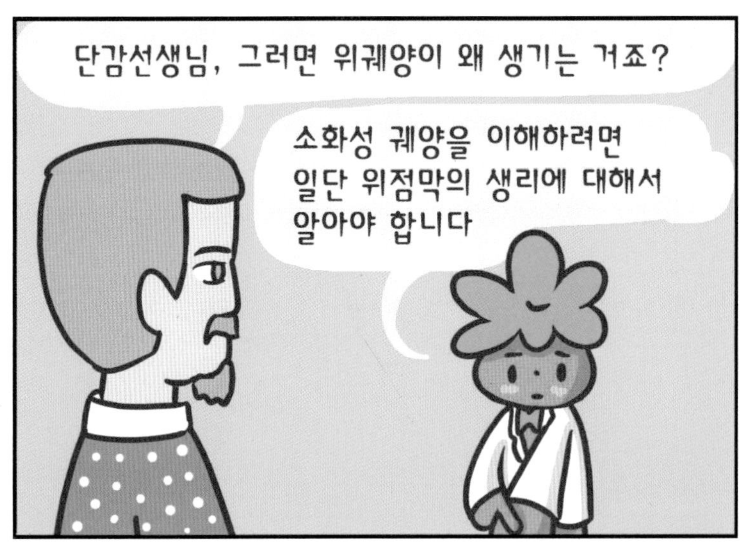
단감선생님, 그러면 위궤양이 왜 생기는 거죠?
소화성 궤양을 이해하려면 일단 위점막의 생리에 대해서 알아야 합니다

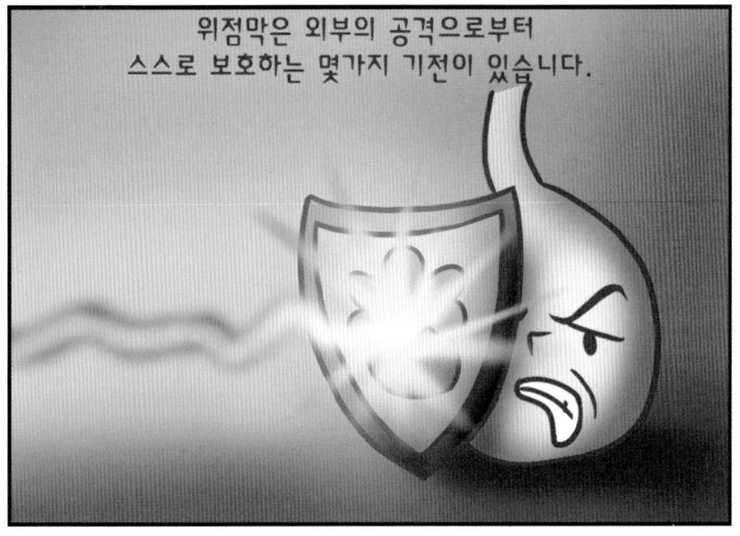
위점막은 외부의 공격으로부터 스스로 보호하는 몇가지 기전이 있습니다.

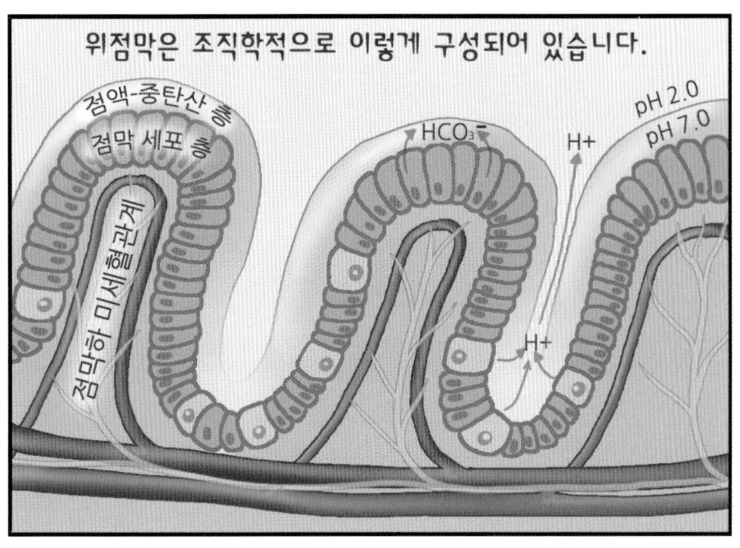
위점막은 조직학적으로 이렇게 구성되어 있습니다.
점액-중탄산 층
점막 세포 층
점막하 미세혈관계
HCO3-
H+
pH 2.0
pH 7.0
H+

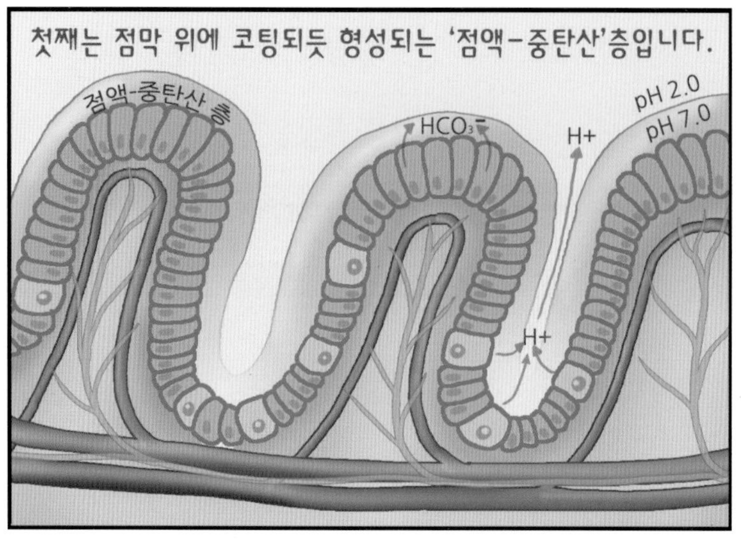
첫째는 점막 위에 코팅되듯 형성되는 '점액-중탄산'층입니다.
점액-중탄산 층
HCO3
H+
pH 2.0
pH 7.0
H+

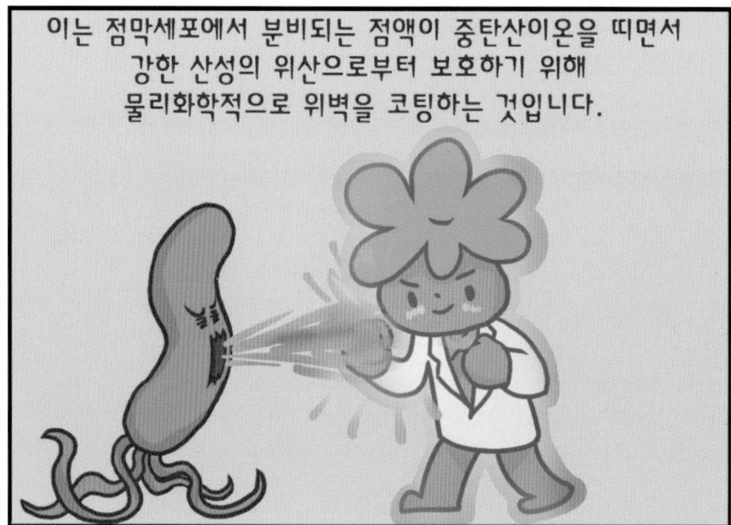
이는 점막세포에서 분비되는 점액이 중탄산이온을 띠면서
강한 산성의 위산으로부터 보호하기 위해
물리화학적으로 위벽을 코팅하는 것입니다.

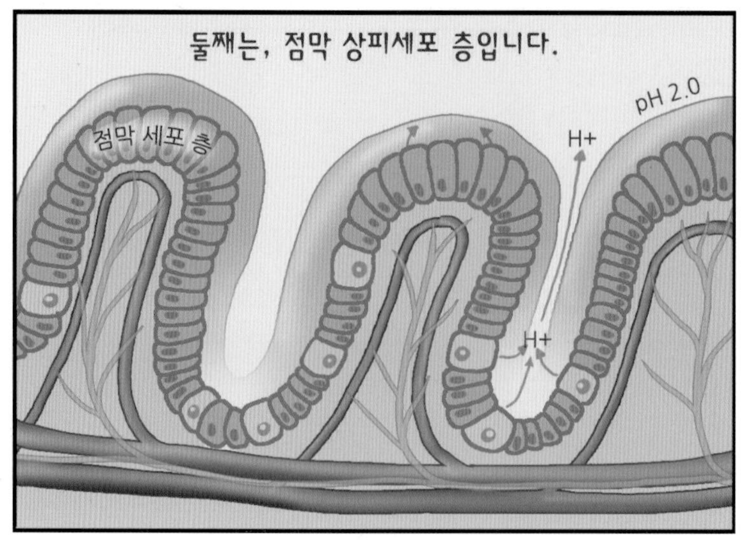
둘째는, 점막 상피세포 층입니다.
점막 세포 층
pH 2.0
H+
H+

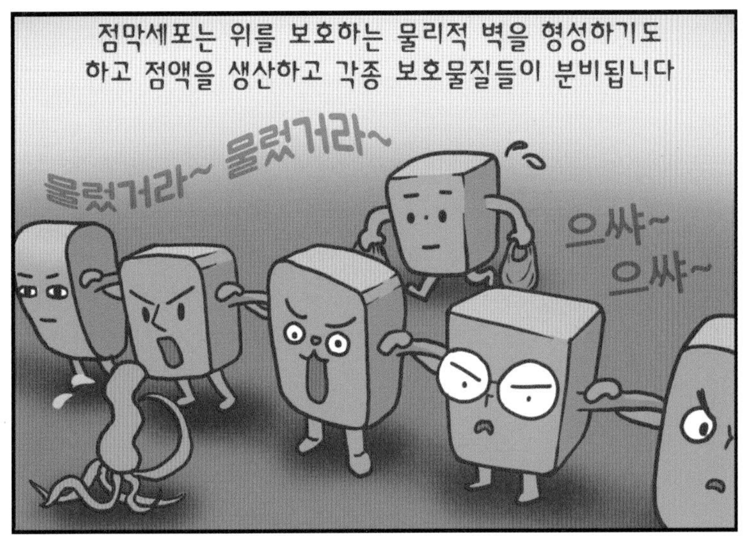
점막세포는 위를 보호하는 물리적 벽을 형성하기도
하고 점액을 생산하고 각종 보호물질들이 분비됩니다
물렀거라~ 물렀거라~
으쌰~
으쌰~

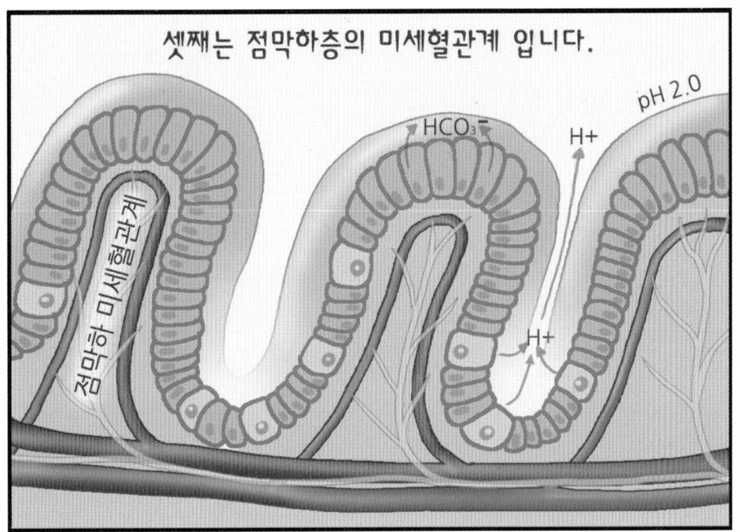
셋째는 점막하층의 미세혈관계 입니다.
pH 2.0
HCO_3^-
H+
점막하 미세혈관계
H+

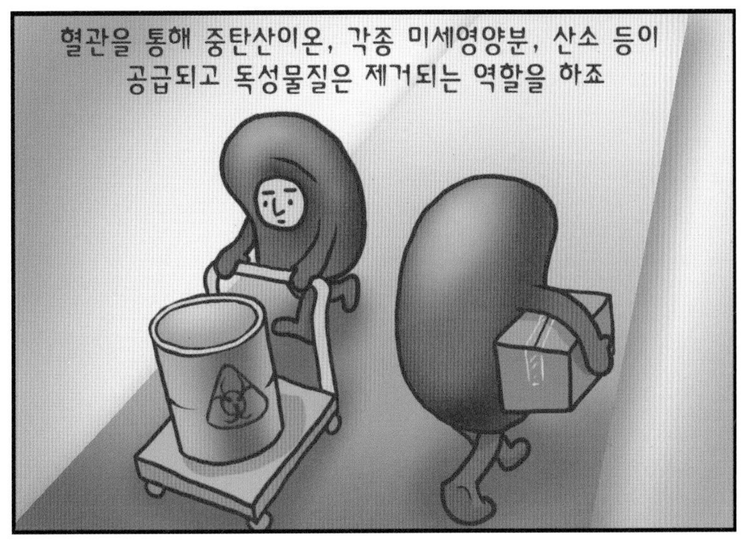
혈관을 통해 중탄산이온, 각종 미세영양분, 산소 등이
공급되고 독성물질은 제거되는 역할을 하죠

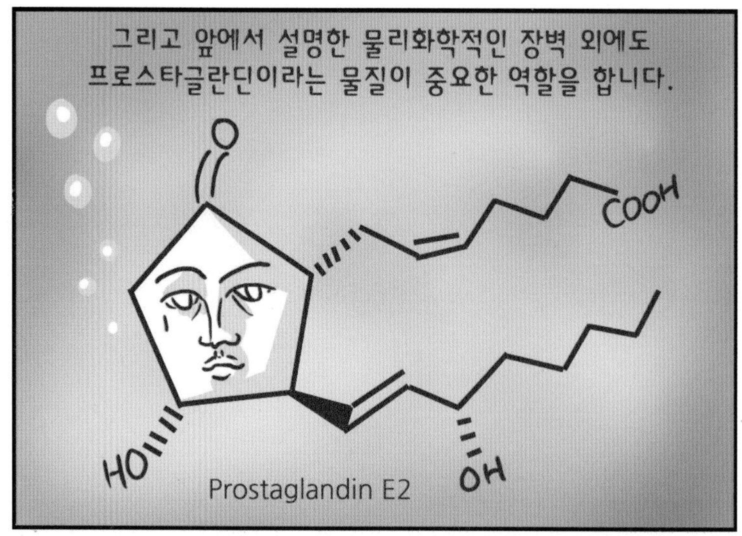
그리고 앞에서 설명한 물리화학적인 장벽 외에도
프로스타글란딘이라는 물질이 중요한 역할을 합니다.
O
COOH
HO
OH
Prostaglandin E2

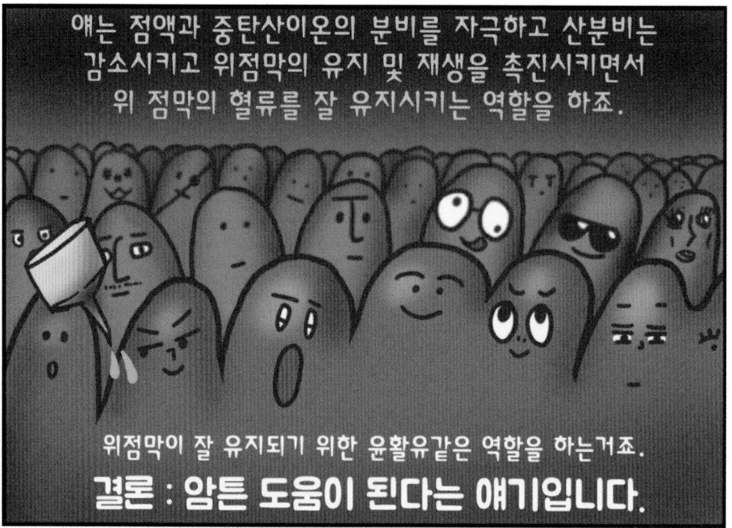
얘는 점액과 중탄산이온의 분비를 자극하고 산분비는
감소시키고 위점막의 유지 및 재생을 촉진시키면서
위 점막의 혈류를 잘 유지시키는 역할을 하죠.
위점막이 잘 유지되기 위한 윤활유같은 역할을 하는거죠.
결론 : 암튼 도움이 된다는 얘기입니다.

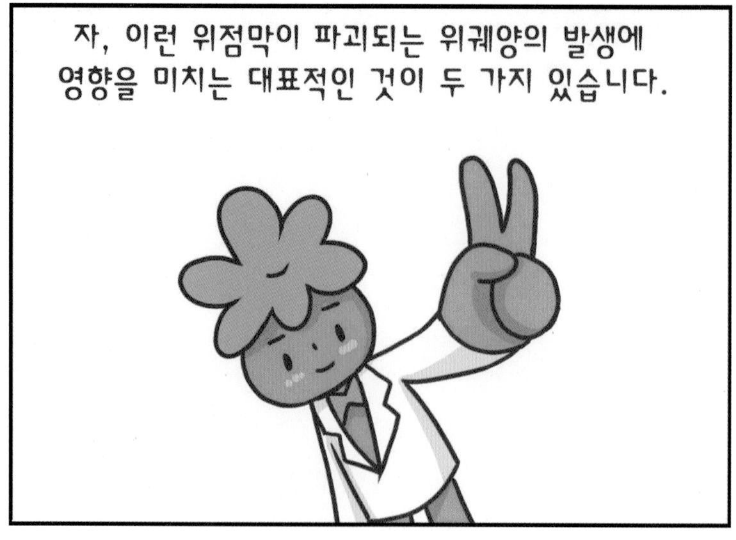
자, 이런 위점막이 파괴되는 위궤양의 발생에
영향을 미치는 대표적인 것이 두 가지 있습니다.

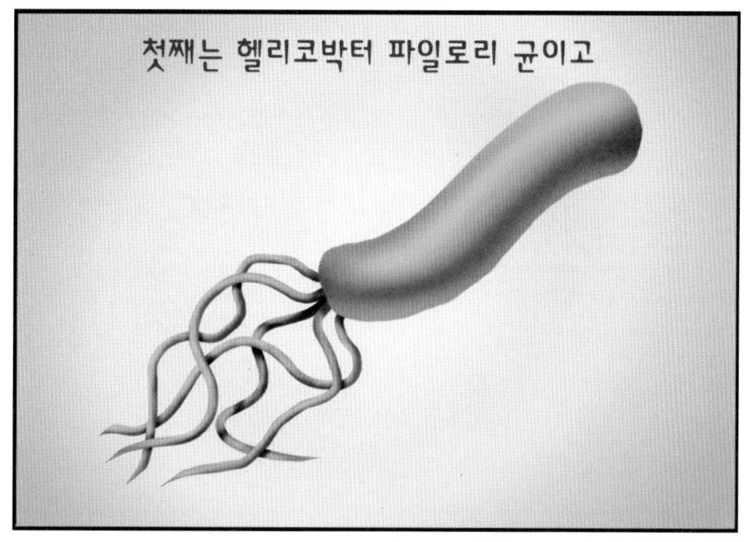
첫째는 헬리코박터 파일로리 균이고

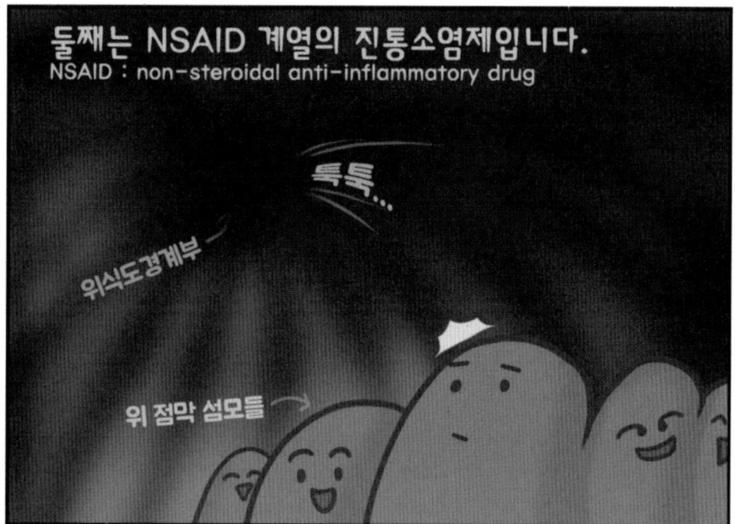
둘째는 NSAID 계열의 진통소염제입니다.
NSAID : non-steroidal anti-inflammatory drug
툭툭...
위식도경계부
위 점막 섬모들

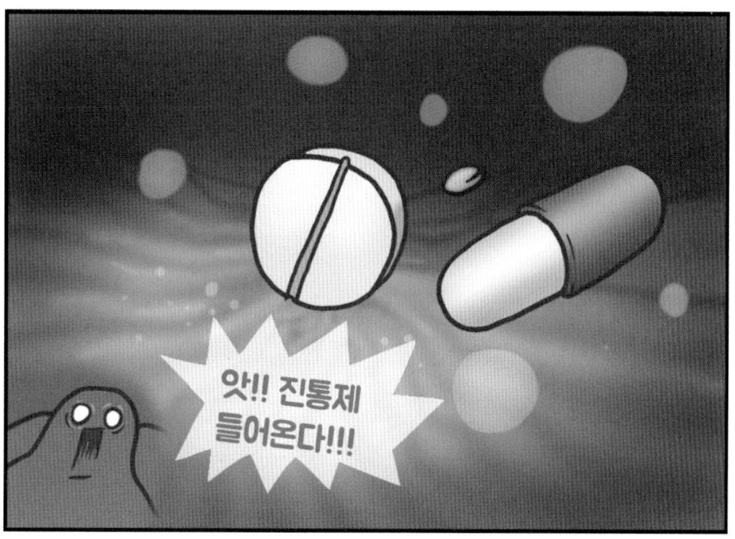
앗!! 진통제
들어온다!!!

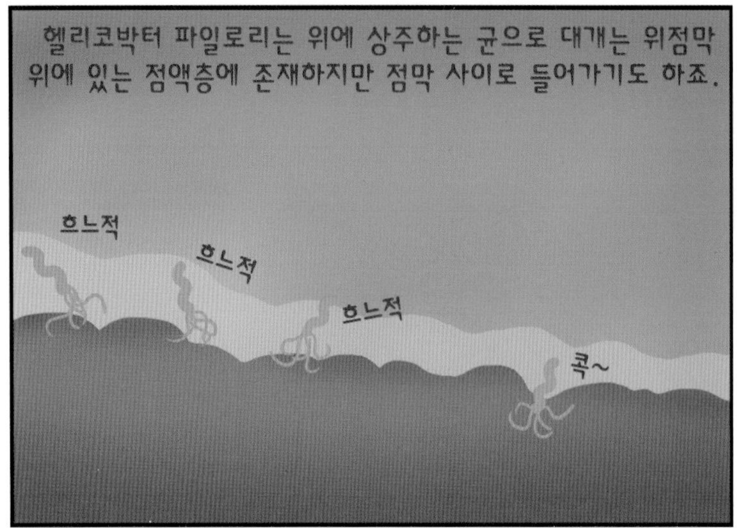
헬리코박터 파일로리는 위에 상주하는 균으로 대개는 위점막 위에 있는 점액층에 존재하지만 점막 사이로 들어가기도 하죠.
흐느적
흐느적
흐느적
콕~

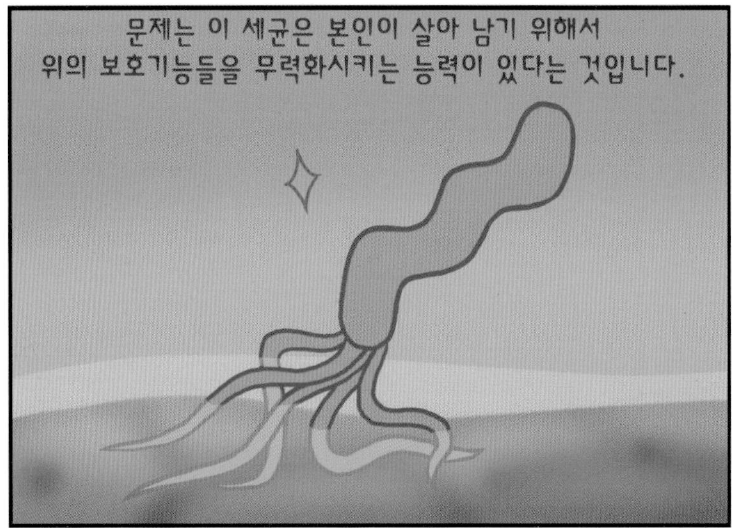
문제는 이 세균은 본인이 살아 남기 위해서 위의 보호기능들을 무력화시키는 능력이 있다는 것입니다.

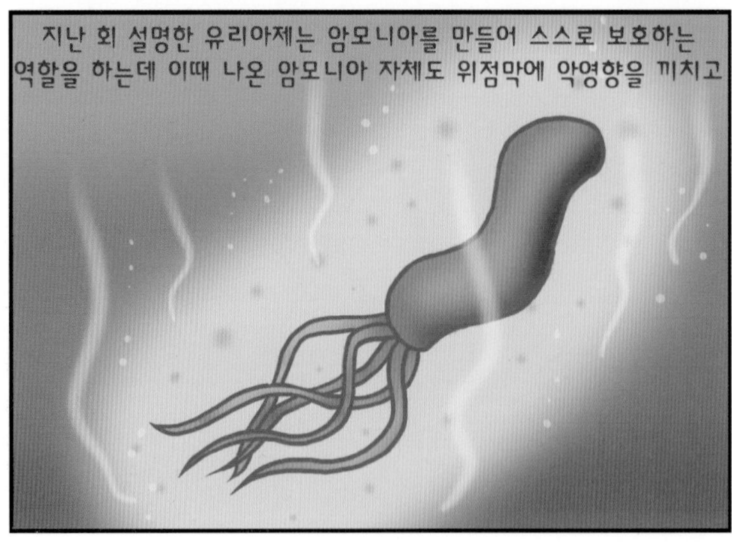
지난 회 설명한 유리아제는 암모니아를 만들어 스스로 보호하는 역할을 하는데 이때 나온 암모니아 자체도 위점막에 악영향을 끼치고

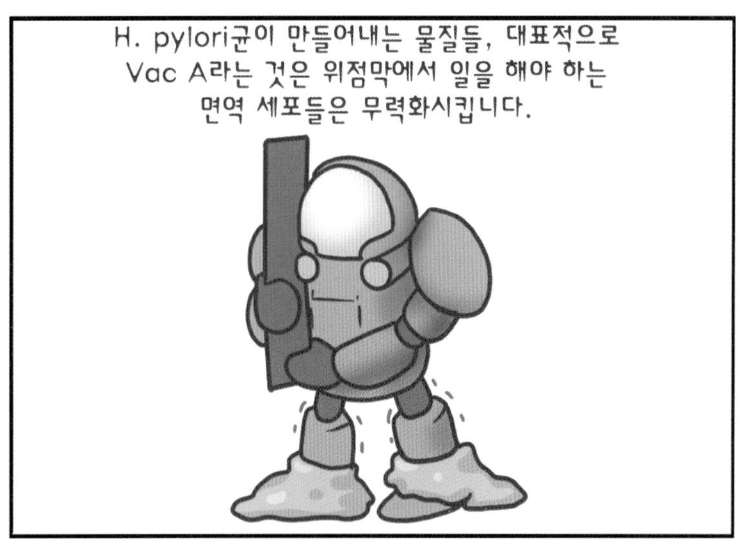
H. pylori균이 만들어내는 물질들, 대표적으로
Vac A라는 것은 위점막에서 일을 해야 하는
면역 세포들은 무력화시킵니다.

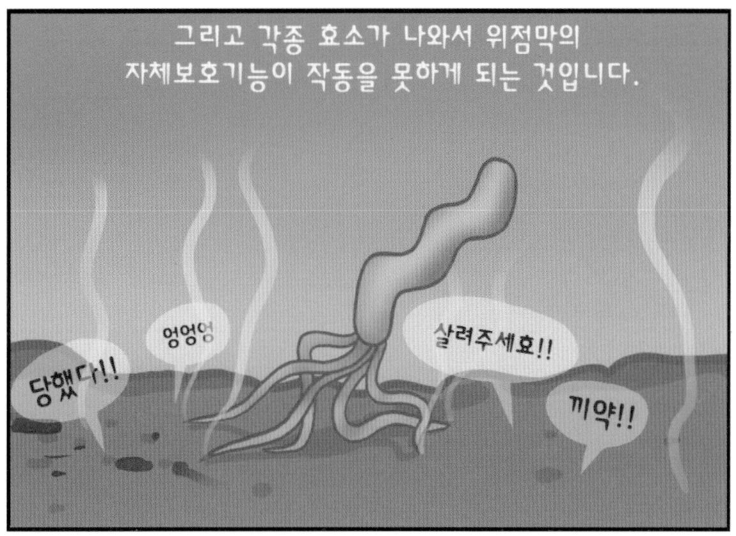
그리고 각종 효소가 나와서 위점막의
자체보호기능이 작동을 못하게 되는 것입니다.
당했다!!
엉엉엉
살려주세효!!
끼약!!

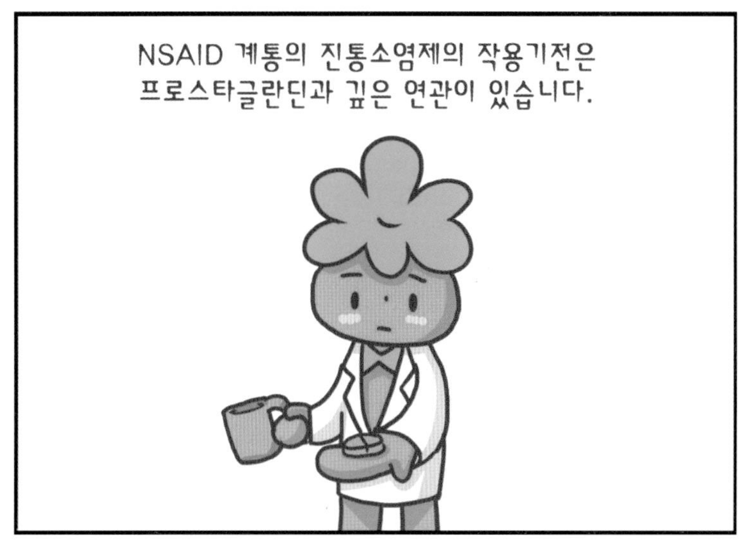
NSAID 계통의 진통소염제의 작용기전은
프로스타글란딘과 깊은 연관이 있습니다.

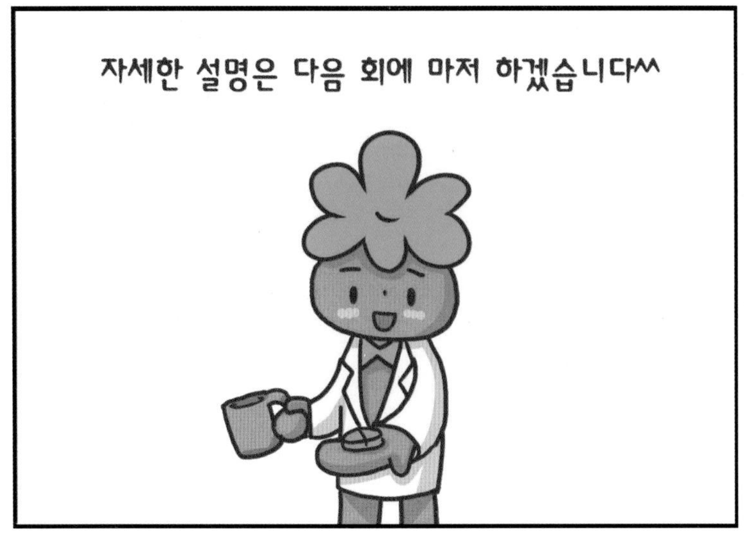
자세한 설명은 다음 회에 마저 하겠습니다^^

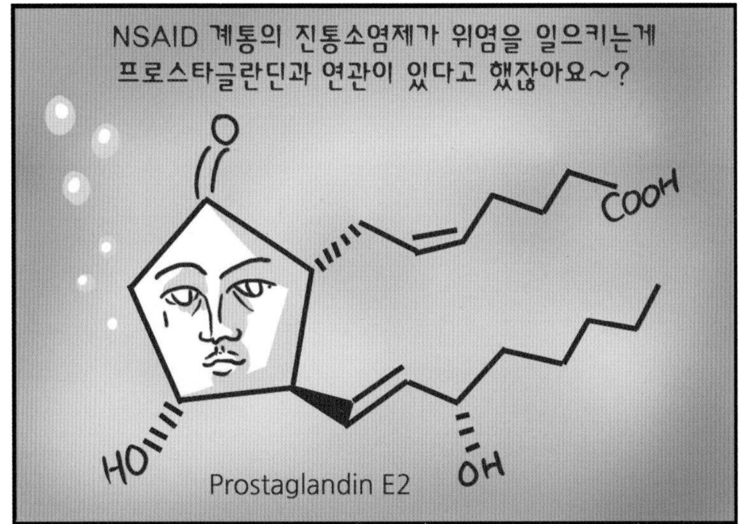
NSAID 계통의 진통소염제가 위염을 일으키는게
프로스타글란딘과 연관이 있다고 했잖아요~?
O
COOH
HO
OH
Prostaglandin E2

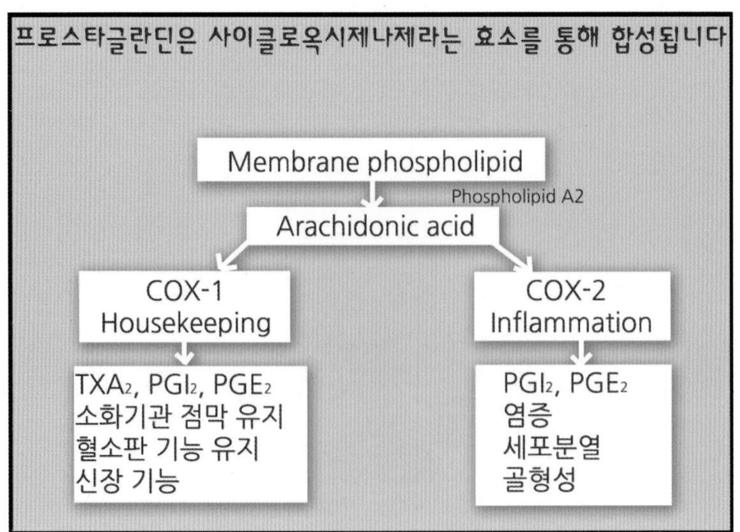
프로스타글란딘은 사이클로옥시제나제라는 효소를 통해 합성됩니다
Membrane phospholipid
Phospholipid A2
Arachidonic acid
COX-1
Housekeeping
COX-2
Inflammation
TXA2, PGI2, PGE2
소화기관 점막 유지
혈소판 기능 유지
신장 기능
PGI2, PGE2
염증
세포분열
골형성

이중 COX-1은 위, 혈소판, 신장, 내피세포 보호기능을 해주는 반면

COX-1
Housekeeping

TXA_2, PGI_2, PGE_2
소화기관 점막 유지
혈소판 기능 유지
신장 기능

COX-2는 대식세포, 백혈구, 섬유아세포의 염증과 관련됐습니다.

COX-2
Inflammation

PGI_2, PGE_2
염증
세포분열
골형성

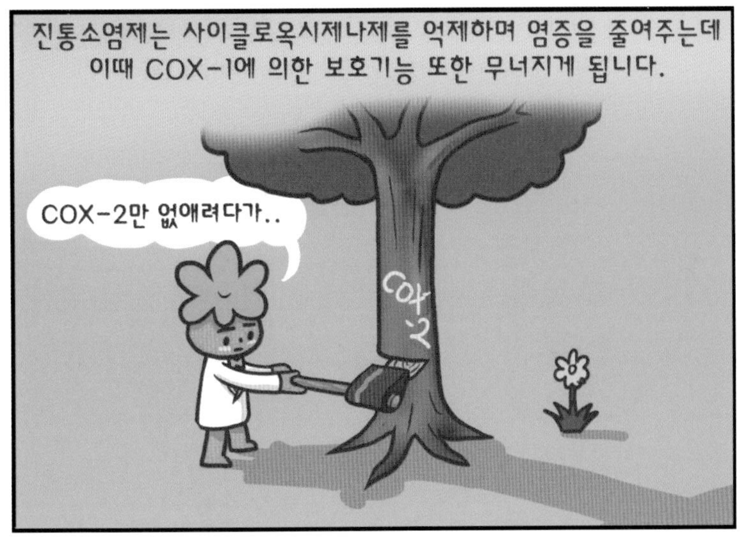

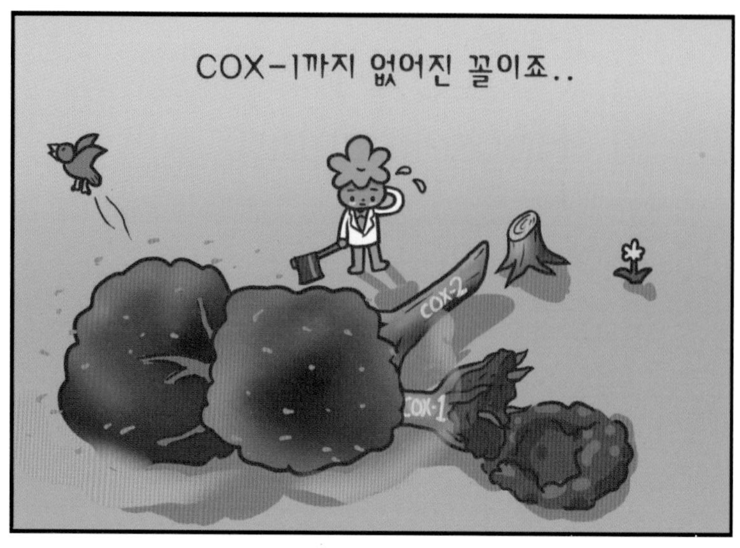
COX-1까지 없어진 꼴이죠..
COX-2
COX-1

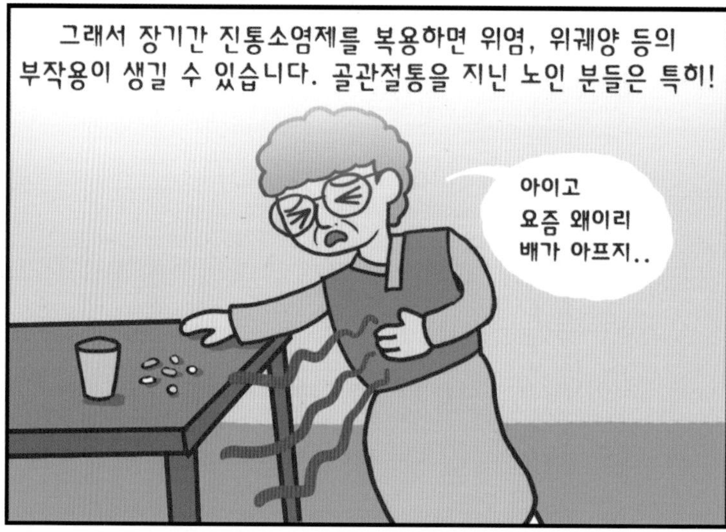
그래서 장기간 진통소염제를 복용하면 위염, 위궤양 등의 부작용이 생길 수 있습니다. 골관절통을 지닌 노인 분들은 특히!
아이고 요즘 왜이리 배가 아프지..

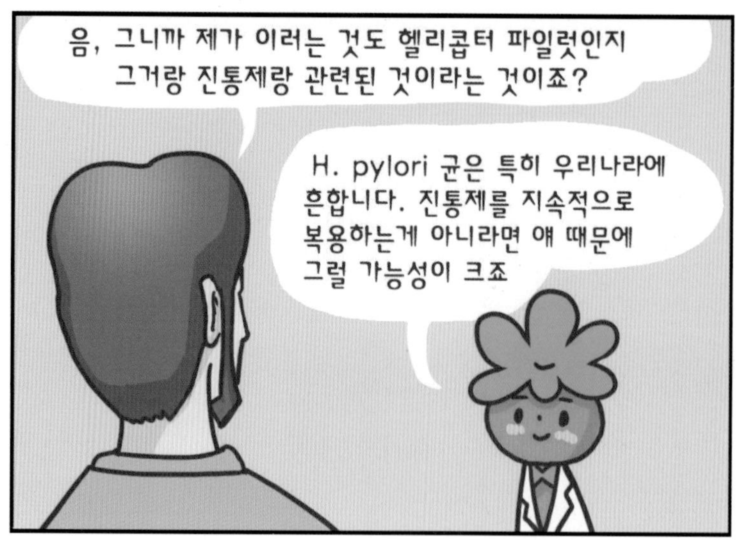
음, 그니까 제가 이러는 것도 헬리콥터 파일럿인지 그거랑 진통제랑 관련된 것이라는 것이죠?
H. pylori 균은 특히 우리나라에 흔합니다. 진통제를 지속적으로 복용하는게 아니라면 얘 때문에 그럴 가능성이 크죠

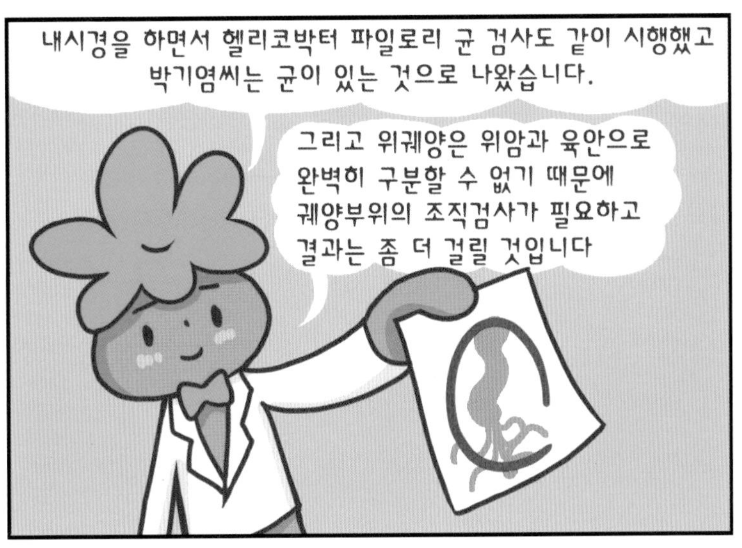
내시경을 하면서 헬리코박터 파일로리 균 검사도 같이 시행했고
박기염씨는 균이 있는 것으로 나왔습니다.
그리고 위궤양은 위암과 육안으로
완벽히 구분할 수 없기 때문에
궤양부위의 조직검사가 필요하고
결과는 좀 더 걸릴 것입니다

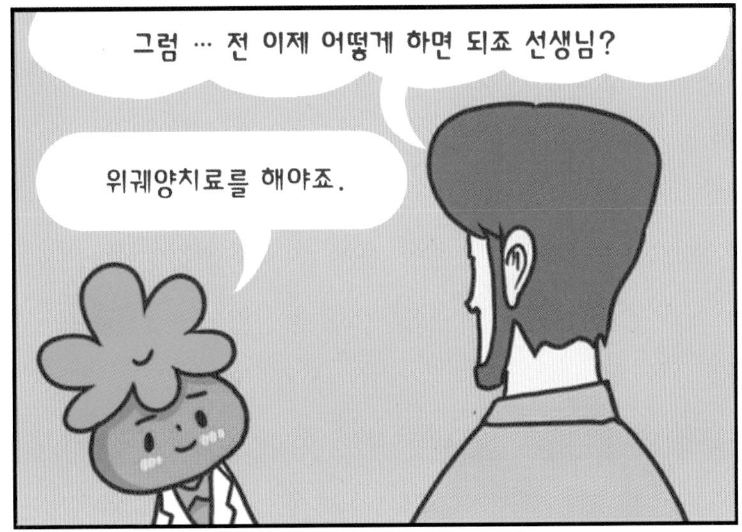
그럼 … 전 이제 어떻게 하면 되죠 선생님?
위궤양치료를 해야죠.

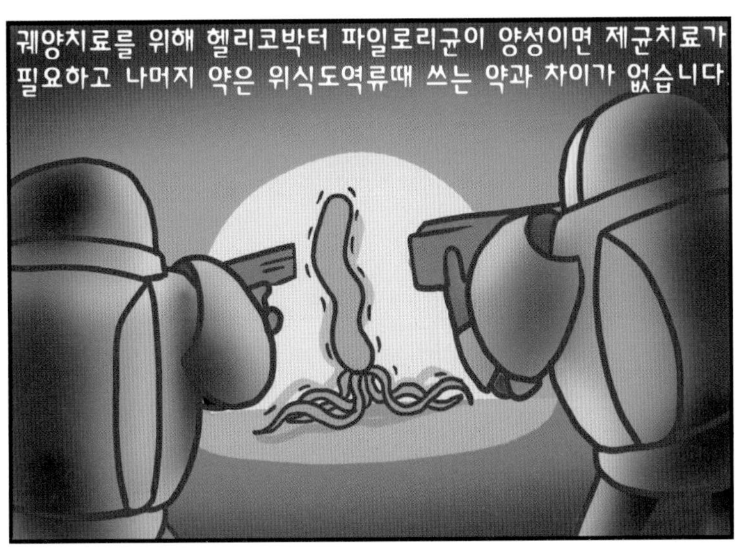
궤양치료를 위해 헬리코박터 파일로리균이 양성이면 제균치료가
필요하고 나머지 약은 위식도역류때 쓰는 약과 차이가 없습니다

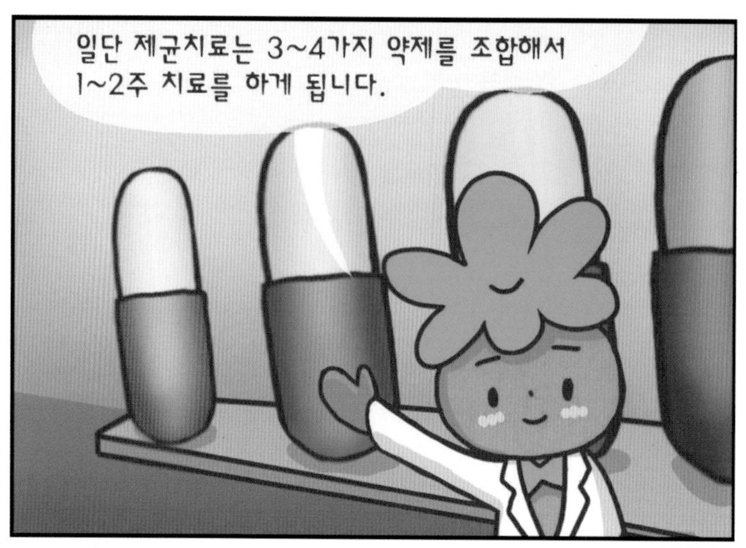
일단 제균치료는 3~4가지 약제를 조합해서
1~2주 치료를 하게 됩니다.

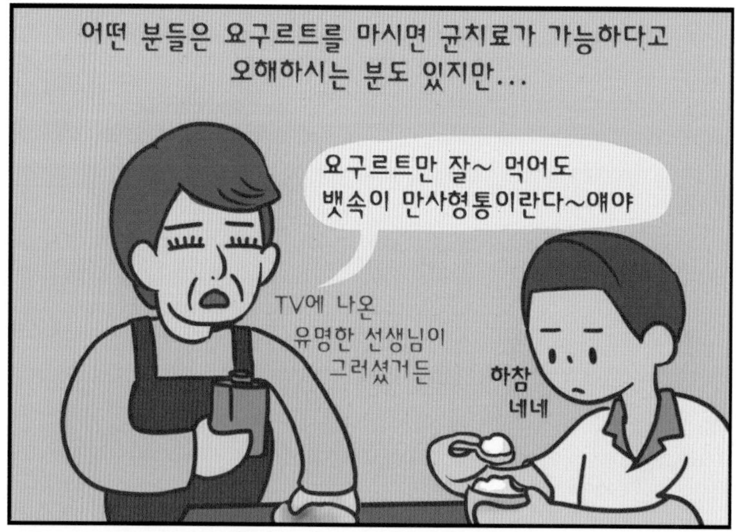
어떤 분들은 요구르트를 마시면 균치료가 가능하다고
오해하시는 분도 있지만...
요구르트만 잘~ 먹어도
뱃속이 만사형통이란다~얘야
TV에 나온
유명한 선생님이
그러셨거든
하참
네네

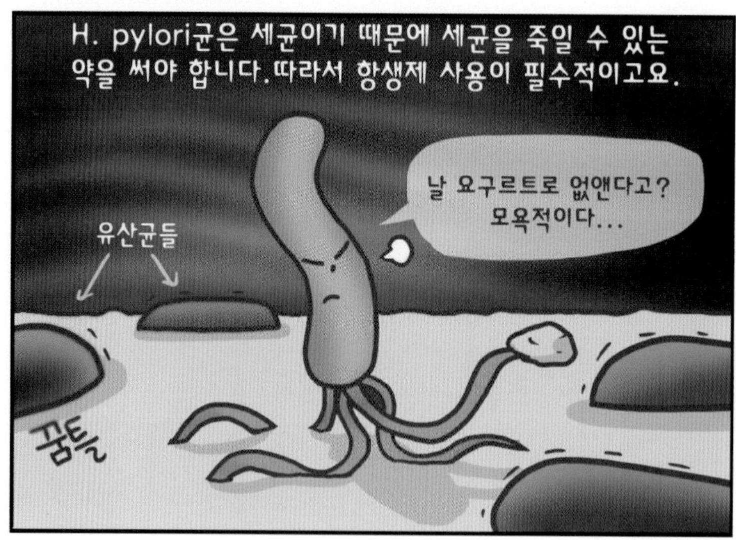
H. pylori균은 세균이기 때문에 세균을 죽일 수 있는
약을 써야 합니다. 따라서 항생제 사용이 필수적이고요.
날 요구르트로 없앤다고?
모욕적이다...
유산균들
꿈틀

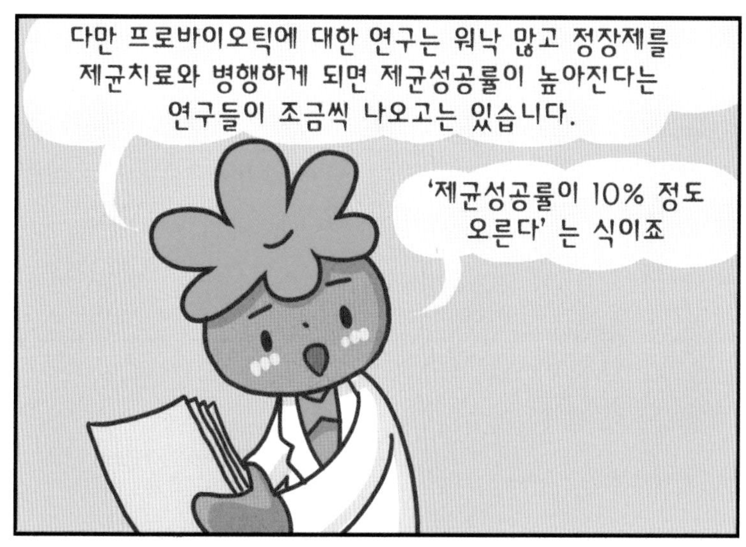
다만 프로바이오틱에 대한 연구는 워낙 많고 정장제를 제균치료와 병행하게 되면 제균성공률이 높아진다는 연구들이 조금씩 나오고는 있습니다.
'제균성공률이 10% 정도 오른다' 는 식이죠

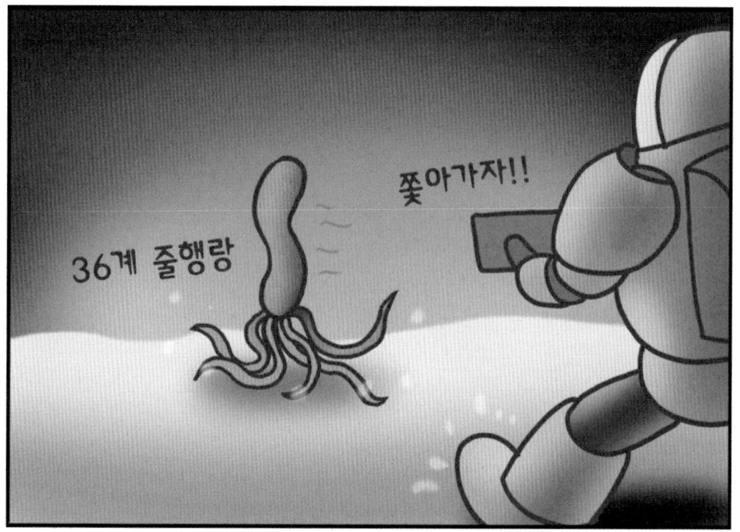
36계 줄행랑
쫓아가자!!

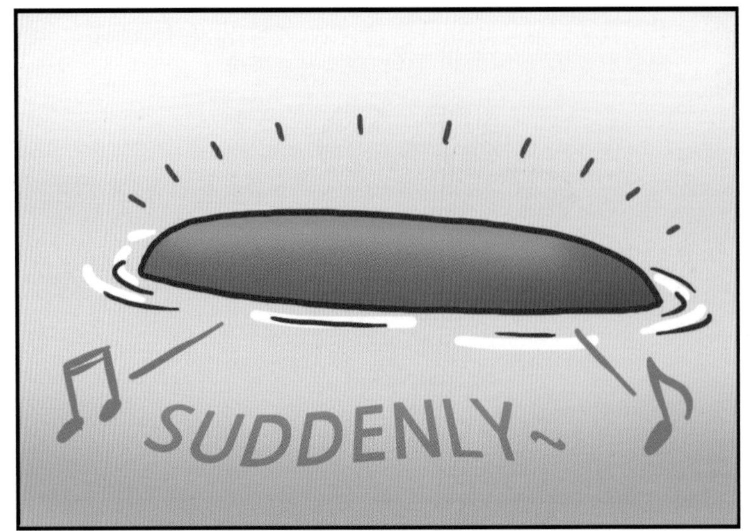
SUDDENLY~

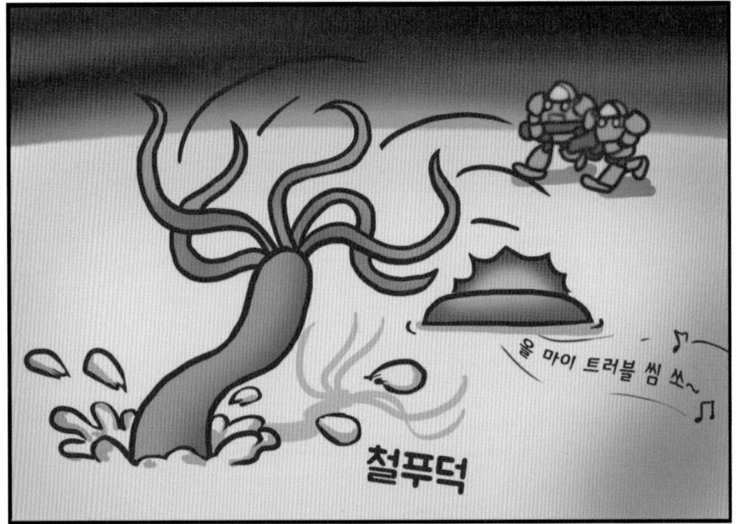
울 마이 트러블 씸 쏘~
철푸덕

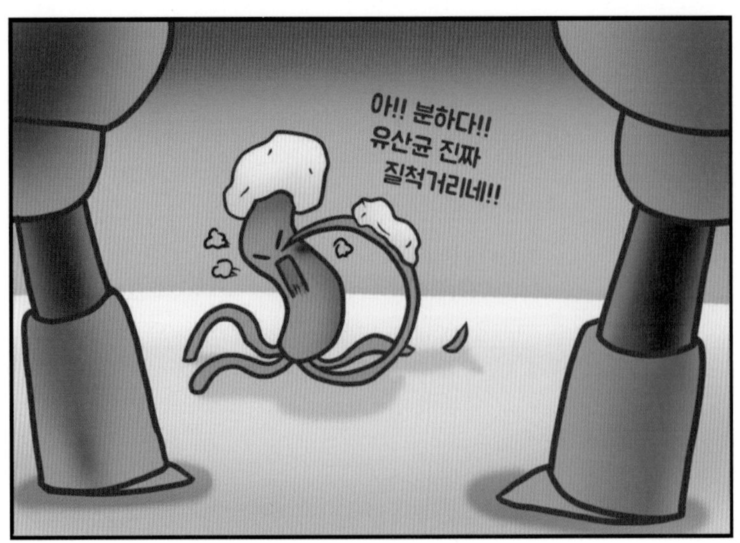
아!! 분하다!!
유산균 진짜
질척거리네!!

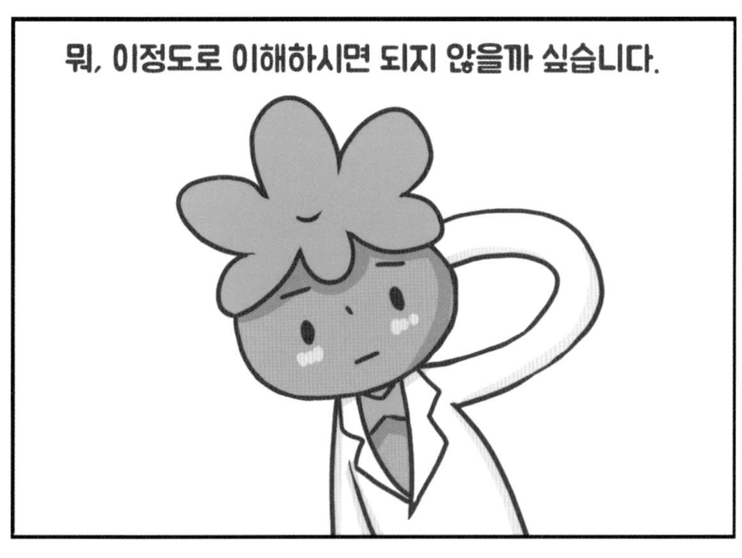
뭐, 이정도로 이해하시면 되지 않을까 싶습니다.

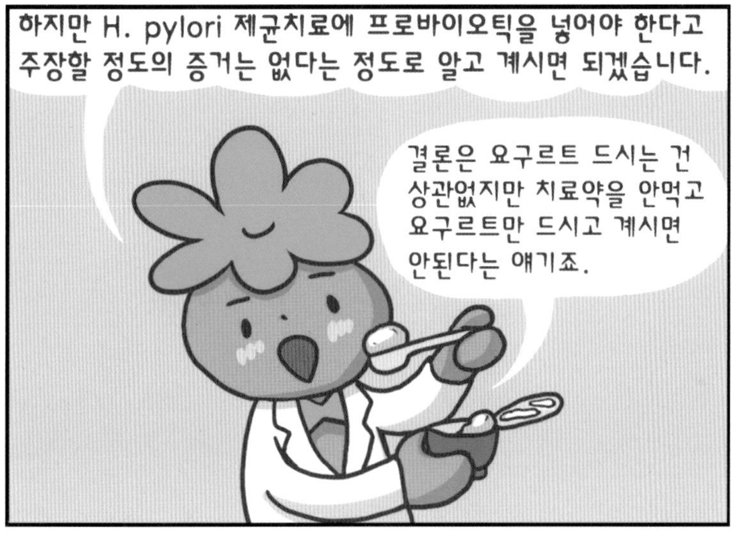
하지만 H. pylori 제균치료에 프로바이오틱을 넣어야 한다고 주장할 정도의 증거는 없다는 정도로 알고 계시면 되겠습니다.
결론은 요구르트 드시는 건 상관없지만 치료약을 안먹고 요구르트만 드시고 계시면 안된다는 얘기죠.

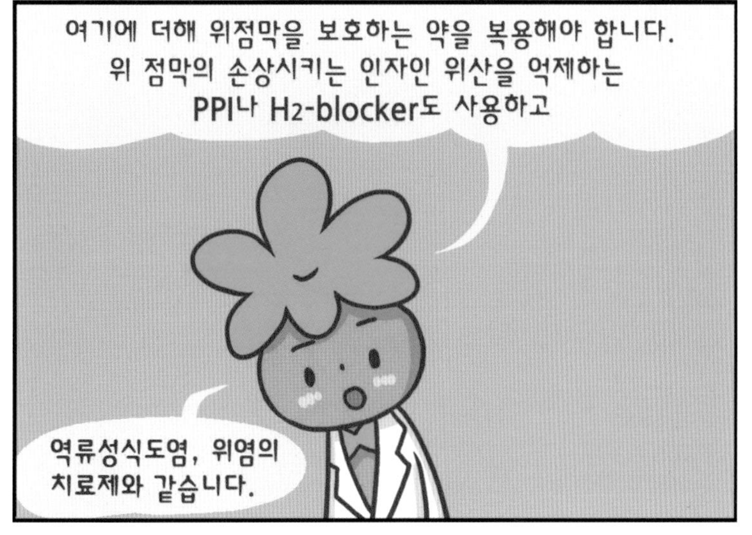
여기에 더해 위점막을 보호하는 약을 복용해야 합니다. 위 점막의 손상시키는 인자인 위산을 억제하는 PPI나 H2-blocker도 사용하고
역류성식도염, 위염의 치료제와 같습니다.

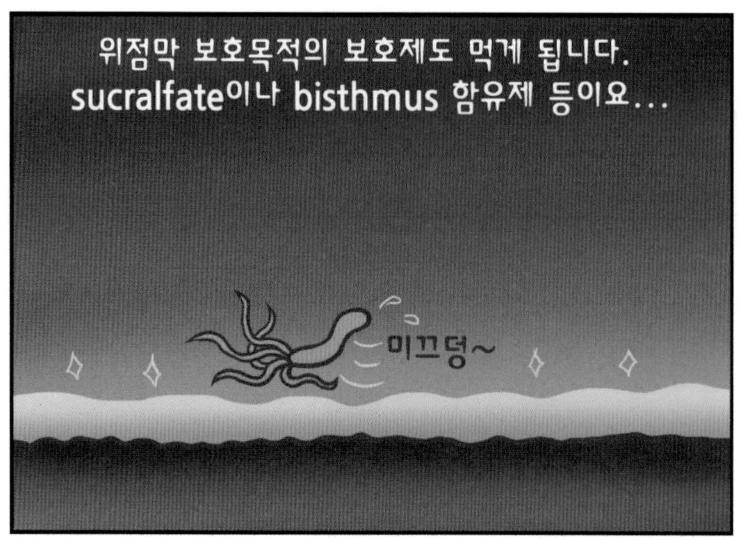
위점막 보호목적의 보호제도 먹게 됩니다.
sucralfate이나 bisthmus 함유제 등이요...
미끄덩~

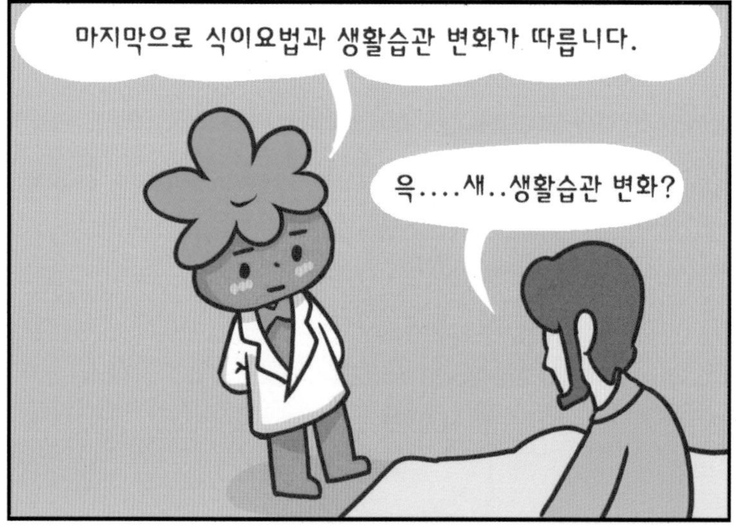
마지막으로 식이요법과 생활습관 변화가 따릅니다.
윽....새..생활습관 변화?

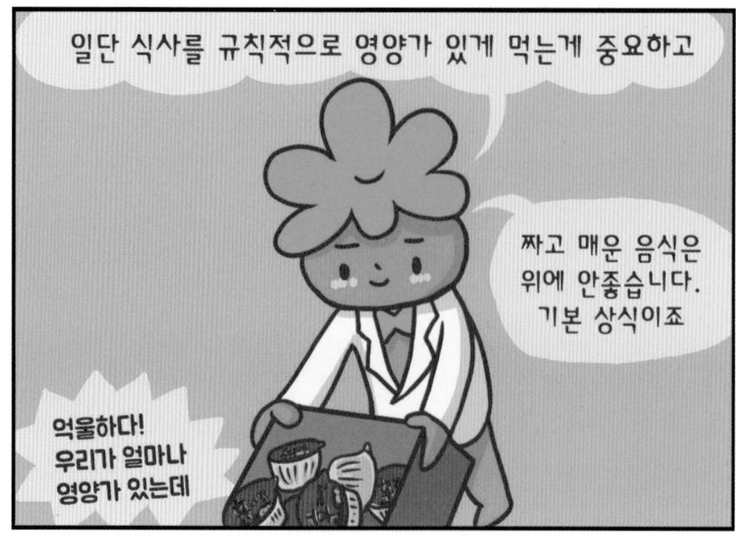
일단 식사를 규칙적으로 영양가 있게 먹는게 중요하고
짜고 매운 음식은
위에 안좋습니다.
기본 상식이죠
억울하다!
우리가 얼마나
영양가 있는데

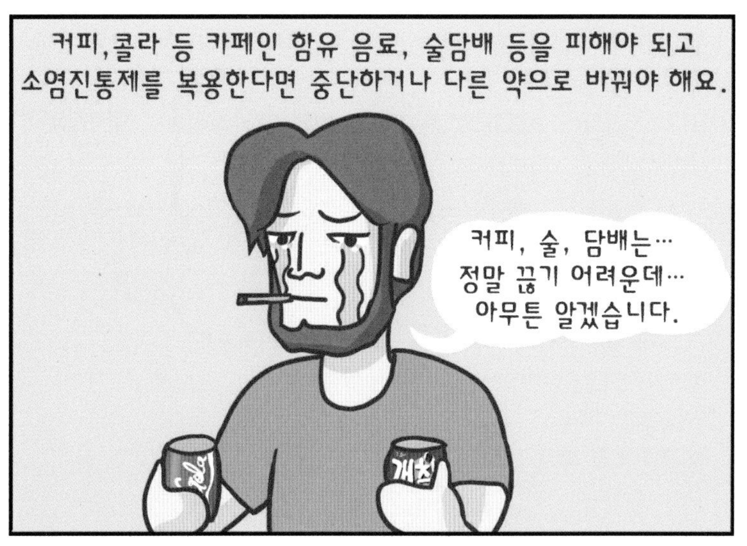
커피,콜라 등 카페인 함유 음료, 술담배 등을 피해야 되고
소염진통제를 복용한다면 중단하거나 다른 약으로 바꿔야 해요.
커피, 술, 담배는…
정말 끊기 어려운데…
아무튼 알겠습니다.

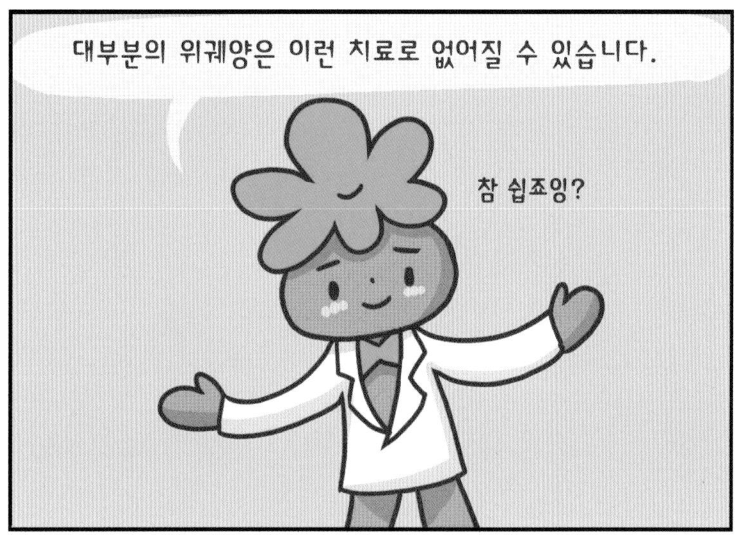
대부분의 위궤양은 이런 치료로 없어질 수 있습니다.
참 쉽죠잉?

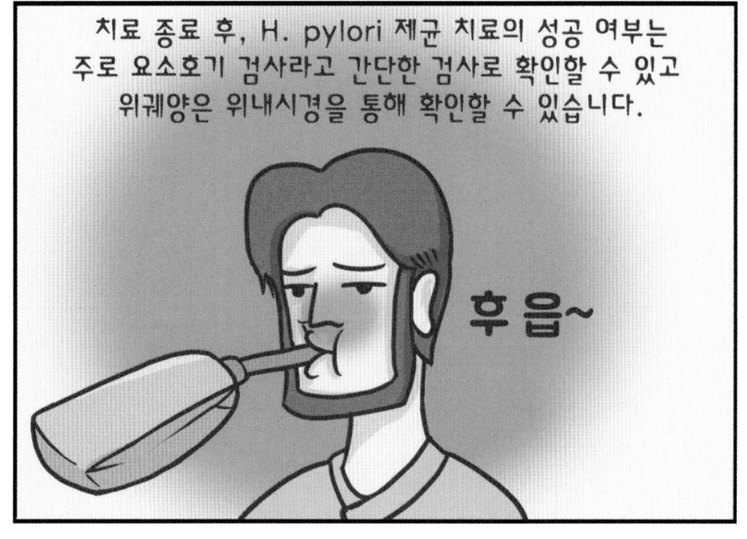
치료 종료 후, H. pylori 제균 치료의 성공 여부는
주로 요소호기 검사라고 간단한 검사로 확인할 수 있고
위궤양은 위내시경을 통해 확인할 수 있습니다.
후읍~

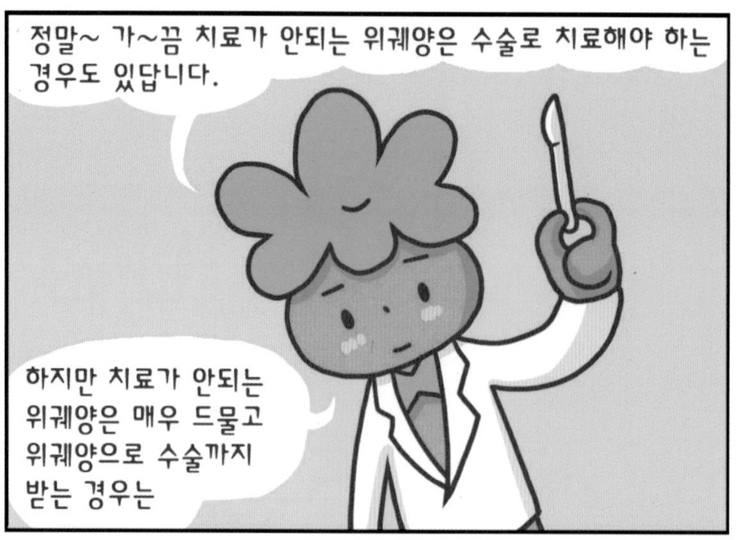
정말~ 가~끔 치료가 안되는 위궤양은 수술로 치료해야 하는 경우도 있답니다.
하지만 치료가 안되는 위궤양은 매우 드물고 위궤양으로 수술까지 받는 경우는

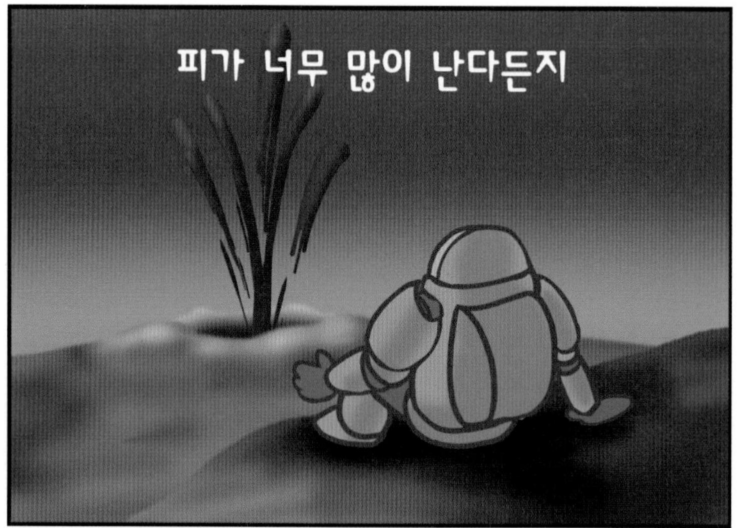
피가 너무 많이 난다든지

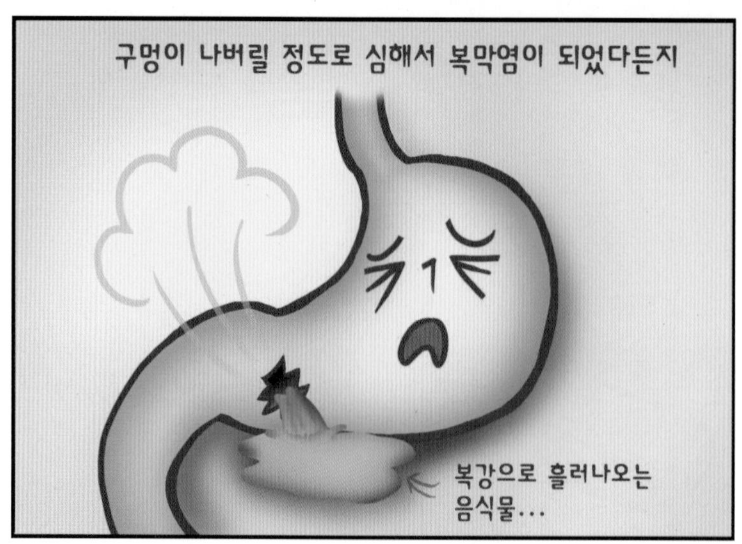
구멍이 나버릴 정도로 심해서 복막염이 되었다든지
복강으로 흘러나오는 음식물...

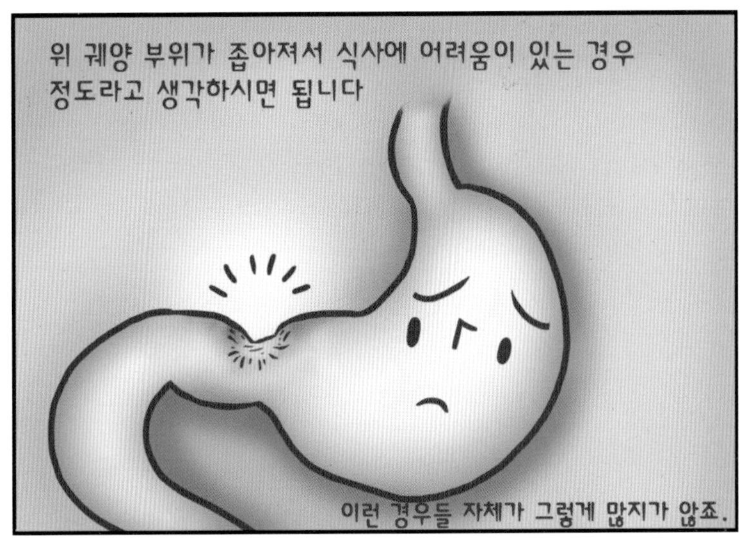
위 궤양 부위가 좁아져서 식사에 어려움이 있는 경우
정도라고 생각하시면 됩니다
이런 경우들 자체가 그렇게 많지가 않죠.

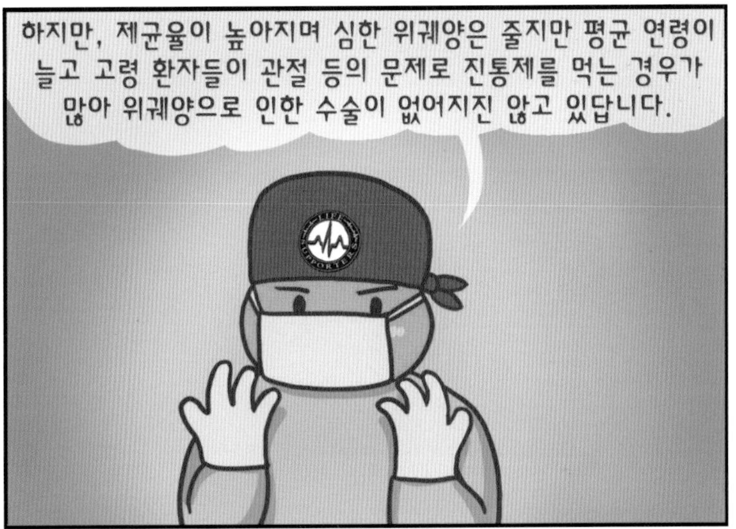
하지만, 제균율이 높아지며 심한 위궤양은 줄지만 평균 연령이 늘고 고령 환자들이 관절 등의 문제로 진통제를 먹는 경우가 많아 위궤양으로 인한 수술이 없어지진 않고 있답니다.

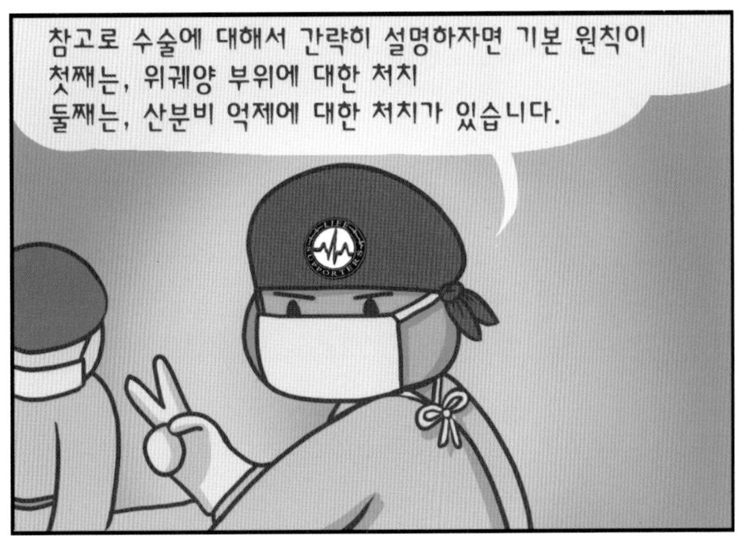
참고로 수술에 대해서 간략히 설명하자면 기본 원칙이
첫째는, 위궤양 부위에 대한 처치
둘째는, 산분비 억제에 대한 처치가 있습니다.

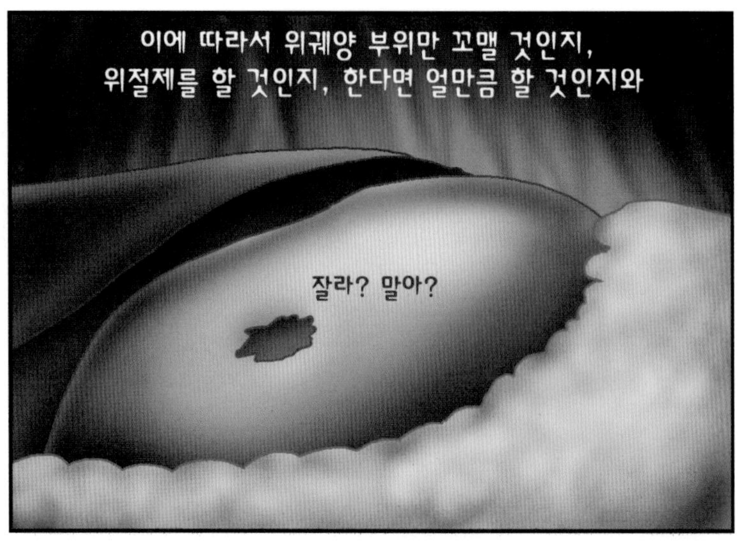
이에 따라서 위궤양 부위만 꼬맬 것인지,
위절제를 할 것인지, 한다면 얼만큼 할 것인지와
잘라? 말아?

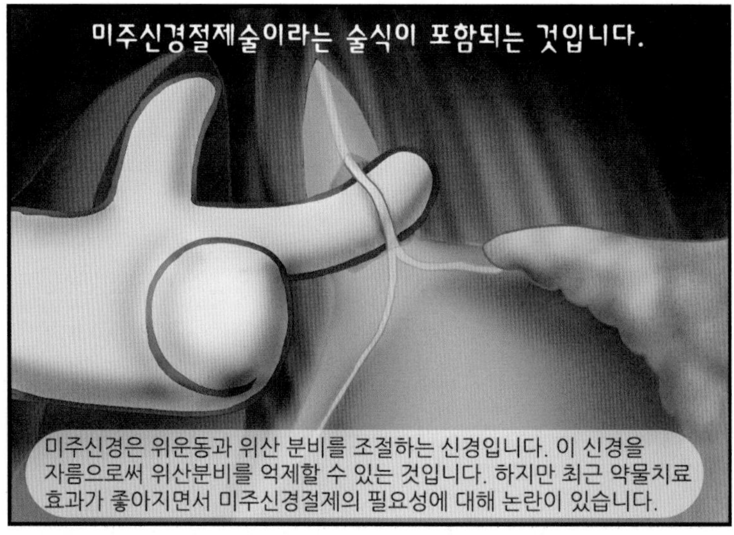
미주신경절제술이라는 술식이 포함되는 것입니다.
미주신경은 위운동과 위산 분비를 조절하는 신경입니다. 이 신경을 자름으로써 위산분비를 억제할 수 있는 것입니다. 하지만 최근 약물치료 효과가 좋아지면서 미주신경절제의 필요성에 대해 논란이 있습니다.

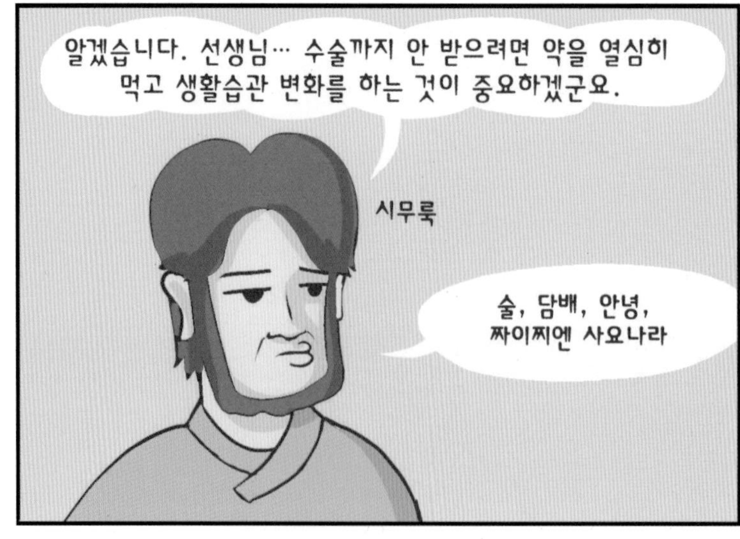
알겠습니다. 선생님… 수술까지 안 받으려면 약을 열심히 먹고 생활습관 변화를 하는 것이 중요하겠군요.
시무룩
술, 담배, 안녕, 짜이찌엔 사요나라

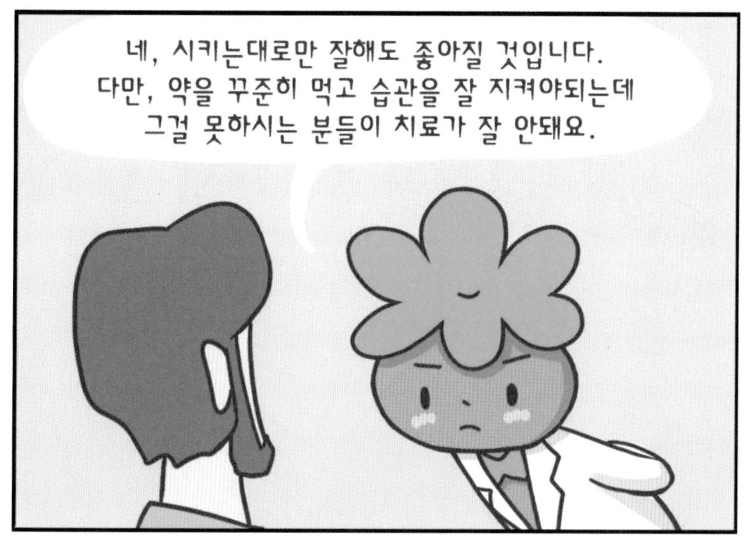
네, 시키는대로만 잘해도 좋아질 것입니다.
다만, 약을 꾸준히 먹고 습관을 잘 지켜야되는데
그걸 못하시는 분들이 치료가 잘 안돼요.

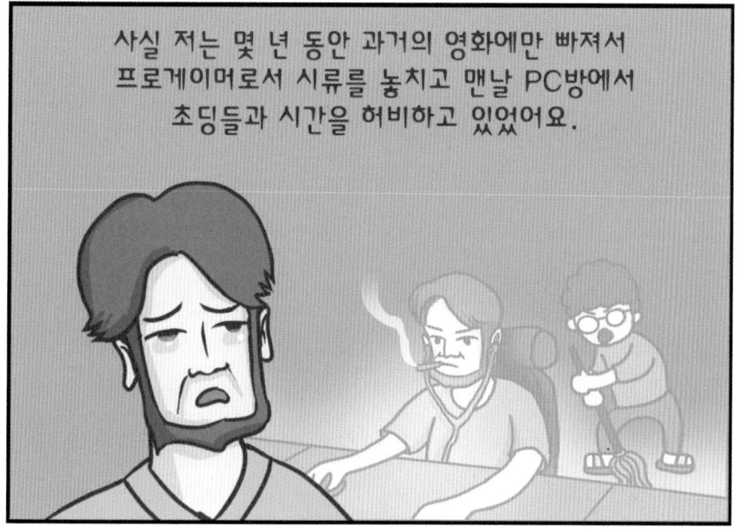
사실 저는 몇 년 동안 과거의 영화에만 빠져서
프로게이머로서 시류를 놓치고 맨날 PC방에서
초딩들과 시간을 허비하고 있었어요.

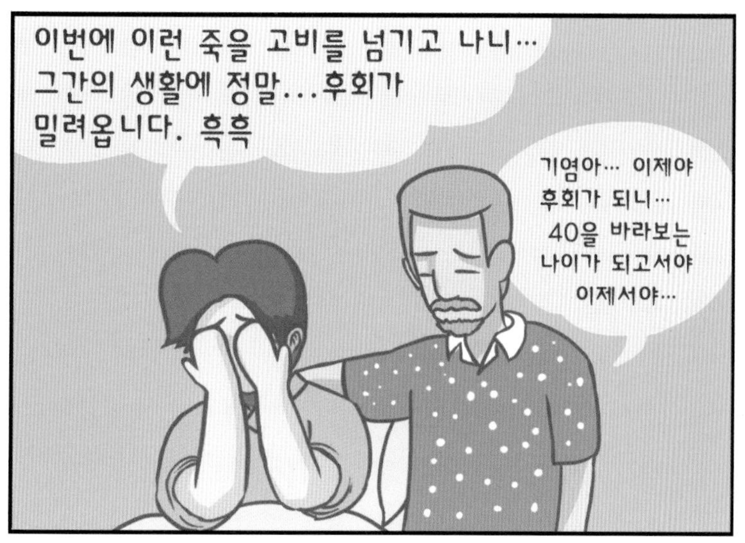
이번에 이런 죽을 고비를 넘기고 나니…
그간의 생활에 정말…후회가
밀려옵니다. 흑흑
기염아… 이제야
후회가 되니…
40을 바라보는
나이가 되고서야
이제서야…

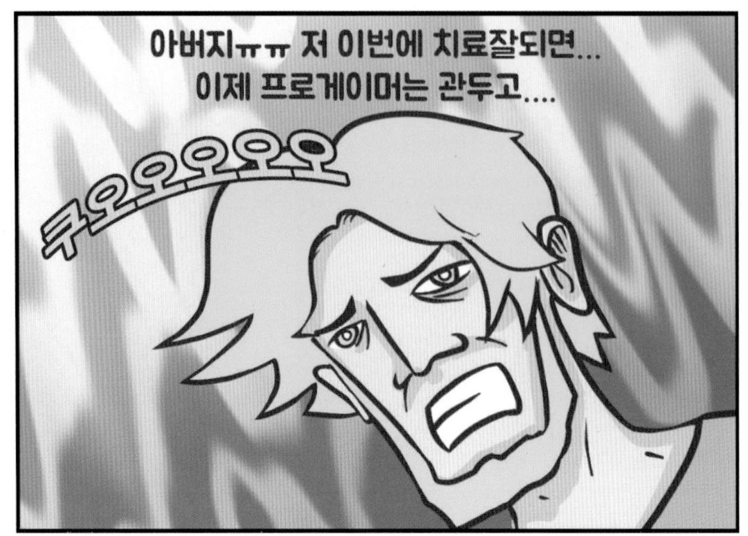
아버지ㅠㅠ 저 이번에 치료잘되면...
이제 프로게이머는 관두고....
쿠오오오오오오

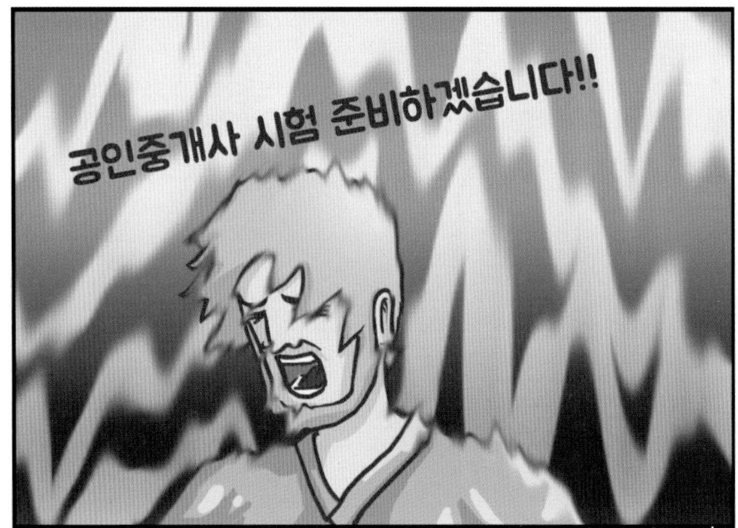
공인중개사 시험 준비하겠습니다!!

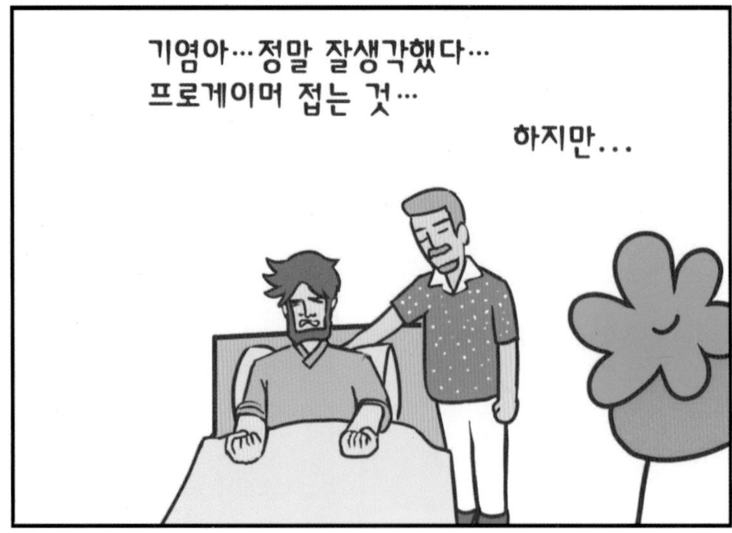
기염아…정말 잘생각했다…
프로게이머 접는 것…
하지만...

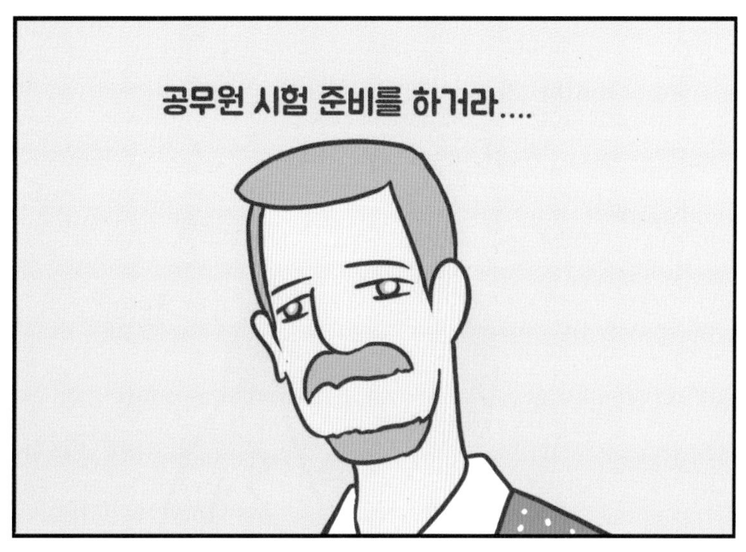
공무원 시험 준비를 하거라....

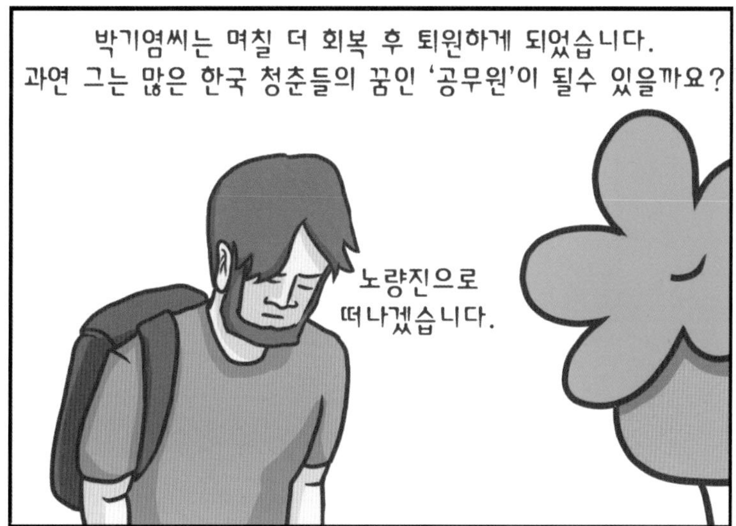
박기염씨는 며칠 더 회복 후 퇴원하게 되었습니다.
과연 그는 많은 한국 청춘들의 꿈인 '공무원'이 될수 있을까요?
노량진으로 떠나겠습니다.

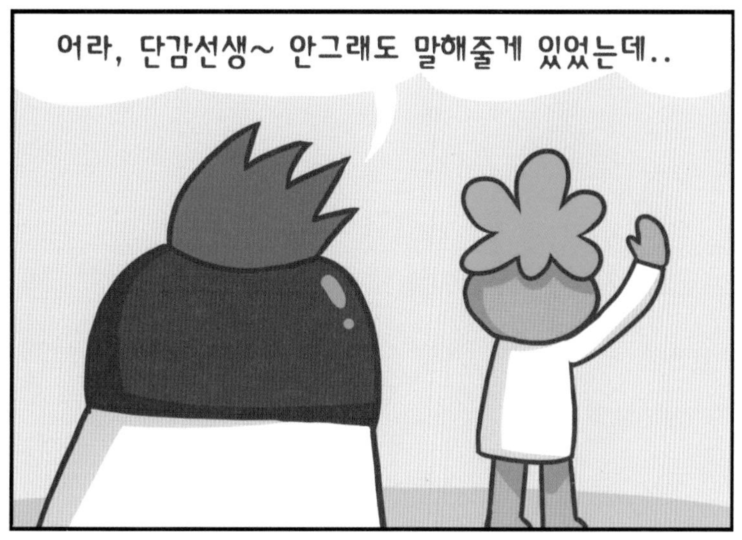
어라, 단감선생~ 안그래도 말해줄게 있었는데..

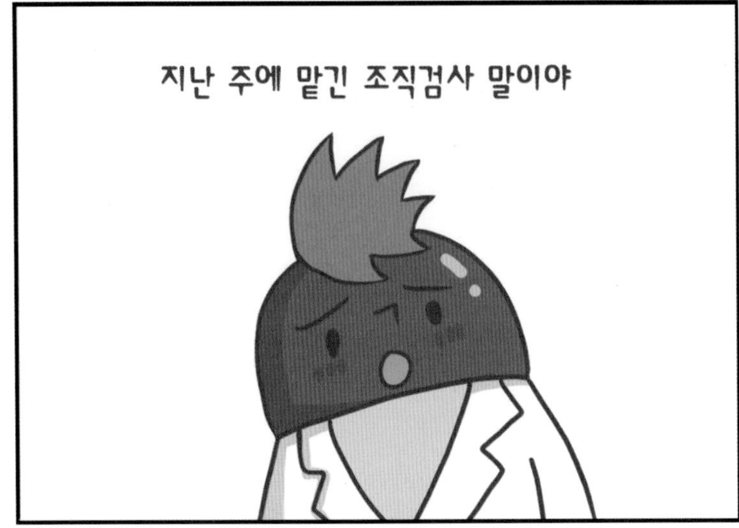
지난 주에 맡긴 조직검사 말이야

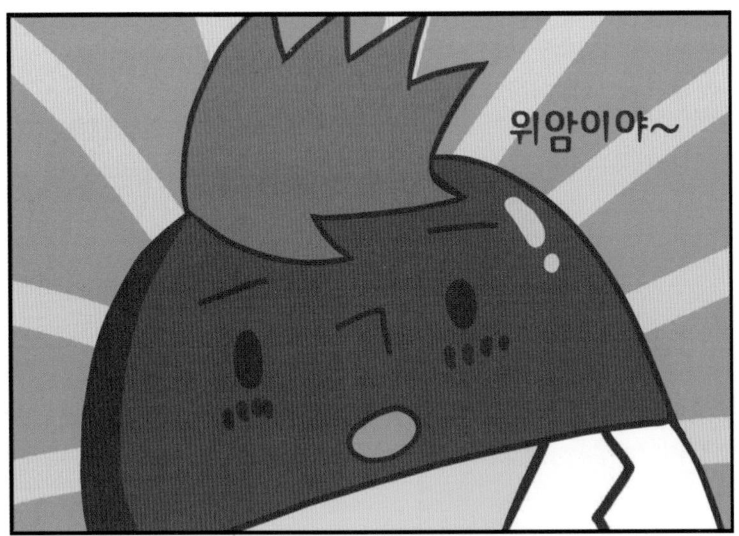
위암이야~

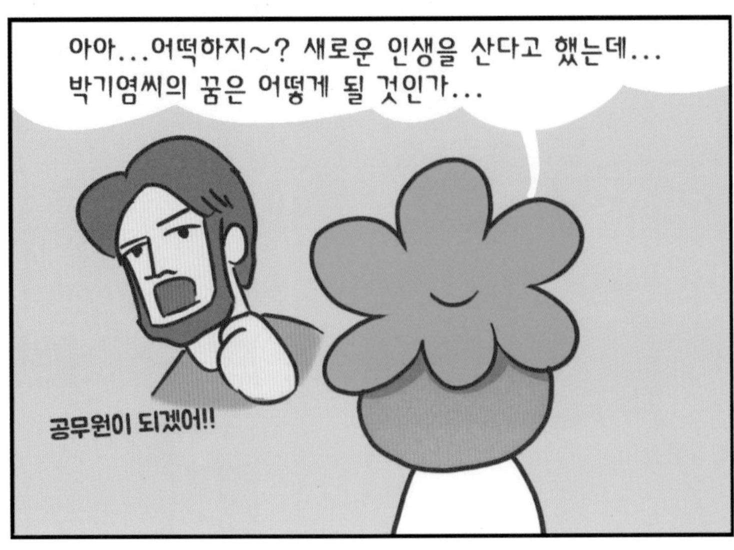
아아...어떡하지~? 새로운 인생을 산다고 했는데...
박기염씨의 꿈은 어떻게 될 것인가...
공무원이 되겠어!!

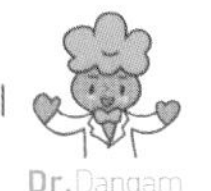

소화성 궤양

헬리코박터 파일로리 균에 대한 이야기를 하게 되면 그에 따른 증상들, 위염이나 위궤양, 더 나아가 위암 얘기를 할 수밖에 없는데, 이번에는 소화성 위궤양에 대해서 이야기하도록 하겠습니다.

위벽은 점막층, 점막하층, 근육층, 장막층으로 구성되어 있습니다. 내부에서 음식물과 바로 만나는 부위는 점막층인데요, 소화성 궤양은 점막층과 점막하층이 소실된 상태를 의미합니다. 상처가 나서 표면이 까진 상태라고 이해할 수 있겠죠.

위점막은 외부로부터 스스로 보호하는 몇 가지 기전이 있는데 표면에 코팅된 듯 형성된 '점액-중탄산층'이 물리화학적인 방어막으로 존재하고 점막 상피세포층은 실질적인 벽을 형성합니다. 점막하층의 미세혈관계는 점막의 세포들이 필요로 하는 산소와 영양분 그리고 다양한 면역세포들의 출입 통로가 되어줍니다. 그리고 이런 점막의 보호작용에 중요한 역할을 하는 물질이 프로스타글란딘입니다.

소화성 궤양을 일으키는 대표적인 두 가지 원인 중 첫째는 헬리코박터 파일로리 균으로 이 균은 위벽의 자체 보호기능을 무력화시키면서 파괴하기까지 합니다. 둘째는 흔히 많이 사용하는 NSAID 계통의 소염진통제로 이 약들은 프로스타글란딘의 생성을 억제하는 기전으로 소화성 궤양을 일으킵니다.

위궤양의 치료는 두 가지 관점에서 이해해야 합니다. 첫째가 원인에 대한 치료이고 둘째가 궤양에 대한 치료입니다. 원인이 헬리코박터 파일로리 균으로 균 검사 양성이 나왔다면 제균 치료를 병행해야 하고 요소호기검사 등을 통해 제균 치료의 성공 여부를 확인해야 합니다. 하지만 헬리코박터 파일로리 균이 없었고 소염진통제를 많이 복용하는 환자였다면 약의 중단 또는 다른 약으로의 교체를 고려해야 합니다.

둘째는 궤양 자체의 치료로 그 원인이 되는 위산분비 억제제를 사용하는데 여기에 양성자펌프억제제(Proton pump inhibitor, PPI)와 히스타민 억제제인 H2-blocker 등이 대표적입니다. 이 약들은 위염, 위궤양, 그리고 앞서 소개한 위식도 역류 등에도 공통으로 사용하게 되는 약입니다.

이 외에도 수크랄페이트(sucralfate)나 비스무스 함유제(bisthmus) 등의 약도 추가로 사용하게 되고 기본적인 생활 습관 변화가 중요합니다. 금주와 금연은 기본이고 짜고 매운 음식, 카페인 함유 음료는 위에 안 좋은 영향을 주는 식품들이기 때문에 금해야 합니다.

위궤양으로 수술을 하게 되는 경우는 피가 나는데 내시경적 지혈로 해결이 안되는 경우, 아예 구멍이 뻥~ 뚫려서 복막염이 되었거나 만성 섬유화 과정에 의해 출구가 막히는 합병증이 생기는 경우들입니다.

11 CHAPTER 소화기 질환

게실염

Diverticulitis

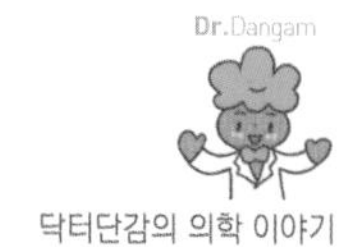

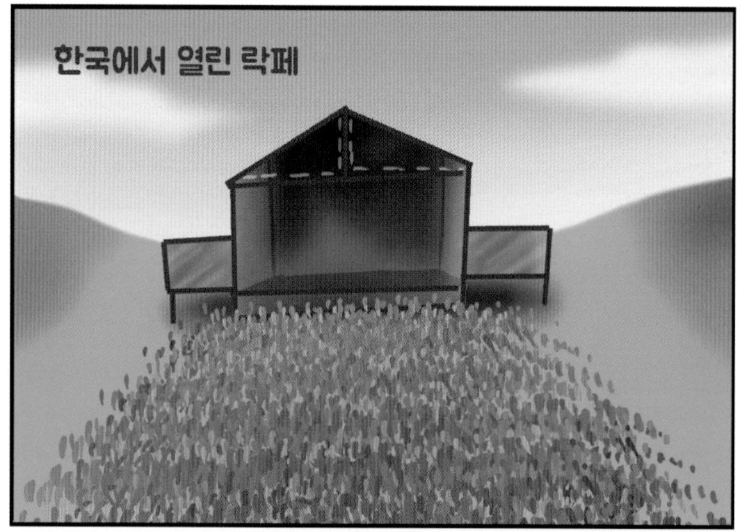

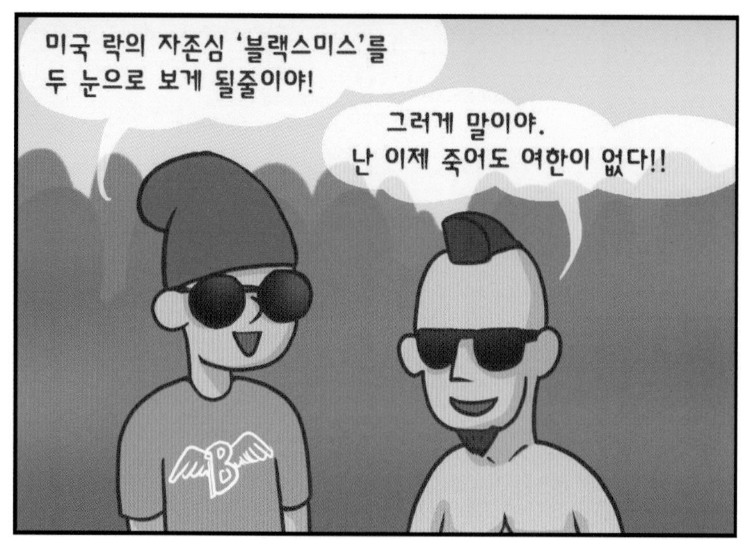

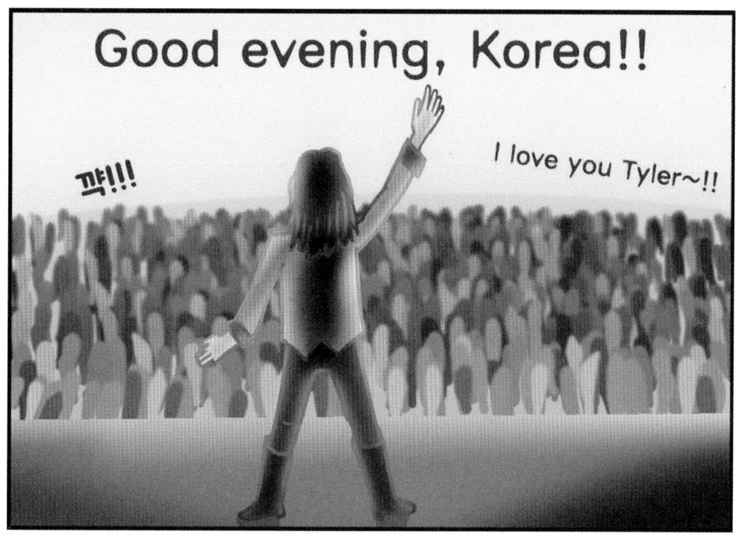
Good evening, Korea!!
꺅!!!
I love you Tyler~!!

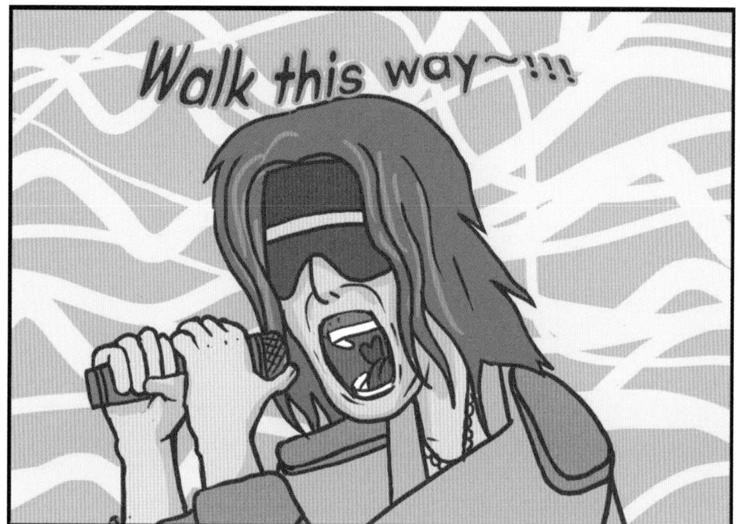
Walk this way~!!!

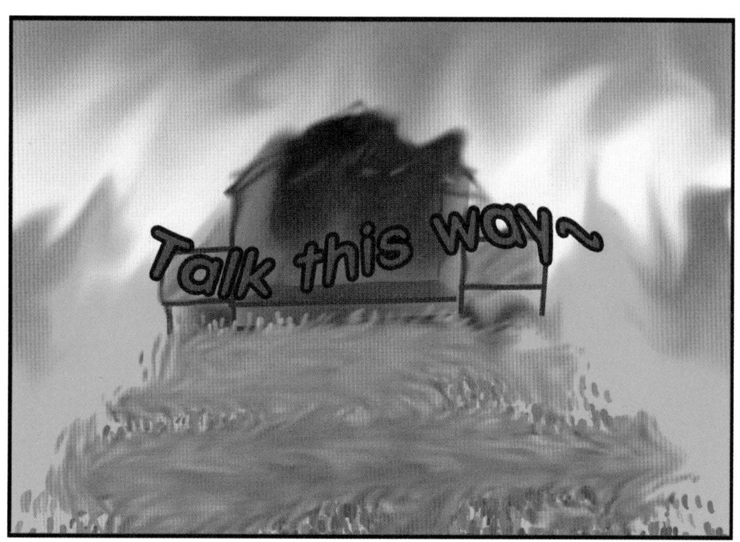
Talk this way~

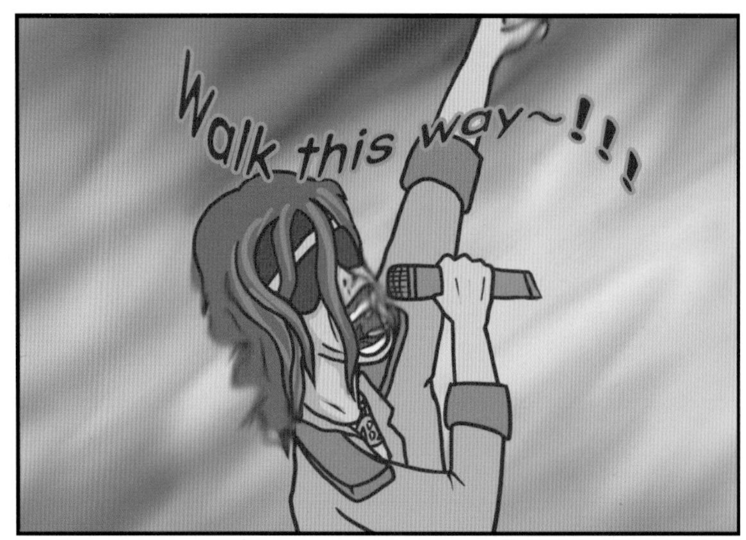
Walk this way~!!!

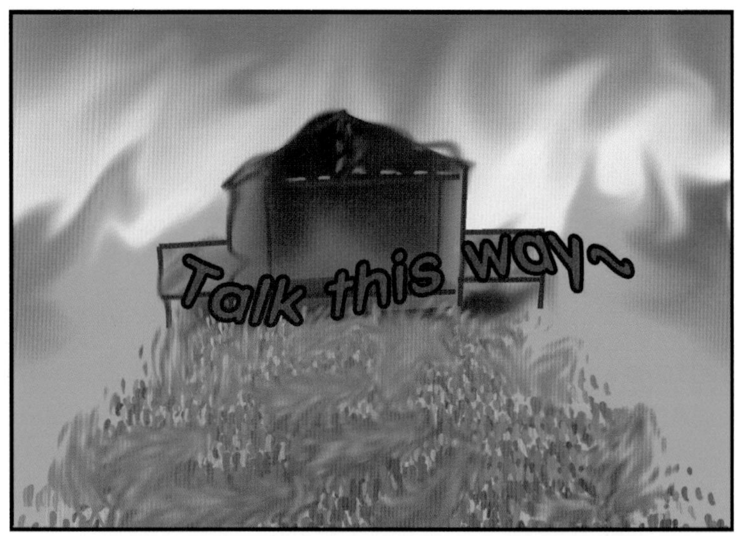
Talk this way~

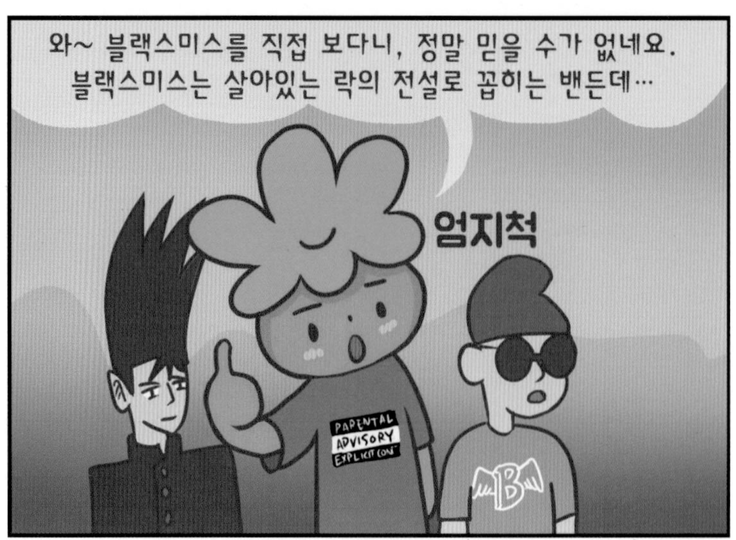
와~ 블랙스미스를 직접 보다니, 정말 믿을 수가 없네요.
블랙스미스는 살아있는 락의 전설로 꼽히는 밴든데…
엄지척
PARENTAL ADVISORY EXPLICIT CON

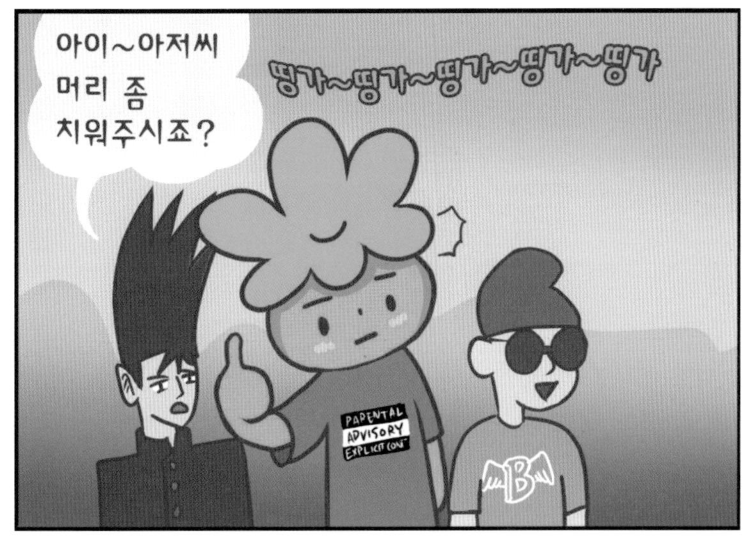
아이~아저씨
머리 좀
치워주시죠?
띵가~띵가~띵가~띵가~띵가
PARENTAL ADVISORY EXPLICIT CONTENT

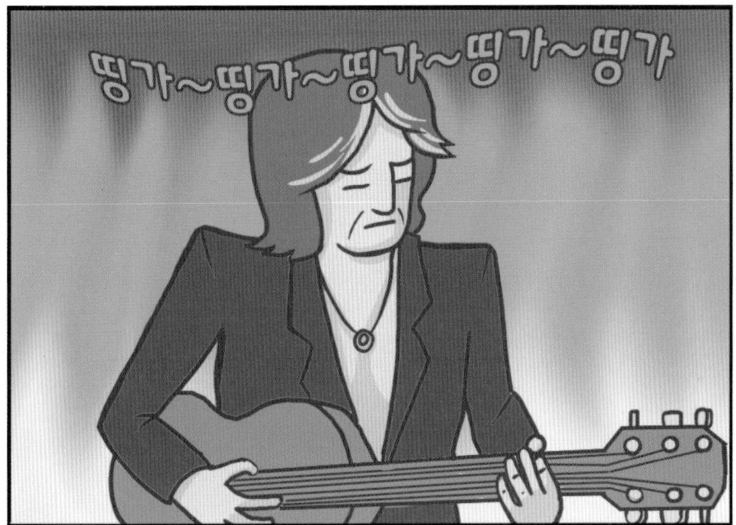
띵가~띵가~띵가~띵가~띵가

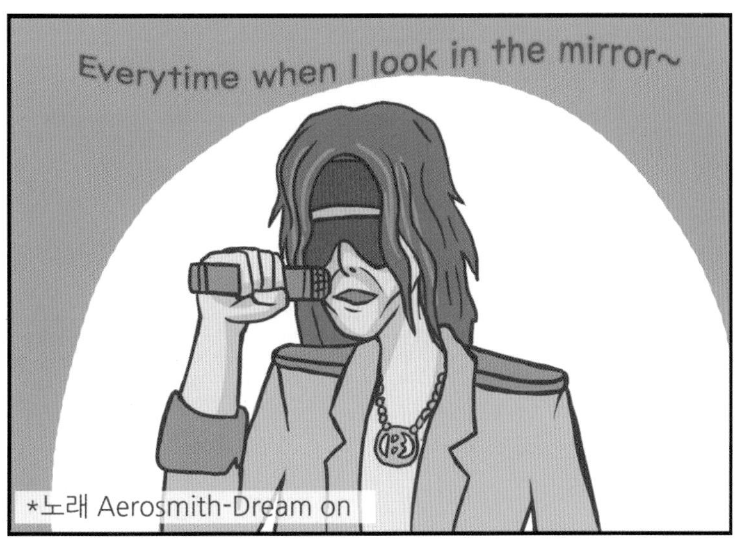
Everytime when I look in the mirror~
*노래 Aerosmith-Dream on

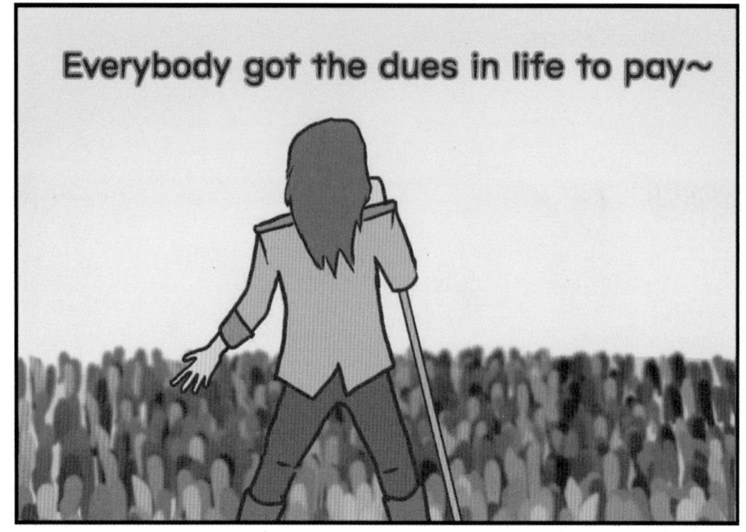
Everybody got the dues in life to pay~

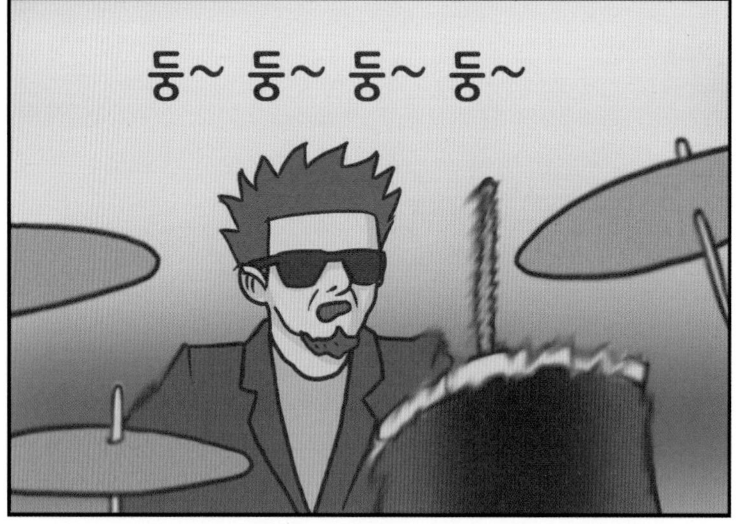
둥~ 둥~ 둥~ 둥~

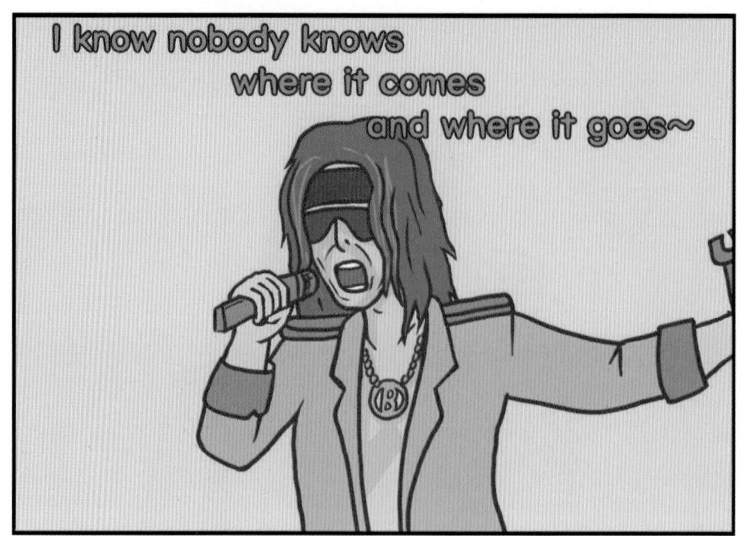
I know nobody knows
where it comes
and where it goes~

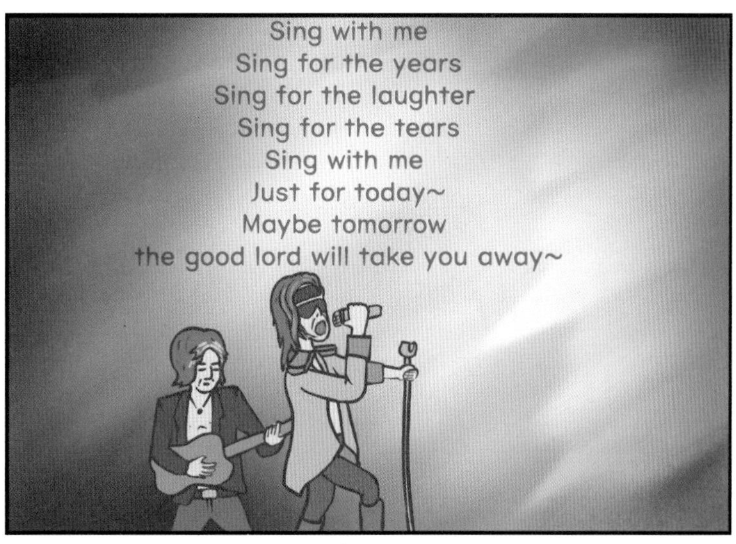
Sing with me
Sing for the years
Sing for the laughter
Sing for the tears
Sing with me
Just for today~
Maybe tomorrow
the good lord will take you away~

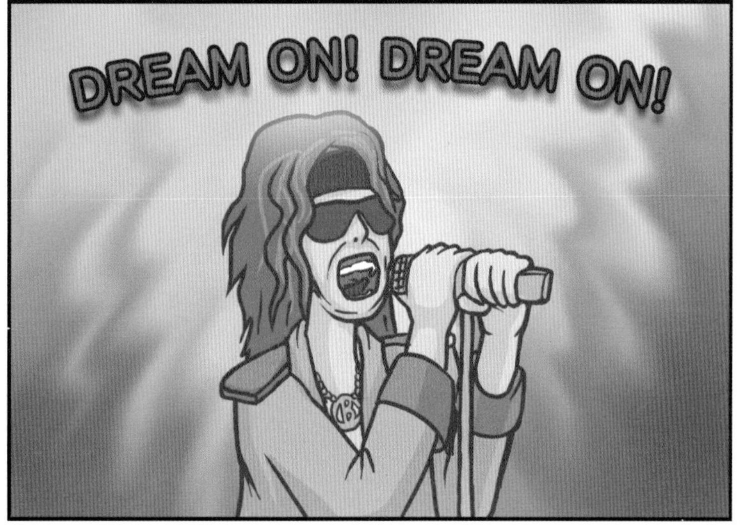
DREAM ON! DREAM ON!

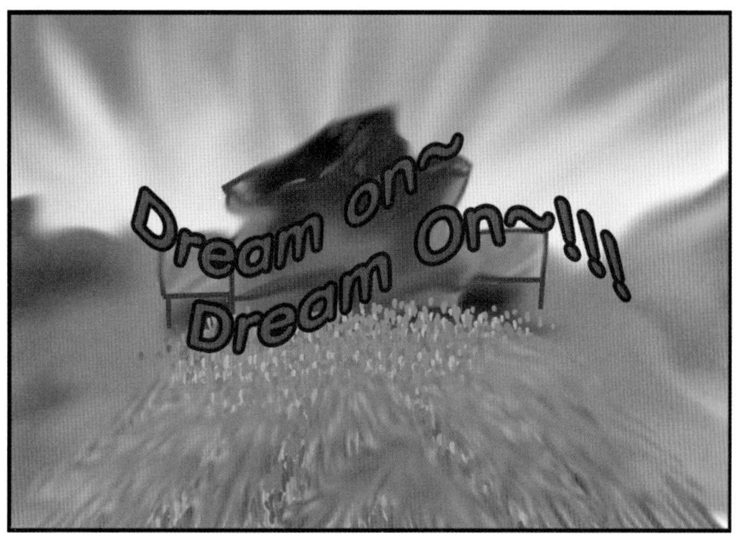
Dream on~
Dream On~!!!

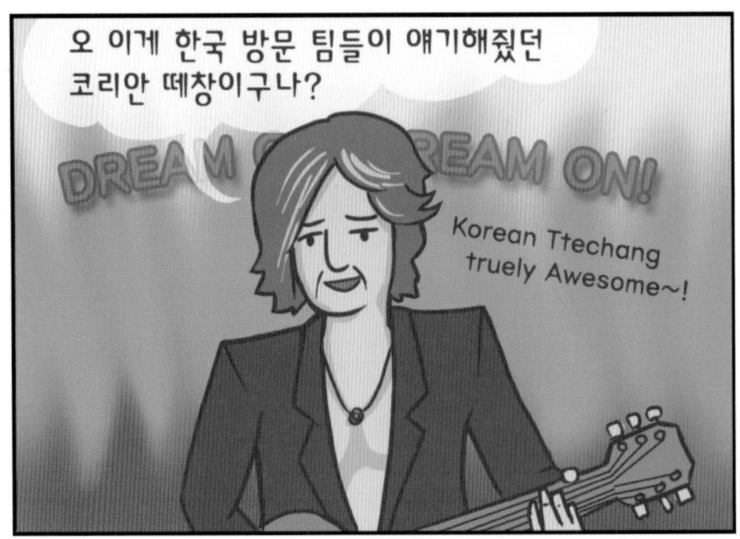
오 이게 한국 방문 팀들이 얘기해줬던
코리안 떼창이구나?
Korean Ttechang
truely Awesome~!

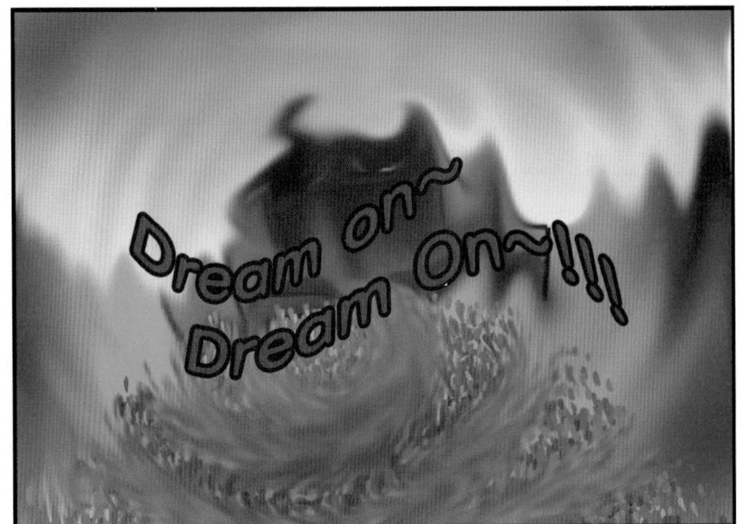
Dream on~
Dream On~!!!

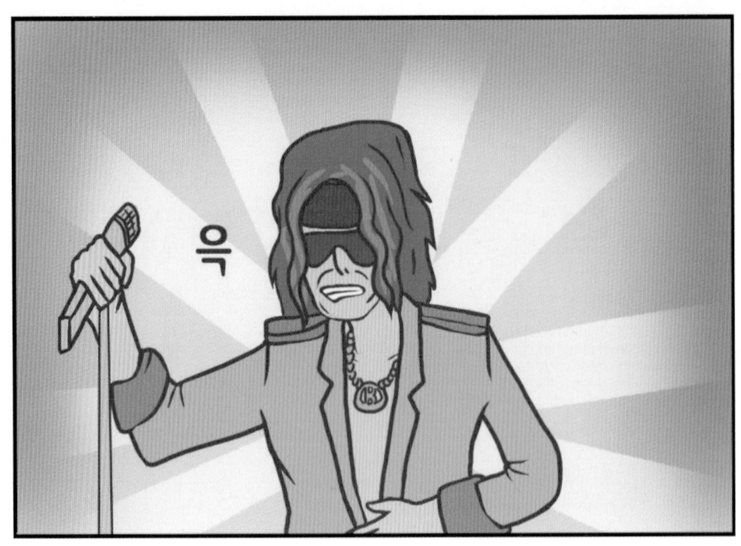
윽

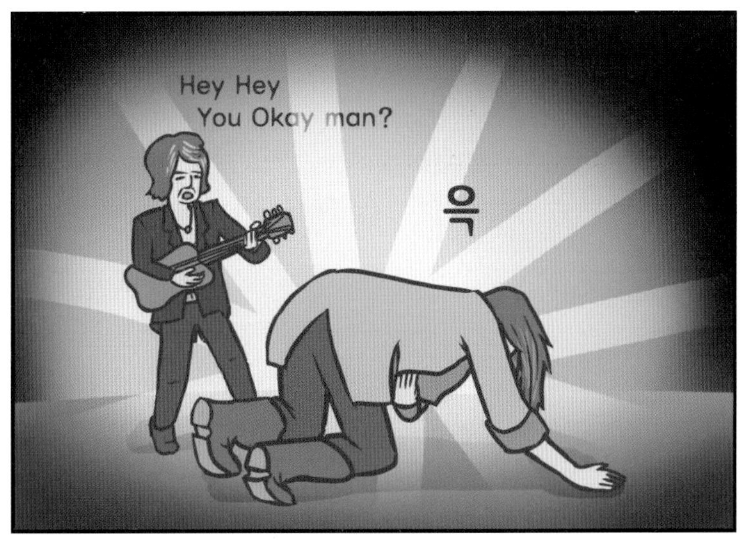
Hey Hey
You Okay man?
윽

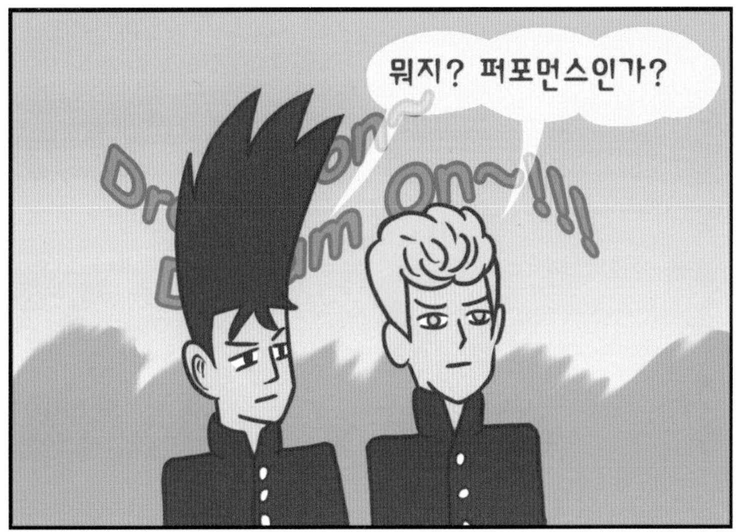
뭐지? 퍼포먼스인가?

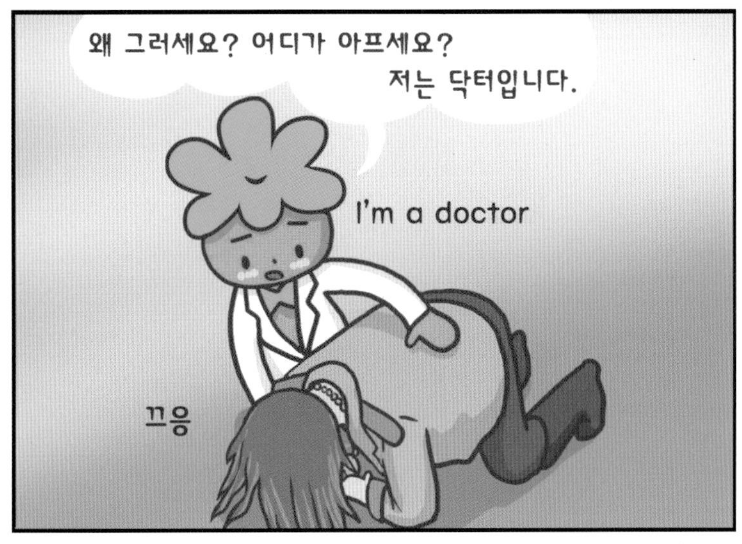
왜 그러세요? 어디가 아프세요?
저는 닥터입니다.
I'm a doctor
끄응

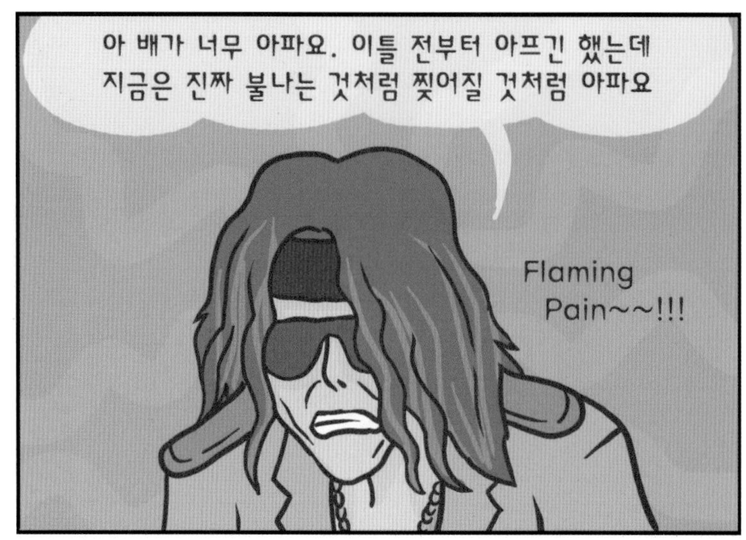
아 배가 너무 아파요. 이틀 전부터 아프긴 했는데
지금은 진짜 불나는 것처럼 찢어질 것처럼 아파요
Flaming
Pain~~!!!

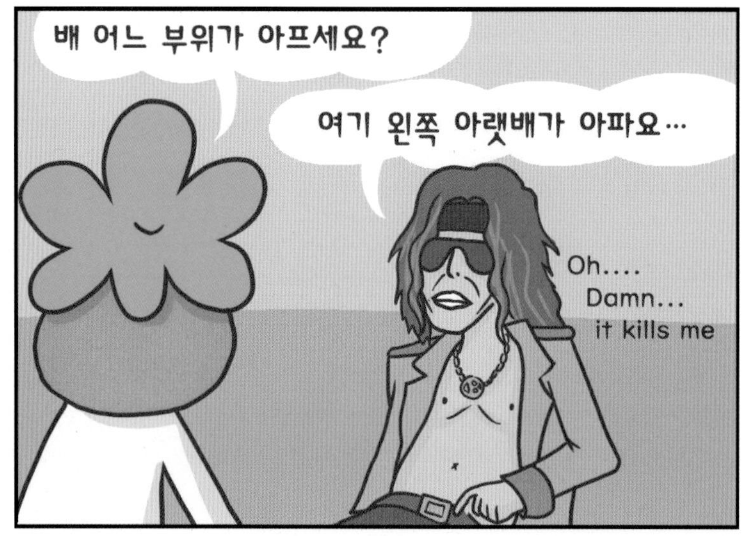
배 어느 부위가 아프세요?
여기 왼쪽 아랫배가 아파요…
Oh....
Damn...
it kills me

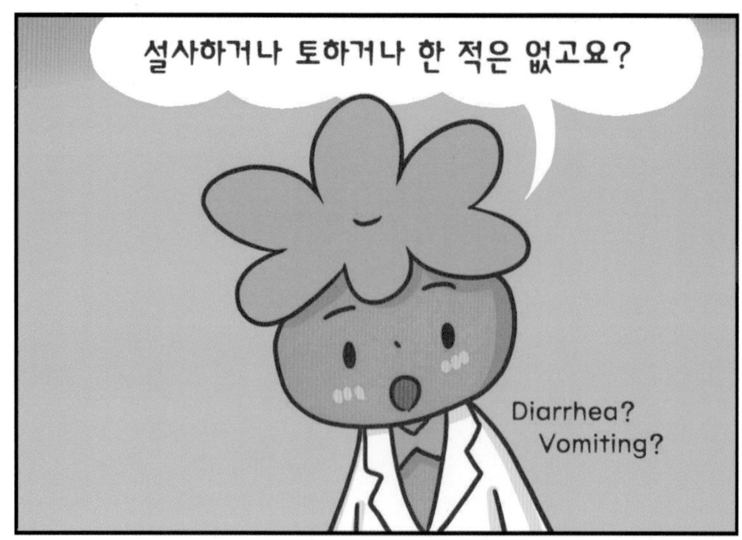
설사하거나 토하거나 한 적은 없고요?
Diarrhea?
Vomiting?

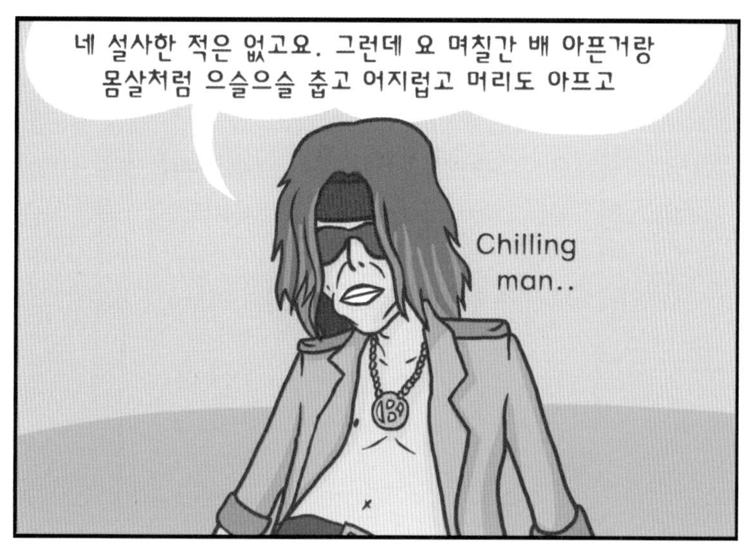
네 설사한 적은 없고요. 그런데 요 며칠간 배 아픈거랑
몸살처럼 으슬으슬 춥고 어지럽고 머리도 아프고
Chilling
man..

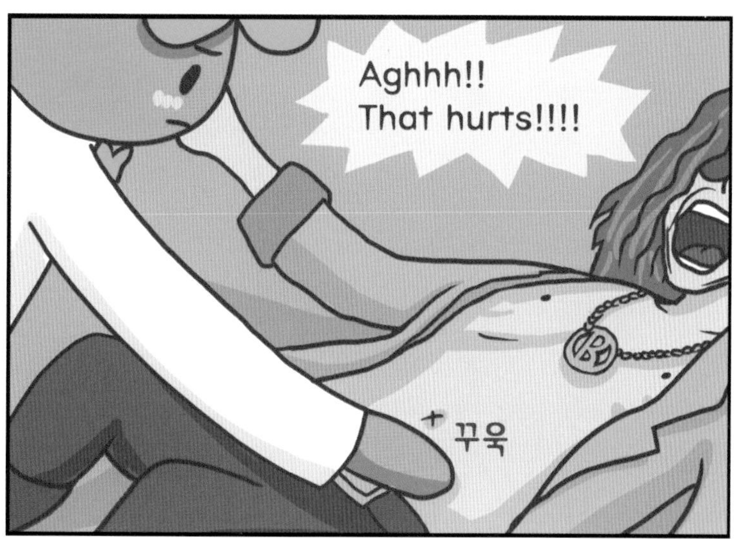
Aghhh!!
That hurts!!!!
꾸욱

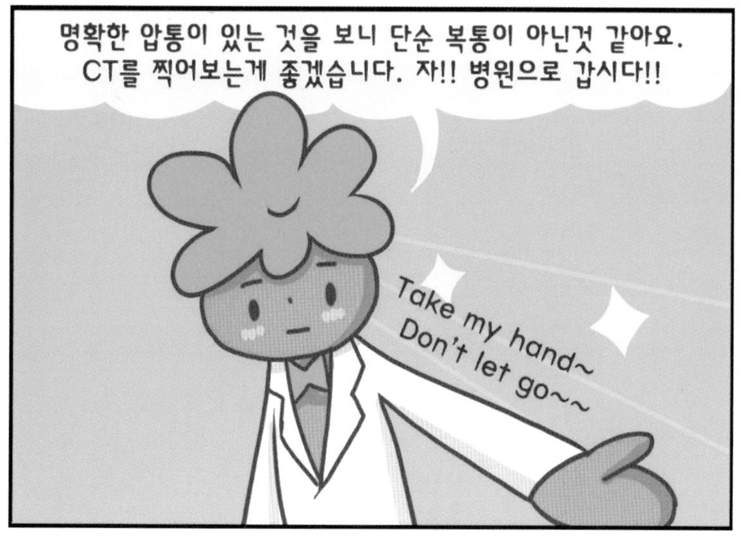
명확한 압통이 있는 것을 보니 단순 복통이 아닌것 같아요.
CT를 찍어보는게 좋겠습니다. 자!! 병원으로 갑시다!!
Take my hand~
Don't let go~~

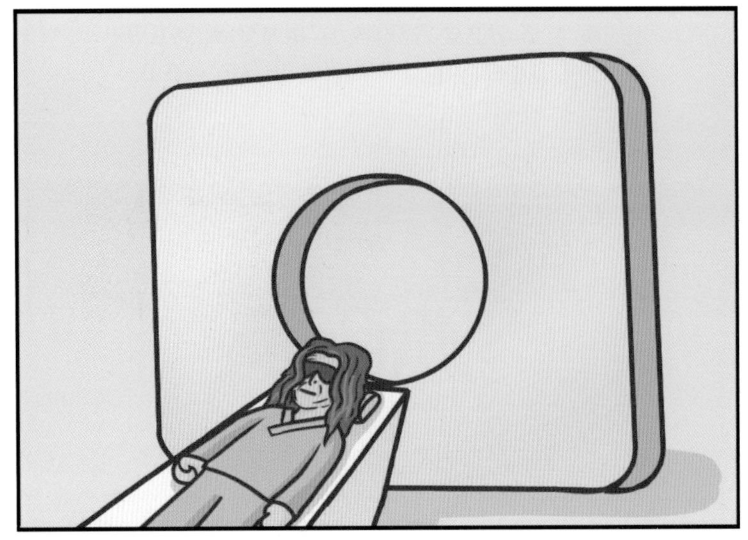

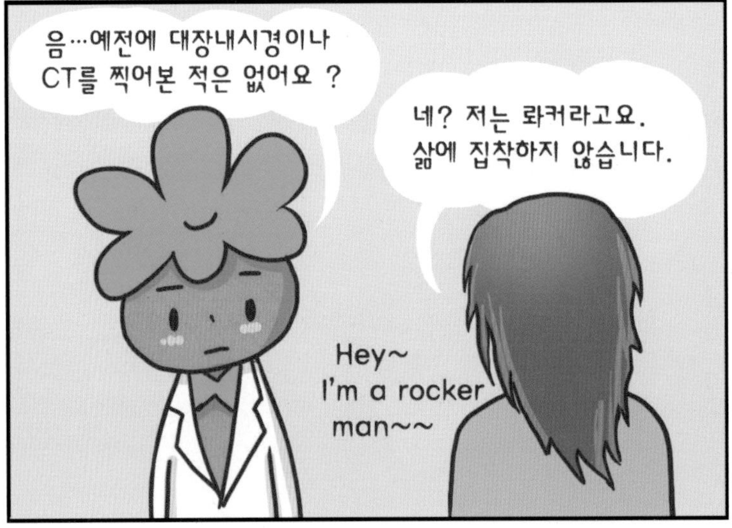
음…예전에 대장내시경이나
CT를 찍어본 적은 없어요 ?
네? 저는 롸커라고요.
삶에 집착하지 않습니다.
Hey~
I'm a rocker
man~~

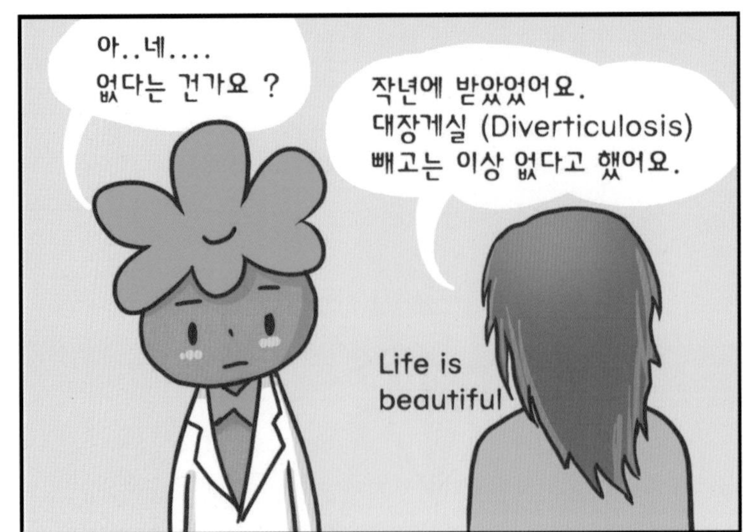
아..네....
없다는 건가요 ?
작년에 받았었어요.
대장게실 (Diverticulosis)
빼고는 이상 없다고 했어요.
Life is
beautiful

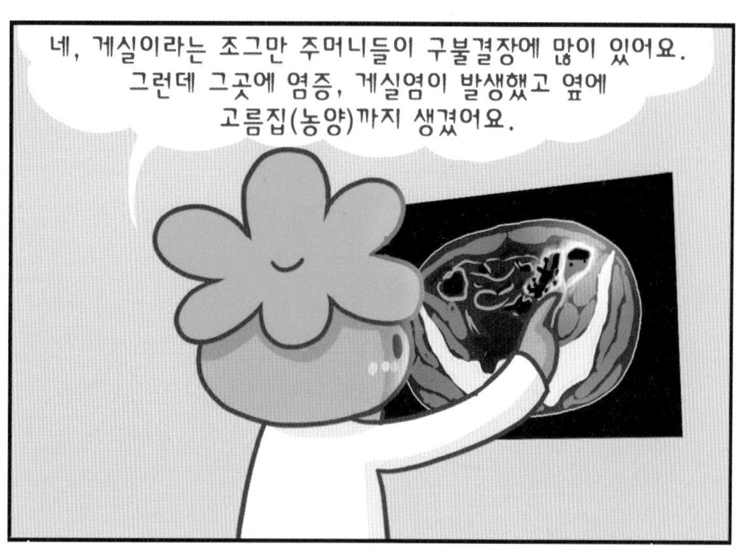
네, 게실이라는 조그만 주머니들이 구불결장에 많이 있어요. 그런데 그곳에 염증, 게실염이 발생했고 옆에 고름집(농양)까지 생겼어요.

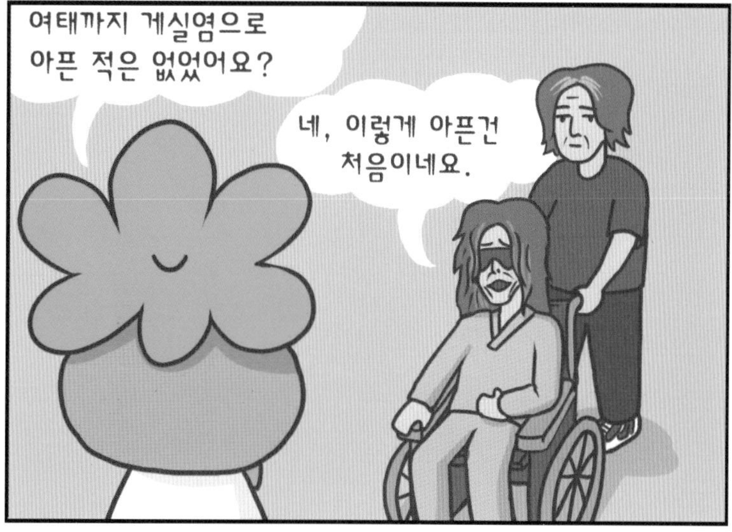
여태까지 게실염으로 아픈 적은 없었어요?
네, 이렇게 아픈건 처음이네요.

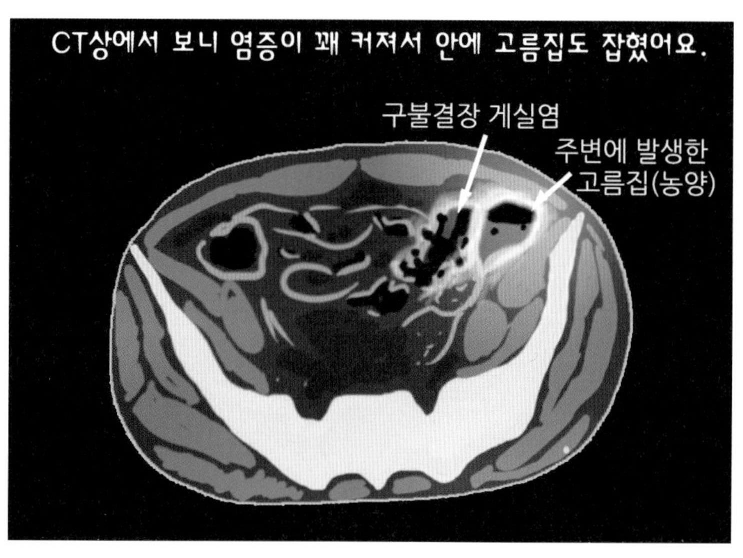
CT상에서 보니 염증이 꽤 커져서 안에 고름집도 잡혔어요.
구불결장 게실염
주변에 발생한 고름집(농양)

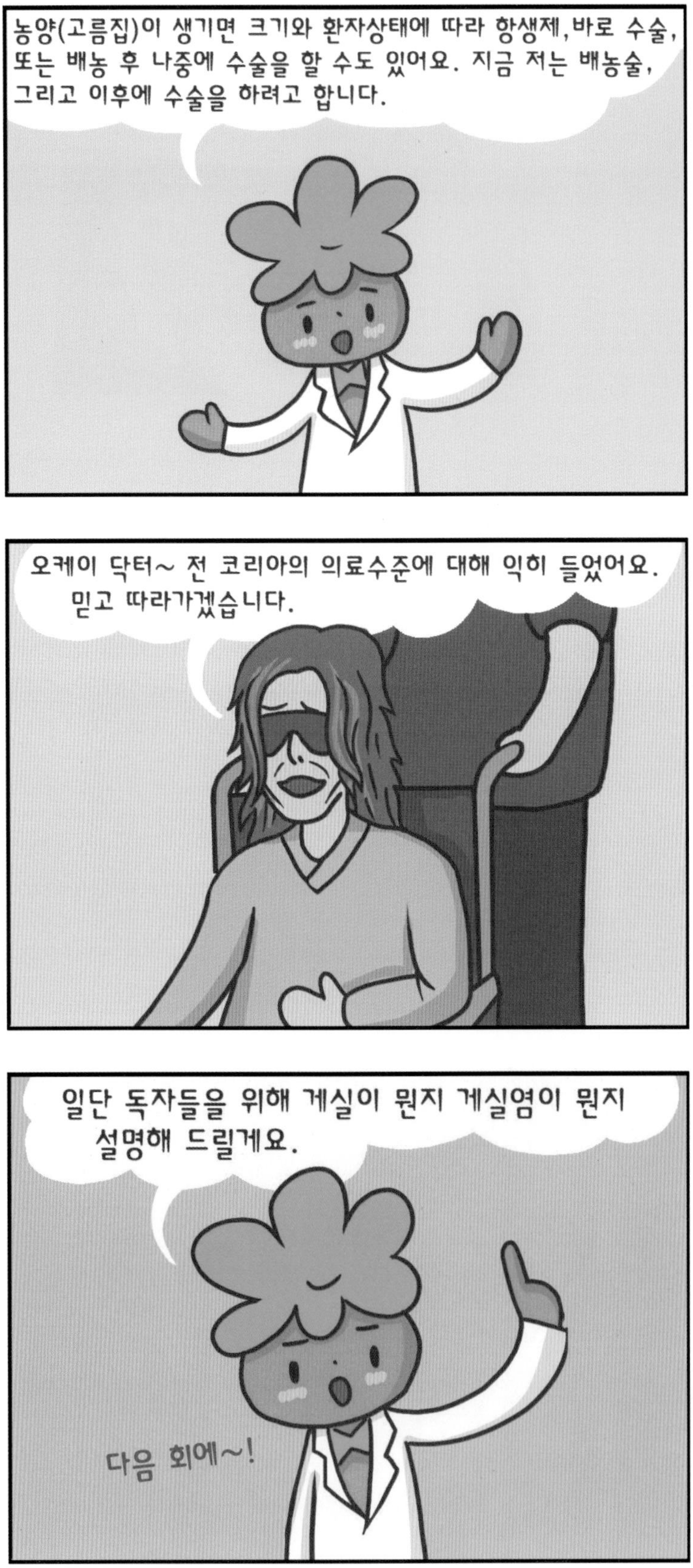

농양(고름집)이 생기면 크기와 환자상태에 따라 항생제, 바로 수술, 또는 배농 후 나중에 수술을 할 수도 있어요. 지금 저는 배농술, 그리고 이후에 수술을 하려고 합니다.

오케이 닥터~ 전 코리아의 의료수준에 대해 익히 들었어요.
믿고 따라가겠습니다.

일단 독자들을 위해 게실이 뭔지 게실염이 뭔지
설명해 드릴게요.
다음 회에~!

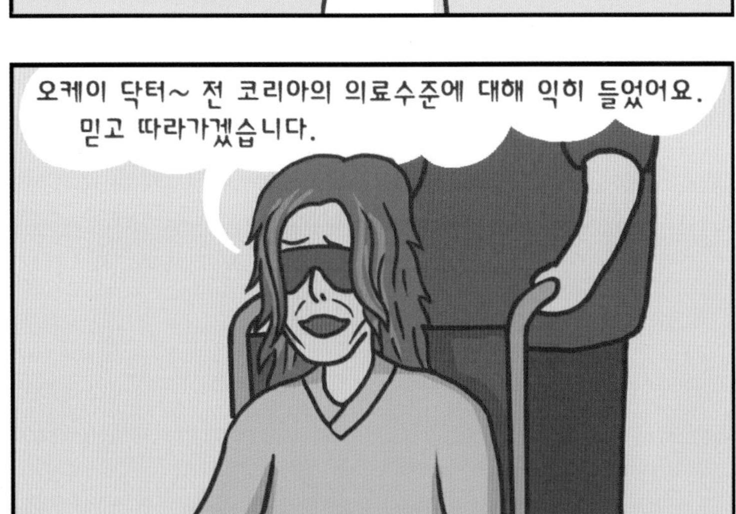

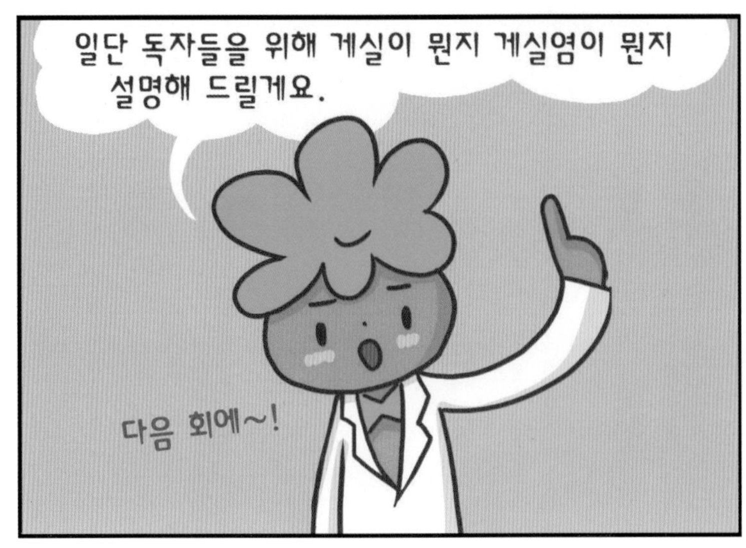

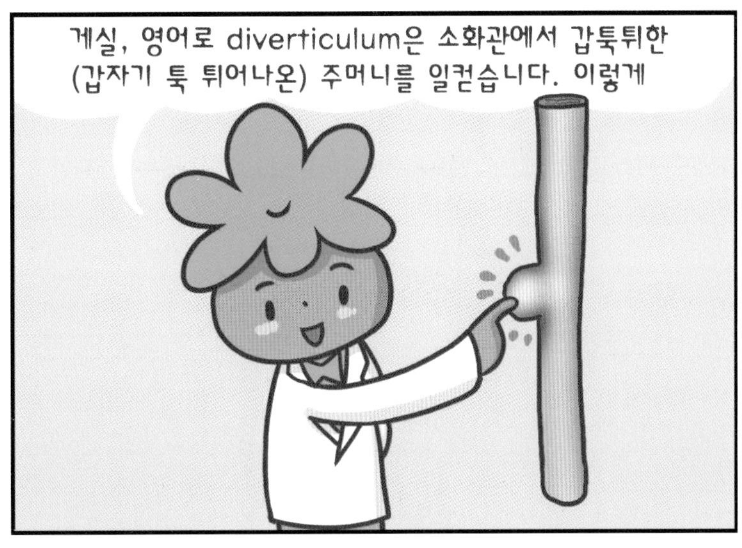
게실, 영어로 diverticulum은 소화관에서 갑툭튀한
(갑자기 툭 튀어나온) 주머니를 일컫습니다. 이렇게

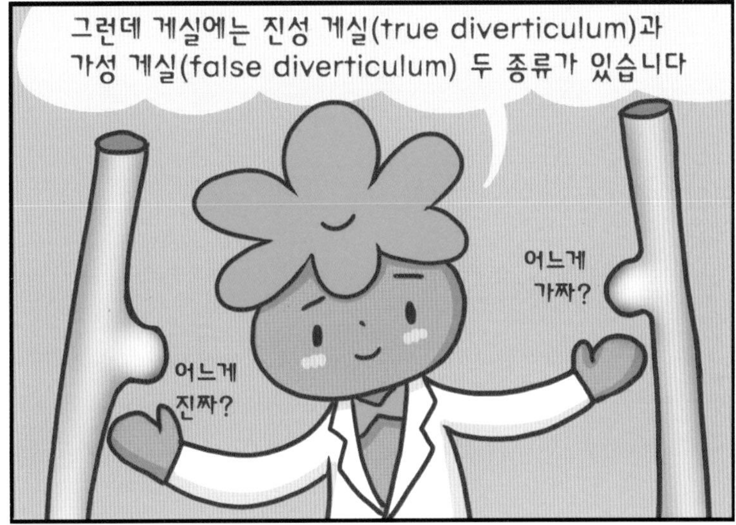
그런데 게실에는 진성 게실(true diverticulum)과
가성 게실(false diverticulum) 두 종류가 있습니다
어느게
진짜?
어느게
가짜?

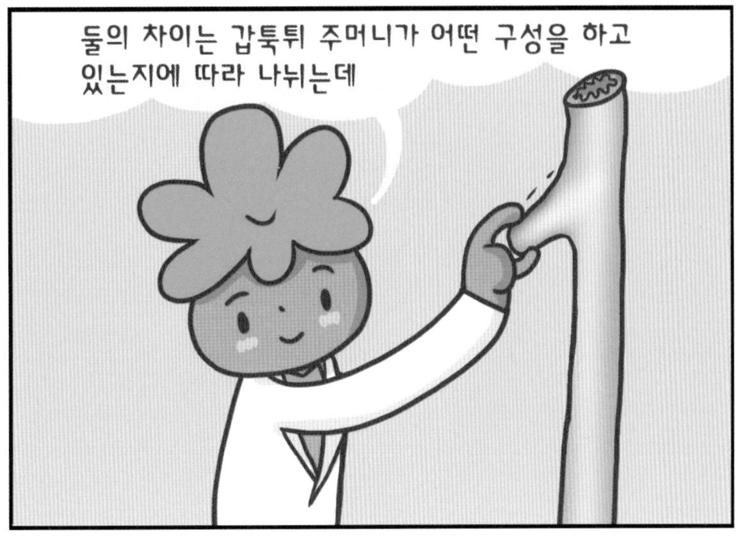
둘의 차이는 갑툭튀 주머니가 어떤 구성을 하고
있는지에 따라 나뉘는데

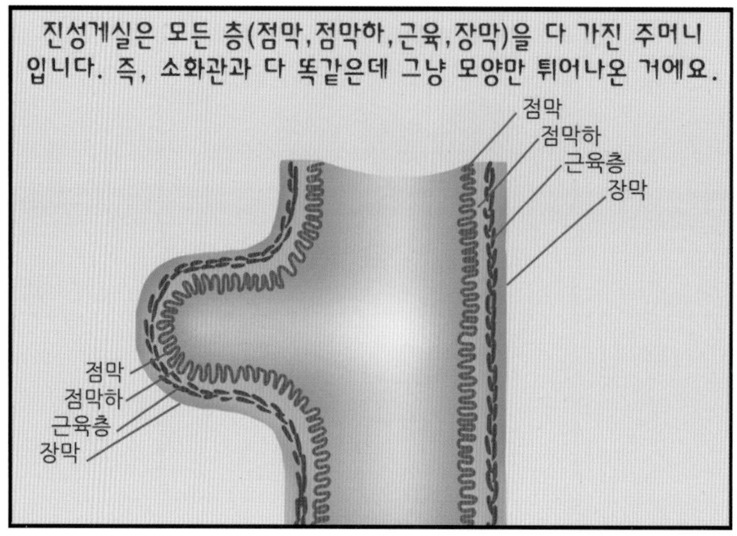
진성게실은 모든 층(점막,점막하,근육,장막)을 다 가진 주머니 입니다. 즉, 소화관과 다 똑같은데 그냥 모양만 튀어나온 거에요.
점막
점막하
근육층
장막
점막
점막하
근육층
장막

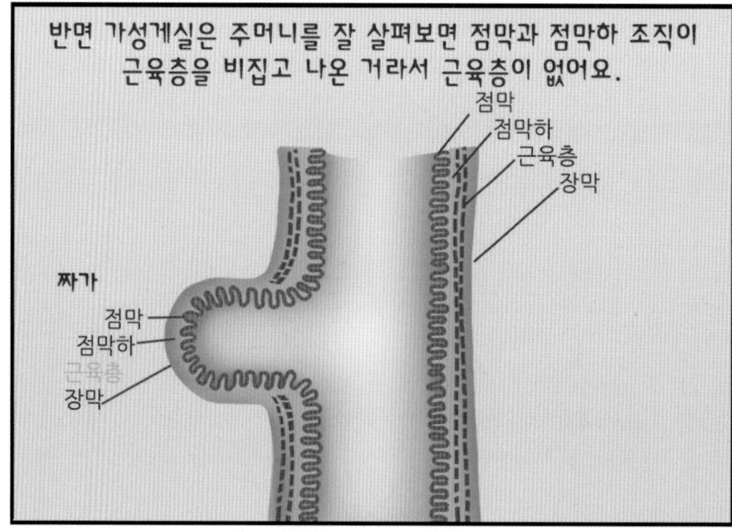
반면 가성게실은 주머니를 잘 살펴보면 점막과 점막하 조직이 근육층을 비집고 나온 거라서 근육층이 없어요.
점막
점막하
근육층
장막
짜가
점막
점막하
근육층
장막

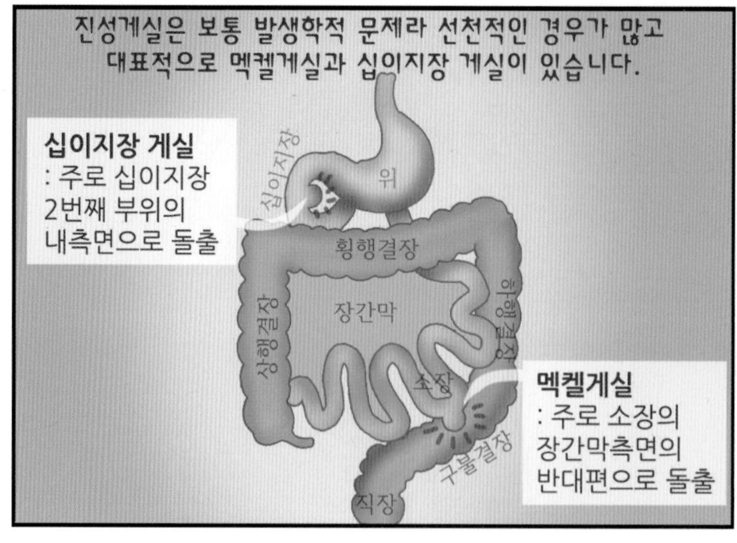
진성게실은 보통 발생학적 문제라 선천적인 경우가 많고 대표적으로 멕켈게실과 십이지장 게실이 있습니다.
십이지장 게실
: 주로 십이지장 2번째 부위의 내측면으로 돌출
십이지장
위
횡행결장
하행결장
장간막
상행결장
소장
구불결장
직장
멕켈게실
: 주로 소장의 장간막측면의 반대편으로 돌출

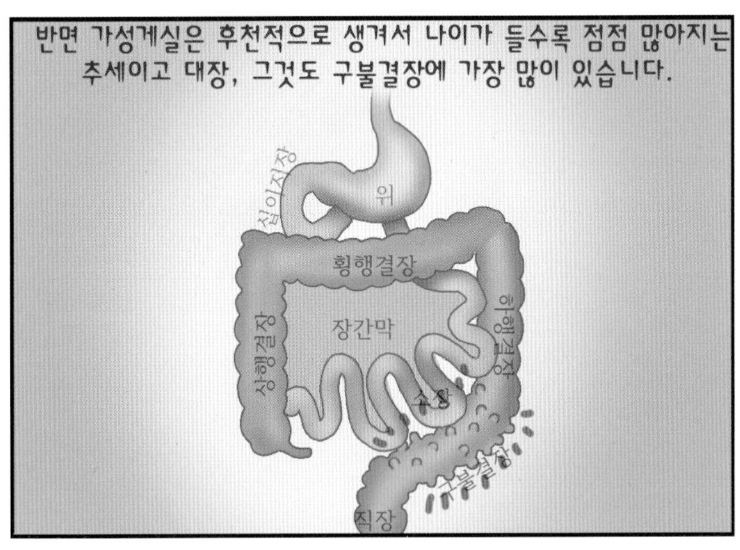
반면 가성게실은 후천적으로 생겨서 나이가 들수록 점점 많아지는 추세이고 대장, 그것도 구불결장에 가장 많이 있습니다.
십이지장
위
횡행결장
하행결장
상행결장
장간막
소장
구불결장
직장

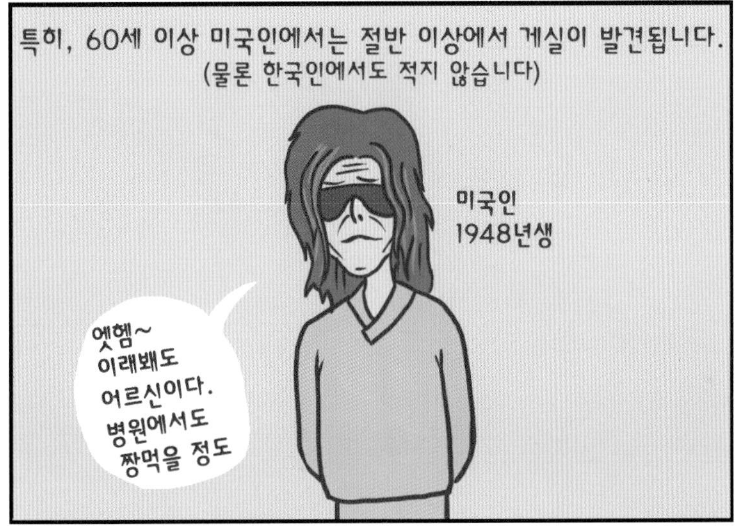
특히, 60세 이상 미국인에서는 절반 이상에서 게실이 발견됩니다.
(물론 한국인에서도 적지 않습니다)
미국인
1948년생
엣헴~
이래봬도
어르신이다.
병원에서도
짱먹을 정도

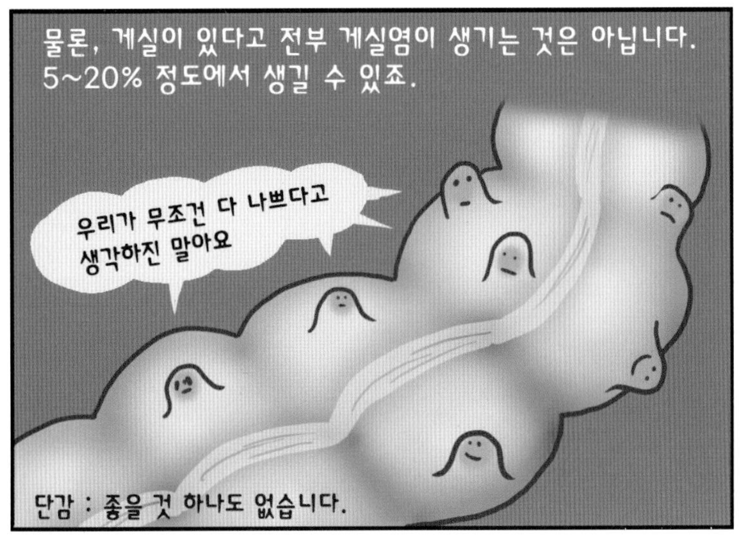
물론, 게실이 있다고 전부 게실염이 생기는 것은 아닙니다.
5~20% 정도에서 생길 수 있죠.
우리가 무조건 다 나쁘다고
생각하진 말아요
단감 : 좋을 것 하나도 없습니다.

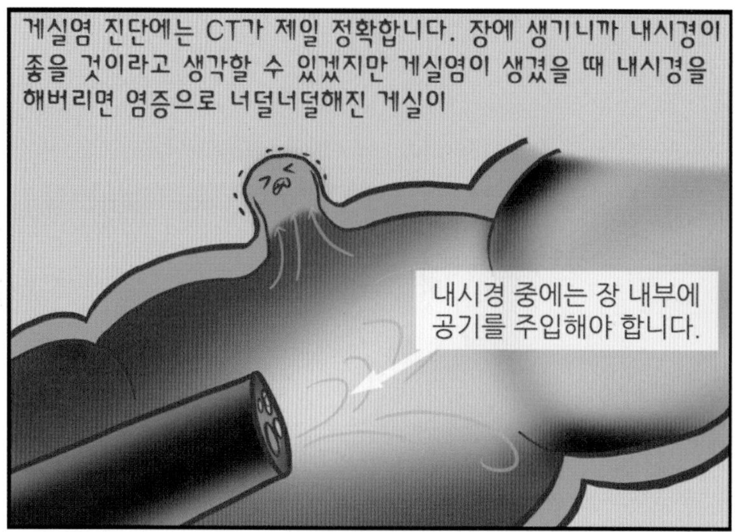
게실염 진단에는 CT가 제일 정확합니다. 장에 생기니까 내시경이 좋을 것이라고 생각할 수 있겠지만 게실염이 생겼을 때 내시경을 해버리면 염증으로 너덜너덜해진 게실이
내시경 중에는 장 내부에 공기를 주입해야 합니다.

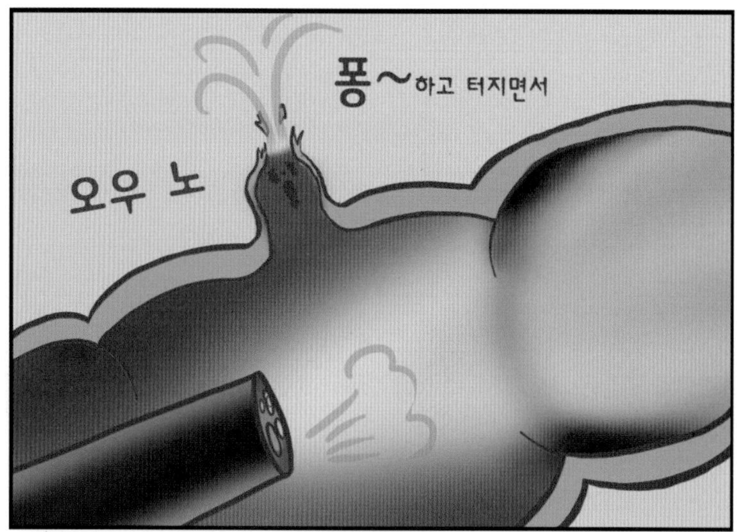
퐁~하고 터지면서
오우 노

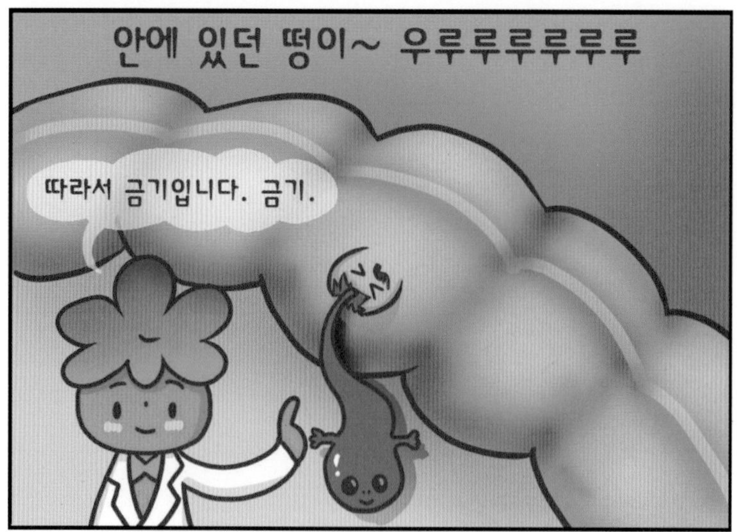
안에 있던 떵이~ 우루루루루루루
따라서 금기입니다. 금기.

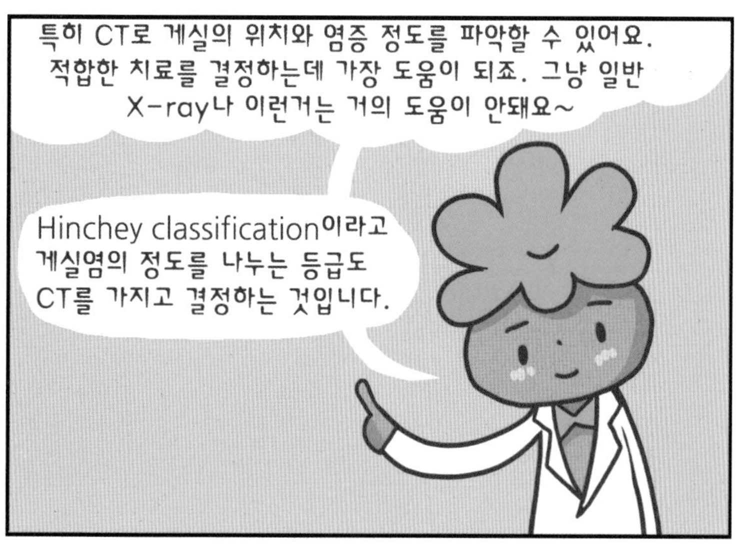
특히 CT로 게실의 위치와 염증 정도를 파악할 수 있어요. 적합한 치료를 결정하는데 가장 도움이 되죠. 그냥 일반 X-ray나 이런거는 거의 도움이 안돼요~
Hinchey classification이라고 게실염의 정도를 나누는 등급도 CT를 가지고 결정하는 것입니다.

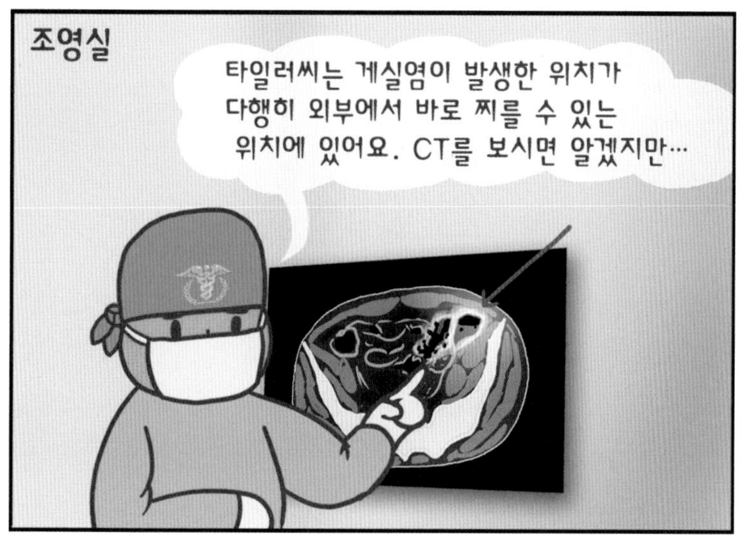
조영실
타일러씨는 게실염이 발생한 위치가 다행히 외부에서 바로 찌를 수 있는 위치에 있어요. CT를 보시면 알겠지만…

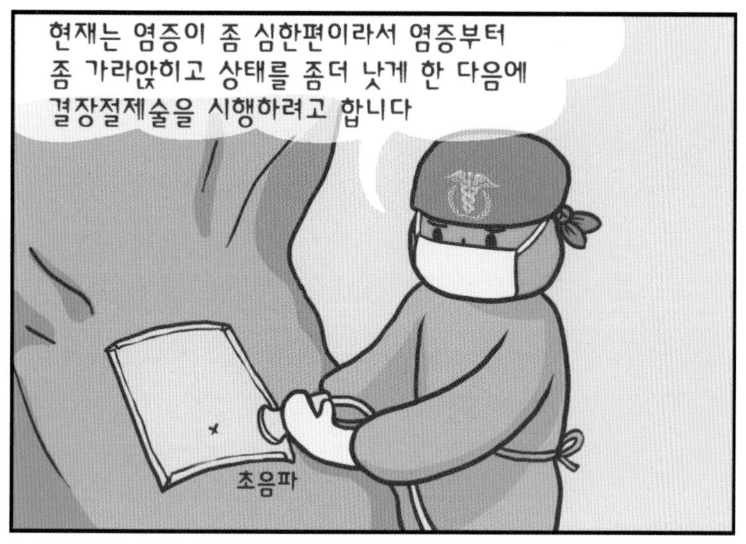
현재는 염증이 좀 심한편이라서 염증부터 좀 가라앉히고 상태를 좀더 낫게 한 다음에 결장절제술을 시행하려고 합니다
초음파

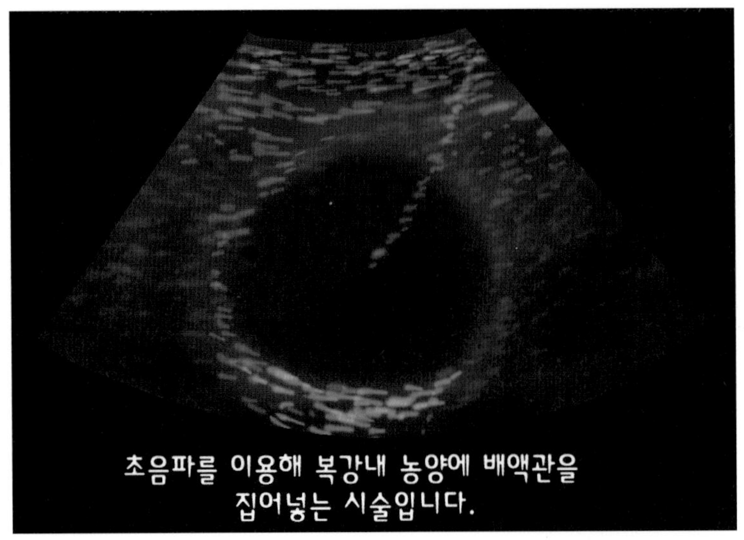
초음파를 이용해 복강내 농양에 배액관을
집어넣는 시술입니다.

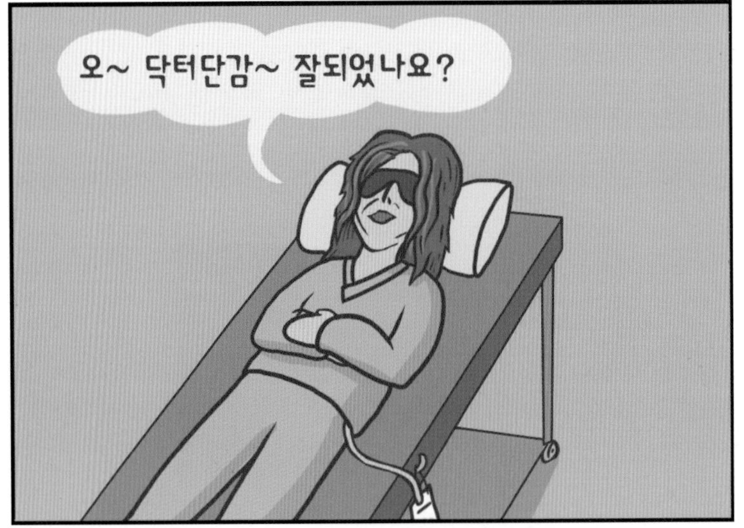
오~ 닥터단감~ 잘되었나요?

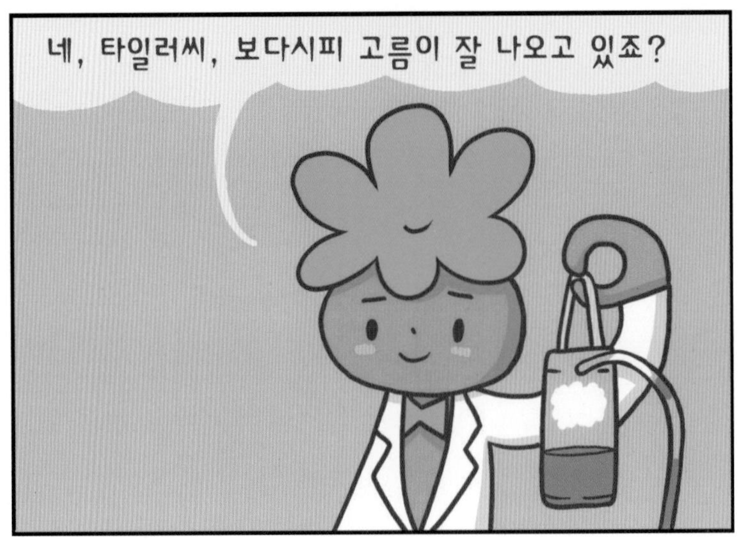
네, 타일러씨, 보다시피 고름이 잘 나오고 있죠?

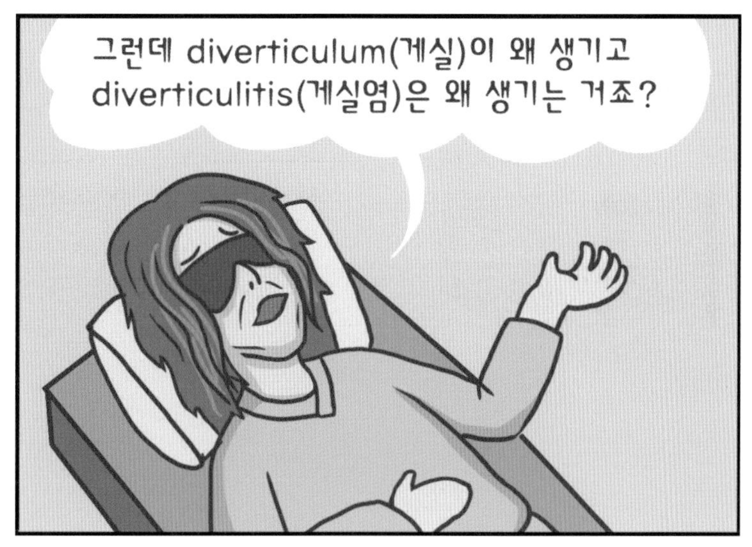
그런데 diverticulum(게실)이 왜 생기고
diverticulitis(게실염)은 왜 생기는 거죠?

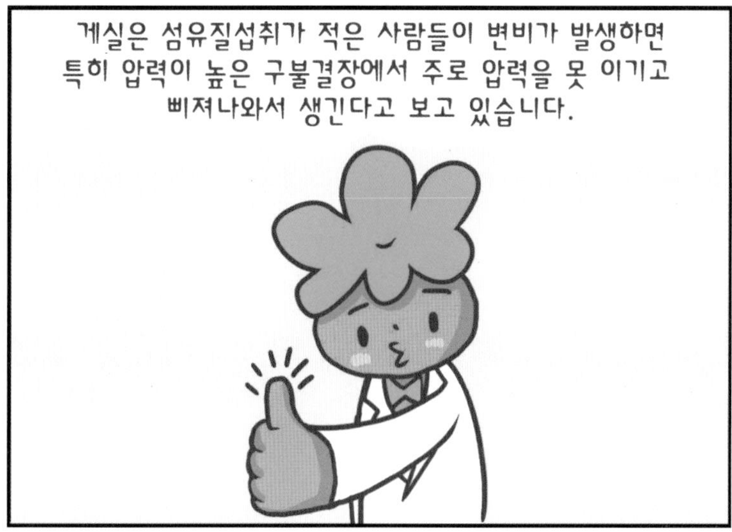
게실은 섬유질섭취가 적은 사람들이 변비가 발생하면
특히 압력이 높은 구불결장에서 주로 압력을 못 이기고
삐져나와서 생긴다고 보고 있습니다.

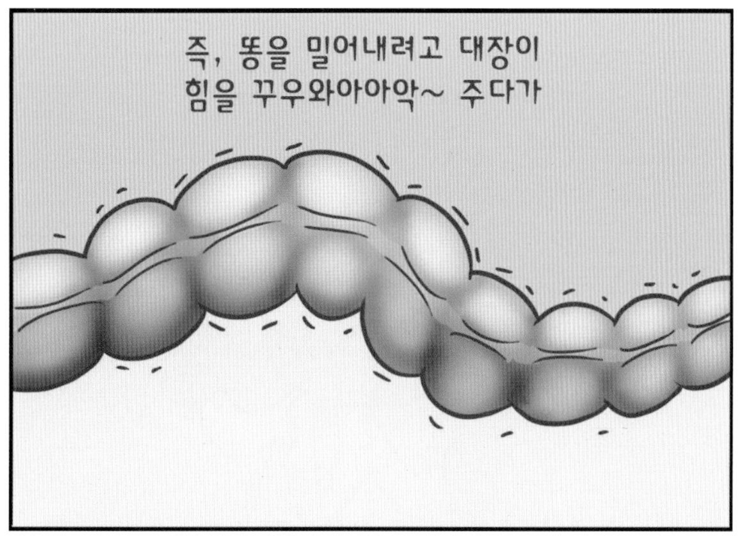
즉, 똥을 밀어내려고 대장이
힘을 꾸우와아아악~ 주다가

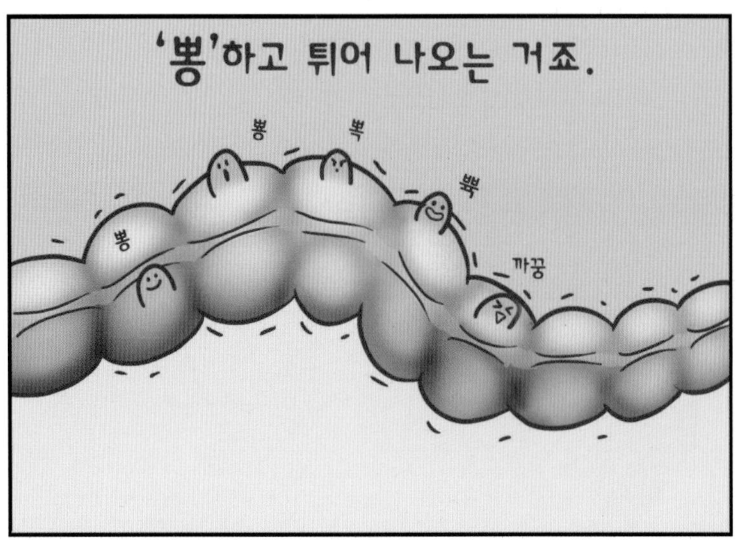
'뽕'하고 튀어 나오는 거죠.
뽕
뽕
뽁
뿍
까꿍

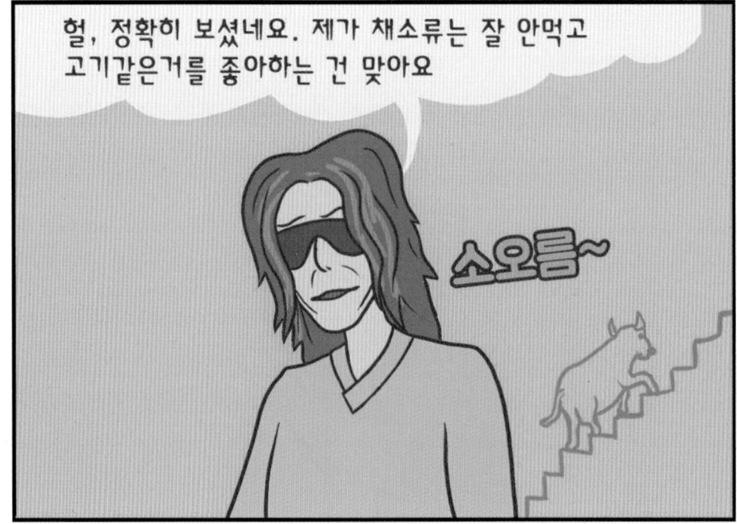
헐, 정확히 보셨네요. 제가 채소류는 잘 안먹고
고기같은거를 좋아하는 건 맞아요
소오름~

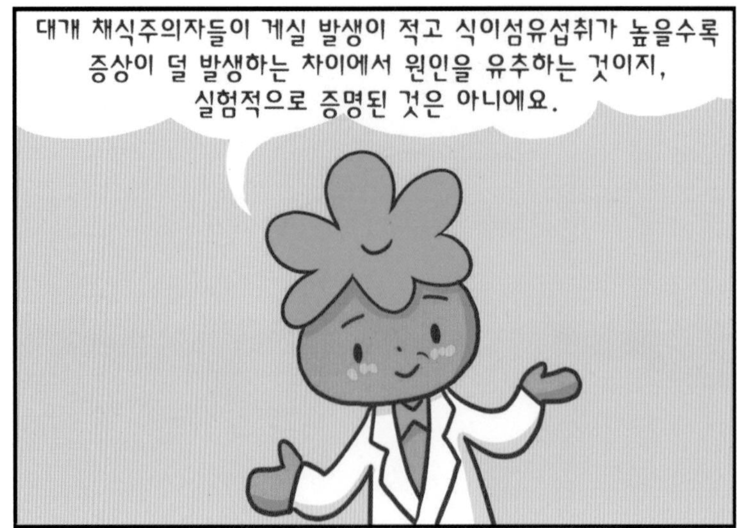
대개 채식주의자들이 게실 발생이 적고 식이섬유섭취가 높을수록
증상이 덜 발생하는 차이에서 원인을 유추하는 것이지,
실험적으로 증명된 것은 아니에요.

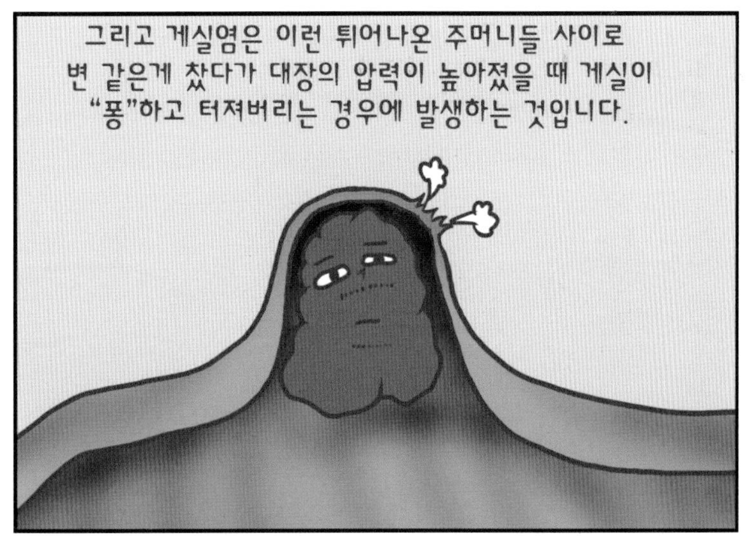
그리고 게실염은 이런 튀어나온 주머니들 사이로
변 같은게 찼다가 대장의 압력이 높아졌을 때 게실이
"퐁"하고 터져버리는 경우에 발생하는 것입니다.

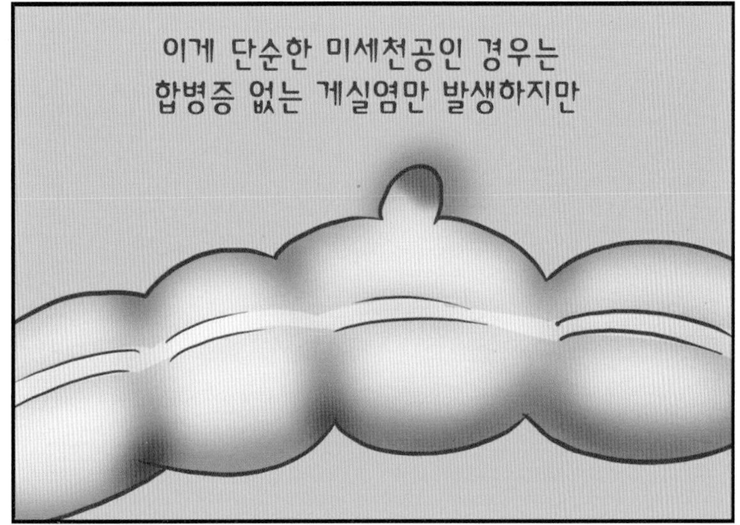
이게 단순한 미세천공인 경우는
합병증 없는 게실염만 발생하지만

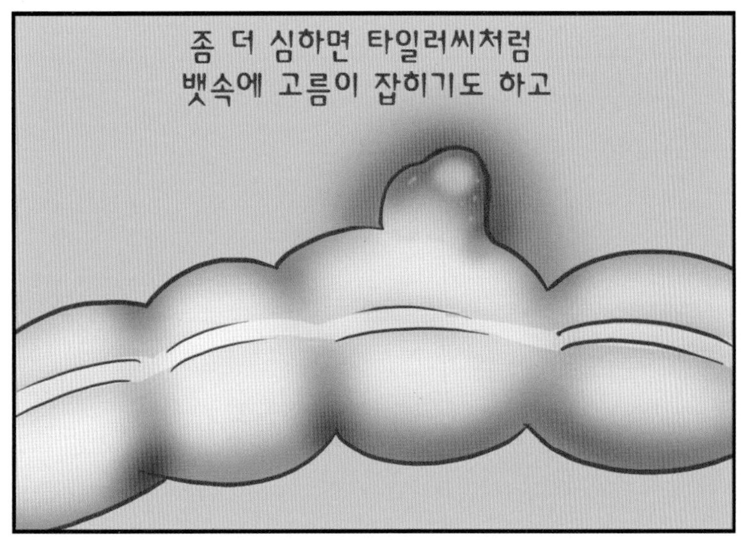
좀 더 심하면 타일러씨처럼
뱃속에 고름이 잡히기도 하고

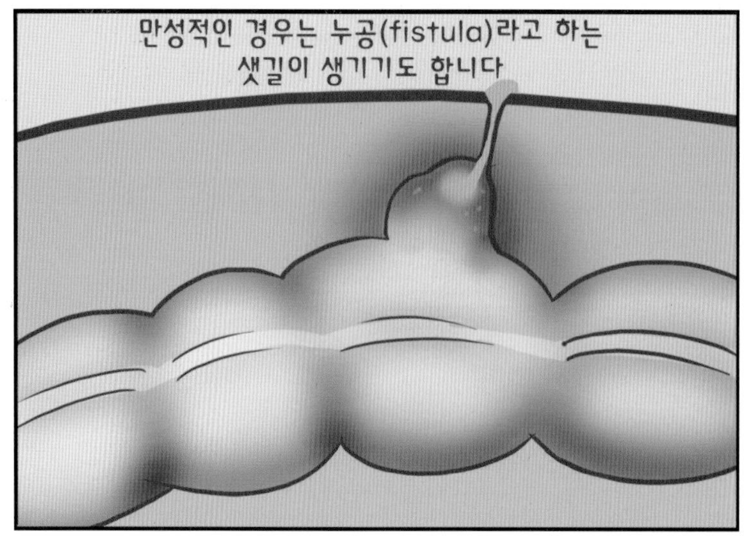
만성적인 경우는 누공(fistula)라고 하는
샛길이 생기기도 합니다

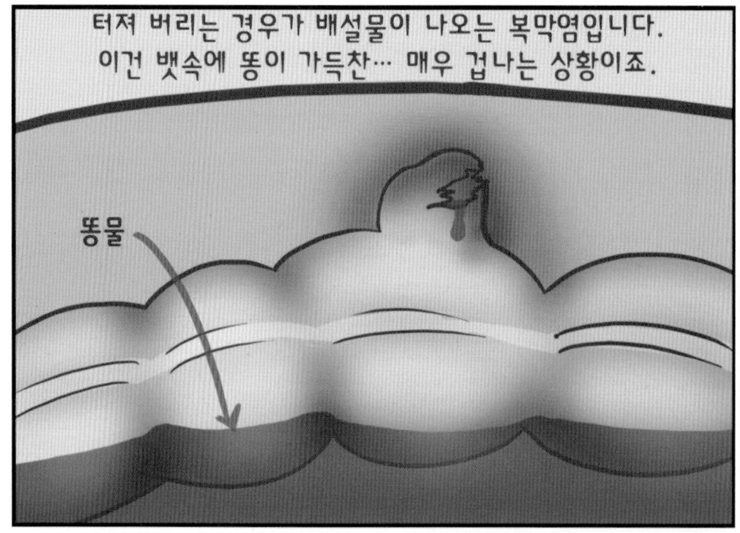
터져 버리는 경우가 배설물이 나오는 복막염입니다.
이건 뱃속에 똥이 가득찬… 매우 겁나는 상황이죠.
똥물

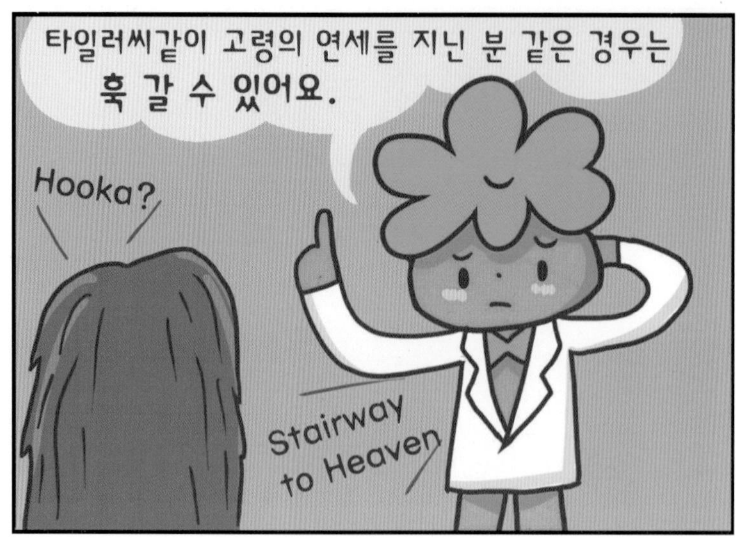
타일러씨같이 고령의 연세를 지닌 분 같은 경우는
훅 갈 수 있어요.
Hooka?
Stairway to Heaven

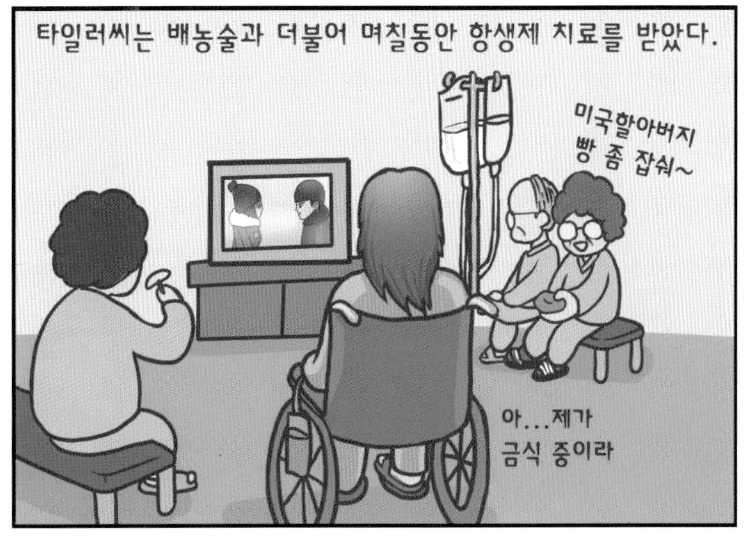
타일러씨는 배농술과 더불어 며칠동안 항생제 치료를 받았다.
미국할아버지 빵 좀 잡숴~
아...제가 금식 중이라

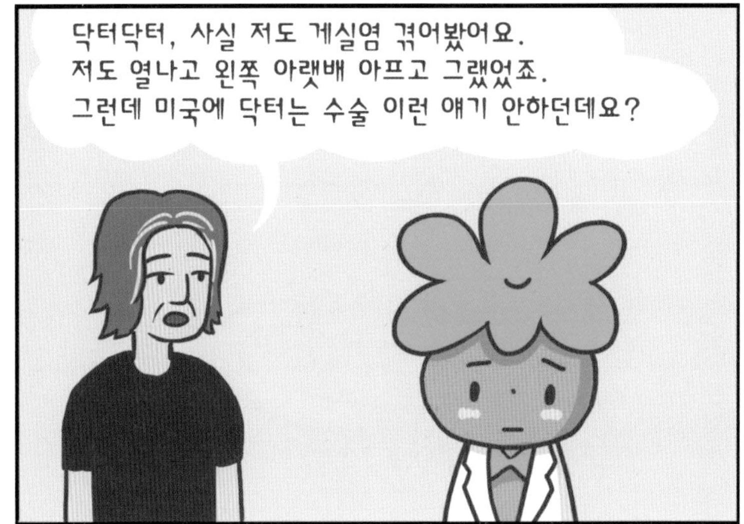
닥터닥터, 사실 저도 게실염 겪어봤어요. 저도 열나고 왼쪽 아랫배 아프고 그랬었죠. 그런데 미국에 닥터는 수술 이런 얘기 안하던데요?

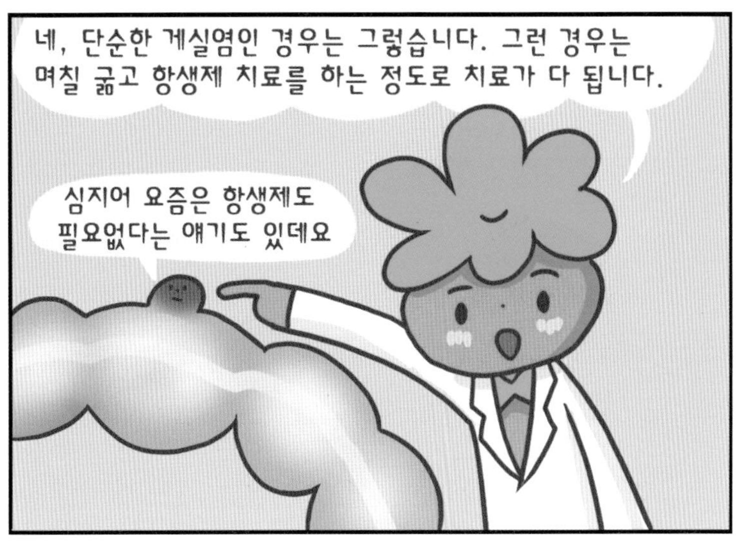
네, 단순한 게실염인 경우는 그렇습니다. 그런 경우는 며칠 굶고 항생제 치료를 하는 정도로 치료가 다 됩니다.
심지어 요즘은 항생제도 필요없다는 얘기도 있데요

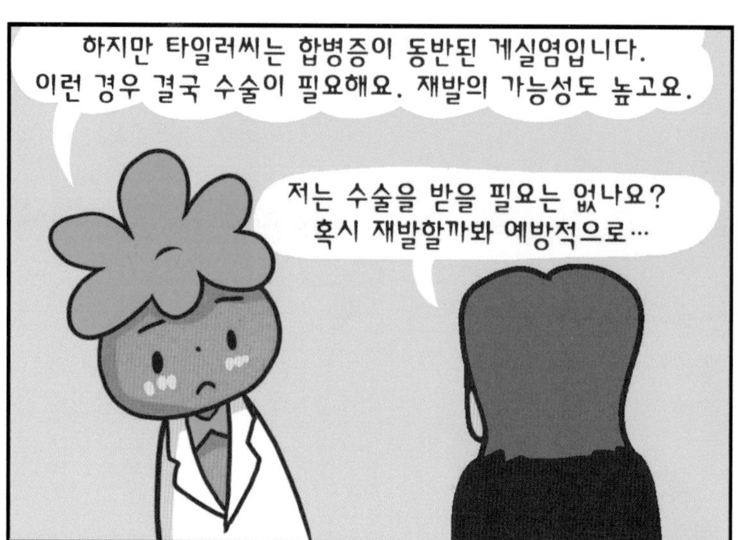
하지만 타일러씨는 합병증이 동반된 게실염입니다.
이런 경우 결국 수술이 필요해요. 재발의 가능성도 높고요.
저는 수술을 받을 필요는 없나요?
혹시 재발할까봐 예방적으로…

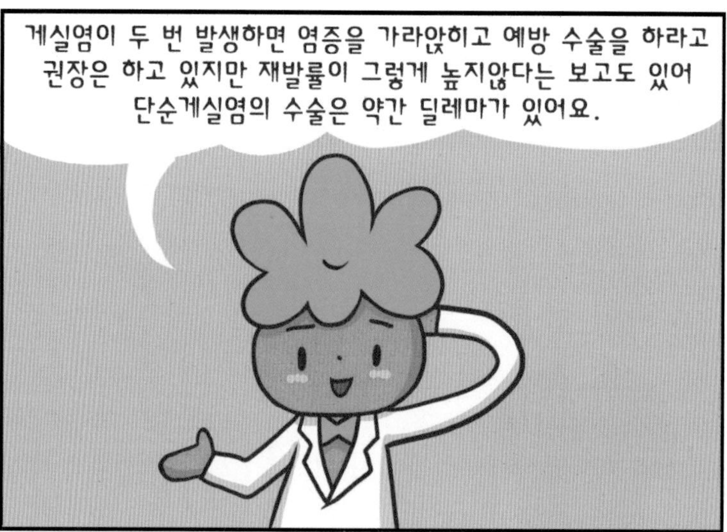
게실염이 두 번 발생하면 염증을 가라앉히고 예방 수술을 하라고
권장은 하고 있지만 재발률이 그렇게 높지않다는 보고도 있어
단순게실염의 수술은 약간 딜레마가 있어요.

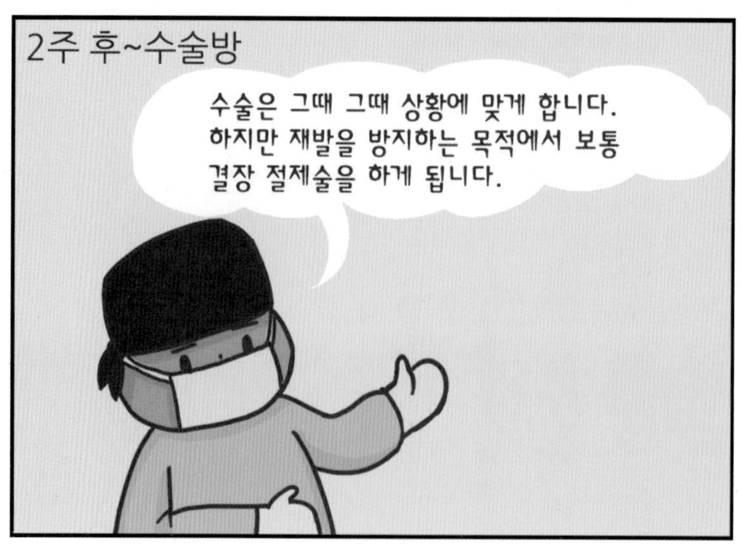
2주 후~수술방
수술은 그때 그때 상황에 맞게 합니다.
하지만 재발을 방지하는 목적에서 보통
결장 절제술을 하게 됩니다.

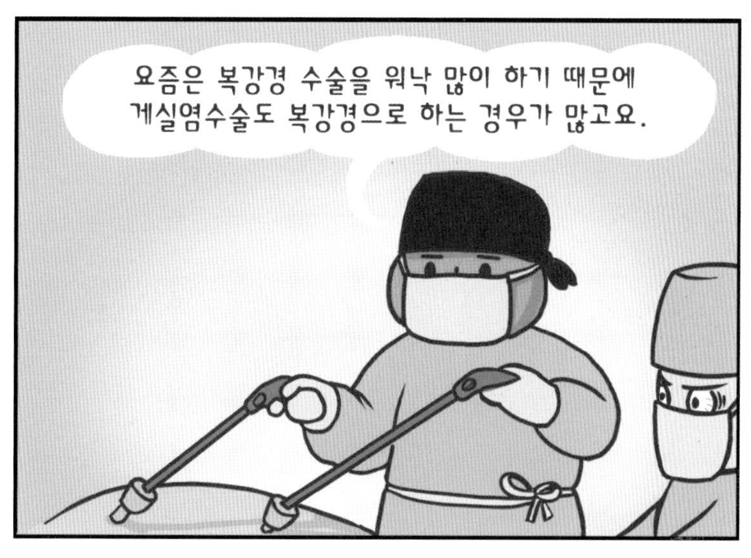
요즘은 복강경 수술을 워낙 많이 하기 때문에
게실염수술도 복강경으로 하는 경우가 많고요.

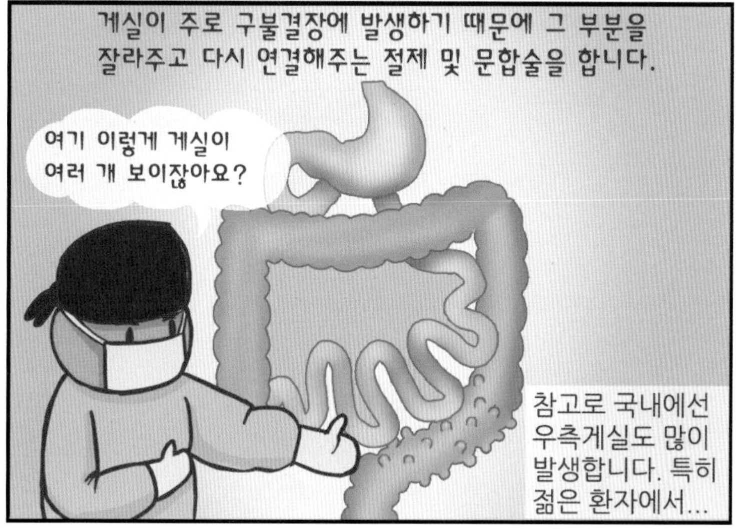
게실이 주로 구불결장에 발생하기 때문에 그 부분을
잘라주고 다시 연결해주는 절제 및 문합술을 합니다.
여기 이렇게 게실이
여러 개 보이잖아요?
참고로 국내에선
우측게실도 많이
발생합니다. 특히
젊은 환자에서...

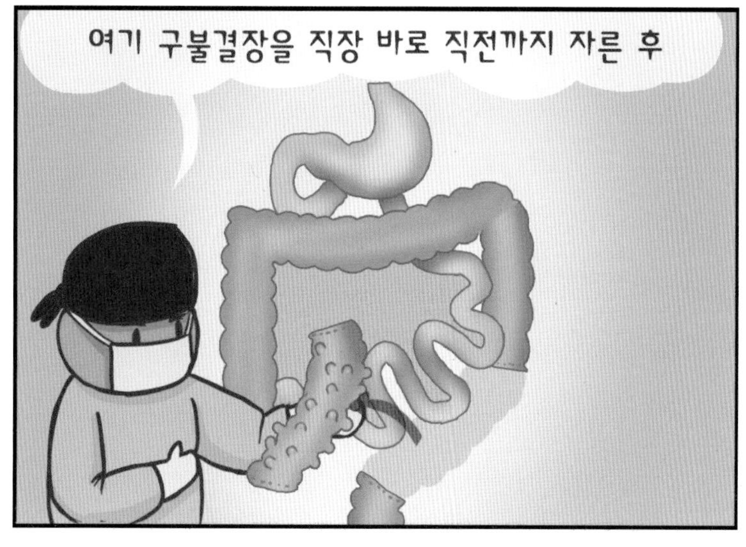
여기 구불결장을 직장 바로 직전까지 자른 후

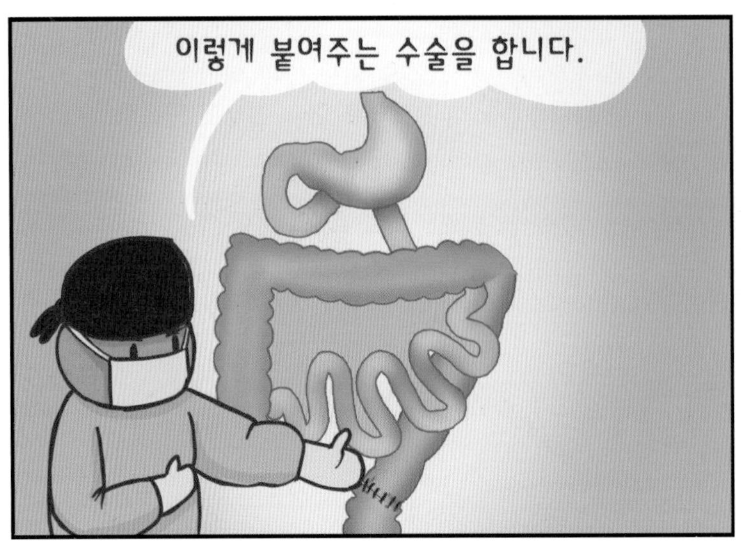
이렇게 붙여주는 수술을 합니다.

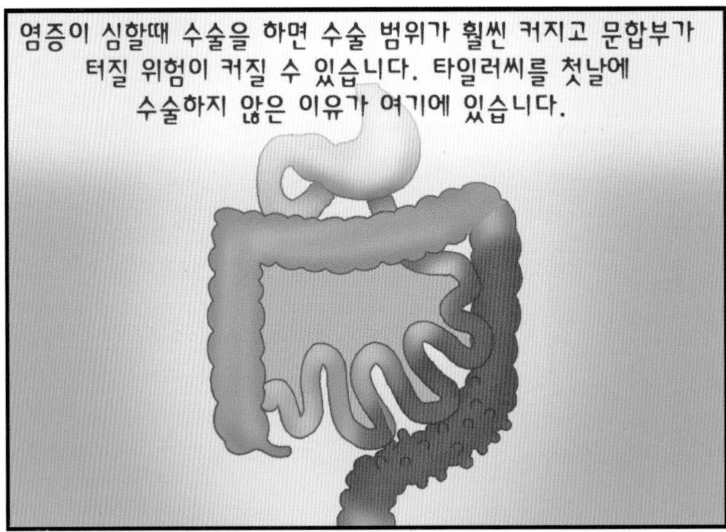
염증이 심할때 수술을 하면 수술 범위가 훨씬 커지고 문합부가
터질 위험이 커질 수 있습니다. 타일러씨를 첫날에
수술하지 않은 이유가 여기에 있습니다.

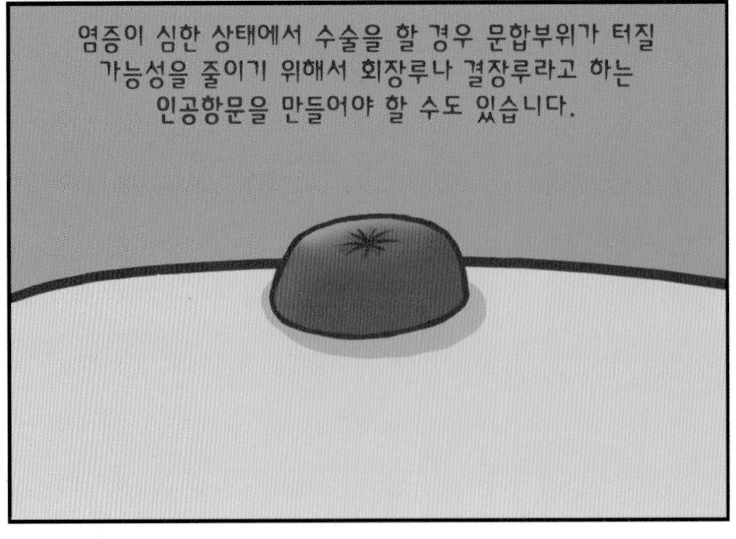
염증이 심한 상태에서 수술을 할 경우 문합부위가 터질
가능성을 줄이기 위해서 회장루나 결장루라고 하는
인공항문을 만들어야 할 수도 있습니다.

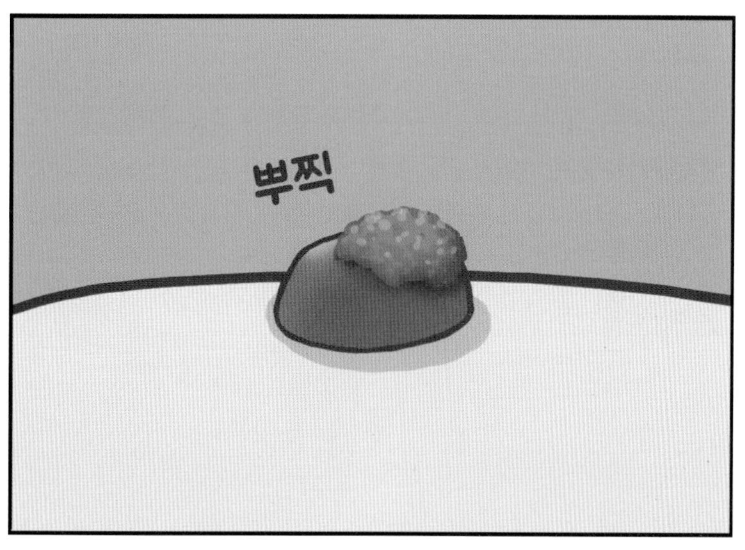
뿌찍

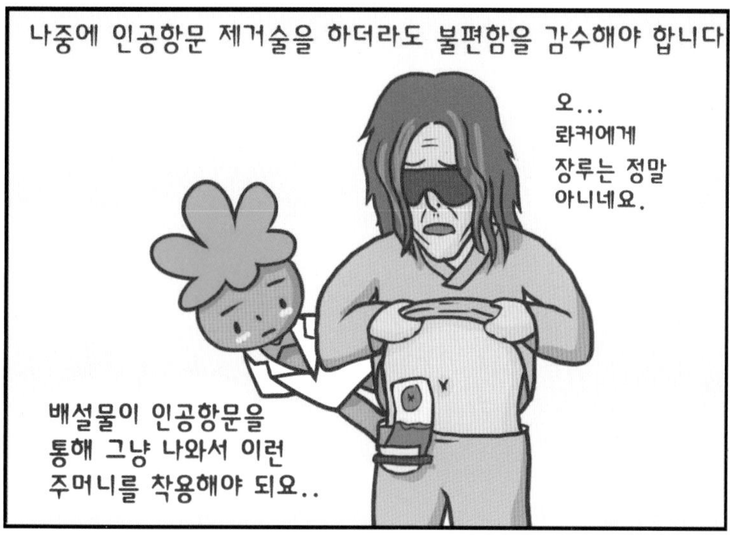
나중에 인공항문 제거술을 하더라도 불편함을 감수해야 합니다
오...
롹커에게
장루는 정말
아니네요.
배설물이 인공항문을
통해 그냥 나와서 이런
주머니를 착용해야 되요..

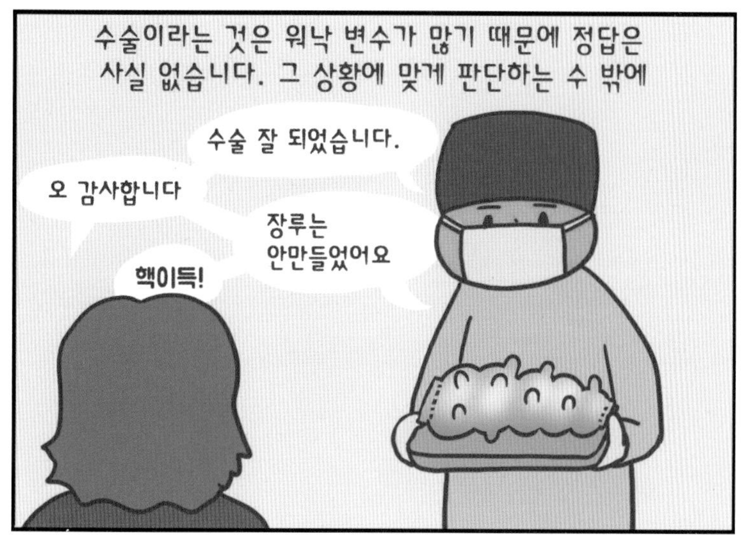
수술이라는 것은 워낙 변수가 많기 때문에 정답은
사실 없습니다. 그 상황에 맞게 판단하는 수 밖에
수술 잘 되었습니다.
오 감사합니다
장루는
안만들었어요
핵이득!

11
계실영

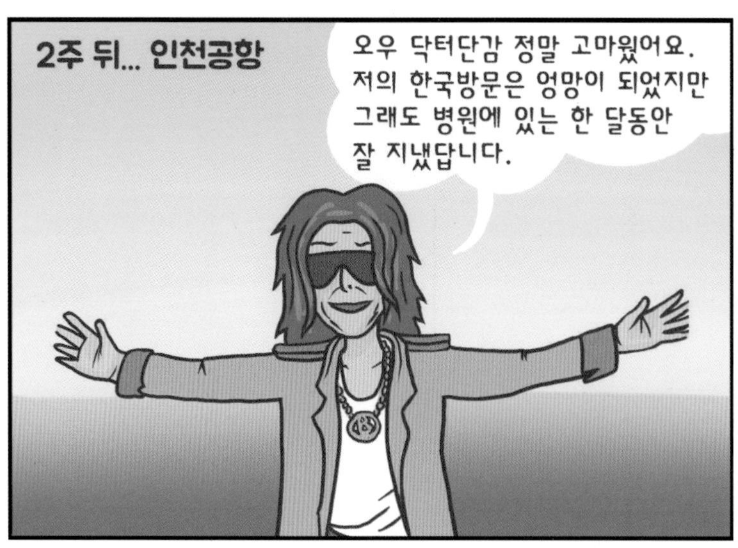
2주 뒤... 인천공항
오우 닥터단감 정말 고마웠어요. 저의 한국방문은 엉망이 되었지만 그래도 병원에 있는 한 달동안 잘 지냈답니다.

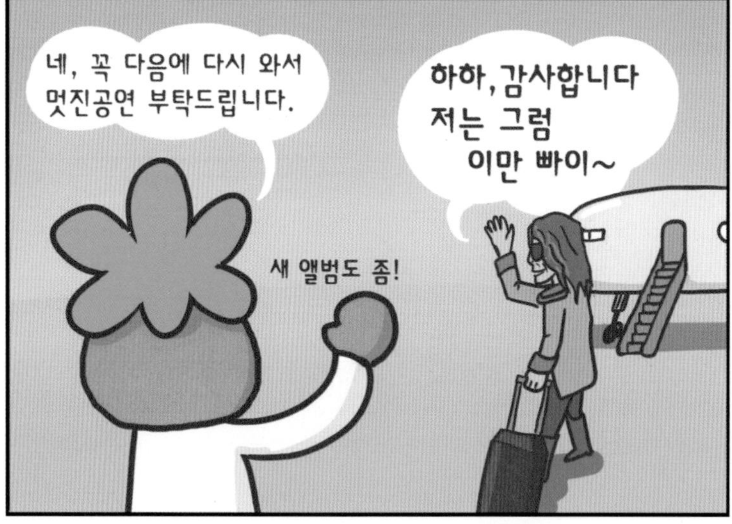
네, 꼭 다음에 다시 와서 멋진공연 부탁드립니다.
새 앨범도 좀!
하하, 감사합니다 저는 그럼 이만 빠이~

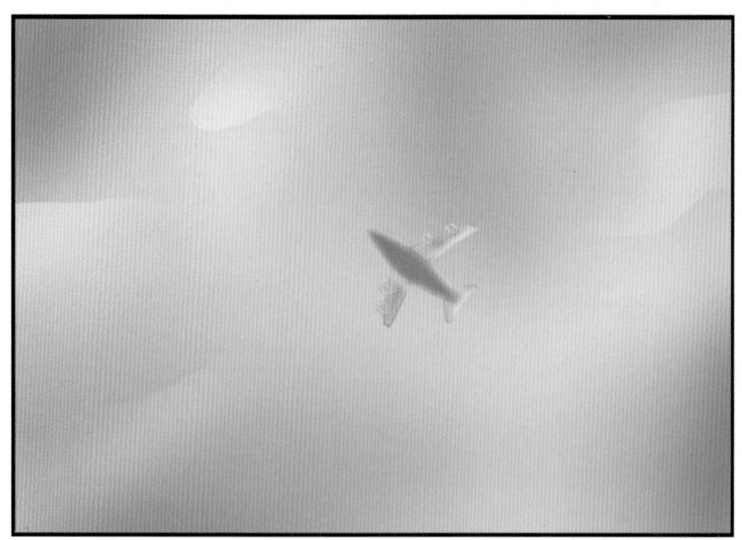

게실염

게실(diverticulum)은 소화관에서 갑자기 옆으로 튀어나온 주머니와 같은 구조물인데 식도부터 직장까지 어디든 생길 수는 있습니다. 정상적인 소화관의 층을 다 가지고 있는 진성게실은 주로 발생학적인 문제로 발생하고 십이지장 게실이나 소장에서 생기는 멕켈 게실이 대표적입니다. 하지만 후천적으로 발생하게 되는 게실들은 가성 게실이라고 보면 되고 이는 점막과 점막하층이 근육층 사이로 비집고 나온 경우로 주로 대장에 많이 생깁니다.

게실이 있다고 해서 모두 증상을 느끼는 것은 아닙니다. 5~20% 정도에서만 게실염이 생기죠. 게실염은 게실의 미세천공 등으로 게실에 염증이 생기는 것인데 이게 복통을 유발하는 것입니다. 게실이나 게실염 일반 엑스레이에서는 진단이 어렵고 내시경이나 CT에서는 확인이 가능하지만 게실염의 경우 내시경 시술 중에 터져버릴 가능성이 있습니다.

치료의 경우 환자의 상황에 따라 조금씩 다릅니다. 게실염이 생겼다고 하더라도 심하지 않을 경우 항생제 치료로 나을 가능성이 높습니다. 그리고 이후에 재발 안 하는 경우도 많고요. 다만, 게실염이 반복적으로 생길 경우에는 수술적으로 게실이 생긴 부위를 절제하는 것도 고려해봐야 합니다. 하지만 만약에 단순 게실염이 아니라 복막염으로 진행된 심한 경우라면 응급수술을 요하고 주변으로 농양(고름 집)이 생긴 경우라면 경피적 배액술(관을 넣어서 고름 빼기) 후에 수술적 절제를 하는 방법이 있겠습니다.

게실증과 게실염은 특히 나이가 들면서 빈번하게 발생하는 질환입니다. 예방법이 따로 있는 것은 아니지만 게실이 발생하는 가설 중 가장 대표적인 것인 섬유질 섭취 부족입니다. 섬유질 섭취가 부족해 변비 경향을 보이는 사람들의 대장이 다른 대장보다 과도한 운동을 요구하기 때문에 높아진 압력을 못 이기고 게실이 '뽁'하고 튀어나온다는 설명이죠.

단감's NOTE

이 에피소드는 락 페스티벌을 배경으로 하고 있습니다. 제가 좋아하던 에어로스미스를 패러디한 블랙스미스라는 그룹을 출연시켰는데, 게실염이 호발하는 인자들을 두루 갖추고 있기 때문입니다. 하지만 최근에는 한국 사람들에서도 게실염이 늘어나고 있습니다. 다행인 것은 모든 환자가 수술을 해야 하는 것은 아니고 약으로 조절되는 경우가 많이 있다는 것이죠.

12 CHAPTER

소화기 질환

지방간

Fatty liver

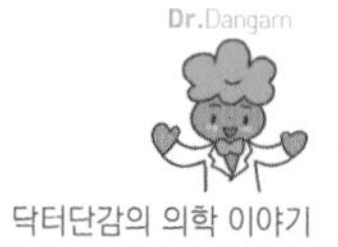

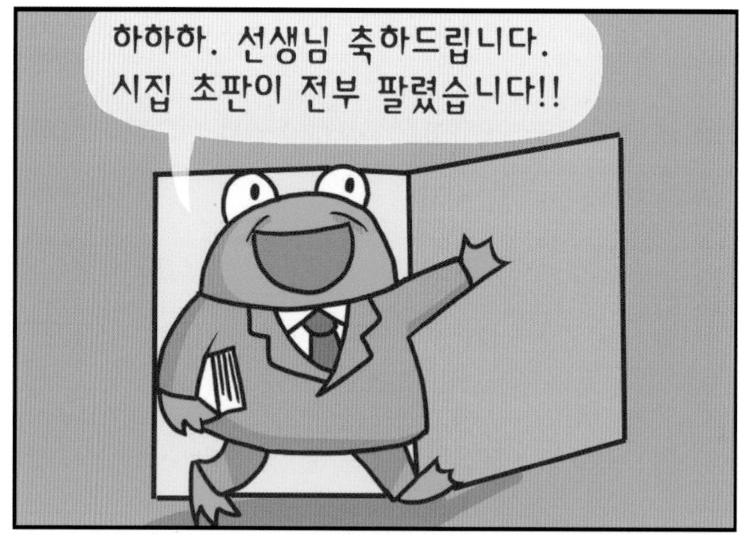

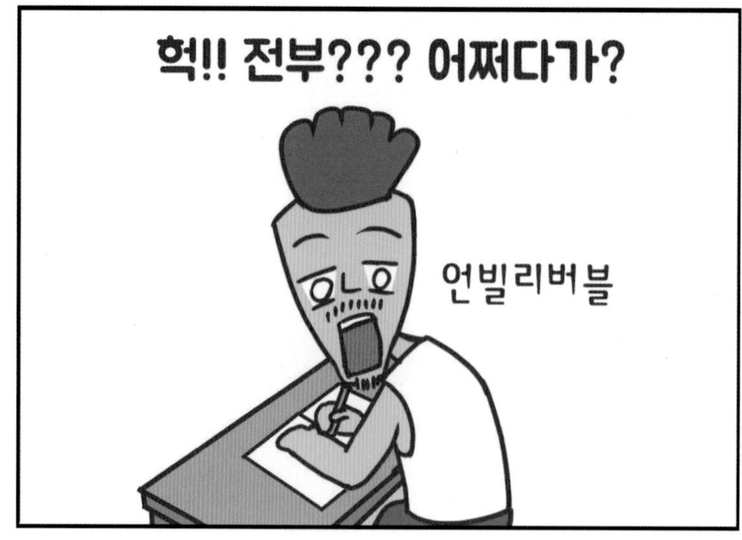

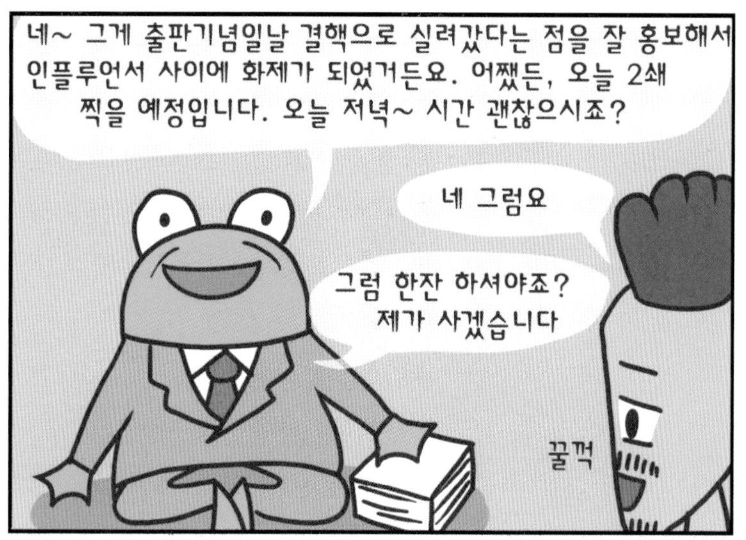
네~ 그게 출판기념일날 결핵으로 실려갔다는 점을 잘 홍보해서 인플루언서 사이에 화제가 되었거든요. 어쨌든, 오늘 2쇄 찍을 예정입니다. 오늘 저녁~ 시간 괜찮으시죠?
네 그럼요
그럼 한잔 하셔야죠? 제가 사겠습니다
꿀꺽

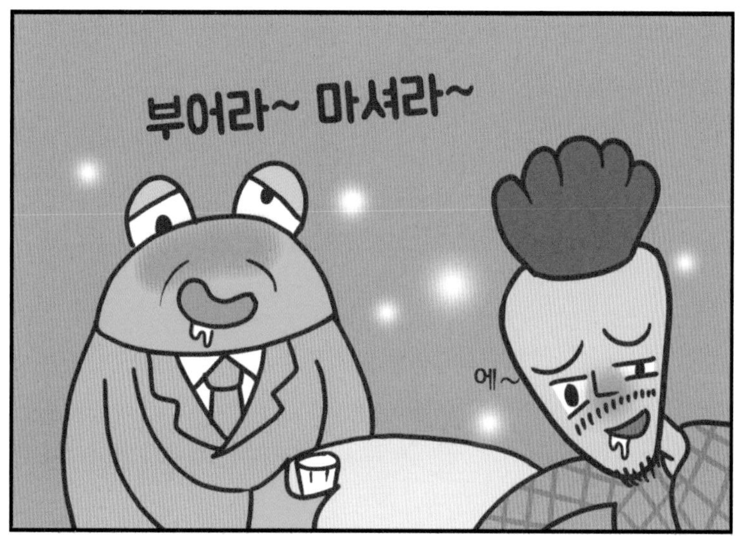
부어라~ 마셔라~
에~

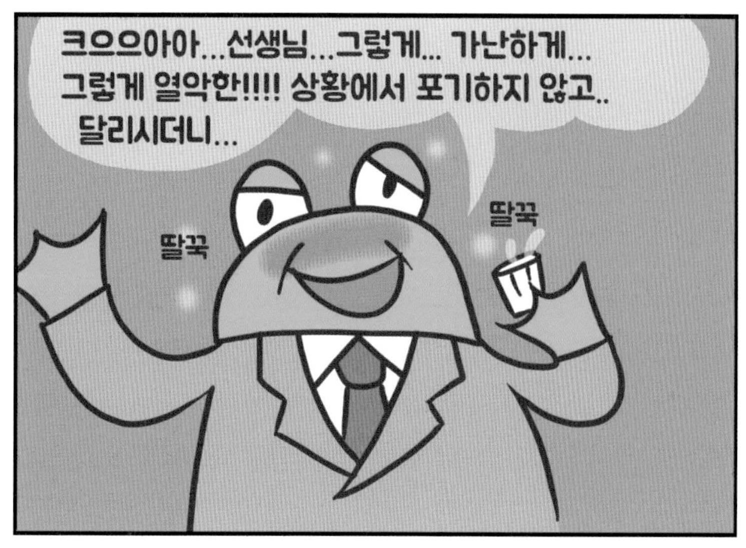
크으으아아...선생님...그렇게... 가난하게... 그렇게 열악한!!!! 상황에서 포기하지 않고.. 달리시더니...
딸꾹
딸꾹

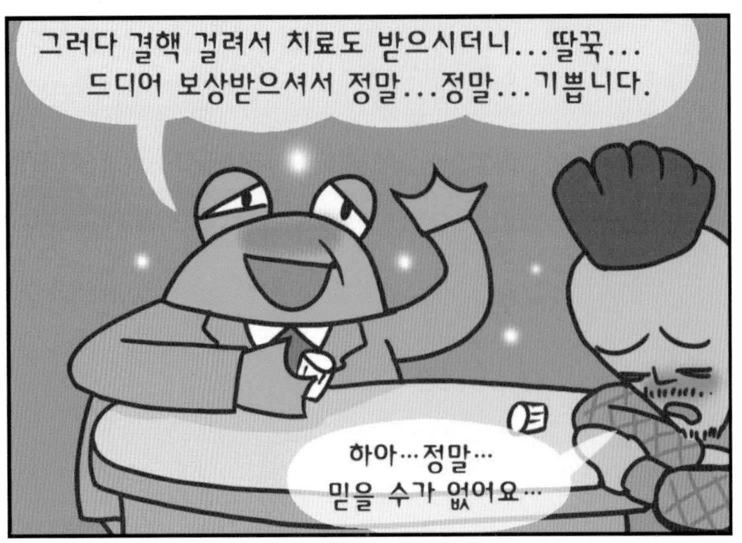
그러다 결핵 걸려서 치료도 받으시더니...딸꾹...
드디어 보상받으셔서 정말...정말...기쁩니다.
하아…정말…
믿을 수가 없어요…

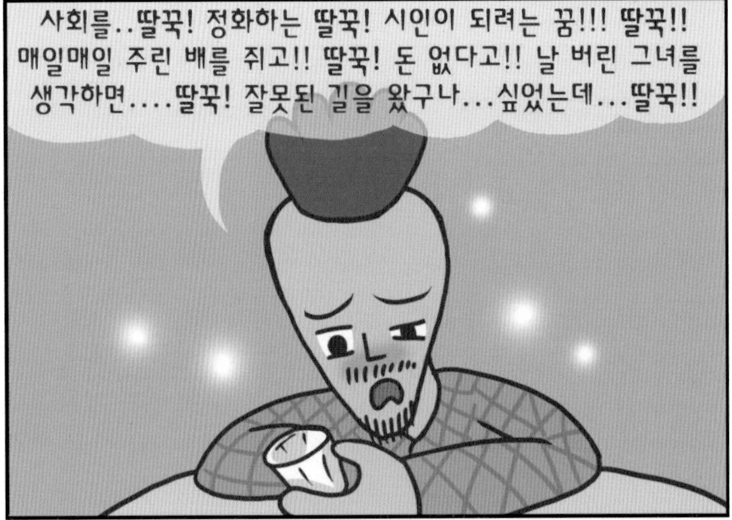
사회를..딸꾹! 정화하는 딸꾹! 시인이 되려는 꿈!!! 딸꾹!!
매일매일 주린 배를 쥐고!! 딸꾹! 돈 없다고!! 날 버린 그녀를
생각하면....딸꾹! 잘못된 길을 왔구나...싶었는데...딸꾹!!

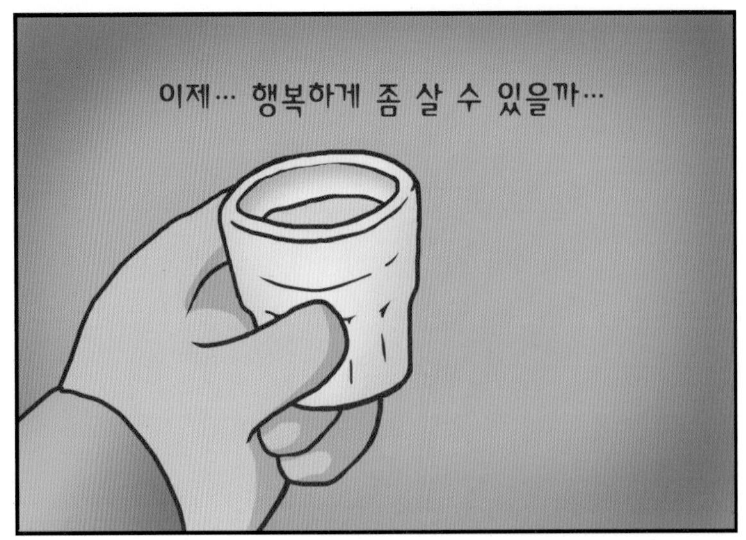
이제… 행복하게 좀 살 수 있을까…

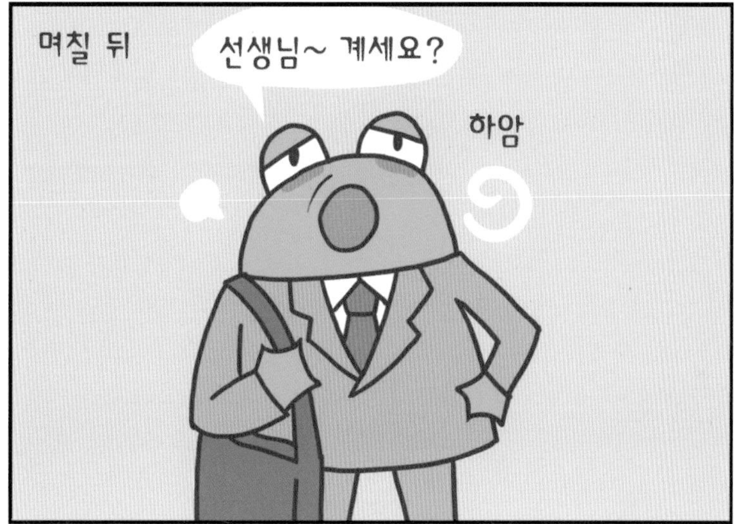
며칠 뒤
선생님~ 계세요?
하암

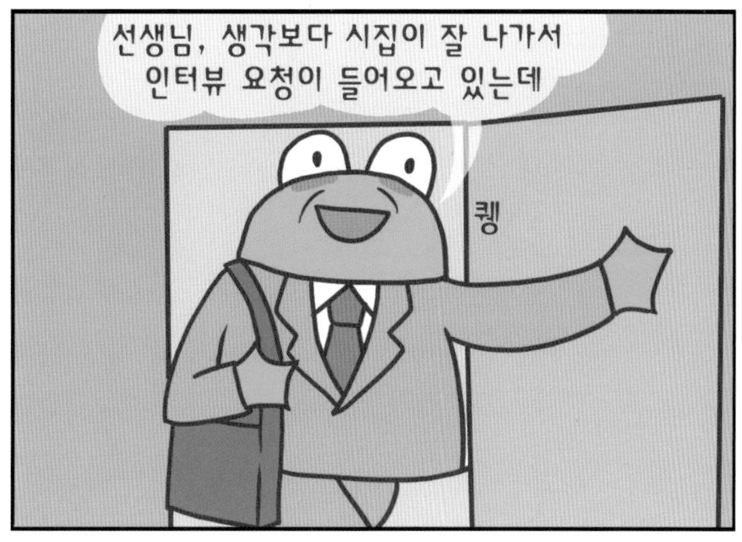
선생님, 생각보다 시집이 잘 나가서
인터뷰 요청이 들어오고 있는데
퀭

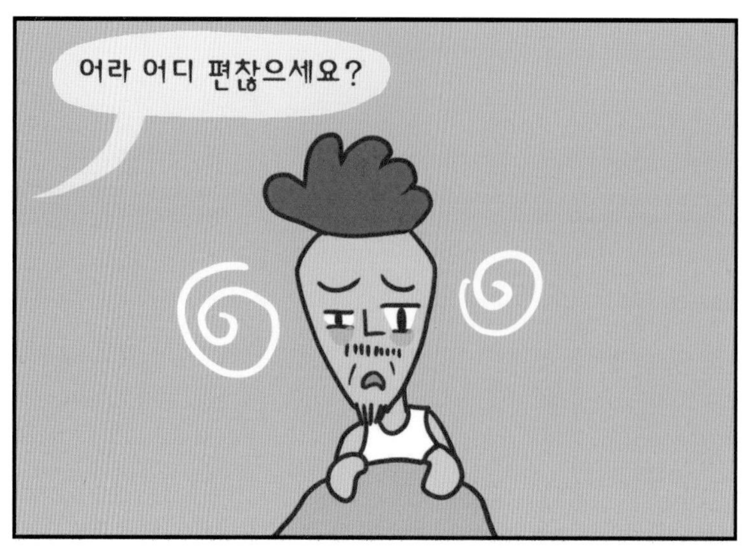
어라 어디 편찮으세요?

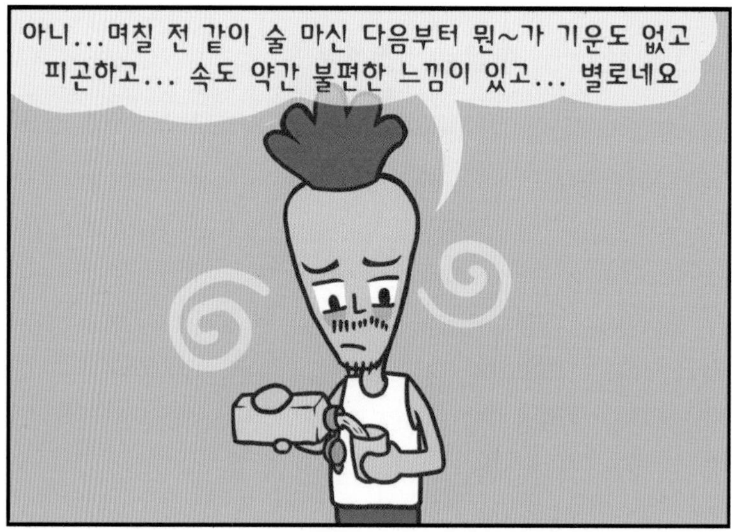
아니...며칠 전 같이 술 마신 다음부터 뭔~가 기운도 없고
피곤하고... 속도 약간 불편한 느낌이 있고... 별로네요

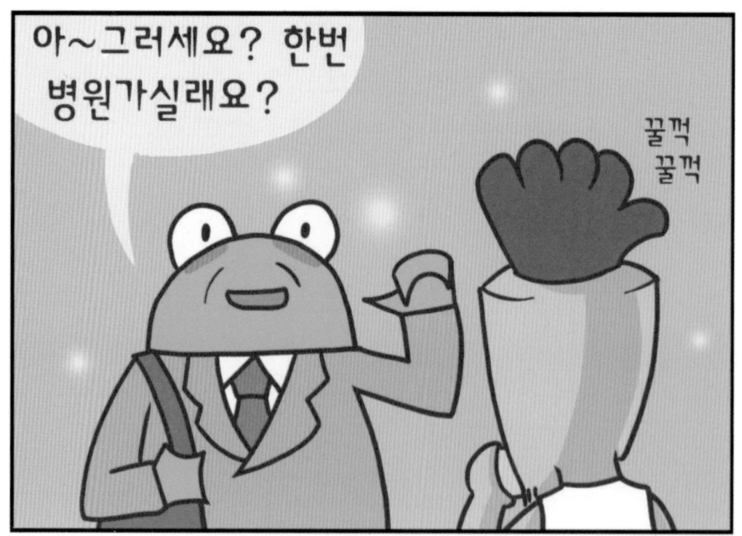
아~그러세요? 한번
병원가실래요?
꿀꺽
꿀꺽

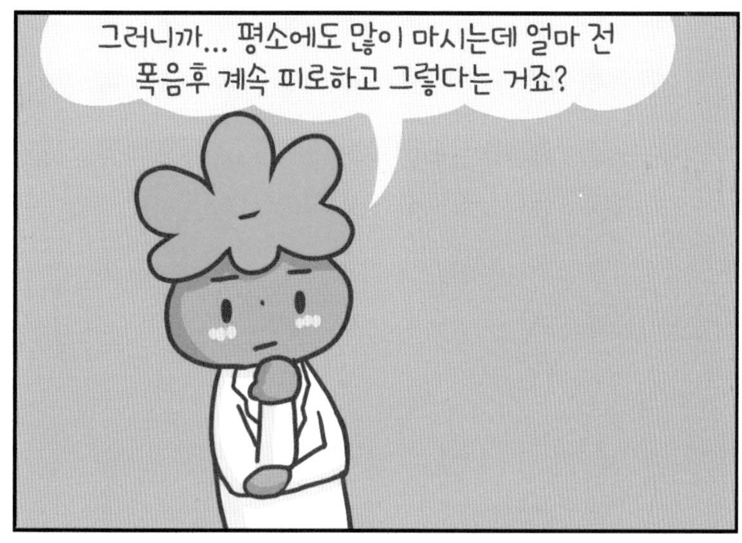
그러니까... 평소에도 많이 마시는데 얼마 전
폭음후 계속 피로하고 그렇다는 거죠?

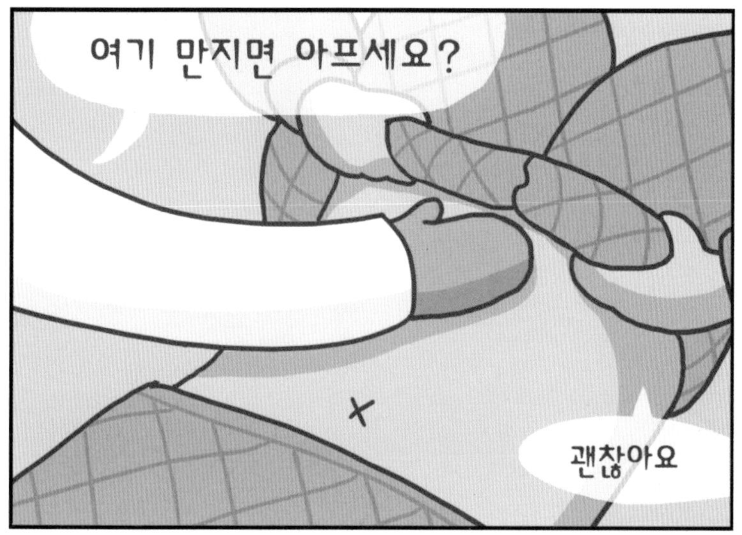
여기 만지면 아프세요?
괜찮아요

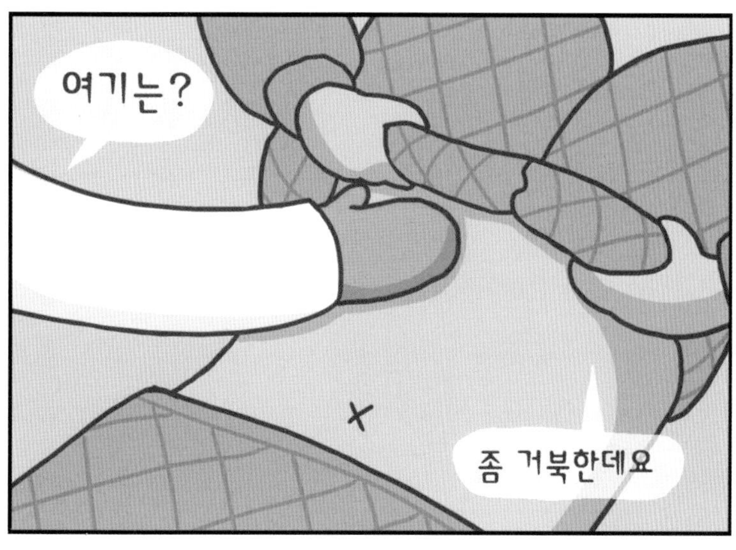
여기는?
좀 거북한데요

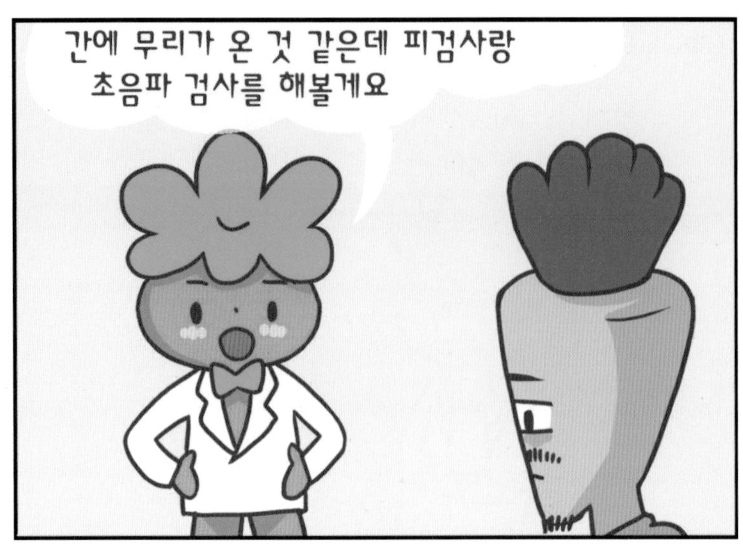
간에 무리가 온 것 같은데 피검사랑
초음파 검사를 해볼게요

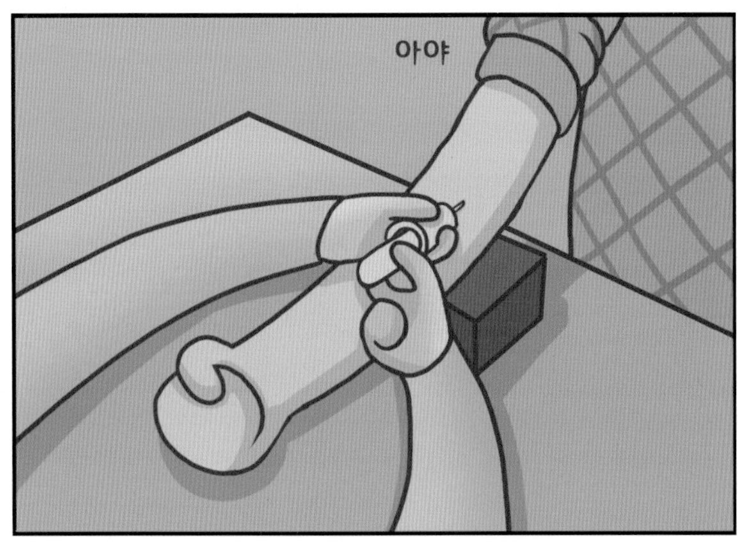
아야

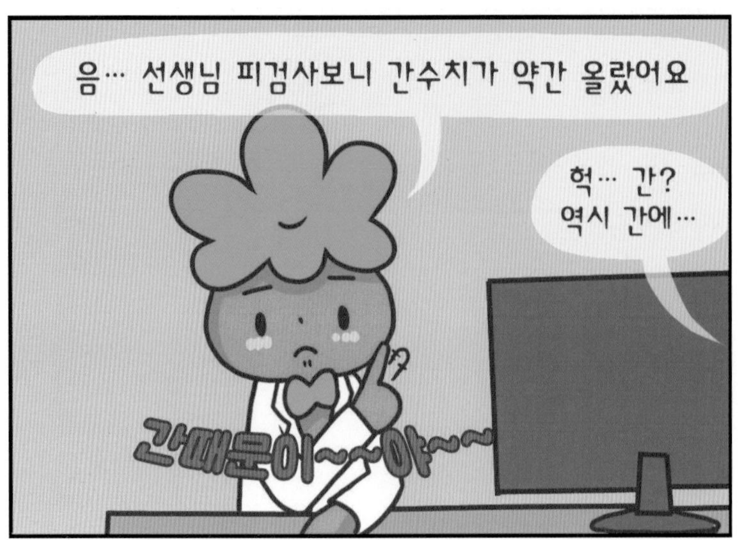
음… 선생님 피검사보니 간수치가 약간 올랐어요
헉… 간?
역시 간에…
간때문이야~~야~~

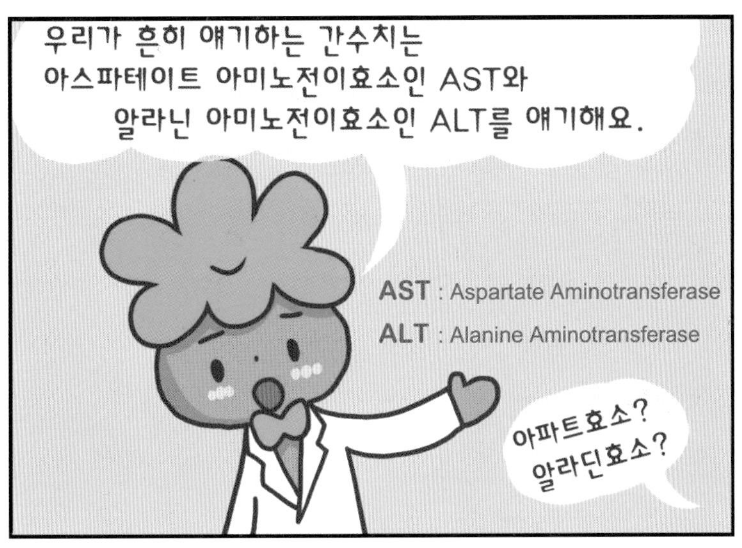
우리가 흔히 얘기하는 간수치는
아스파테이트 아미노전이효소인 AST와
알라닌 아미노전이효소인 ALT를 얘기해요.
AST : Aspartate Aminotransferase
ALT : Alanine Aminotransferase
아파트효소?
알라딘효소?

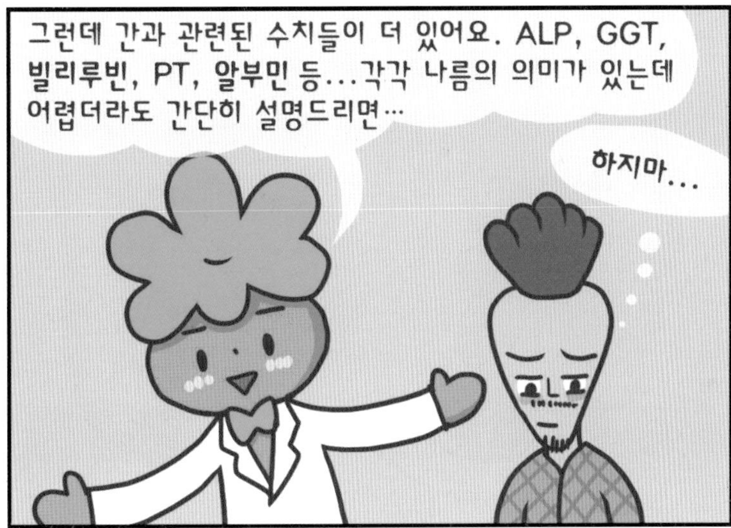
그런데 간과 관련된 수치들이 더 있어요. ALP, GGT,
빌리루빈, PT, 알부민 등…각각 나름의 의미가 있는데
어렵더라도 간단히 설명드리면…
하지마…

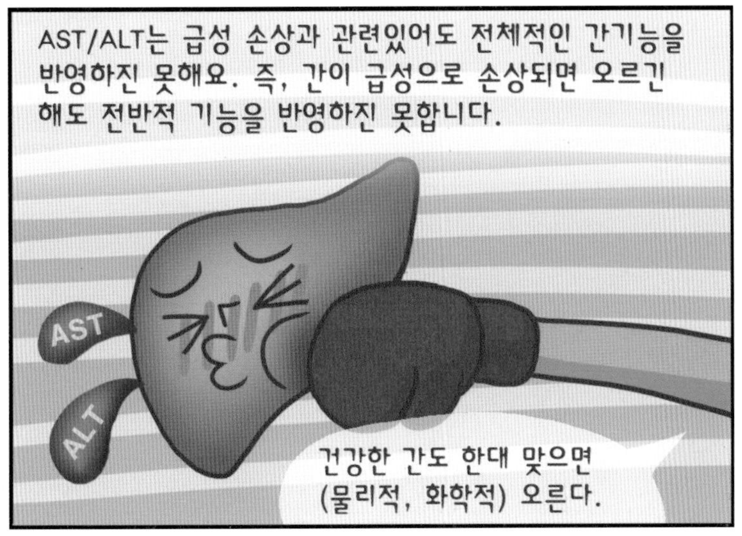
AST/ALT는 급성 손상과 관련있어도 전체적인 간기능을
반영하진 못해요. 즉, 간이 급성으로 손상되면 오르긴
해도 전반적 기능을 반영하진 못합니다.
AST
ALT
건강한 간도 한대 맞으면
(물리적, 화학적) 오른다.

ALP나 GGT는 담도폐쇄와 주로 관련되지만
알코올성 지방간에서도 오를 수 있습니다.

담도폐쇄

알코올성지방간

빌리루빈은 담도결석 에피소드때 설명했었죠?
담도가 막히는 경우 올라가기도 하지만

빌리루빈은 알부민, PT랑 함께 간질환의 중증도를 나타내요.
간경화가 심하면 빌리루빈과 PT는 오르고 알부민은 떨어지죠
간경화
Bilirubin↑
Prothrombin time↑
Albumin↓

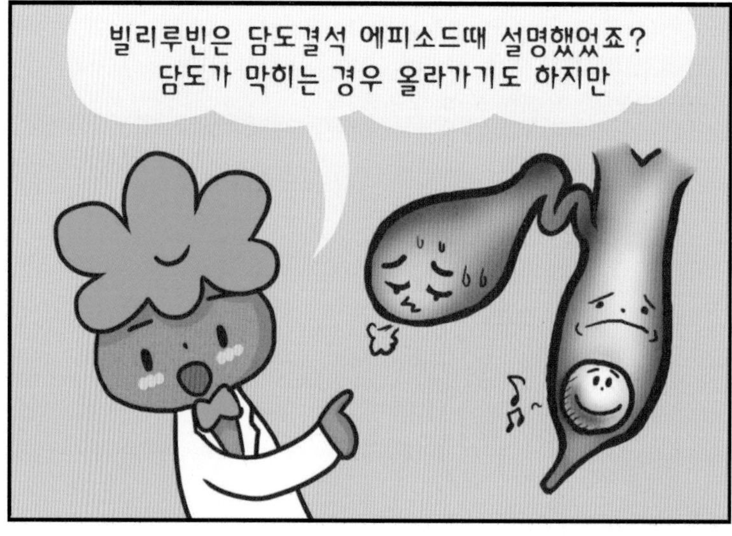

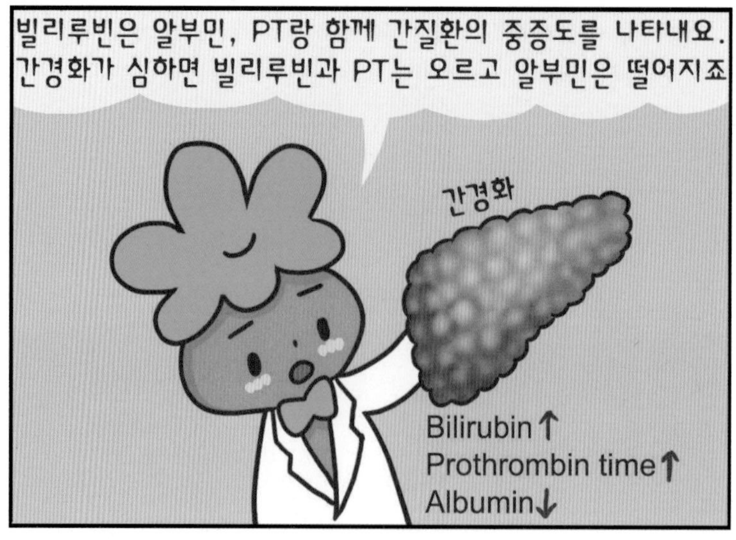

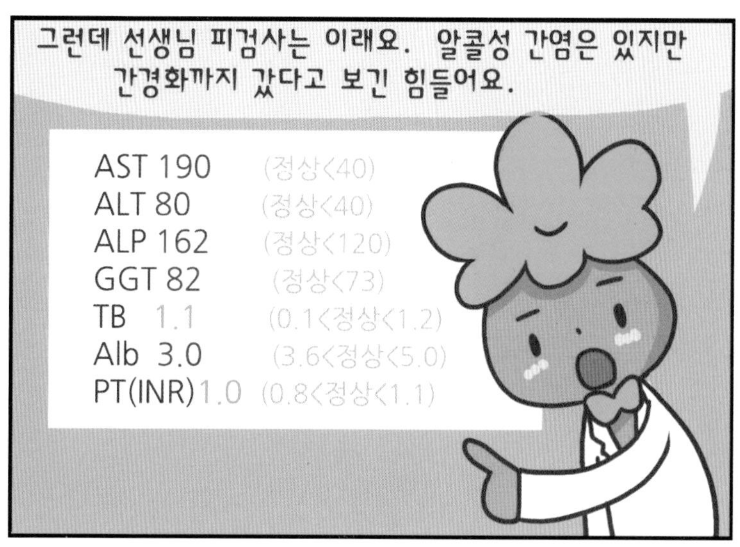
그런데 선생님 피검사는 이래요. 알콜성 간염은 있지만 간경화까지 갔다고 보긴 힘들어요.
AST 190 (정상<40)
ALT 80 (정상<40)
ALP 162 (정상<120)
GGT 82 (정상<73)
TB 1.1 (0.1<정상<1.2)
Alb 3.0 (3.6<정상<5.0)
PT(INR) 1.0 (0.8<정상<1.1)

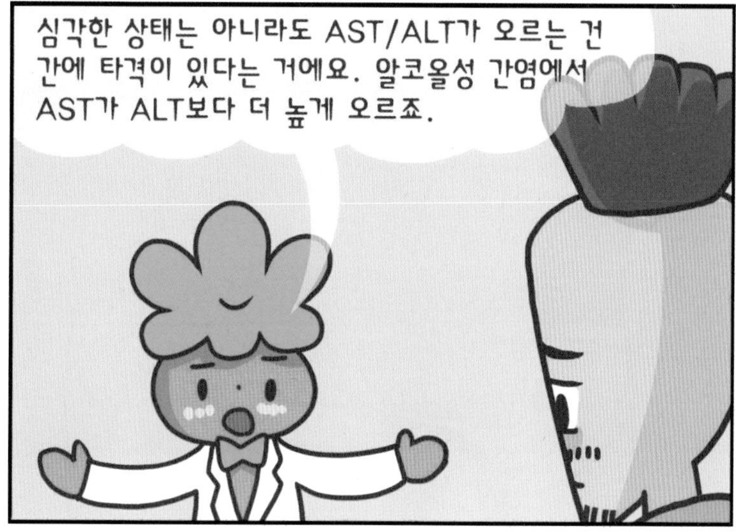
심각한 상태는 아니라도 AST/ALT가 오르는 건 간에 타격이 있다는 거에요. 알코올성 간염에서 AST가 ALT보다 더 높게 오르죠.

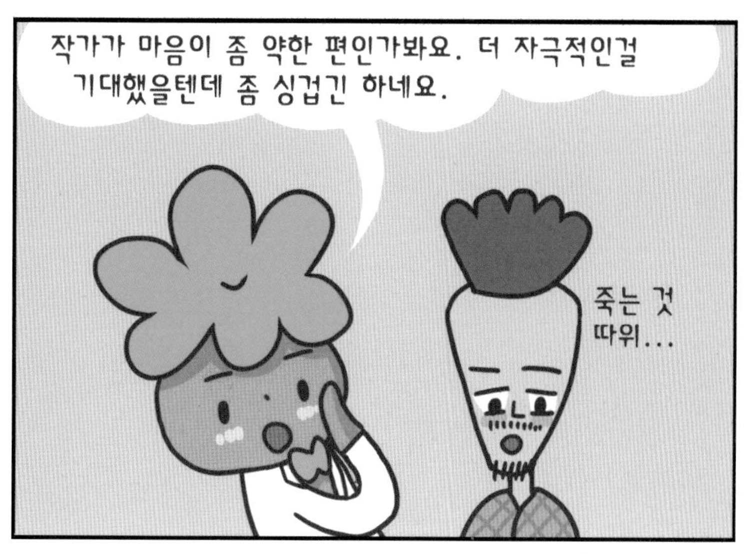
작가가 마음이 좀 약한 편인가봐요. 더 자극적인걸 기대했을텐데 좀 싱겁긴 하네요.
죽는 것 따위...

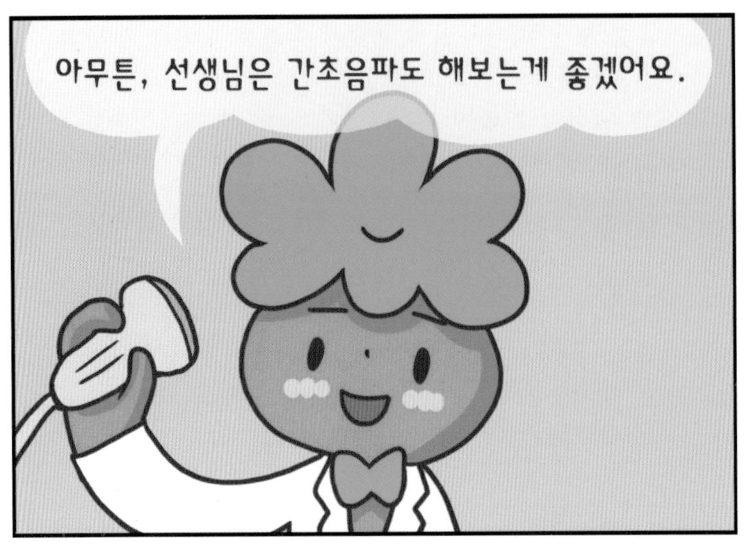
아무튼, 선생님은 간초음파도 해보는게 좋겠어요.

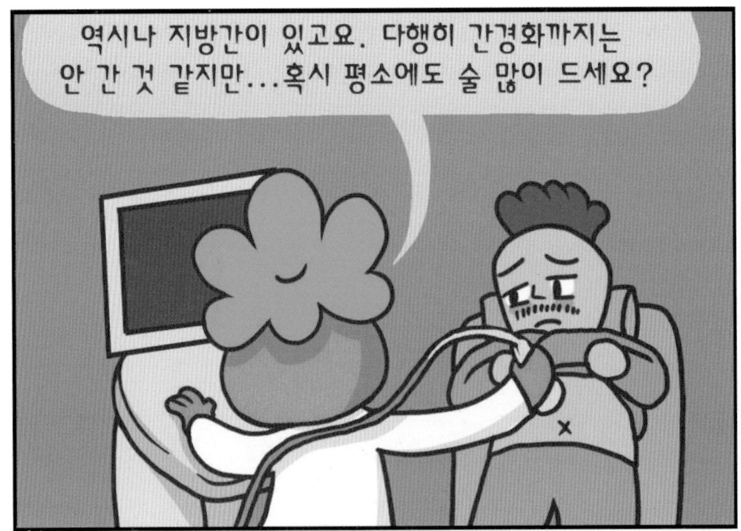
역시나 지방간이 있고요. 다행히 간경화까지는
안 간 것 같지만...혹시 평소에도 술 많이 드세요?

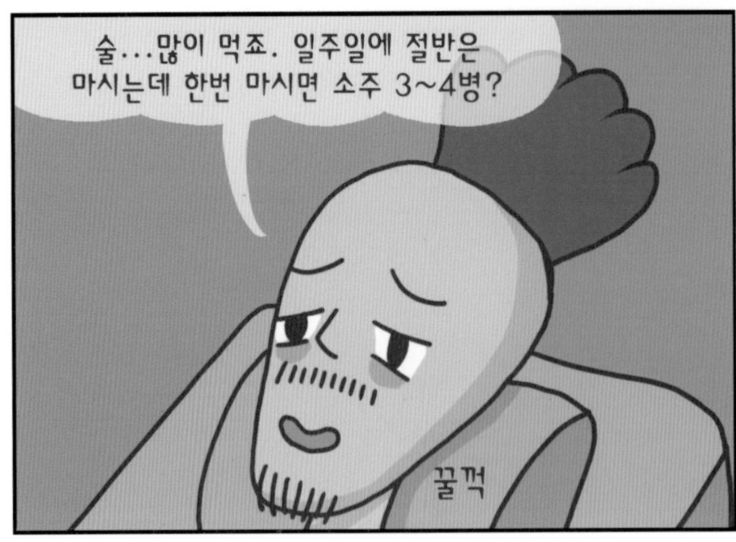
술...많이 먹죠. 일주일에 절반은
마시는데 한번 마시면 소주 3~4병?
꿀꺽

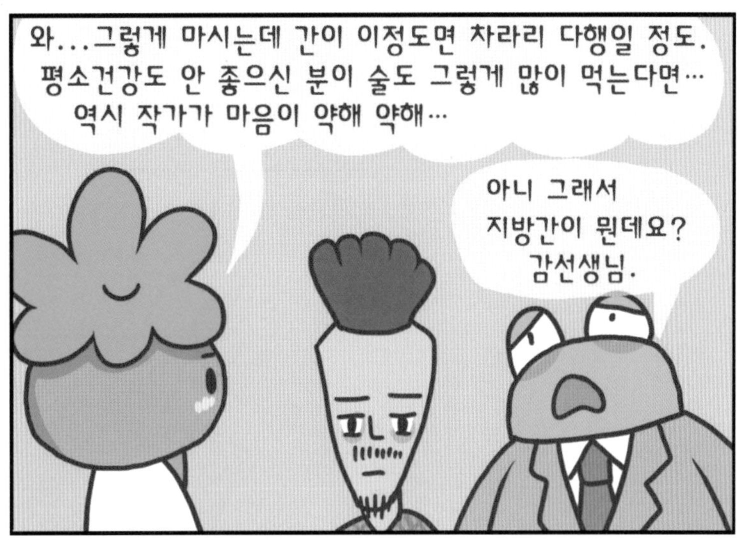
와...그렇게 마시는데 간이 이정도면 차라리 다행일 정도. 평소건강도 안 좋으신 분이 술도 그렇게 많이 먹는다면… 역시 작가가 마음이 약해 약해…
아니 그래서 지방간이 뭔데요? 감선생님.

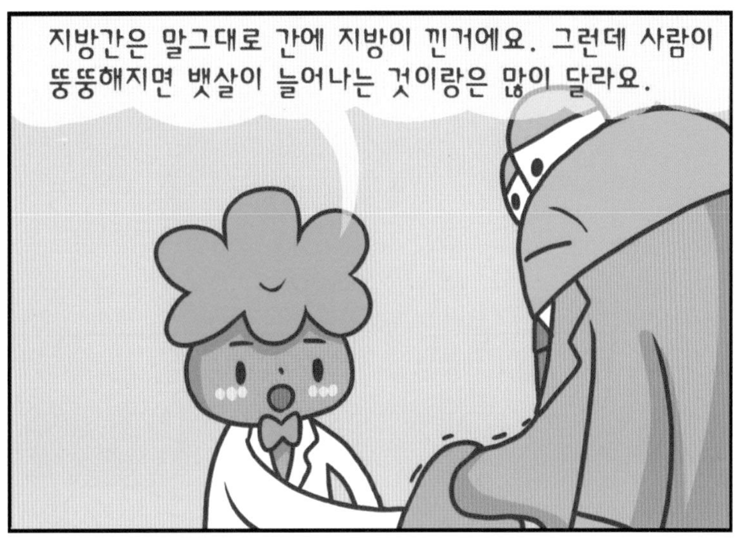
지방간은 말그대로 간에 지방이 낀거에요. 그런데 사람이 뚱뚱해지면 뱃살이 늘어나는 것이랑은 많이 달라요.

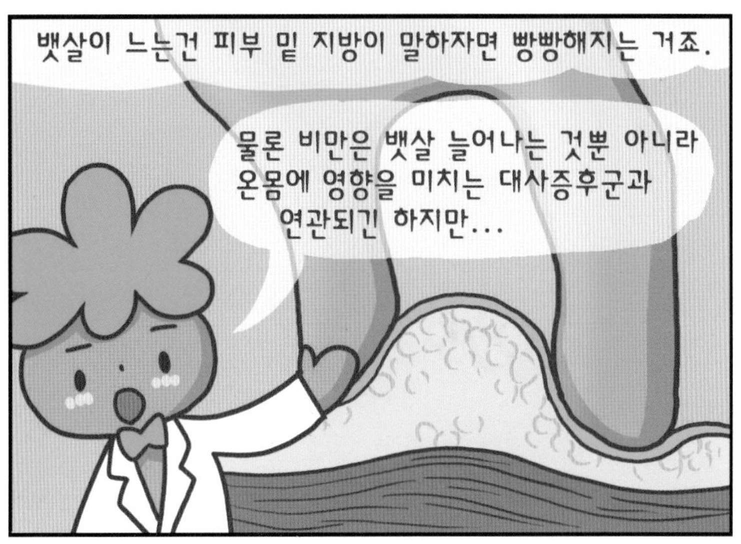
뱃살이 느는건 피부 밑 지방이 말하자면 빵빵해지는 거죠.
물론 비만은 뱃살 늘어나는 것뿐 아니라 온몸에 영향을 미치는 대사증후군과 연관되긴 하지만...

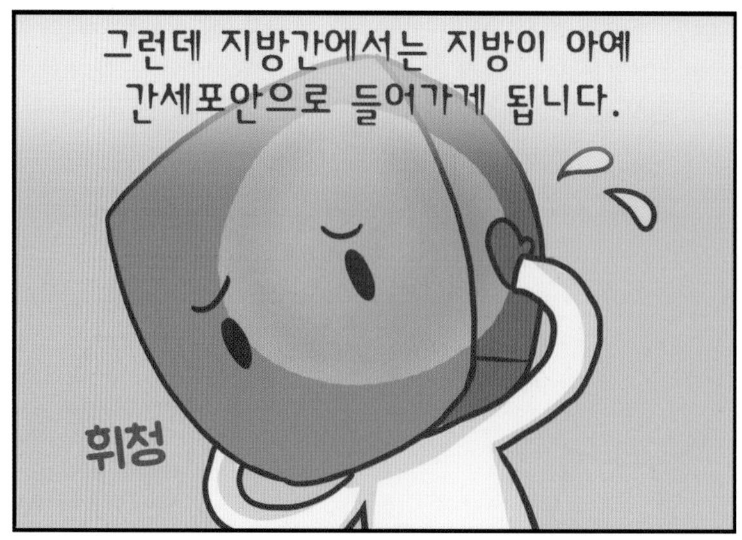
그런데 지방간에서는 지방이 아예
간세포안으로 들어가게 됩니다.
휘청

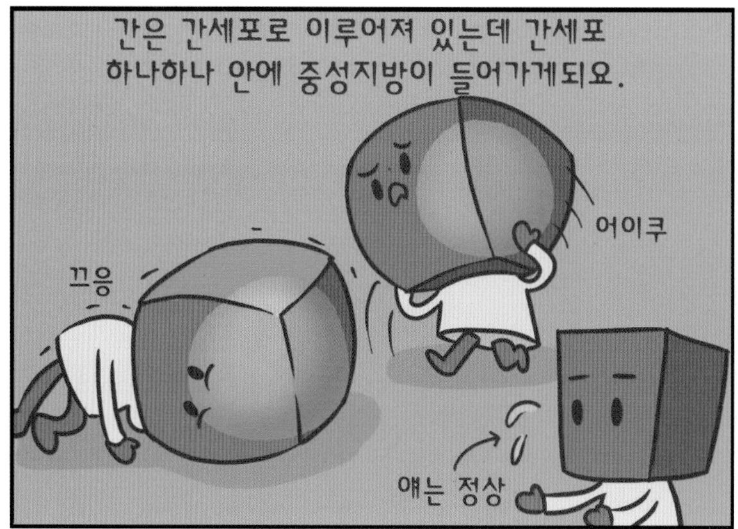
간은 간세포로 이루어져 있는데 간세포
하나하나 안에 중성지방이 들어가게되요.
어이쿠
끄응
얘는 정상

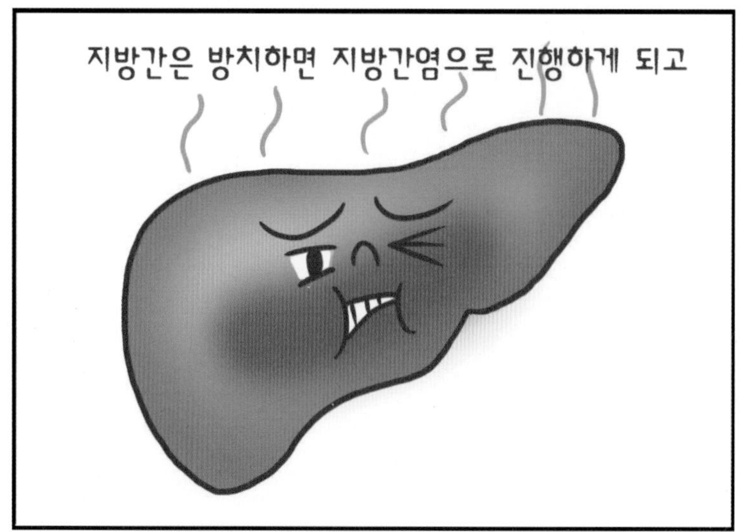
지방간은 방치하면 지방간염으로 진행하게 되고

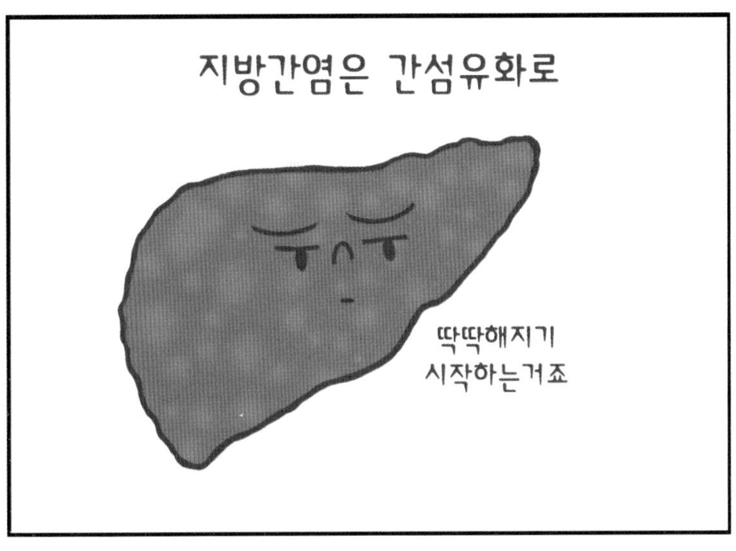
지방간염은 간섬유화로
딱딱해지기
시작하는거죠

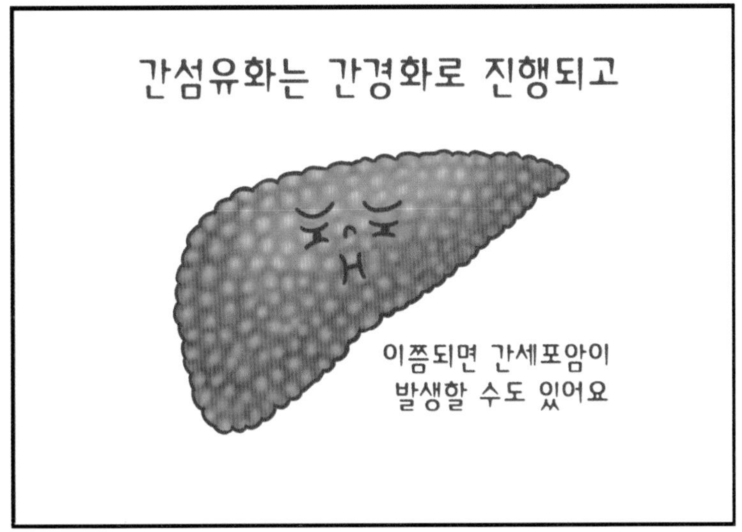
간섬유화는 간경화로 진행되고
이쯤되면 간세포암이
발생할 수도 있어요

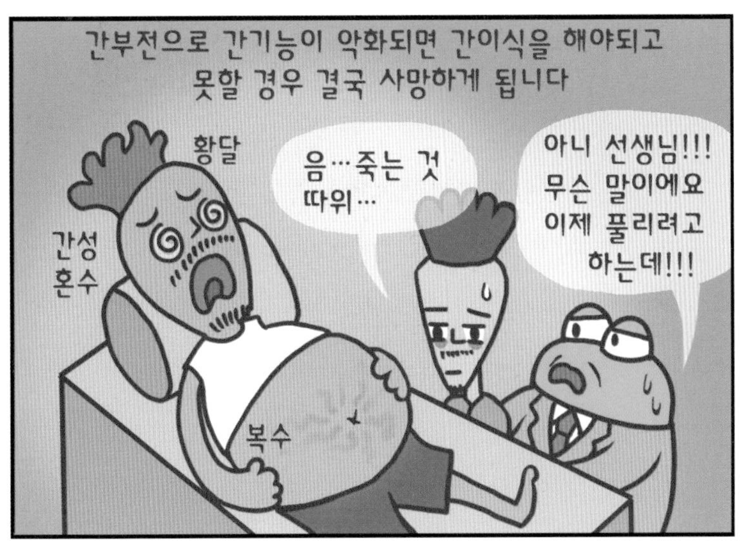
간부전으로 간기능이 악화되면 간이식을 해야되고
못할 경우 결국 사망하게 됩니다
황달
간성
혼수
음…죽는 것
따위…
아니 선생님!!!
무슨 말이에요
이제 풀리려고
하는데!!!
복수

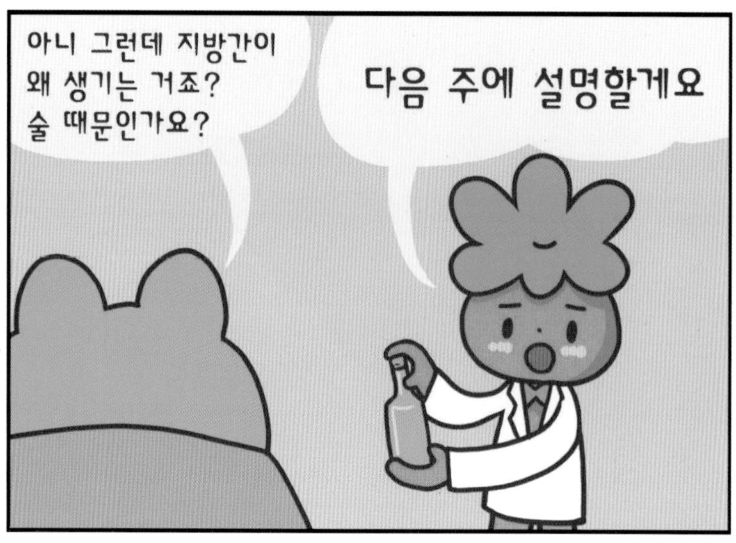
아니 그런데 지방간이
왜 생기는 거죠?
술 때문인가요?
다음 주에 설명할게요

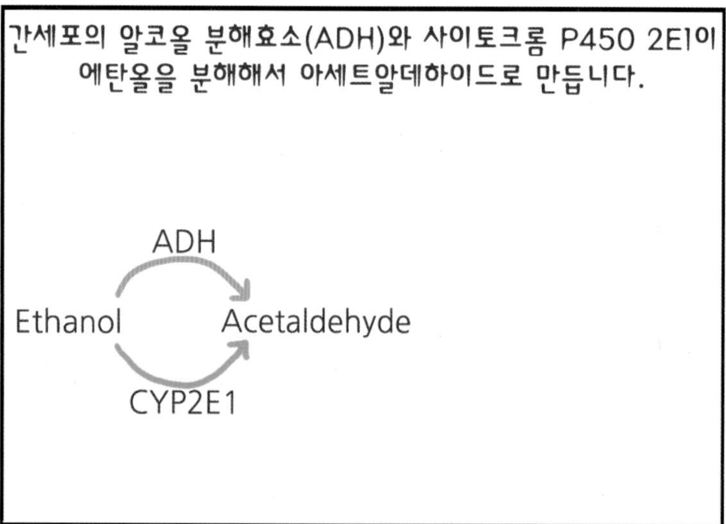
간세포의 알코올 분해효소(ADH)와 사이토크롬 P450 2E1이
에탄올을 분해해서 아세트알데하이드로 만듭니다.
ADH
Ethanol
Acetaldehyde
CYP2E1

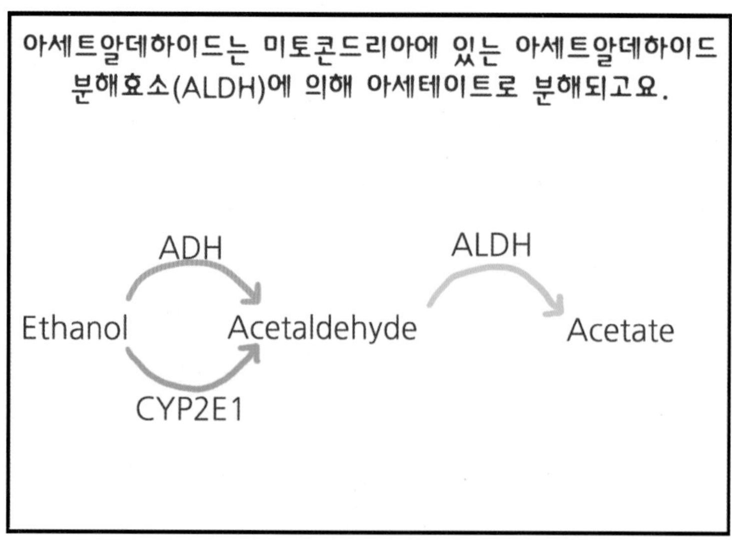
아세트알데하이드는 미토콘드리아에 있는 아세트알데하이드
분해효소(ALDH)에 의해 아세테이트로 분해되고요.
ADH
ALDH
Ethanol
Acetaldehyde
Acetate
CYP2E1

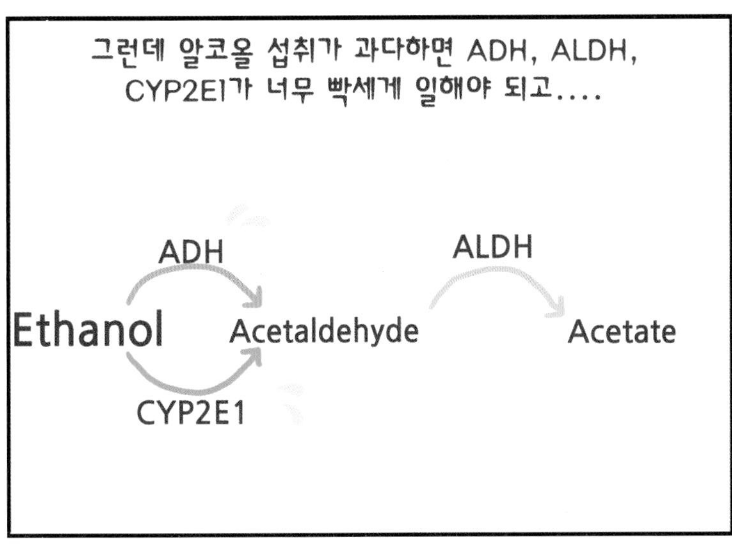
그런데 알코올 섭취가 과다하면 ADH, ALDH, CYP2E1가 너무 빡세게 일해야 되고....
ADH
ALDH
Ethanol
Acetaldehyde
Acetate
CYP2E1

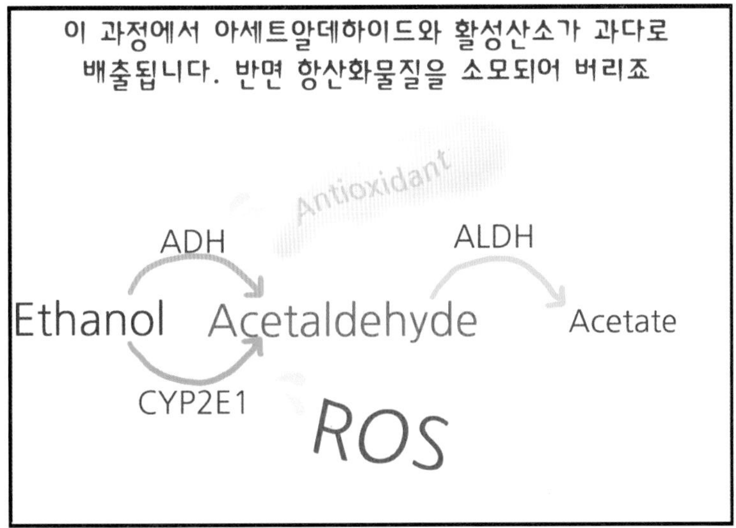
이 과정에서 아세트알데하이드와 활성산소가 과다로 배출됩니다. 반면 항산화물질을 소모되어 버리죠
Antioxidant
ADH
ALDH
Ethanol
Acetaldehyde
Acetate
CYP2E1
ROS

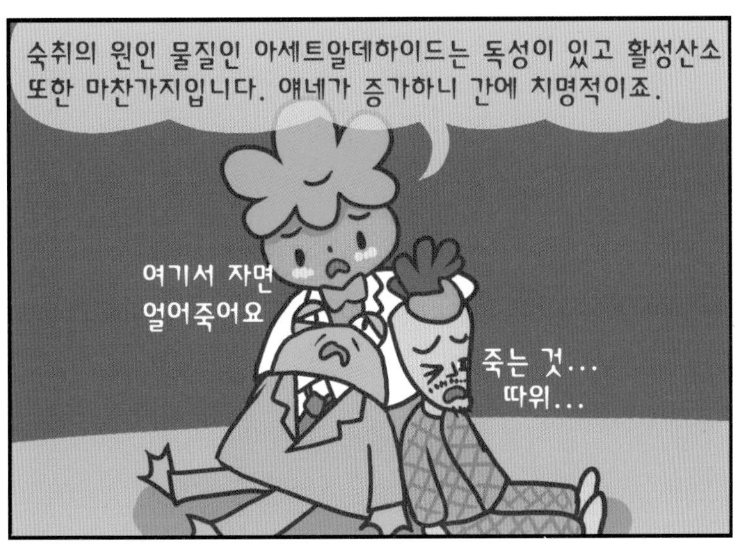
숙취의 원인 물질인 아세트알데하이드는 독성이 있고 활성산소 또한 마찬가지입니다. 얘네가 증가하니 간에 치명적이죠.
여기서 자면 얼어죽어요
죽는 것... 따위...

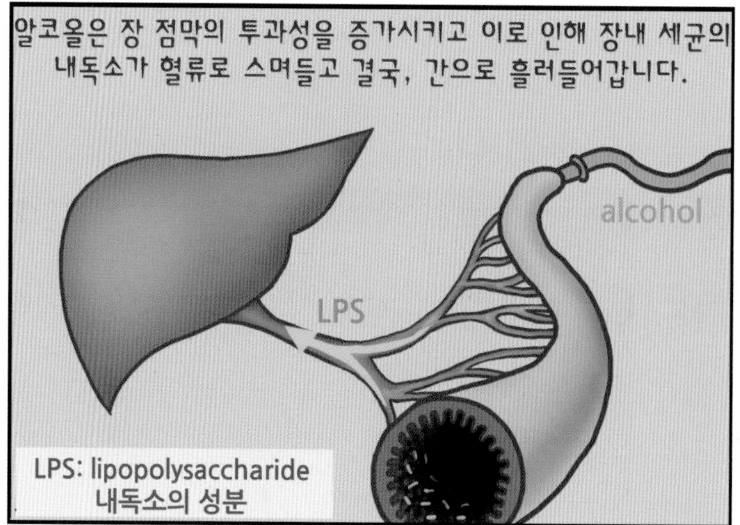
알코올은 장 점막의 투과성을 증가시키고 이로 인해 장내 세균의 내독소가 혈류로 스며들고 결국, 간으로 흘러들어갑니다.
alcohol
LPS
LPS: lipopolysaccharide
내독소의 성분

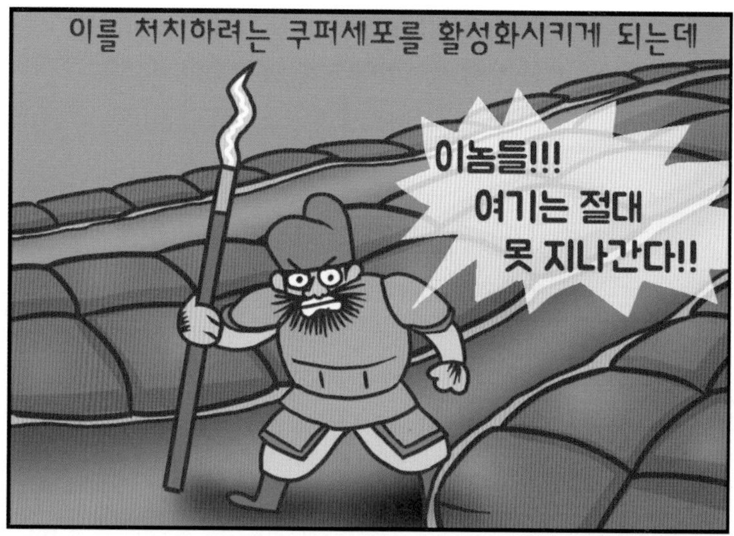
이를 처치하려는 쿠퍼세포를 활성화시키게 되는데
이놈들!!!
여기는 절대
못 지나간다!!

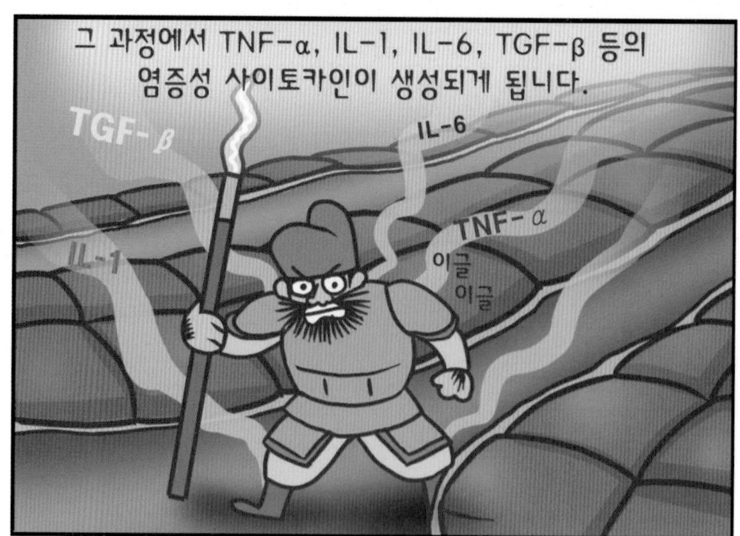
그 과정에서 TNF-α, IL-1, IL-6, TGF-β 등의 염증성 사이토카인이 생성되게 됩니다.
TGF-β
IL-6
TNF-α
IL-1
이글
이글

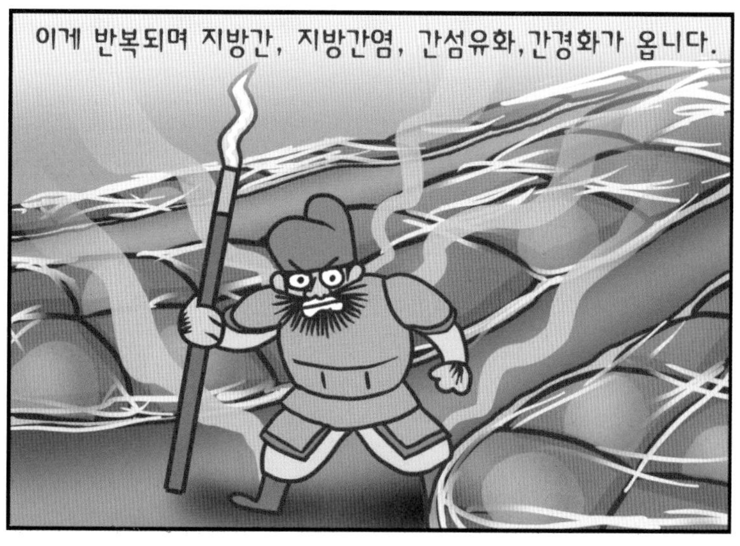
이게 반복되며 지방간, 지방간염, 간섬유화, 간경화가 옵니다.

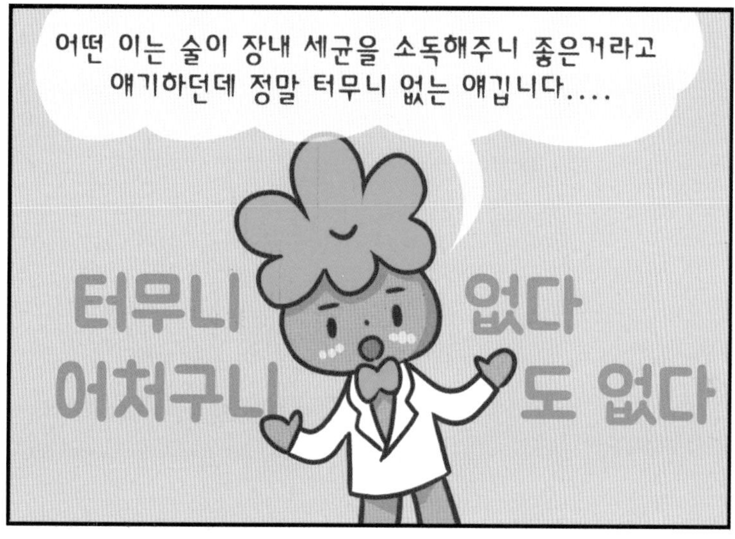
어떤 이는 술이 장내 세균을 소독해주니 좋은거라고
얘기하던데 정말 터무니 없는 얘깁니다....
터무니 없다
어처구니도 없다

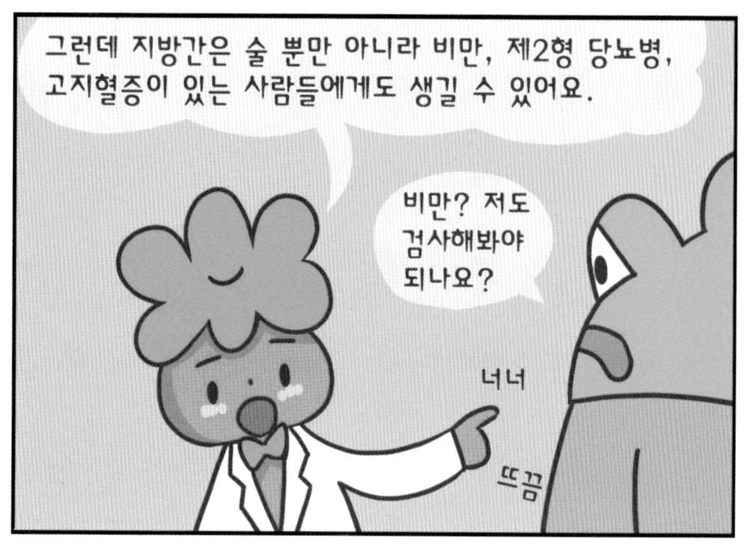
그런데 지방간은 술 뿐만 아니라 비만, 제2형 당뇨병,
고지혈증이 있는 사람들에게도 생길 수 있어요.
비만? 저도
검사해봐야
되나요?
너너
뜨끔

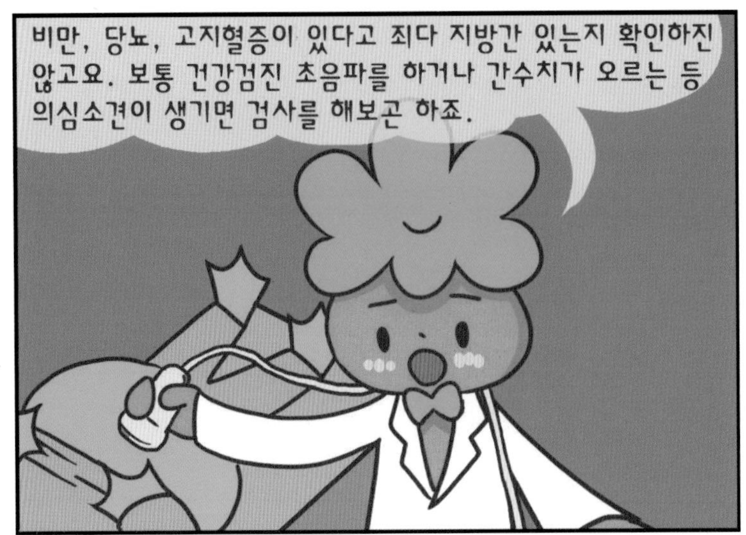
비만, 당뇨, 고지혈증이 있다고 죄다 지방간 있는지 확인하진 않고요. 보통 건강검진 초음파를 하거나 간수치가 오르는 등 의심소견이 생기면 검사를 해보곤 하죠.

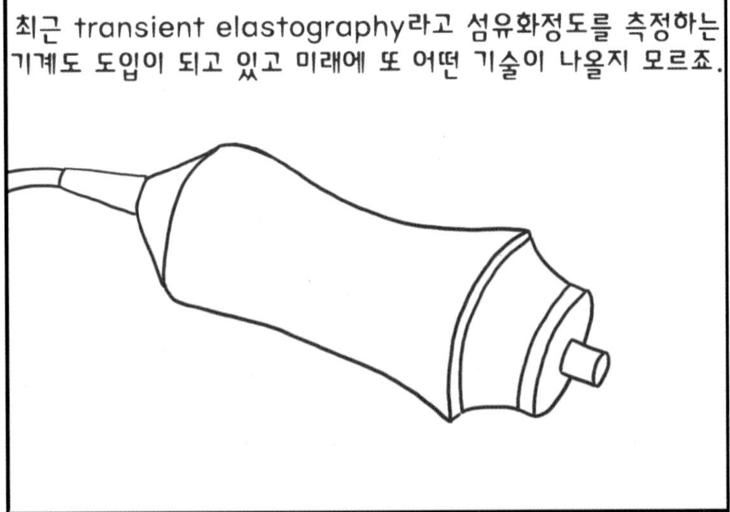
최근 transient elastography라고 섬유화정도를 측정하는 기계도 도입이 되고 있고 미래에 또 어떤 기술이 나올지 모르죠.

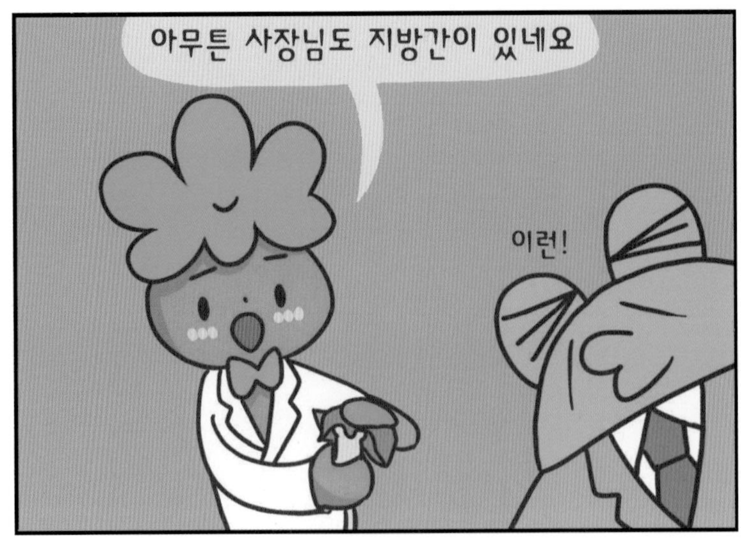
아무튼 사장님도 지방간이 있네요
이런!

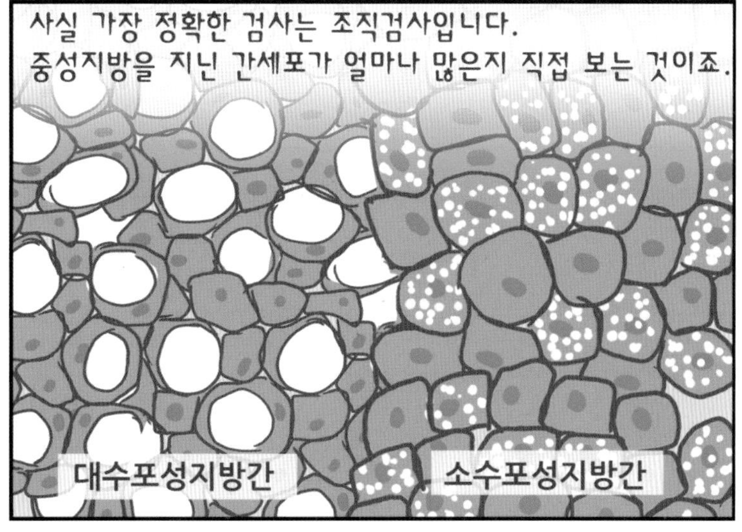
사실 가장 정확한 검사는 조직검사입니다.
중성지방을 지닌 간세포가 얼마나 많은지 직접 보는 것이죠.
대수포성지방간
소수포성지방간

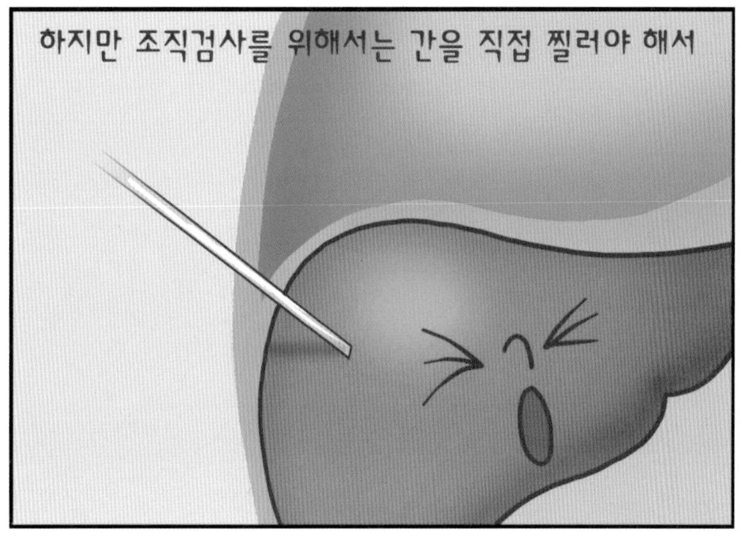
하지만 조직검사를 위해서는 간을 직접 찔러야 해서

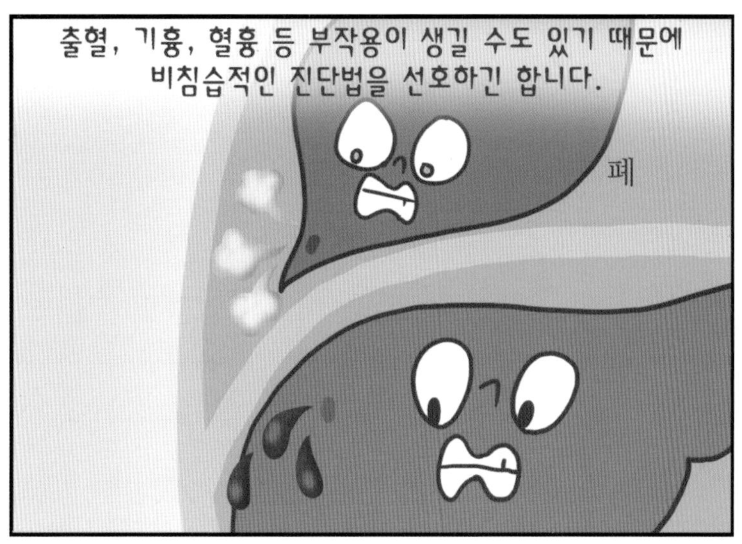
출혈, 기흉, 혈흉 등 부작용이 생길 수도 있기 때문에
비침습적인 진단법을 선호하긴 합니다.
폐

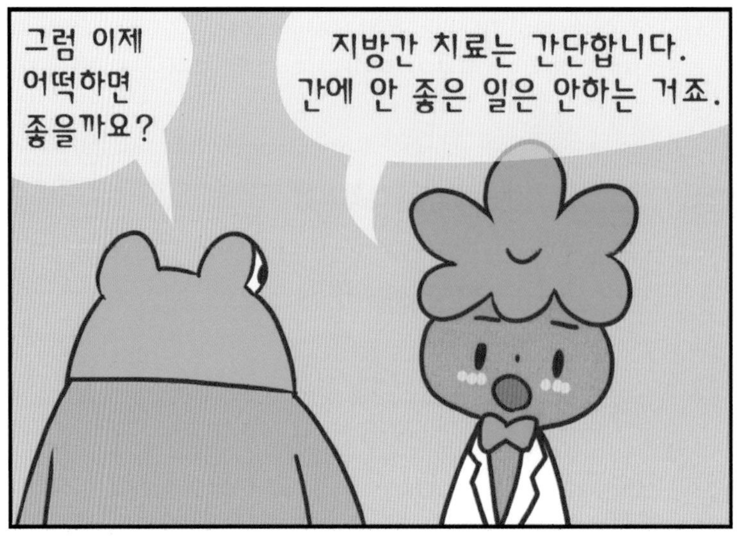
그럼 이제
어떡하면
좋을까요?
지방간 치료는 간단합니다.
간에 안 좋은 일은 안하는 거죠.

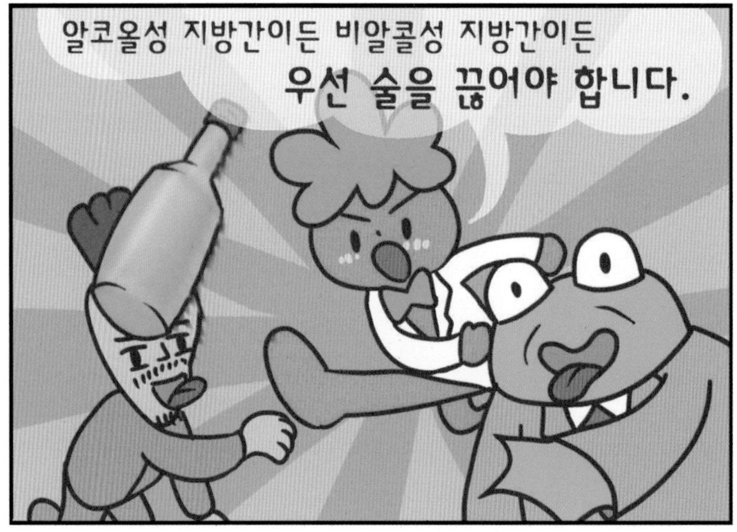
알코올성 지방간이든 비알콜성 지방간이든
우선 술을 끊어야 합니다.

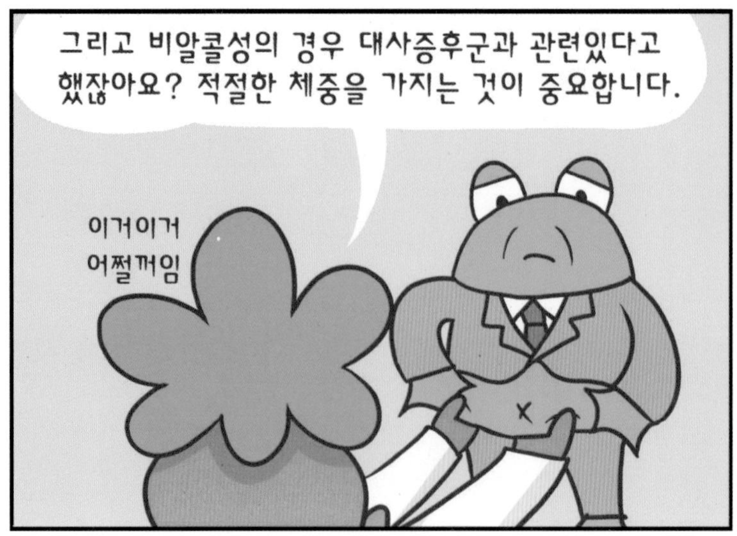
그리고 비알콜성의 경우 대사증후군과 관련있다고
했잖아요? 적절한 체중을 가지는 것이 중요합니다.
이거이거
어쩔꺼임

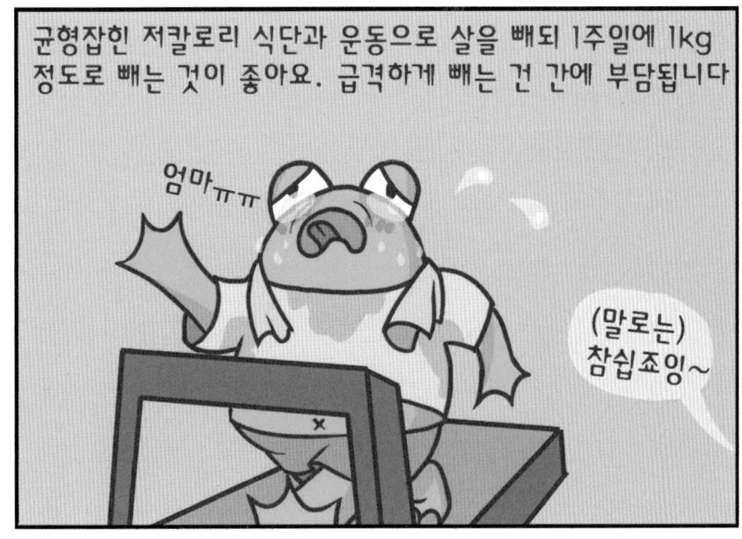
균형잡힌 저칼로리 식단과 운동으로 살을 빼되 1주일에 1kg 정도로 빼는 것이 좋아요. 급격하게 빼는 건 간에 부담됩니다
엄마ㅠㅠ
(말로는) 참쉽조잉~

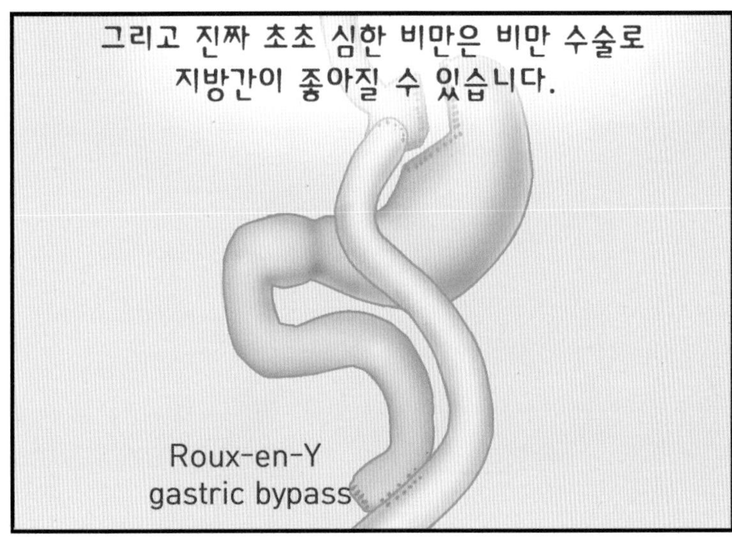
그리고 진짜 초초 심한 비만은 비만 수술로 지방간이 좋아질 수 있습니다.
Roux-en-Y gastric bypass

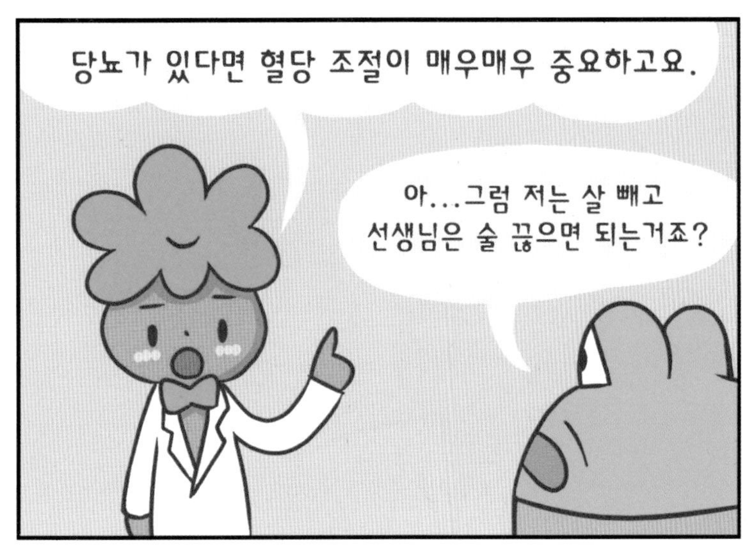
당뇨가 있다면 혈당 조절이 매우매우 중요하고요.
아...그럼 저는 살 빼고 선생님은 술 끊으면 되는거죠?

12 지방간

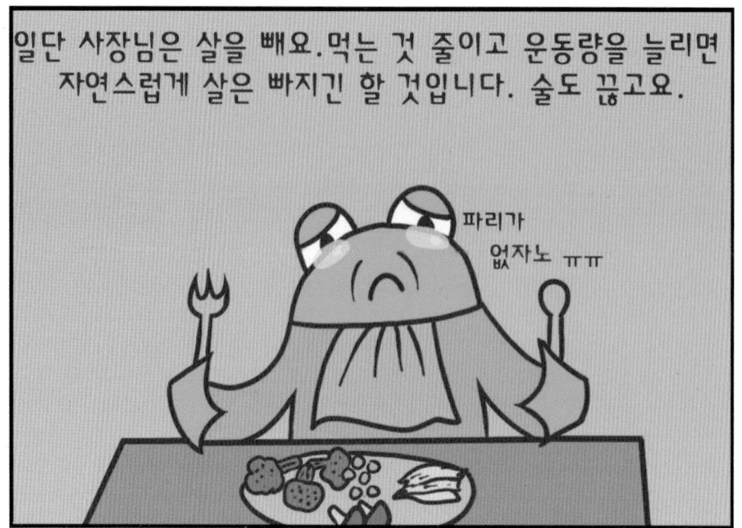
일단 사장님은 살을 빼요. 먹는 것 줄이고 운동량을 늘리면 자연스럽게 살은 빠지긴 할 것입니다. 술도 끊고요.
파리가 없자노 ㅠㅠ

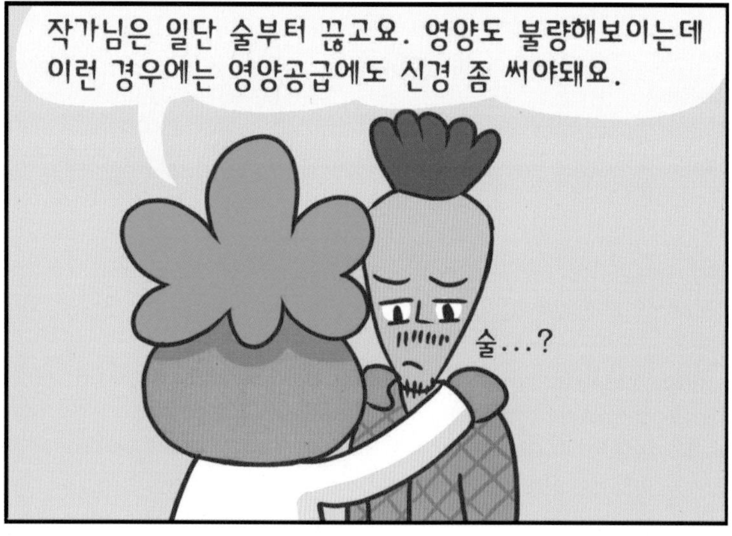
작가님은 일단 술부터 끊고요. 영양도 불량해보이는데 이런 경우에는 영양공급에도 신경 좀 써야돼요.
술...?

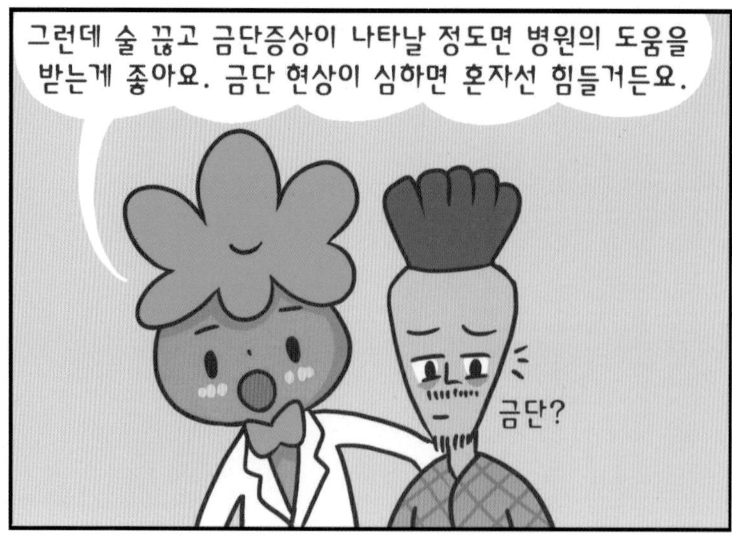
그런데 술 끊고 금단증상이 나타날 정도면 병원의 도움을 받는게 좋아요. 금단 현상이 심하면 혼자선 힘들거든요.
금단?

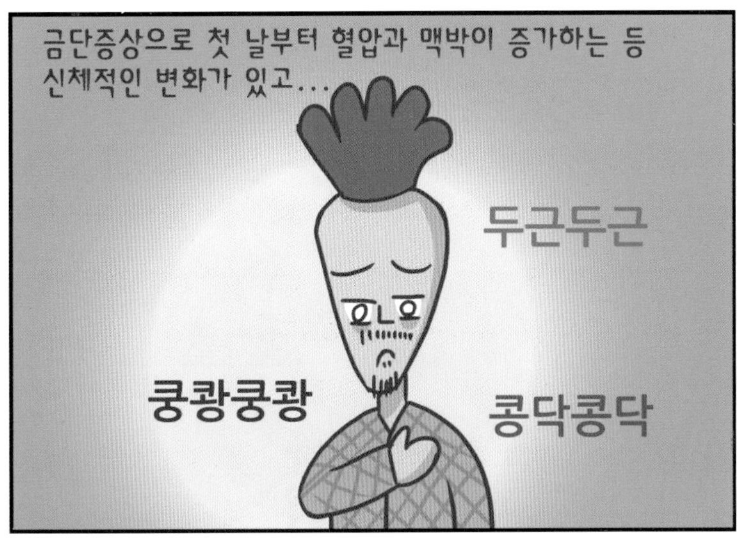
금단증상으로 첫 날부터 혈압과 맥박이 증가하는 등
신체적인 변화가 있고...
두근두근
쿵쾅쿵쾅
콩닥콩닥

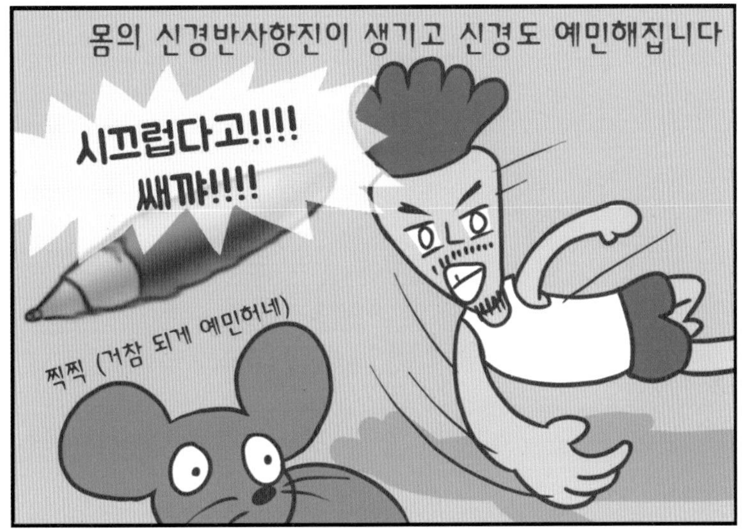
몸의 신경반사항진이 생기고 신경도 예민해집니다
시끄럽다고!!!!
쌔꺄!!!!
찍찍 (거참 되게 예민허네)

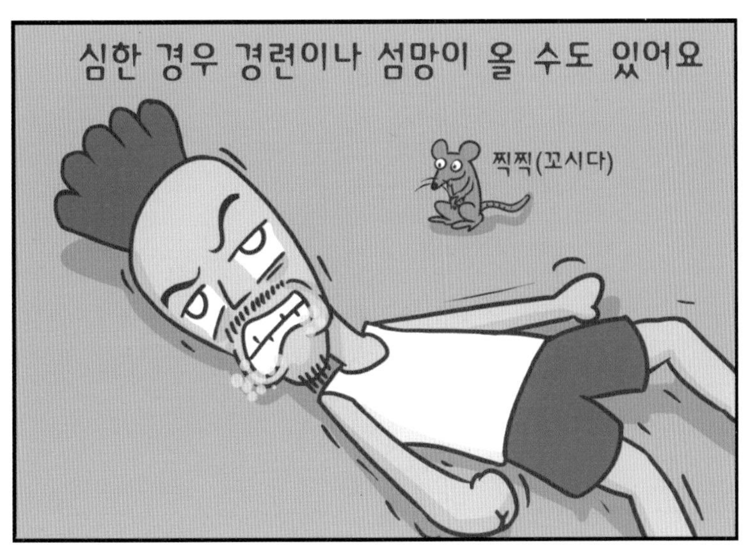
심한 경우 경련이나 섬망이 올 수도 있어요
찍찍(꼬시다)

12

지방간

이런 금단증상 조절에 진정제인 벤조다이아제핀같은 약을 쓰기도 하고 술을 끊는데 도와주는 약도 있습니다.
필요한 경우 약물의 도움을 받아야 해요.

간염이 심하면 스테로이드를 쓰기도 하는데 이는 간을 손상시키는 사이토카인을 억제하고 섬유화 일으키는 콜라겐 합성을 억제하죠.
steroid
뿌직

Maddrey's discriminant function이라는 계산식에서 32점 이상인 경우에 권장합니다. 심할 때 쓰라는 겁니다.
이건 완존 심할 경우 얘기에요
Discriminant Function
= 4.6 * (PT (sec) - Control Time (sec)) + Serum Bilirubin (mg/dL)

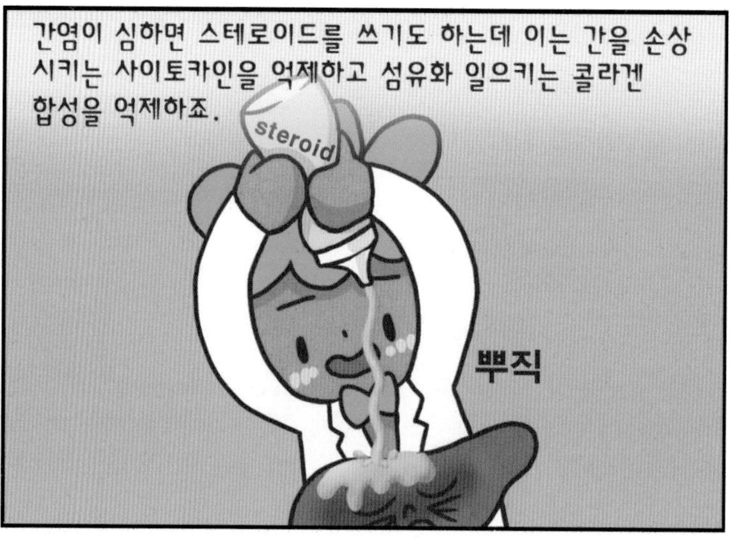

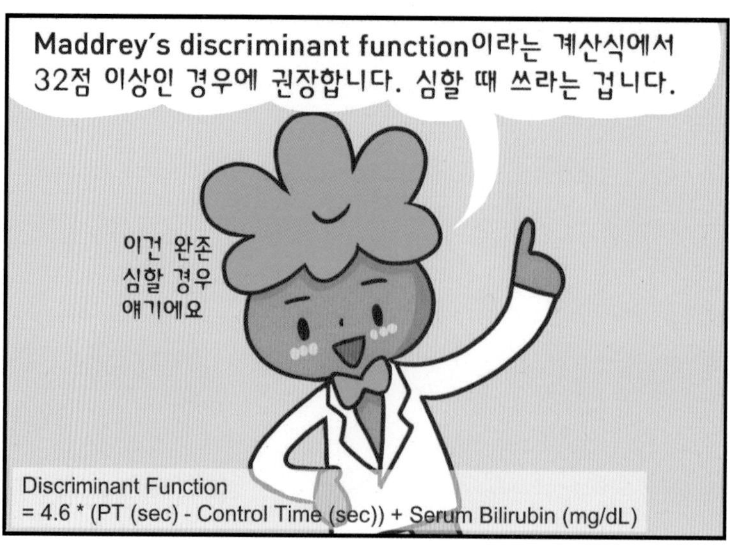

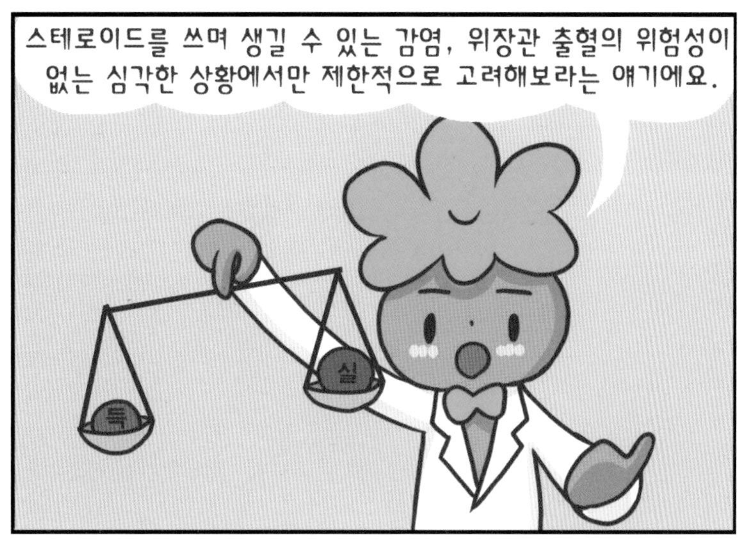
스테로이드를 쓰며 생길 수 있는 감염, 위장관 출혈의 위험성이
없는 심각한 상황에서만 제한적으로 고려해보라는 얘기에요.
득
실

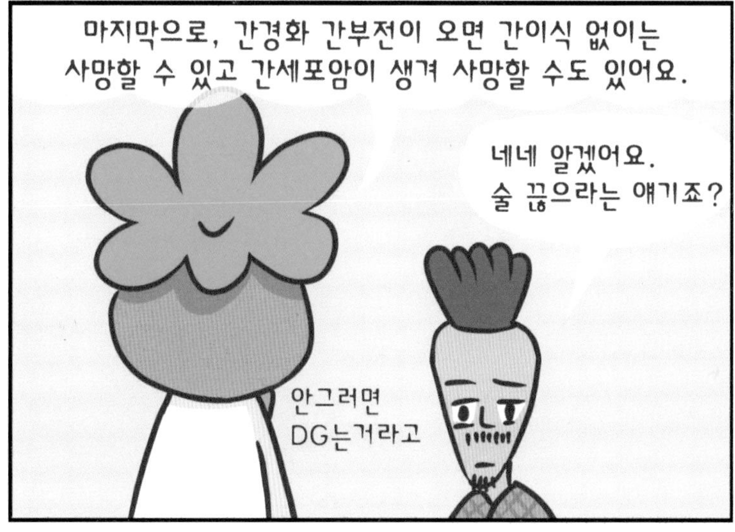
마지막으로, 간경화 간부전이 오면 간이식 없이는
사망할 수 있고 간세포암이 생겨 사망할 수도 있어요.
네네 알겠어요.
술 끊으라는 얘기죠?
안그러면
DG는거라고

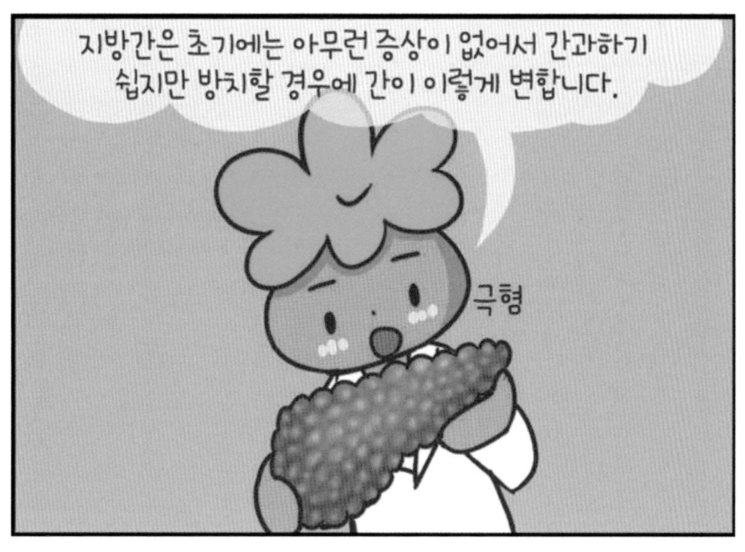
지방간은 초기에는 아무런 증상이 없어서 간과하기
쉽지만 방치할 경우에 간이 이렇게 변합니다.
극혐

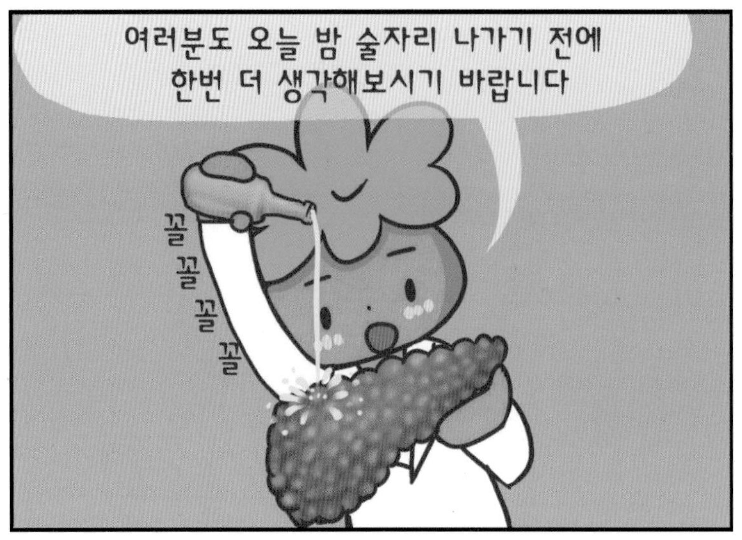
여러분도 오늘 밤 술자리 나가기 전에
한번 더 생각해보시기 바랍니다
꼴
꼴
꼴
꼴

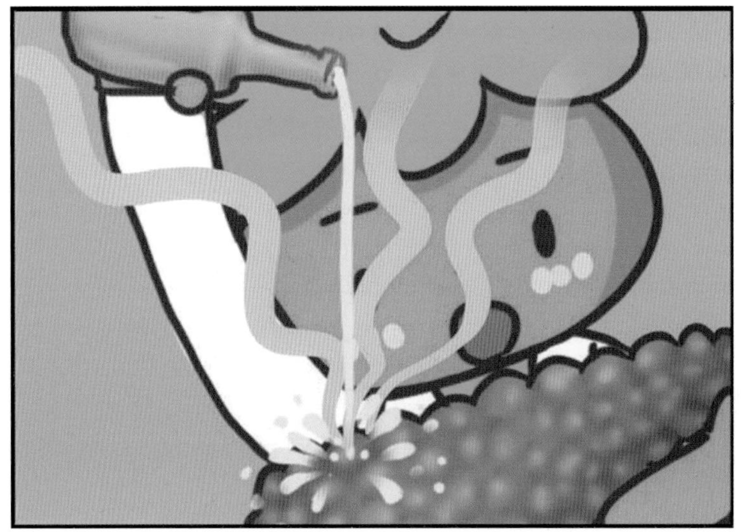

지방간

"간 때문이~~야! 모르면 간이 고생해!"

유명 가수 겸 작곡자가 모델로 나와서 현대인의 간을 걱정해주는 광고가 있었습니다. 그 약이 광고에서 얘기하는 만큼 간 기능 개선에 탁월하다고 말하기는 힘들지만 '계속 피로가 풀리지 않는 경우'라면 간을 걱정해봐야 하는 것은 맞습니다.

간염이 발생하게 되면 흔히 평소와는 다를 정도로 심한 피로감, 무력감을 느끼게 되고 심한 경우에는 황달이 생기기도 합니다. 지방간이 있는 경우에는 지방간염이 발생할 수가 있고 특히 알코올과 관련된 알코올성 지방간염이 발생할 수 있습니다. 지방간이라는 것은 말 그대로 간에 지방이 낀 것으로 일반적으로 중년 남성에게 많이 발생하는 편입니다. 이런 조건을 가진 사람이 술을 마신 뒤 앞에서 얘기한 증상들이 발생하면 지방간염이 발생했는지 의심해봐야 합니다.

만화에서 하듯이 지방간과 지방간염을 확인하기 위해서는 피검사와 초음파 검사를 시행해볼 수 있습니다. 혈액 검사를 통해서 간 수치가 증가했는지 확인할 수 있습니다. 간 기능을 반영하는 혈액 수치는 정말 여러 가지가 있는데 각각 어떤 의미인지는 상황에 따라, 피검사의 종류에 따라 다릅니다. 초음파 검사는 간을 영상으로 확인하는 것인데 지방간에서 특징적인 초음파 영상이 있습니다. 그리고 초음파 검사를 통해서는 지방간 여부 뿐만 아니라 간 수치와 관련된 간의 이상소견을 확인할 수도 있답니다.

건강검진에서 초음파 검사를 받아보신 적 있나요? 젊은 독자분들은 거의 없겠지만 중년에 접어드신 분들은 복부초음파 많이 해보셨을 것입니다. 그리고 생각보다 많은 사람들이 지방간이 확인됩니다.

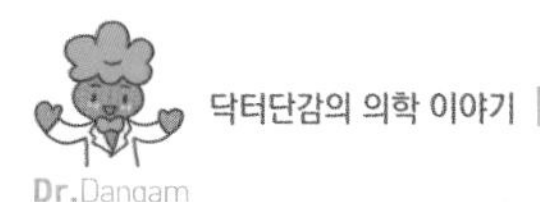

지방간은 그럼 왜 생길까요? 가장 큰 원인은 술입니다. 술의 에탄올 성분이 분해되면서 생기는 아세트알데하이드와 활성산소 자체가 간에 치명적이고 장내 세균에서 나오는 독소가 장점막을 통해서 흡수가 됩니다. 이 독성물질들은 간문맥을 따라 간으로 들어가서 쿠퍼세포와 한바탕 치르면서 염증성 사이토카인이 발생하죠. 이런 과정이 반복되면 간은 딱딱하게 섬유화되고 더 심하게는 간경화….그리고는 간부전, 간세포암의 단계까지 갈 수 있습니다. 이런 과정은 천천히 진행되고 심각한 증상을 발생시키지 않는 경우가 많아서 환자들은 그 심각성을 인지하지 못한 채, 간부전으로 간이식을 기다려야 되는 상황까지 갈 수 있습니다.

지방간은 알코올 뿐만 아니라 비만, 제 2형 당뇨병, 고지혈증 등 대사증후군이 있는 사람에게도 생길 수 있습니다. 이를 비알코올성 지방간이라고 합니다.

지방간은 초음파로 진단하는 경우가 많지만 가장 정확한 방법은 조직검사를 하는 것입니다. 하지만 조직검사는 침습적인 검사라서 정말 필요할 때가 아니면 하지 않는 편이죠.

지방간의 치료는 어떻게 보면 간단합니다. 일단 술을 끊어야 합니다. 그리고 건강한 몸을 찾아 체중도 빼야 합니다. 체중은 1주일에 1kg 정도 목표로 섭취를 줄이고 운동을 하면서 줄여나가야 합니다. 급격한 체중감량은 오히려 간에 치명적일 수 있습니다. 정말~ 심한 비만에서는 비만 수술을 받아서 지방간이 좋아질 수도 있습니다.

모두가 초콜릿 복근을 가지기 힘들 듯 지방간을 가진 많은 사람들이 적절한 체중을 다시 찾고 술을 끊는 것이 쉽지는 않죠. 하지만 조용히 목을 조여오는 지방간의 위협을 충분히 막을 수 있었을 때 방치한다면 몇 년 뒤에 가서 처절하게 후회할 수도 있을 정도로 무서운 병입니다.

단감's NOTE

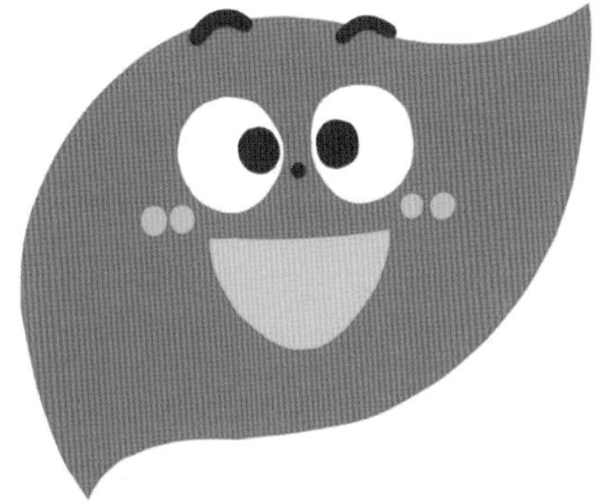

간 캐릭터인 '간식이'는 삼성서울병원 장기이식센터에서 마스코트로 사용하고 있는 캐릭터입니다. 붉은 빛깔에 티끌 하나 없는 표면, 그리고 날카로운 엣지, 아름다운 미소. 건강한 간을 상징하기 위해 만들어진 간식이는 이식 수혜자들이 받을 건강하고 긍정적인 에너지의 새 간을 상징합니다. 하지만 간이 안 좋은 모든 사람들이 저런 좋은 간을 새로 받게 될까요? 천만의 말씀입니다. 대기자 명단을 점점 길어지고 있고 장기이식에 동의하는 사람은 점점 줄고 있습니다. 특히 최근에는 알코올성 지방간에 이은 간 부전으로 간이식 수술을 하는 경우가 늘고 있는데 이는 여러가지 논란을 낳고 있습니다. 술에 유난히 관대한 한국의 문화는 음주자 본인에게도 음주자의 주변 사람들에게도 모두 피해를 입힐 수 있는데 특히 음주자 본인은 술을 장기간 많이 마셨다면 지방간, 간경화, 간암으로 진행될 수 있는 위험을 안고 있다는 것을 알아야 할 것입니다.

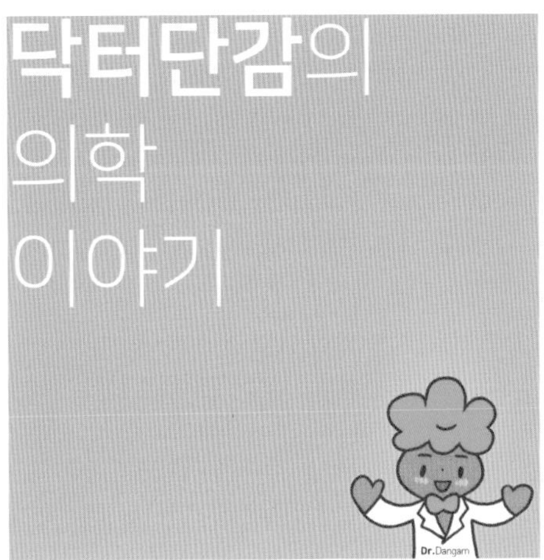

PART 02

비뇨 질환

13 CHAPTER

비뇨 질환

요로결석

Ureter stone

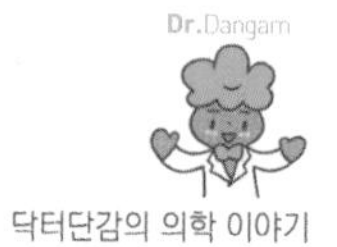

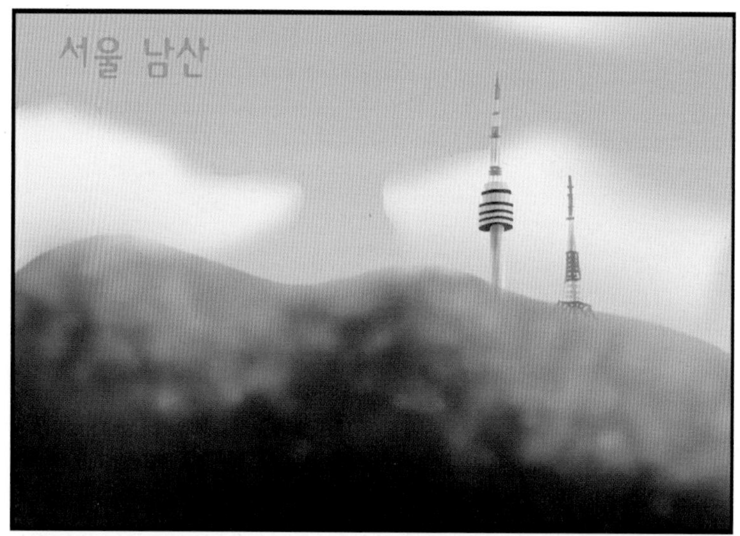

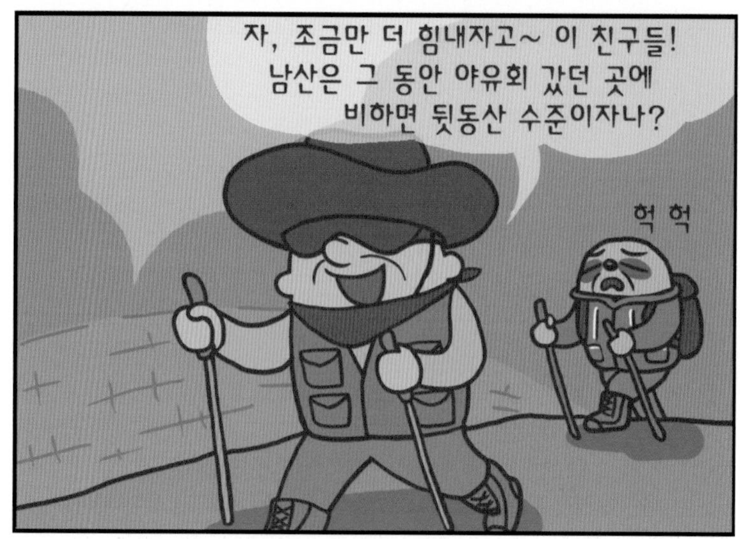

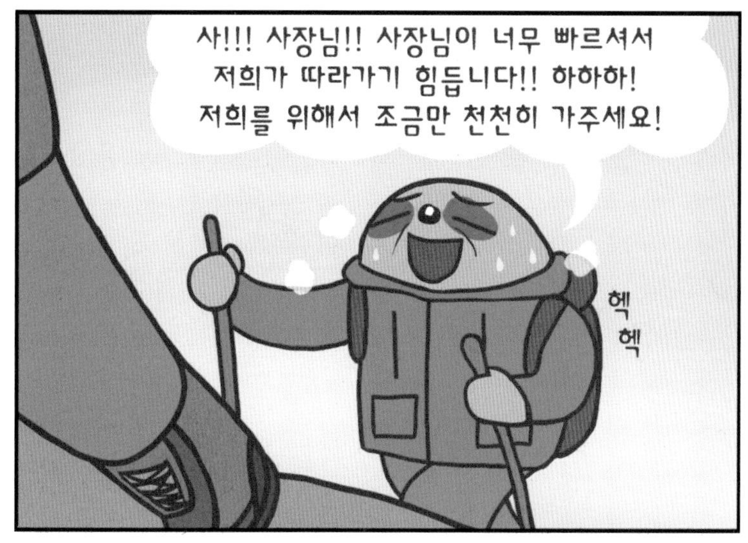
사!!! 사장님!! 사장님이 너무 빠르셔서
저희가 따라가기 힘듭니다!! 하하하!
저희를 위해서 조금만 천천히 가주세요!
헥
헥

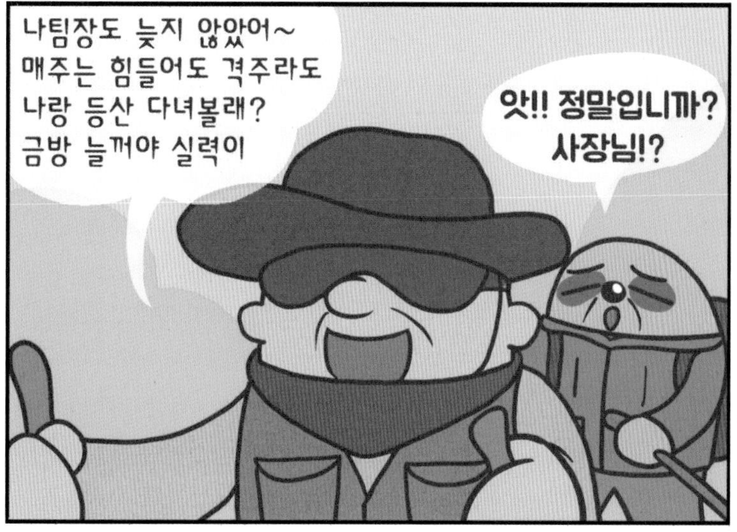
나팀장도 늦지 않았어~
매주는 힘들어도 격주라도
나랑 등산 다녀볼래?
금방 늘꺼야 실력이
앗!! 정말입니까?
사장님!?

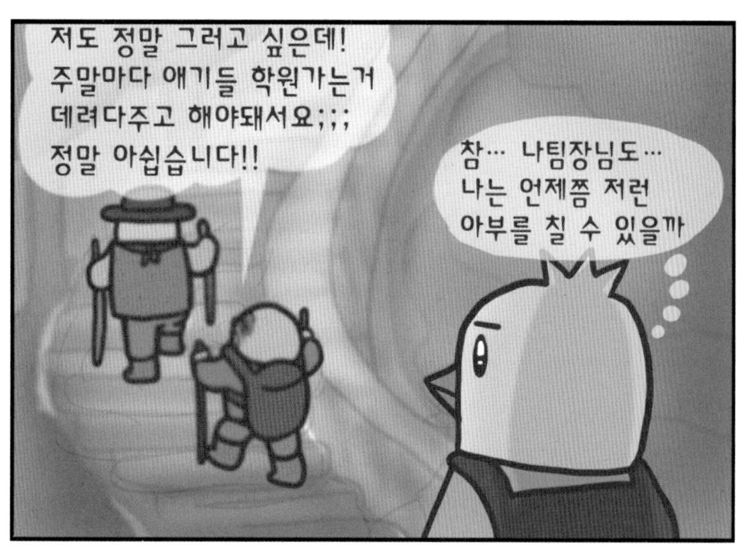
저도 정말 그러고 싶은데!
주말마다 애기들 학원가는거
데려다주고 해야돼서요;;;
정말 아쉽습니다!!
참… 나팀장님도…
나는 언제쯤 저런
아부를 칠 수 있을까

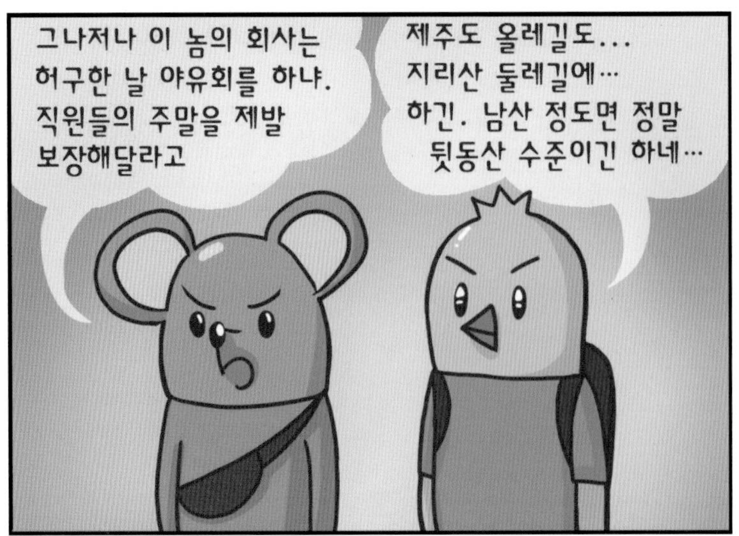
그나저나 이 놈의 회사는 허구한 날 야유회를 하냐. 직원들의 주말을 제발 보장해달라고
제주도 올레길도... 지리산 둘레길에… 하긴. 남산 정도면 정말 뒷동산 수준이긴 하네…

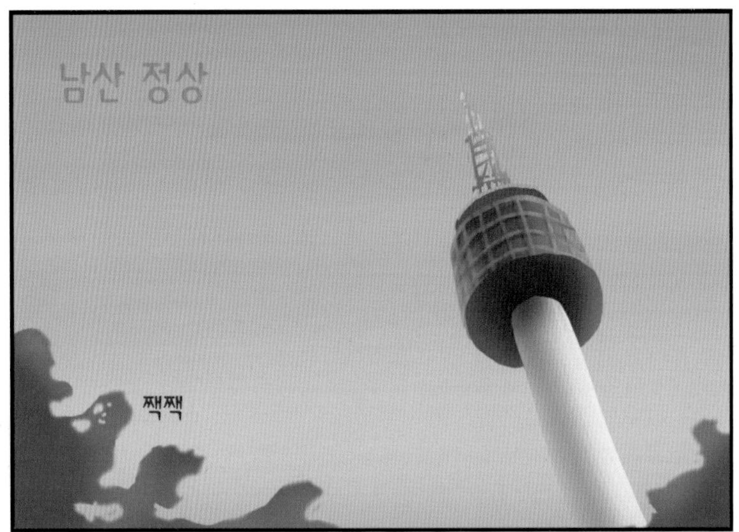
남산 정상
짹짹

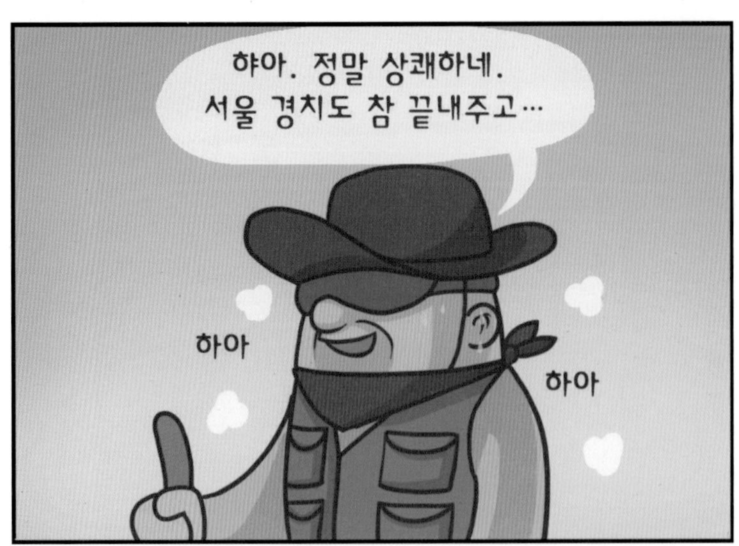
햐아. 정말 상쾌하네. 서울 경치도 참 끝내주고…
하아
하아

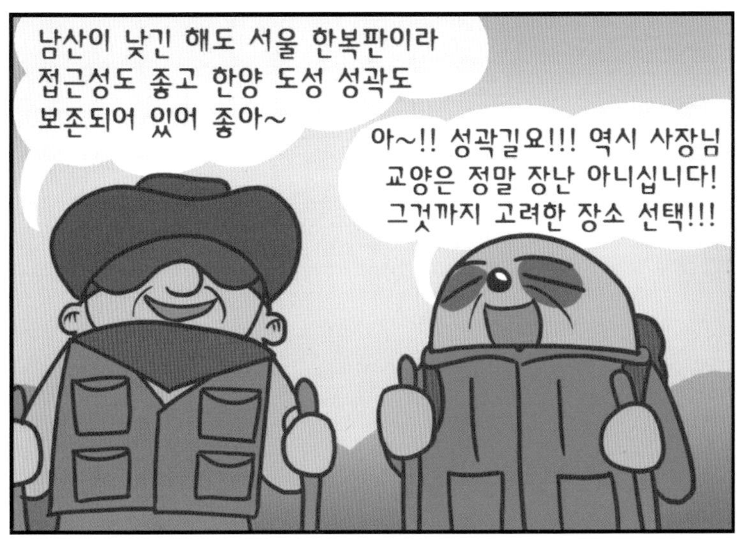
남산이 낮긴 해도 서울 한복판이라
접근성도 좋고 한양 도성 성곽도
보존되어 있어 좋아~
아~!! 성곽길요!!! 역시 사장님
교양은 정말 장난 아니십니다!
그것까지 고려한 장소 선택!!!

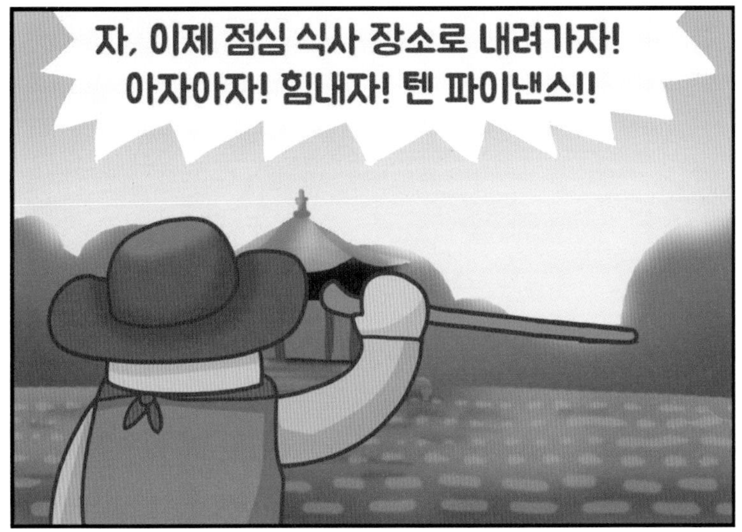
자, 이제 점심 식사 장소로 내려가자!
아자아자! 힘내자! 텐 파이낸스!!

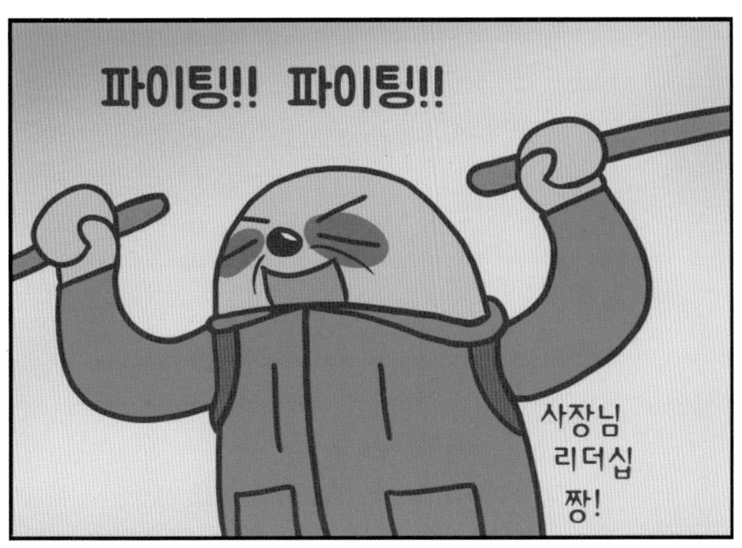
파이팅!! 파이팅!!
사장님
리더십
짱!

13
요금정산

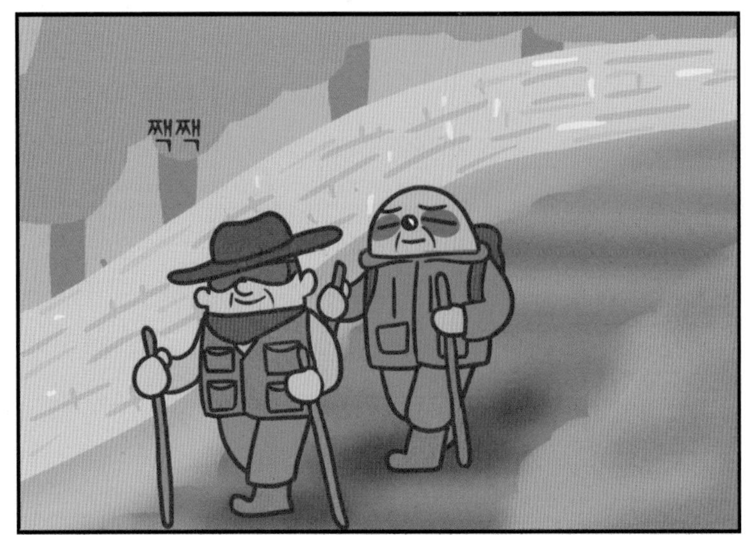
짹짹

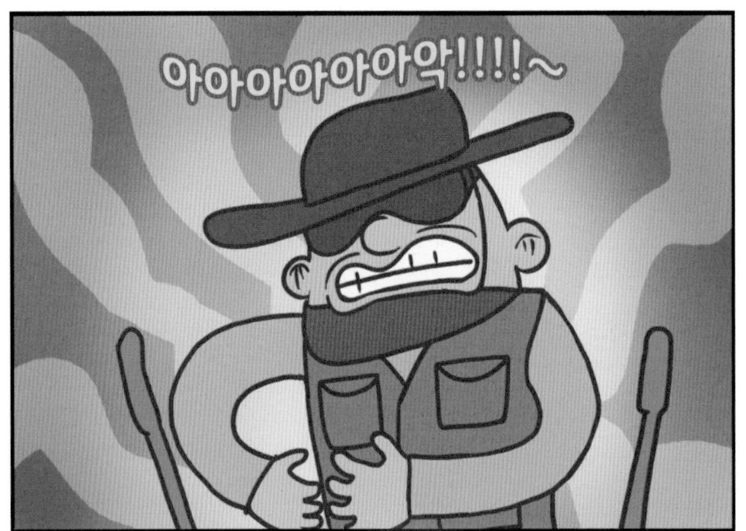
아아아아아아악!!!!~

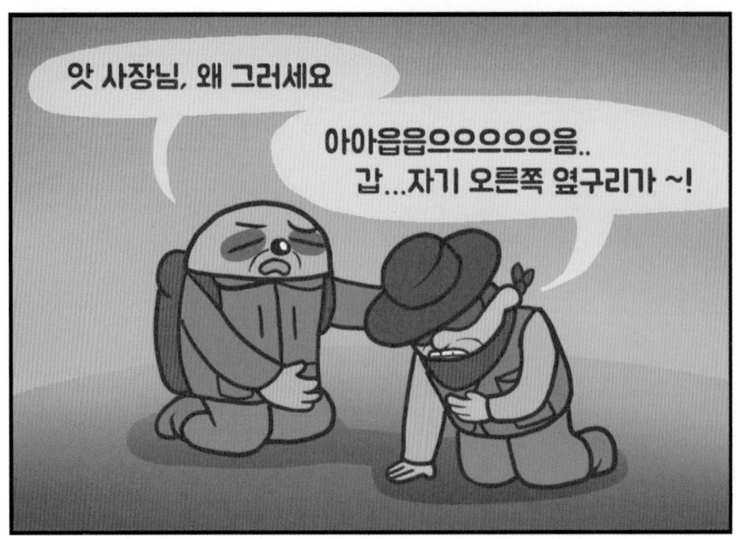
앗 사장님, 왜 그러세요
아아읍읍으으으으으음..
갑...자기 오른쪽 옆구리가 ~!

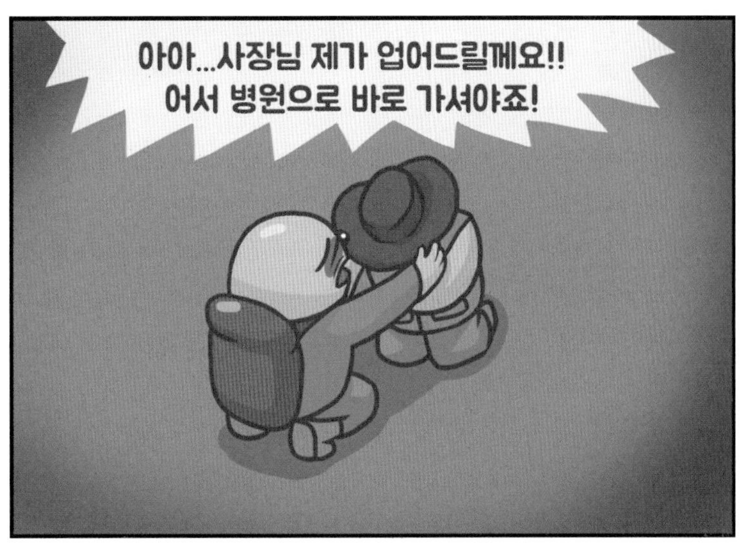
아아...사장님 제가 업어드릴께요!!
어서 병원으로 바로 가셔야죠!

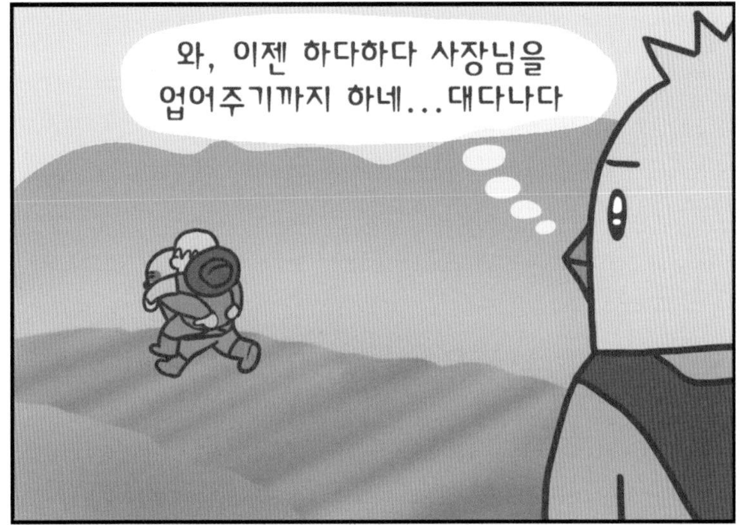
와, 이젠 하다하다 사장님을
업어주기까지 하네...대다나다

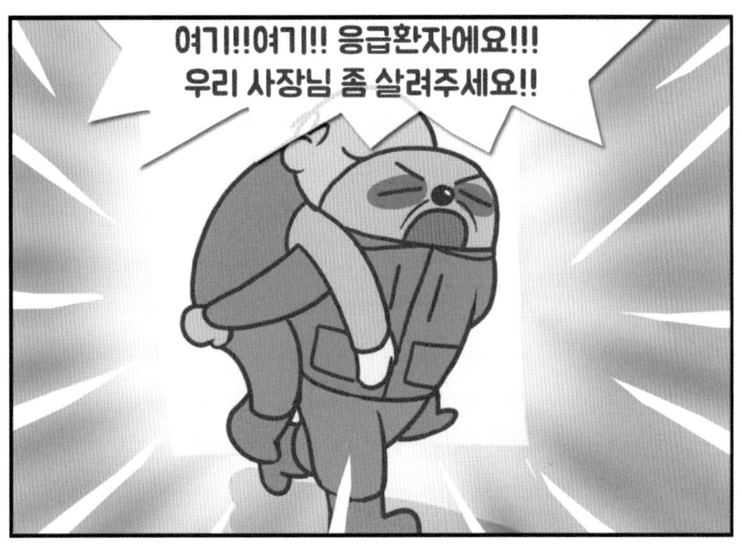
여기!!!여기!!! 응급환자에요!!!
우리 사장님 좀 살려주세요!!

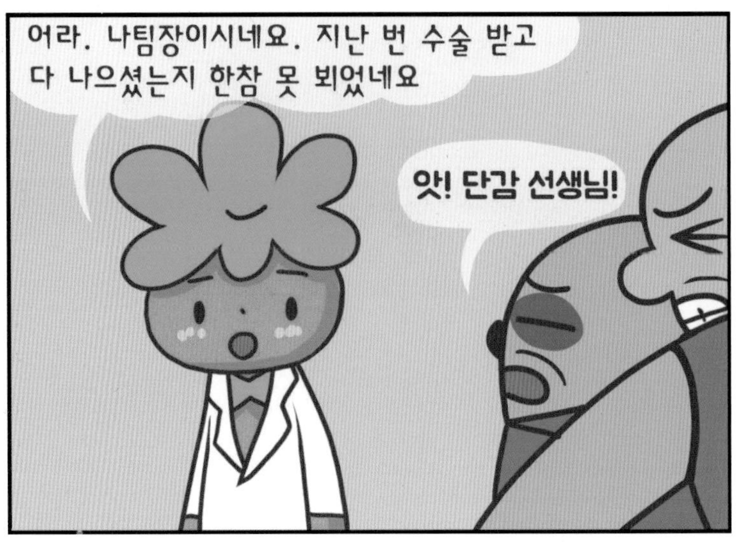
어라. 나팀장이시네요. 지난 번 수술 받고
다 나으셨는지 한참 못 뵈었네요
앗! 단감 선생님!

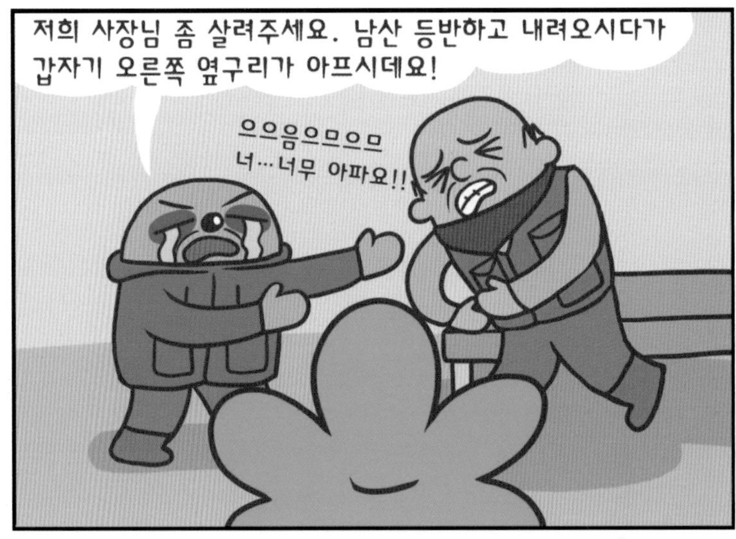
저희 사장님 좀 살려주세요. 남산 등반하고 내려오시다가
갑자기 오른쪽 옆구리가 아프시데요!
으으음으므으므
너…너무 아파요!!

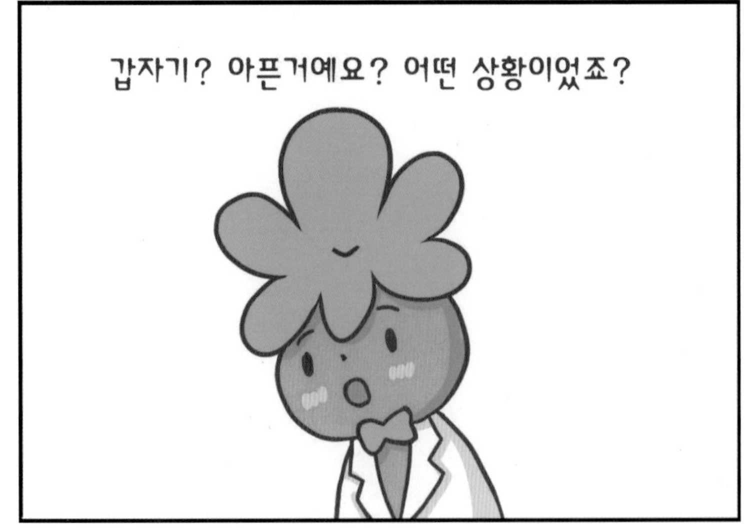
갑자기? 아픈거예요? 어떤 상황이었죠?

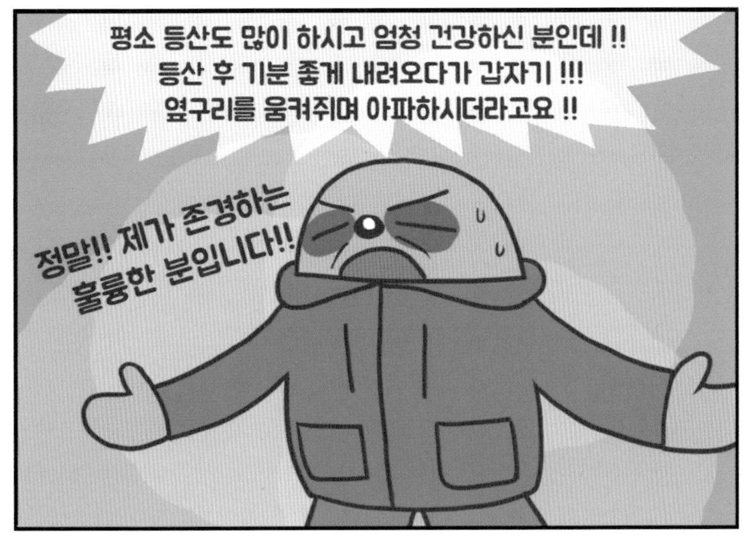
평소 등산도 많이 하시고 엄청 건강하신 분인데 !!
등산 후 기분 좋게 내려오다가 갑자기 !!!
옆구리를 움켜쥐며 아파하시더라고요 !!
정말!! 제가 존경하는
훌륭한 분입니다!!

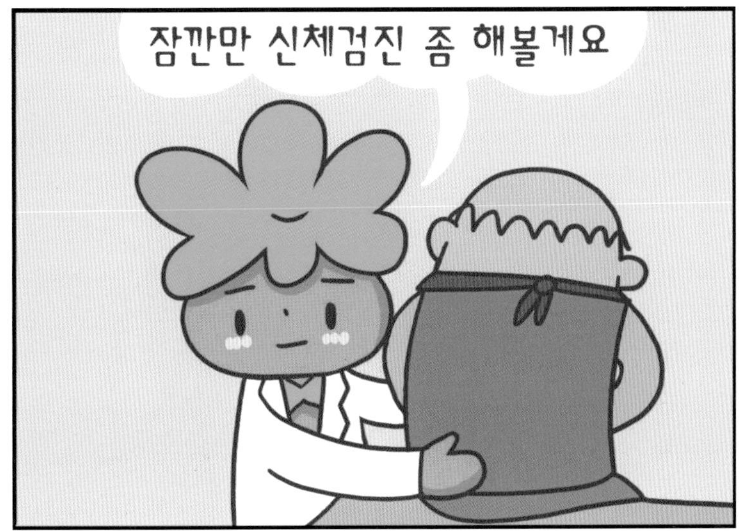
잠깐만 신체검진 좀 해볼게요

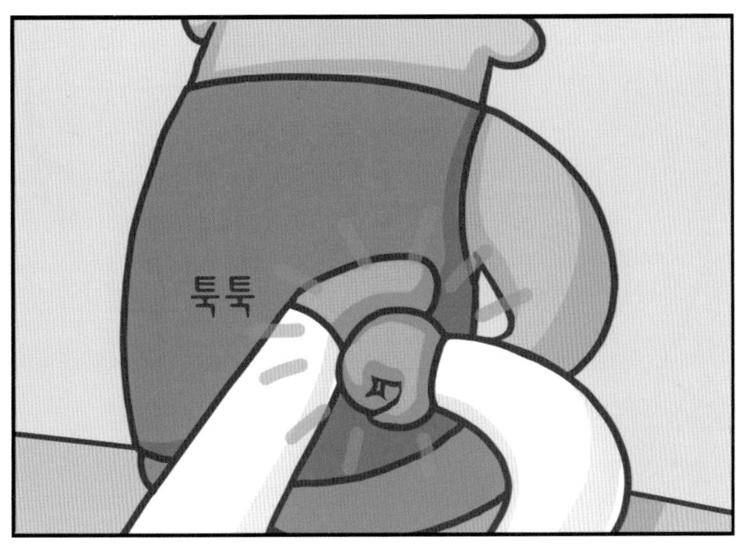
툭툭

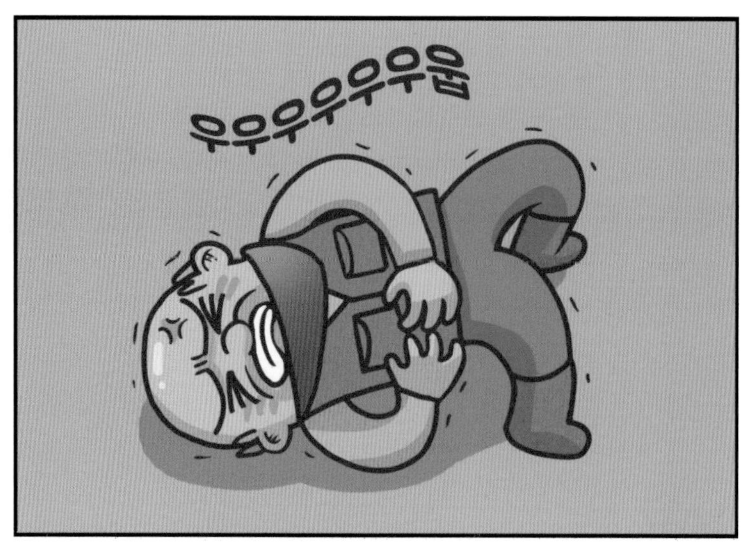
우우우우우우웁

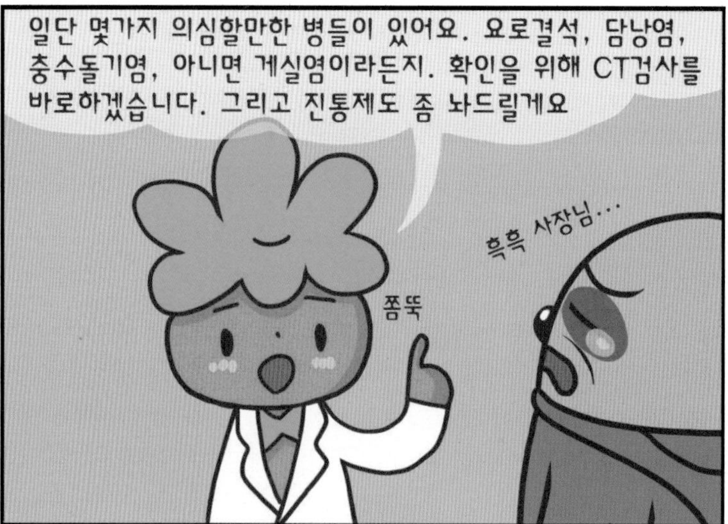
일단 몇가지 의심할만한 병들이 있어요. 요로결석, 담낭염, 충수돌기염, 아니면 게실염이라든지. 확인을 위해 CT검사를 바로하겠습니다. 그리고 진통제도 좀 놔드릴게요
쫌뚝
흑흑 사장님...

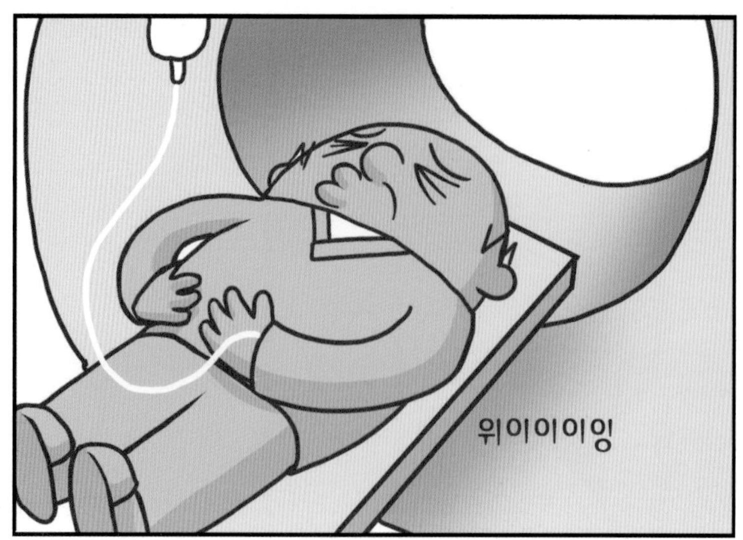
위이이이잉

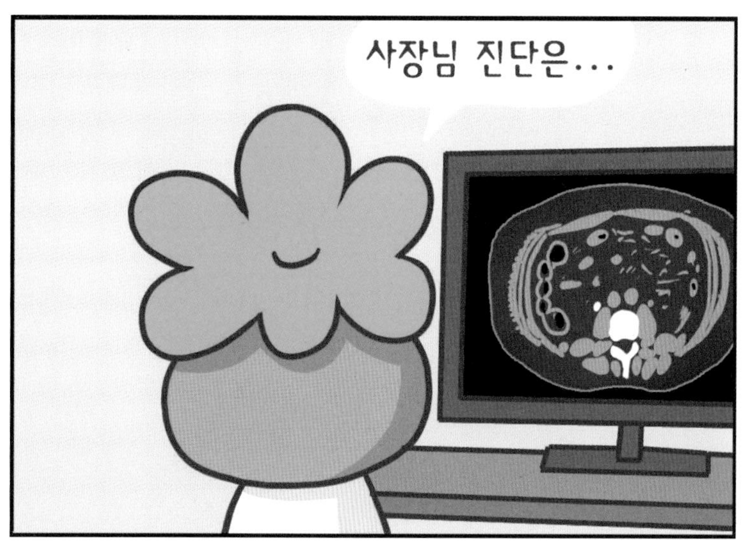
사장님 진단은…

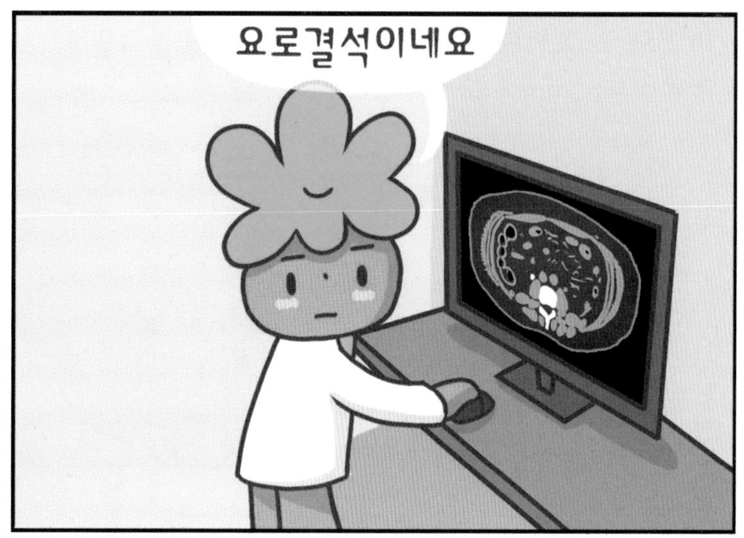
요로결석이네요

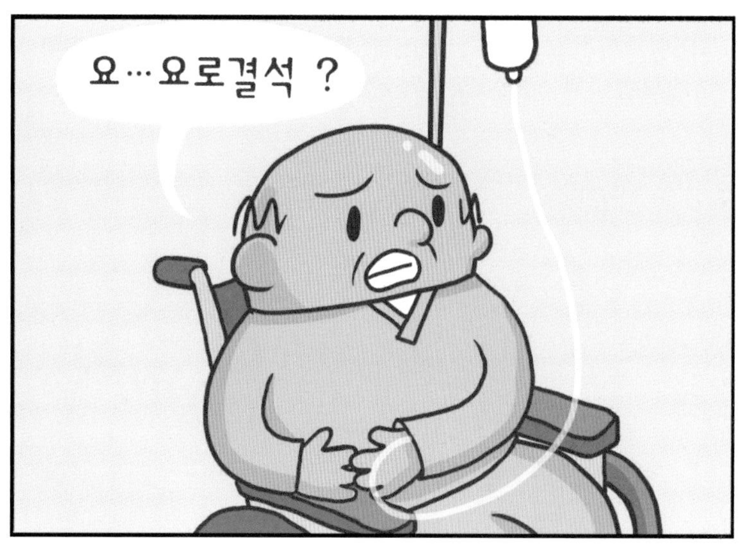
요…요로결석 ?

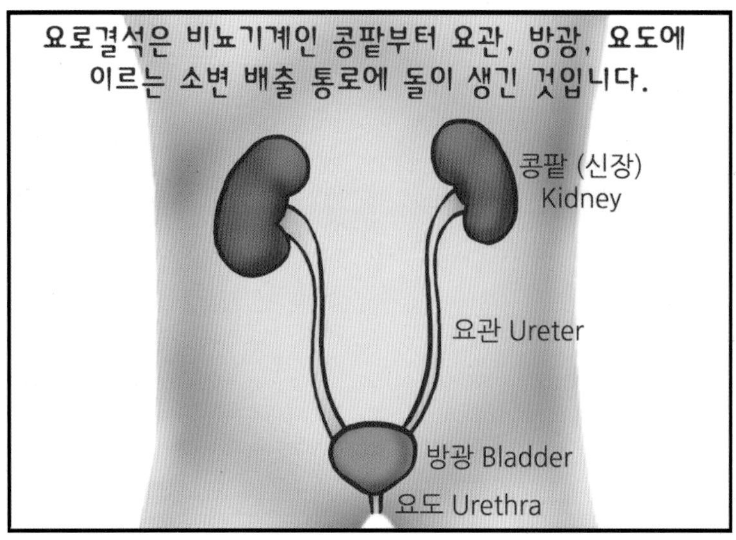
요로결석은 비뇨기계인 콩팥부터 요관, 방광, 요도에 이르는 소변 배출 통로에 돌이 생긴 것입니다.
콩팥 (신장) Kidney
요관 Ureter
방광 Bladder
요도 Urethra

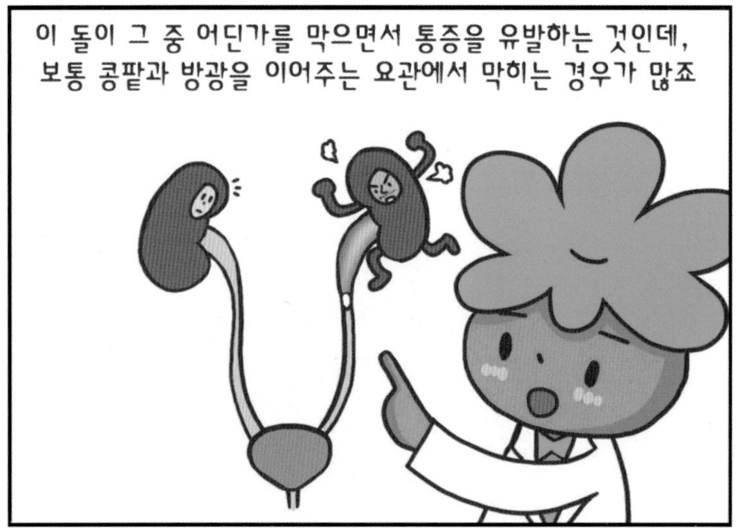
이 돌이 그 중 어딘가를 막으면서 통증을 유발하는 것인데, 보통 콩팥과 방광을 이어주는 요관에서 막히는 경우가 많죠

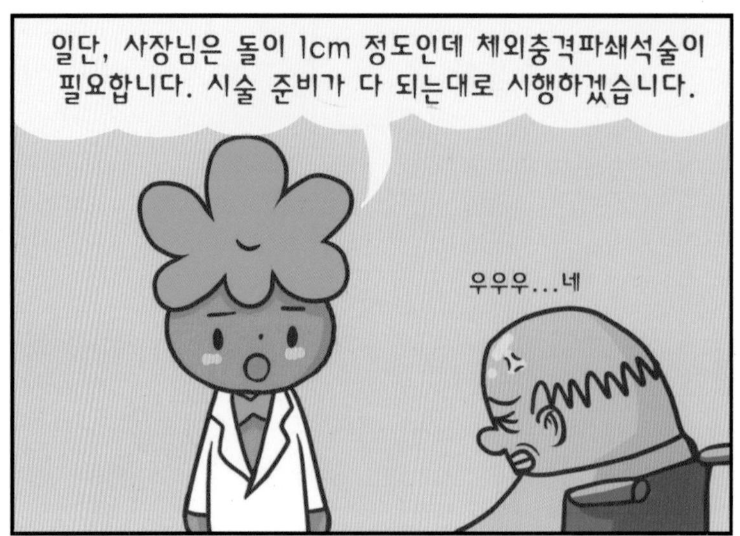
일단, 사장님은 돌이 1cm 정도인데 체외충격파쇄석술이 필요합니다. 시술 준비가 다 되는대로 시행하겠습니다.
우우우...네

체외충격파 쇄석술은 말그대로 체외에서 충격파를 몸 안으로
전달해 돌을 깨는 것인데, 몸 밖에서 장풍으로 부수는 것과
같은 거라고 하면 이해하기 쉬울 것 같네요.
아도오게에~!

그런데 단감 선생님.
요로결석은 왜 생기는 거죠?

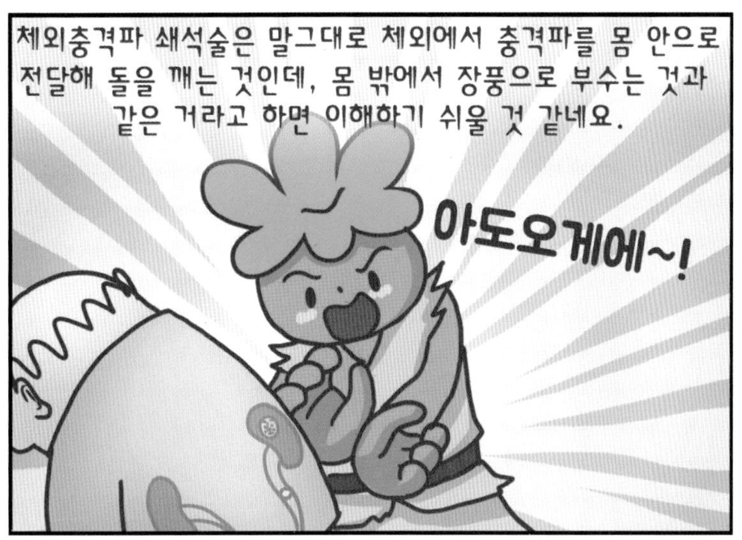

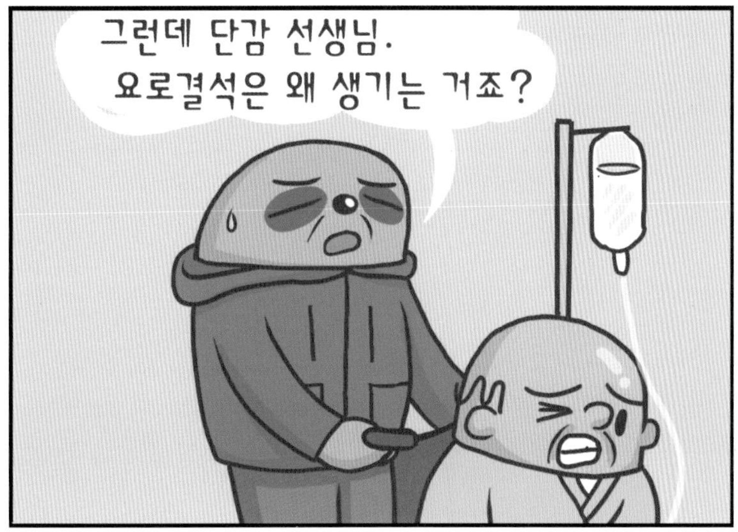

소변은 물 안에 여러가지
성분들이 녹아 있는 상태입니다.

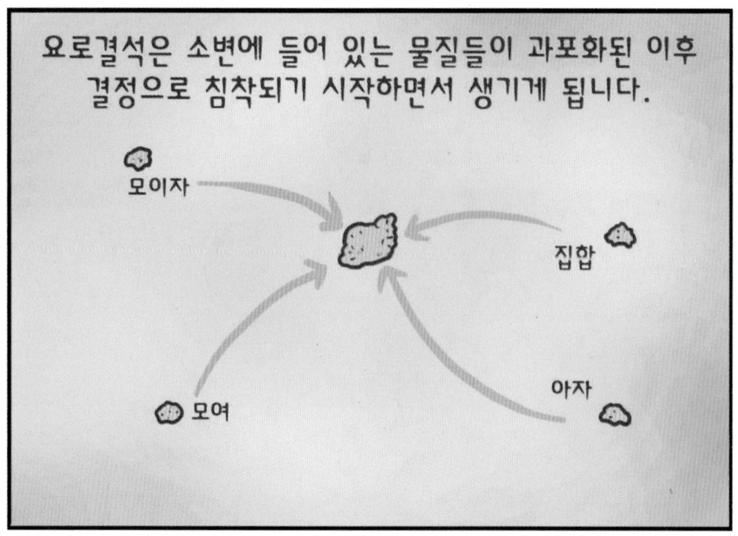
요로결석은 소변에 들어 있는 물질들이 과포화된 이후 결정으로 침착되기 시작하면서 생기게 됩니다.
모이자
집합
모여
아자

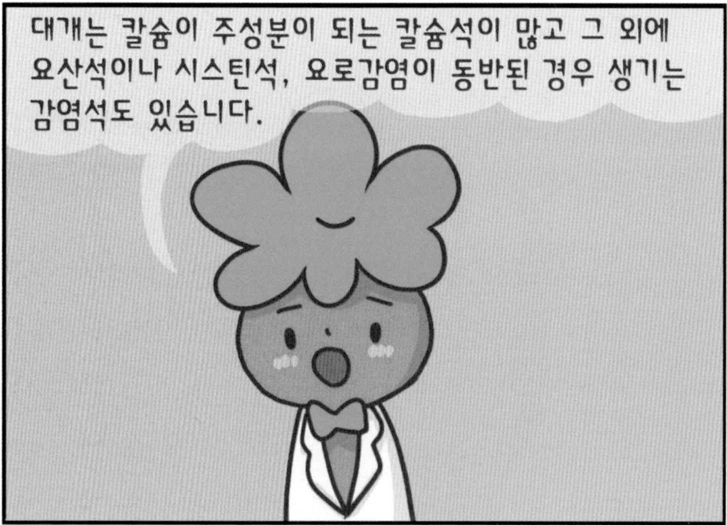
대개는 칼슘이 주성분이 되는 칼슘석이 많고 그 외에 요산석이나 시스틴석, 요로감염이 동반된 경우 생기는 감염석도 있습니다.

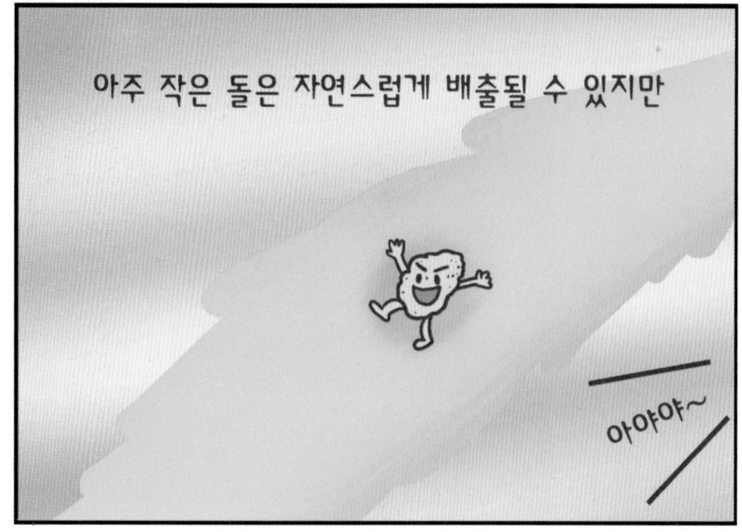
아주 작은 돌은 자연스럽게 배출될 수 있지만
아야야~

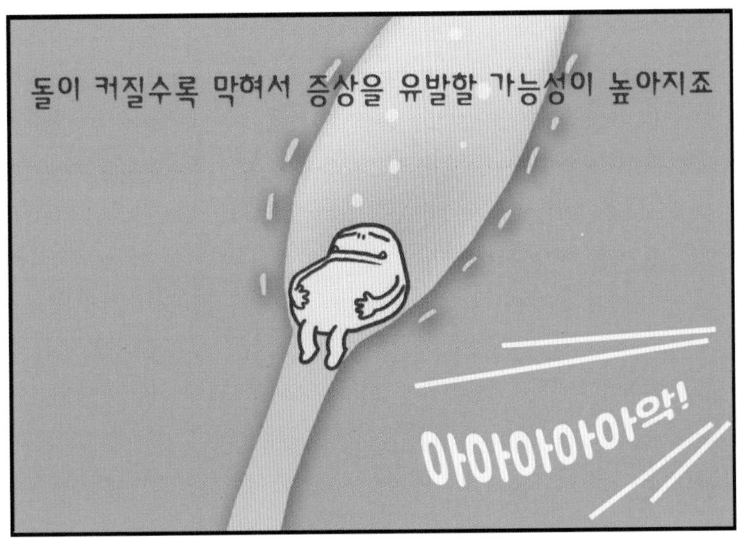
돌이 커질수록 막혀서 증상을 유발할 가능성이 높아지죠
아야야야야야악!

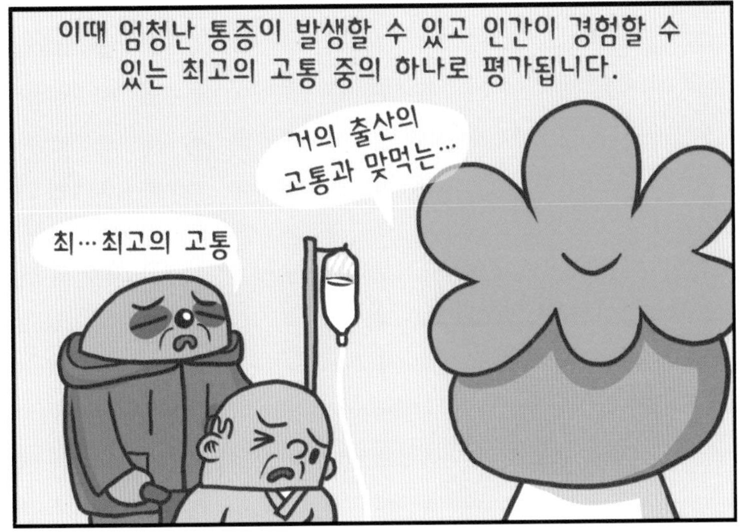
이때 엄청난 통증이 발생할 수 있고 인간이 경험할 수 있는 최고의 고통 중의 하나로 평가됩니다.
거의 출산의 고통과 맞먹는…
최… 최고의 고통

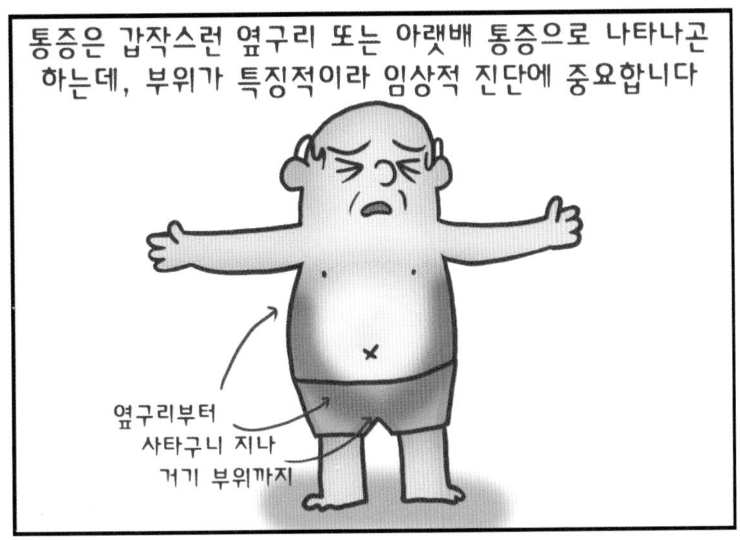
통증은 갑작스런 옆구리 또는 아랫배 통증으로 나타나곤 하는데, 부위가 특징적이라 임상적 진단에 중요합니다
옆구리부터
사타구니 지나
거기 부위까지

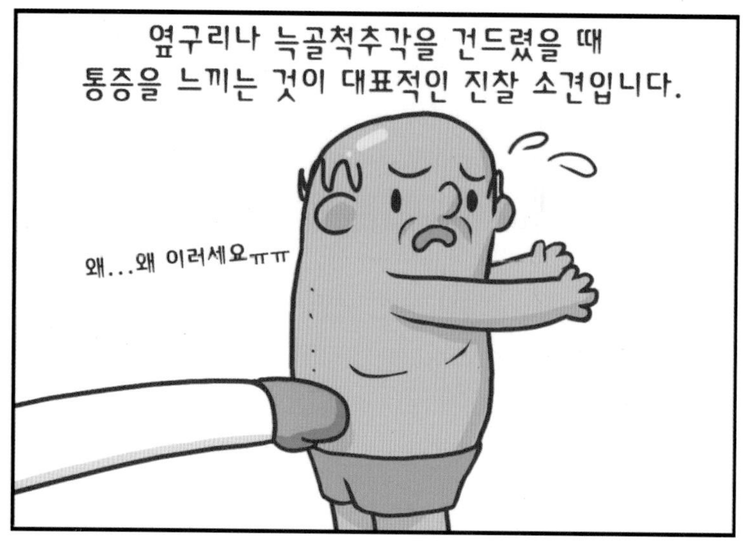
옆구리나 늑골척추각을 건드렸을 때
통증을 느끼는 것이 대표적인 진찰 소견입니다.
왜...왜 이러세요ㅠㅠ

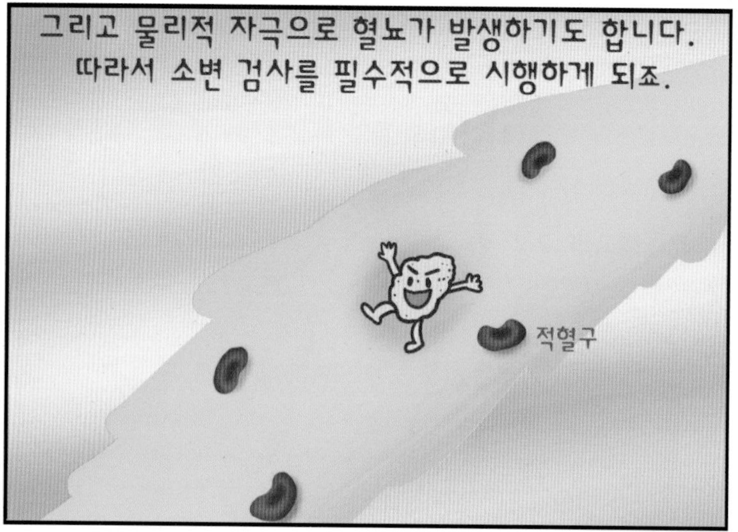
그리고 물리적 자극으로 혈뇨가 발생하기도 합니다.
따라서 소변 검사를 필수적으로 시행하게 되죠.
적혈구

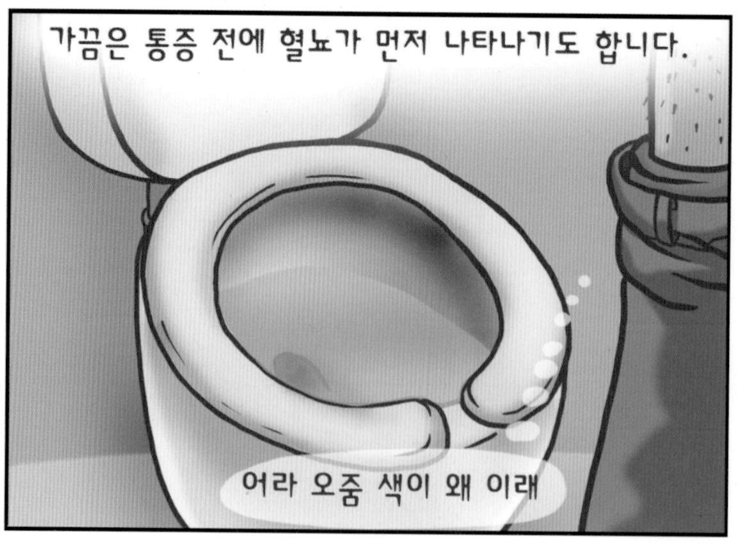
가끔은 통증 전에 혈뇨가 먼저 나타나기도 합니다.
어라 오줌 색이 왜 이래

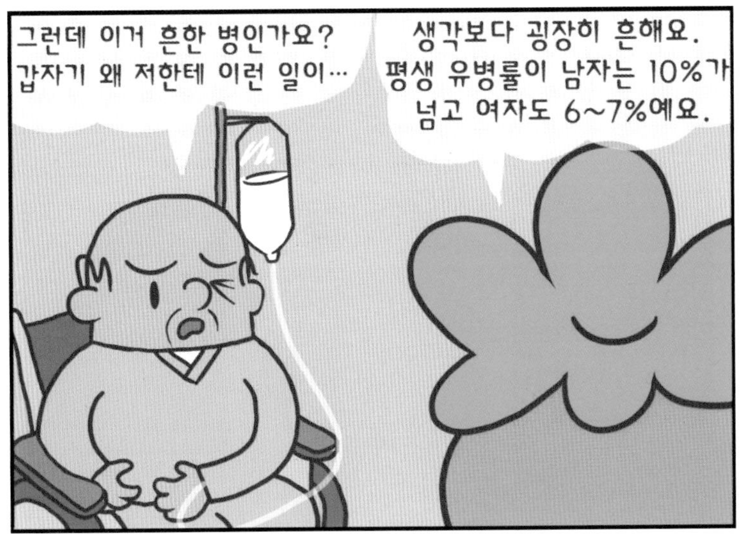
그런데 이거 흔한 병인가요?
갑자기 왜 저한테 이런 일이…
생각보다 굉장히 흔해요.
평생 유병률이 남자는 10%가 넘고 여자도 6~7%예요.

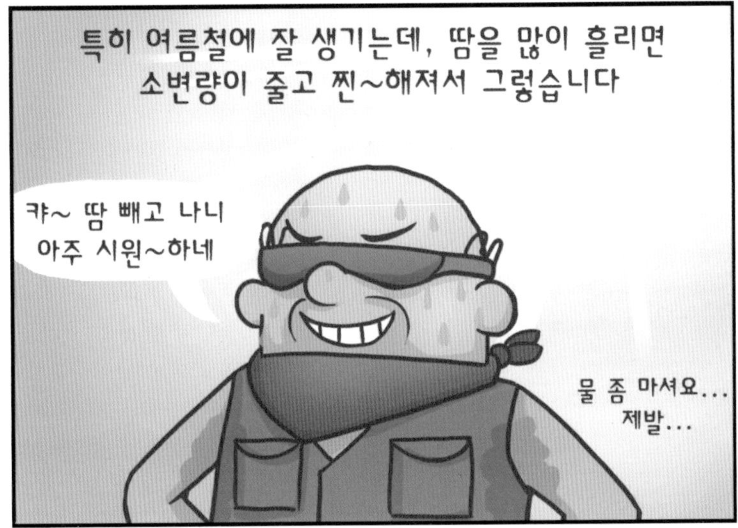
특히 여름철에 잘 생기는데, 땀을 많이 흘리면
소변량이 줄고 찐~해져서 그렇습니다
캬~ 땀 빼고 나니
아주 시원~하네
물 좀 마셔요...
제발...

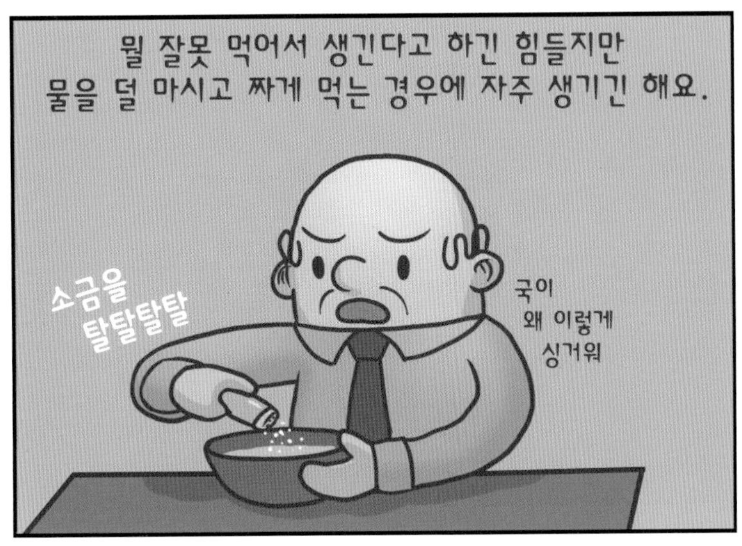
뭘 잘못 먹어서 생긴다고 하긴 힘들지만
물을 덜 마시고 짜게 먹는 경우에 자주 생기긴 해요.
소금을
탈탈탈탈
국이
왜 이렇게
싱거워

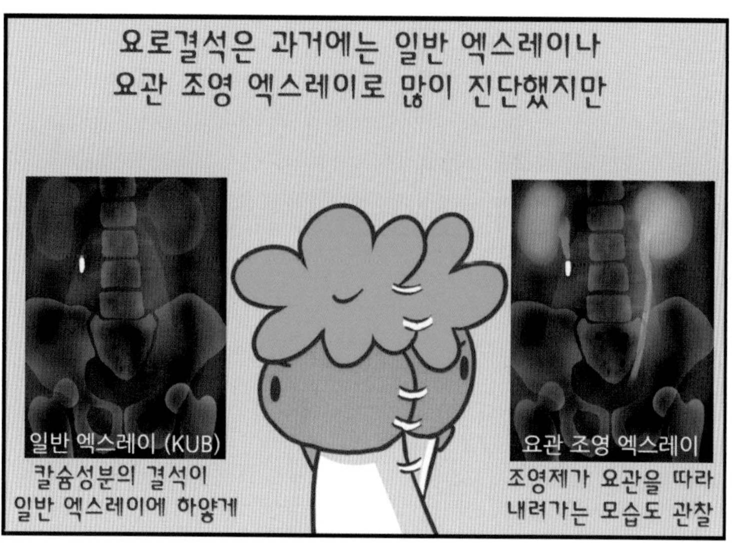
요로결석은 과거에는 일반 엑스레이나
요관 조영 엑스레이로 많이 진단했지만
일반 엑스레이 (KUB)
칼슘성분의 결석이
일반 엑스레이에 하얗게
요관 조영 엑스레이
조영제가 요관을 따라
내려가는 모습도 관찰

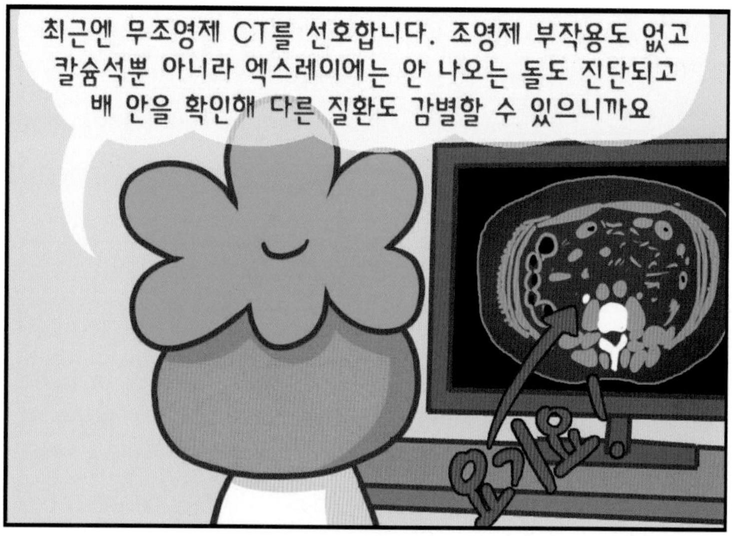
최근엔 무조영제 CT를 선호합니다. 조영제 부작용도 없고
칼슘석뿐 아니라 엑스레이에는 안 나오는 돌도 진단되고
배 안을 확인해 다른 질환도 감별할 수 있으니까요
요기요!

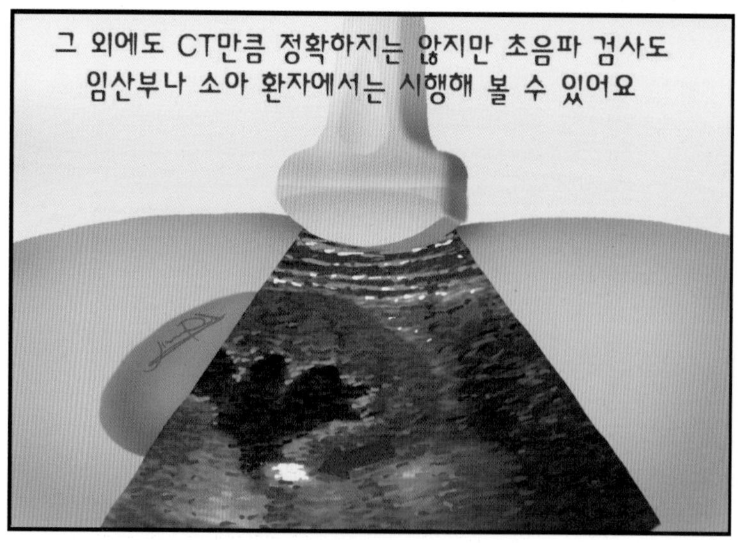
그 외에도 CT만큼 정확하지는 않지만 초음파 검사도
임산부나 소아 환자에서는 시행해 볼 수 있어요

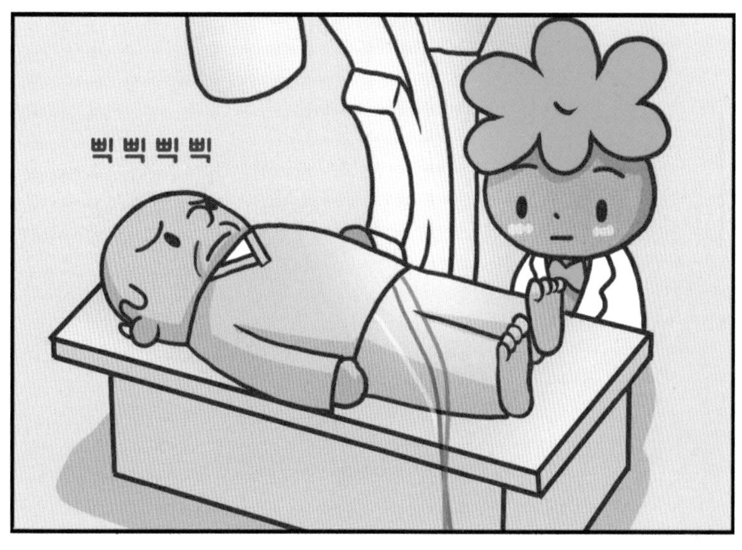
삑 삑 삑 삑

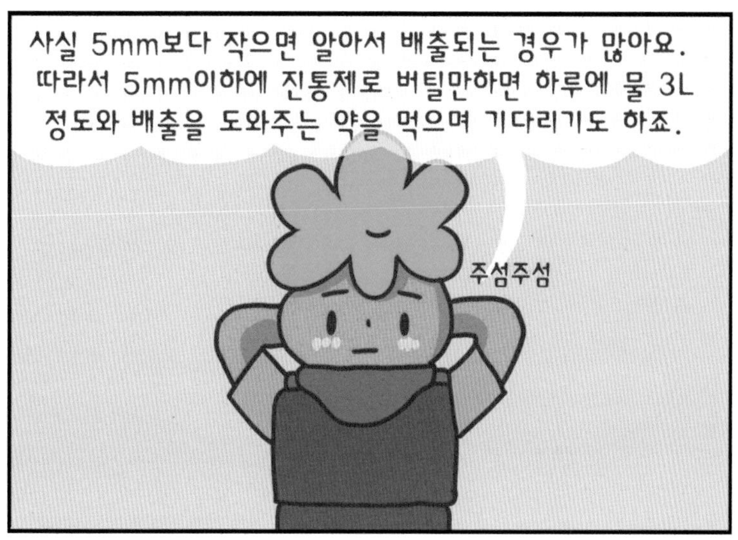
사실 5mm보다 작으면 알아서 배출되는 경우가 많아요.
따라서 5mm이하에 진통제로 버틸만하면 하루에 물 3L
정도와 배출을 도와주는 약을 먹으며 기다리기도 하죠.
주섬주섬

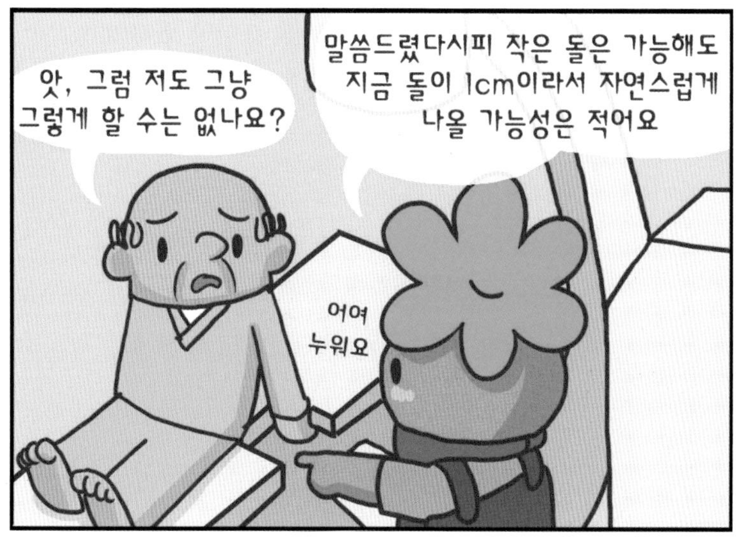
앗, 그럼 저도 그냥
그렇게 할 수는 없나요?
말씀드렸다시피 작은 돌은 가능해도
지금 돌이 1cm이라서 자연스럽게
나올 가능성은 적어요
어여
누워요

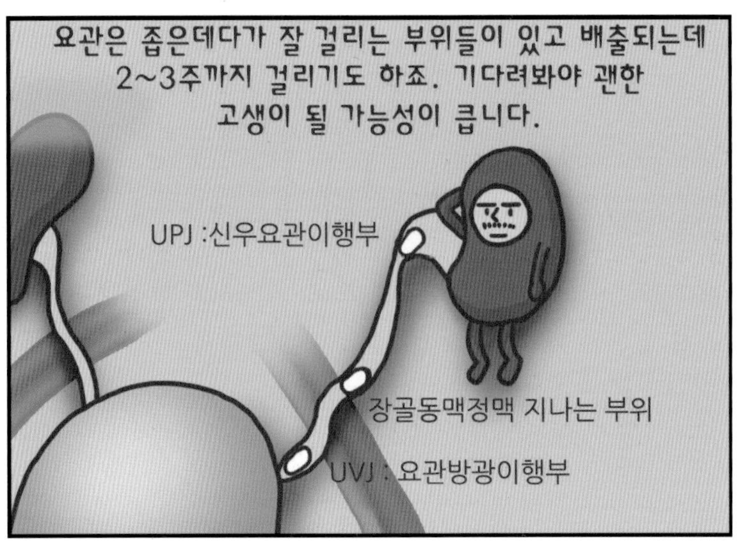
요관은 좁은데다가 잘 걸리는 부위들이 있고 배출되는데
2~3주까지 걸리기도 하죠. 기다려봐야 괜한
고생이 될 가능성이 큽니다.
UPJ :신우요관이행부
장골동맥정맥 지나는 부위
UVJ : 요관방광이행부

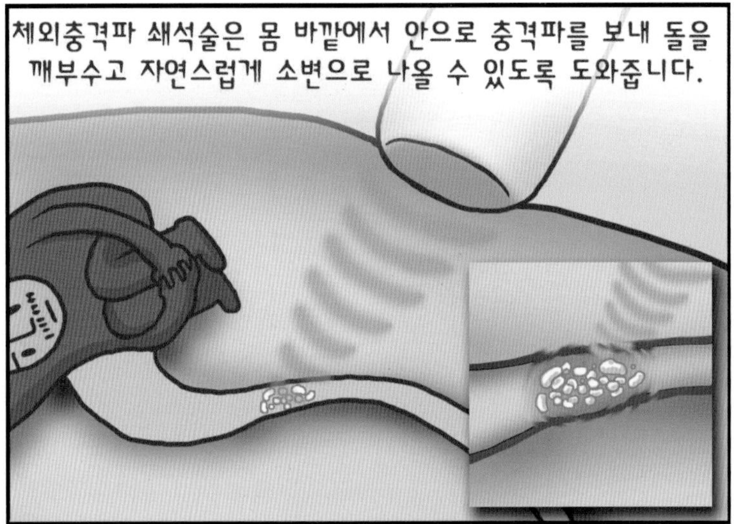
체외충격파 쇄석술은 몸 바깥에서 안으로 충격파를 보내 돌을
깨부수고 자연스럽게 소변으로 나올 수 있도록 도와줍니다.

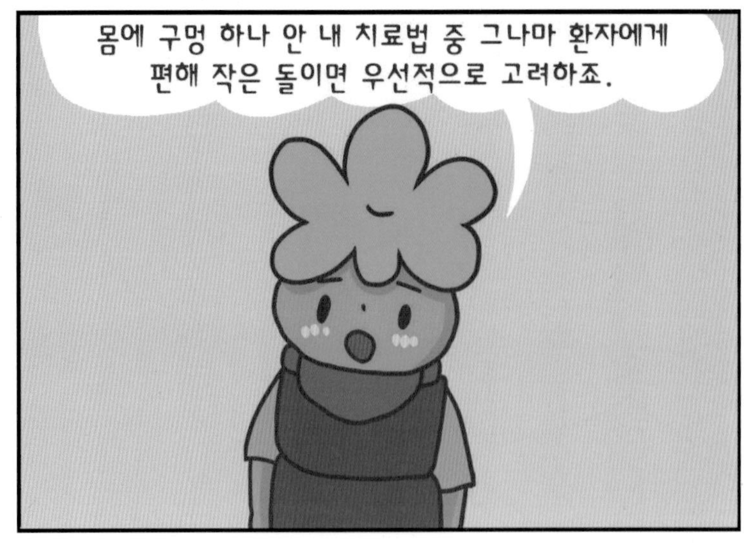
몸에 구멍 하나 안 내 치료법 중 그나마 환자에게
편해 작은 돌이면 우선적으로 고려하죠.

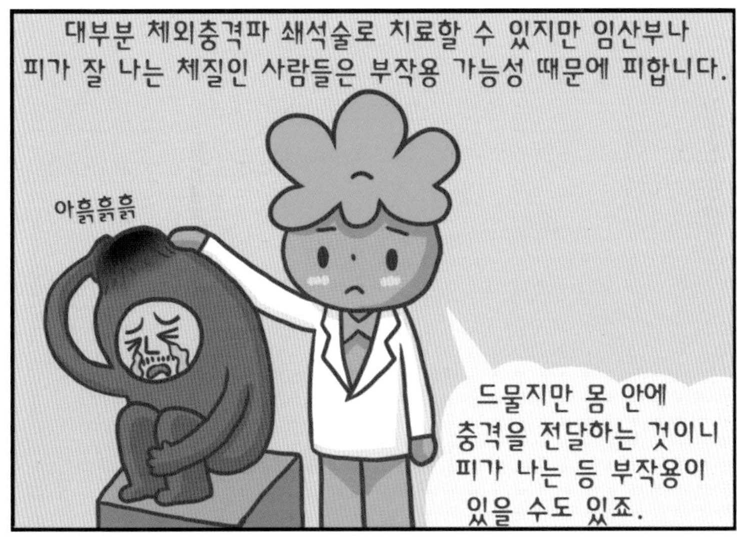
대부분 체외충격파 쇄석술로 치료할 수 있지만 임산부나 피가 잘 나는 체질인 사람들은 부작용 가능성 때문에 피합니다.
아흙흙흙
드물지만 몸 안에 충격을 전달하는 것이니 피가 나는 등 부작용이 있을 수도 있죠.

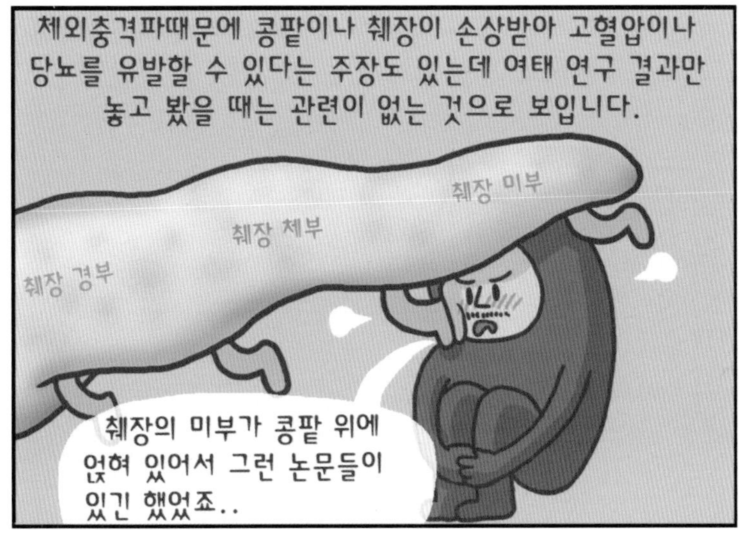
체외충격파때문에 콩팥이나 췌장이 손상받아 고혈압이나 당뇨를 유발할 수 있다는 주장도 있는데 여태 연구 결과만 놓고 봤을 때는 관련이 없는 것으로 보입니다.
췌장 미부
췌장 체부
췌장 경부
췌장의 미부가 콩팥 위에 얹혀 있어서 그런 논문들이 있긴 했었죠..

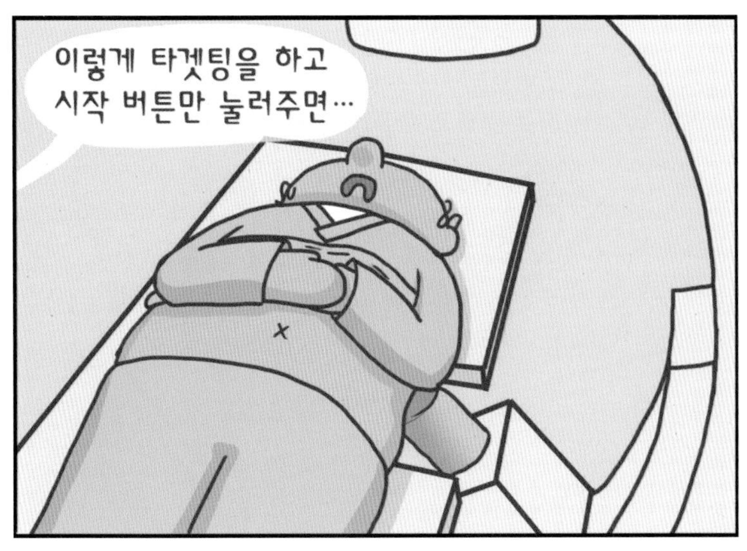
이렇게 타겟팅을 하고 시작 버튼만 눌러주면…

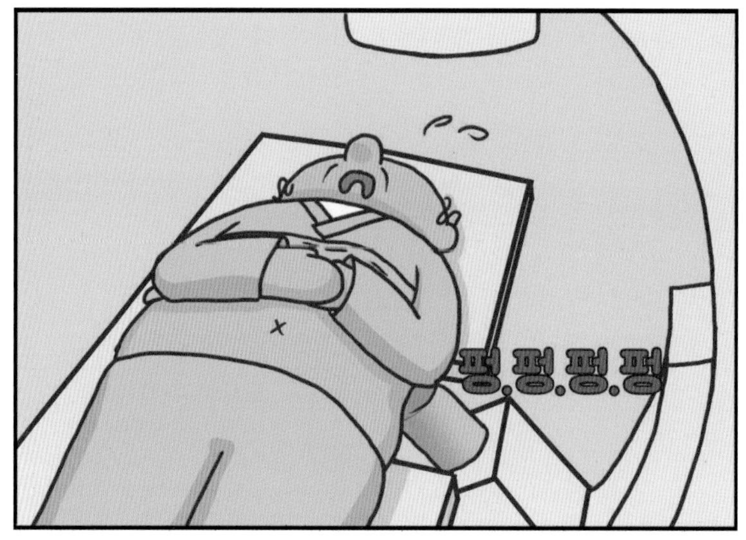
펑.펑.펑.펑

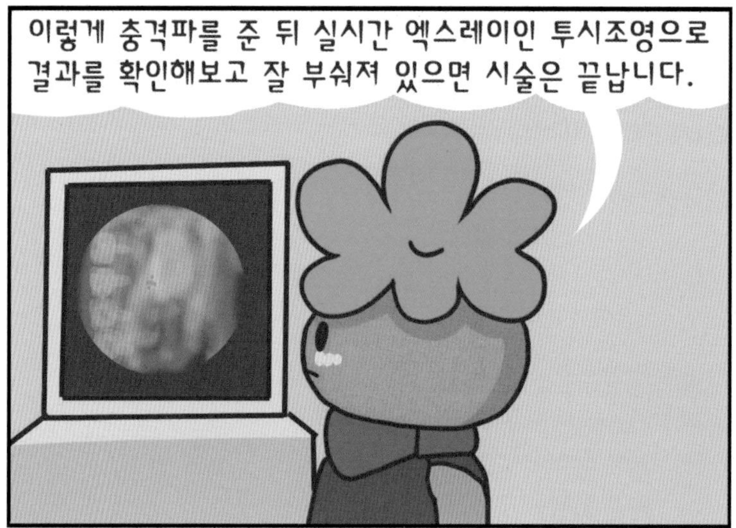
이렇게 충격파를 준 뒤 실시간 엑스레이인 투시조영으로 결과를 확인해보고 잘 부숴져 있으면 시술은 끝납니다.

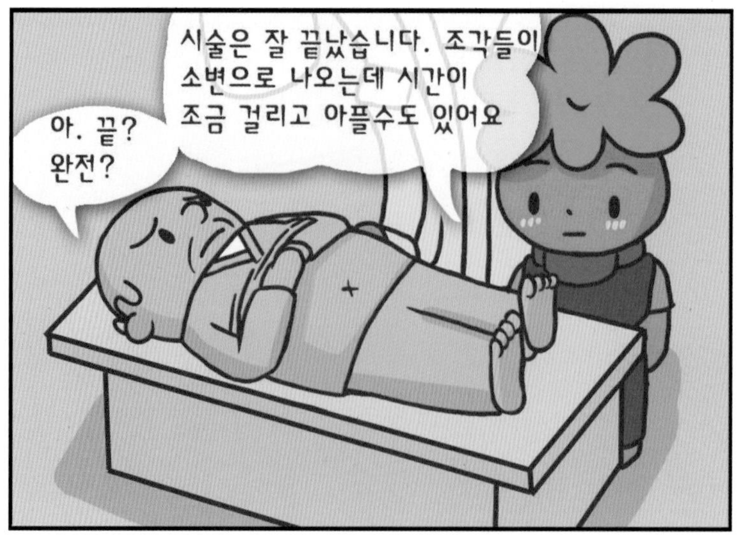
시술은 잘 끝났습니다. 조각들이 소변으로 나오는데 시간이 조금 걸리고 아플수도 있어요
아. 끝? 완전?

그 동안 소변 배출을 촉진하고 재발을 막기 위해 하루 3L 물도 마시고 제가 처방해주는 약도 복용하면 되겠습니다.

물, 과일, 야채 등을 많이 먹고 칼슘, 지방, 탄수화물은 균형 있게 하세요. 오렌지 쥬스도 좋아요. 소금, 단백질 섭취는 줄이고 맥주 등 술도 자제하는 게 좋습니다.

요로결석 대부분이 칼슘성분이라 칼슘 섭취를 줄여야한다고 생각할 수 있지만 칼슘이 적으면 오히려 더 잘 생길 수 있기 때문에 적절한 수준의 섭취는 필요합니다.

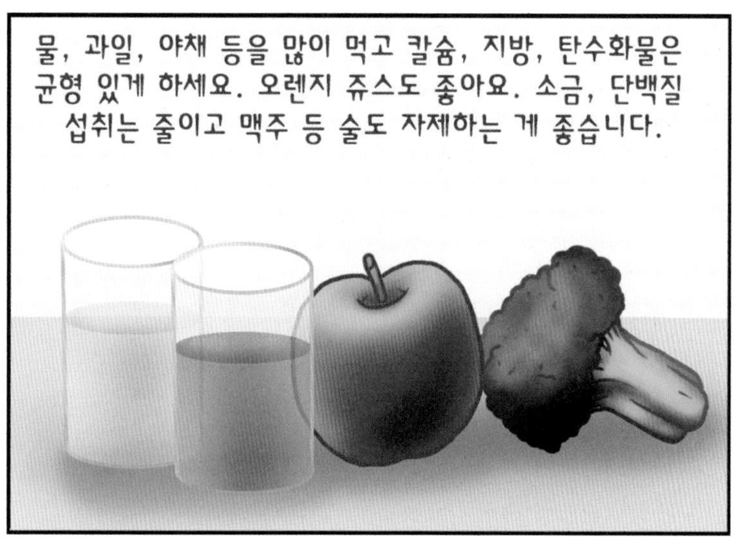

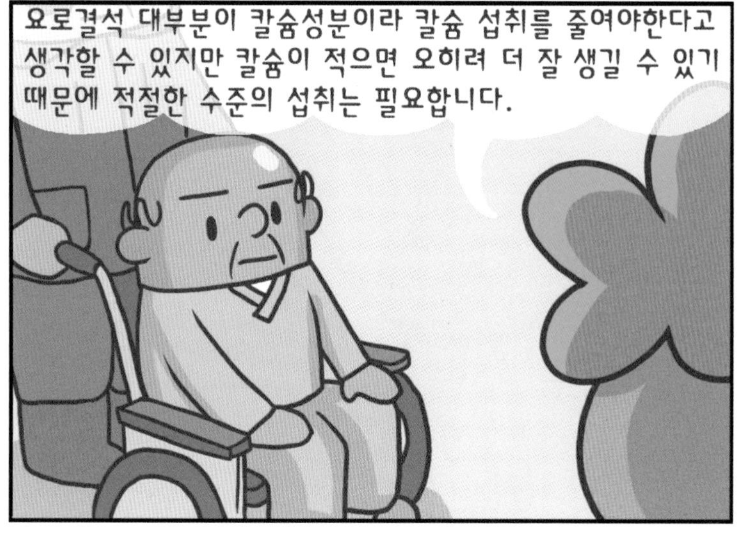

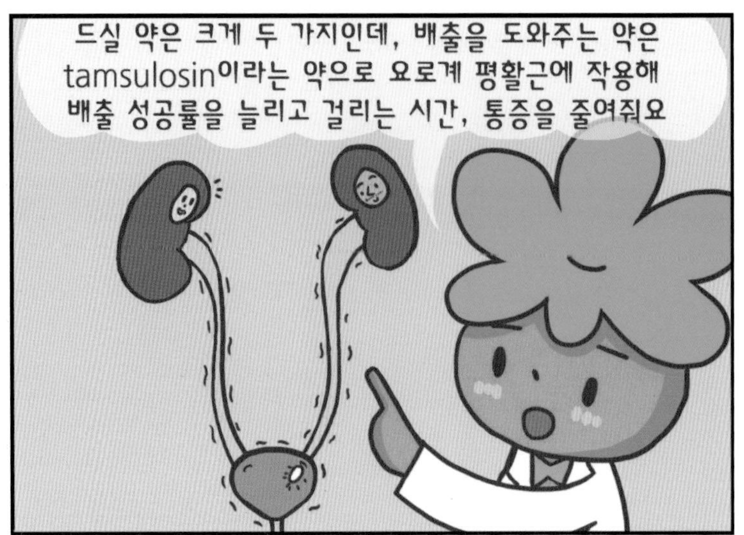
드실 약은 크게 두 가지인데, 배출을 도와주는 약은 tamsulosin이라는 약으로 요로계 평활근에 작용해 배출 성공률을 늘리고 걸리는 시간, 통증을 줄여줘요

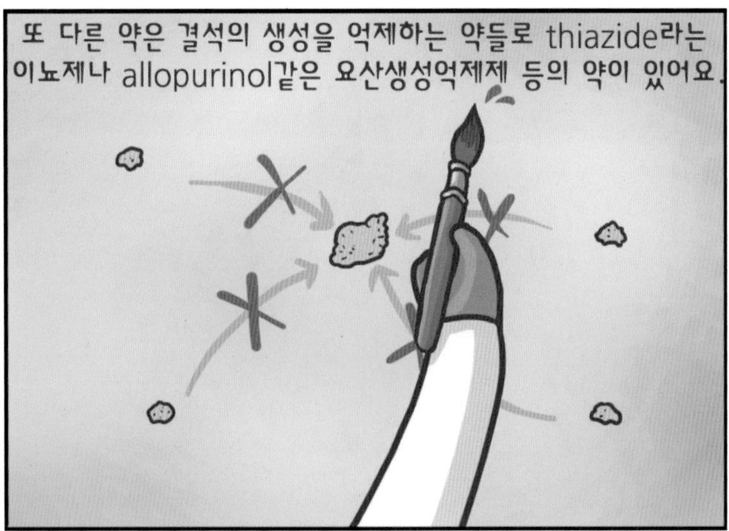
또 다른 약은 결석의 생성을 억제하는 약들로 thiazide라는 이뇨제나 allopurinol같은 요산생성억제제 등의 약이 있어요.

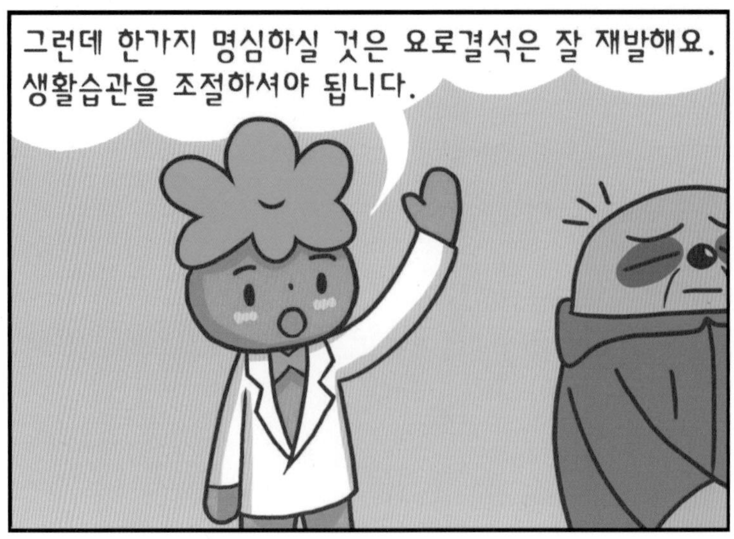
그런데 한가지 명심하실 것은 요로결석은 잘 재발해요. 생활습관을 조절하셔야 됩니다.

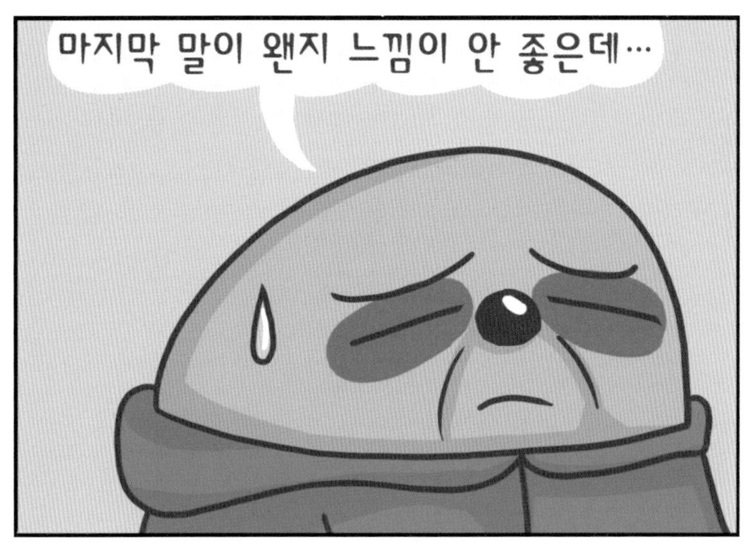
마지막 말이 왠지 느낌이 안 좋은데…

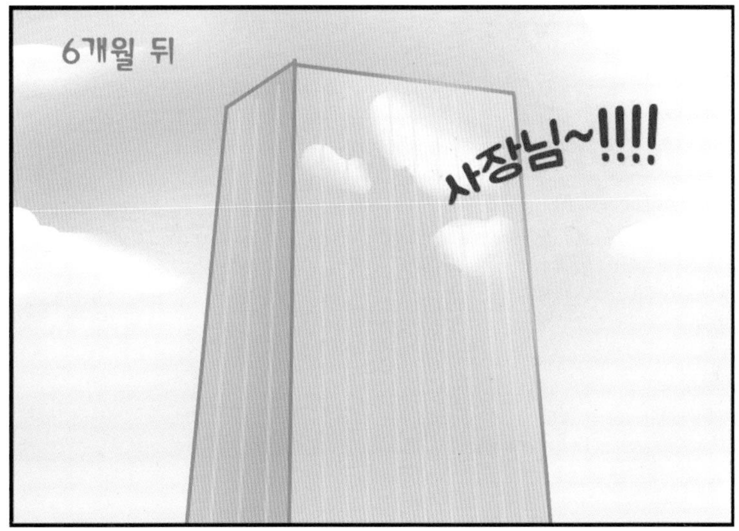
6개월 뒤
사장님~!!!!

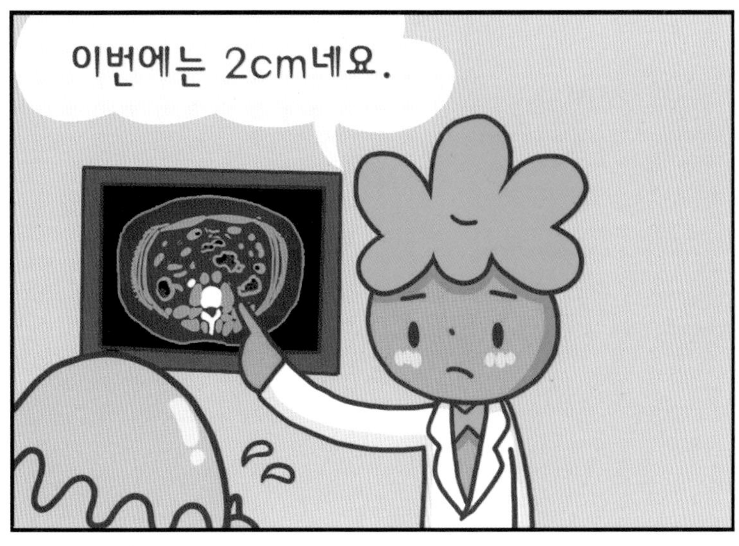
이번에는 2cm네요.

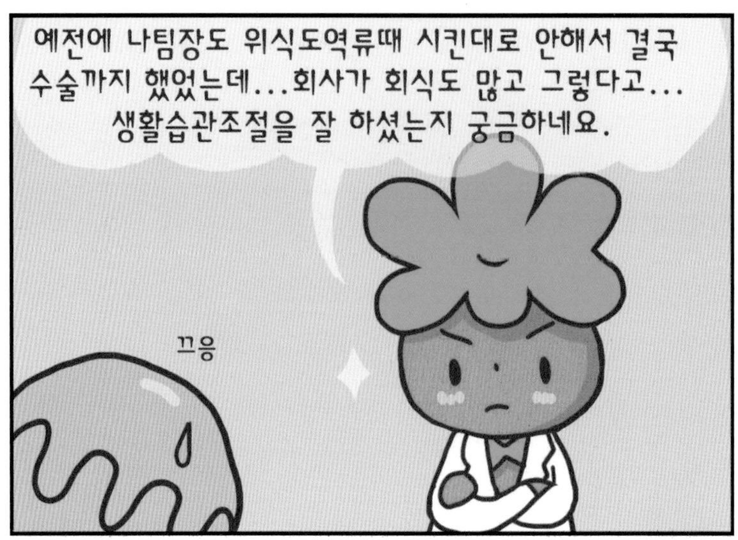
예전에 나팀장도 위식도역류때 시킨대로 안해서 결국 수술까지 했었는데...회사가 회식도 많고 그렇다고...
생활습관조절을 잘 하셨는지 궁금하네요.
끄응

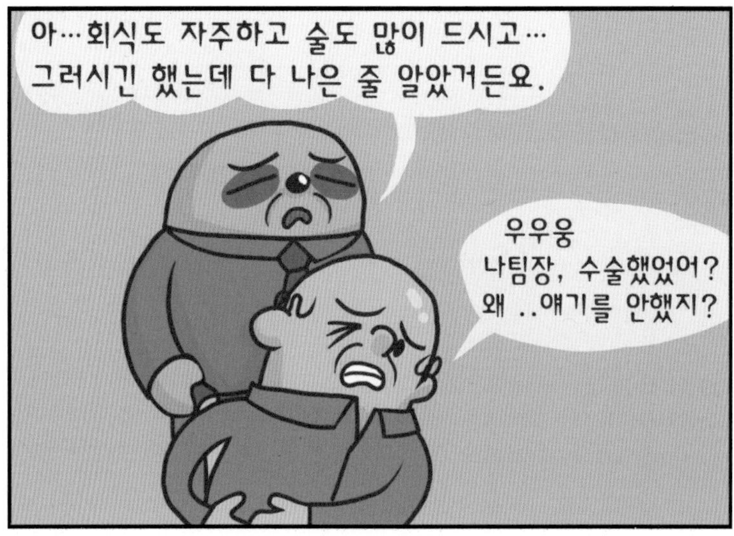
아…회식도 자주하고 술도 많이 드시고…
그러시긴 했는데 다 나은 줄 알았거든요.
우우웅
나팀장, 수술했었어?
왜 ..얘기를 안했지?

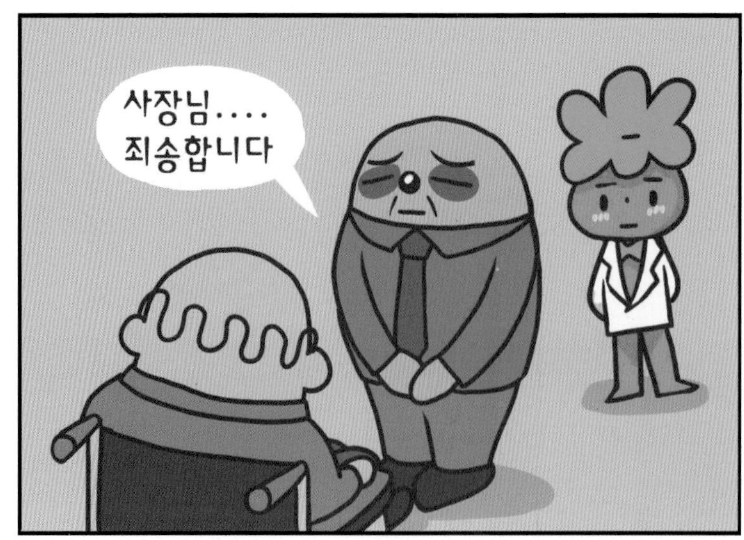
사장님....
죄송합니다

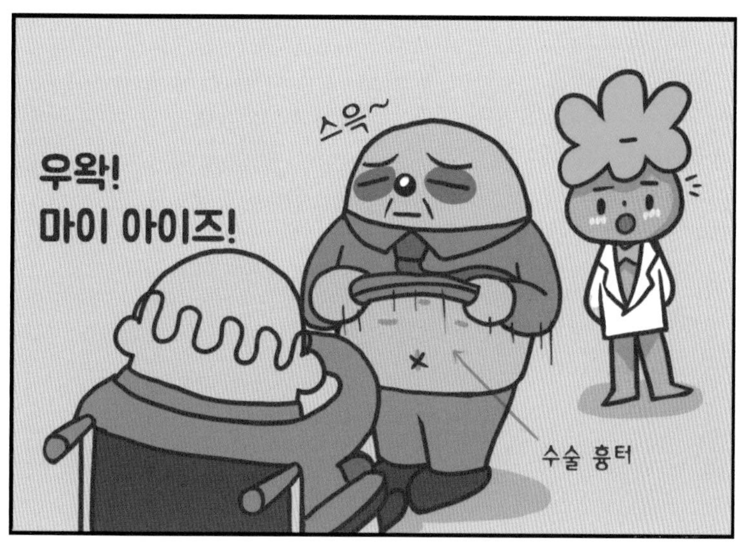
우왁!
마이 아이즈!
스윽~
수술 흉터

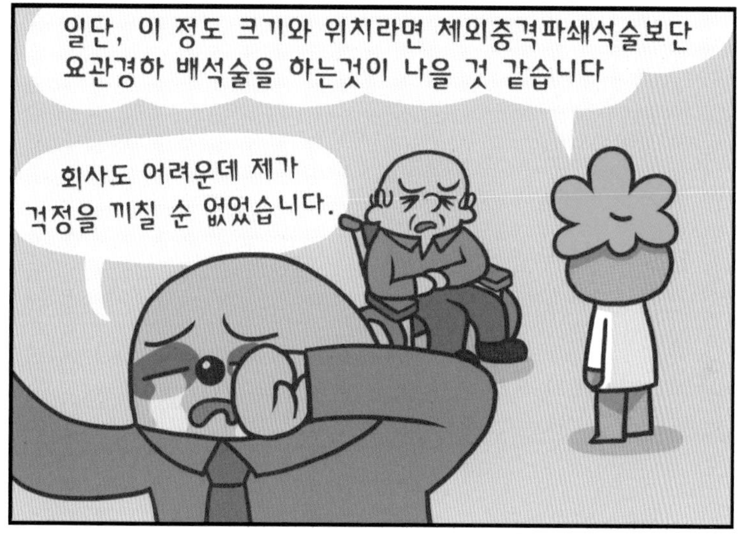
일단, 이 정도 크기와 위치라면 체외충격파쇄석술보단 요관경하 배석술을 하는것이 나을 것 같습니다
회사도 어려운데 제가 걱정을 끼칠 순 없었습니다.

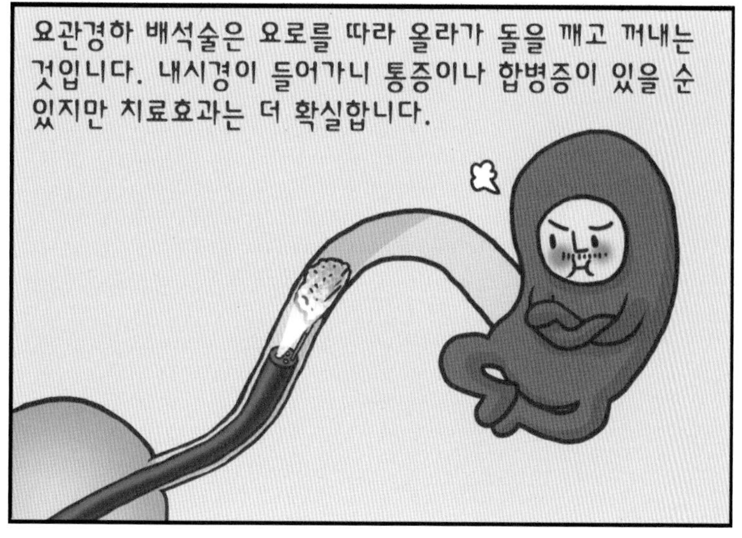
요관경하 배석술은 요로를 따라 올라가 돌을 깨고 꺼내는 것입니다. 내시경이 들어가니 통증이나 합병증이 있을 순 있지만 치료효과는 더 확실합니다.

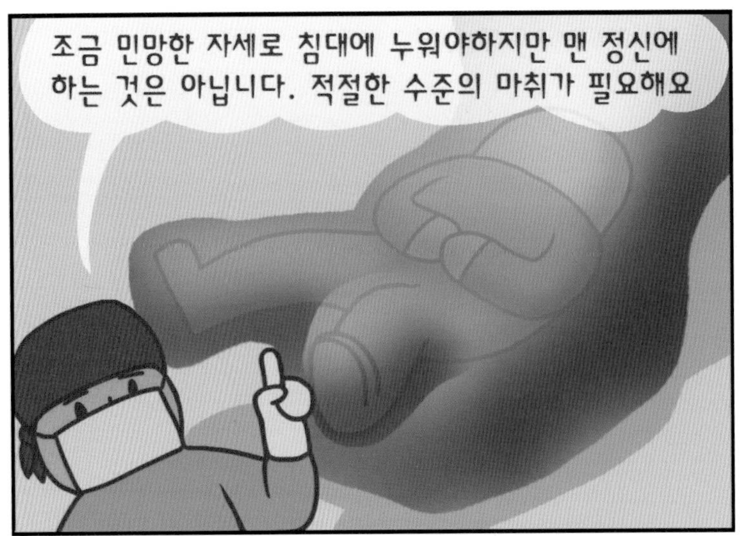
조금 민망한 자세로 침대에 누워야하지만 맨 정신에
하는 것은 아닙니다. 적절한 수준의 마취가 필요해요

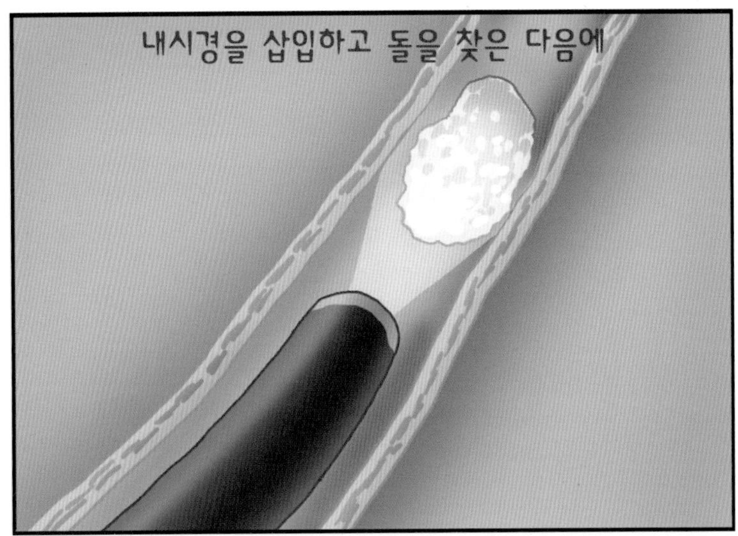
내시경을 삽입하고 돌을 찾은 다음에

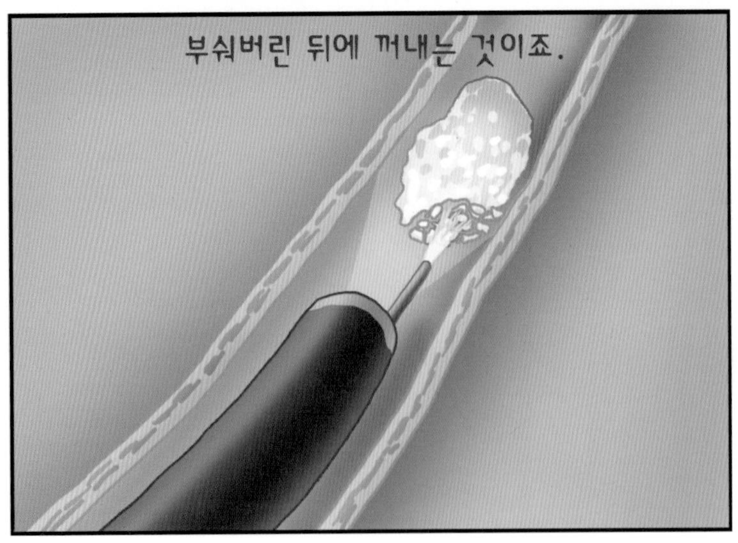
부숴버린 뒤에 꺼내는 것이죠.

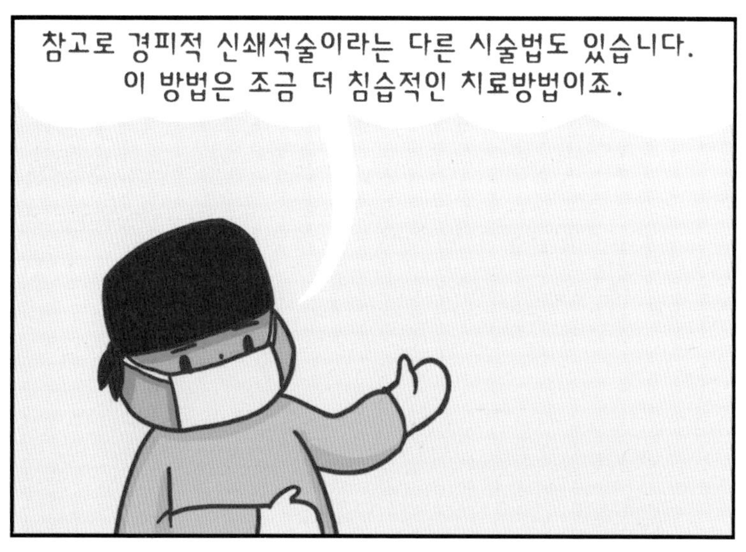
참고로 경피적 신쇄석술이라는 다른 시술법도 있습니다.
이 방법은 조금 더 침습적인 치료방법이죠.

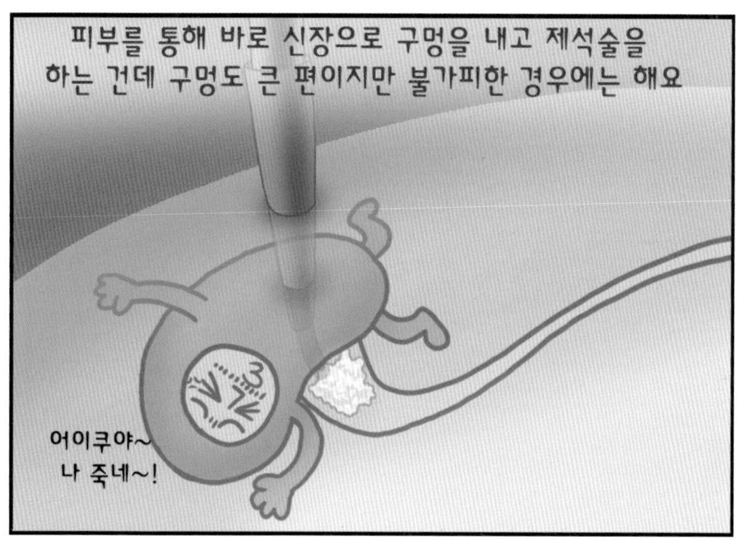
피부를 통해 바로 신장으로 구멍을 내고 제석술을
하는 건데 구멍도 큰 편이지만 불가피한 경우에는 해요
어이쿠야~
나 죽네~!

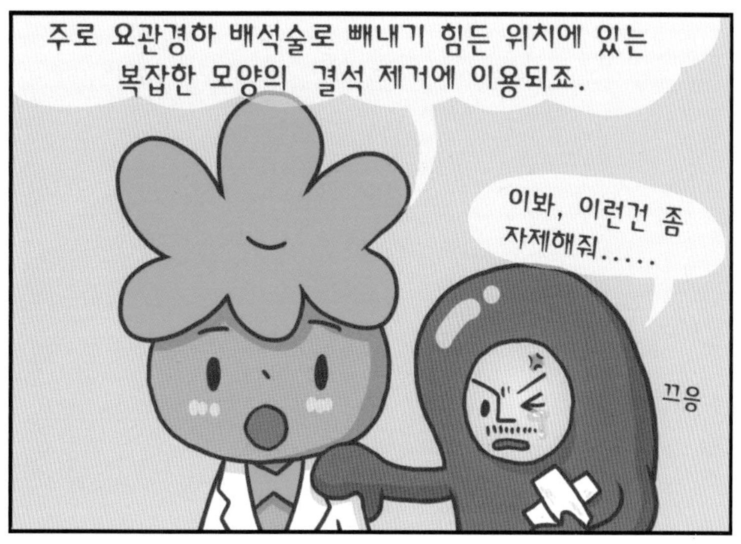
주로 요관경하 배석술로 빼내기 힘든 위치에 있는
복잡한 모양의 결석 제거에 이용되죠.
이봐, 이런건 좀
자제해줘.....
끄응

따라서 환자 편의와 치료 효과를 고려해 크기가 작아
잘 나올 것 같은 경우는 식습관 개선 및 수분 섭취,
약물 등으로 알아서 소변으로 나오기를 기대해보고

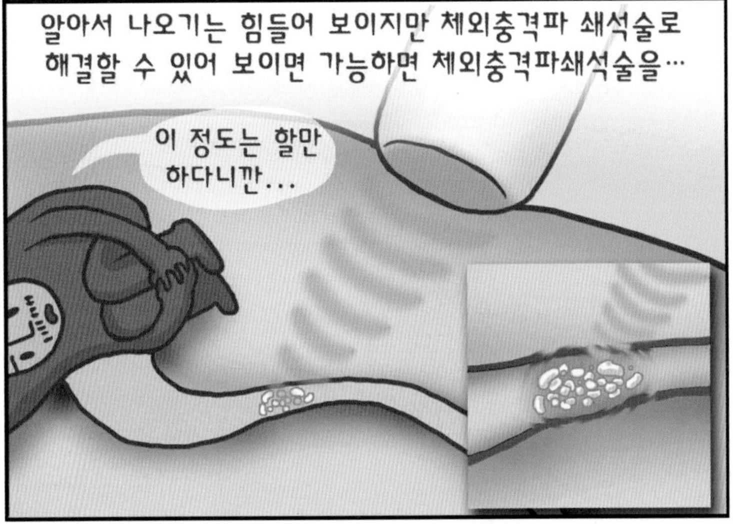

그 또한 쉽지 않아 보이면 요관경하 배석술…
잡았다 이시키
왜...왜 그러세요..ㅠㅠ

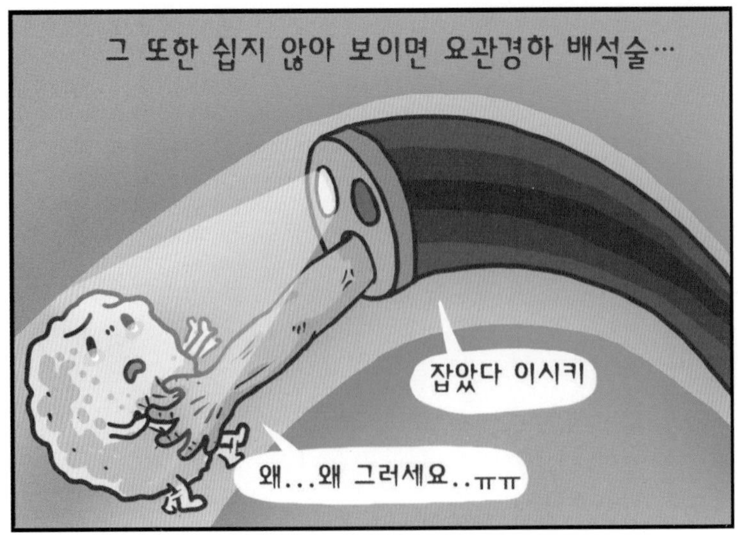

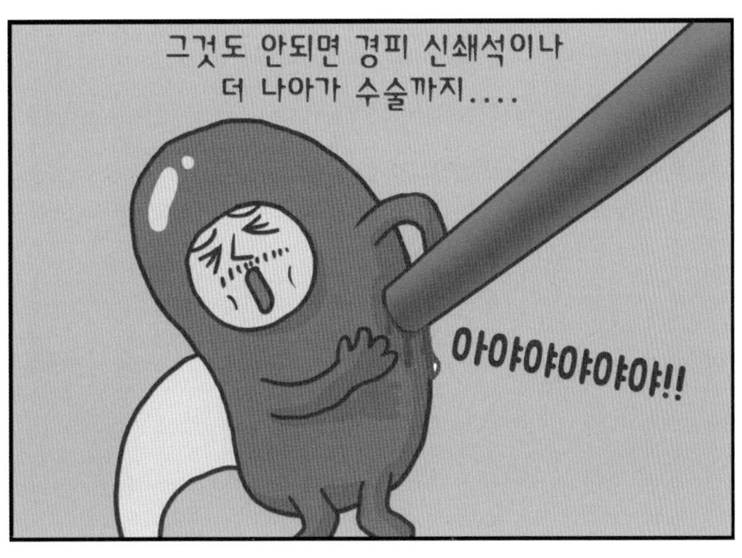
그것도 안되면 경피 신쇄석이나
더 나아가 수술까지....
아야야야야야!!

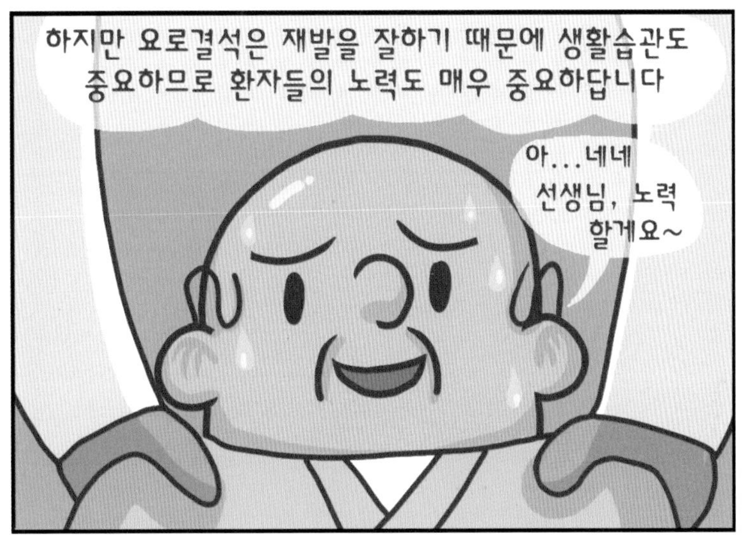
하지만 요로결석은 재발을 잘하기 때문에 생활습관도
중요하므로 환자들의 노력도 매우 중요하답니다
아...네네
선생님, 노력
할게요~

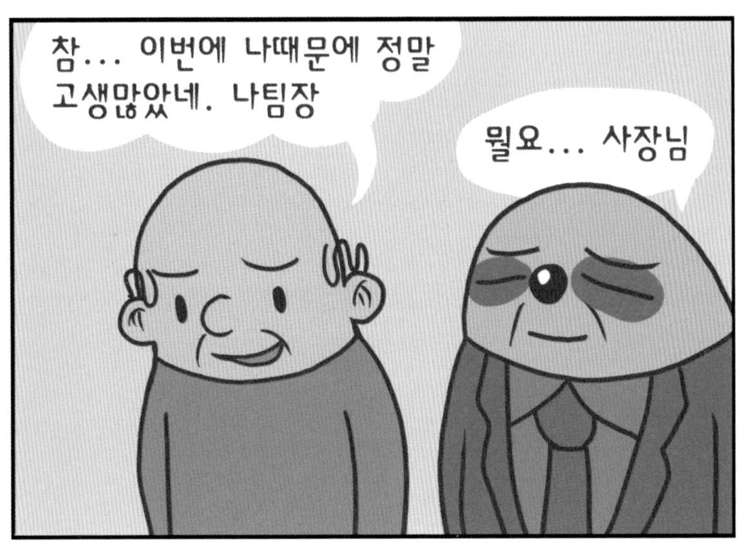
참... 이번에 나때문에 정말
고생많았네. 나팀장
뭘요... 사장님

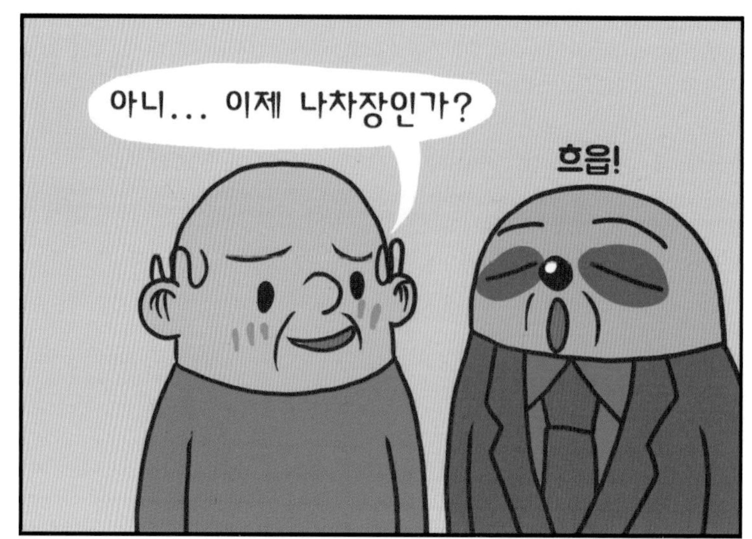
아니... 이제 나차장인가?
흐읍!

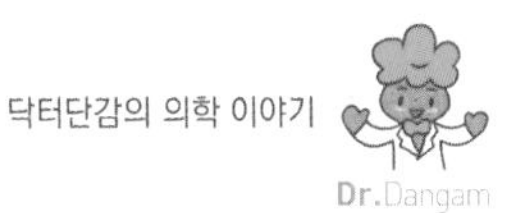

요로결석

요로 결석은 말 그대로 소변이 지나가는 길에 생기는 돌입니다. 그럼 왜 소변이 지나가는 길에 돌이 생기느냐? 소변의 주성분인 칼슘이나 요산 등이 결정으로 형성되면서 돌이 생기는 것입니다. 작은 돌 같은 경우 자연스럽게 소변과 함께 배출될 수 있는데 크기가 너무 큰 경우에는 그대로 그 통로를 막을 수 있습니다. 이 과정에서 통증이 발생할 수 있습니다.

요로결석에 의해서 발생하는 통증은 갑작스럽게 주로 옆구리나 회음부까지 이어지는 부위에서 발생하곤 합니다. 그런데 이 통증은 정도에 따라 다르지만 심한 경우는 출산의 고통에 근접할 정도로 최악의 통증으로 여겨집니다.

의심이 되는 경우 요즘은 무조영제 전산화 단층촬영(CT, computed tomography)을 통해 진단하기도 하고 산모나 어린아이에게는 초음파를 사용하기도 합니다.

크기가 작은 경우에는 알아서 나오기를 기다려볼 수 있습니다. 특히 5mm보다 작은 경우는 자연적으로 소변으로 배출될 확률이 큽니다. 따라서 특별한 시술 없이도 하루에 3 리터 정도의 물을 많이 마시고 배출을 도와주는 약을 먹는 치료를 해볼 수 있습니다. 여기서 쓰는 약은 크게는 두 종류로 요로계 평활근에 작용해서 잘 나올 수 있게 해주는 tamsulosin이라는 약과 요로결석이 생기는 것을 예방해주는 이뇨제(thiazide)나 요산생성억제제(allopurinol)가 있습니다.

1cm 정도의 크기가 된다면 자연적 배출의 가능성은 낮아집니다. 그런 경우에 다음에 고려할 수 있는 것은 체외충격파 쇄석술입니다. 몸 바깥에서 충격파를 안으로 전달해서 돌을 깨부수는 방법입니다. 부숴진 돌은 가루가 되어 소변으로 배출이 됩니다. 피부에 구멍 없이 투시조영실에서 할 수 있습니다. 시술을 마친 뒤에는 물을 많이 마시고 물, 과일, 야채를 많이 먹고 칼슘, 지방, 탄수화물은 균형있게 섭

취하고 맥주 같은 술은 자제해야 합니다.

크기가 크고 쇄석술로 성공하기 어려운 부위에 있는 결석의 경우는 요로내시경을 해보게 됩니다. 요로 내시경은 요도(urethra)를 통해 방광(bladder)에 진입한 뒤 요관(ureter)까지 올라가서 돌을 직접 부수는 것입니다. 대부분의 돌들은 여태 설명한 세 가지 방법으로 제거가 가능합니다.

하지만 이런 방식으로도 어려운 경우에는 경피 신쇄석술이라는 더 침습적인 시술을 하게 되는데 피부를 통해 구멍을 신장 쪽으로 넣어서 시술을 진행하게 되므로 필요한 경우에만 시행하게 됩니다. 웬만해선 이 단계까지는 안 가는 게 좋겠죠?

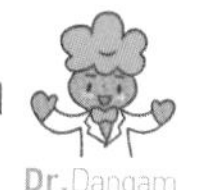

단감's NOTE

이번 에피소드는 미생을 패러디한 나무늘보씨의 회사를 배경으로 하고 있습니다. 특별한 사건은 없이 사장님이 고생 좀 하시는 내용을 담고 있는데 신장이나 췌장 등의 캐릭터를 그려 넣는 즐거운 시간이었습니다.

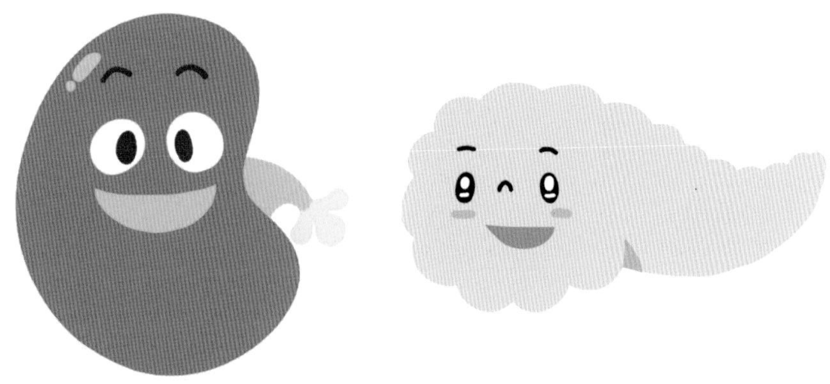

신장 캐릭터 '콩별이'와 췌장캐릭터 '췌리'

만화에서는 이 만화의 스타일답게 약간 우스꽝스러운 캐릭터를 등장시켰지만 사실 삼성서울병원 장기이식센터에서 쓰고 있는 콩별이와 췌리라는 아주 귀여운 신장, 췌장 캐릭터가 있답니다.

만화로 배우는

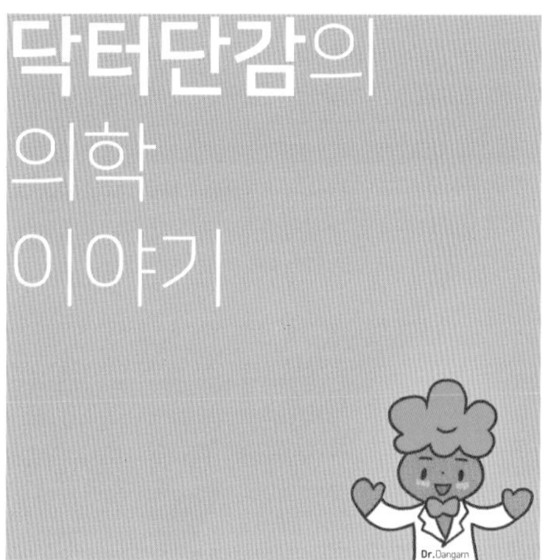

PART 03

심장·폐 질환

14 CHAPTER

심장·폐 질환

협심증

Angina

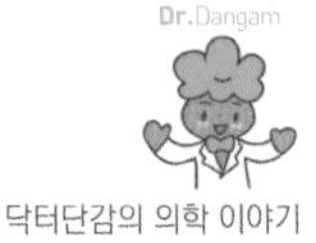

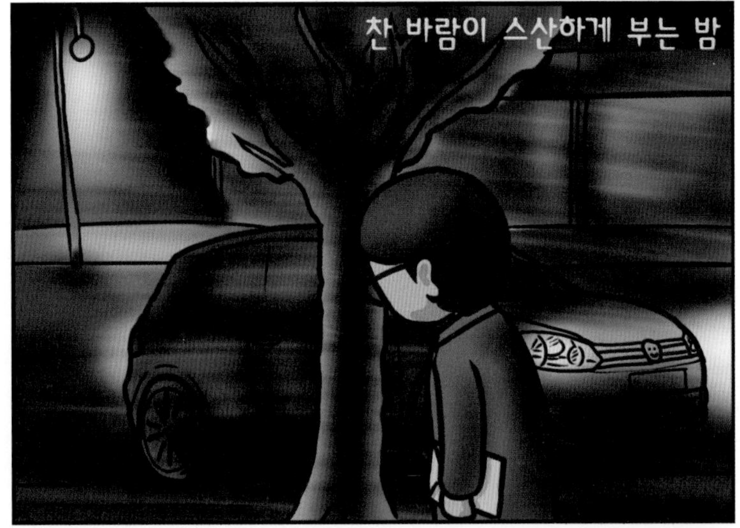

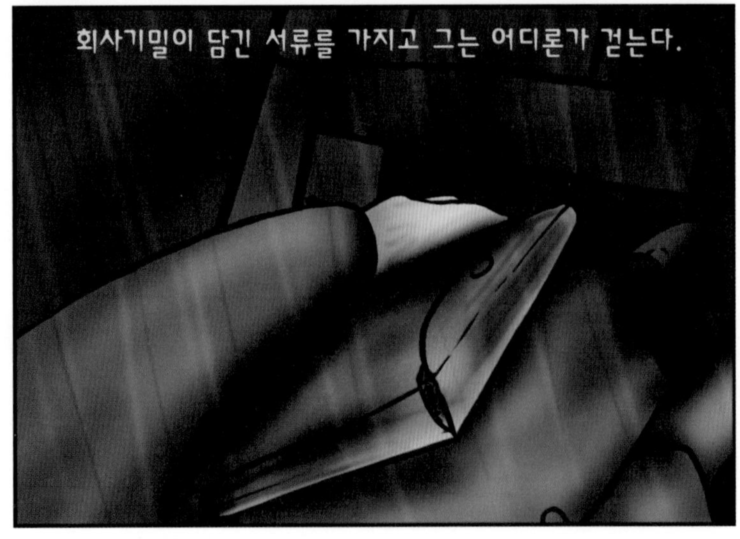

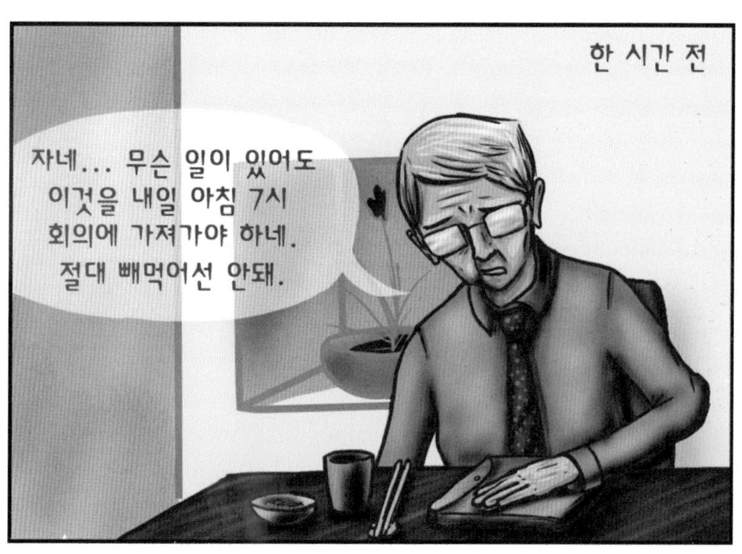
한 시간 전
자네... 무슨 일이 있어도 이것을 내일 아침 7시 회의에 가져가야 하네. 절대 빼먹어선 안돼.

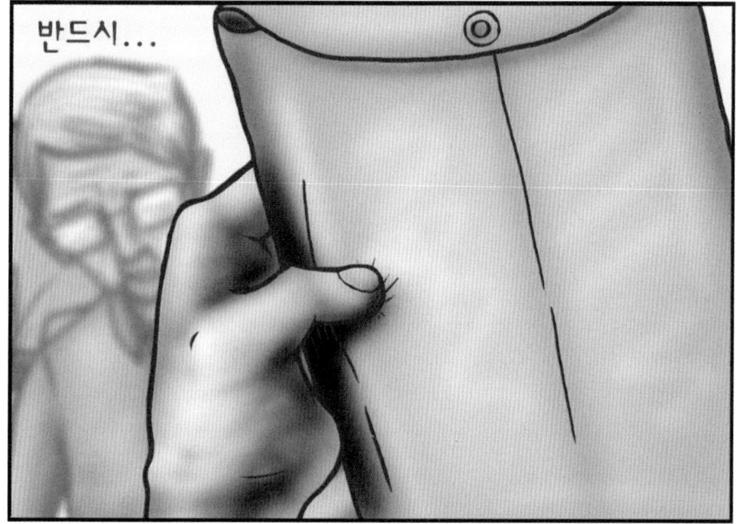
반드시...

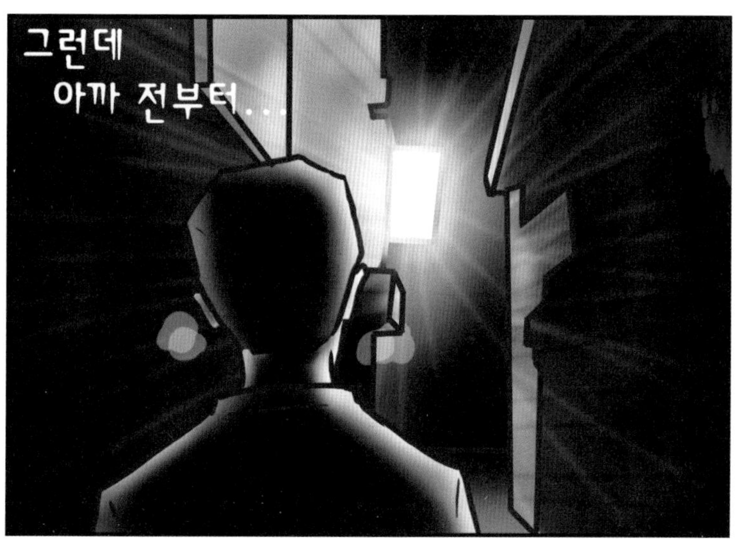
그런데 아까 전부터...

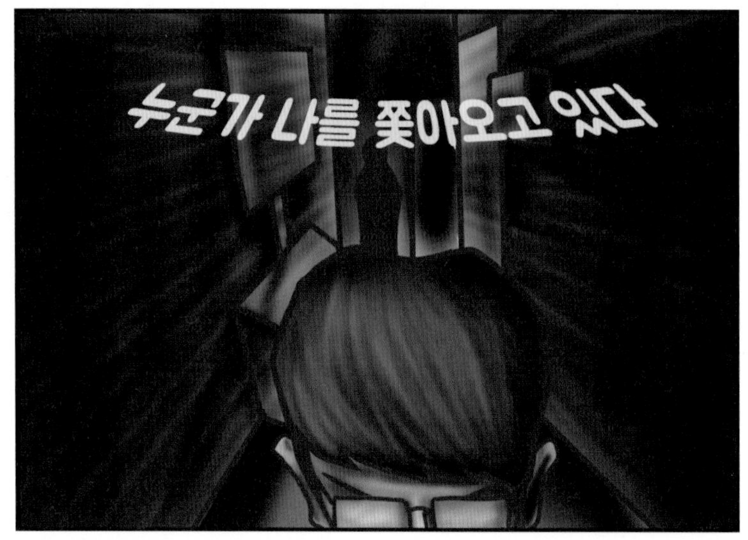
누군가 나를 쫓아오고 있다

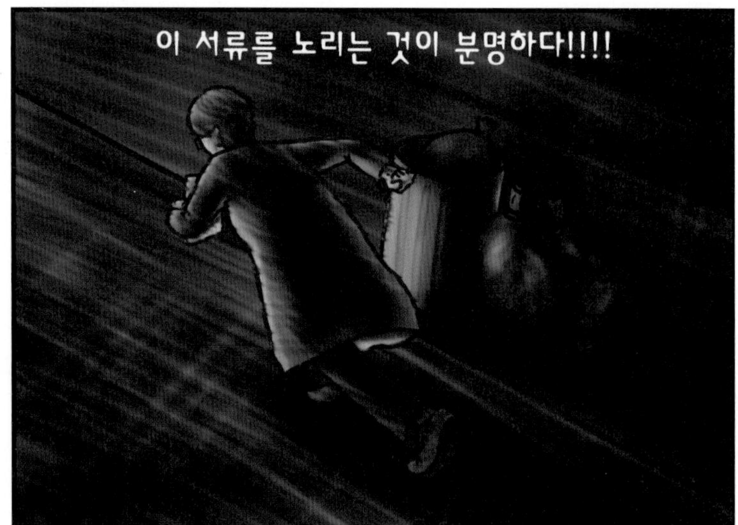
이 서류를 노리는 것이 분명하다!!!!

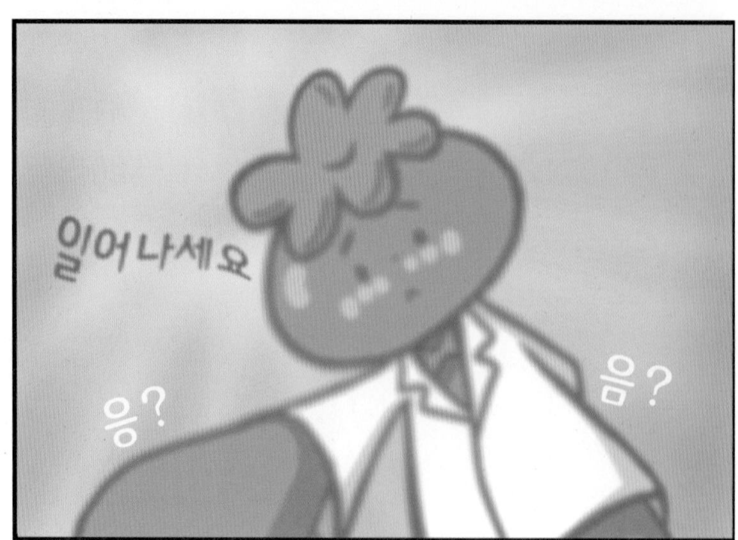
일어나세요
응?
음?

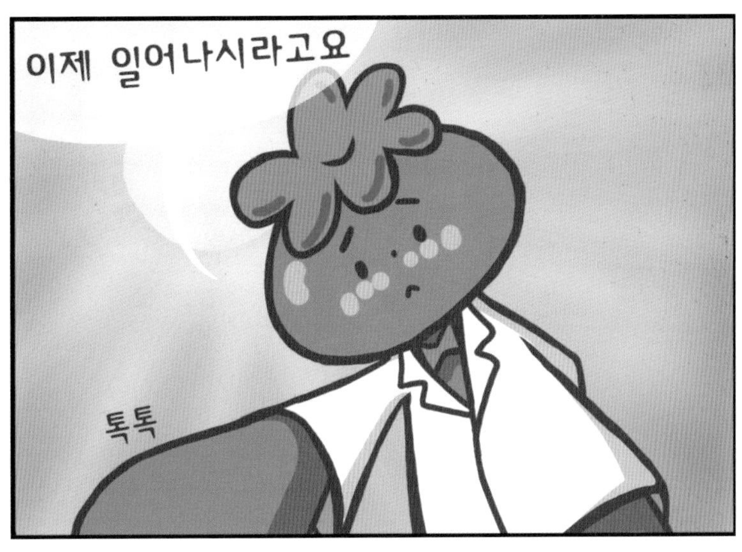
이제 일어나시라고요
톡톡

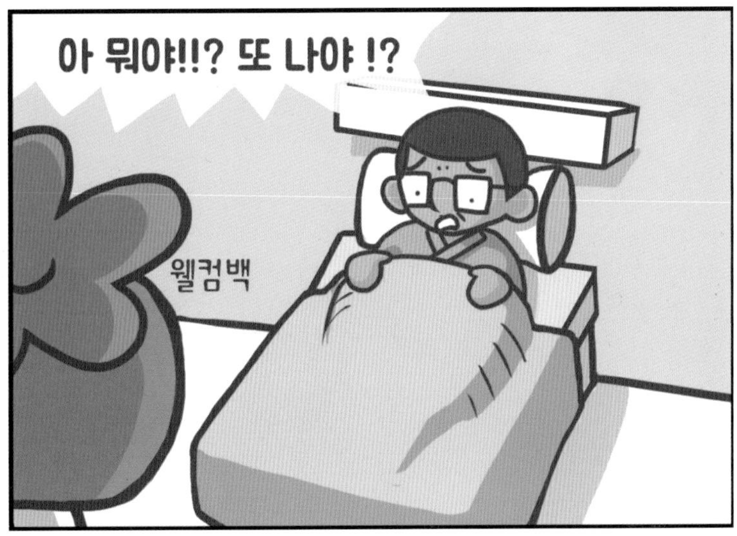
아 뭐야!!? 또 나야 !?
웰컴백

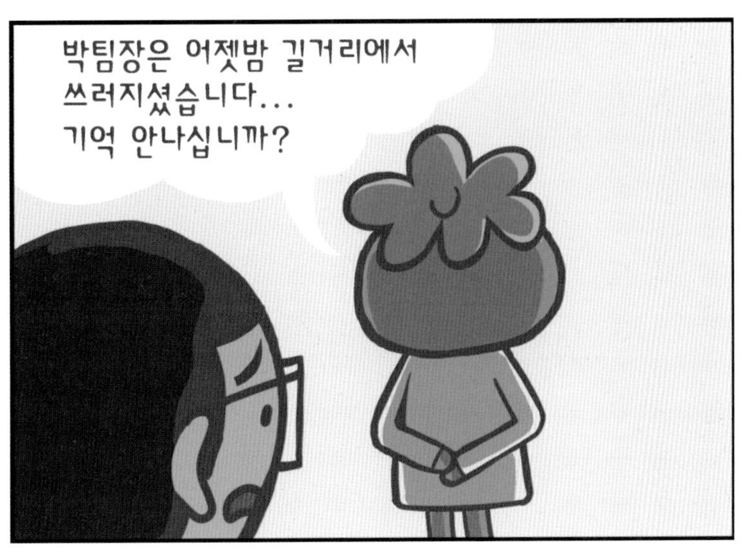
박팀장은 어젯밤 길거리에서
쓰러지셨습니다...
기억 안나십니까?

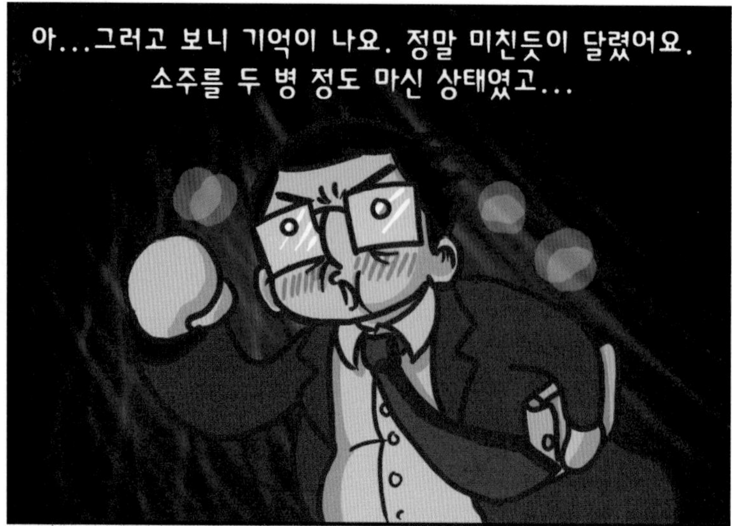
아...그러고 보니 기억이 나요. 정말 미친듯이 달렸어요.
소주를 두 병 정도 마신 상태였고...

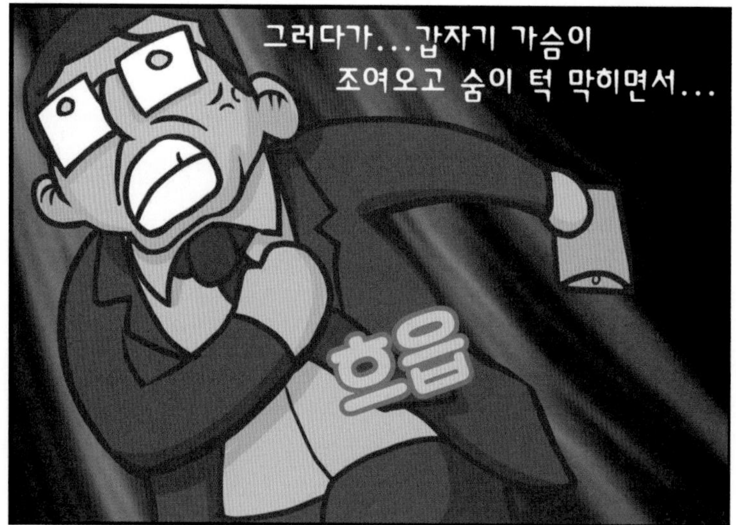
그러다가...갑자기 가슴이
조여오고 숨이 턱 막히면서...
흐읍

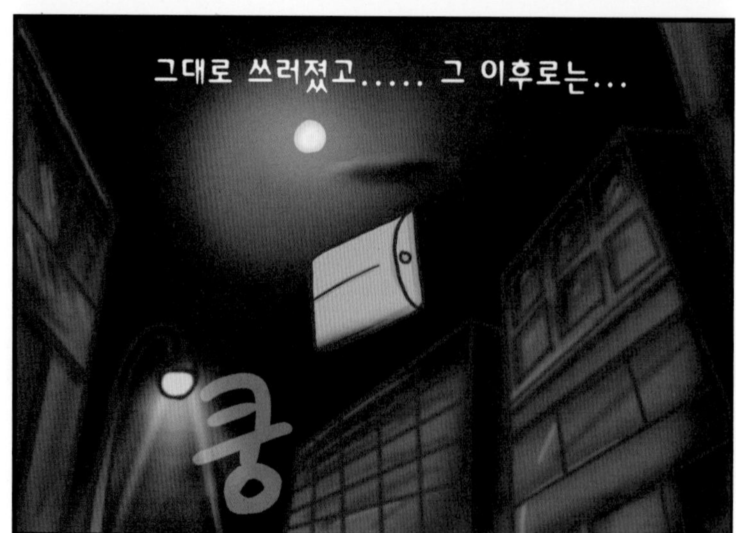
그대로 쓰러졌고..... 그 이후로는...
쿵

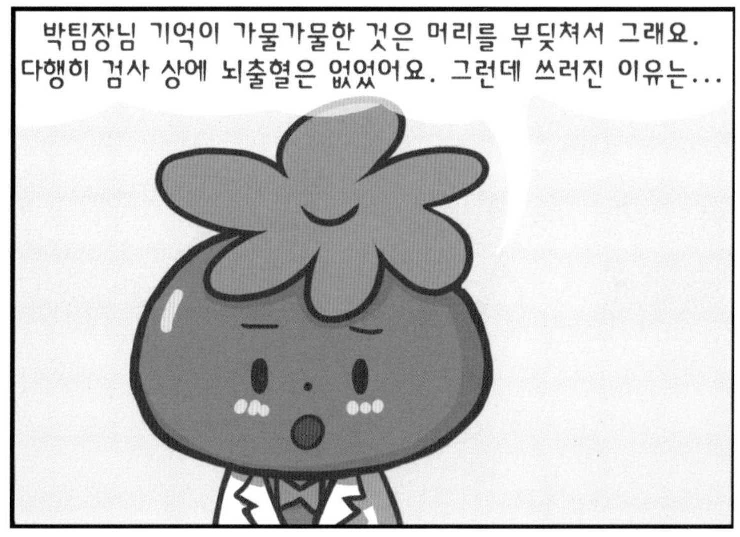
박팀장님 기억이 가물가물한 것은 머리를 부딪쳐서 그래요.
다행히 검사 상에 뇌출혈은 없었어요. 그런데 쓰러진 이유는...

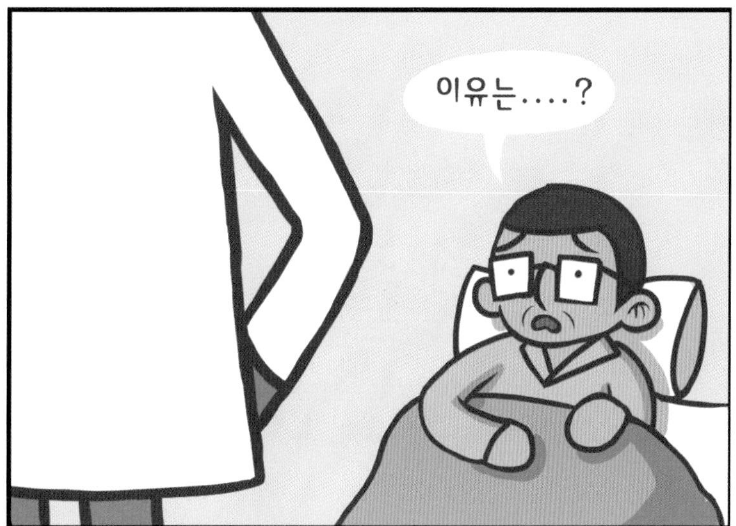
이유는....?

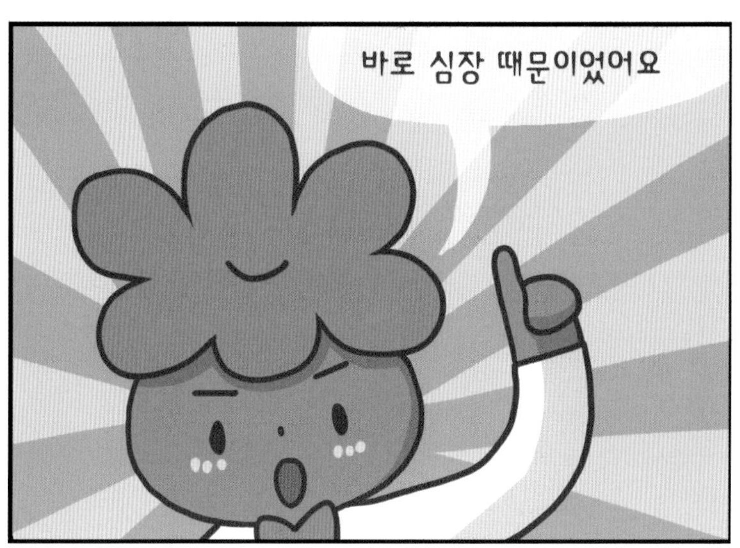
바로 심장 때문이었어요

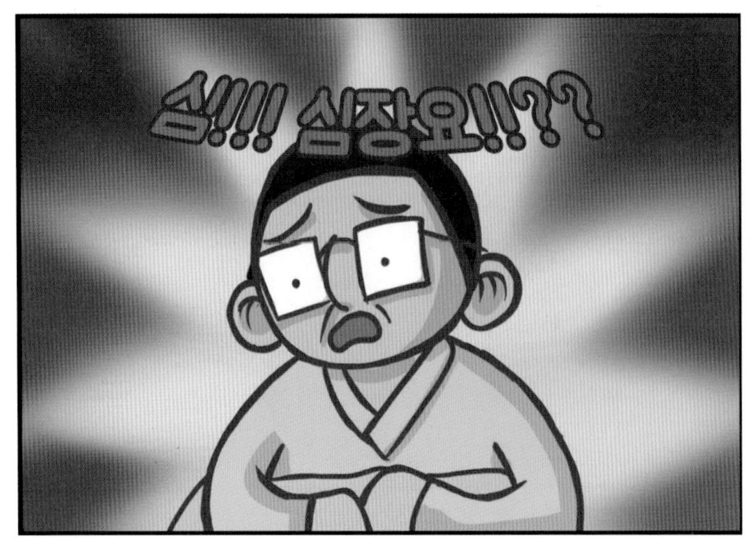
심!!!! 심장요!!??

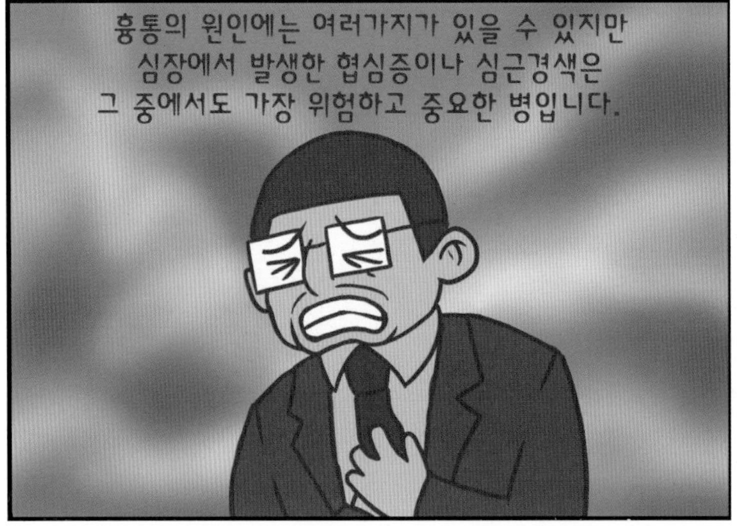
흉통의 원인에는 여러가지가 있을 수 있지만
심장에서 발생한 협심증이나 심근경색은
그 중에서도 가장 위험하고 중요한 병입니다.

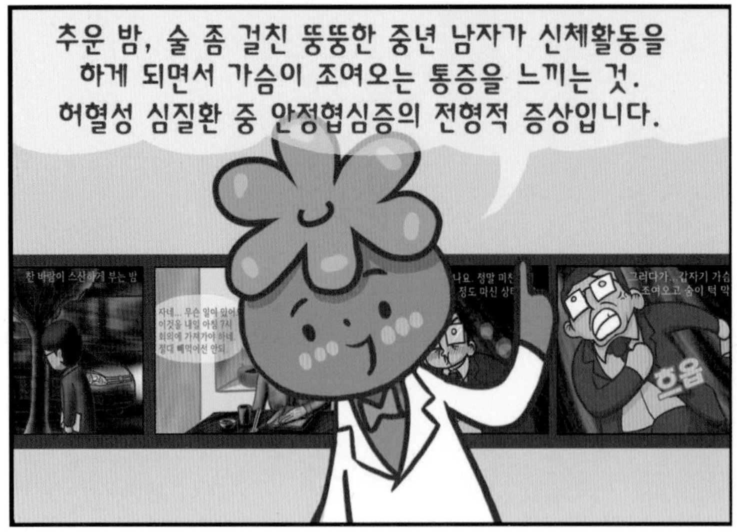
추운 밤, 술 좀 걸친 뚱뚱한 중년 남자가 신체활동을
하게 되면서 가슴이 조여오는 통증을 느끼는 것.
허혈성 심질환 중 안정협심증의 전형적 증상입니다.
흐읍

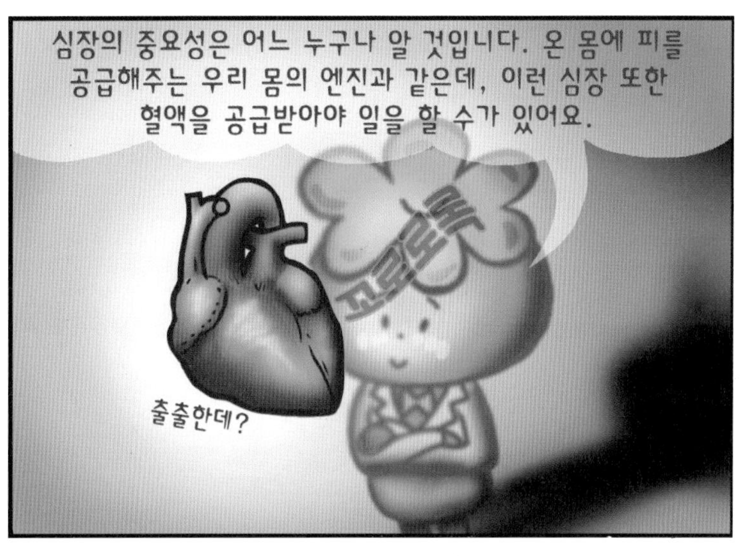
심장의 중요성은 어느 누구나 알 것입니다. 온 몸에 피를 공급해주는 우리 몸의 엔진과 같은데, 이런 심장 또한 혈액을 공급받아야 일을 할 수가 있어요.
출출한데?

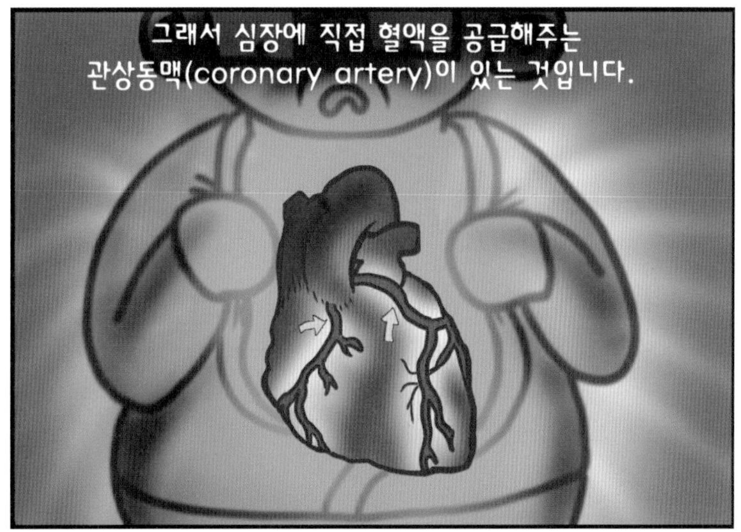
그래서 심장에 직접 혈액을 공급해주는 관상동맥(coronary artery)이 있는 것입니다.

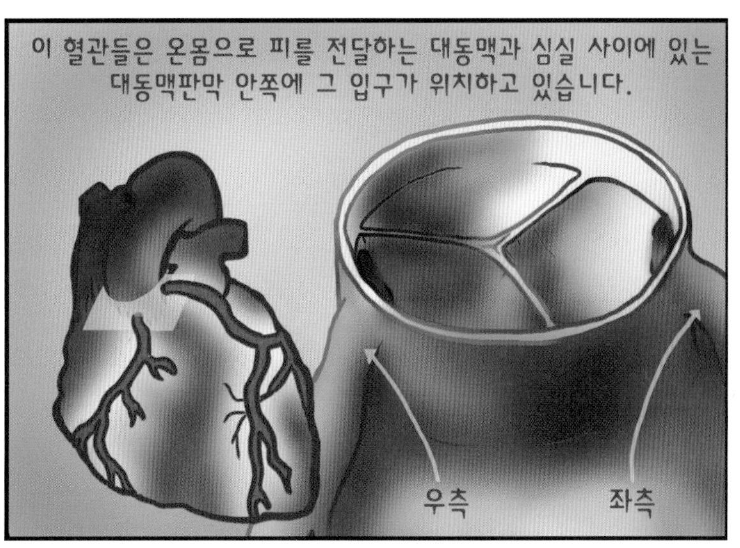
이 혈관들은 온몸으로 피를 전달하는 대동맥과 심실 사이에 있는 대동맥판막 안쪽에 그 입구가 위치하고 있습니다.
우측
좌측

그런데 동맥경화가 있는 혈관은 녹슨 파이프처럼 내부가 좁아집니다. 그래서 건강한 혈관보다 혈류가 원활하지 못해요.
건강
불량

그래서 실제 필요한 만큼의 양이 공급되지 않는거에요
뭐야 이게 다야!!!? 다 죽고 싶냐!!??

심장으로 들어가는 혈액이 부족해서 생기는 흉통은 수요와 공급의 차이로 발생하는 '안정형 협심증'과 피떡에 의해 혈관이 막혀서 발생하는 '급성관상동맥증후군'이 있습니다.

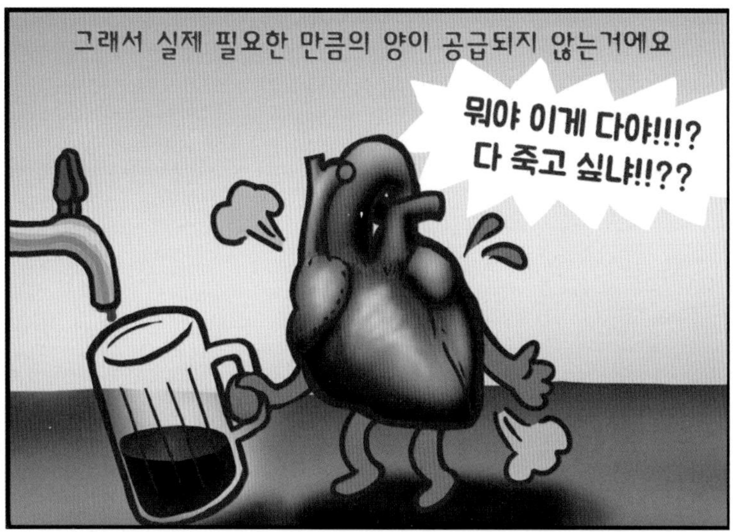

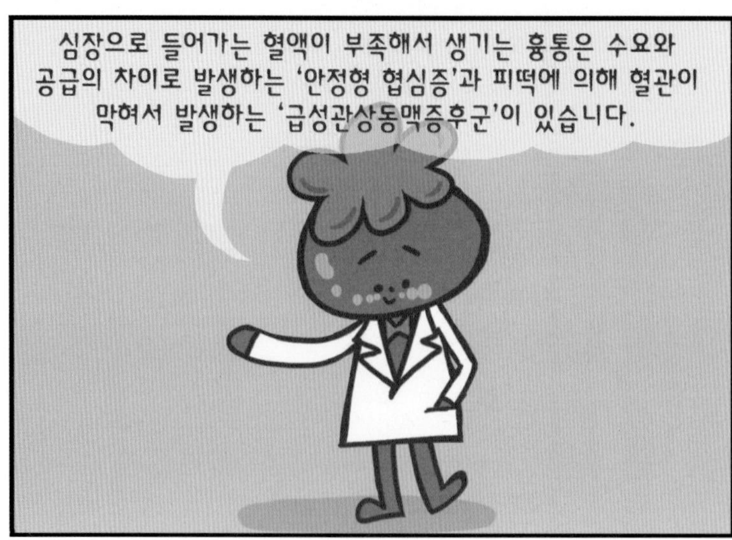

협심증 중에 조금 덜 심한 '안정 협심증'은
평소에는 아무 증상 없이 잘 지냅니다.

하지만 달리기나 계단 오르기 등의 활동을 하면 심장의 혈액
수요가 공급을 초과하게 되면서 흉통이 발생하게 되는 것입니다.
절레
절레

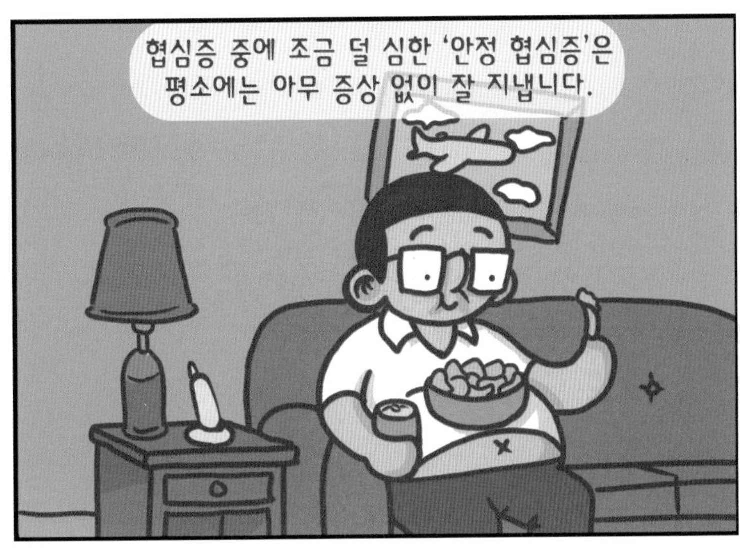

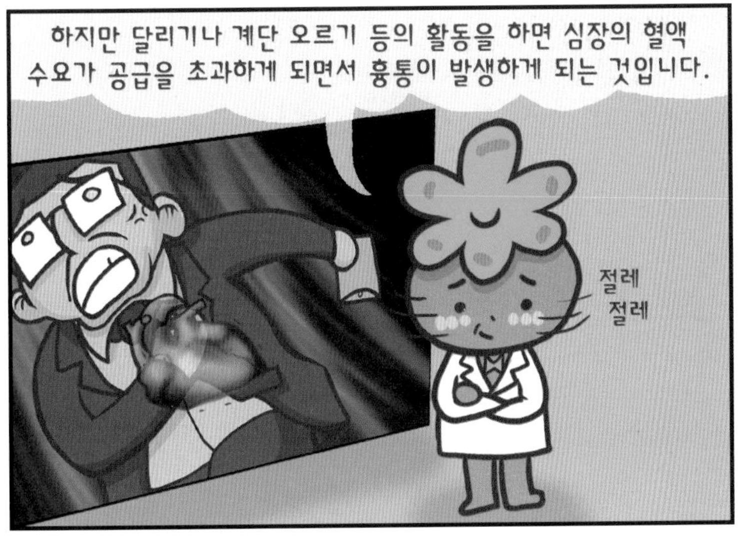

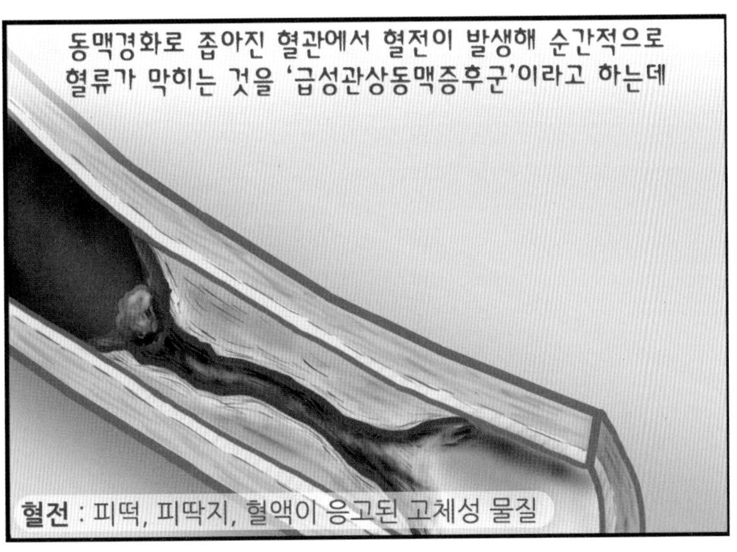

혈전 : 피떡, 피딱지, 혈액이 응고된 고체성 물질

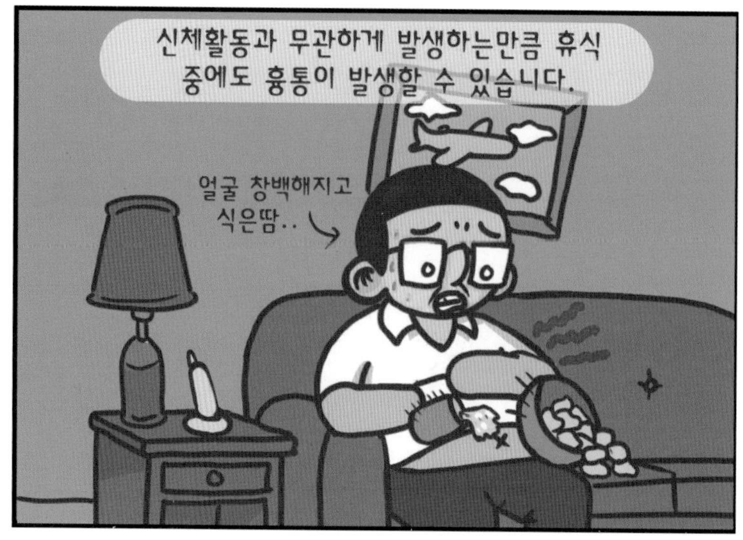
신체활동과 무관하게 발생하는만큼 휴식 중에도 흉통이 발생할 수 있습니다.
얼굴 창백해지고 식은땀..

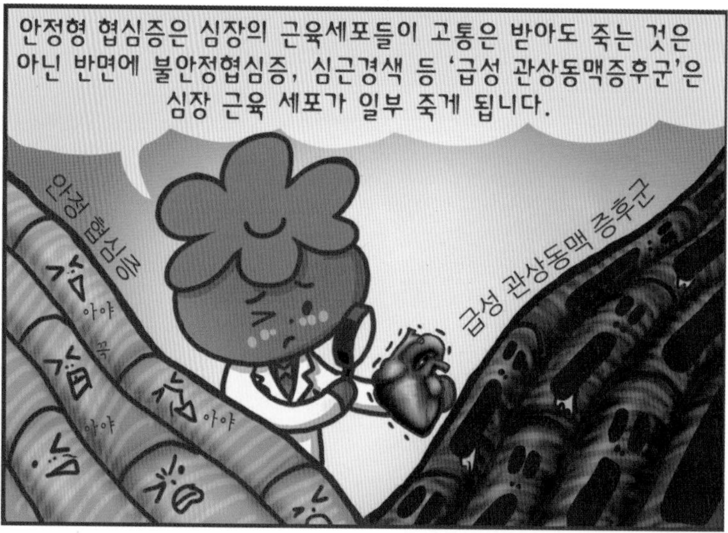
안정형 협심증은 심장의 근육세포들이 고통은 받아도 죽는 것은 아닌 반면에 불안정협심증, 심근경색 등 '급성 관상동맥증후군'은 심장 근육 세포가 일부 죽게 됩니다.
안정 협심증
급성 관상동맥 증후군
아야
아야
아야

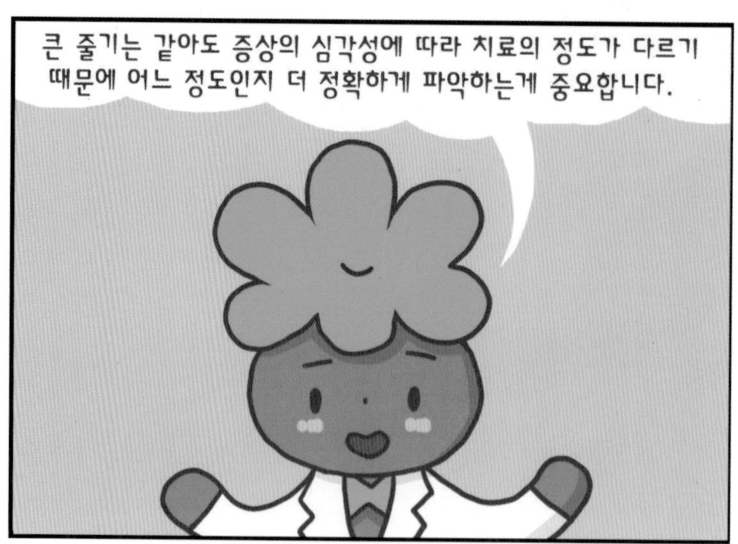
큰 줄기는 같아도 증상의 심각성에 따라 치료의 정도가 다르기 때문에 어느 정도인지 더 정확하게 파악하는게 중요합니다.

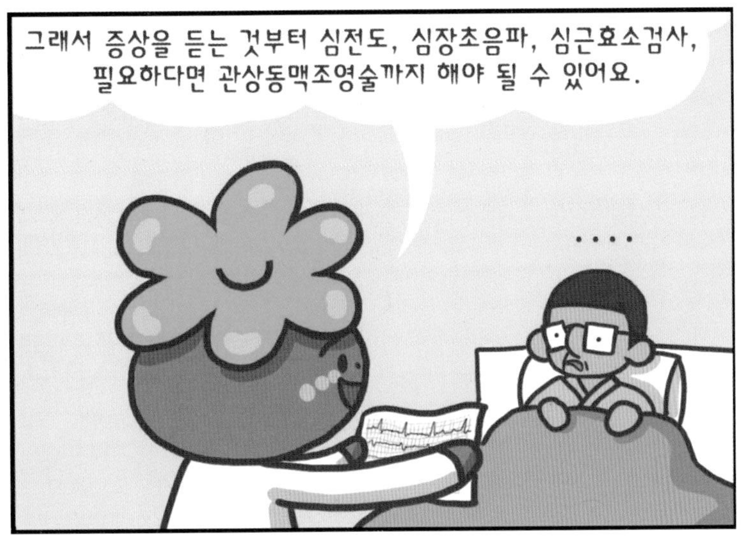
그래서 증상을 듣는 것부터 심전도, 심장초음파, 심근효소검사, 필요하다면 관상동맥조영술까지 해야 될 수 있어요.
....

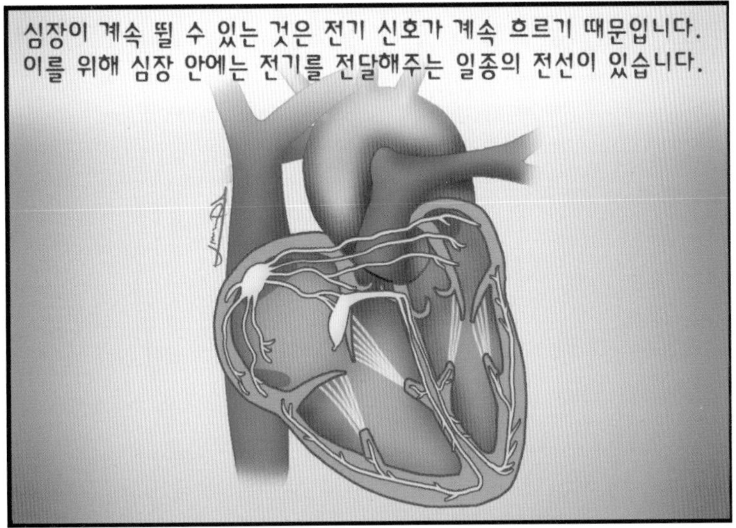
심장이 계속 뛸 수 있는 것은 전기 신호가 계속 흐르기 때문입니다. 이를 위해 심장 안에는 전기를 전달해주는 일종의 전선이 있습니다.

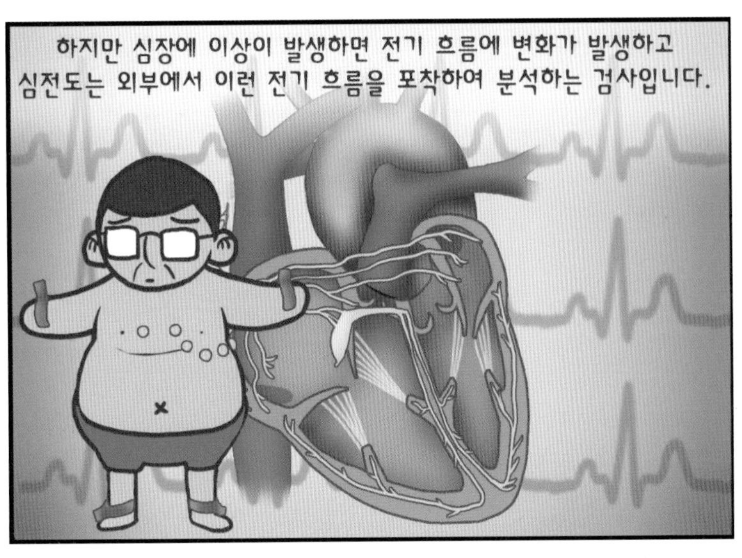
하지만 심장에 이상이 발생하면 전기 흐름에 변화가 발생하고 심전도는 외부에서 이런 전기 흐름을 포착하여 분석하는 검사입니다.

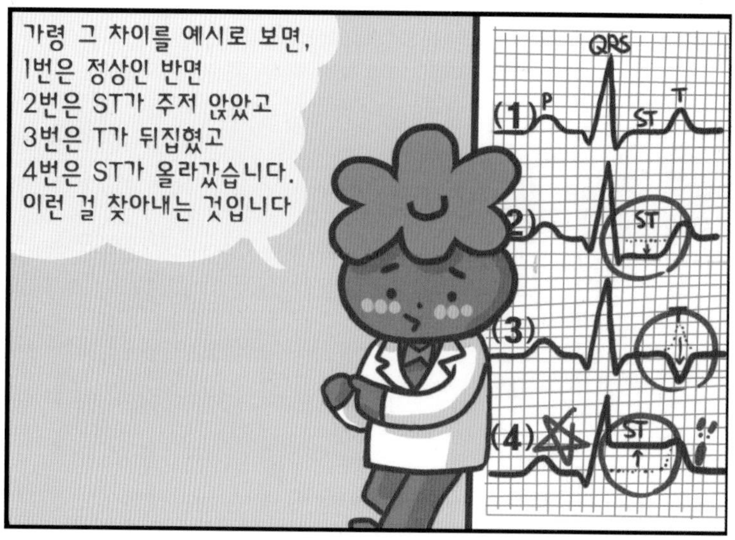
가령 그 차이를 예시로 보면,
1번은 정상인 반면
2번은 ST가 주저 앉았고
3번은 T가 뒤집혔고
4번은 ST가 올라갔습니다.
이런 걸 찾아내는 것입니다
QRS
(1) P
ST
T
(2)
ST
(3)
(4)
ST

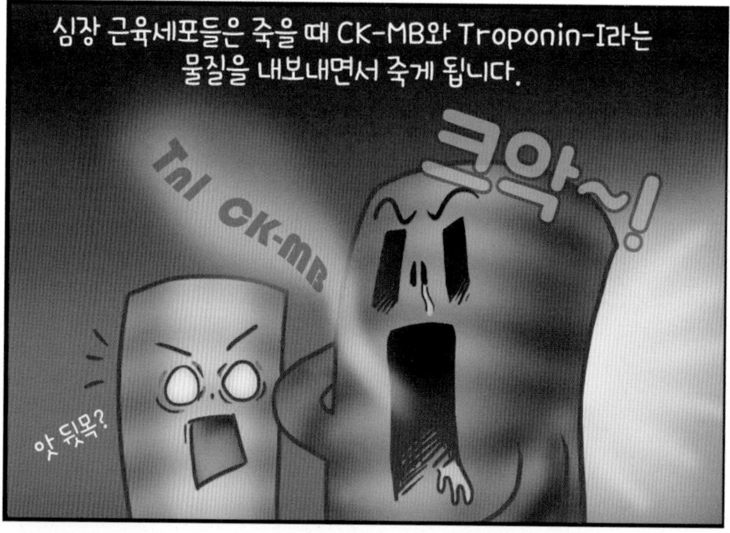
심장 근육세포들은 죽을 때 CK-MB와 Troponin-I라는
물질을 내보내면서 죽게 됩니다.
TnI CK-MB
크악~!
앗 뒷목?

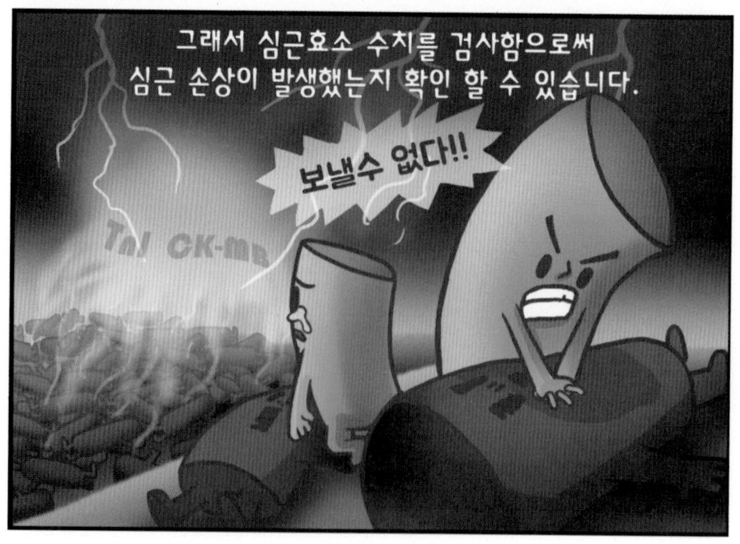
그래서 심근효소 수치를 검사함으로써
심근 손상이 발생했는지 확인 할 수 있습니다.
보낼수 없다!!
TnI CK-MB

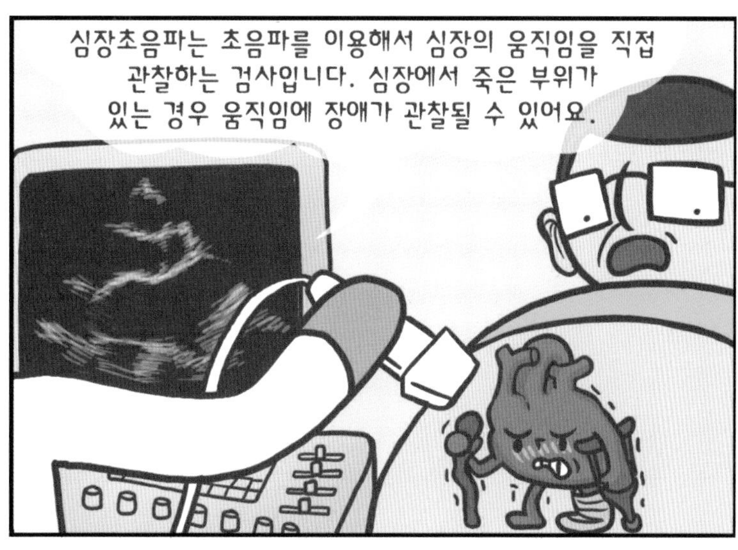
심장초음파는 초음파를 이용해서 심장의 움직임을 직접
관찰하는 검사입니다. 심장에서 죽은 부위가
있는 경우 움직임에 장애가 관찰될 수 있어요.

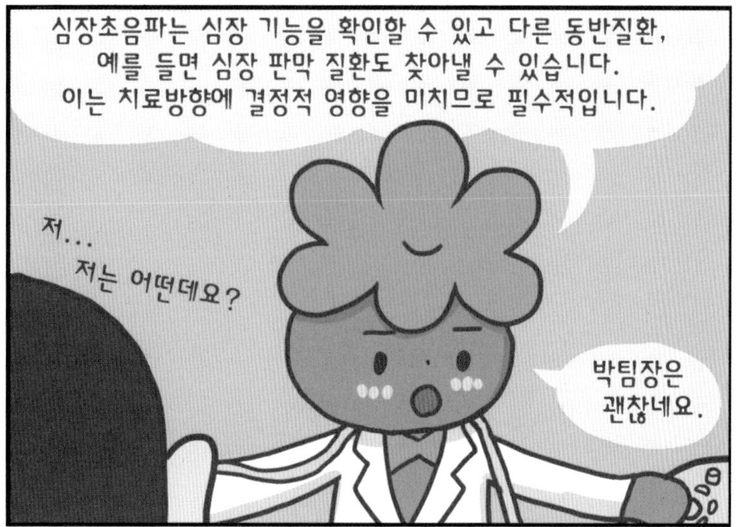
심장초음파는 심장 기능을 확인할 수 있고 다른 동반질환,
예를 들면 심장 판막 질환도 찾아낼 수 있습니다.
이는 치료방향에 결정적 영향을 미치므로 필수적입니다.
저... 저는 어떤데요?
박팀장은 괜찮네요.

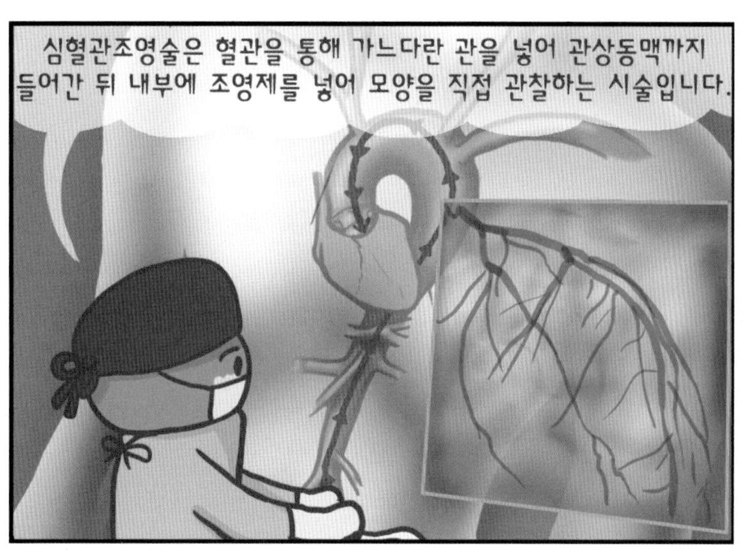
심혈관조영술은 혈관을 통해 가느다란 관을 넣어 관상동맥까지
들어간 뒤 내부에 조영제를 넣어 모양을 직접 관찰하는 시술입니다.

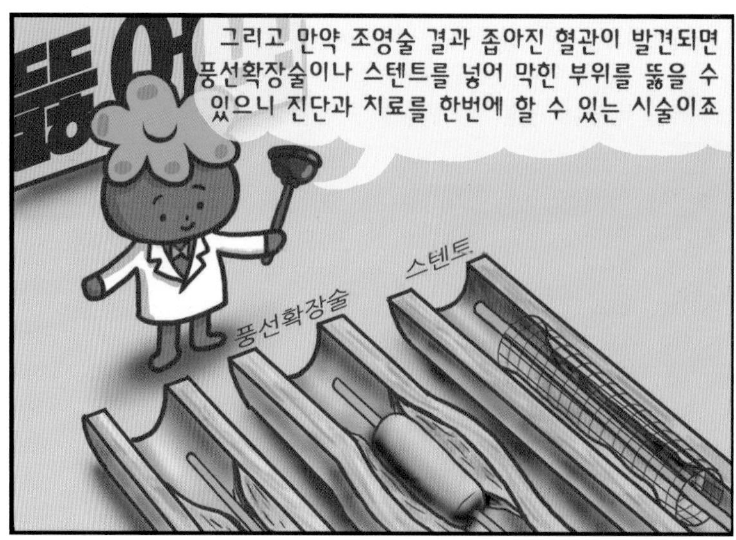
그리고 만약 조영술 결과 좁아진 혈관이 발견되면
풍선확장술이나 스텐트를 넣어 막힌 부위를 뚫을 수
있으니 진단과 치료를 한번에 할 수 있는 시술이죠
풍선확장술
스텐트

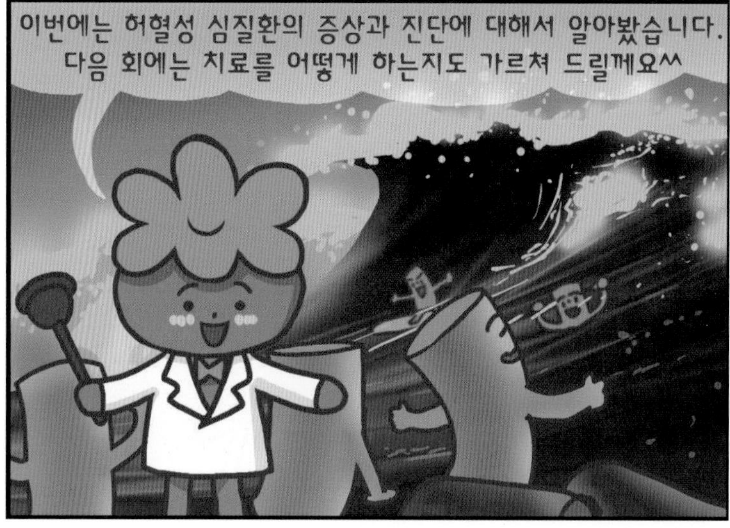
이번에는 허혈성 심질환의 증상과 진단에 대해서 알아봤습니다.
다음 회에는 치료를 어떻게 하는지도 가르쳐 드릴께요^^

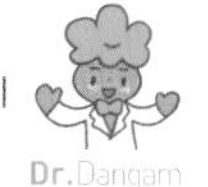

협심증

요즘 많이 사용하는 신조어 중에 '심쿵', '심장이 쫄깃하다'라는 표현이 있습니다. 이는 어떤 긴장되는 상황이나 충격적인 상황에서 '심장이 벌렁거린다, 쿵쾅거린다'는 것을 재미있게 표현한 말인데, 그런 경험은 일상에서 누구나 한 번쯤 경험해 보셨을 것입니다. 하지만, 오늘은 '심쿵'보다 훨씬 심각한 '심장이 조여온다'는 것에 대해서 그려봤습니다.

허혈성 심장 질환은 '허혈'때문에, 다시 말해 심장에 피가 부족해서 발생하는 것입니다. 지극히 건강해 보이던 사람이 갑자기 피가 부족하다면 왜 그런 것일까요? 심장에 혈액을 공급하는 관상동맥은 동맥경화가 많이 발생하는 혈관 중 하나입니다. 동맥경화는 혈관 내부의 직경을 감소시켜서 혈액 공급의 감소를 초래하게 되고요. 그래서 신체 운동 등으로 심장이 일시적으로 많이 일해야 돼서 혈액의 수요가 공급을 초과하는 상황이 발생하면 안정형 협심증이 발생하는 것이고, 동맥경화로 좁아진 부위에 혈전, 즉 피떡이 형성되어서 관상동맥을 막아버리는 상황이 발생하면 급성 관상동맥 증후군이 발생하는 것입니다. 경우에 따라서 심장근육의 괴사로 이어져서 심장에 영구적 장애를 입힐 수도 있고 심각한 경우 사망에 이를 수도 있는 병입니다.

허혈성 심장질환은 특히 영양 수준이 좋아짐에 따라, 성인병 발생 증가와 함께 점점 증가하는 추세입니다. 허혈성 심장질환은 미리 건강관리를 잘해서 예방을 하는 것도 중요하지만 갑자기 발생한 가슴 통증에 대한 빠르고 적절한 조치 및 검사를 받아서 심장내과, 흉부외과 전문의 선생님들께 상태에 맞는 치료를 받는 것이 생명과 직결되는 병입니다.

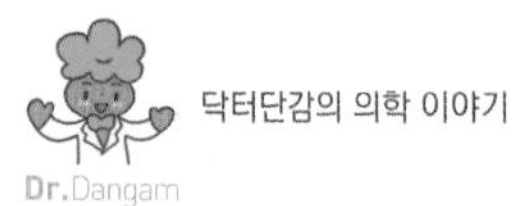

단감's NOTE

이번 에피소드에서도 심장이 의인화되어서 캐릭터로 등장했습니다. 그런데 그릴 당시에 심장을 캐릭터로 잘 표현하지 못하겠더라고요. 그래서 심장이 본래 생긴 모습대로 그리고 팔과 다리를 붙여넣었죠. 대신에 심장 근육세포들을 떡볶이처럼 표현했는데 상당히 마음에 들어 했었던 기억이 새록새록 납니다.

최근에는 심장 캐릭터인 '하루'를 만들었는데 장기이식센터에서 일하는 만큼 장기들을 조금 귀여운 캐릭터로 만들어보려는 시도로 탄생하게 되었습니다. 장기 이식센터에서는 간, 콩팥, 췌장 등을 뱃지로 만들어서 달고 다니기도 하는데 '하루'는 아직 뱃지로 만들어지지 않았답니다. 심장을 다루는 선생님들이 별로 관심을 보이지 않으시더라고요.

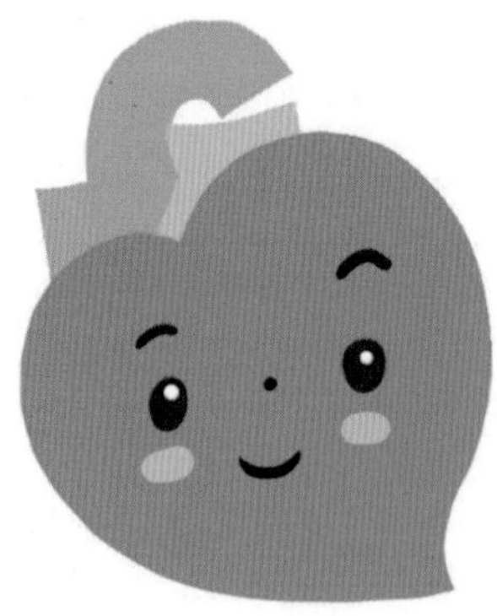

15 CHAPTER

심장·폐 질환

심근경색

Myocardial infarction

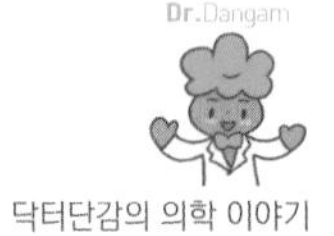

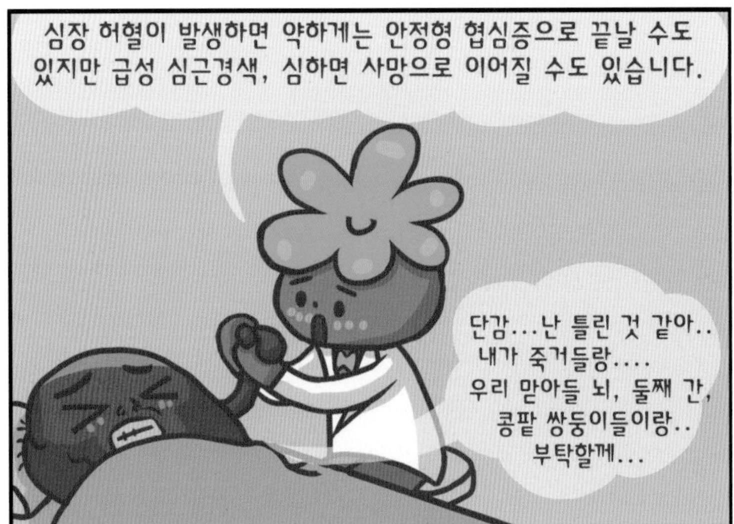

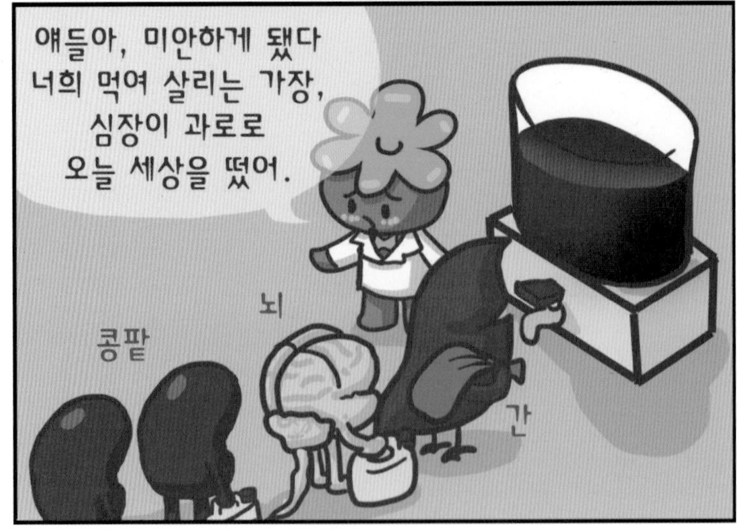

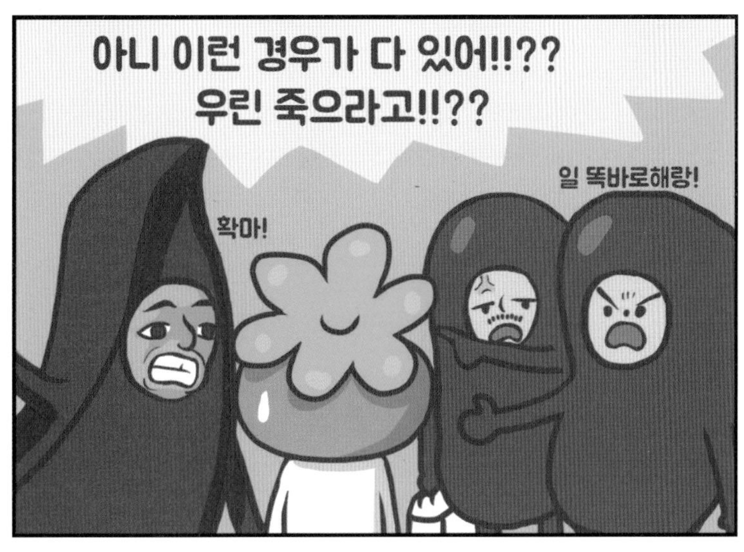
아니 이런 경우가 다 있어!!??
우린 죽으라고!!??
확마!
일 똑바로해랑!

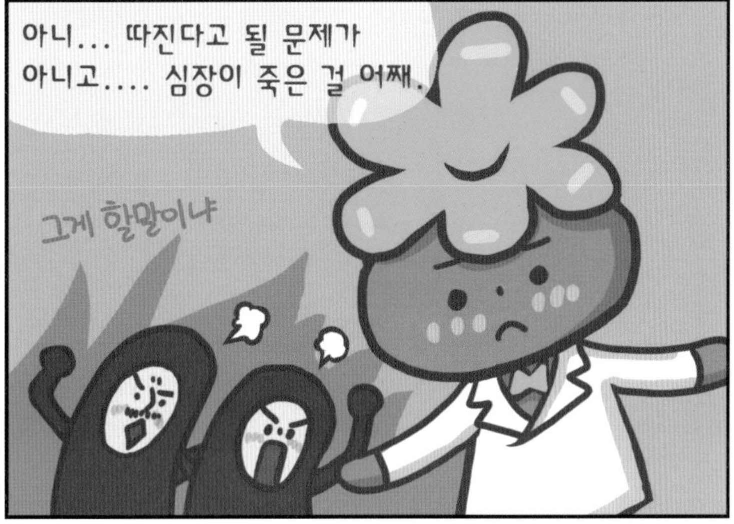
아니... 따진다고 될 문제가
아니고.... 심장이 죽은 걸 어째.
그게 할말이냐

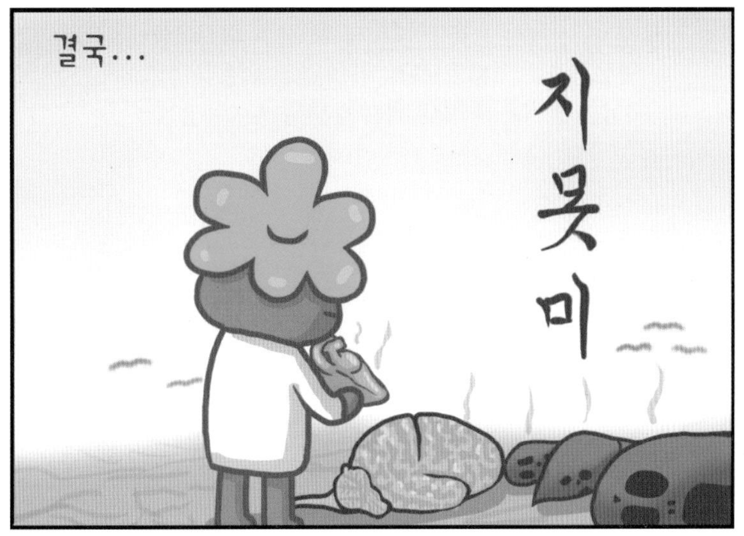
결국...
지
못
미

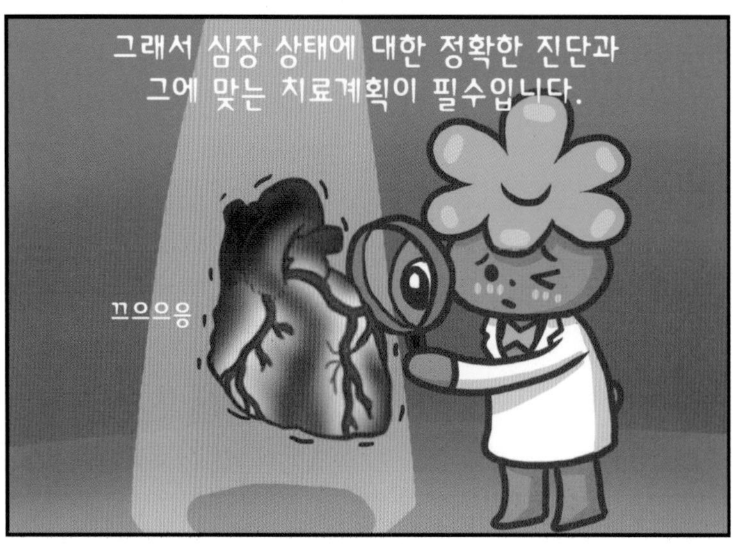
그래서 심장 상태에 대한 정확한 진단과
그에 맞는 치료계획이 필수입니다.
끄으으응

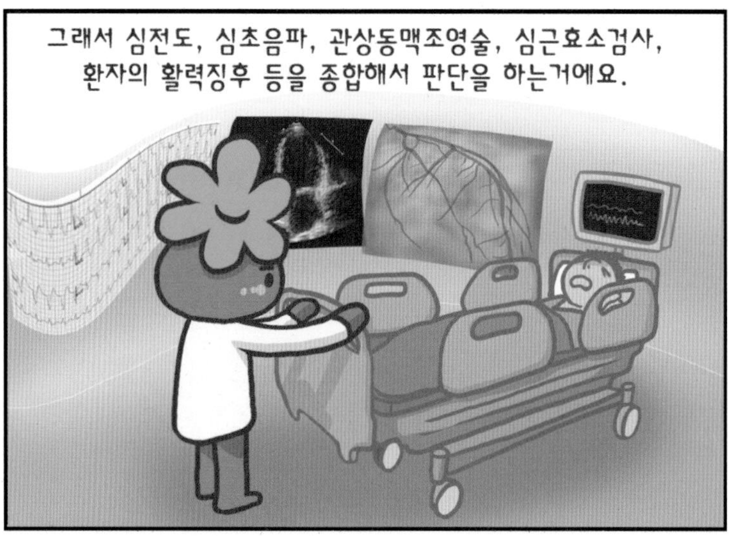
그래서 심전도, 심초음파, 관상동맥조영술, 심근효소검사,
환자의 활력징후 등을 종합해서 판단을 하는거에요.

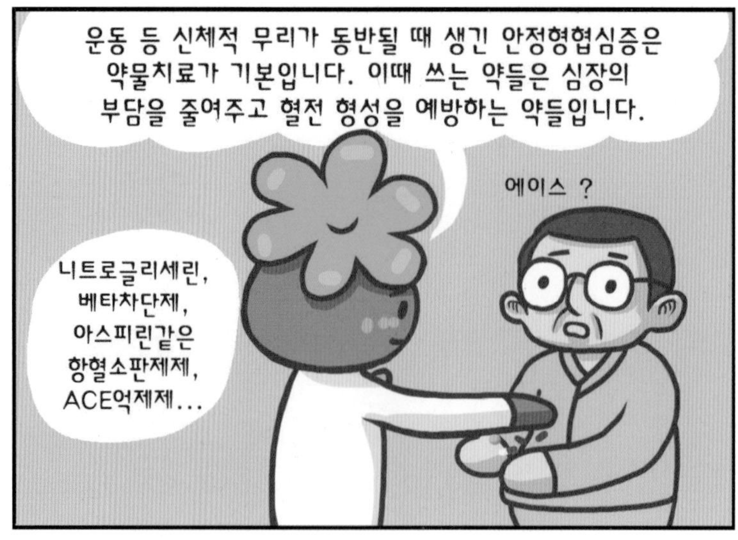
운동 등 신체적 무리가 동반될 때 생긴 안정형협심증은
약물치료가 기본입니다. 이때 쓰는 약들은 심장의
부담을 줄여주고 혈전 형성을 예방하는 약들입니다.
에이스 ?
니트로글리세린,
베타차단제,
아스피린같은
항혈소판제제,
ACE억제제...

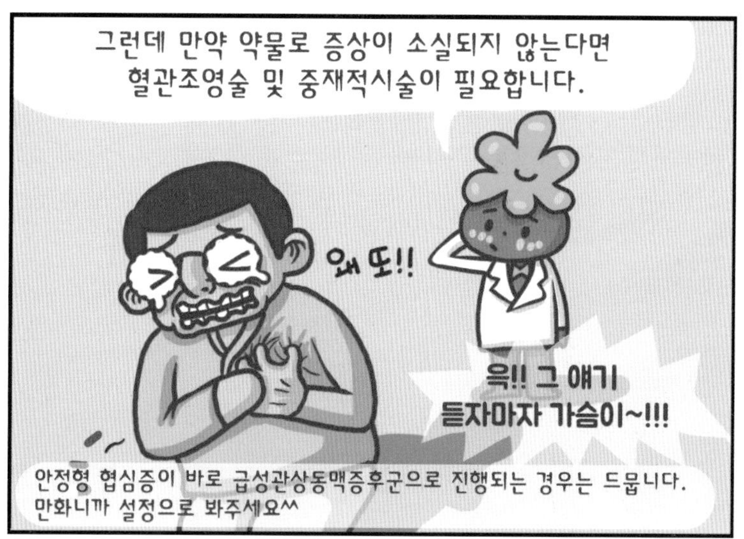
그런데 만약 약물로 증상이 소실되지 않는다면
혈관조영술 및 중재적시술이 필요합니다.
왜 또!!
윽!! 그 얘기
듣자마자 가슴이~!!!
안정형 협심증이 바로 급성관상동맥증후군으로 진행되는 경우는 드뭅니다.
만화니까 설정으로 봐주세요^^

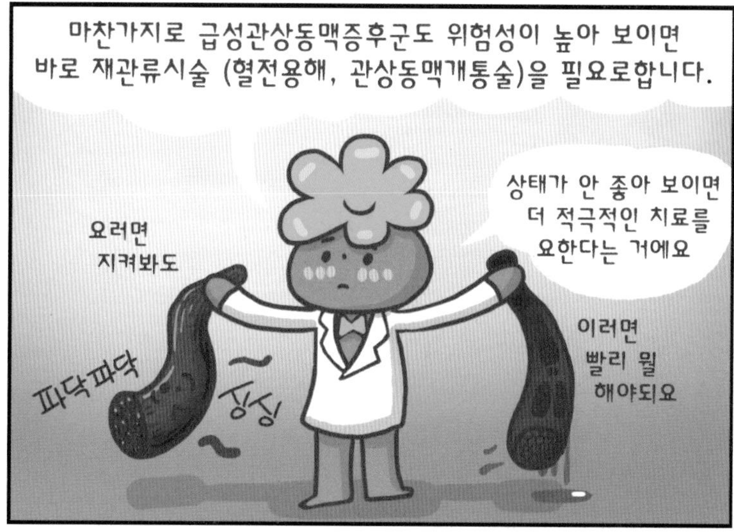
마찬가지로 급성관상동맥증후군도 위험성이 높아 보이면
바로 재관류시술 (혈전용해, 관상동맥개통술)을 필요로합니다.
요러면
지켜봐도
상태가 안 좋아 보이면
더 적극적인 치료를
요한다는 거에요
이러면
빨리 뭘
해야되요
파닥파닥
징싱

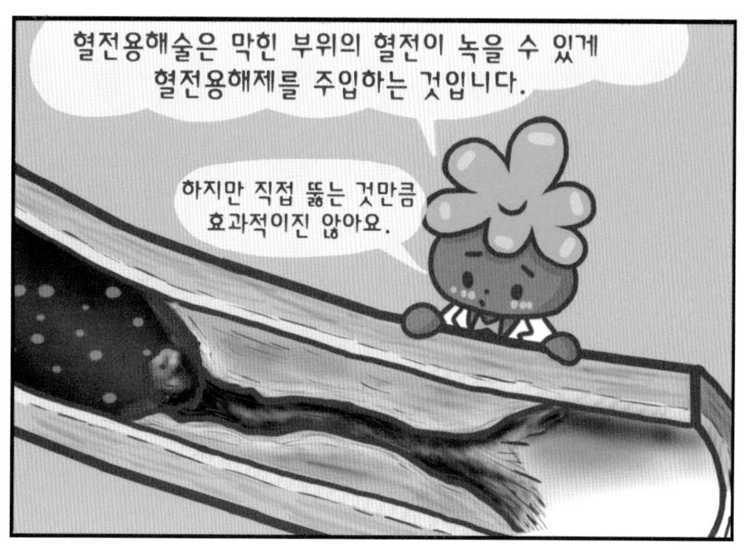
혈전용해술은 막힌 부위의 혈전이 녹을 수 있게
혈전용해제를 주입하는 것입니다.
하지만 직접 뚫는 것만큼
효과적이진 않아요.

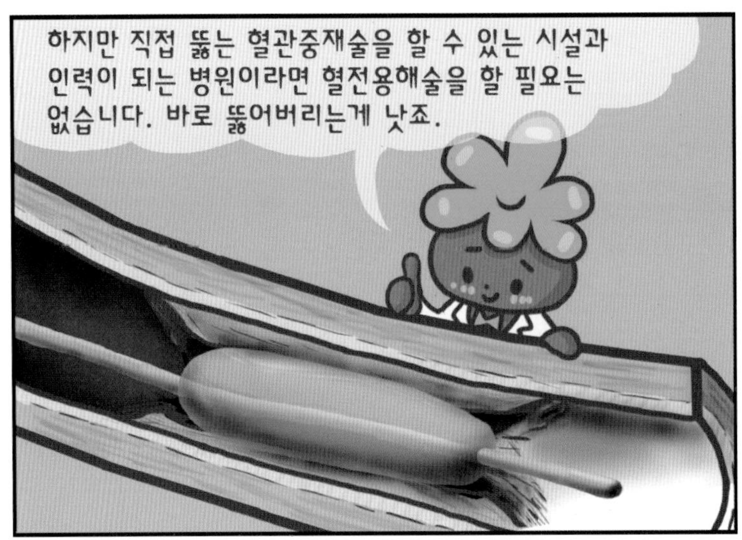
하지만 직접 뚫는 혈관중재술을 할 수 있는 시설과 인력이 되는 병원이라면 혈전용해술을 할 필요는 없습니다. 바로 뚫어버리는게 낫죠.

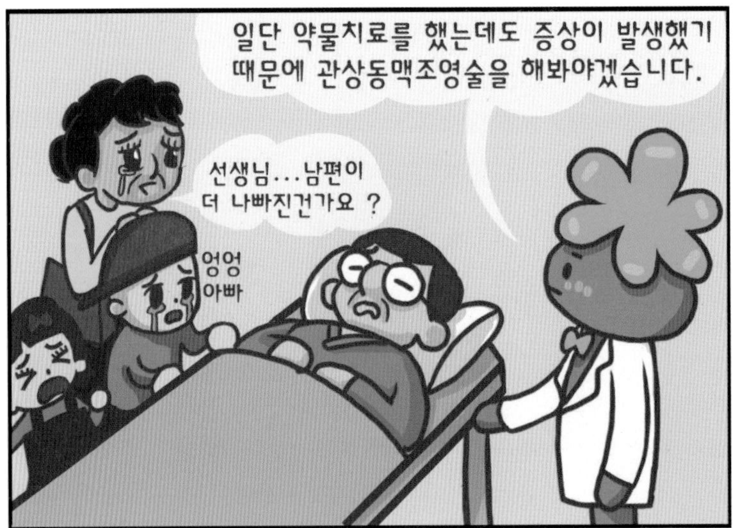
일단 약물치료를 했는데도 증상이 발생했기 때문에 관상동맥조영술을 해봐야겠습니다.
선생님... 남편이 더 나빠진건가요 ?
엉엉 아빠

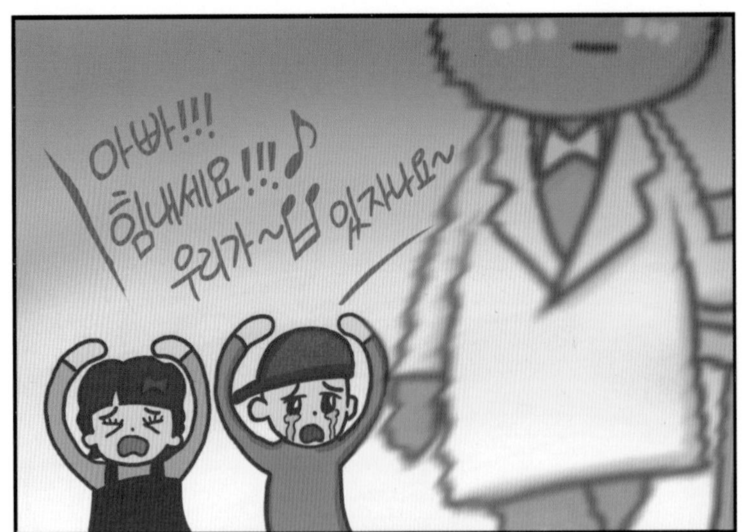
아빠!!!
힘내세요!!!♪
우리가~ 있자나요~

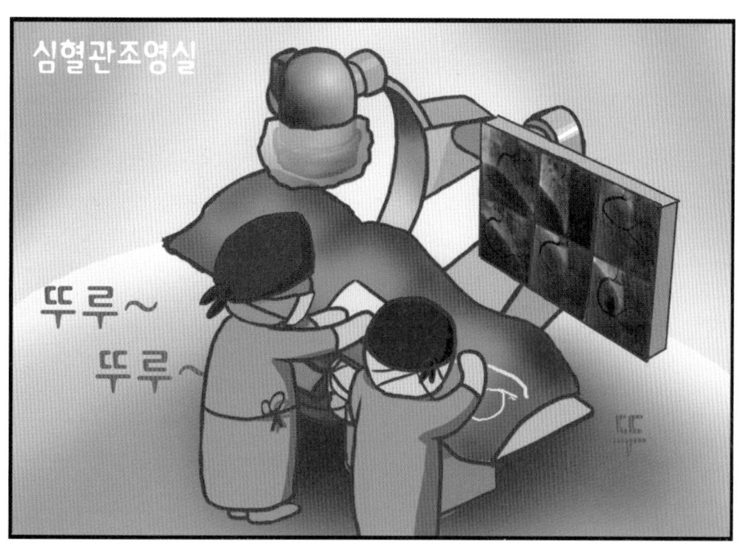
심혈관조영실
뚜루~
뚜루~
뚜

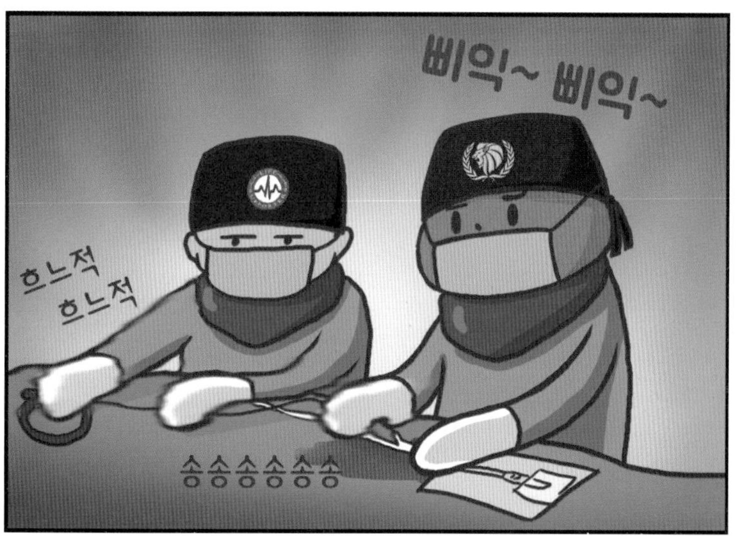
삐익~ 삐익~
흐느적
흐느적
송송송송송송

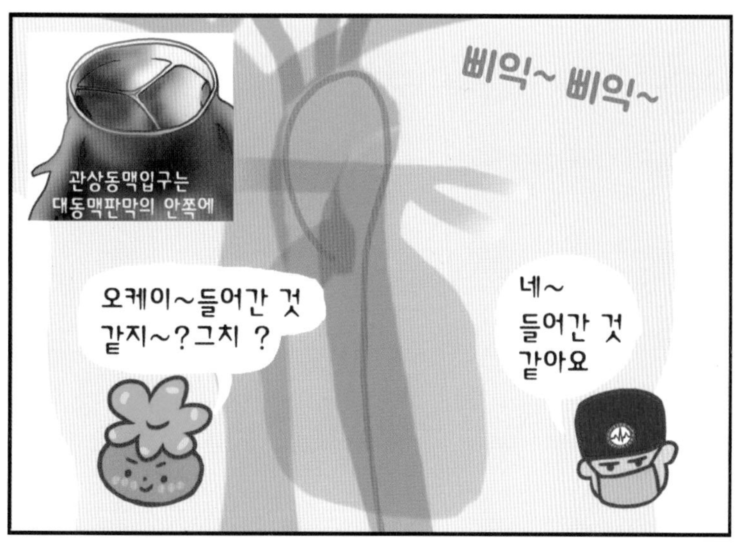
관상동맥입구는
대동맥판막의 안쪽에
삐익~ 삐익~
오케이~들어간 것
같지~?그치 ?
네~
들어간 것
같아요

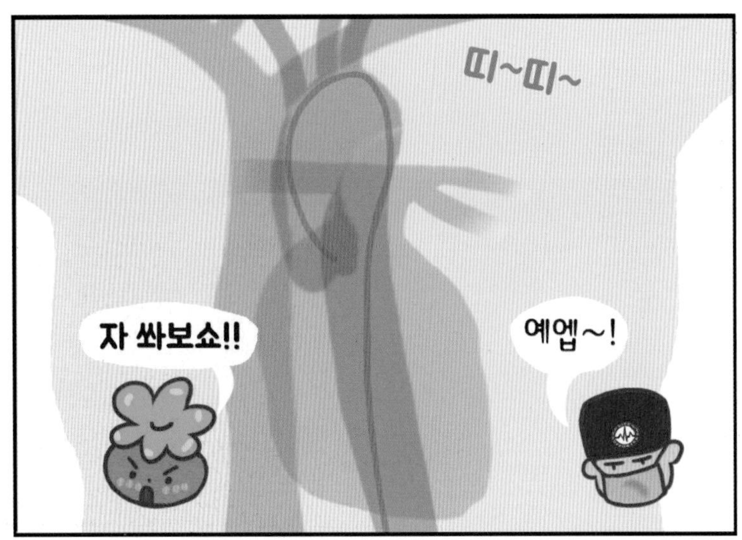
띠~띠~
자 쏴보쇼!!
예엡~!

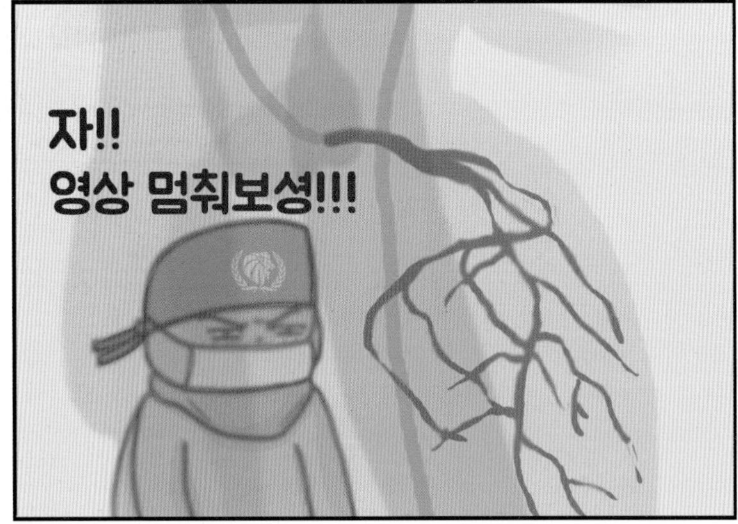
자!!
영상 멈춰보셩!!!

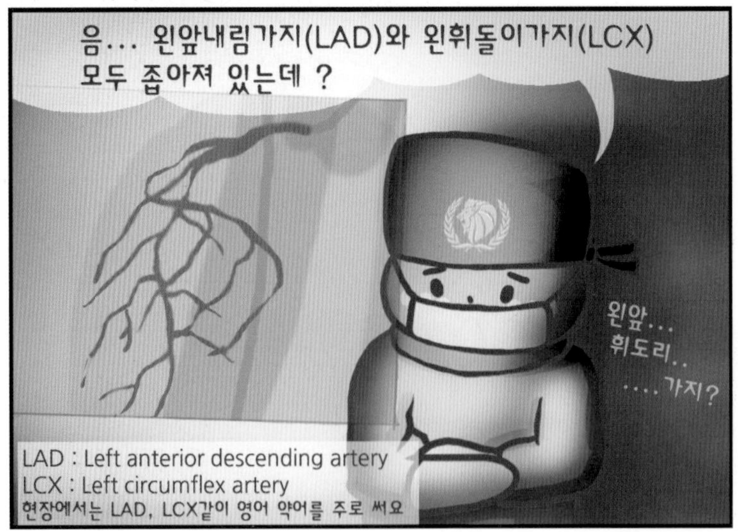
음... 왼앞내림가지(LAD)와 왼휘돌이가지(LCX)
모두 좁아져 있는데 ?
왼앞...
휘도리..
....가지?
LAD : Left anterior descending artery
LCX : Left circumflex artery
현장에서는 LAD, LCX같이 영어 약어를 주로 써요

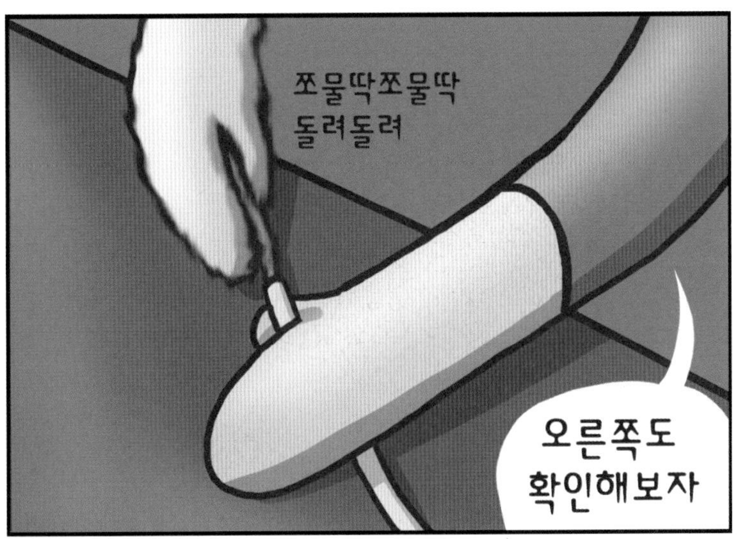
쪼물딱쪼물딱
돌려돌려
오른쪽도
확인해보자

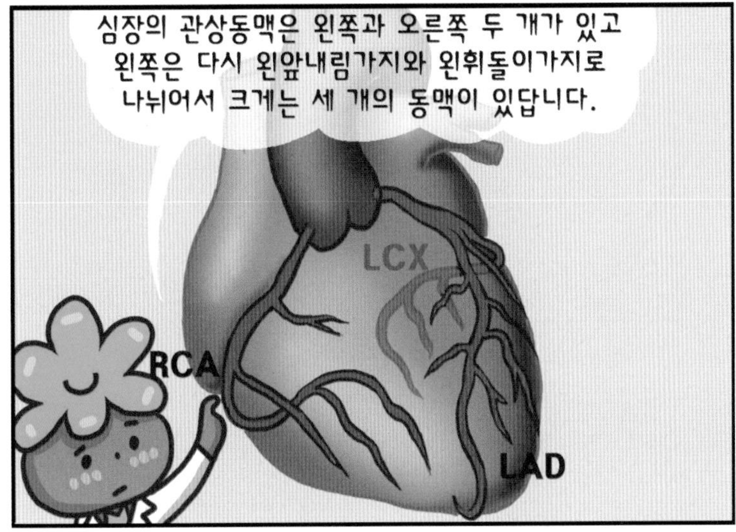
심장의 관상동맥은 왼쪽과 오른쪽 두 개가 있고
왼쪽은 다시 왼앞내림가지와 왼휘돌이가지로
나뉘어서 크게는 세 개의 동맥이 있답니다.
LCX
RCA
LAD

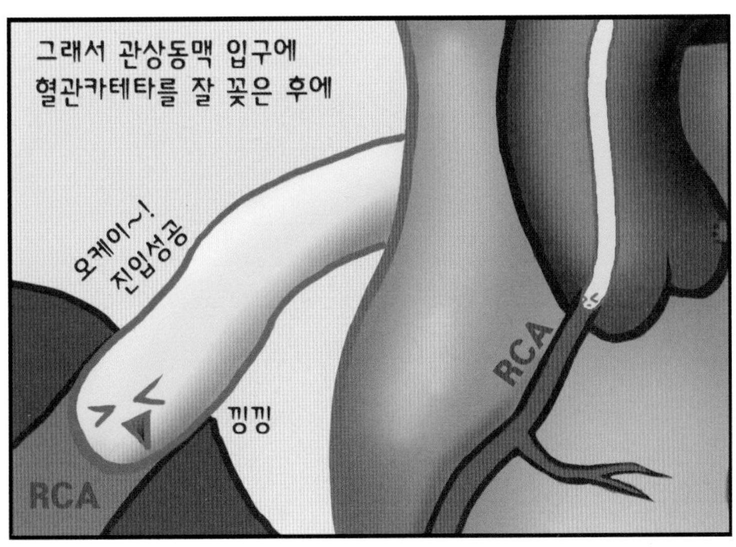
그래서 관상동맥 입구에
혈관카테타를 잘 꽂은 후에
오케이~!
진입성공
낑낑
RCA
RCA

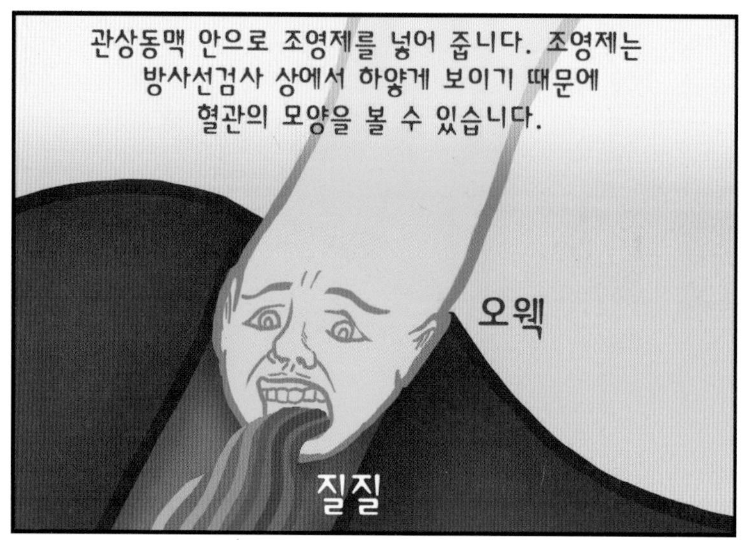
관상동맥 안으로 조영제를 넣어 줍니다. 조영제는
방사선검사 상에서 하얗게 보이기 때문에
혈관의 모양을 볼 수 있습니다.
오웩
질질

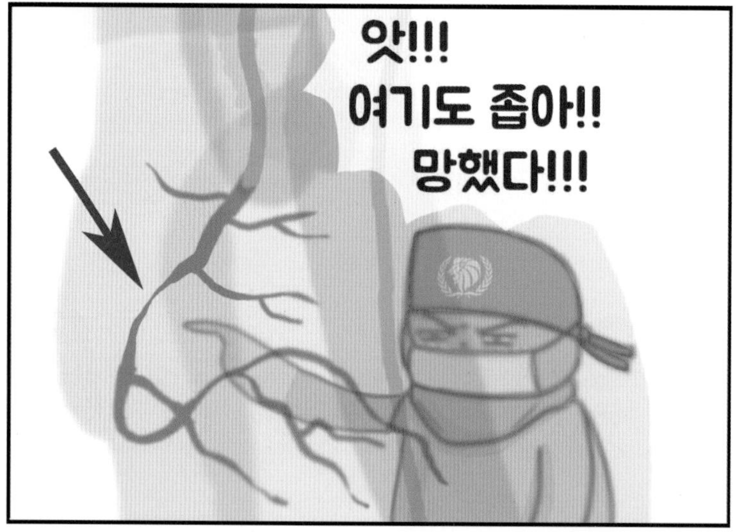
앗!!!
여기도 좁아!!
망했다!!!

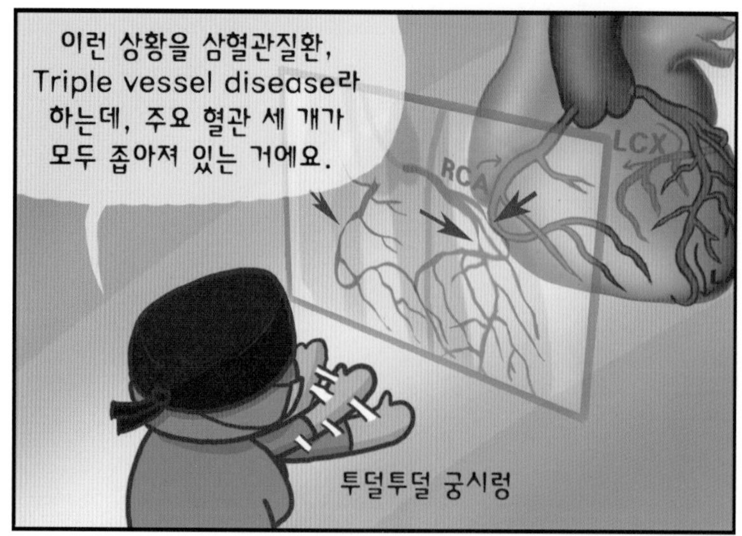
이런 상황을 삼혈관질환,
Triple vessel disease라
하는데, 주요 혈관 세 개가
모두 좁아져 있는 거에요.
RCA
LCX
투덜투덜 궁시렁

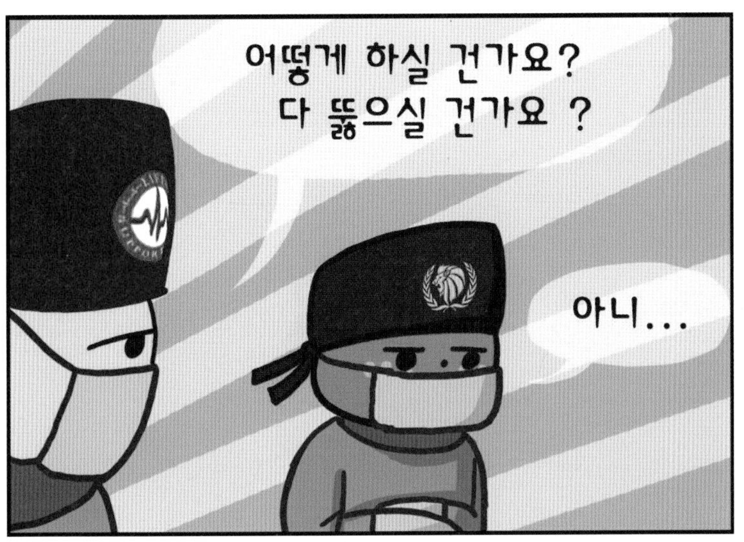
어떻게 하실 건가요?
다 뚫으실 건가요 ?
아니...

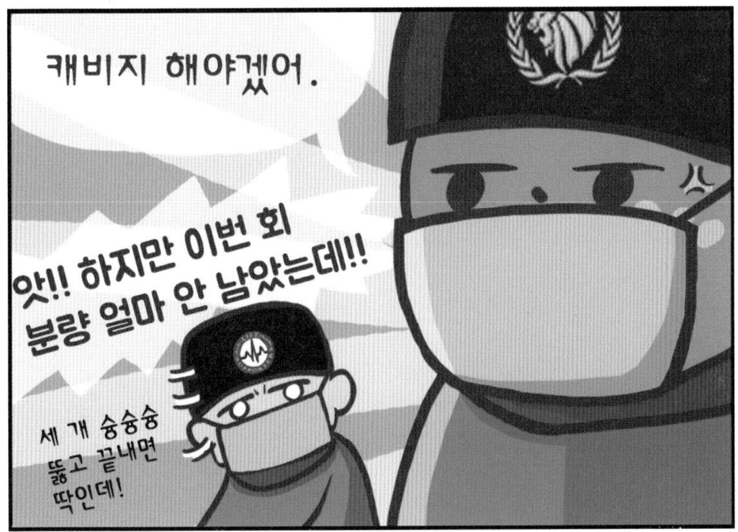
캐비지 해야겠어.
앗!! 하지만 이번 회 분량 얼마 안 남았는데!!
세 개 숑숑숑 뚫고 끝내면 딱인데!

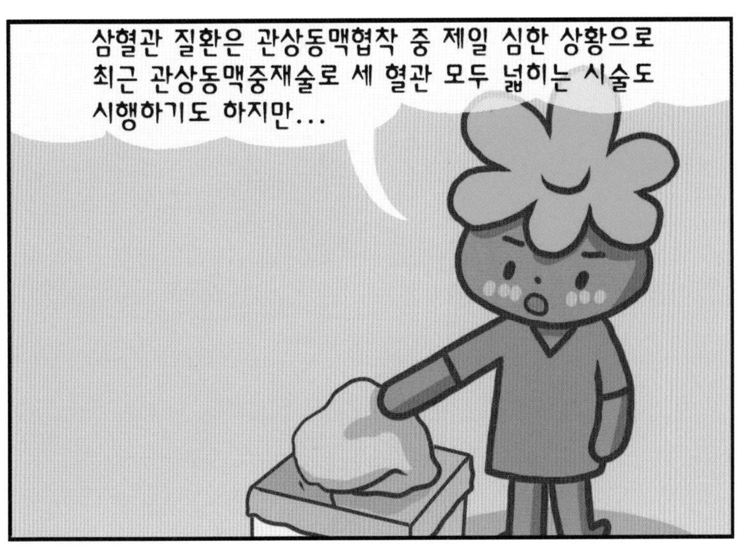
삼혈관 질환은 관상동맥협착 중 제일 심한 상황으로
최근 관상동맥중재술로 세 혈관 모두 넓히는 시술도
시행하기도 하지만...

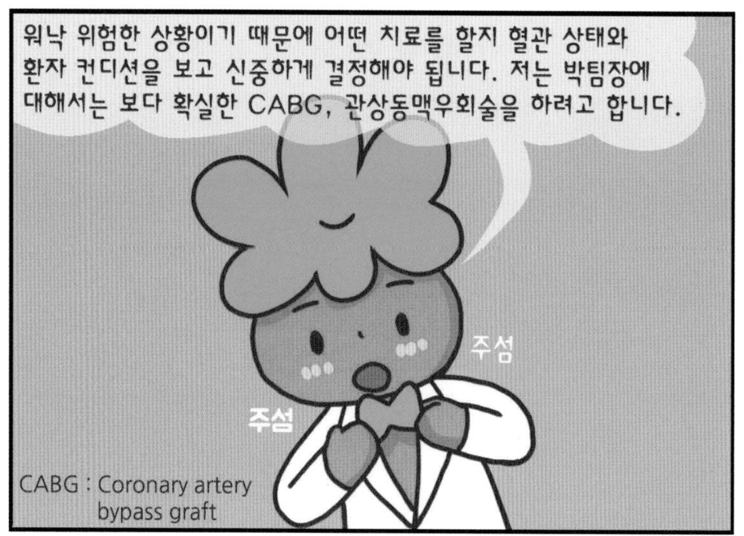
워낙 위험한 상황이기 때문에 어떤 치료를 할지 혈관 상태와
환자 컨디션을 보고 신중하게 결정해야 됩니다. 저는 박팀장에
대해서는 보다 확실한 CABG, 관상동맥우회술을 하려고 합니다.
주섬
주섬
CABG : Coronary artery
bypass graft

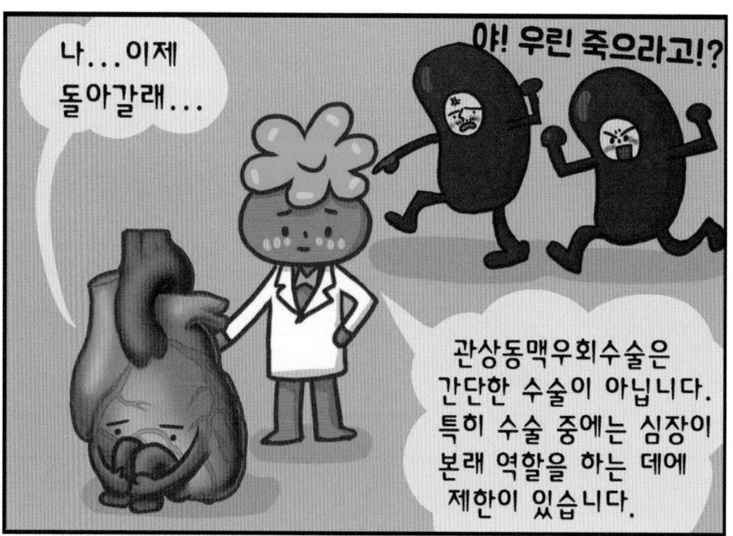
나...이제
돌아갈래...
야! 우린 죽으라고!?
관상동맥우회수술은
간단한 수술이 아닙니다.
특히 수술 중에는 심장이
본래 역할을 하는 데에
제한이 있습니다.

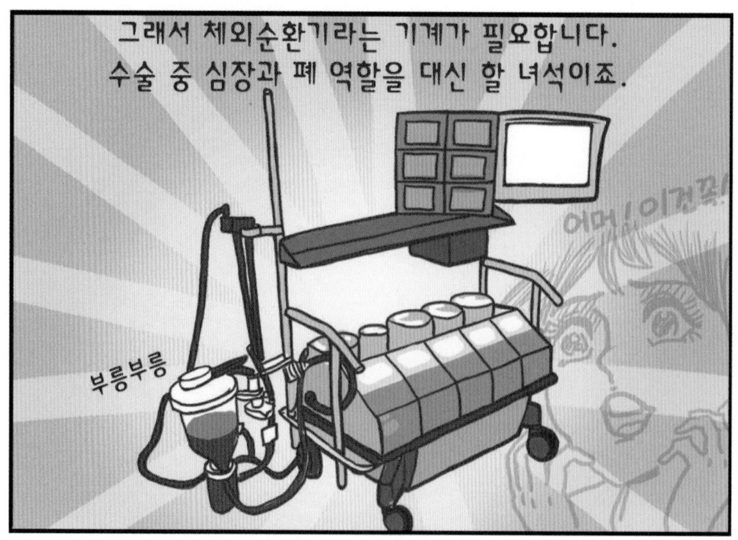
그래서 체외순환기라는 기계가 필요합니다.
수술 중 심장과 폐 역할을 대신 할 녀석이죠.
부릉부릉
어머! 이건꼭!

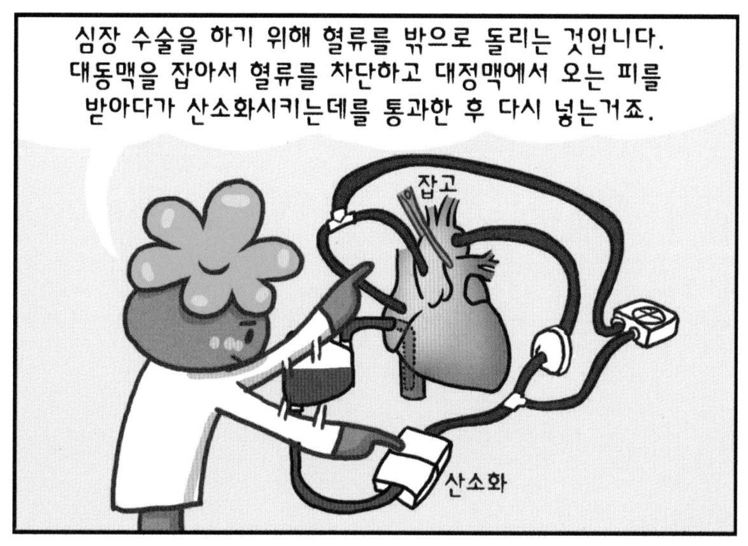
심장 수술을 하기 위해 혈류를 밖으로 돌리는 것입니다.
대동맥을 잡아서 혈류를 차단하고 대정맥에서 오는 피를
받아다가 산소화시키는데를 통과한 후 다시 넣는거죠.
잡고
산소화

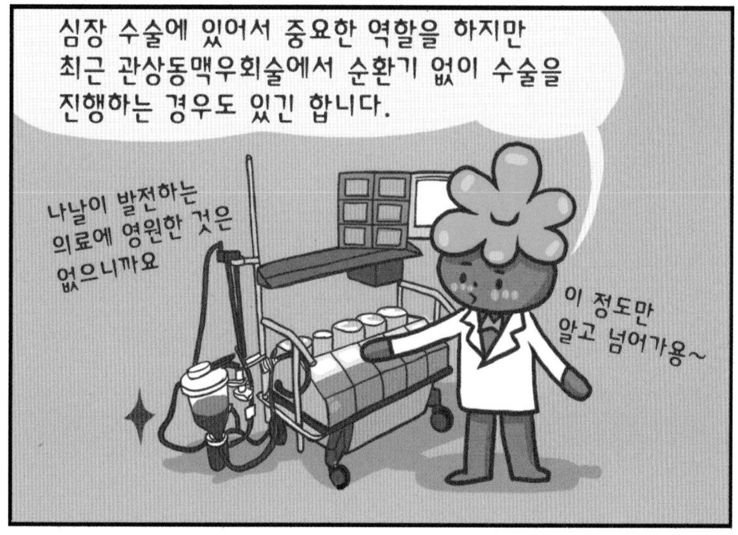
심장 수술에 있어서 중요한 역할을 하지만
최근 관상동맥우회술에서 순환기 없이 수술을
진행하는 경우도 있긴 합니다.
나날이 발전하는
의료에 영원한 것은
없으니까요
이 정도만
알고 넘어가용~

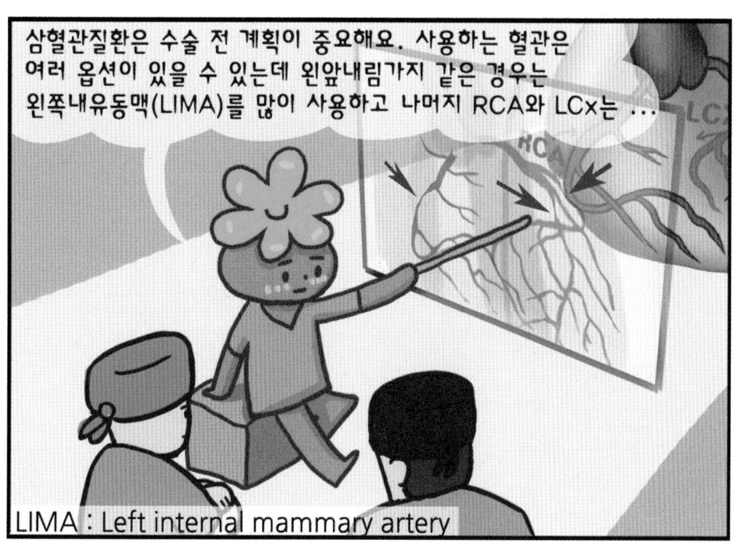
심혈관질환은 수술 전 계획이 중요해요. 사용하는 혈관은
여러 옵션이 있을 수 있는데 왼앞내림가지 같은 경우는
왼쪽내유동맥(LIMA)를 많이 사용하고 나머지 RCA와 LCx는 ...
RCA
LIMA : Left internal mammary artery

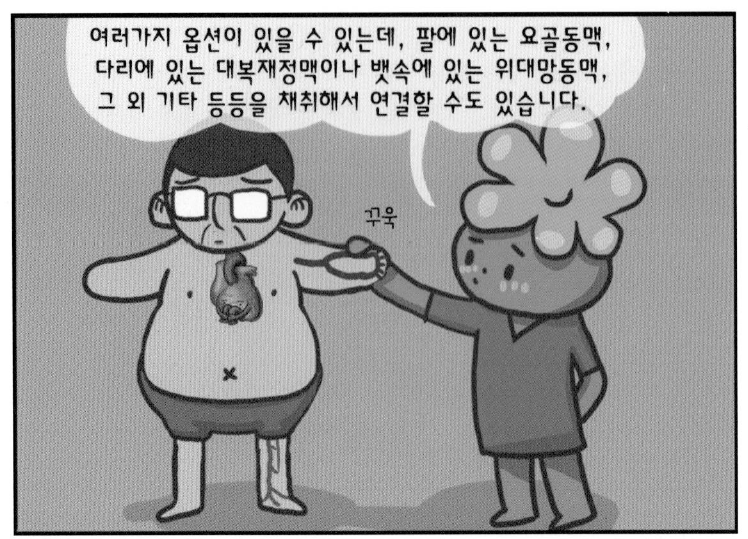
여러가지 옵션이 있을 수 있는데, 팔에 있는 요골동맥,
다리에 있는 대복재정맥이나 뱃속에 있는 위대망동맥,
그 외 기타 등등을 채취해서 연결할 수도 있습니다.
꾸욱

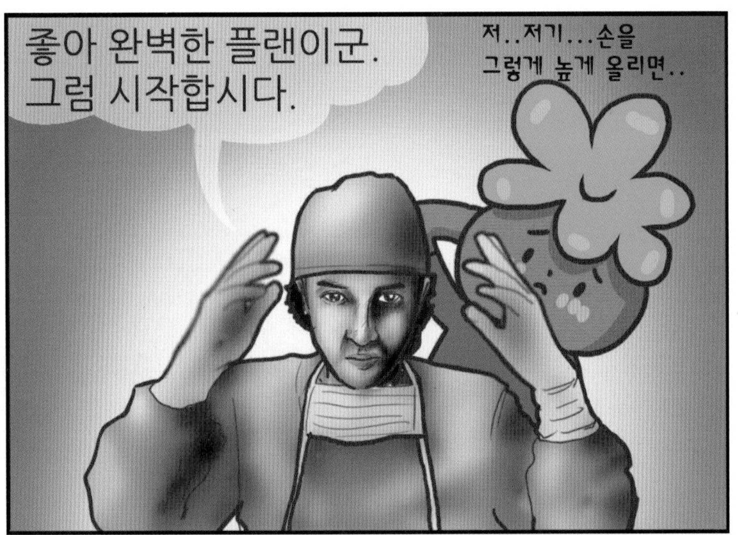
좋아 완벽한 플랜이군.
그럼 시작합시다.
저..저기...손을
그렇게 높게 올리면..

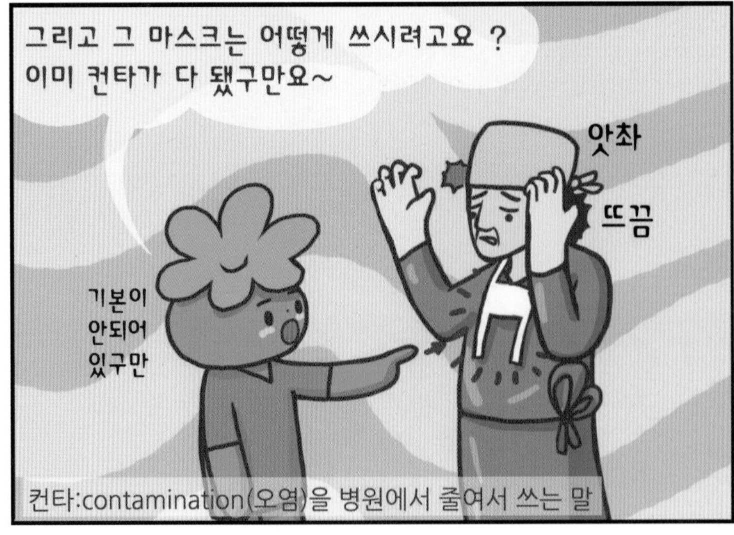
그리고 그 마스크는 어떻게 쓰시려고요 ?
이미 컨타가 다 됐구만요~
앗차
뜨끔
기본이
안되어
있구만
컨타:contamination(오염)을 병원에서 줄여서 쓰는 말

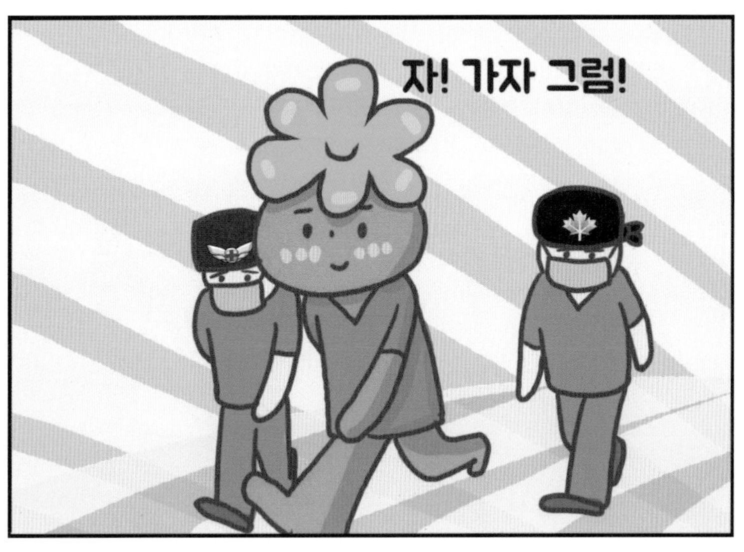
자! 가자 그럼!

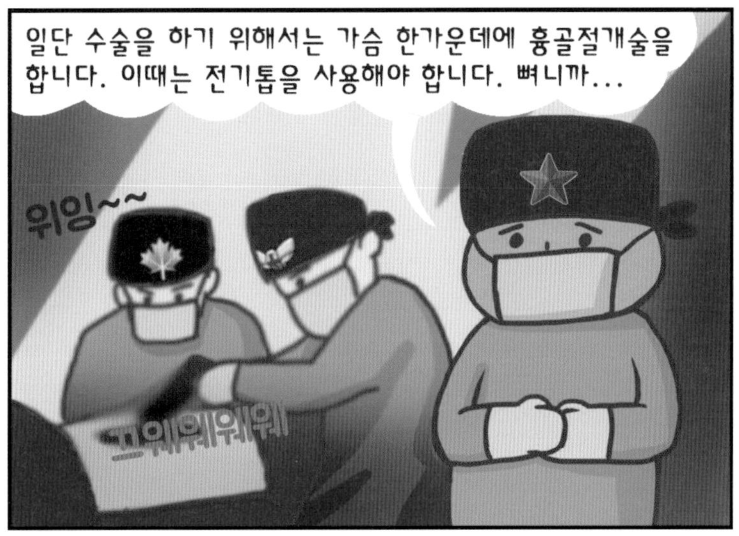
일단 수술을 하기 위해서는 가슴 한가운데에 흉골절개술을
합니다. 이때는 전기톱을 사용해야 합니다. 뼈니까...
위잉~~
위위위위!

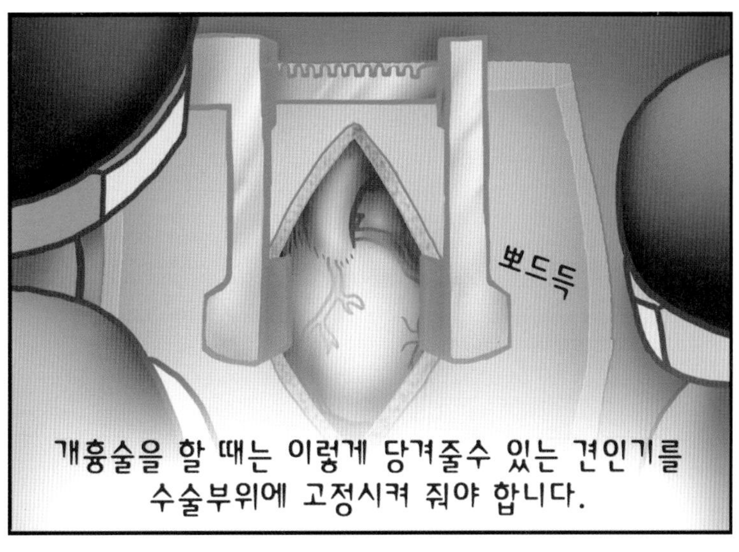
뽀드득
개흉술을 할 때는 이렇게 당겨줄수 있는 견인기를
수술부위에 고정시켜 줘야 합니다.

15

심근경색

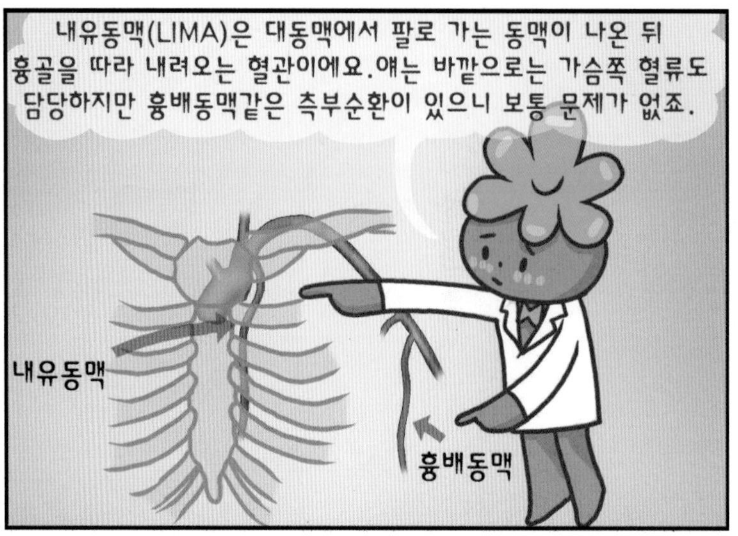
내유동맥(LIMA)은 대동맥에서 팔로 가는 동맥이 나온 뒤 흉골을 따라 내려오는 혈관이에요. 얘는 바깥으로는 가슴쪽 혈류도 담당하지만 흉배동맥같은 측부순환이 있으니 보통 문제가 없죠.
내유동맥
흉배동맥

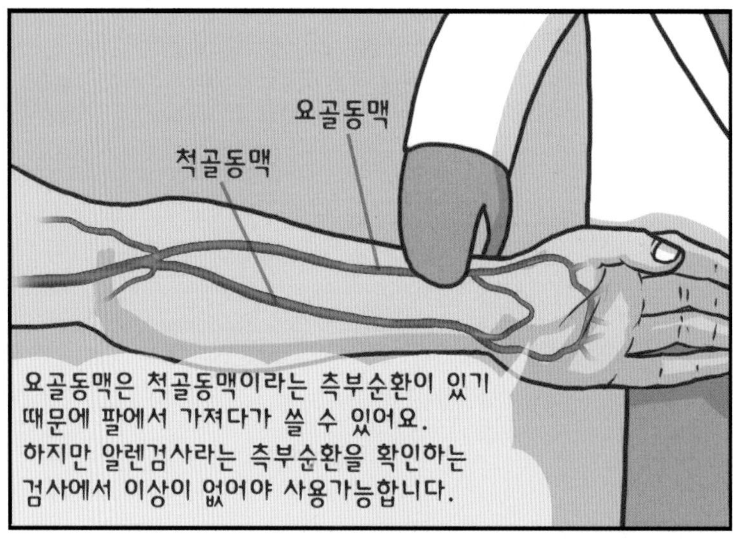
요골동맥
척골동맥
요골동맥은 척골동맥이라는 측부순환이 있기 때문에 팔에서 가져다가 쓸 수 있어요.
하지만 알렌검사라는 측부순환을 확인하는 검사에서 이상이 없어야 사용가능합니다.

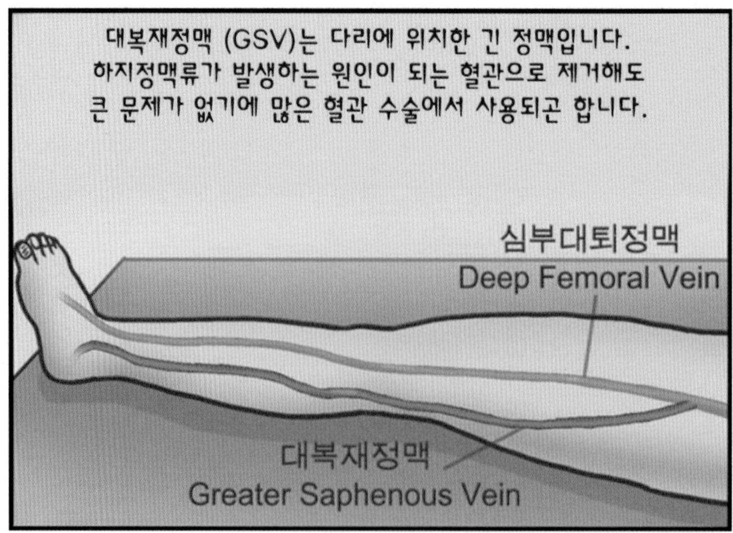
대복재정맥 (GSV)는 다리에 위치한 긴 정맥입니다. 하지정맥류가 발생하는 원인이 되는 혈관으로 제거해도 큰 문제가 없기에 많은 혈관 수술에서 사용되곤 합니다.
심부대퇴정맥
Deep Femoral Vein
대복재정맥
Greater Saphenous Vein

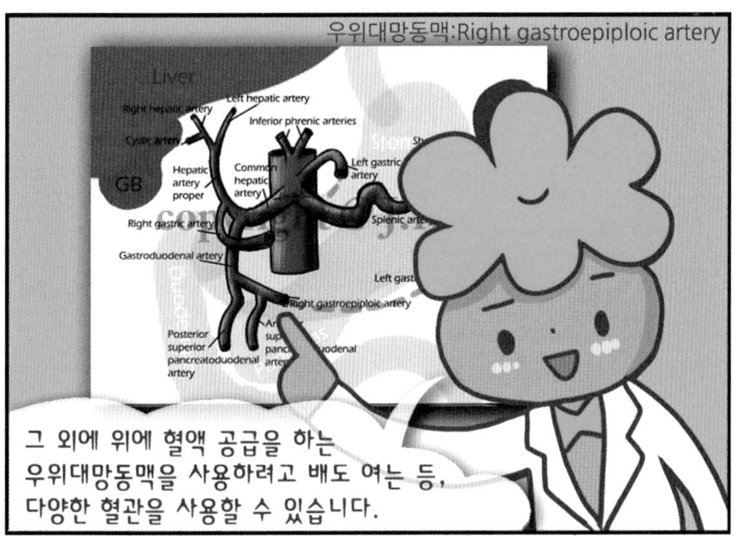
우위대망동맥:Right gastroepiploic artery
Liver
Right hepatic artery
Left hepatic artery
Inferior phrenic arteries
Cystic artery
GB
Hepatic artery proper
Common hepatic artery
Left gastric artery
Right gastric artery
Gastroduodenal artery
Right gastroepiploic artery
Posterior superior pancreatoduodenal artery
그 외에 위에 혈액 공급을 하는
우위대망동맥을 사용하려고 배도 여는 등,
다양한 혈관을 사용할 수 있습니다.

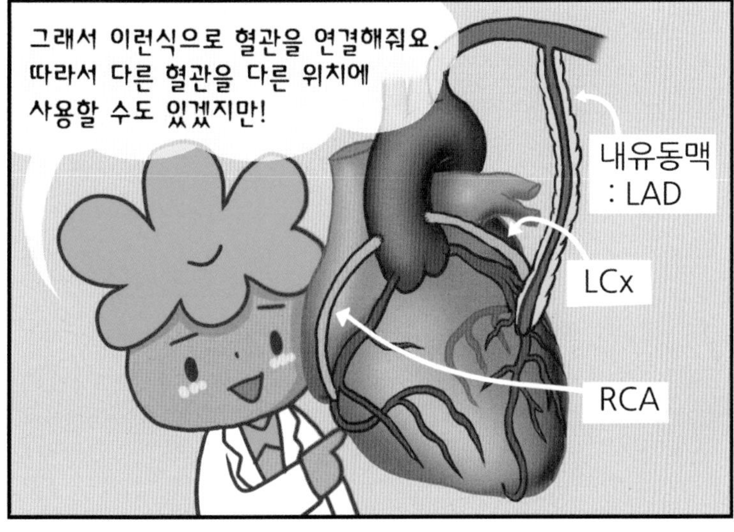
그래서 이런식으로 혈관을 연결해줘요.
따라서 다른 혈관을 다른 위치에
사용할 수도 있겠지만!
내유동맥
: LAD
LCx
RCA

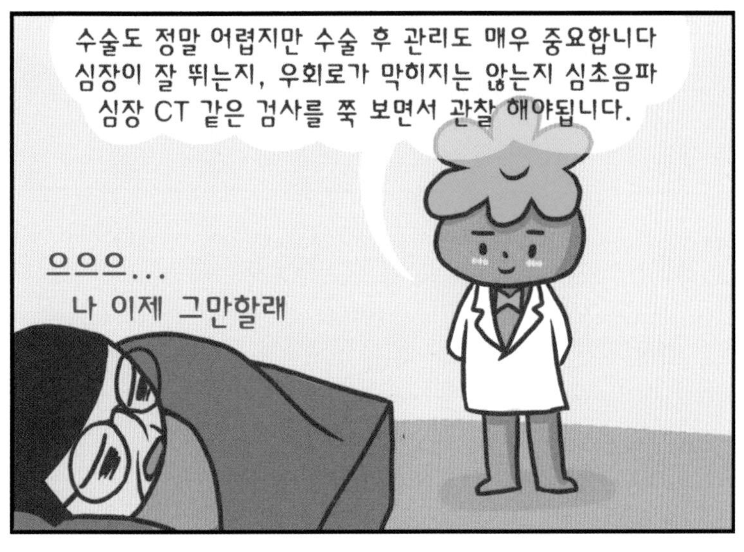
수술도 정말 어렵지만 수술 후 관리도 매우 중요합니다
심장이 잘 뛰는지, 우회로가 막히지는 않는지 심초음파
심장 CT 같은 검사를 쭉 보면서 관찰 해야됩니다.
으으으...
나 이제 그만할래

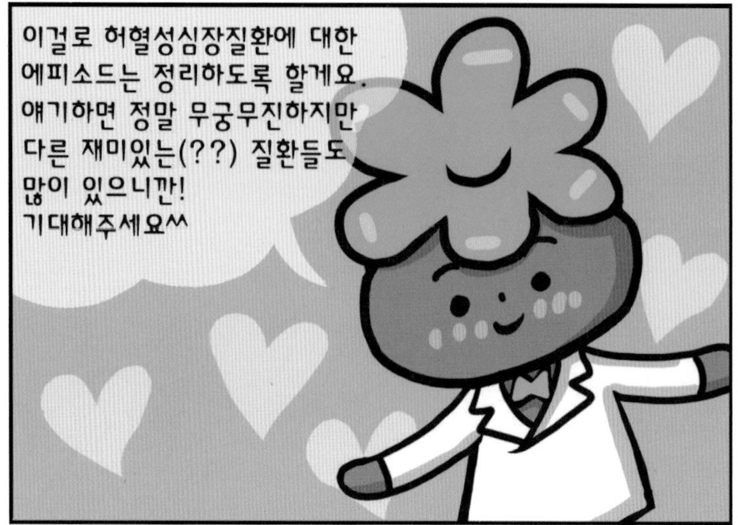
이걸로 허혈성심장질환에 대한
에피소드는 정리하도록 할게요.
얘기하면 정말 무궁무진하지만
다른 재미있는(??) 질환들도
많이 있으니깐!
기대해주세요^^

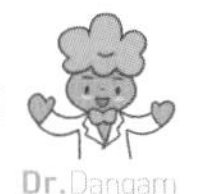

심근경색

갑자기 숨 막히게 조여오는 가슴. 이런 상황이 무엇을 의미하는지, 지난 에피소드에서는 허혈성 심장질환의 증상과 병태생리에 대해서 알아봤습니다. 이번 에피소드는 허혈성 심장질환의 치료에 대해서 다루어 보았습니다.

만화에서 많이 설명하지는 않았지만 약물복용은 허혈성 심장질환에서 기본 치료에 해당됩니다. 쓰는 약들은 니트로글리세린 같은 응급상황에서 흉통을 없애주는 약부터 베타차단제, 칼슘채널억제제, ACE 억제제 같이 혈압약으로 통상 쓰는 약도 있고 아스피린처럼 피를 묽게 해주는 약도 있습니다. 이런 약들은 결과적으로 심장의 업무 부담을 줄여주고, 심장으로 가는 혈류를 개선하고, 차후에 심장에 혈전이 생기는 것을 예방하는 목적으로 사용하게 됩니다.

약물치료가 기본이지만 정도가 심해지면 심해질수록 약물치료에 더하여 관상동맥을 개통시킬 필요가 생기게 됩니다. 그 방법에 관상동맥 조영술을 시행하면서 풍선확장술 또는 스텐트 시술 등을 할 수도 있고 더 나아가서는 관상동맥우회수술을 할 수도 있습니다.

하지만 심장 문제에 관해서 가장 중요한 것은 '늑장 부리지 않는 것'입니다. 어느 날 나에게 찾아온 가슴의 조임이 역류성식도염의 증상일 수도 있지만 급성 심정지로 이어질 급성 심근경색일 수도 있기 때문입니다. 만화에서도 표현했지만 심장을 놓치는 것은 모든 것을 잃는 것이니까요.

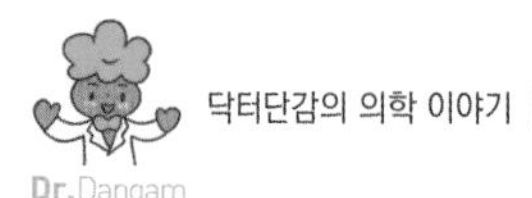

단감's NOTE

이번 에피소드에서는 간과 신장도 캐릭터로 나왔습니다. 그런데 간과 신장의 탈을 쓰고 있는 사람으로 나왔으니까 엄밀히 말해서는 의인화된 캐릭터는 아닌 거죠. 사실, 앞서 보여드린 '하루'처럼 간과 신장도 '간식이', '콩별이'라는 캐릭터로 탄생하긴 했습니다. 뒤쪽에 나올 지방간 편과 요로결석 편에서 소개해드릴 예정인데, 닥터단감 시즌 1에서는 특히 신장의 탈을 쓴 캐릭터 형제들이 계속 나오긴 합니다. 또한, 뉴하트의 주인공 캐릭터도 나오긴 하는데 흉부외과를 소재로 제작된 드라마였기 때문에 한 번 등장시켜봤는데 뉴하트 포스터에 의료인이라면 조금 어이없을 자세로 서 있는 모습을 약간 풍자해봤습니다.

16 CHAPTER

심장·폐 질환

기흉

Pneumothorax

Dr.Dangam

닥터단감의 의학 이야기

짹짹

김기웅. 나이 17세, 고등학교 1학년…
얼굴은 선량해 보이지만

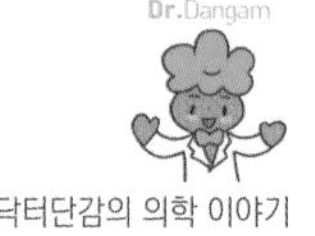

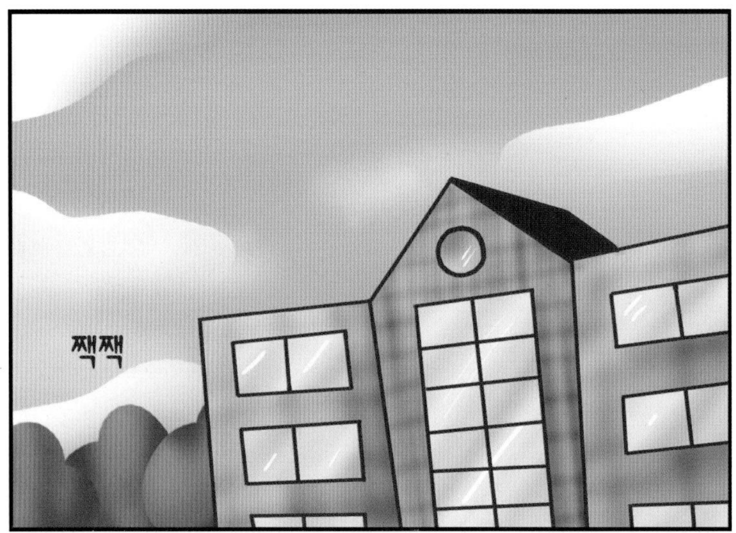

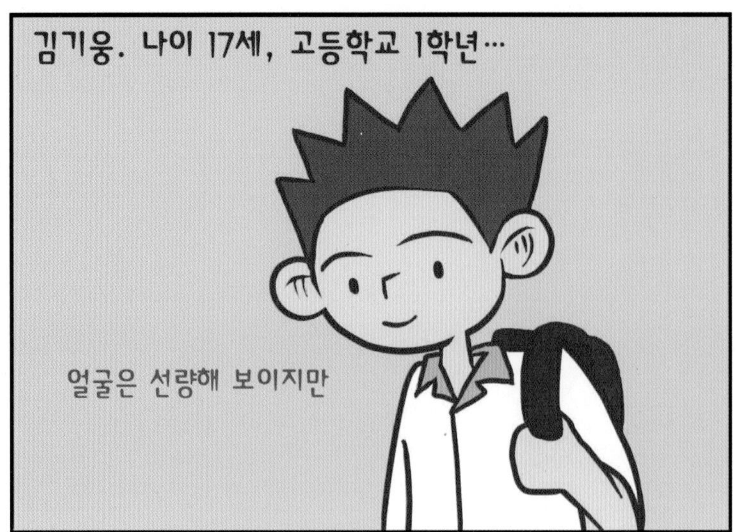

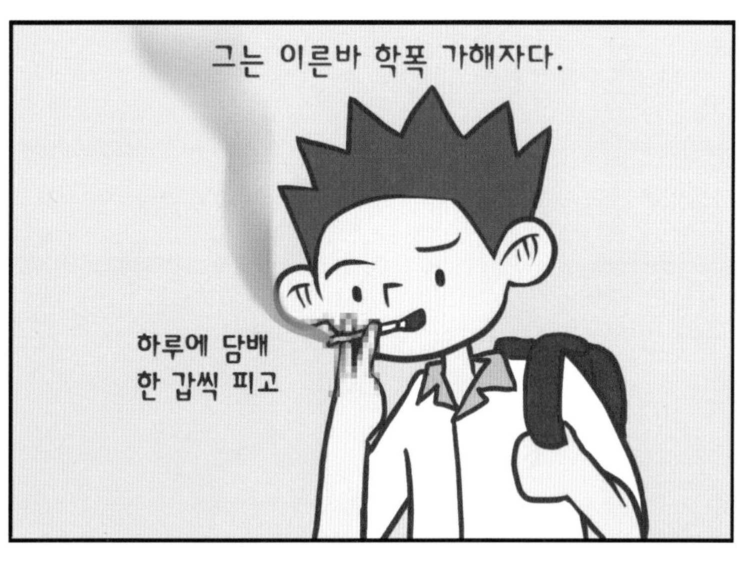
그는 이른바 학폭 가해자다.
하루에 담배
한 갑씩 피고

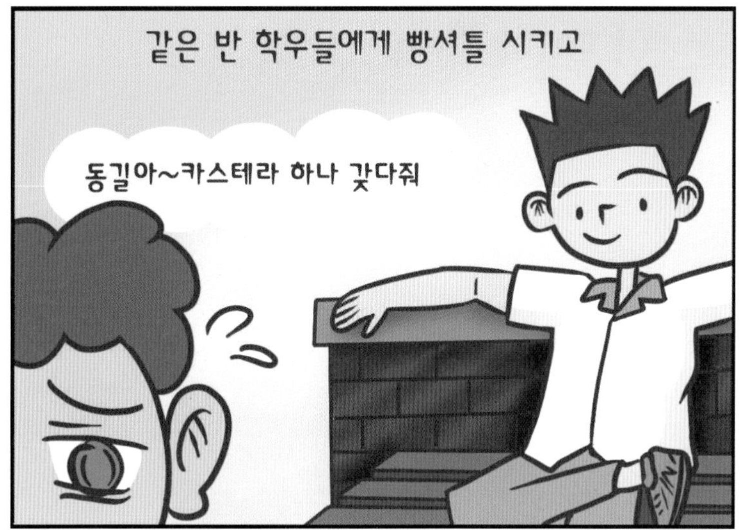
같은 반 학우들에게 빵셔틀 시키고
동길아~카스테라 하나 갖다줘

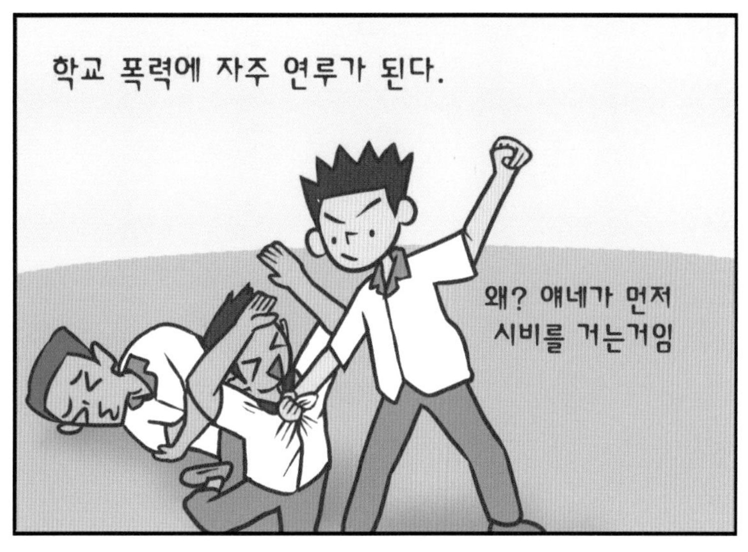
학교 폭력에 자주 연루가 된다.
왜? 얘네가 먼저
시비를 거는거임

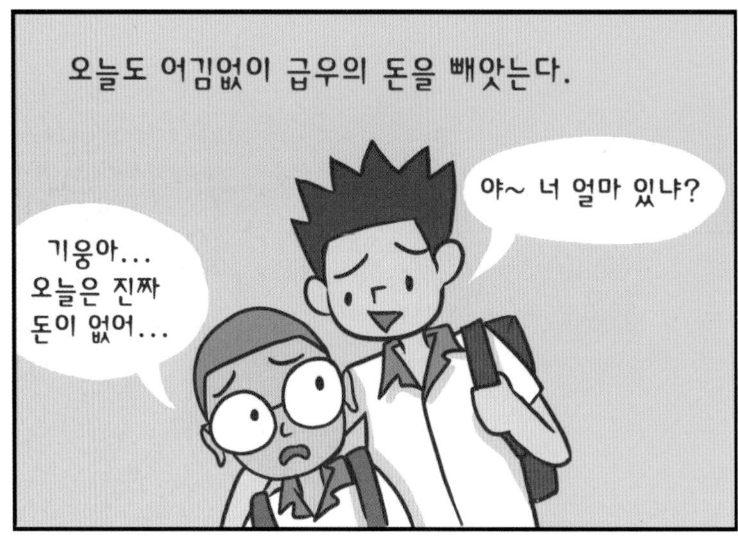
오늘도 어김없이 급우의 돈을 빼앗는다.
야~ 너 얼마 있냐?
기웅아...
오늘은 진짜
돈이 없어...

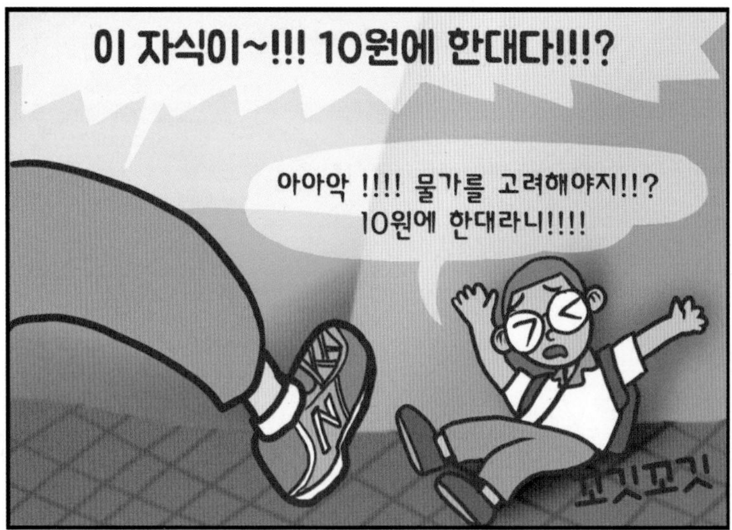
이 자식이~!!! 10원에 한대다!!!?
아아악 !!!! 물가를 고려해야지!!?
10원에 한대라니!!!!
꼬깃꼬깃

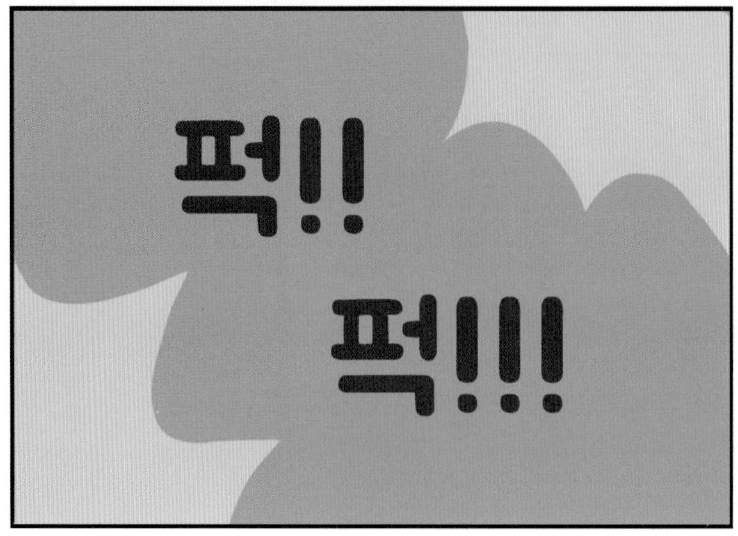
퍽!!
퍽!!!

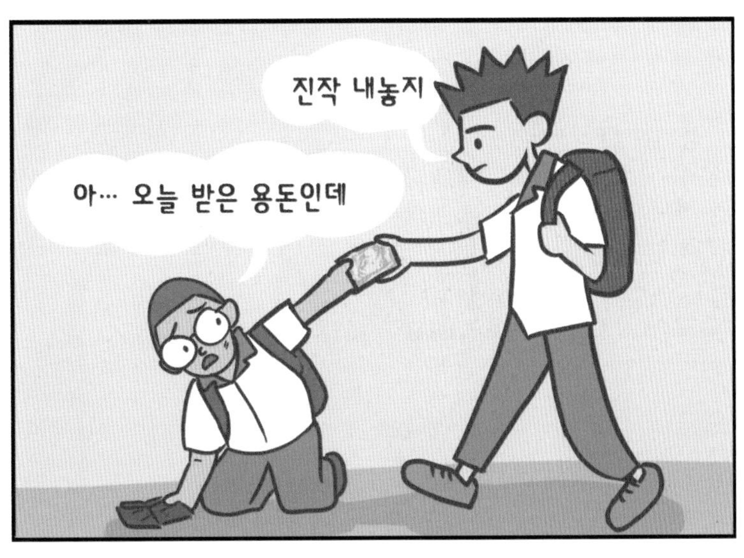
진작 내놓지
아… 오늘 받은 용돈인데

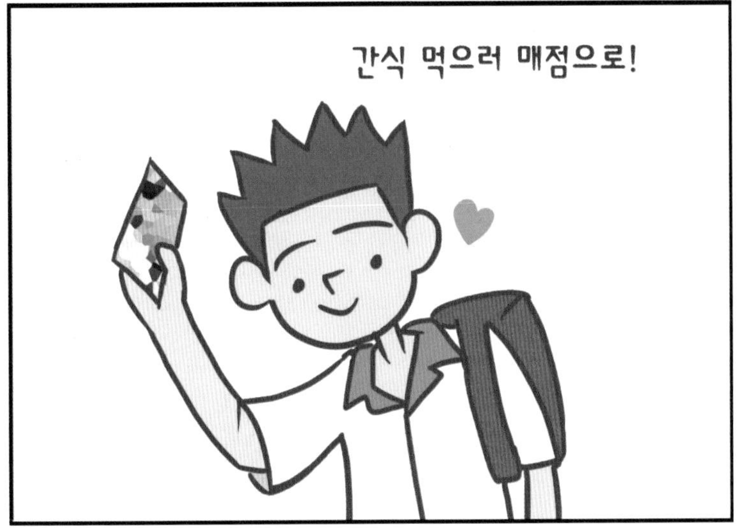
간식 먹으러 매점으로!

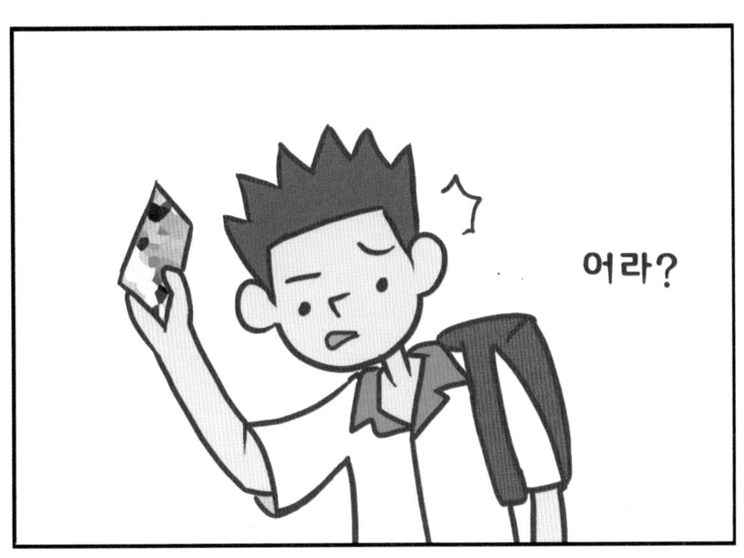
어라?

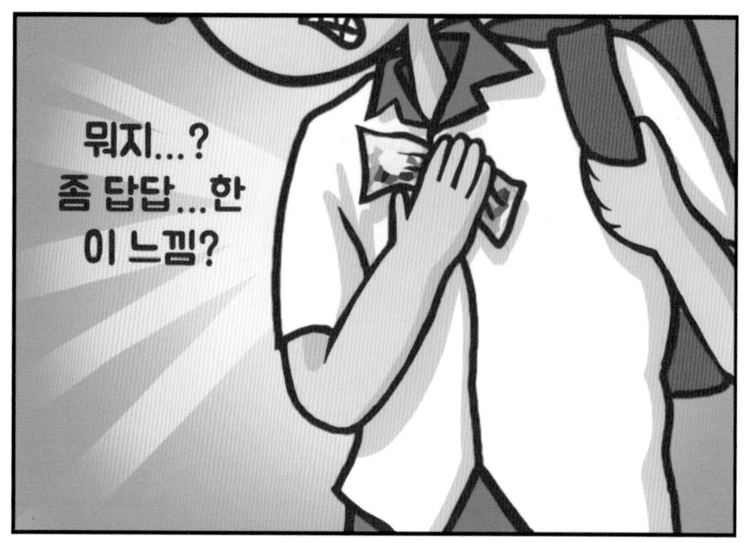
뭐지...?
좀 답답...한
이 느낌?

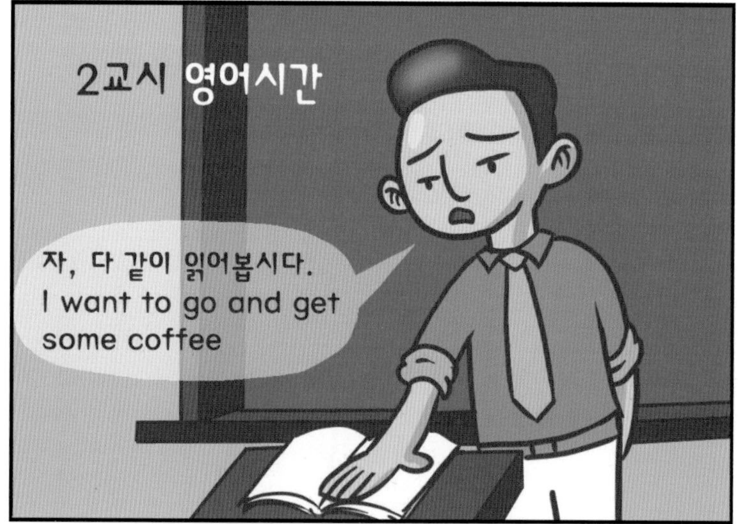
2교시 영어시간
자, 다 같이 읽어봅시다.
I want to go and get
some coffee

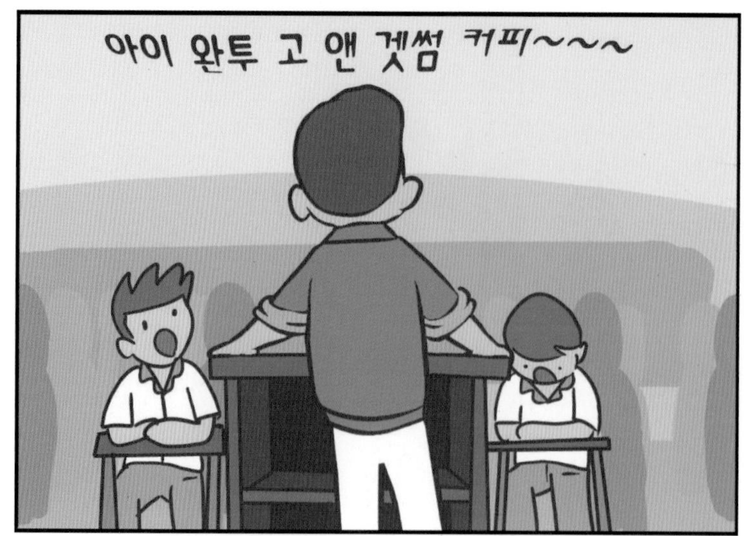
아이 완투 고 앤 겟썸 커피~~~

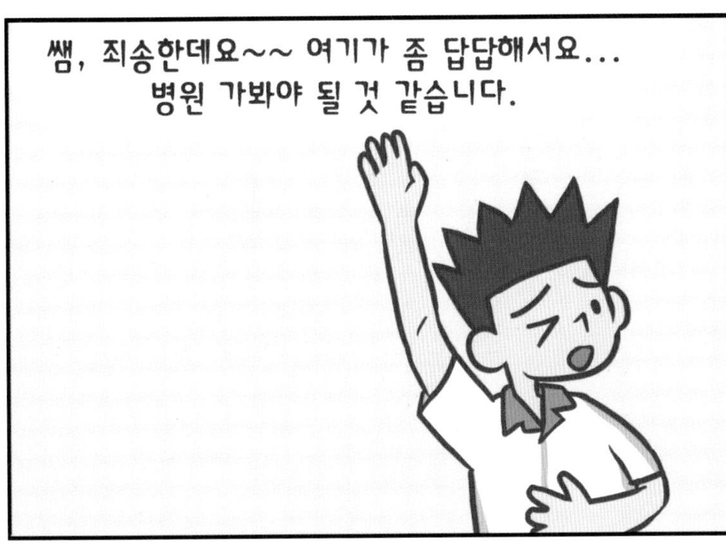
쌤, 죄송한데요~~ 여기가 좀 답답해서요...
병원 가봐야 될 것 같습니다.

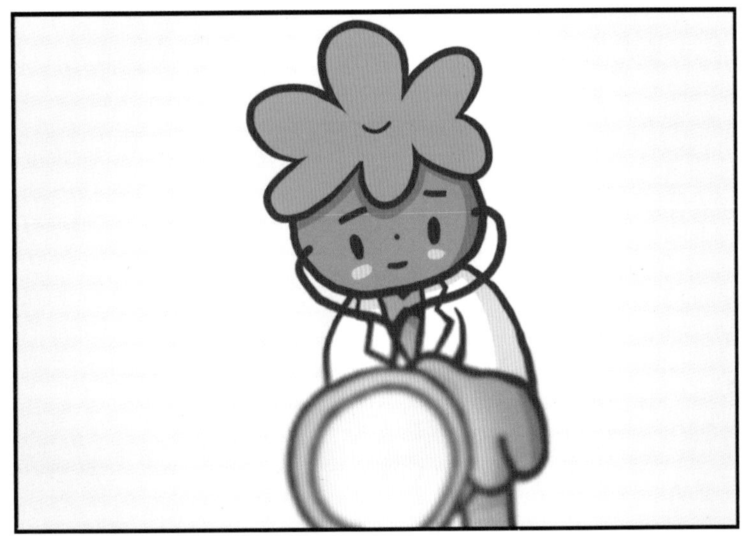

툭툭

엑스레이를
찍어봅시다.

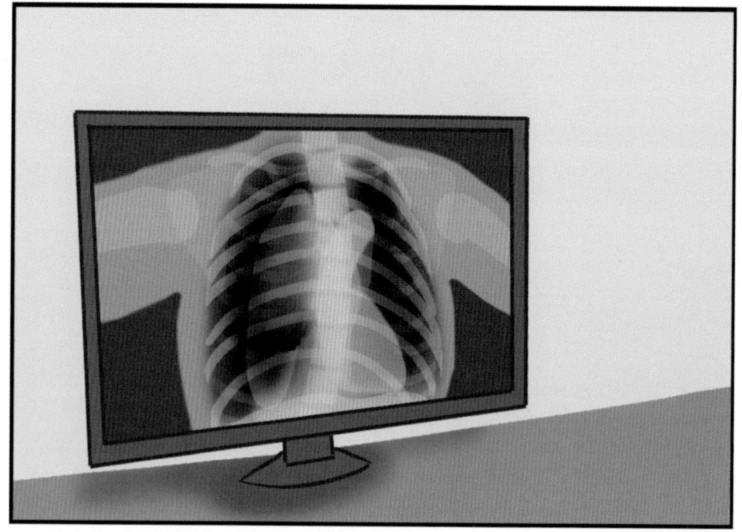

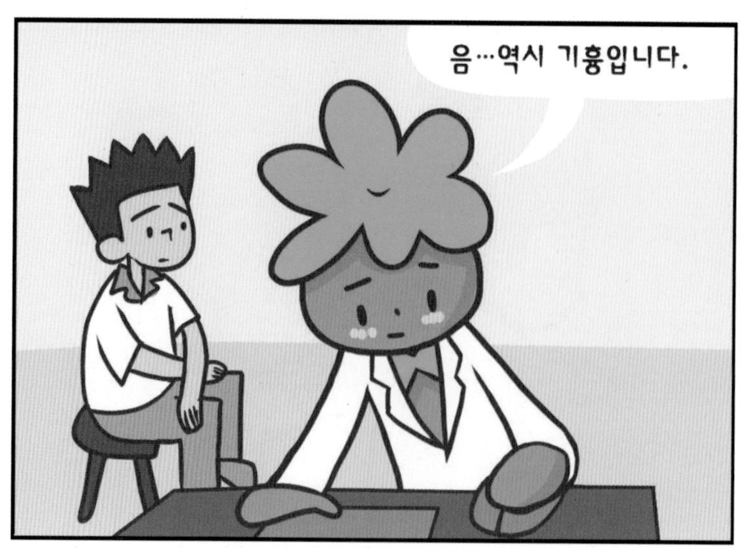
음…역시 기흉입니다.

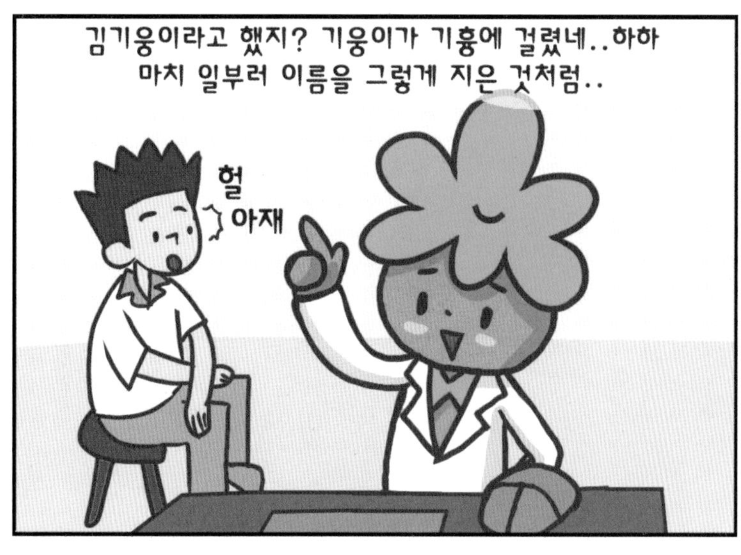
김기웅이라고 했지? 기웅이가 기흉에 걸렸네..하하
마치 일부러 이름을 그렇게 지은 것처럼..
헐
아재

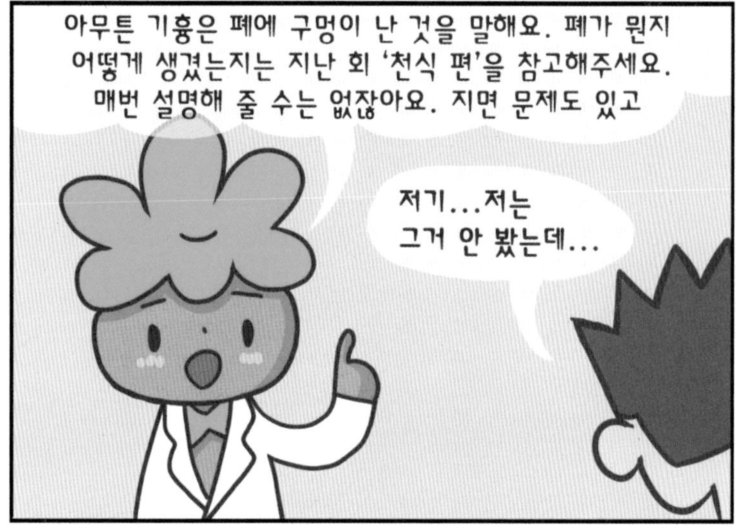
아무튼 기흉은 폐에 구멍이 난 것을 말해요. 폐가 뭔지
어떻게 생겼는지는 지난 회 '천식 편'을 참고해주세요.
매번 설명해 줄 수는 없잖아요. 지면 문제도 있고
저기...저는
그거 안 봤는데...

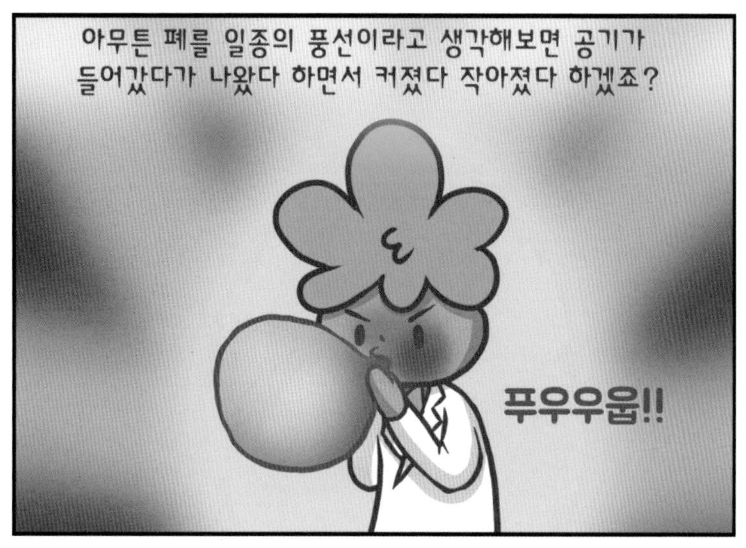
아무튼 폐를 일종의 풍선이라고 생각해보면 공기가
들어갔다가 나왔다 하면서 커졌다 작아졌다 하겠죠?
푸우우웁!!

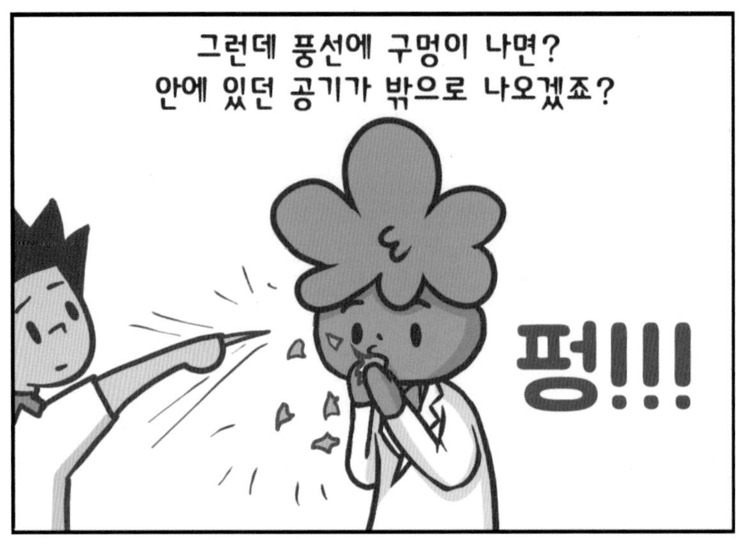
그런데 풍선에 구멍이 나면?
안에 있던 공기가 밖으로 나오겠죠?
펑!!!

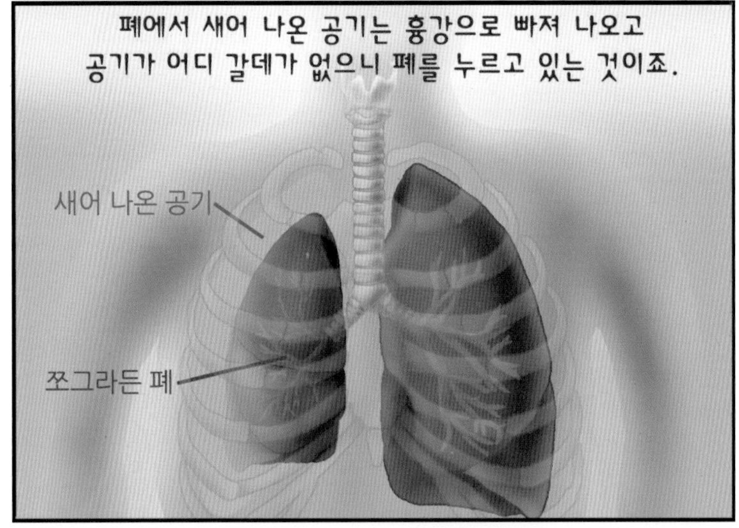
폐에서 새어 나온 공기는 흉강으로 빠져 나오고
공기가 어디 갈데가 없으니 폐를 누르고 있는 것이죠.
새어 나온 공기
쪼그라든 폐

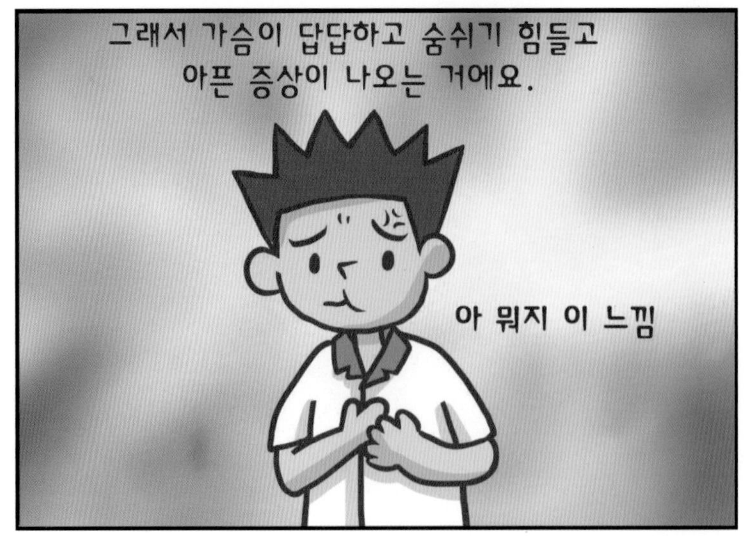
그래서 가슴이 답답하고 숨쉬기 힘들고
아픈 증상이 나오는 거에요.
아 뭐지 이 느낌

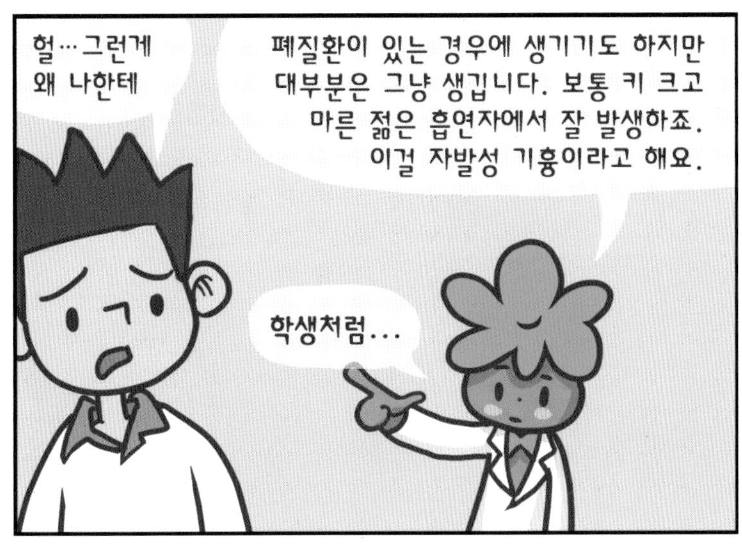
헐…그런게
왜 나한테
폐질환이 있는 경우에 생기기도 하지만
대부분은 그냥 생깁니다. 보통 키 크고
마른 젊은 흡연자에서 잘 발생하죠.
이걸 자발성 기흉이라고 해요.
학생처럼…

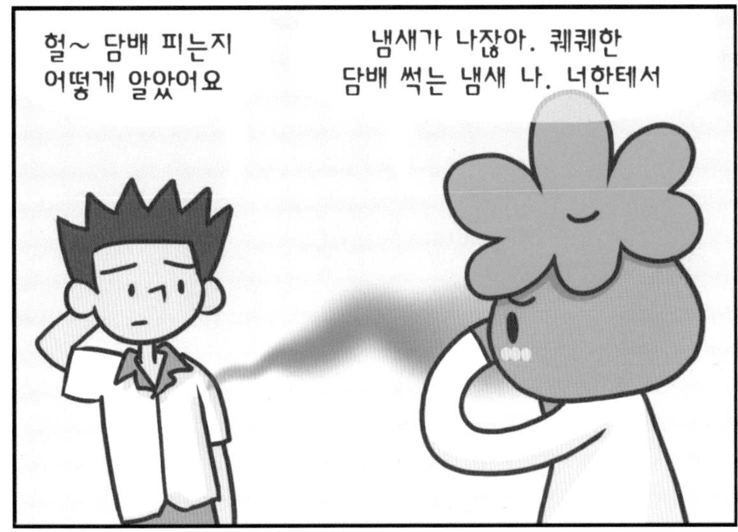
헐~ 담배 피는지
어떻게 알았어요
냄새가 나잖아. 퀘퀘한
담배 썩는 냄새 나. 너한테서

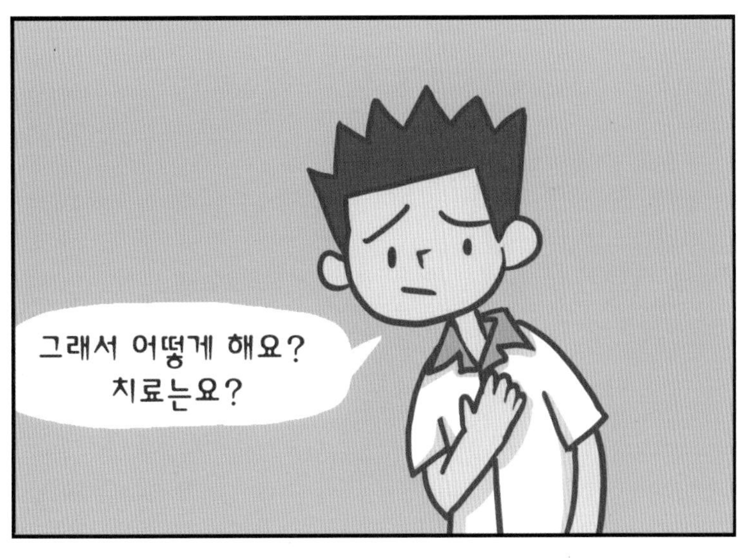
그래서 어떻게 해요?
치료는요?

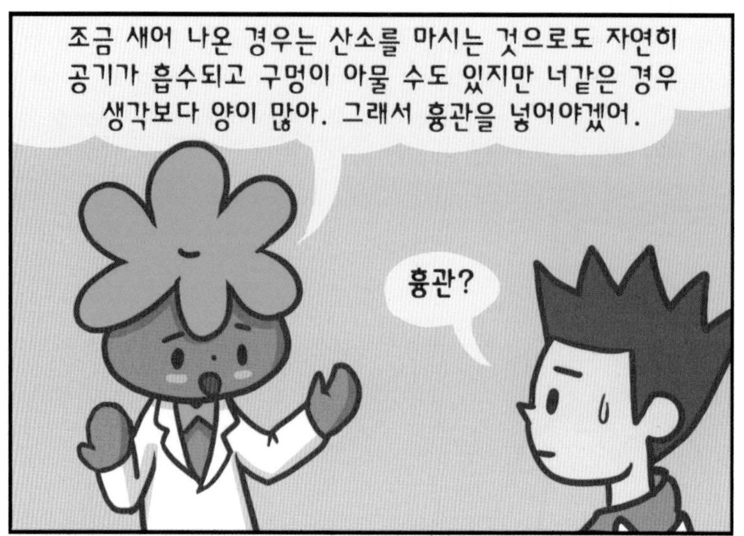
조금 새어 나온 경우는 산소를 마시는 것으로도 자연히 공기가 흡수되고 구멍이 아물 수도 있지만 너같은 경우 생각보다 양이 많아. 그래서 흉관을 넣어야겠어.
흉관?

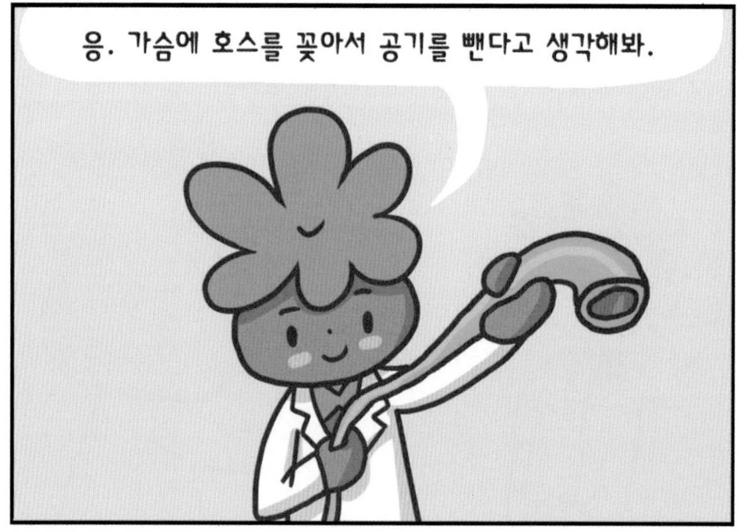
응. 가슴에 호스를 꽂아서 공기를 뺀다고 생각해봐.

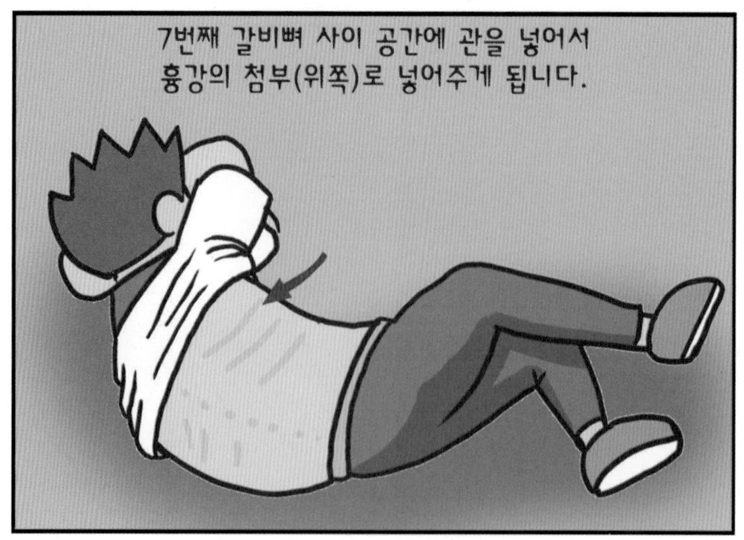
7번째 갈비뼈 사이 공간에 관을 넣어서
흉강의 첨부(위쪽)로 넣어주게 됩니다.

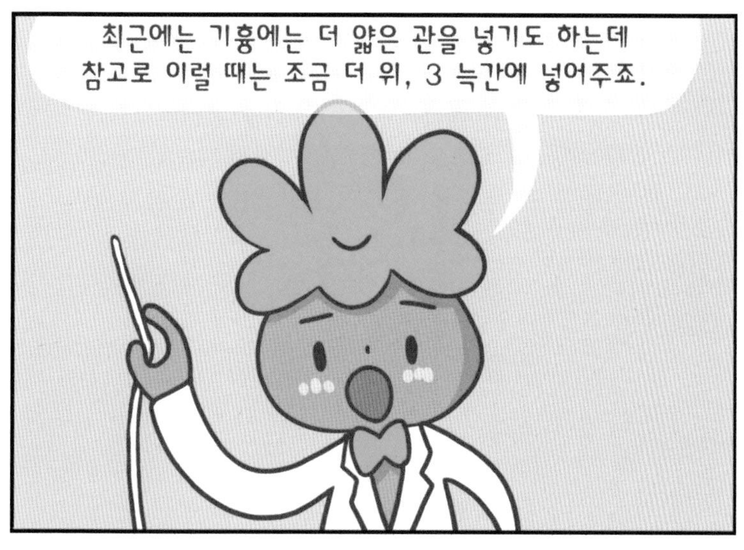
최근에는 기흉에는 더 얇은 관을 넣기도 하는데
참고로 이럴 때는 조금 더 위, 3 늑간에 넣어주죠.

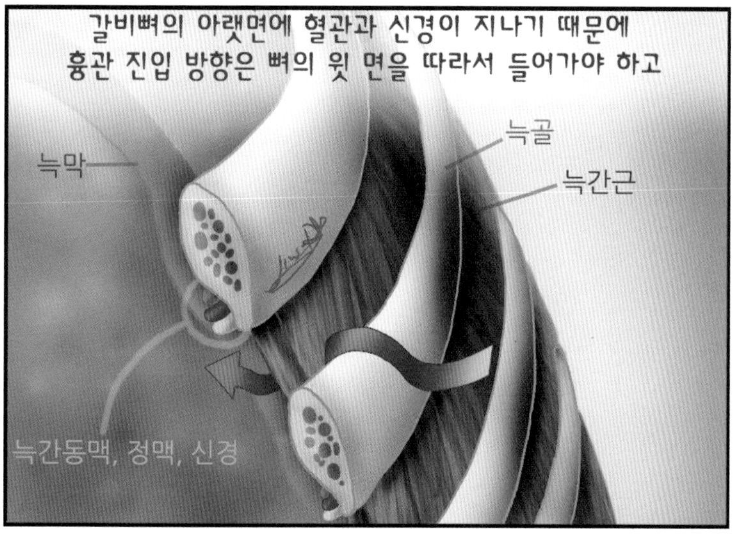
갈비뼈의 아랫면에 혈관과 신경이 지나기 때문에
흉관 진입 방향은 뼈의 윗 면을 따라서 들어가야 하고
늑막
늑골
늑간근
늑간동맥, 정맥, 신경

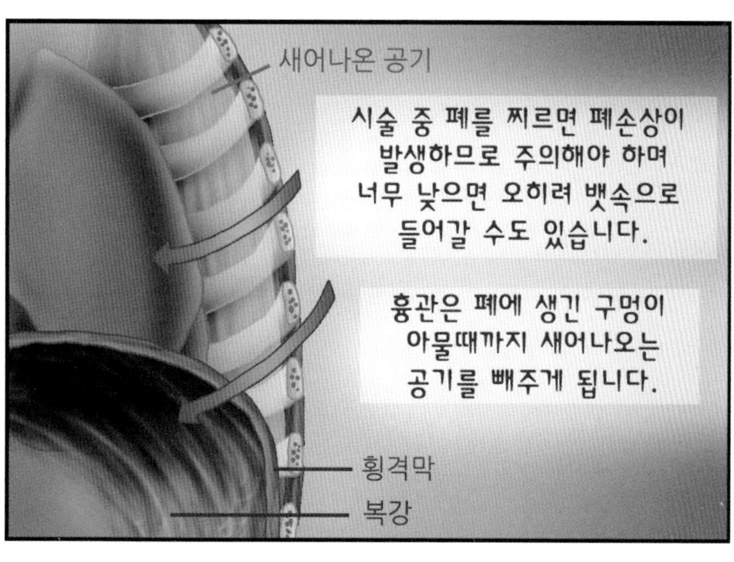
새어나온 공기
시술 중 폐를 찌르면 폐손상이
발생하므로 주의해야 하며
너무 낮으면 오히려 뱃속으로
들어갈 수도 있습니다.
흉관은 폐에 생긴 구멍이
아물때까지 새어나오는
공기를 빼주게 됩니다.
횡격막
복강

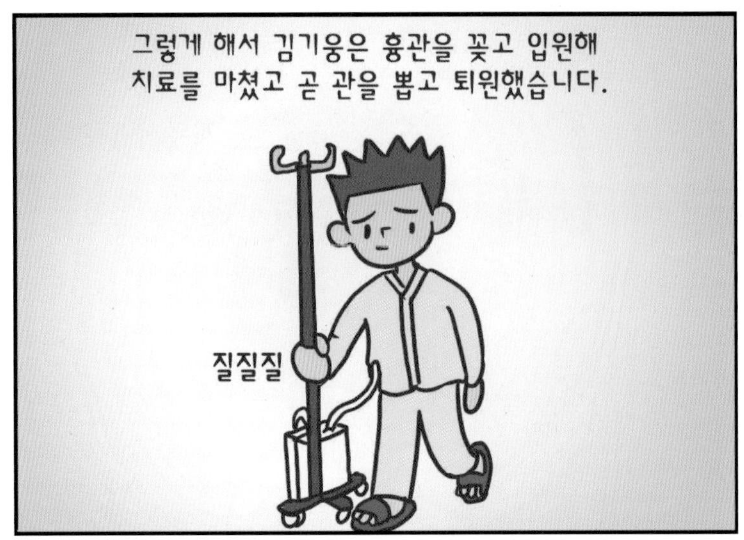
그렇게 해서 김기웅은 흉관을 꽂고 입원해
치료를 마쳤고 곧 관을 뽑고 퇴원했습니다.
질질질

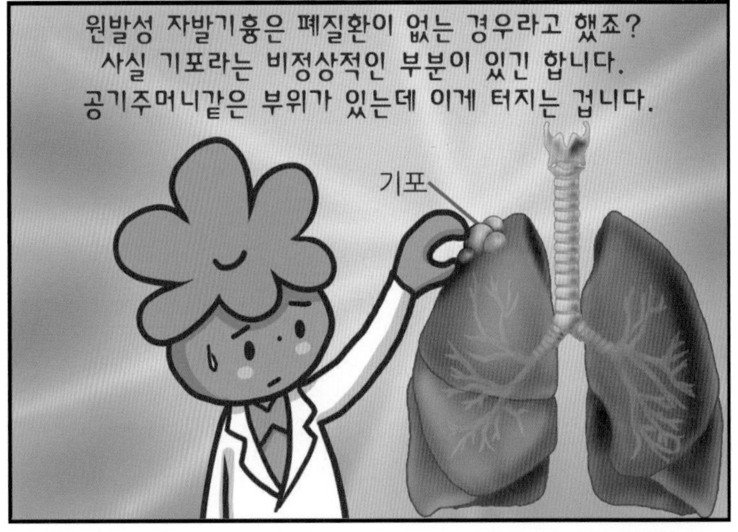
원발성 자발기흉은 폐질환이 없는 경우라고 했죠?
사실 기포라는 비정상적인 부분이 있긴 합니다.
공기주머니같은 부위가 있는데 이게 터지는 겁니다.
기포

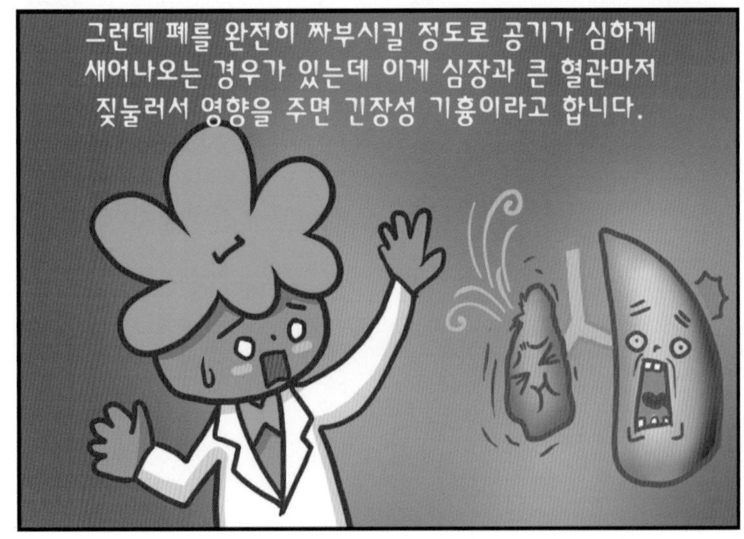
그런데 폐를 완전히 짜부시킬 정도로 공기가 심하게
새어나오는 경우가 있는데 이게 심장과 큰 혈관마저
짓눌러서 영향을 주면 긴장성 기흉이라고 합니다.

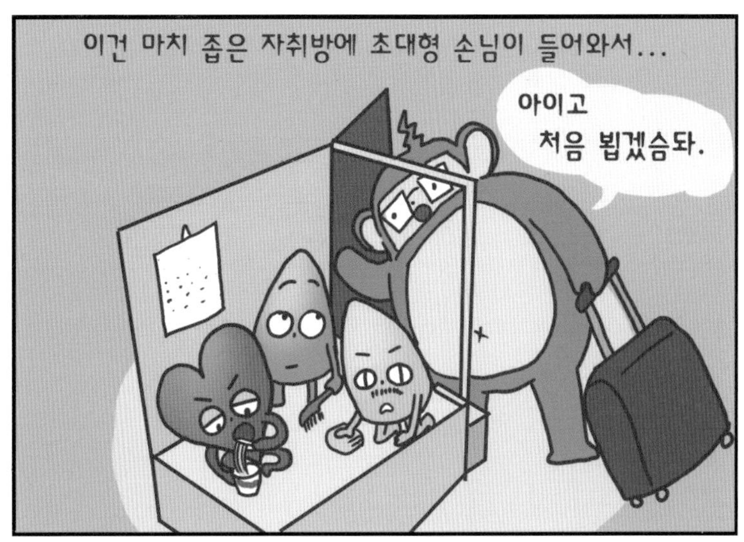
이건 마치 좁은 자취방에 초대형 손님이 들어와서...
아이고
처음 뵙겠슴돠.

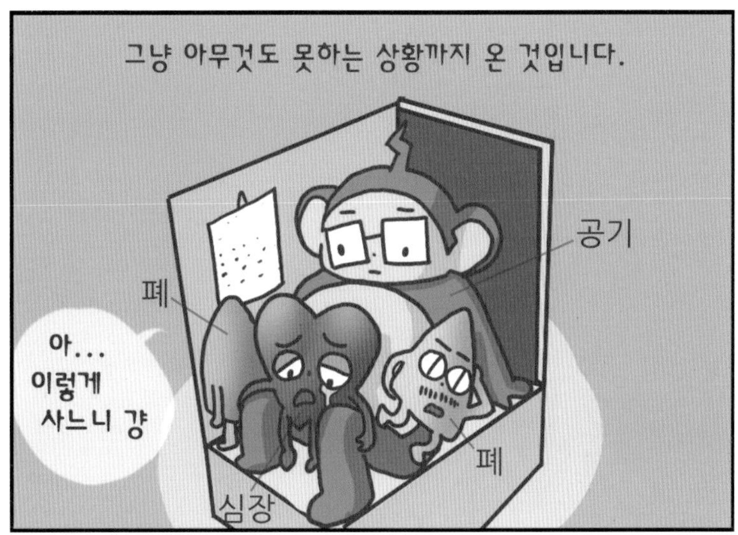
그냥 아무것도 못하는 상황까지 온 것입니다.
공기
폐
아...
이렇게
사느니 걍
폐
심장

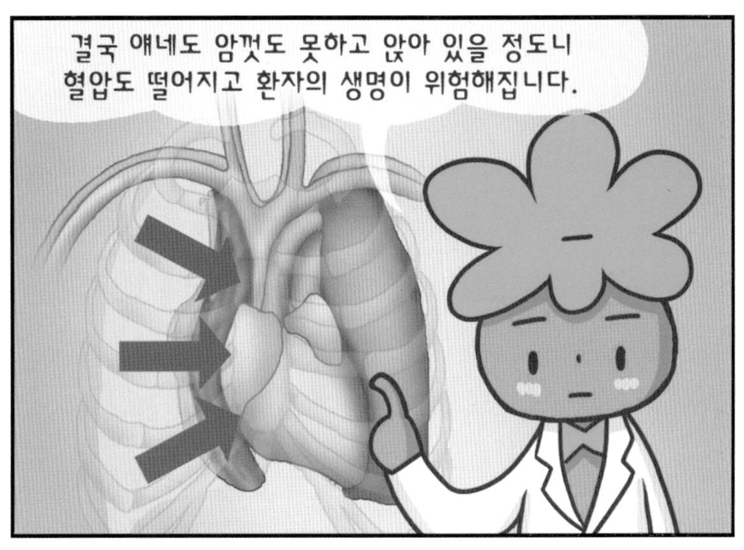
결국 얘네도 암껏도 못하고 앉아 있을 정도니
혈압도 떨어지고 환자의 생명이 위험해집니다.

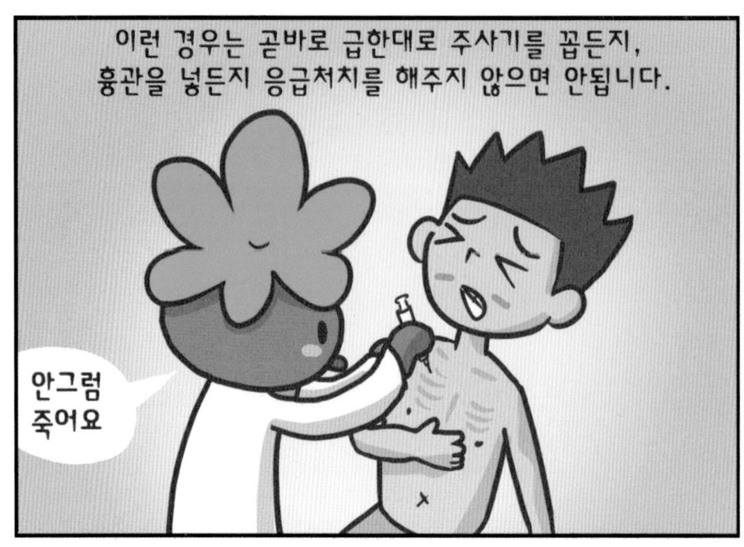
이런 경우는 곧바로 급한대로 주사기를 꼽든지,
흉관을 넣든지 응급처치를 해주지 않으면 안됩니다.
안그럼
죽어요

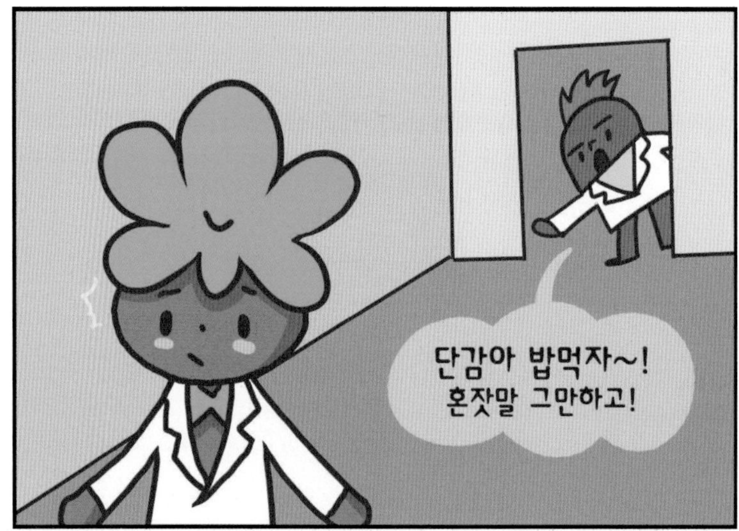
단감아 밥먹자~!
혼잣말 그만하고!

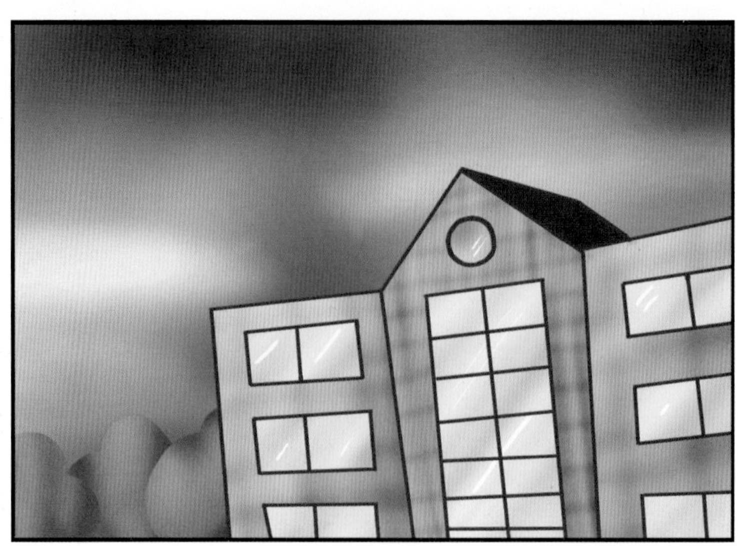

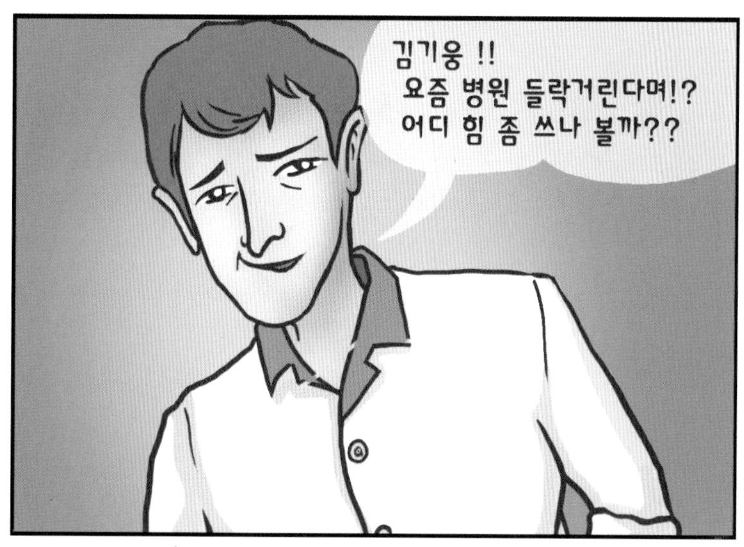
김기웅 !!
요즘 병원 들락거린다며!?
어디 힘 좀 쓰나 볼까??

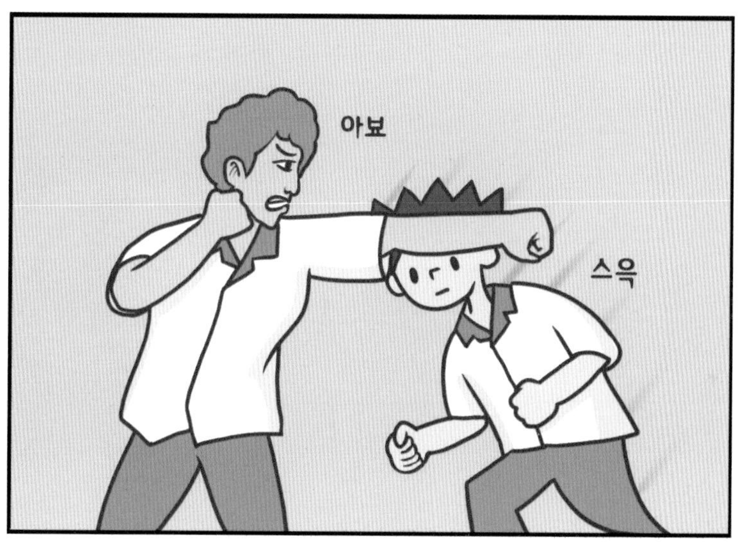
아뵤
스윽

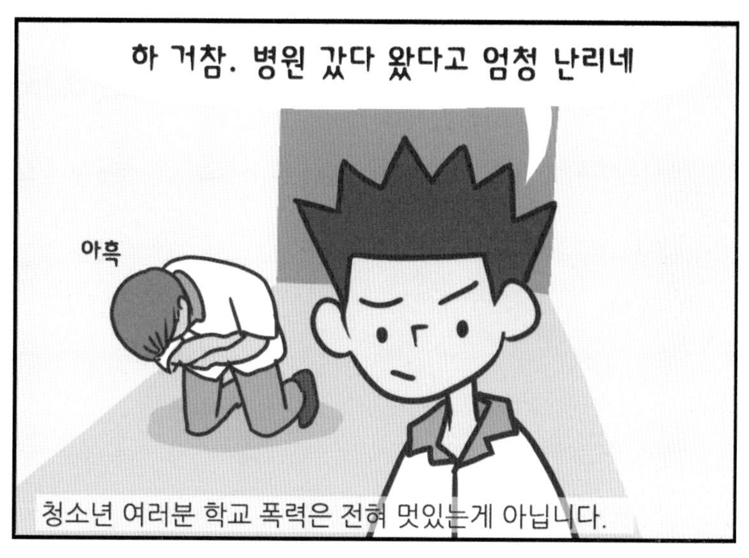
하 거참. 병원 갔다 왔다고 엄청 난리네
아흑
청소년 여러분 학교 폭력은 전혀 멋있는게 아닙니다.

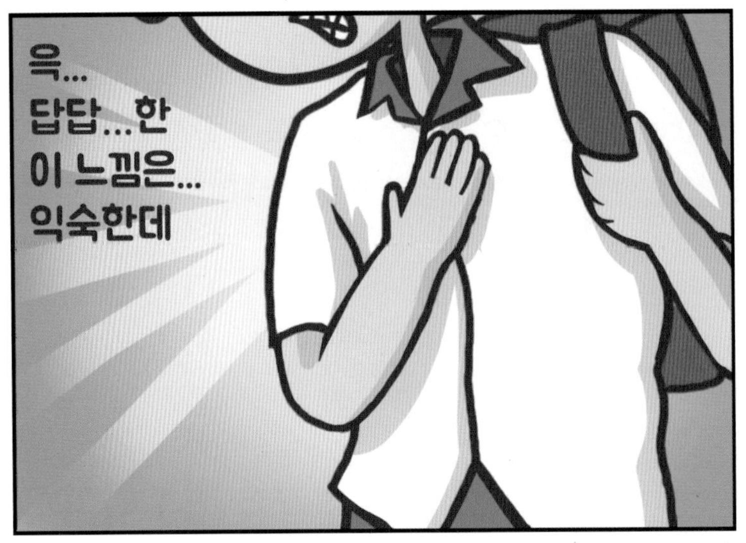
윽...
답답...한
이 느낌은...
익숙한데

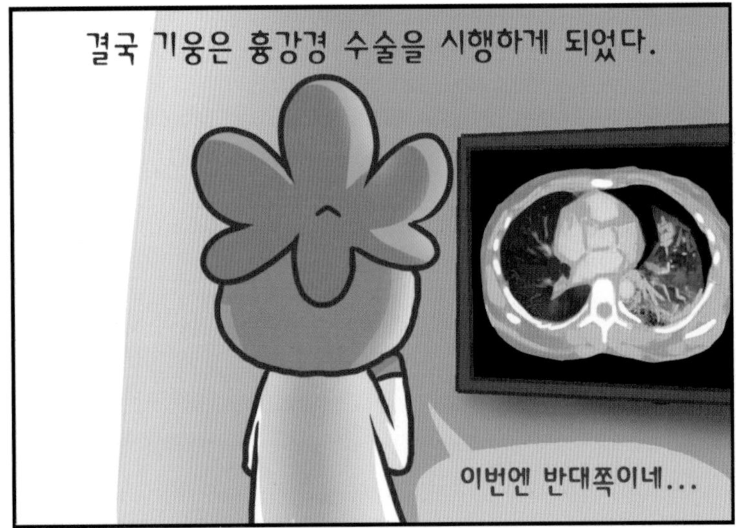
결국 기웅은 흉강경 수술을 시행하게 되었다.
이번엔 반대쪽이네...

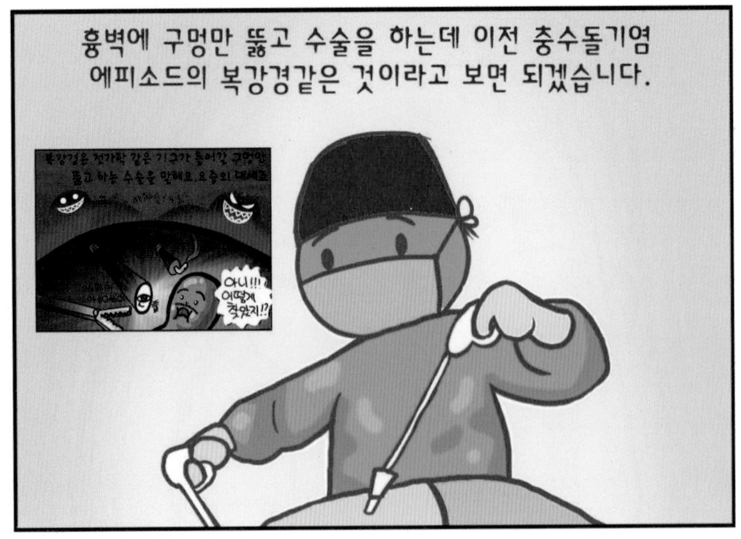
흉벽에 구멍만 뚫고 수술을 하는데 이전 충수돌기염
에피소드의 복강경같은 것이라고 보면 되겠습니다.
아니!!!
어떻게
찾았지!?

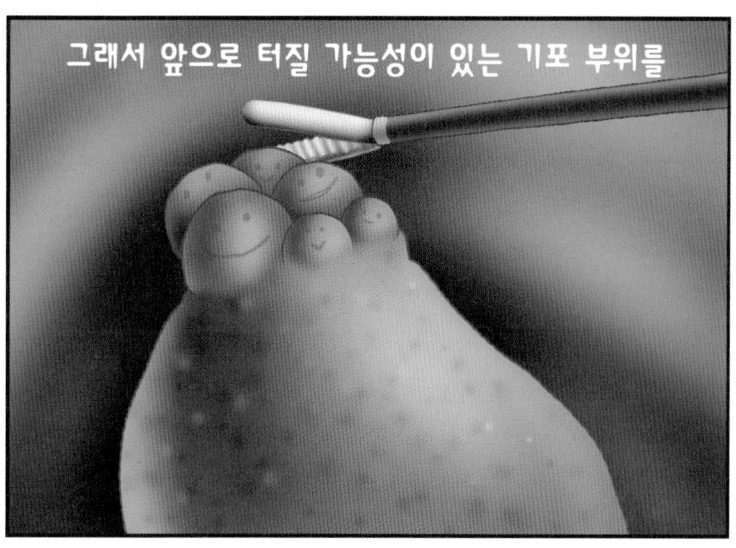
그래서 앞으로 터질 가능성이 있는 기포 부위를

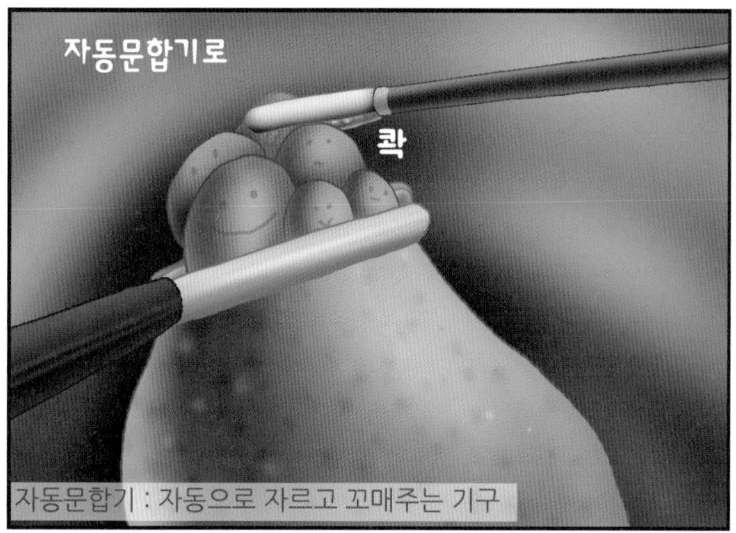
자동문합기로
콱
자동문합기 : 자동으로 자르고 꼬매주는 기구

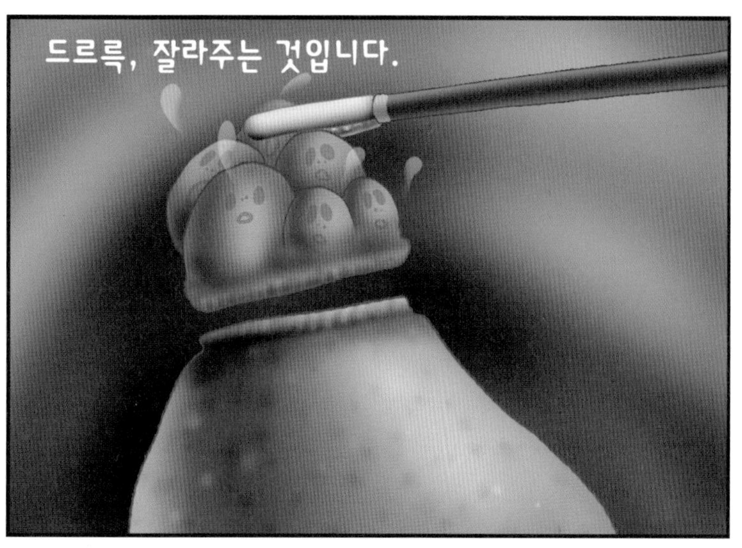
드르륵, 잘라주는 것입니다.

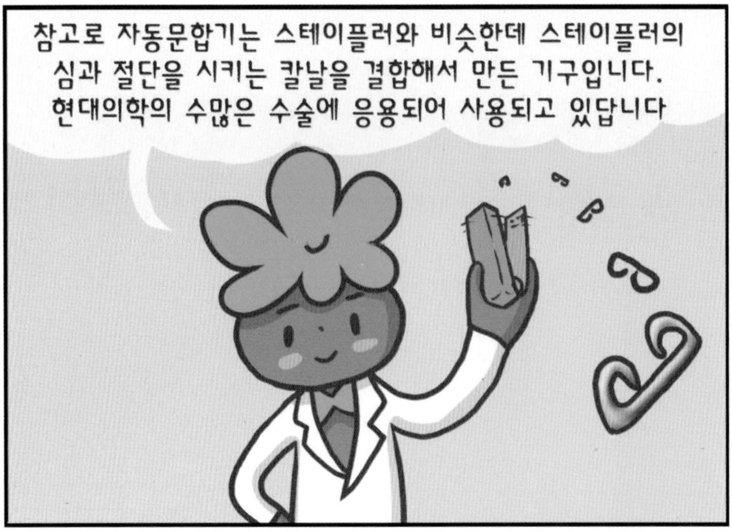

참고로 자동문합기는 스테이플러와 비슷한데 스테이플러의 심과 절단을 시키는 칼날을 결합해서 만든 기구입니다.
현대의학의 수많은 수술에 응용되어 사용되고 있답니다

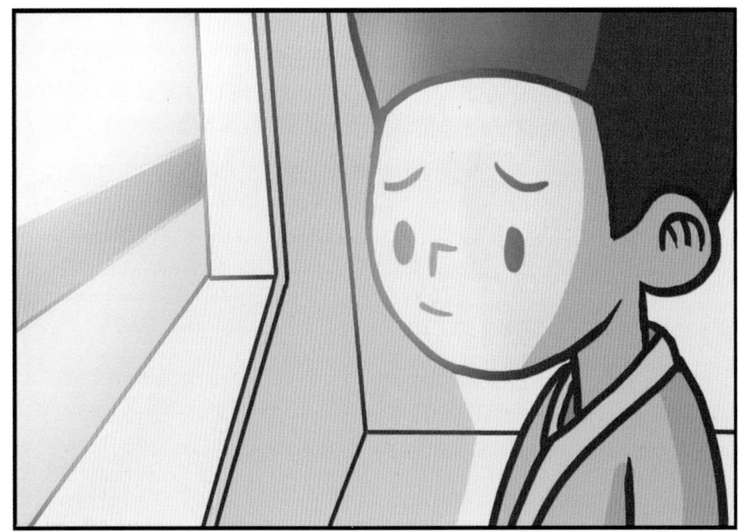

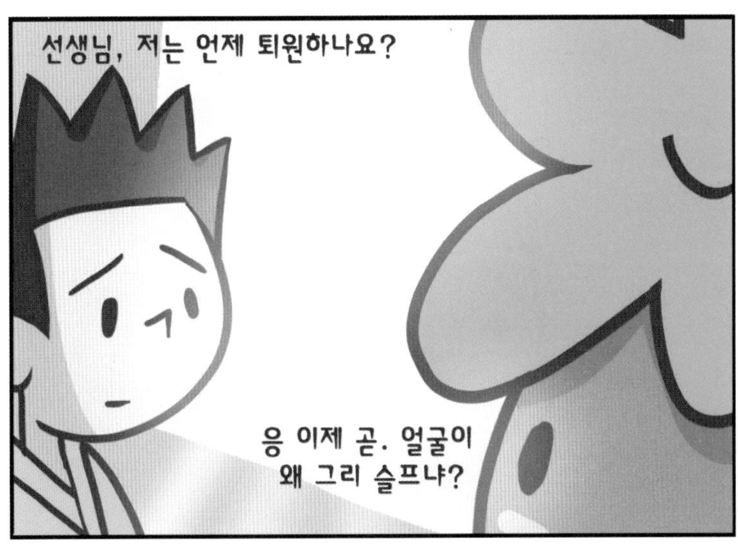
선생님, 저는 언제 퇴원하나요?
응 이제 곧. 얼굴이 왜 그리 슬프냐?

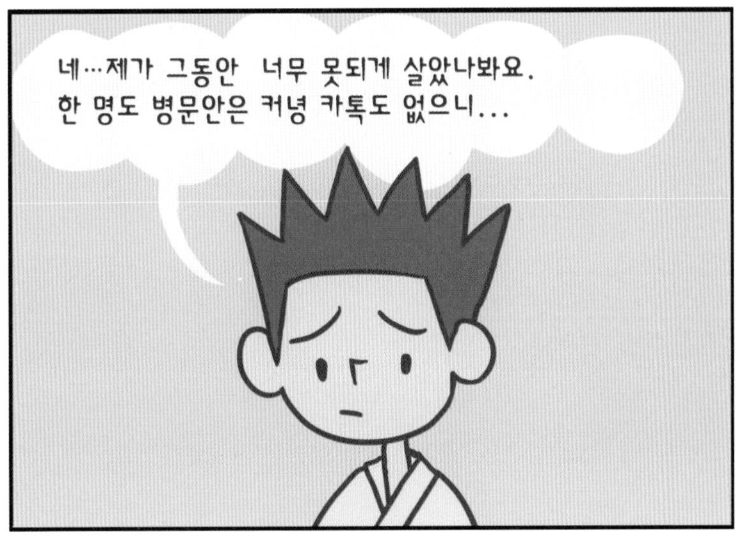
네…제가 그동안 너무 못되게 살았나봐요. 한 명도 병문안은 커녕 카톡도 없으니...

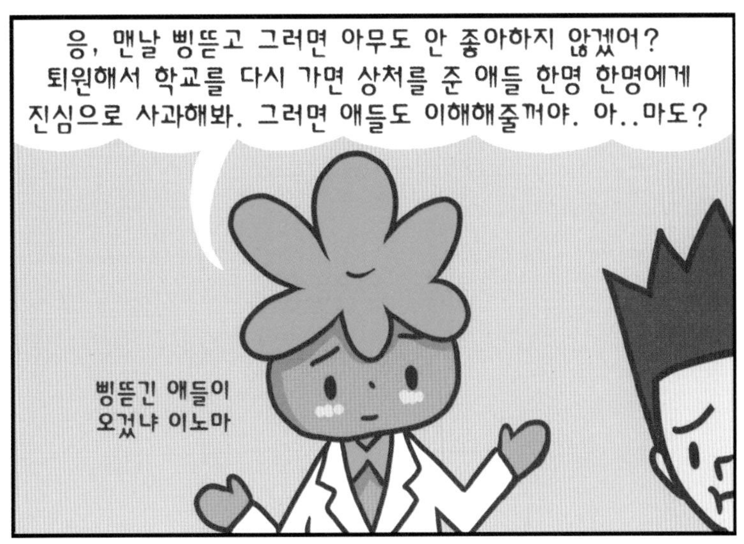
응, 맨날 삥뜯고 그러면 아무도 안 좋아하지 않겠어? 퇴원해서 학교를 다시 가면 상처를 준 애들 한명 한명에게 진심으로 사과해봐. 그러면 애들도 이해해줄꺼야. 아..마도?
삥뜯긴 애들이 오겠냐 이노마

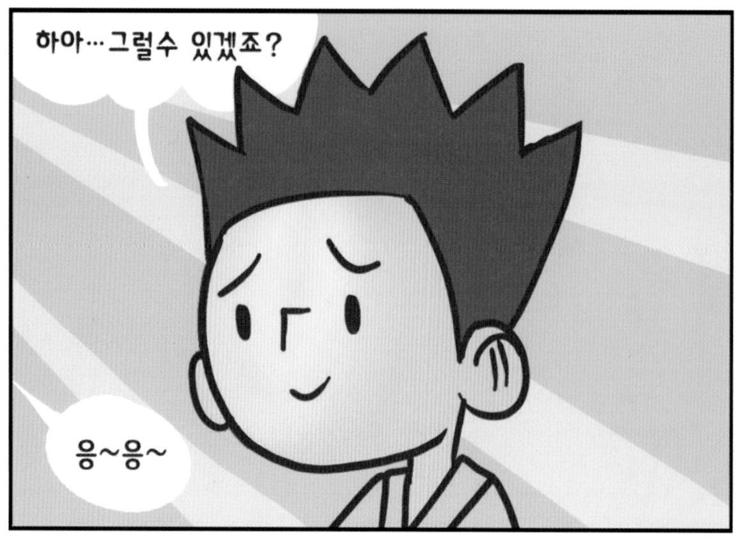
하아…그럴수 있겠죠?
응~응~

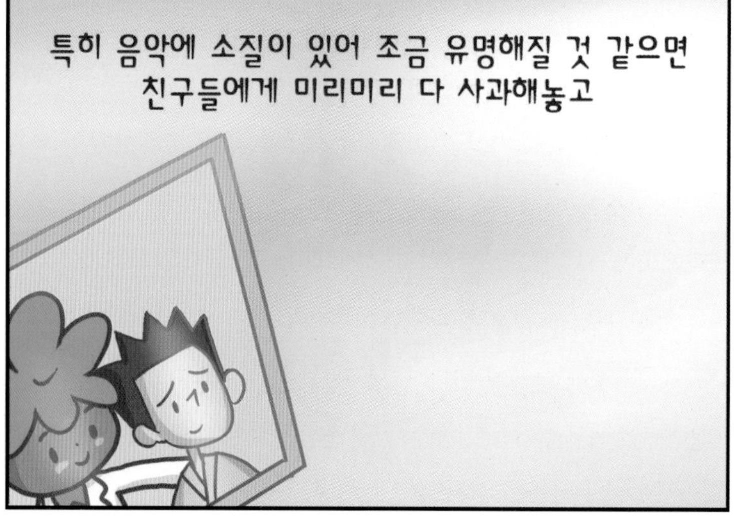
특히 음악에 소질이 있어 조금 유명해질 것 같으면
친구들에게 미리미리 다 사과해놓고

기흉

'허파에 바람이 든다'는 얘기가 있습니다. 보통 괜히 많이 웃거나 호들갑스러우면 그렇게 표현하곤 하는데, 네OO에서 '허파에 바람'이라고 검색하면 기흉에 대한 설명이 많이 나옵니다. 언어학자가 아닌지라 그 어원은 모르지만 '허파에 구멍이 나는' 기흉은 '괜히 많이 웃거나 호들갑스러운 것'과는 완전 반대되는 증상을 보이기 때문에 저는 '허파의 바람'과 기흉은 전혀 상관이 없다고 생각합니다.

기흉의 원인은 여러 가지가 있지만 젊고 마른 남학생들에게 많이 생기는 자발성 기흉의 경우는 폐에 잘 터지는 기포(bulla)라는 이상 부위가 있기 때문에 생깁니다. 엑스레이에서는 잘 안보여도 CT 검사에서는 확인이 가능하죠.

허파에 난 구멍을 통해 우리가 들이쉬는 공기가 새어 나오게 되고 그 공기가 흉강(thoracic cavity)에 갇히게 됩니다. 샌 공기가 많을수록 폐를 포함한 흉강 내 장기들(심장, 대동맥, 대정맥, 식도)을 압박하기 때문이죠.

일차적으로는 가슴의 콕콕 찌르는 듯한 통증과 답답함. 심해지면 호흡곤란이 동반될 수 있고 정말 심한 경우는 흉강 내압의 증가로 인한 정맥환류억제(쉽게 말해 대정맥을 통해 온몸에서 돌아오는 정맥혈들이 흉강 내로 진입하지 못하는 상황)로 쇼크에 빠지는 긴장성 기흉(tension pneumothorax)으로 이어질 수도 있습니다.

'허파에 바람 든 것'과는 차원이 다르죠?

치료는 심하지 않은 경우는 산소를 흡입하면서 공기가 흡수되길 기다리는 보존적 요법, 그리고 좀 더 심한 경우는 흉관을 넣어야 할 수도 있습니다. 그리고 예방적으로 기포를 절제하는 흉강경 수술도 할 수가 있지만 환자의 상태에 따라 적응증이 다르므로 흉부외과 전문의와 상의가 필요하겠습니다.

기흉은 어떻게 보면 상당히 단순한 질환입니다. 터질 가능성이 있는 기포를 튼튼

하게 하여 기흉을 예방하는 약은 없습니다. 한번 기흉을 겪은 환자들은 몸 관리를 철저히 하고 싶겠지만 실질적인 예방은 기포절제술, 즉 수술밖에 없습니다.

젊은 학생들 중에 기흉으로 군면제를 받을 수 있을지 궁금한 친구들이 꽤 있을 것입니다. 차후에 기준이 어떻게 바뀔지는 모르지만 수술(기포절제술)을 받은 이후에도 재발을 한 경우에 면제 가능하므로 실질적으로는 가능성이 거의 없다고 보면 됩니다. 기포절제술 이후의 재발률은 현저히 낮기 때문입니다.

단감's NOTE

기흉은 인턴 시절 흉부외과에서 일할 때 봤던 것과 군대에서 봤던 경험이 꽤 있었는데, 결과적으로 대부분의 자발성 기흉으로 오는 환자들의 모습이 교과서에서 얘기하듯이 키 크고 마른 젊은 남자였습니다. 그러다 보니 환자 캐릭터를 고등학생으로 설정하게 됐습니다.

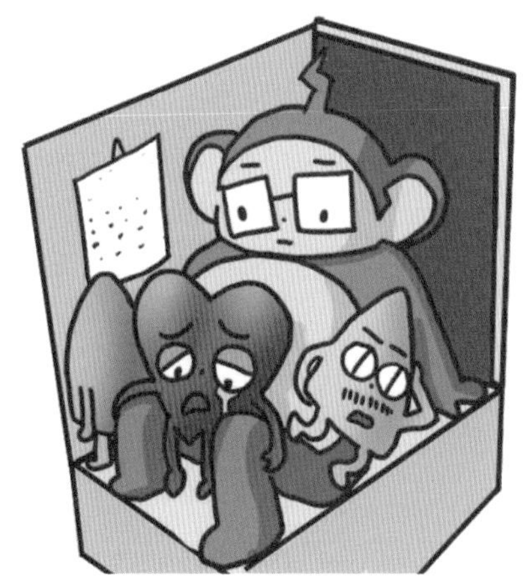

개인적으로 좋아하는 형식의 표현방식인데 단칸방에 폐 한 쌍과 심장이 있는데 공기가 가득 찬 느낌을 주고자 시퍼런 색이라 공기가 연상(?) 되는 짝퉁 텔레토비 아버지 캐릭터를 가져다가 그려봤습니다. 그리고 나서도 너무 마음에 들어서 계속 보게 됐는데 특히 벽보고 돌아앉은 한쪽 폐의 뒷모습에 사는 것의 각박함을 담고 싶었습니다. 잘 표현이 되었나요?

17 CHAPTER

심장·폐 질환

미주신경성 실신

Vasovagal syncope

Dr.Dangam

닥터단감의 의학 이야기

외래 진료 중
다음요~

안녕하십니까. 닥터단감.
저는 대한민국 최고기업
태화그룹의 법무팀장입니다
네…? 저는 무슨일로?
제가 뭘 잘못했나요?

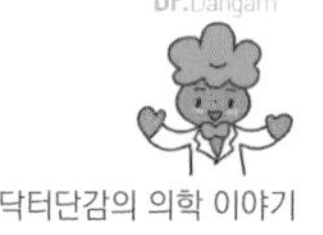

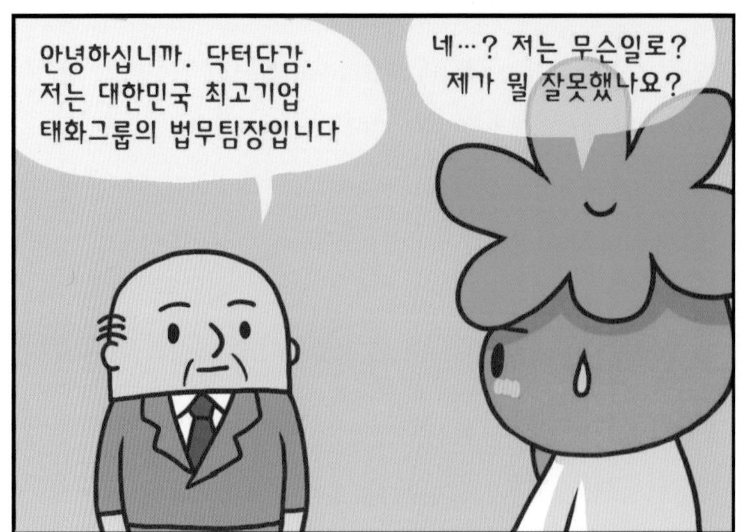

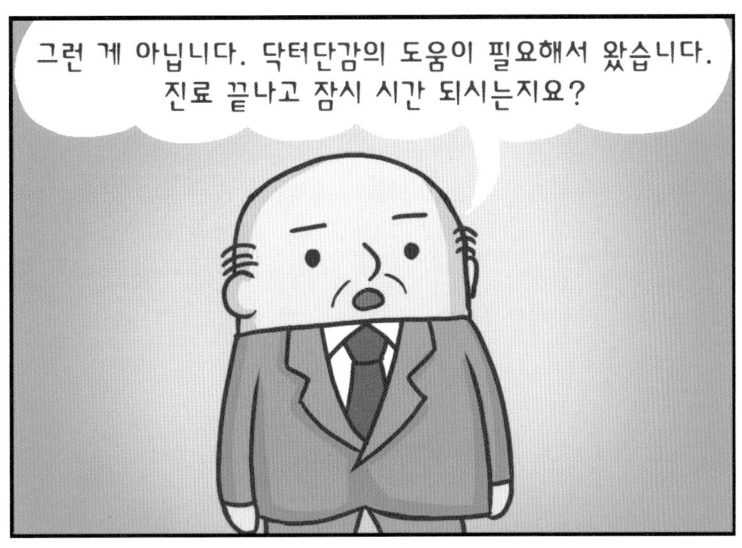
그런 게 아닙니다. 닥터단감의 도움이 필요해서 왔습니다.
진료 끝나고 잠시 시간 되시는지요?

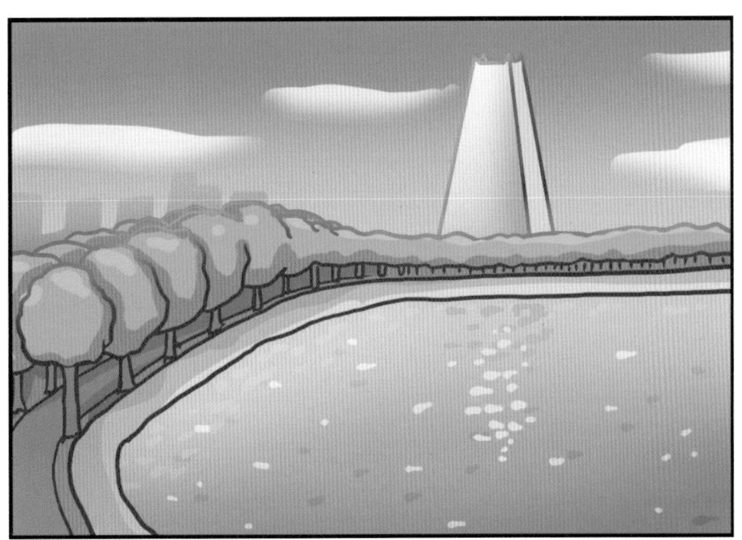

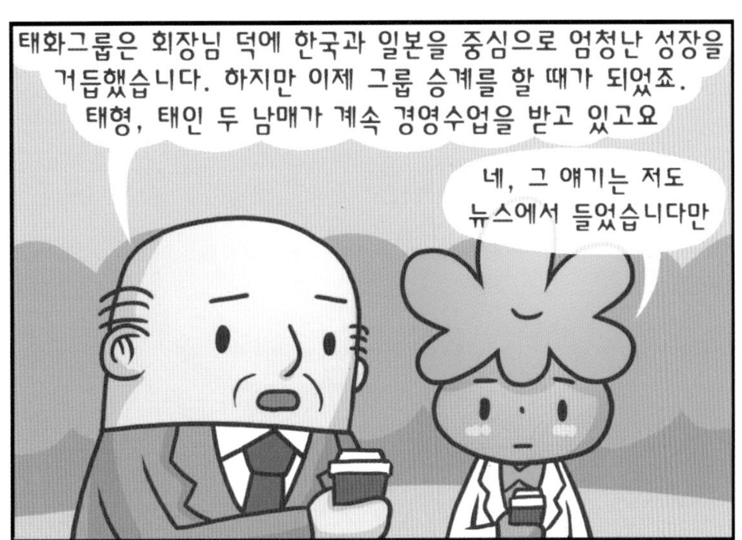
태화그룹은 회장님 덕에 한국과 일본을 중심으로 엄청난 성장을 거듭했습니다. 하지만 이제 그룹 승계를 할 때가 되었죠. 태형, 태인 두 남매가 계속 경영수업을 받고 있고요
네, 그 얘기는 저도 뉴스에서 들었습니다만

그런데 승계과정에 문제가 생겼죠. 선생님의 도움이 필요해서 왔습니다.구체적 내용은 비밀이라 도와주신다면 말씀드릴게요.

보수로 평생 먹고 살 수 있는 금액을 일시불로 드립니다.

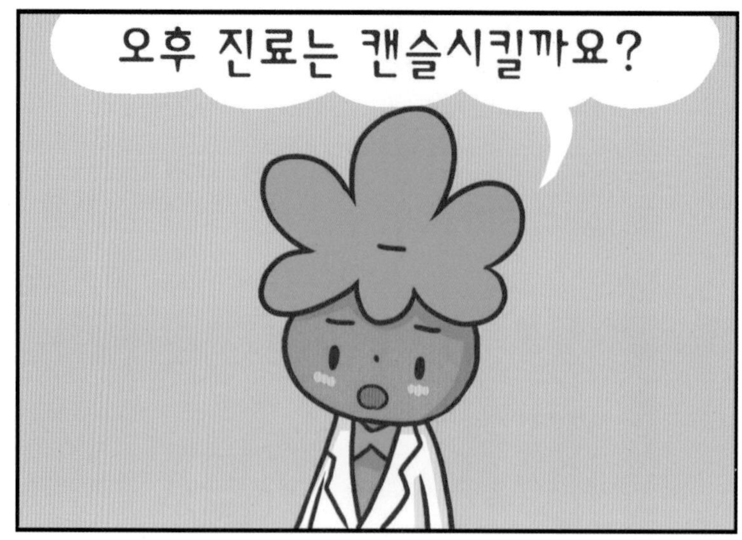

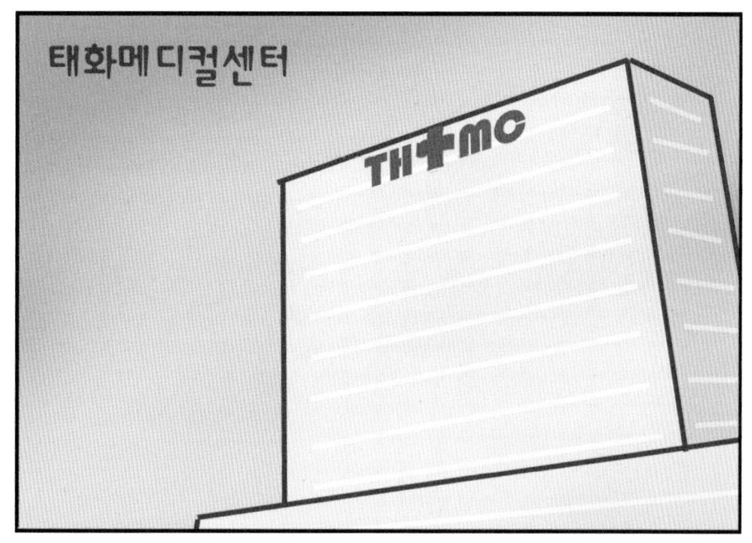
태화메디컬센터
TH MC

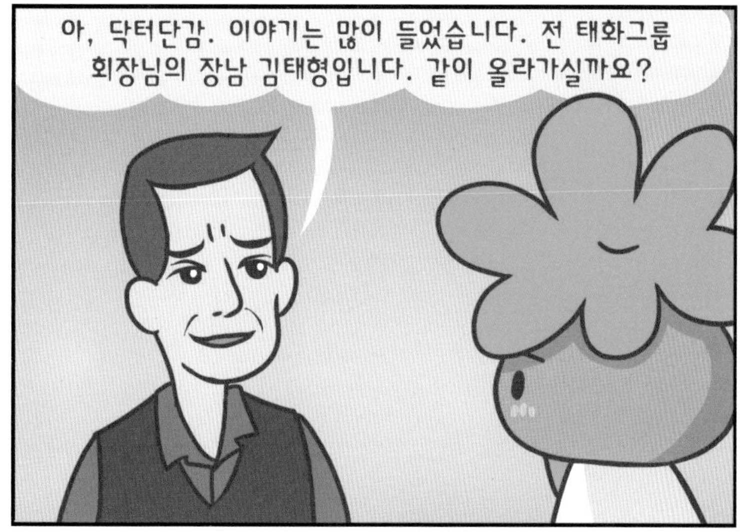
아, 닥터단감. 이야기는 많이 들었습니다. 전 태화그룹 회장님의 장남 김태형입니다. 같이 올라가실까요?

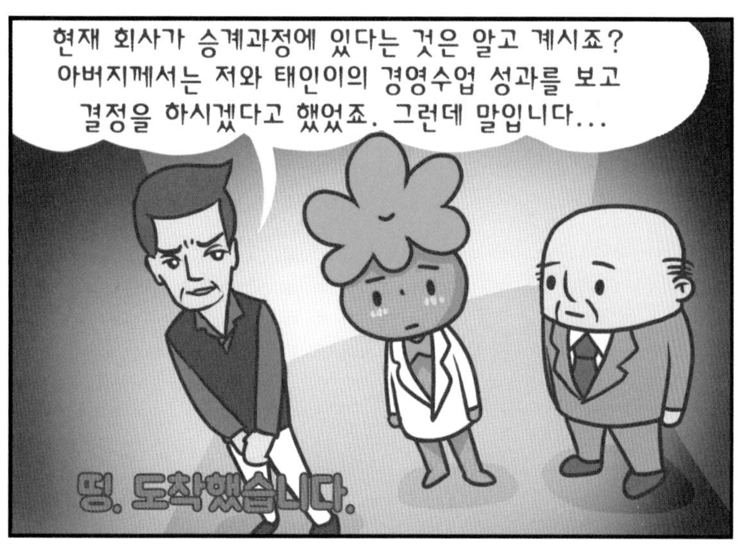
현재 회사가 승계과정에 있다는 것은 알고 계시죠? 아버지께서는 저와 태인이의 경영수업 성과를 보고 결정을 하시겠다고 했었죠. 그런데 말입니다...
띵. 도착했습니다.

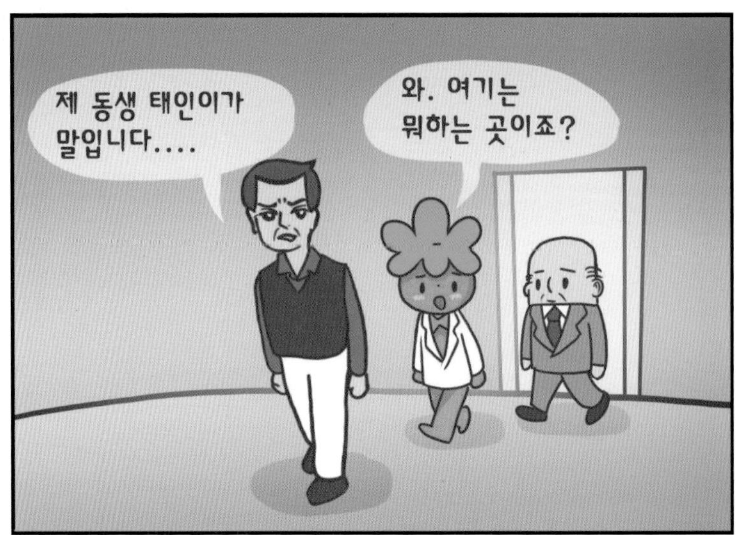
제 동생 태인이가
말입니다....
와. 여기는
뭐하는 곳이죠?

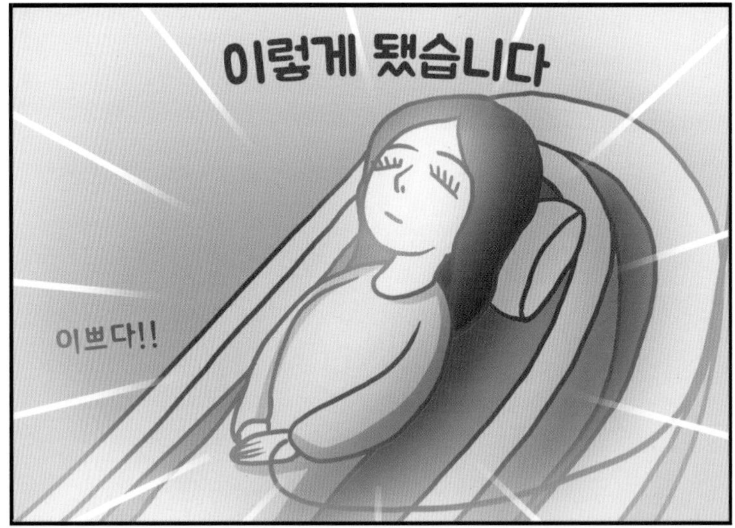
이렇게 됐습니다
이쁘다!!

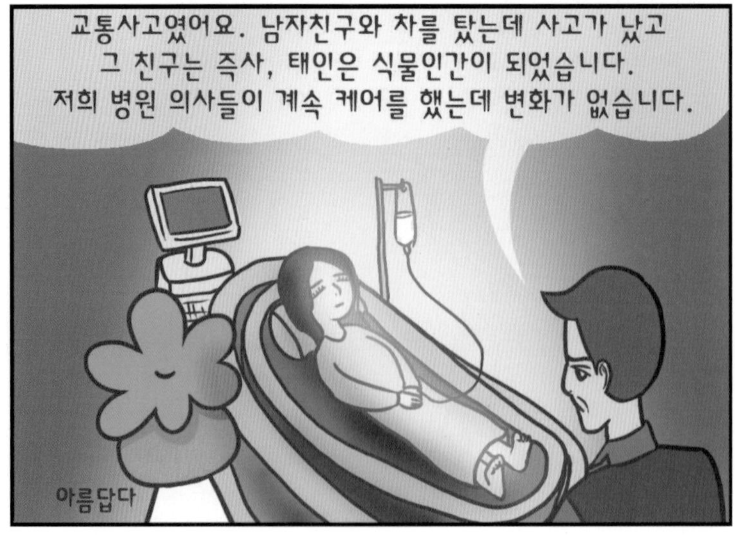
교통사고였어요. 남자친구와 차를 탔는데 사고가 났고
그 친구는 즉사, 태인은 식물인간이 되었습니다.
저희 병원 의사들이 계속 케어를 했는데 변화가 없습니다.
아름답다

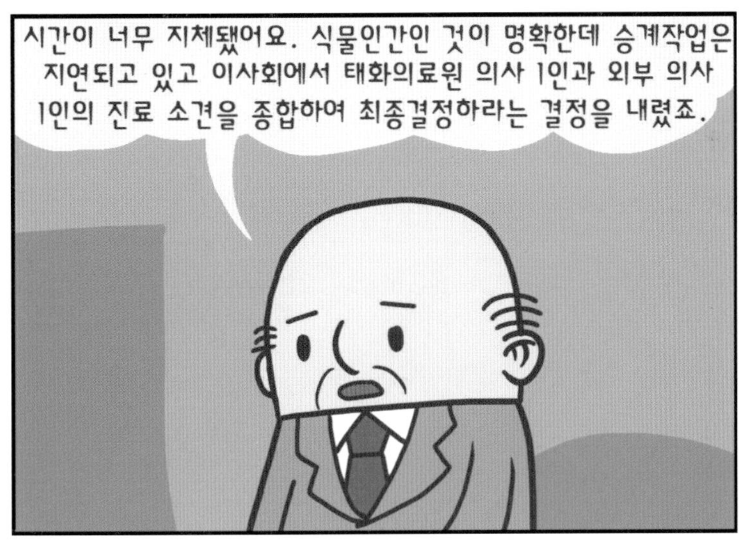
시간이 너무 지체됐어요. 식물인간인 것이 명확한데 승계작업은 지연되고 있고 이사회에서 태화의료원 의사 1인과 외부 의사 1인의 진료 소견을 종합하여 최종결정하라는 결정을 내렸죠.

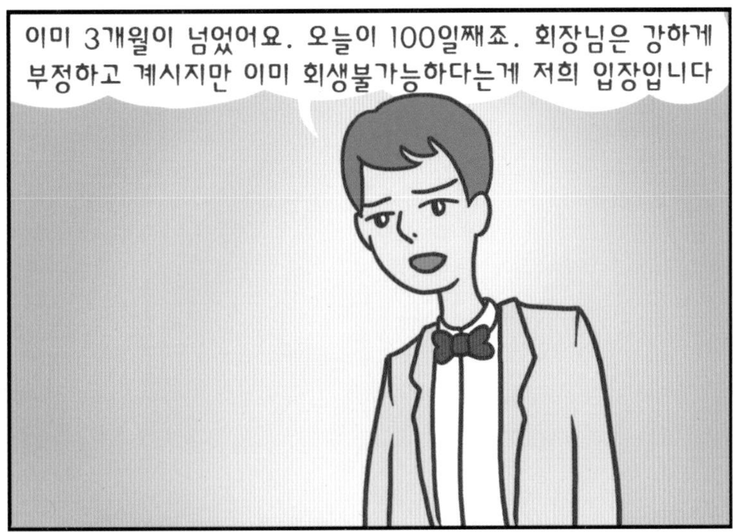
이미 3개월이 넘었어요. 오늘이 100일째죠. 회장님은 강하게 부정하고 계시지만 이미 회생불가능하다는게 저희 입장입니다

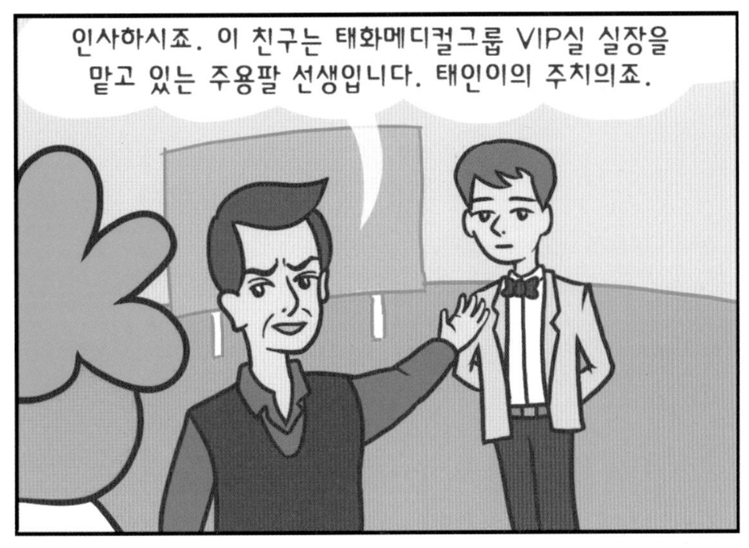
인사하시죠. 이 친구는 태화메디컬그룹 VIP실 실장을 맡고 있는 주용팔 선생입니다. 태인이의 주치의죠.

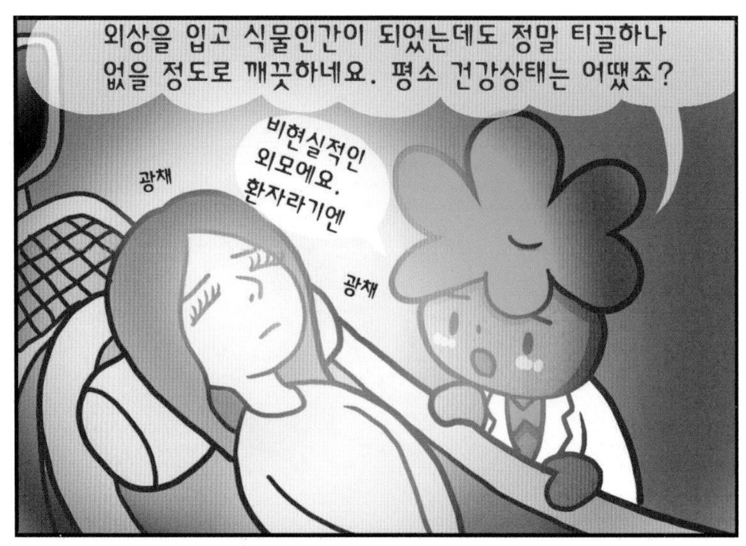
외상을 입고 식물인간이 되었는데도 정말 티끌하나
없을 정도로 깨끗하네요. 평소 건강상태는 어땠죠?
광채
비현실적인
외모에요.
환자라기엔
광채

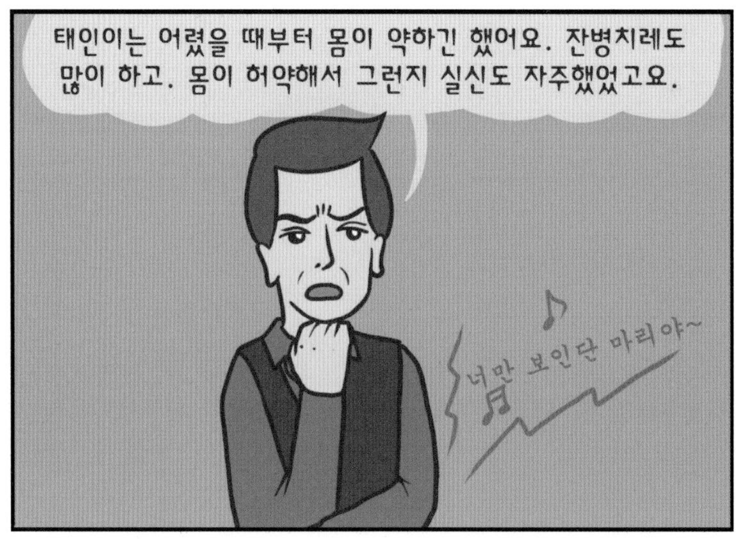
태인이는 어렸을 때부터 몸이 약하긴 했어요. 잔병치레도
많이 하고. 몸이 허약해서 그런지 실신도 자주했었고요.
너만 보인단 마리야~

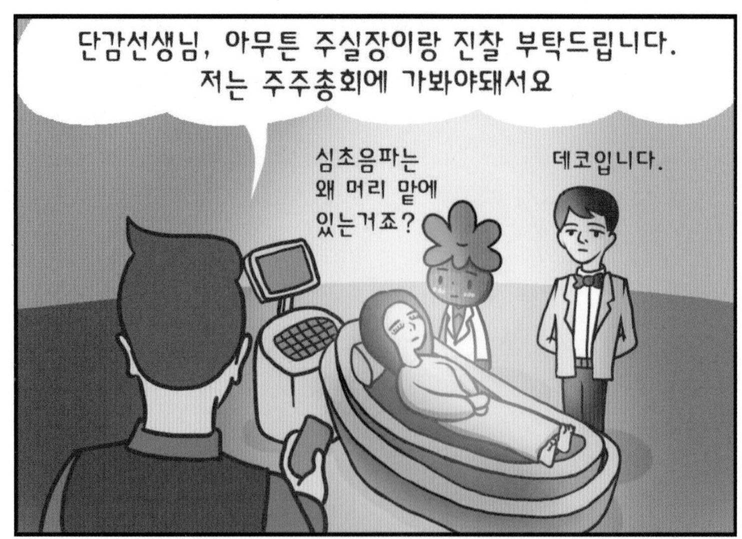
단감선생님, 아무튼 주실장이랑 진찰 부탁드립니다.
저는 주주총회에 가봐야돼서요
심초음파는
왜 머리 맡에
있는거죠?
데코입니다.

닥터단감. 당신에 대해서는 많이 들었습니다.
인터넷에서 꽤 많이 알려져 있던데…
선생님도 진짜 유명하던데요?
서번트신드롬을 극복하고 이렇게
성공하다니... 정말 대단합니다.

그럼 한번 피지컬
(physical)해보겠습니다.
피지컬 : physical exam, 신체 검진을 줄여서 흔히 쓰는 말

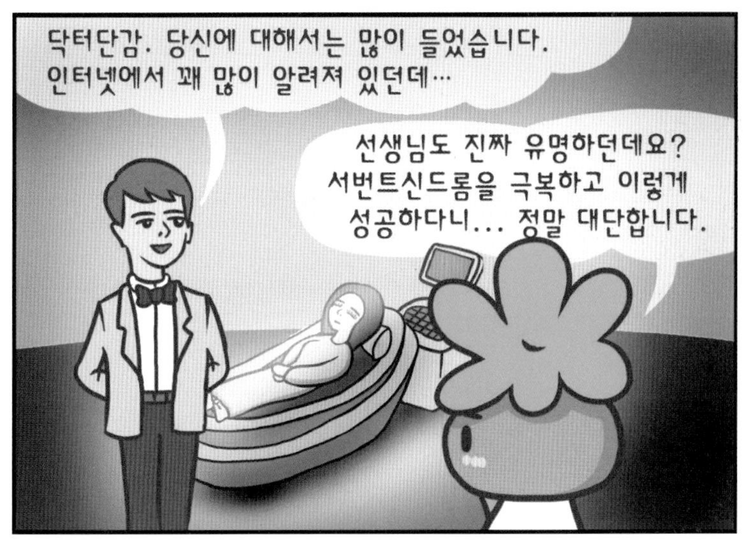

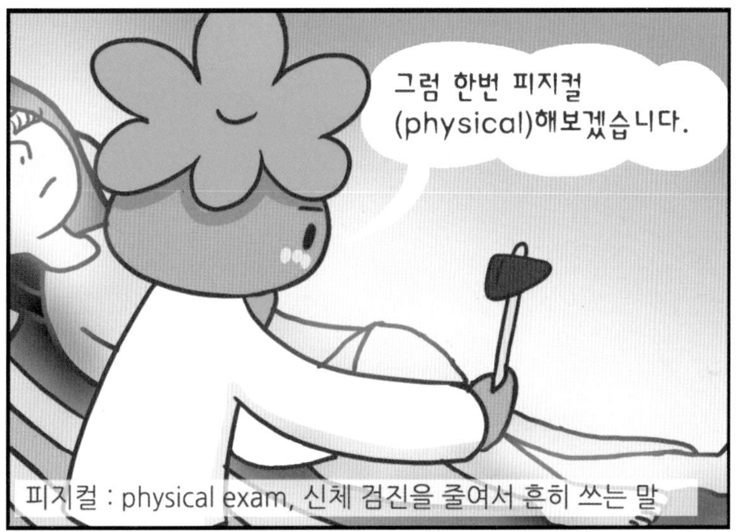

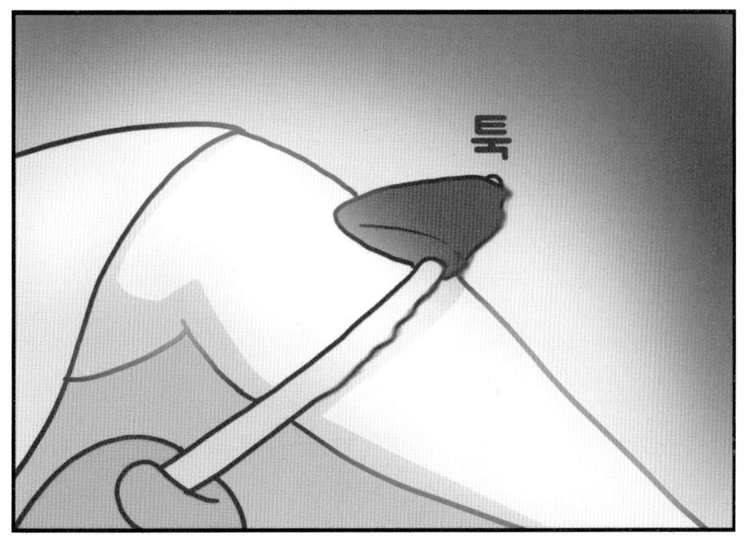

17 미주신경성 실신

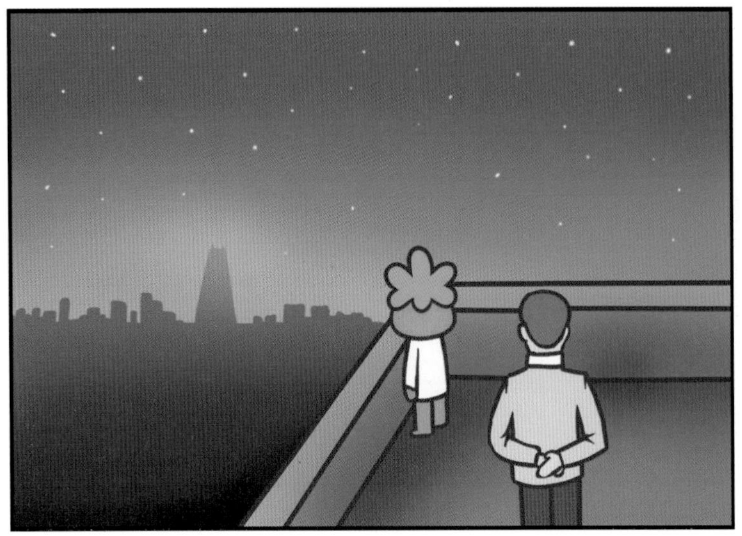

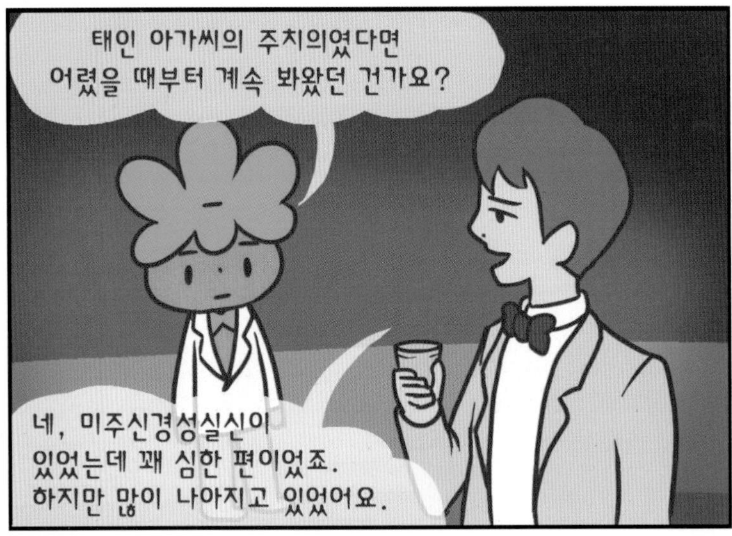
태인 아가씨의 주치의였다면
어렸을 때부터 계속 봐왔던 건가요?
네, 미주신경성실신이
있었는데 꽤 심한 편이었죠.
하지만 많이 나아지고 있었어요.

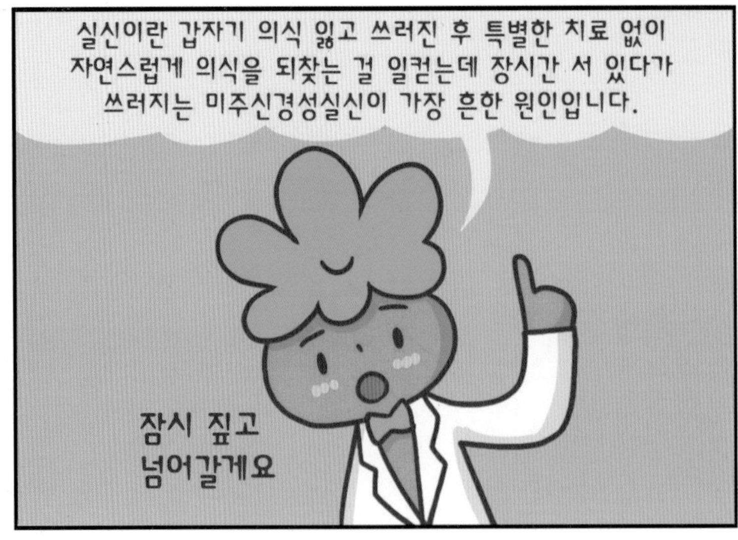
실신이란 갑자기 의식 잃고 쓰러진 후 특별한 치료 없이
자연스럽게 의식을 되찾는 걸 일컫는데 장시간 서 있다가
쓰러지는 미주신경성실신이 가장 흔한 원인입니다.
잠시 짚고
넘어갈게요

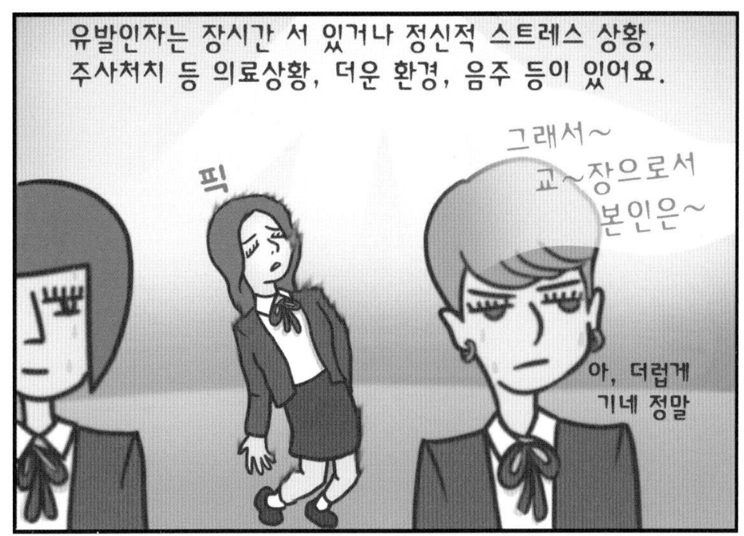
유발인자는 장시간 서 있거나 정신적 스트레스 상황, 주사처치 등 의료상황, 더운 환경, 음주 등이 있어요.
그래서~ 교~장으로서 본인은~
픽
아, 더럽게 기네 정말

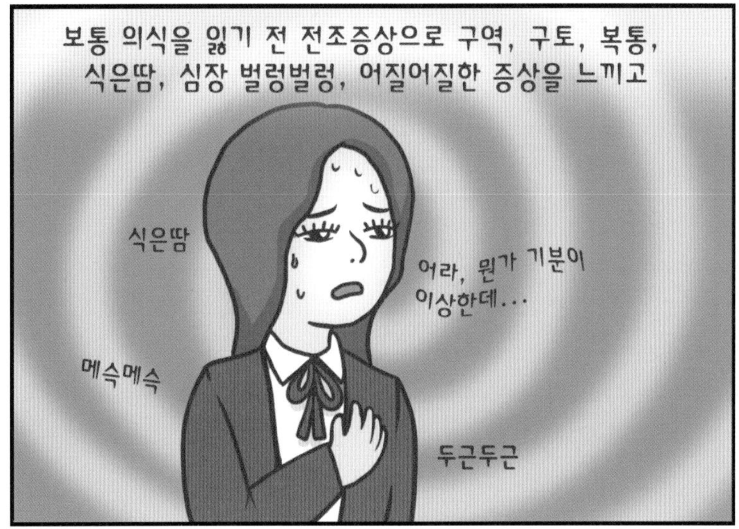
보통 의식을 잃기 전 전조증상으로 구역, 구토, 복통, 식은땀, 심장 벌렁벌렁, 어질어질한 증상을 느끼고
식은땀
어라, 뭔가 기분이 이상한데...
메슥메슥
두근두근

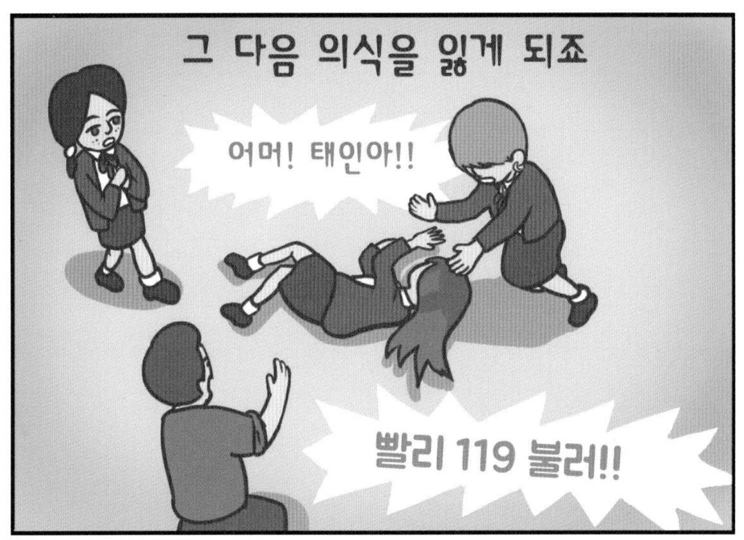
그 다음 의식을 잃게 되죠
어머! 태인아!!
빨리 119 불러!!

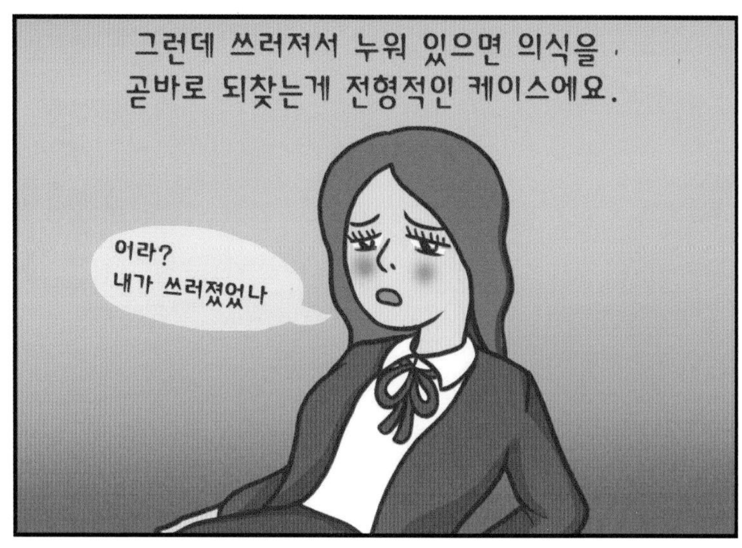
그런데 쓰러져서 누워 있으면 의식을
곧바로 되찾는게 전형적인 케이스에요.
어라?
내가 쓰러졌었나

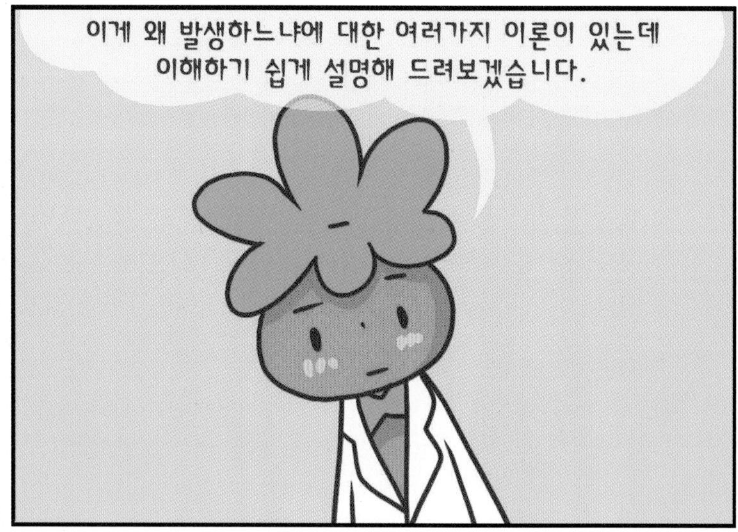
이게 왜 발생하느냐에 대한 여러가지 이론이 있는데
이해하기 쉽게 설명해 드려보겠습니다.

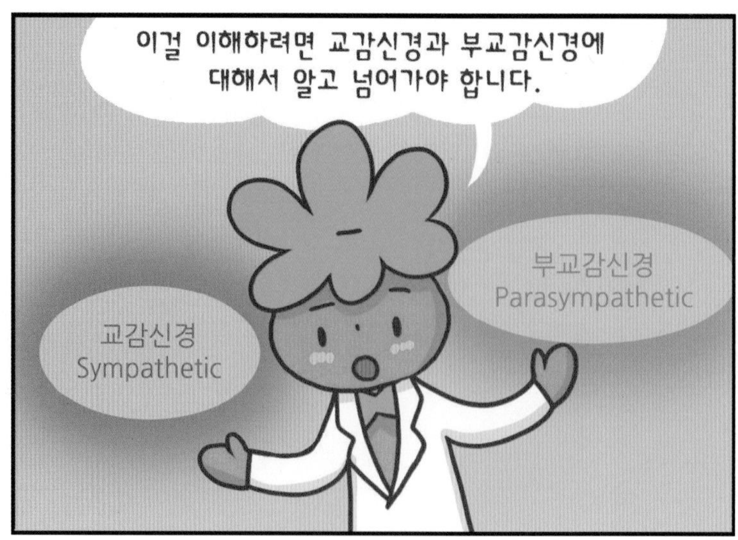
이걸 이해하려면 교감신경과 부교감신경에
대해서 알고 넘어가야 합니다.
교감신경
Sympathetic
부교감신경
Parasympathetic

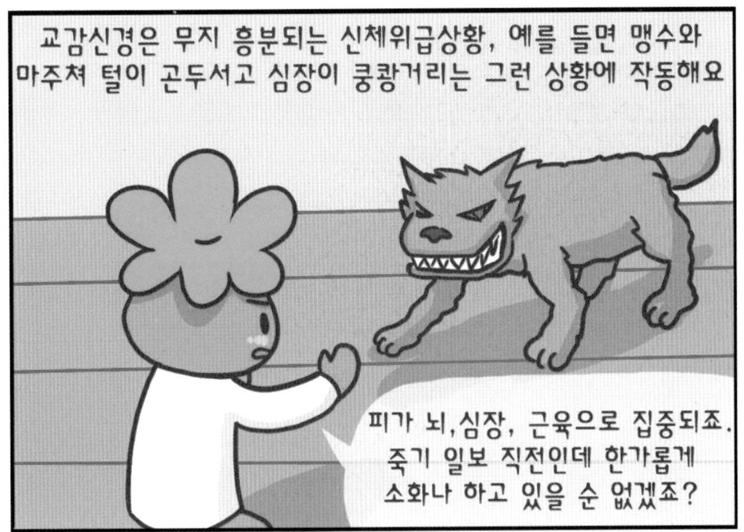
교감신경은 무지 흥분되는 신체위급상황, 예를 들면 맹수와
마주쳐 털이 곤두서고 심장이 쿵쾅거리는 그런 상황에 작동해요
피가 뇌,심장, 근육으로 집중되죠.
죽기 일보 직전인데 한가롭게
소화나 하고 있을 순 없겠죠?

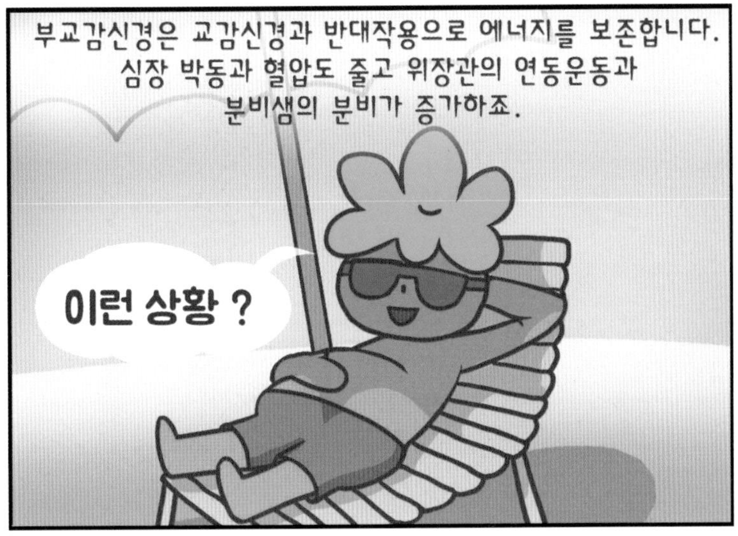
부교감신경은 교감신경과 반대작용으로 에너지를 보존합니다.
심장 박동과 혈압도 줄고 위장관의 연동운동과
분비샘의 분비가 증가하죠.
이런 상황 ?

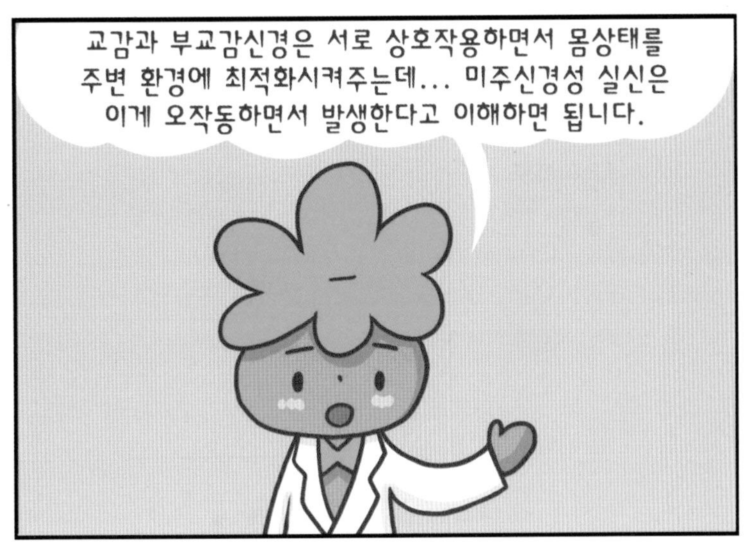
교감과 부교감신경은 서로 상호작용하면서 몸상태를
주변 환경에 최적화시켜주는데... 미주신경성 실신은
이게 오작동하면서 발생한다고 이해하면 됩니다.

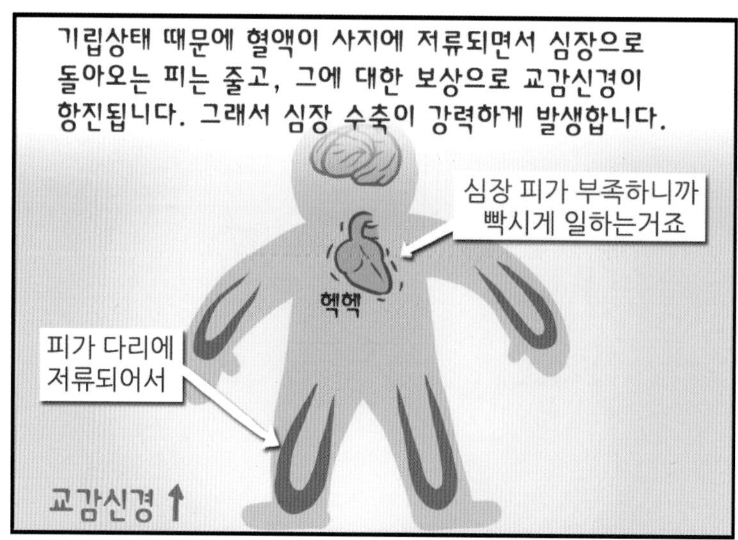

기립상태 때문에 혈액이 사지에 저류되면서 심장으로 돌아오는 피는 줄고, 그에 대한 보상으로 교감신경이 항진됩니다. 그래서 심장 수축이 강력하게 발생합니다.
심장 피가 부족하니까 빡시게 일하는거죠
헥헥
피가 다리에 저류되어서
교감신경 ↑

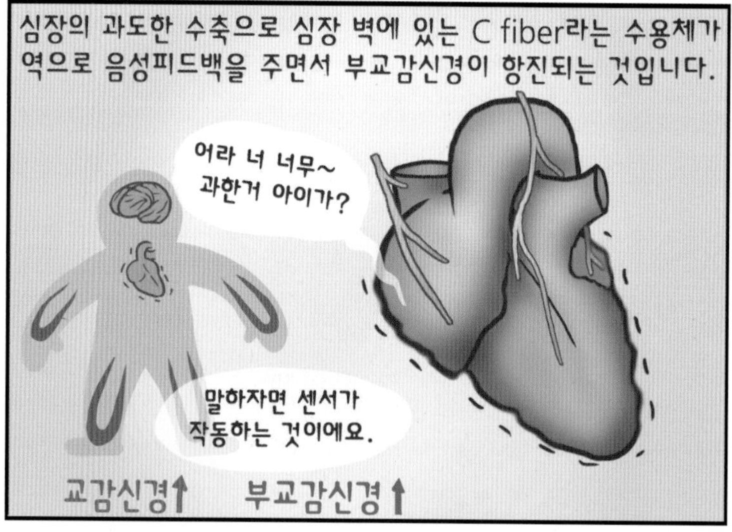

심장의 과도한 수축으로 심장 벽에 있는 C fiber라는 수용체가 역으로 음성피드백을 주면서 부교감신경이 항진되는 것입니다.
어라 너 너무~ 과한거 아이가?
말하자면 센서가 작동하는 것이에요.
교감신경↑
부교감신경↑

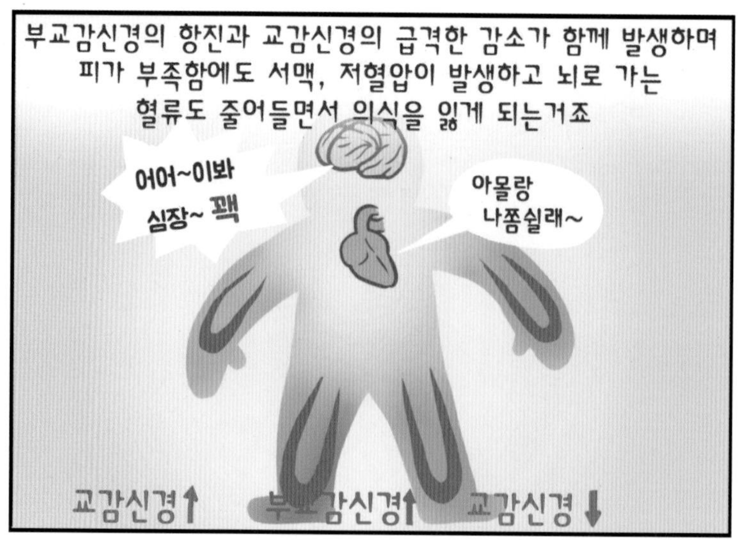

부교감신경의 항진과 교감신경의 급격한 감소가 함께 발생하며 피가 부족함에도 서맥, 저혈압이 발생하고 뇌로 가는 혈류도 줄어들면서 의식을 잃게 되는거죠
어어~이봐 심장~ 꽥
아몰랑 나쫌쉴래~
교감신경↑
부교감신경↑
교감신경↓

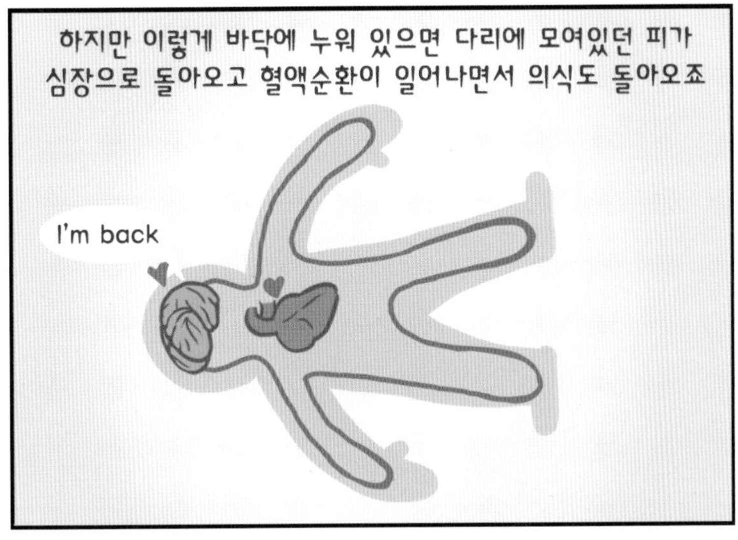
하지만 이렇게 바닥에 누워 있으면 다리에 모여있던 피가
심장으로 돌아오고 혈액순환이 일어나면서 의식도 돌아오죠
I'm back

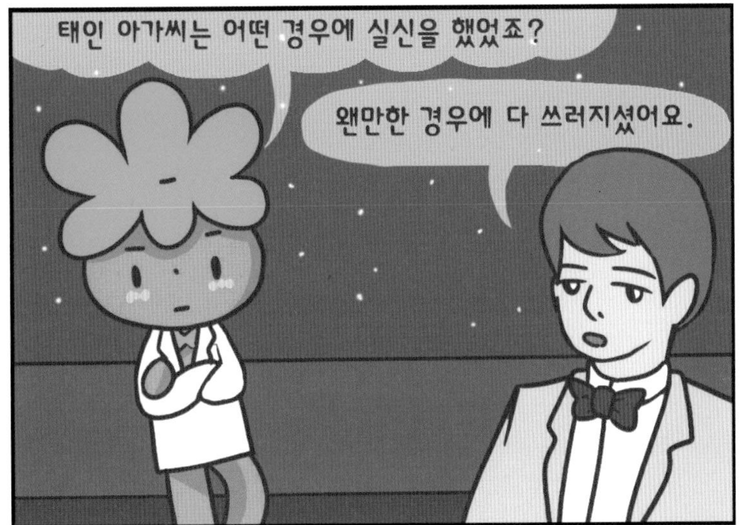
태인 아가씨는 어떤 경우에 실신을 했었죠?
왠만한 경우에 다 쓰러지셨어요.

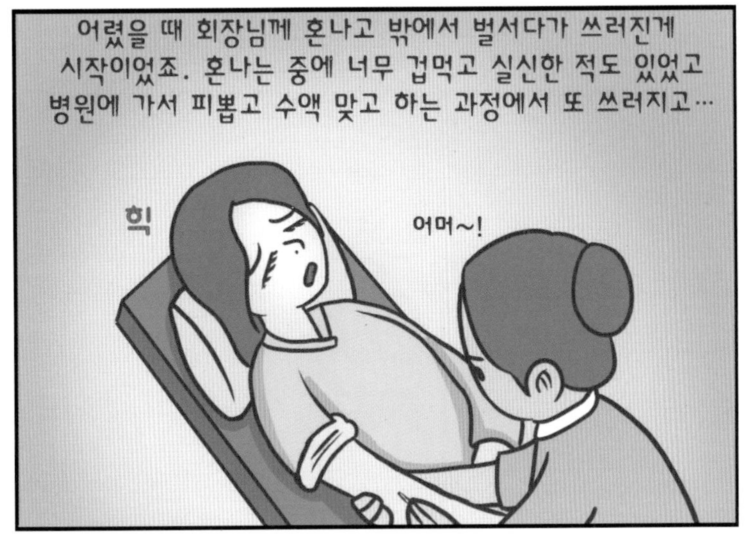
어렸을 때 회장님께 혼나고 밖에서 벌서다가 쓰러진게
시작이었죠. 혼나는 중에 너무 겁먹고 실신한 적도 있었고
병원에 가서 피뽑고 수액 맞고 하는 과정에서 또 쓰러지고…
힉
어머~!

그런데 심초음파, 심전도, MRI, 뇌파검사, 이거저거 다 봤는데 심장이나 다른 어디에도 이상이 없었어요.

그런데 머리맡에 심초음파는 왜...?
왜 자꾸 묻는거죠
데코라고요.
인테리어

아무튼 다 정상이었고 기립경사검사에서만 양성이었어요.
기립경사검사 : Head-up tilting test

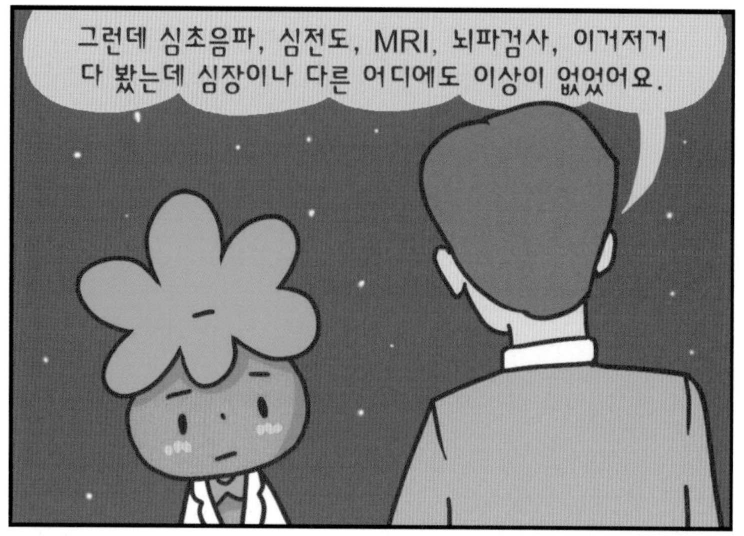

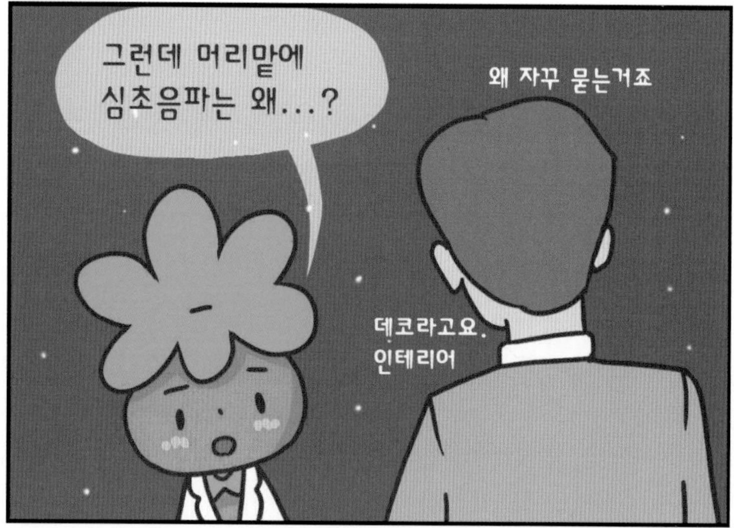

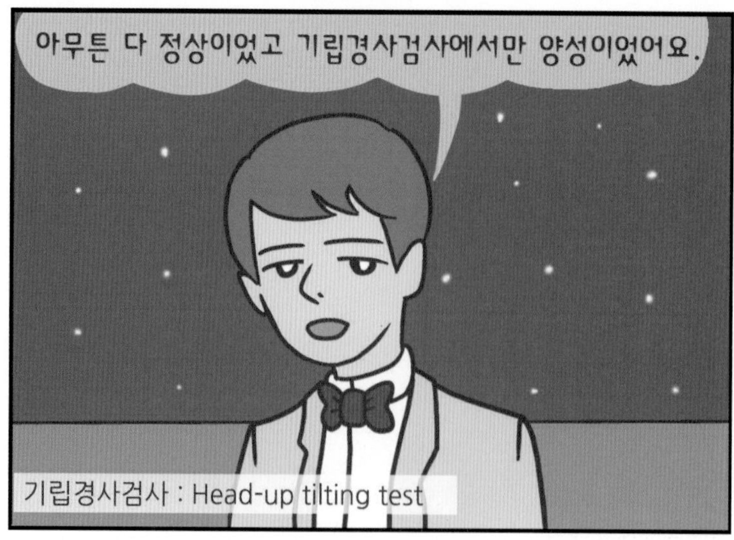

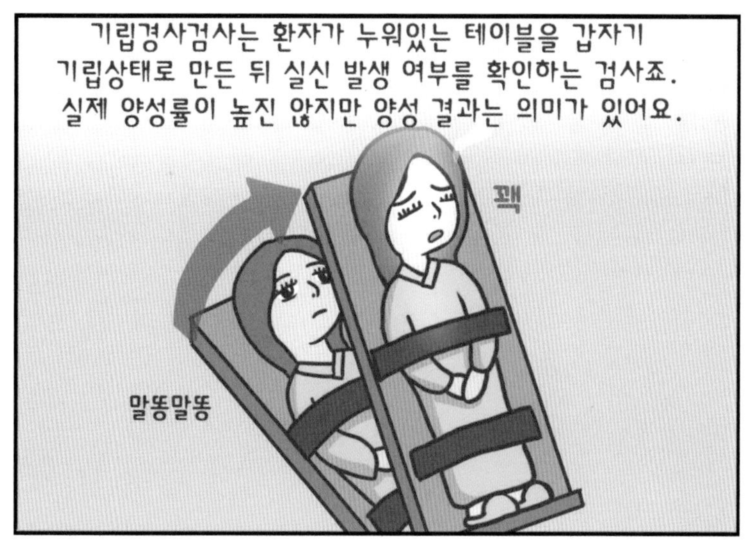
기립경사검사는 환자가 누워있는 테이블을 갑자기
기립상태로 만든 뒤 실신 발생 여부를 확인하는 검사죠.
실제 양성률이 높진 않지만 양성 결과는 의미가 있어요.
꽥
말똥말똥

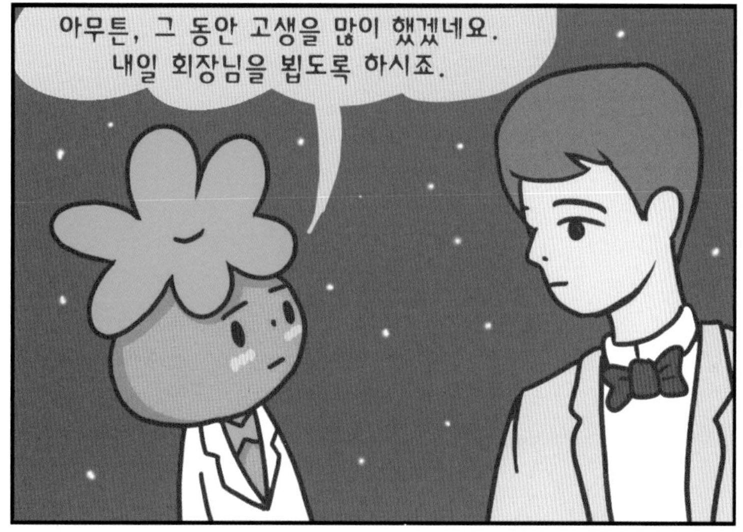
아무튼, 그 동안 고생을 많이 했겠네요.
내일 회장님을 뵙도록 하시죠.

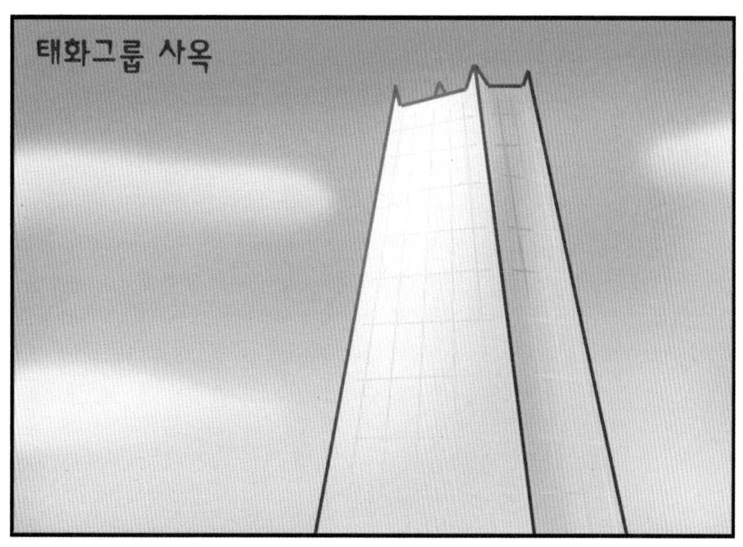
태화그룹 사옥

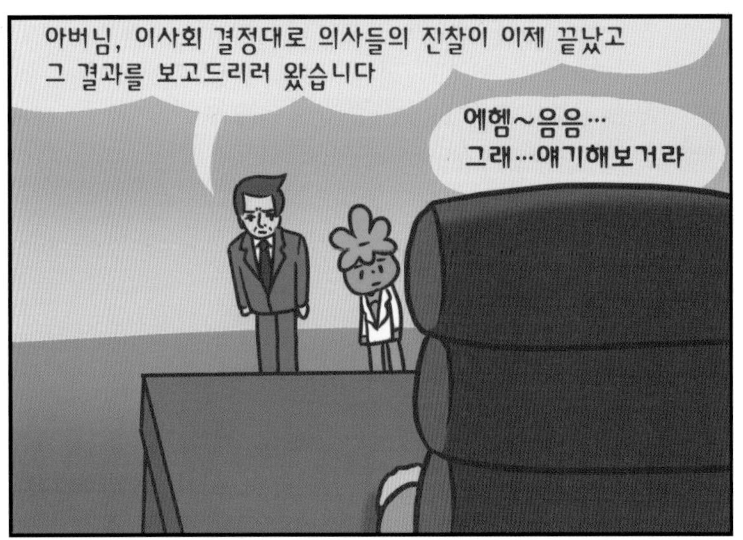
아버님, 이사회 결정대로 의사들의 진찰이 이제 끝났고
그 결과를 보고드리러 왔습니다
에헴~음음…
그래…얘기해보거라

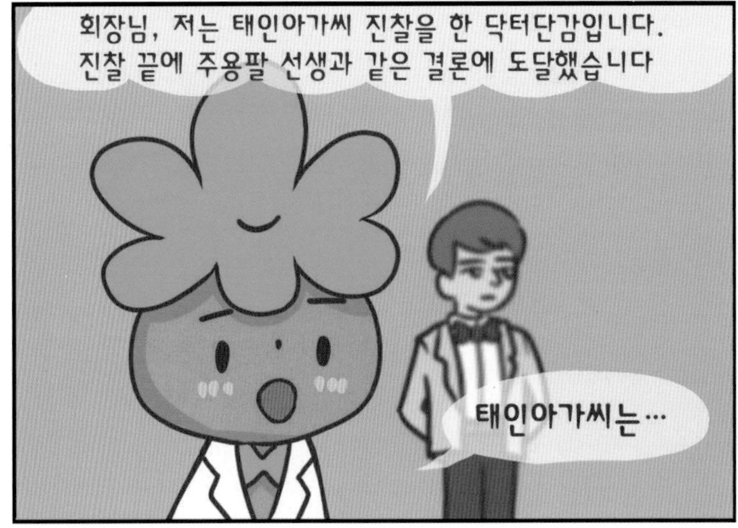
회장님, 저는 태인아가씨 진찰을 한 닥터단감입니다.
진찰 끝에 주용팔 선생과 같은 결론에 도달했습니다
태인아가씨는…

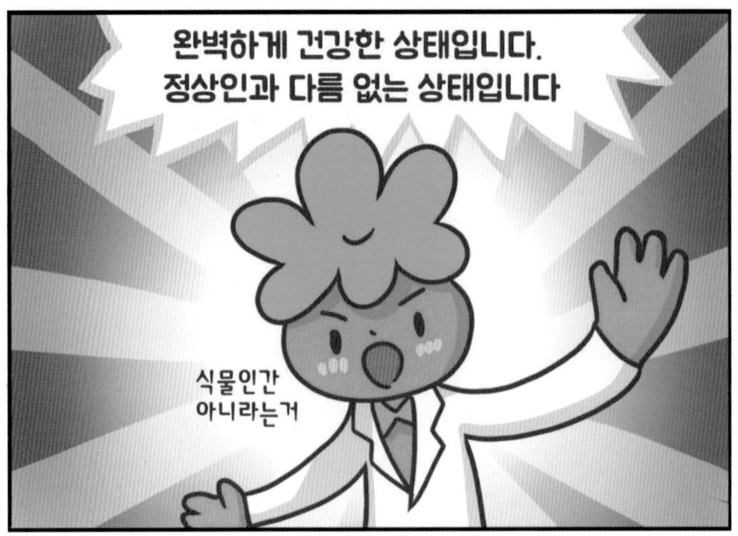
완벽하게 건강한 상태입니다.
정상인과 다름 없는 상태입니다
식물인간
아니라는거

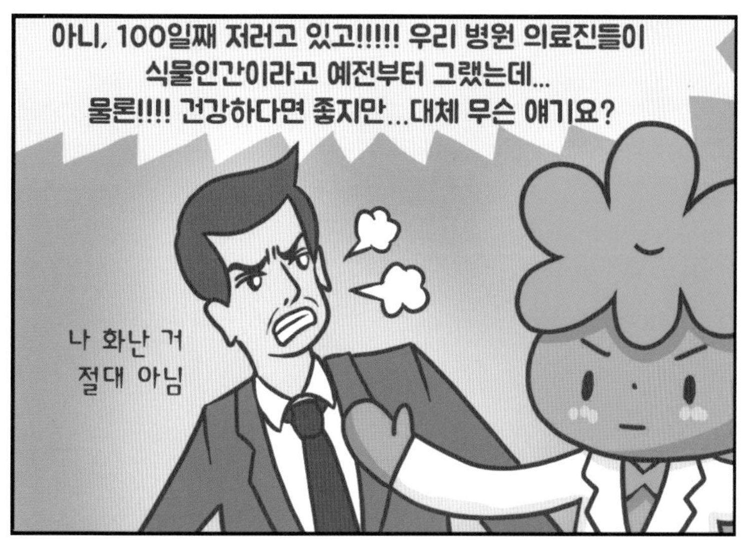
아니, 100일째 저러고 있고!!!!! 우리 병원 의료진들이
식물인간이라고 예전부터 그랬는데...
물론!!!! 건강하다면 좋지만...대체 무슨 얘기요?
나 화난 거
절대 아님
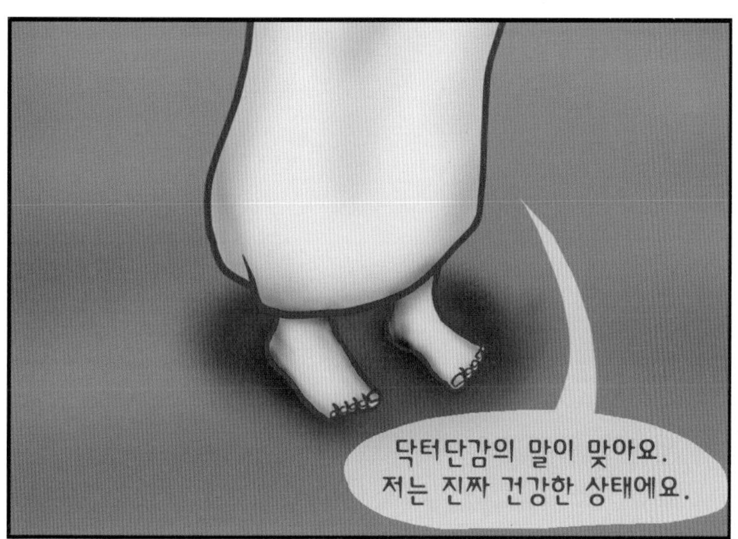
닥터단감의 말이 맞아요.
저는 진짜 건강한 상태에요.
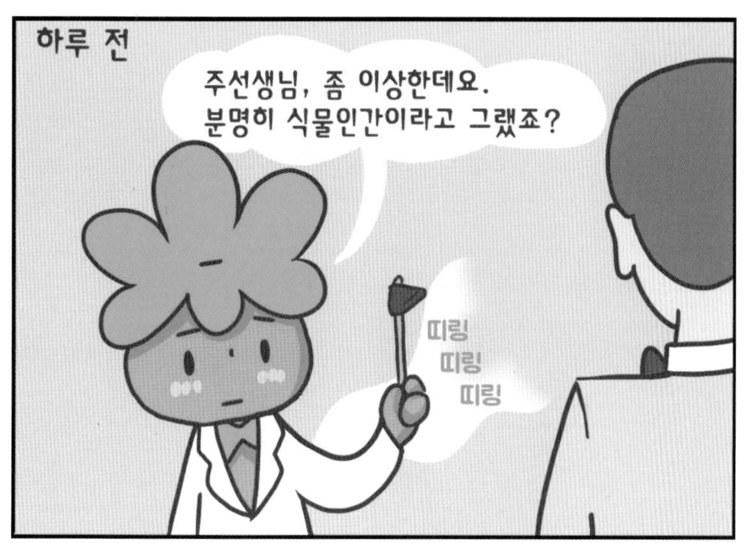
하루 전
주선생님, 좀 이상한데요.
분명히 식물인간이라고 그랬죠?
띠링
띠링
띠링

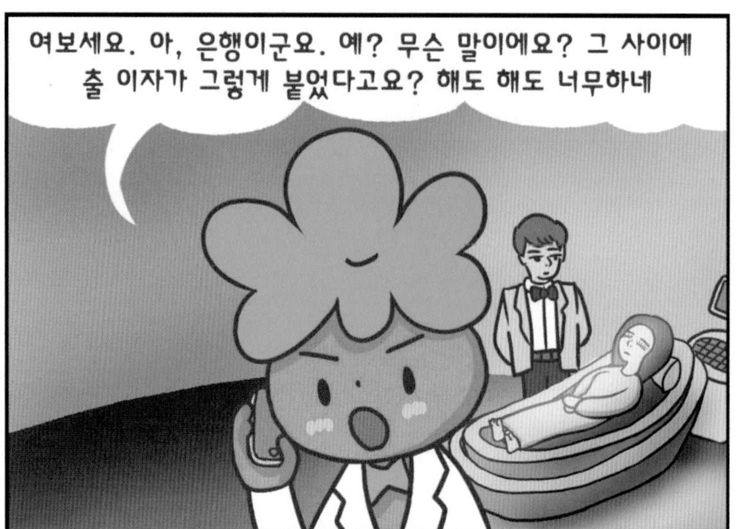
여보세요. 아, 은행이군요. 예? 무슨 말이에요? 그 사이에 출 이자가 그렇게 붙었다고요? 해도 해도 너무하네

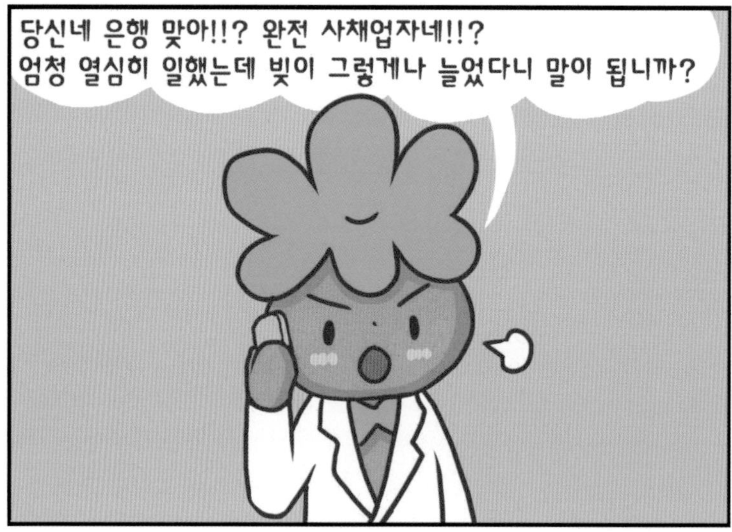
당신네 은행 맞아!!? 완전 사채업자네!!?
엄청 열심히 일했는데 빚이 그렇게나 늘었다니 말이 됩니까?

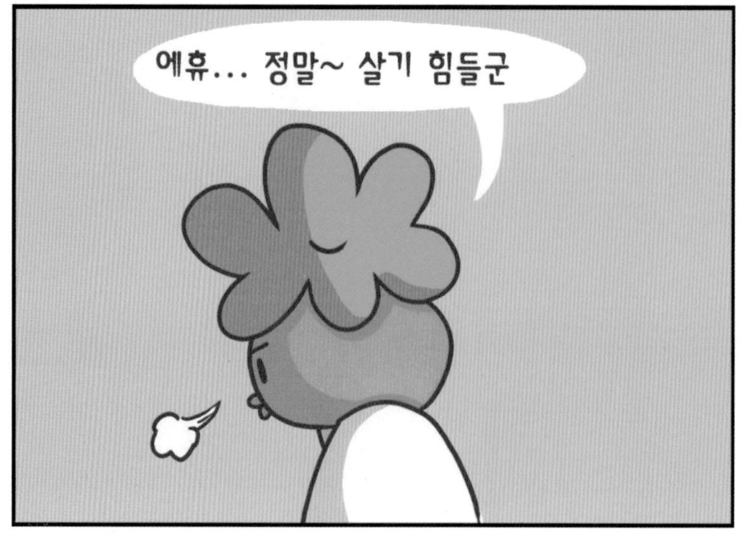
에휴... 정말~ 살기 힘들군

그 돈...... 내가 줄까?

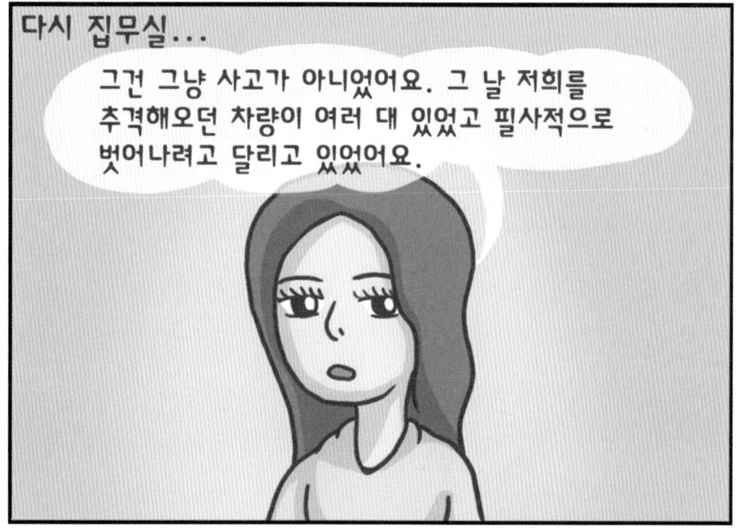
다시 집무실...
그건 그냥 사고가 아니었어요. 그 날 저희를 추격해오던 차량이 여러 대 있었고 필사적으로 벗어나려고 달리고 있었어요.

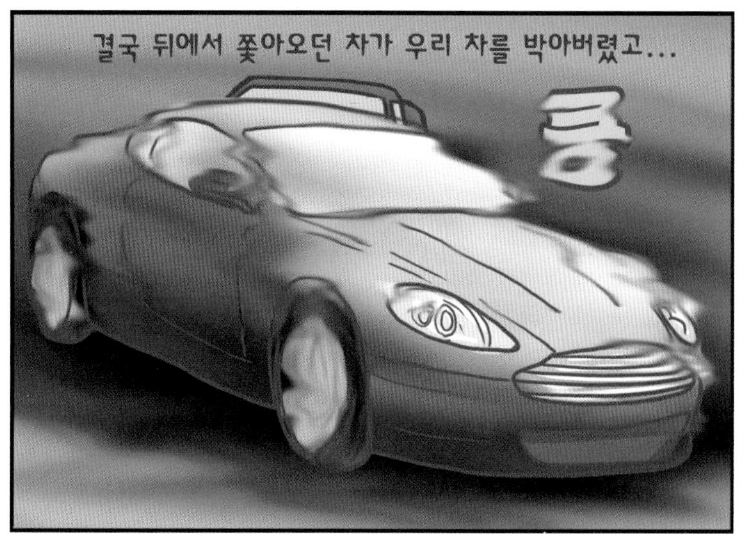
결국 뒤에서 쫓아오던 차가 우리 차를 박아버렸고...
쿵

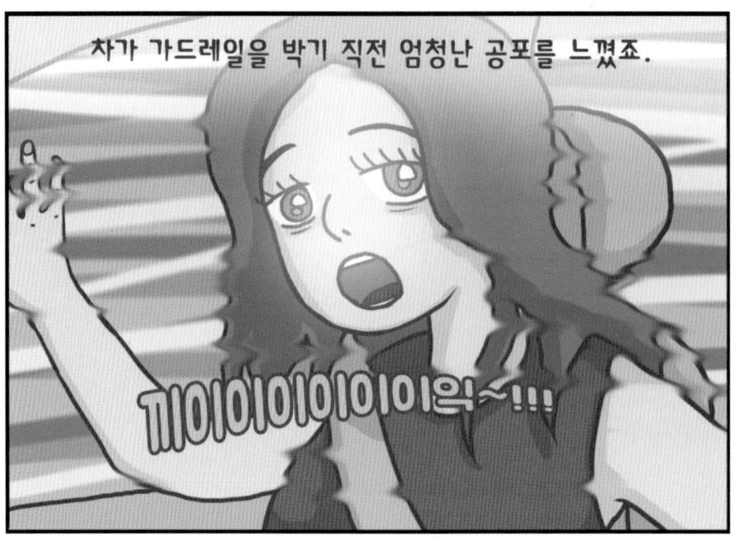
차가 가드레일을 박기 직전 엄청난 공포를 느꼈죠.
끼이이이이이이이익~!!!

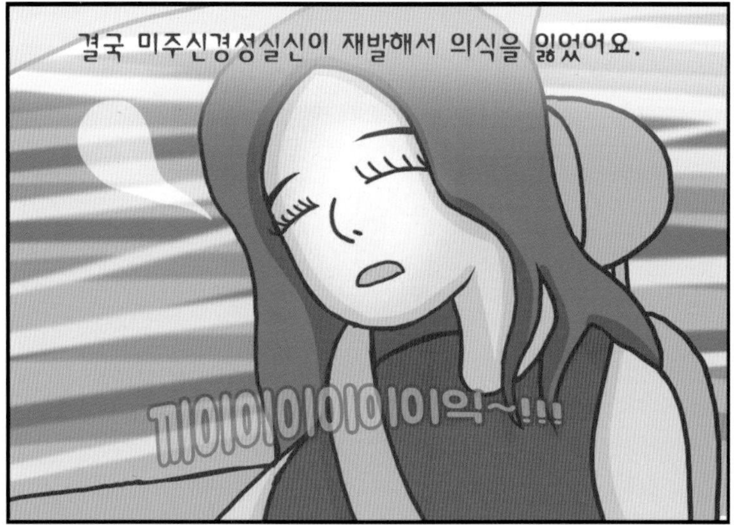
결국 미주신경성실신이 재발해서 의식을 잃었어요.
끼이이이이이이이익~!!!

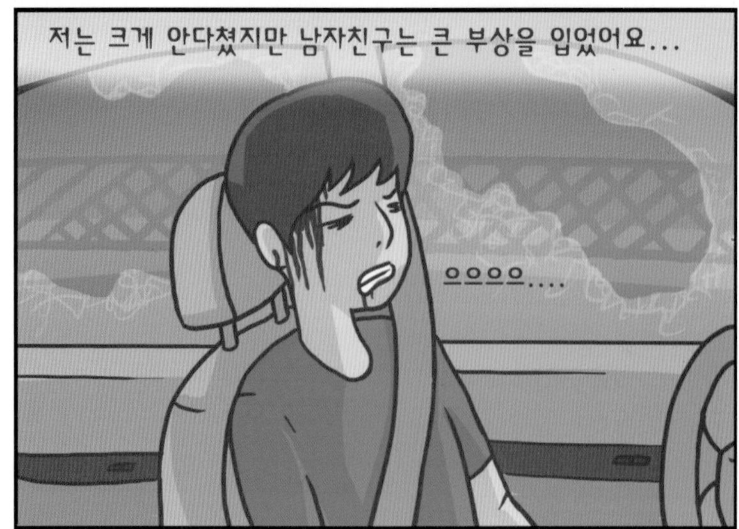
저는 크게 안다쳤지만 남자친구는 큰 부상을 입었어요...
으으으으....

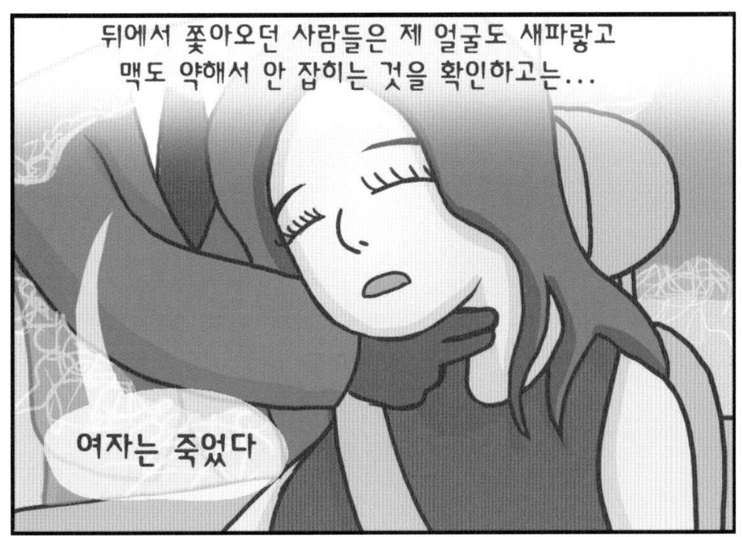
뒤에서 쫓아오던 사람들은 제 얼굴도 새파랗고
맥도 약해서 안 잡히는 것을 확인하고는...
여자는 죽었다

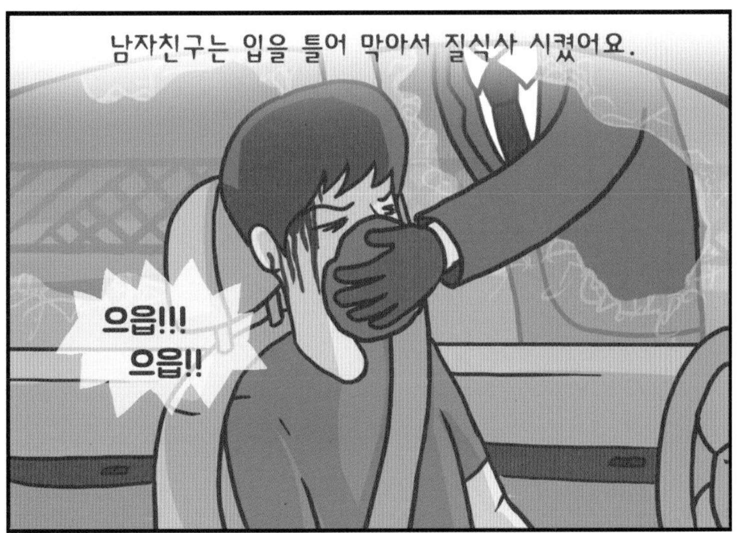
남자친구는 입을 틀어 막아서 질식사 시켰어요.
으읍!!!
으읍!!

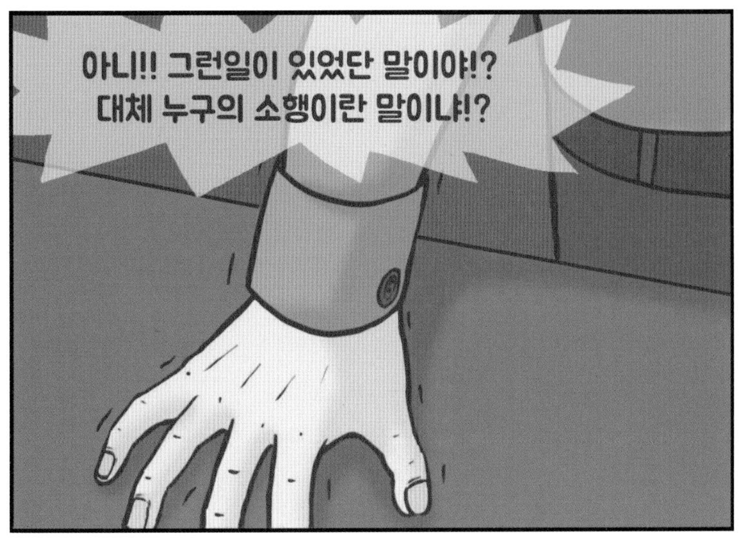
아니!! 그런일이 있었단 말이야!?
대체 누구의 소행이란 말이냐!?

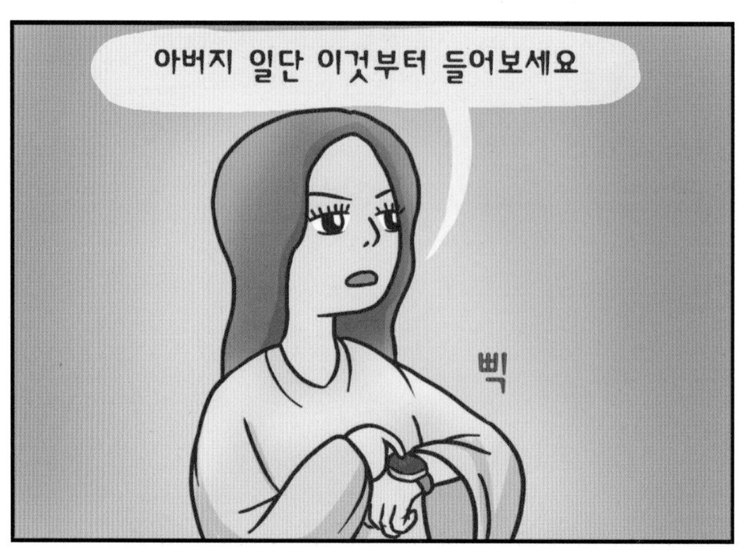
아버지 일단 이것부터 들어보세요
삑

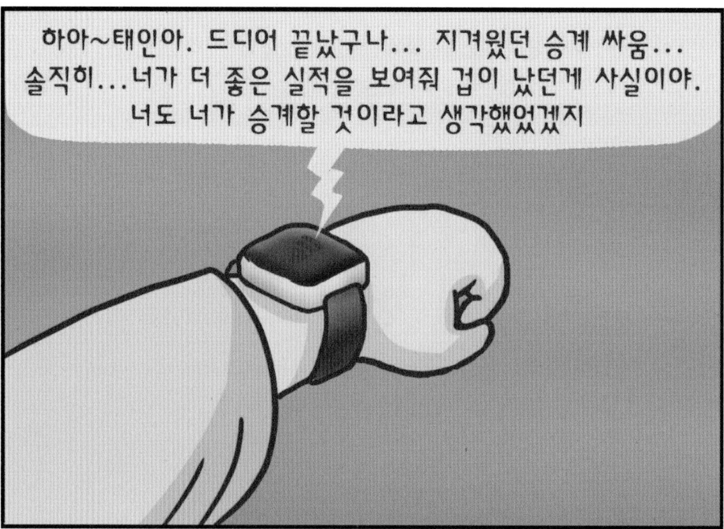
하아~태인아. 드디어 끝났구나... 지겨웠던 승계 싸움... 솔직히...너가 더 좋은 실적을 보여줘 겁이 났던게 사실이야. 너도 너가 승계할 것이라고 생각했었겠지

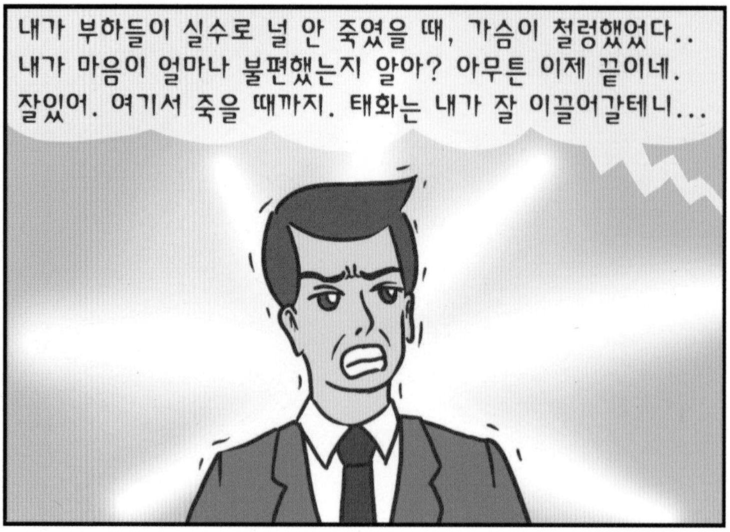
내가 부하들이 실수로 널 안 죽였을 때, 가슴이 철렁했었다.. 내가 마음이 얼마나 불편했는지 알아? 아무튼 이제 끝이네. 잘있어. 여기서 죽을 때까지. 태화는 내가 잘 이끌어갈테니...

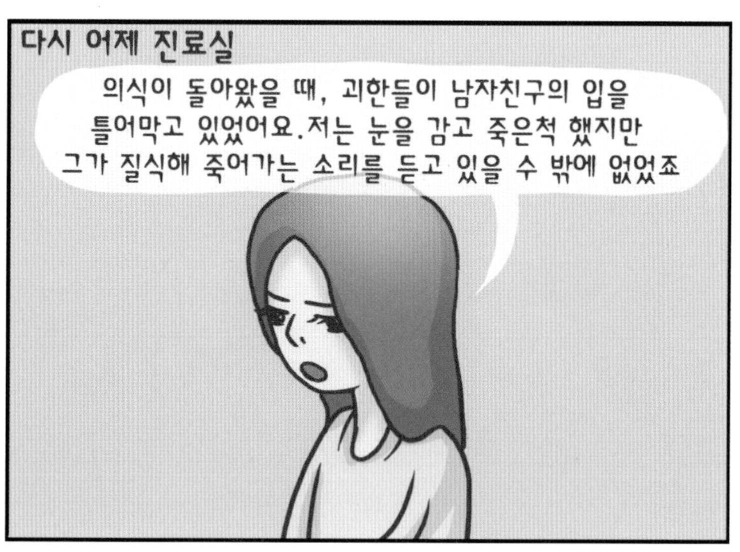
다시 어제 진료실
의식이 돌아왔을 때, 괴한들이 남자친구의 입을 틀어막고 있었어요. 저는 눈을 감고 죽은척 했지만 그가 질식해 죽어가는 소리를 듣고 있을 수 밖에 없었죠

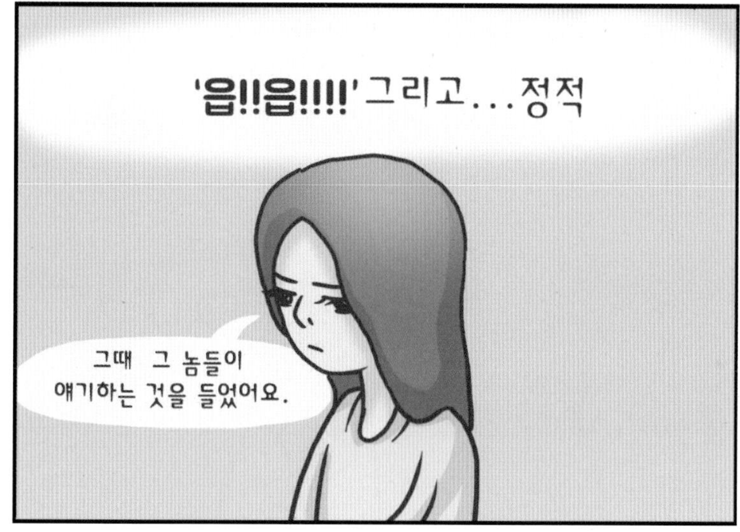
'읍!!읍!!!!' 그리고... 정적
그때 그 놈들이 얘기하는 것을 들었어요.

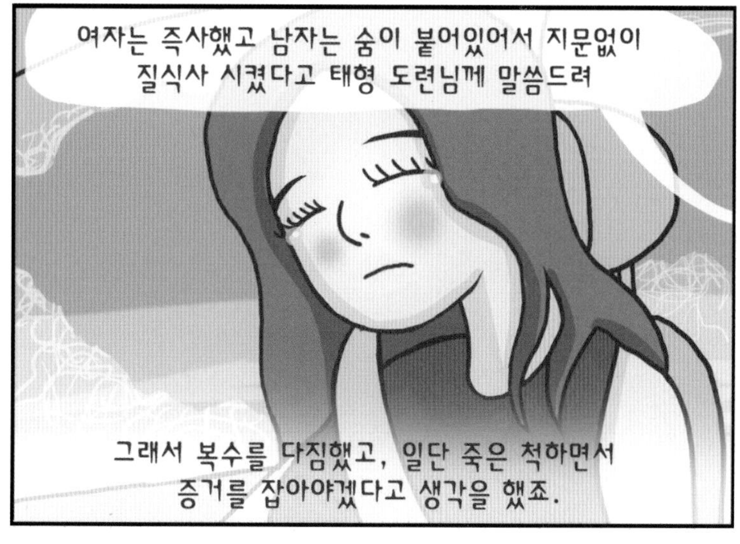
여자는 즉사했고 남자는 숨이 붙어있어서 지문없이 질식사 시켰다고 태형 도련님께 말씀드려
그래서 복수를 다짐했고, 일단 죽은 척하면서 증거를 잡아야겠다고 생각을 했죠.

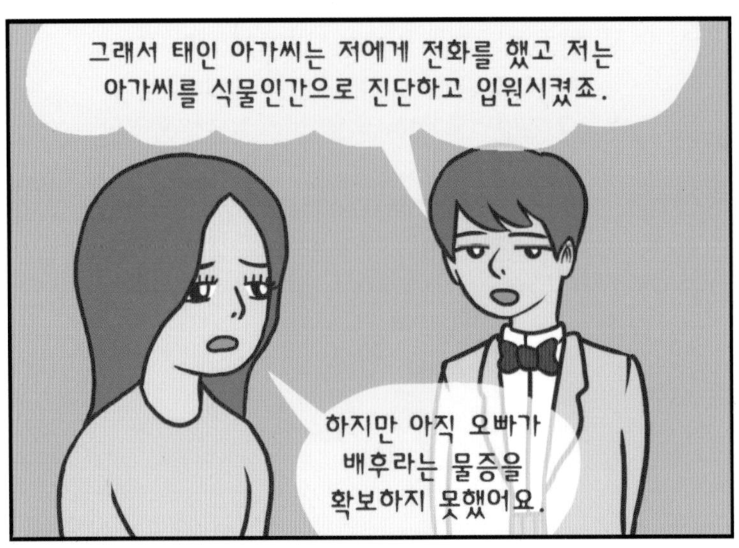
그래서 태인 아가씨는 저에게 전화를 했고 저는
아가씨를 식물인간으로 진단하고 입원시켰죠.
하지만 아직 오빠가
배후라는 물증을
확보하지 못했어요.

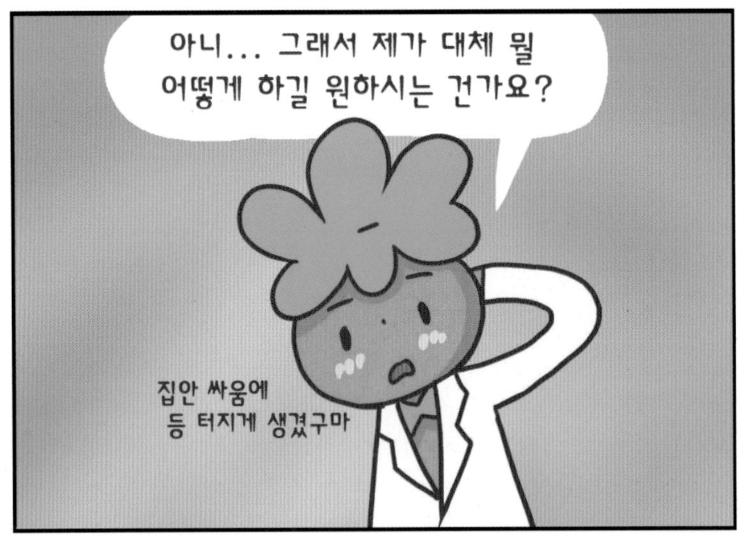
아니... 그래서 제가 대체 뭘
어떻게 하길 원하시는 건가요?
집안 싸움에
등 터지게 생겼구마

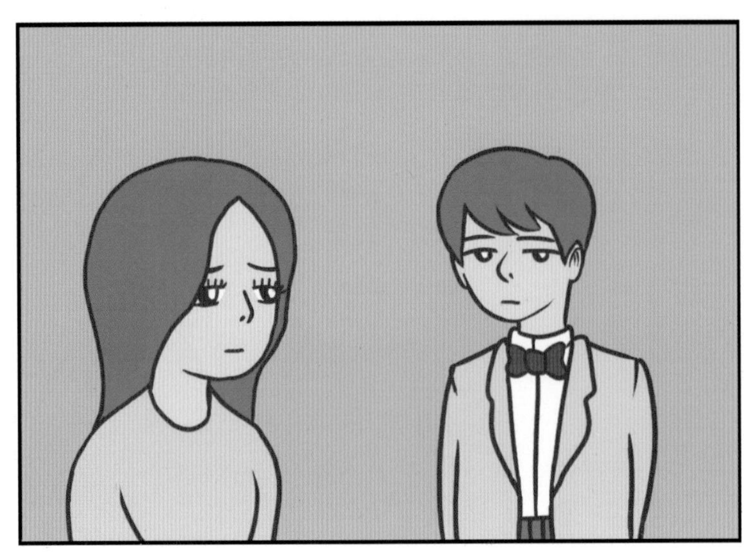

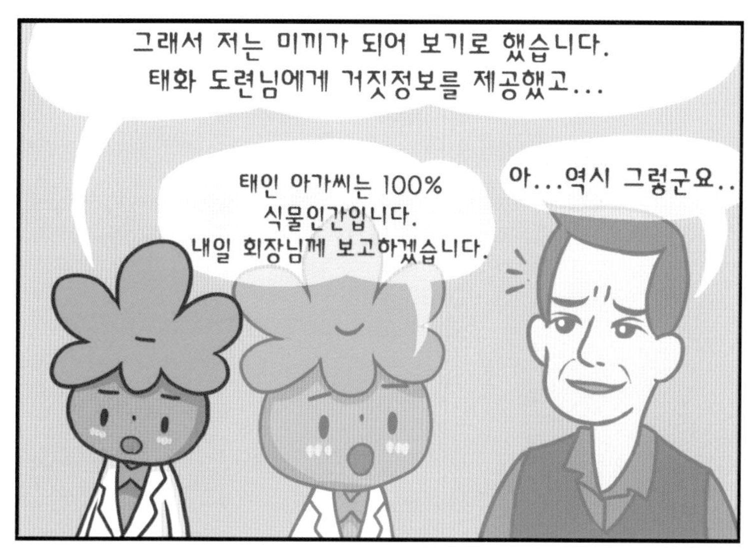
그래서 저는 미끼가 되어 보기로 했습니다.
태화 도련님에게 거짓정보를 제공했고...
태인 아가씨는 100%
식물인간입니다.
내일 회장님께 보고하겠습니다.
아...역시 그렇군요..

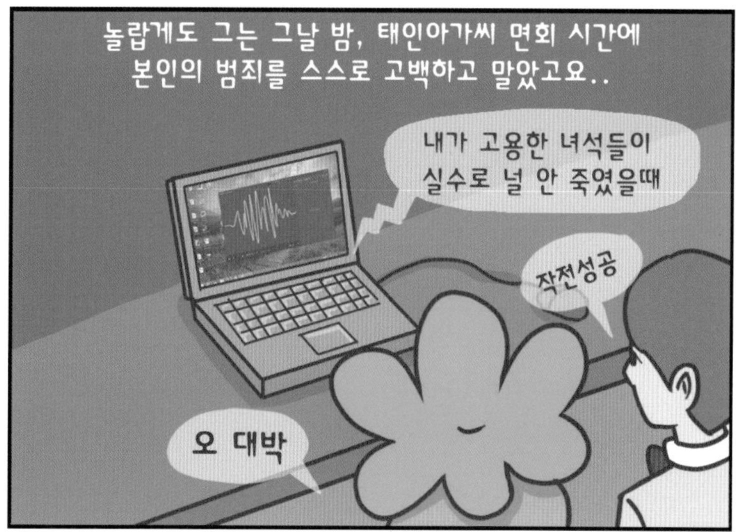
놀랍게도 그는 그날 밤, 태인아가씨 면회 시간에
본인의 범죄를 스스로 고백하고 말았고요..
내가 고용한 녀석들이
실수로 널 안 죽였을때
작전성공
오 대박

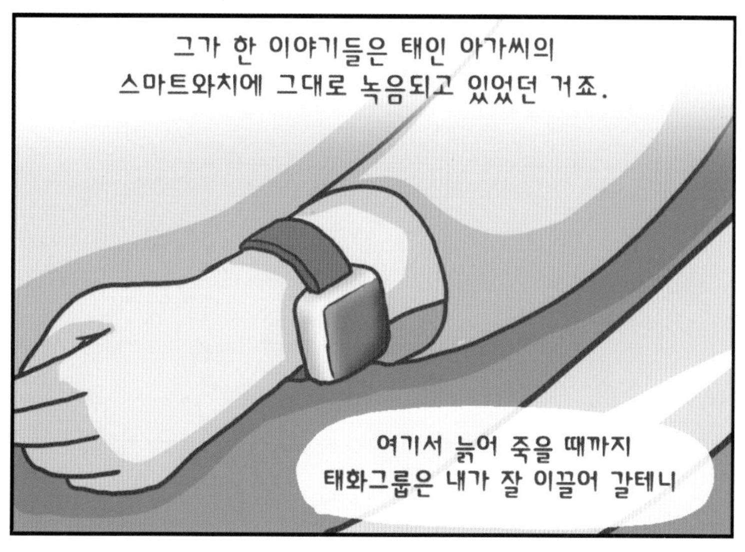
그가 한 이야기들은 태인 아가씨의
스마트와치에 그대로 녹음되고 있었던 거죠.
여기서 늙어 죽을 때까지
태화그룹은 내가 잘 이끌어 갈테니

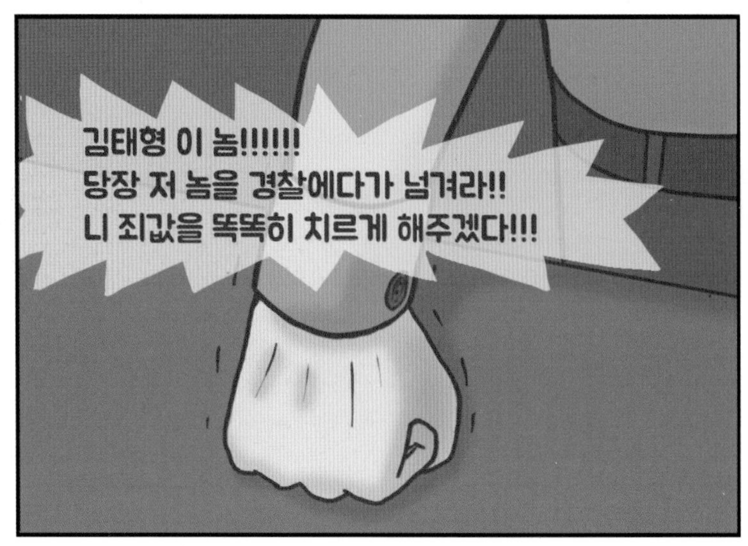
김태형 이 놈!!!!!!
당장 저 놈을 경찰에다가 넘겨라!!
니 죄값을 똑똑히 치르게 해주겠다!!!

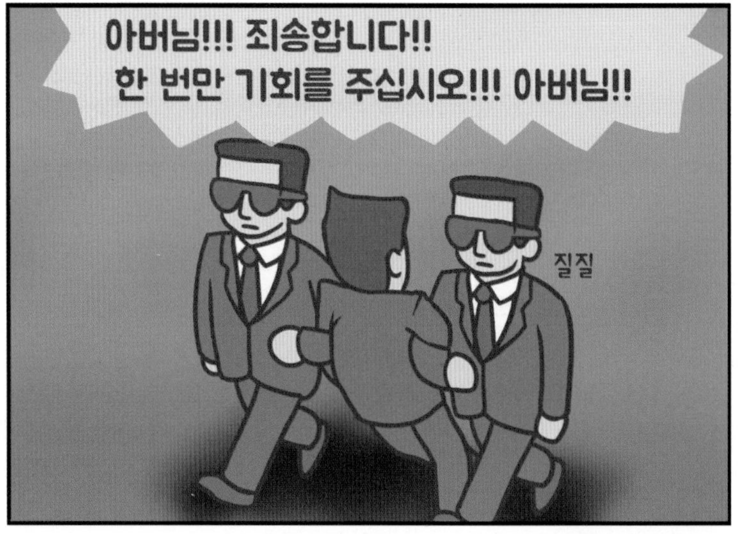
아버님!!! 죄송합니다!!
한 번만 기회를 주십시오!!! 아버님!!
질질

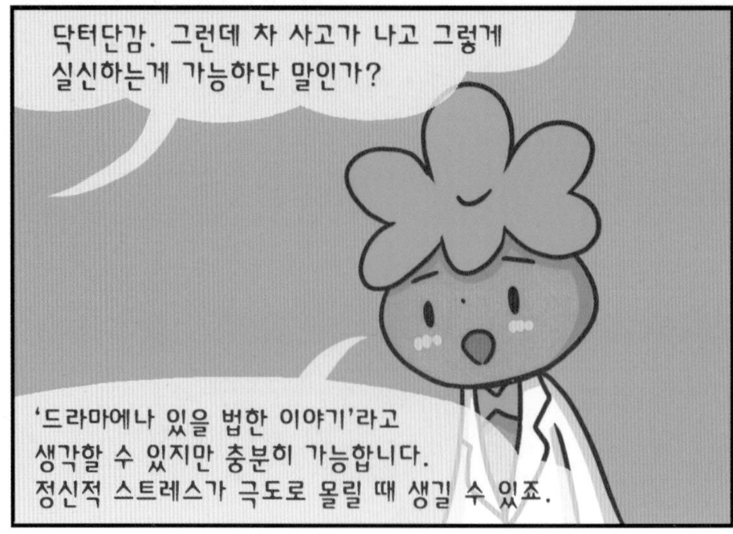
닥터단감. 그런데 차 사고가 나고 그렇게
실신하는게 가능하단 말인가?
'드라마에나 있을 법한 이야기'라고
생각할 수 있지만 충분히 가능합니다.
정신적 스트레스가 극도로 몰릴 때 생길 수 있죠.

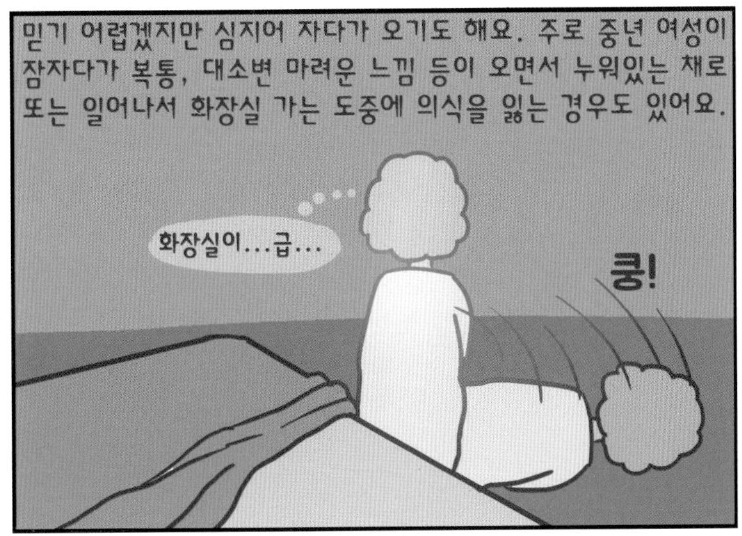
믿기 어렵겠지만 심지어 자다가 오기도 해요. 주로 중년 여성이 잠자다가 복통, 대소변 마려운 느낌 등이 오면서 누워있는 채로 또는 일어나서 화장실 가는 도중에 의식을 잃는 경우도 있어요.
화장실이...급...
쿵!

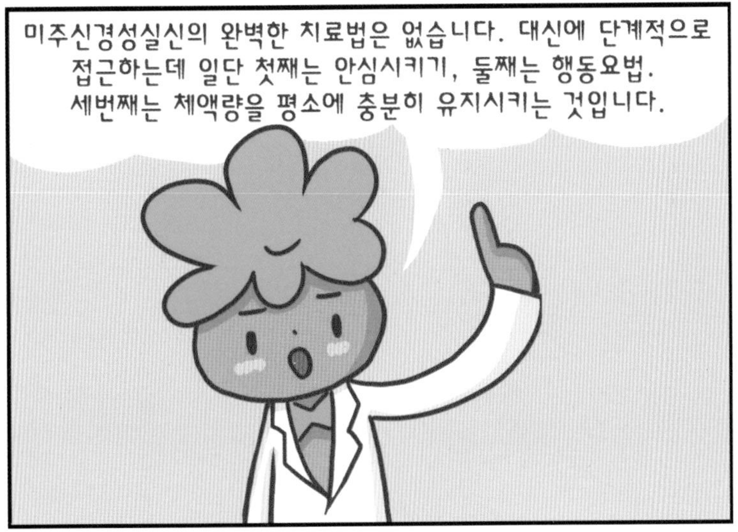
미주신경성실신의 완벽한 치료법은 없습니다. 대신에 단계적으로 접근하는데 일단 첫째는 안심시키기, 둘째는 행동요법. 세번째는 체액량을 평소에 충분히 유지시키는 것입니다.

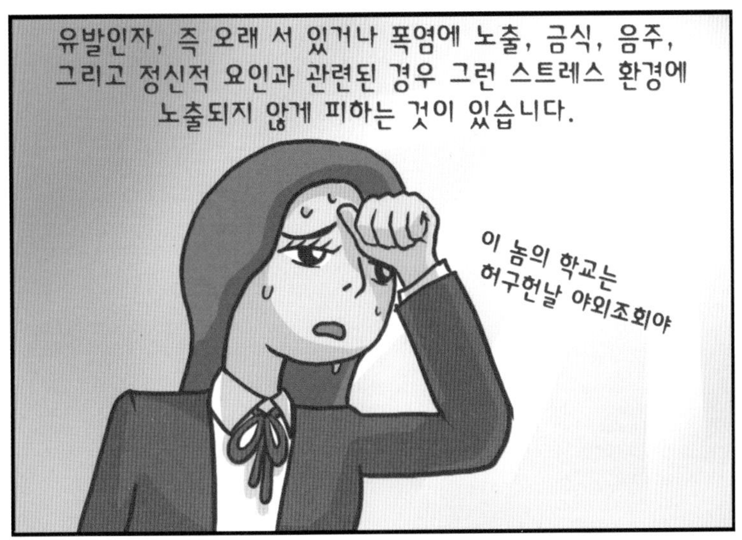
유발인자, 즉 오래 서 있거나 폭염에 노출, 금식, 음주, 그리고 정신적 요인과 관련된 경우 그런 스트레스 환경에 노출되지 않게 피하는 것이 있습니다.
이 놈의 학교는 허구헌날 야외조회야

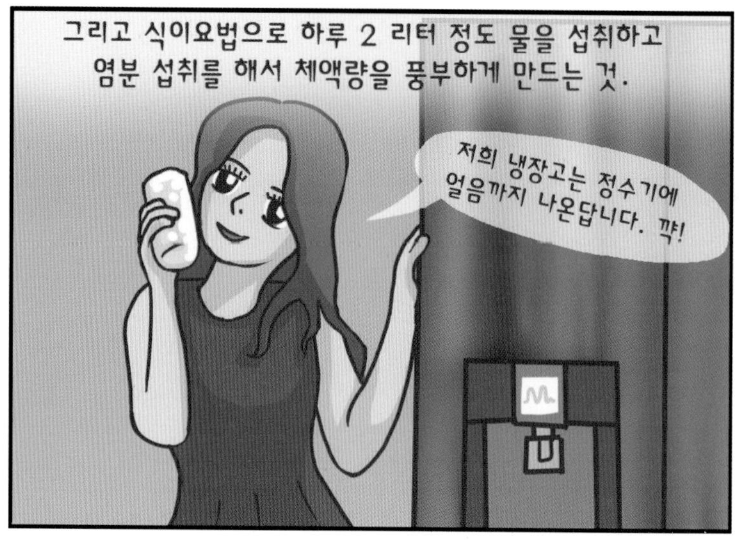
그리고 식이요법으로 하루 2 리터 정도 물을 섭취하고
염분 섭취를 해서 체액량을 풍부하게 만드는 것.
저희 냉장고는 정수기에
얼음까지 나온답니다. 꺅!

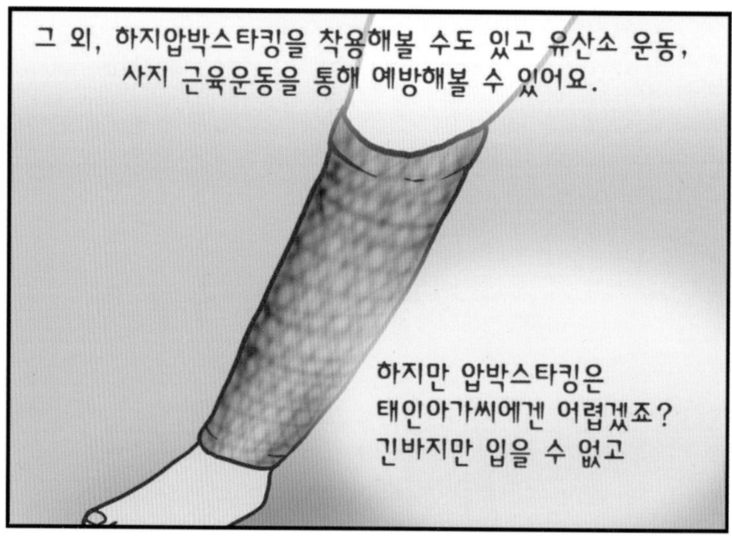
그 외, 하지압박스타킹을 착용해볼 수도 있고 유산소 운동,
사지 근육운동을 통해 예방해볼 수 있어요.
하지만 압박스타킹은
태인아가씨에겐 어렵겠죠?
긴바지만 입을 수 없고

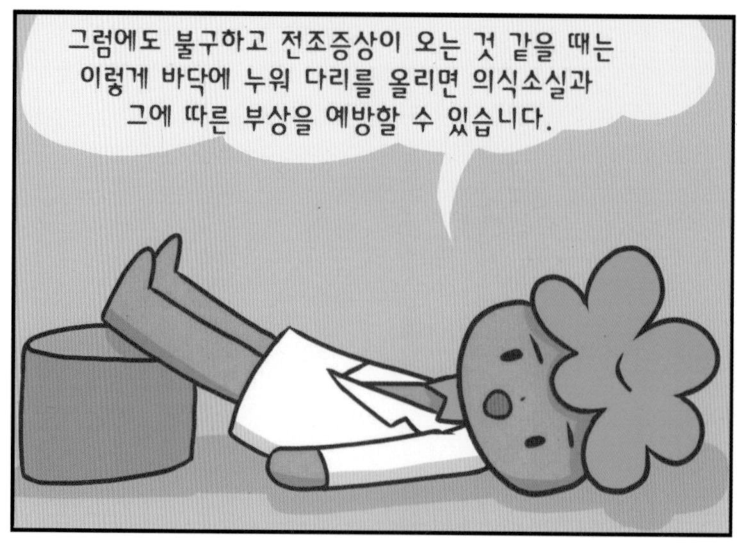
그럼에도 불구하고 전조증상이 오는 것 같을 때는
이렇게 바닥에 누워 다리를 올리면 의식소실과
그에 따른 부상을 예방할 수 있습니다.

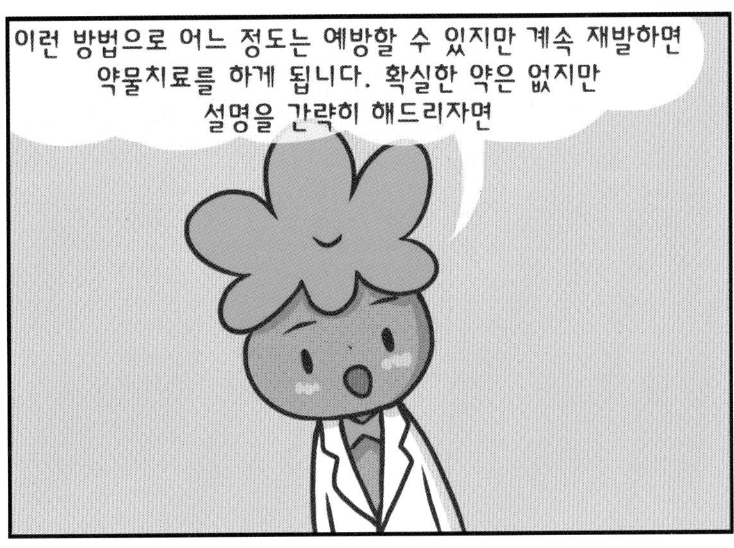
이런 방법으로 어느 정도는 예방할 수 있지만 계속 재발하면
약물치료를 하게 됩니다. 확실한 약은 없지만
설명을 간략히 해드리자면

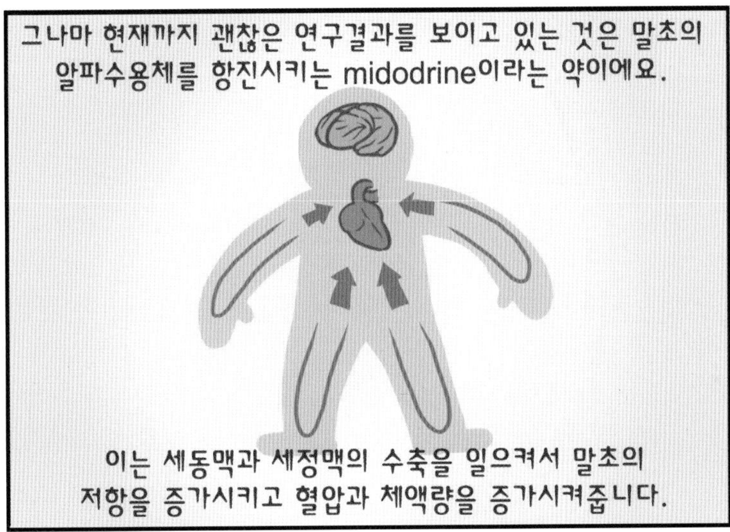
그나마 현재까지 괜찮은 연구결과를 보이고 있는 것은 말초의
알파수용체를 항진시키는 midodrine이라는 약이에요.
이는 세동맥과 세정맥의 수축을 일으켜서 말초의
저항을 증가시키고 혈압과 체액량을 증가시켜줍니다.

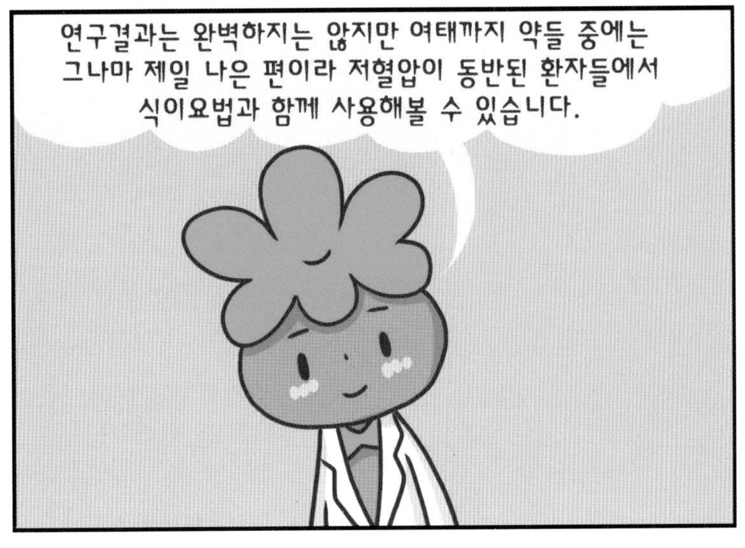
연구결과는 완벽하지는 않지만 여태까지 약들 중에는
그나마 제일 나은 편이라 저혈압이 동반된 환자들에서
식이요법과 함께 사용해볼 수 있습니다.

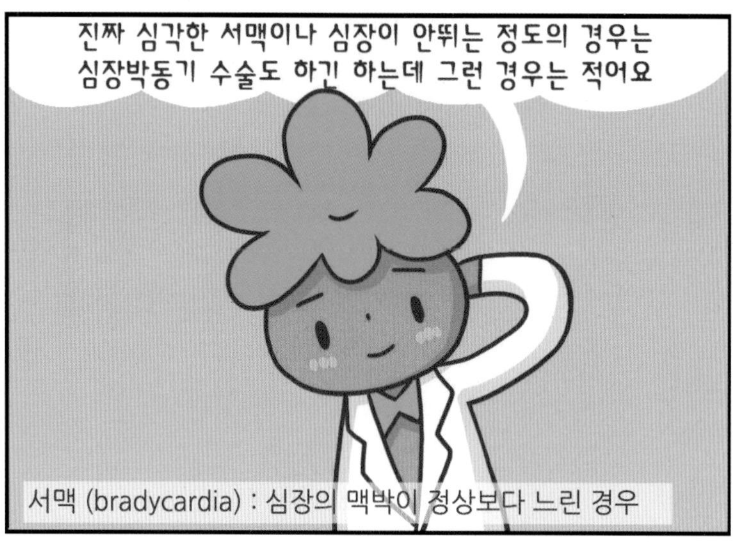
진짜 심각한 서맥이나 심장이 안뛰는 정도의 경우는
심장박동기 수술도 하긴 하는데 그런 경우는 적어요
서맥 (bradycardia) : 심장의 맥박이 정상보다 느린 경우

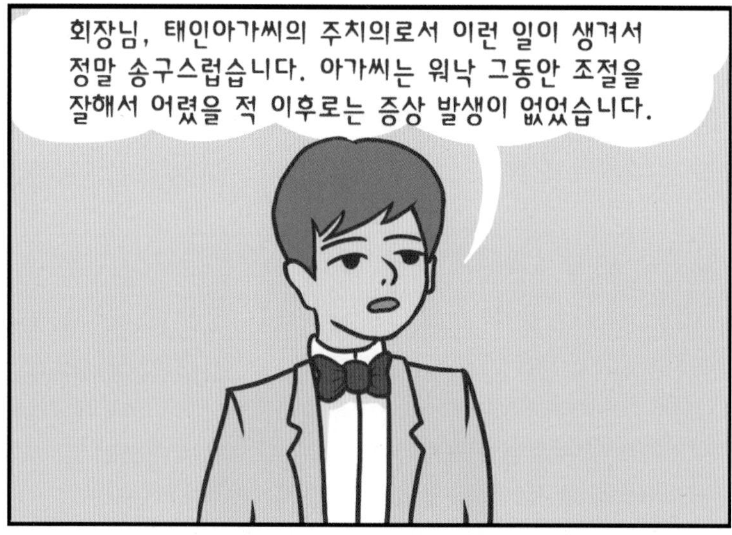
회장님, 태인아가씨의 주치의로서 이런 일이 생겨서
정말 송구스럽습니다. 아가씨는 워낙 그동안 조절을
잘해서 어렸을 적 이후로는 증상 발생이 없었습니다.

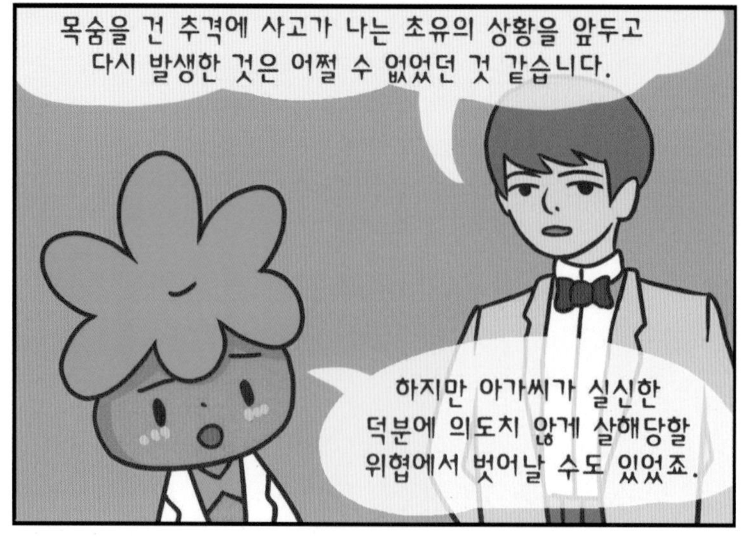
목숨을 건 추격에 사고가 나는 초유의 상황을 앞두고
다시 발생한 것은 어쩔 수 없었던 것 같습니다.
하지만 아가씨가 실신한
덕분에 의도치 않게 살해당할
위협에서 벗어날 수도 있었죠.

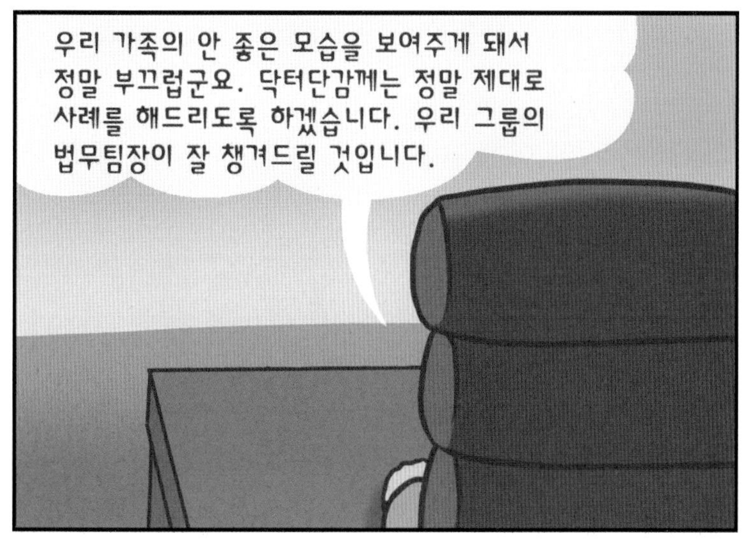
우리 가족의 안 좋은 모습을 보여주게 돼서 정말 부끄럽군요. 닥터단감께는 정말 제대로 사례를 해드리도록 하겠습니다. 우리 그룹의 법무팀장이 잘 챙겨드릴 것입니다.

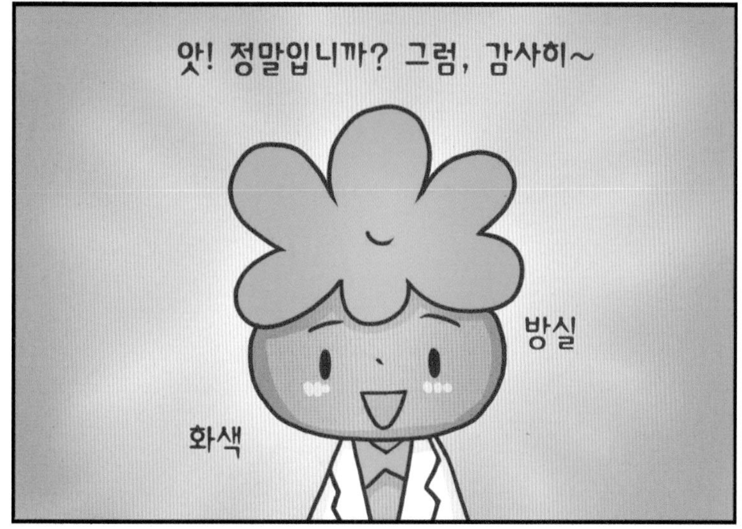
앗! 정말입니까? 그럼, 감사히~
방실
화색

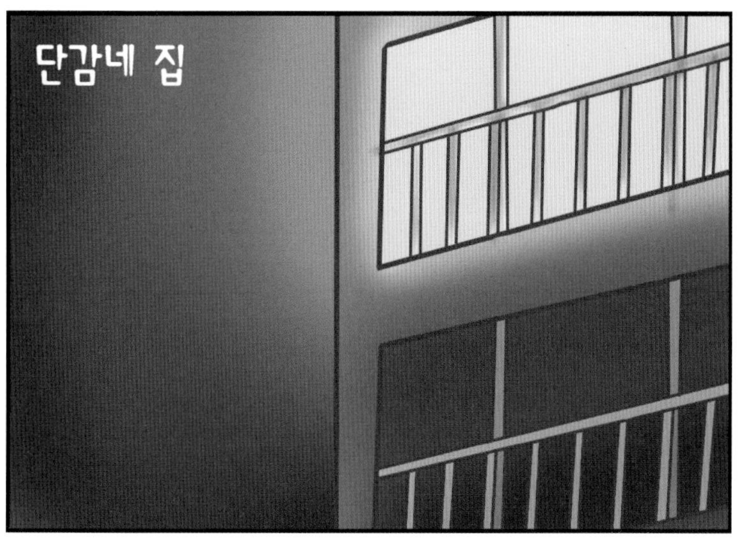
단감네 집

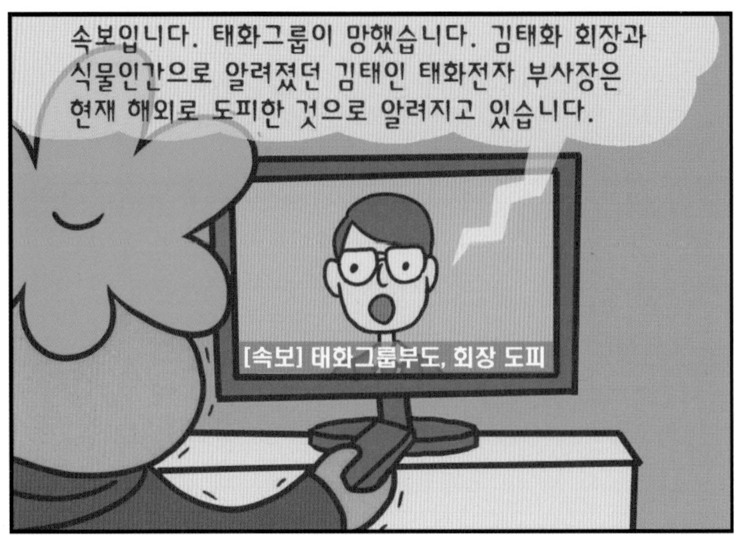
속보입니다. 태화그룹이 망했습니다. 김태화 회장과 식물인간으로 알려졌던 김태인 태화전자 부사장은 현재 해외로 도피한 것으로 알려지고 있습니다.
[속보] 태화그룹부도, 회장 도피

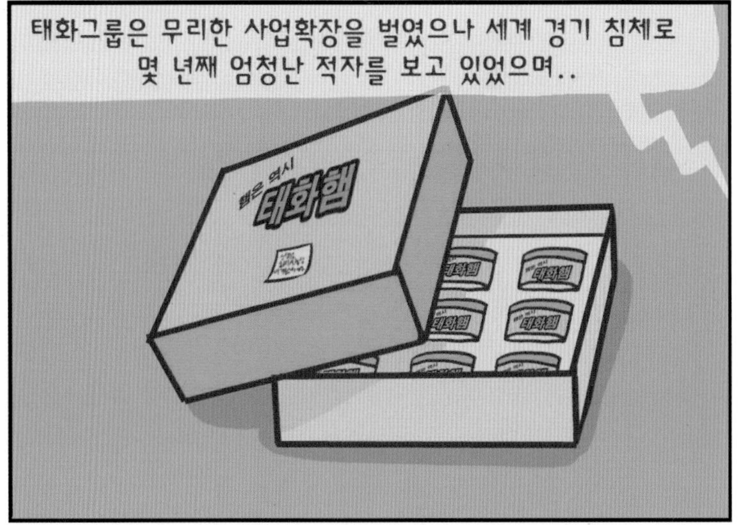
태화그룹은 무리한 사업확장을 벌였으나 세계 경기 침체로 몇 년째 엄청난 적자를 보고 있었으며..
햄은 역시
태화햄

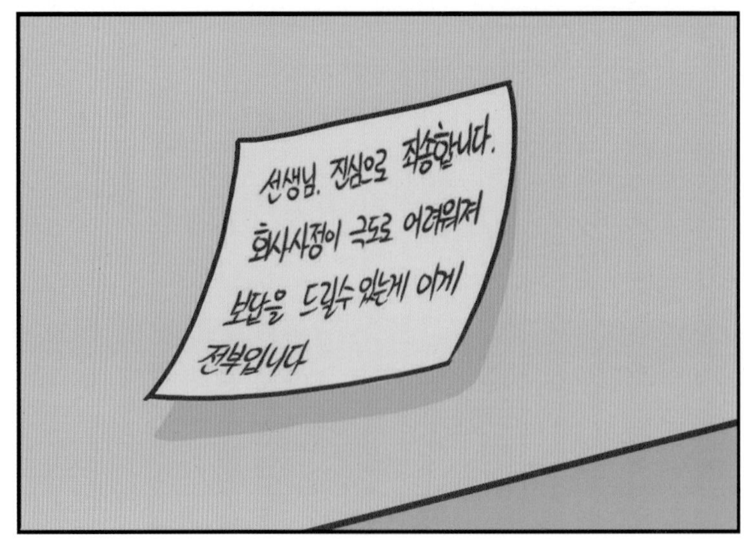
선생님. 진심으로 죄송합니다.
회사사정이 극도로 어려워져
보답을 드릴수 있는게 이게
전부입니다

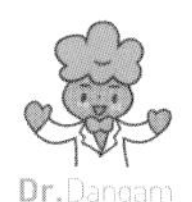

미주신경성 실신

미주신경성실신은 주변에서 정말 흔하게 볼 수 있는 실신입니다. 운동장 조회를 할 때 쓰러지는 학생들이 꽤 많고 심지어는 건장한 청년들이 입대하는 군대에서도 미주신경성실신으로 실려 오는 병사들이 많습니다. 병원에서도 실습을 도는 학생들이 서서 참관하다가 픽 쓰러지는 경우도 있어서 주변 사람들을 당황스럽게 하기도 하죠.

미주신경성실신은 특정 유발인자(장시간 기립, 더운 환경, 정신적 스트레스 등등)에 노출된 상태에서 미주신경자극에 의한 교감신경과 부교감신경의 부조화로 인해 발생한다는 이론이 가장 유력하게 받아들여지고 있습니다.

실신이 일어난 뒤 누워있다 보면 정신이 다시 돌아오기 때문에 낙상 중 부상을 당하지 않는 것이 일단 중요합니다. 따라서 전조증상이 느껴질 경우 스스로 부상을 방지하기 위해 눕는 등 조치가 필요합니다. 또한 평소에 수분 섭취를 충분히 하고 압박 스타킹 등의 착용 등을 시도할 수 있고 위험한 환경 등을 회피하는 등의 관리가 필요하죠. 그럼에도 조절이 잘 안 될 경우 midodrine 등의 약을 사용해 볼 수 있습니다.

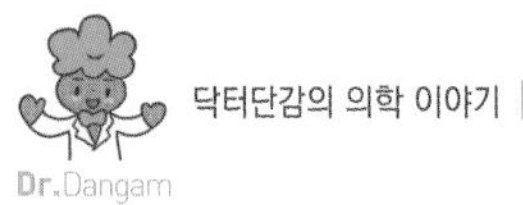

단감's NOTE

몇 년 전에 방영된 SBS 드라마 '용팔이'는 주원과 김태희가 호흡을 맞춰 높은 시청률을 보이며 큰 인기를 끌었습니다. 극 초반, 주원이 연기한 김태현이 출세(?)하기까지의 이야기가 이어질 동안 김태희가 연기한 한여진은 뭔가 하이테크하면서도 그로테스크한 진료실의 침대에 누워 있기만 해서 '잠자는 연기로 돈 번다'고 화제가 되었지만 깨어난 이후에 엄청난 반전을 선보이면서 호평을 받았었죠. 이번 에피소드에서는 '용팔이'의 설정을 빌려와서 실신에 대해서 설명할 수 있는 줄거리를 만들어봤습니다. 개인적으로도 가까운 지인이 단순히 서 있다가 생기는 실신이 아닌 정신적 스트레스와 교감/부교감 신경의 부조화의 영향으로 사람이 쓰러질 수 있다는 것을 경험하고서는 실신에 대해 더 공부하게 되었고 나름 흥미로운 에피소드를 그릴 수 있었던 것 같습니다.

18 CHAPTER 심장·폐 질환

상심실성 빈맥

Paroxysmal supraventricular tachycardia

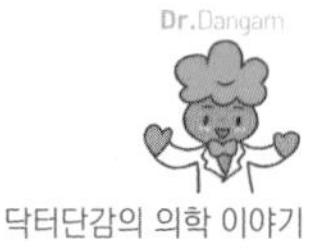

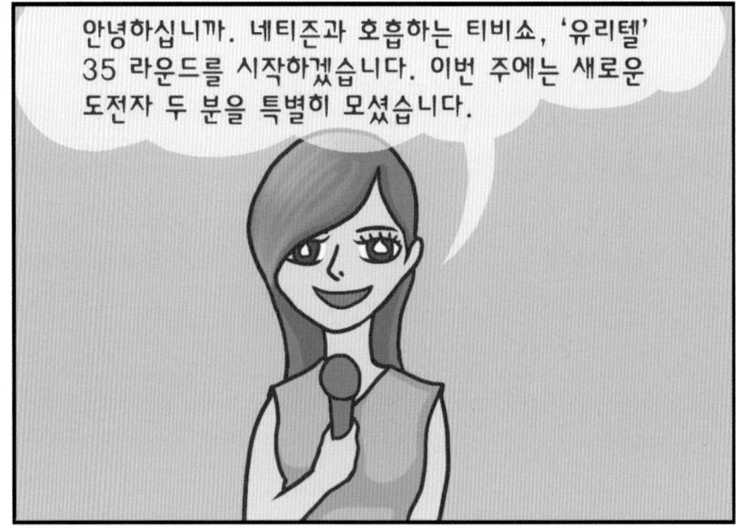

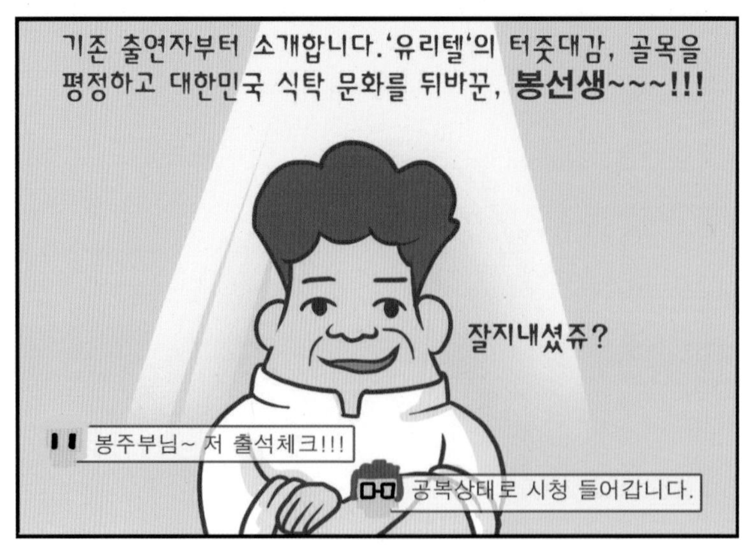

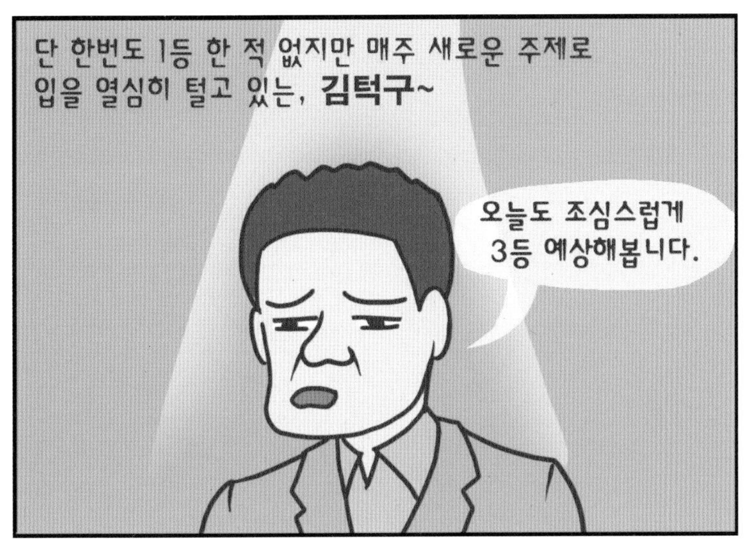
단 한번도 1등 한 적 없지만 매주 새로운 주제로
입을 열심히 털고 있는, **김턱구~**
오늘도 조심스럽게
3등 예상해봅니다.

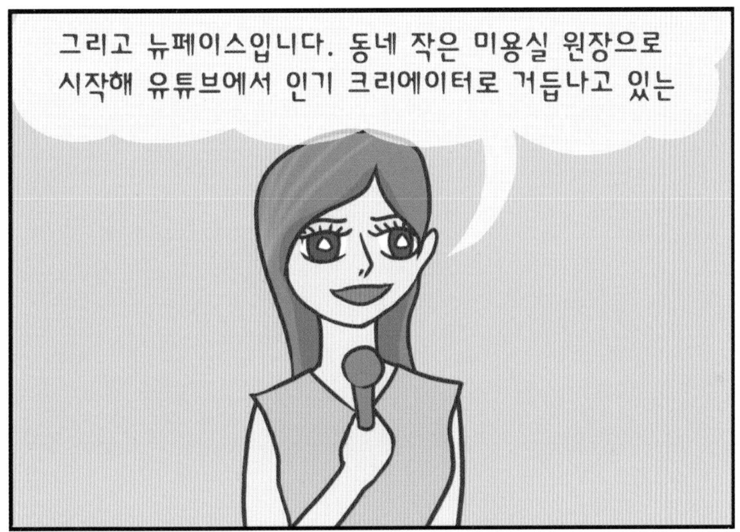
그리고 뉴페이스입니다. 동네 작은 미용실 원장으로
시작해 유튜브에서 인기 크리에이터로 거듭나고 있는

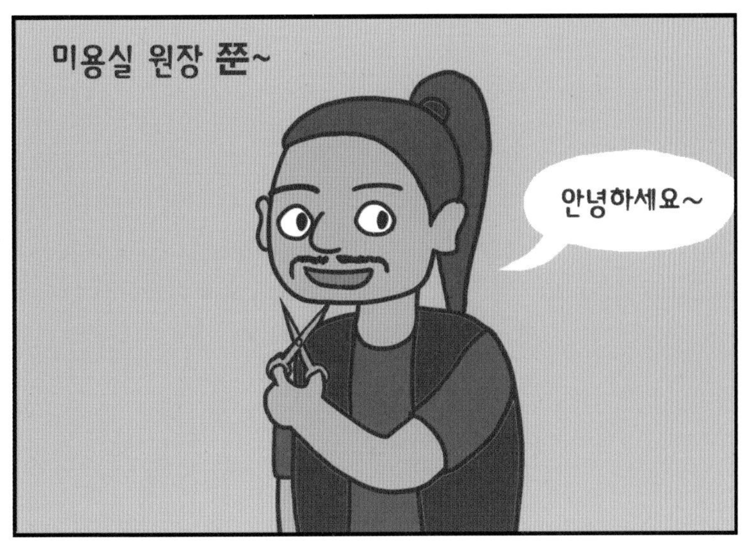
미용실 원장 쭌~
안녕하세요~

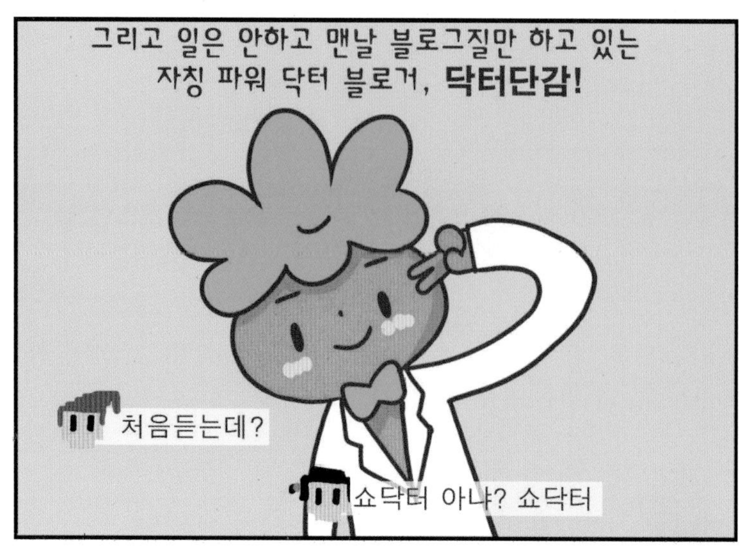
그리고 일은 안하고 맨날 블로그질만 하고 있는
자칭 파워 닥터 블로거, **닥터단감!**
처음듣는데?
쇼닥터 아냐? 쇼닥터

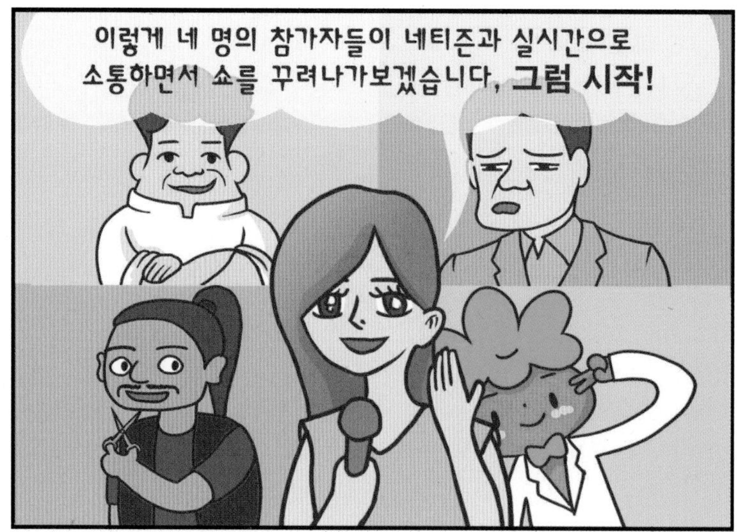
이렇게 네 명의 참가자들이 네티즌과 실시간으로
소통하면서 쇼를 꾸려나가보겠습니다, **그럼 시작!**

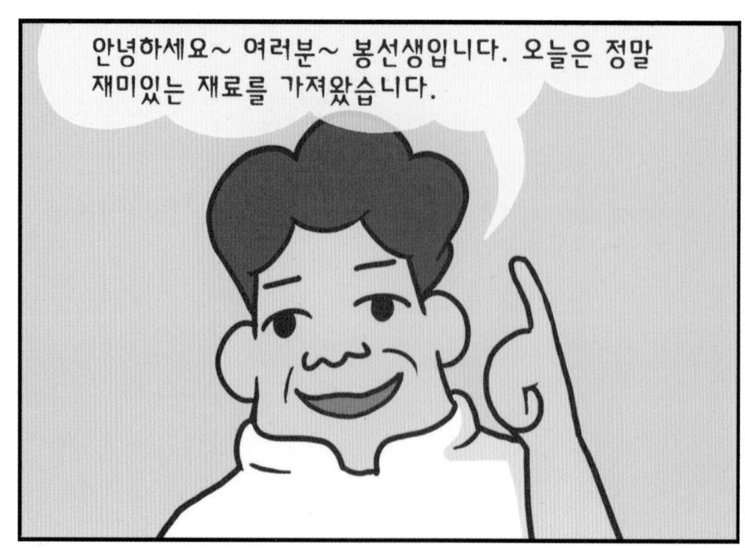
안녕하세요~ 여러분~ 봉선생입니다. 오늘은 정말
재미있는 재료를 가져왔습니다.

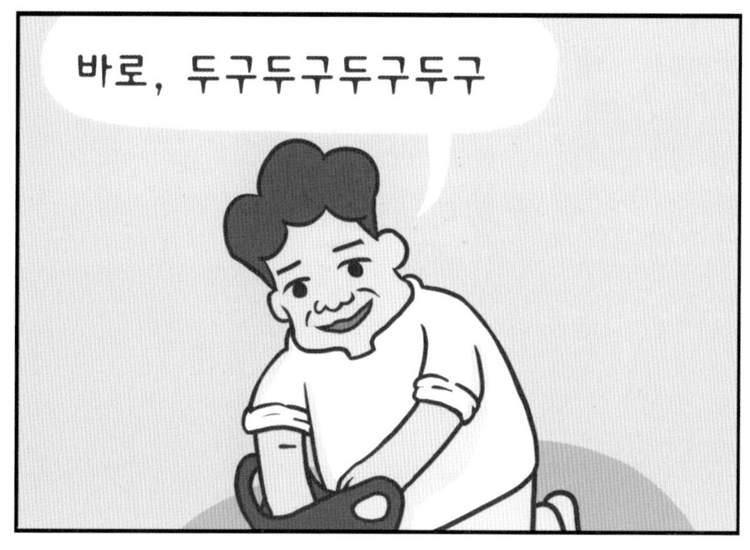
바로, 두구두구두구두구

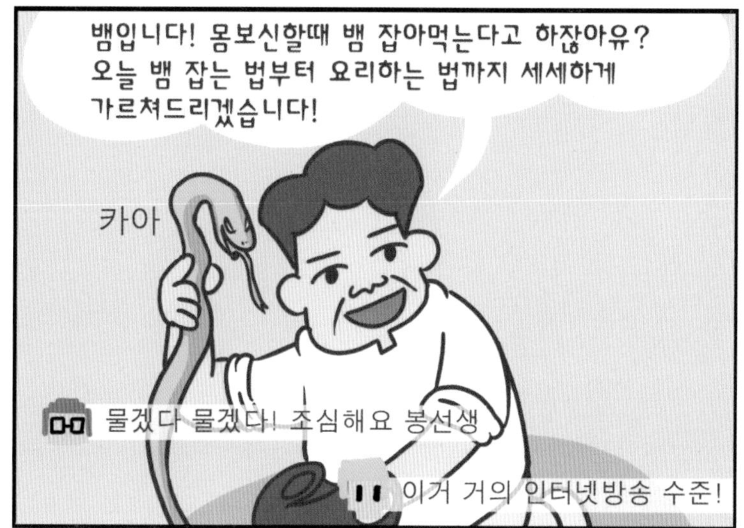
뱀입니다! 몸보신할때 뱀 잡아먹는다고 하잖아유?
오늘 뱀 잡는 법부터 요리하는 법까지 세세하게
가르쳐드리겠습니다!
카아
물겠다 물겠다! 조심해요 봉선생
이거 거의 인터넷방송 수준!

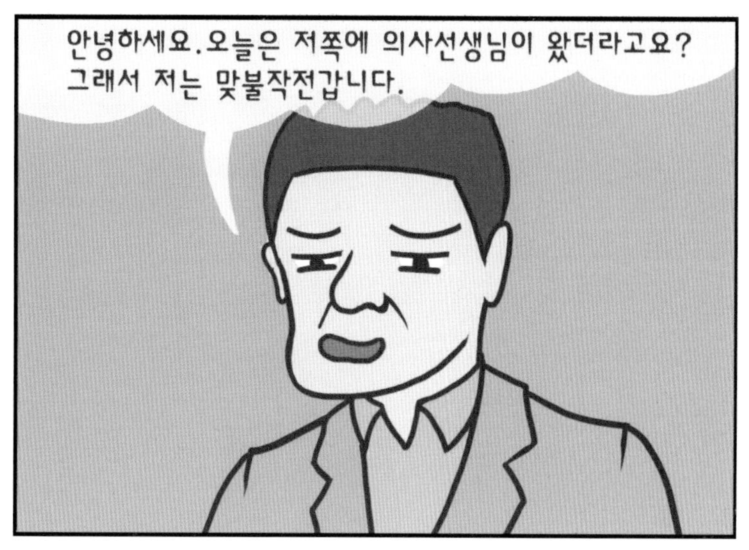
안녕하세요. 오늘은 저쪽에 의사선생님이 왔더라고요?
그래서 저는 맞불작전갑니다.

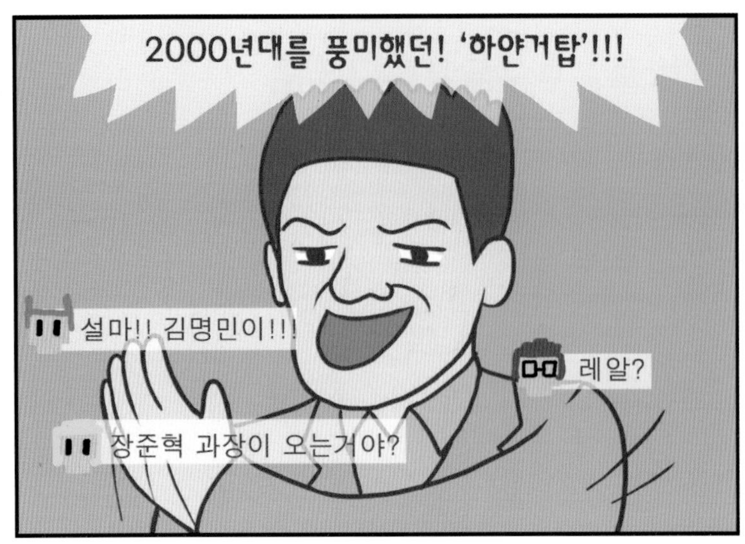
2000년대를 풍미했던! '하얀거탑'!!!
설마!! 김명민이!!!
레알?
장준혁 과장이 오는거야?

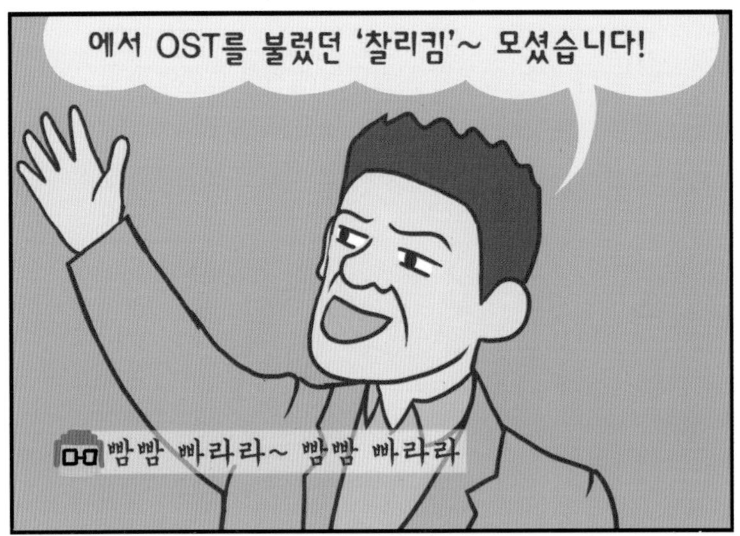
에서 OST를 불렀던 '찰리킴'~ 모셨습니다!
빰빰 빠라라~ 빰빰 빠라라

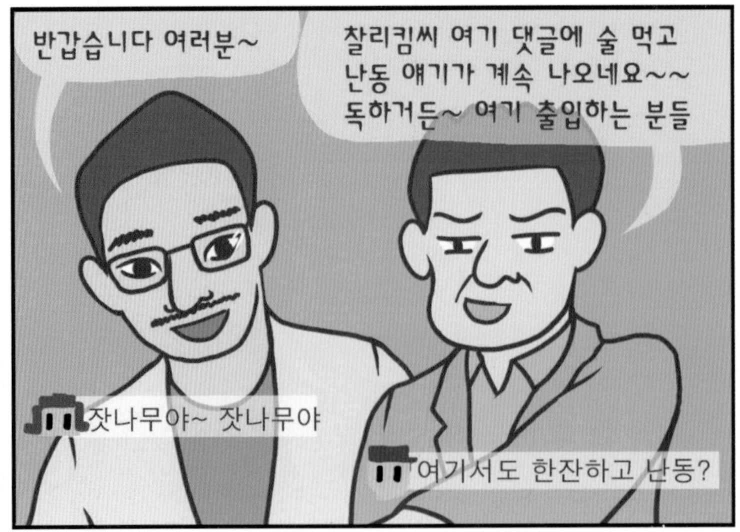
반갑습니다 여러분~
찰리킴씨 여기 댓글에 술 먹고 난동 얘기가 계속 나오네요~~ 독하거든~ 여기 출입하는 분들
잣나무야~ 잣나무야
여기서도 한잔하고 난동?

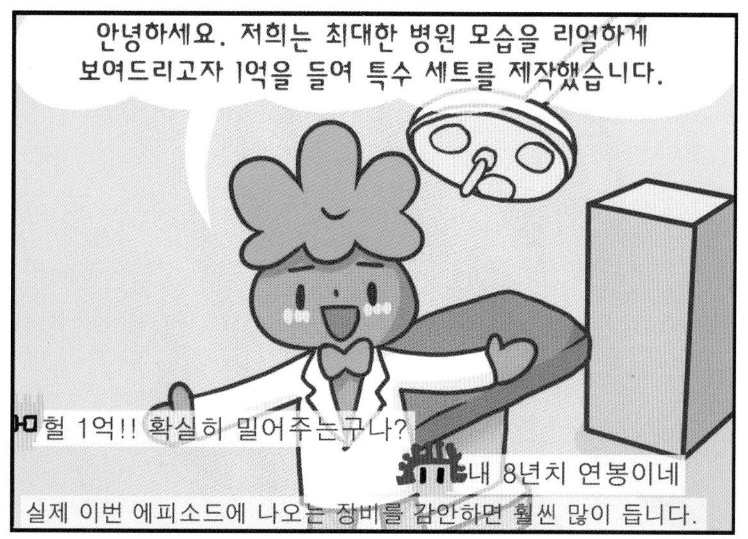
안녕하세요. 저희는 최대한 병원 모습을 리얼하게
보여드리고자 1억을 들여 특수 세트를 제작했습니다.
헐 1억!! 확실히 밀어주는구나?
내 8년치 연봉이네
실제 이번 에피소드에 나오는 장비를 감안하면 훨씬 많이 듭니다.

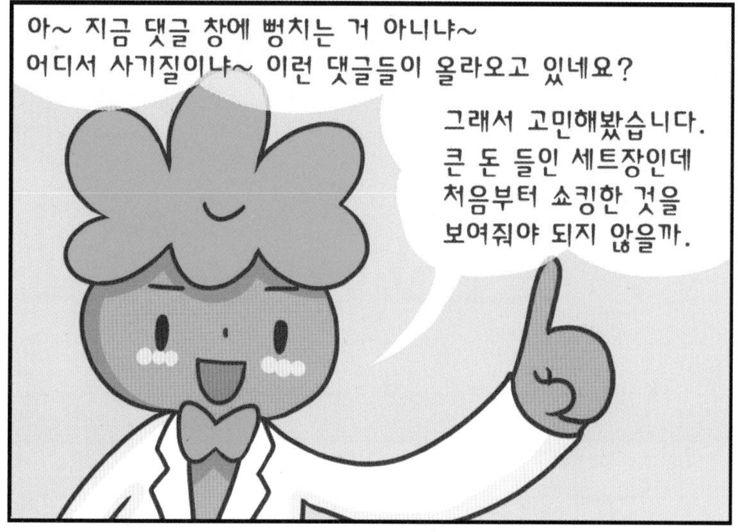
아~ 지금 댓글 창에 뻥치는 거 아니냐~
어디서 사기질이냐~ 이런 댓글들이 올라오고 있네요?
그래서 고민해봤습니다.
큰 돈 들인 세트장인데
처음부터 쇼킹한 것을
보여줘야 되지 않을까.

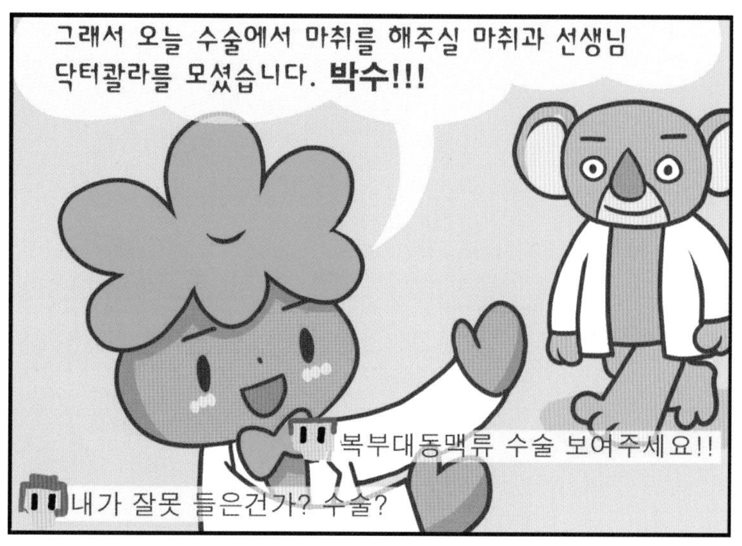
그래서 오늘 수술에서 마취를 해주실 마취과 선생님
닥터콸라를 모셨습니다. 박수!!!
복부대동맥류 수술 보여주세요!!
내가 잘못 들은건가? 수술?

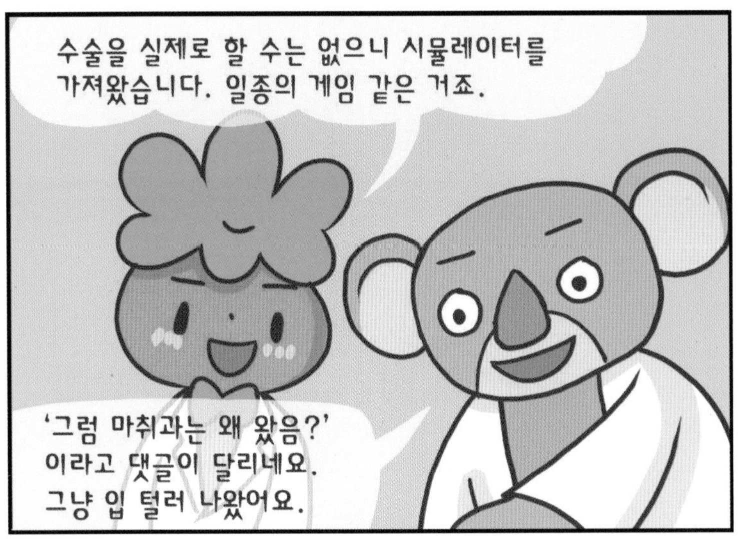
수술을 실제로 할 수는 없으니 시뮬레이터를
가져왔습니다. 일종의 게임 같은 거죠.
'그럼 마취과는 왜 왔음?'
이라고 댓글이 달리네요.
그냥 입 털러 나왔어요.

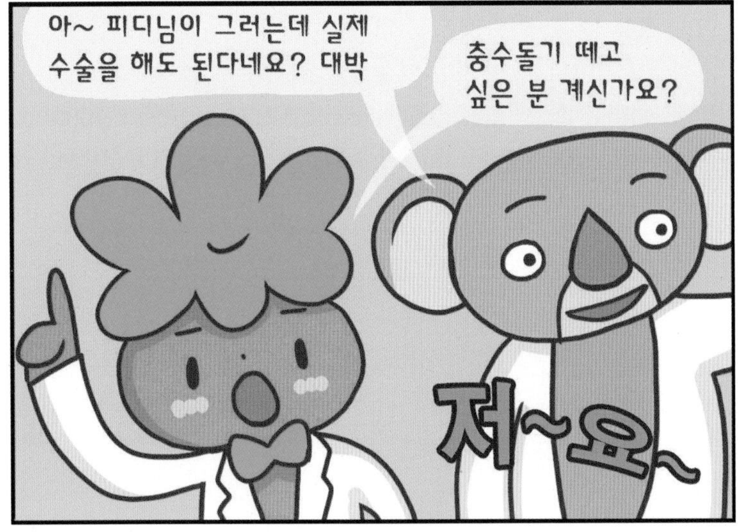
아~ 피디님이 그러는데 실제
수술을 해도 된다네요? 대박
충수돌기 떼고
싶은 분 계신가요?
저~요~

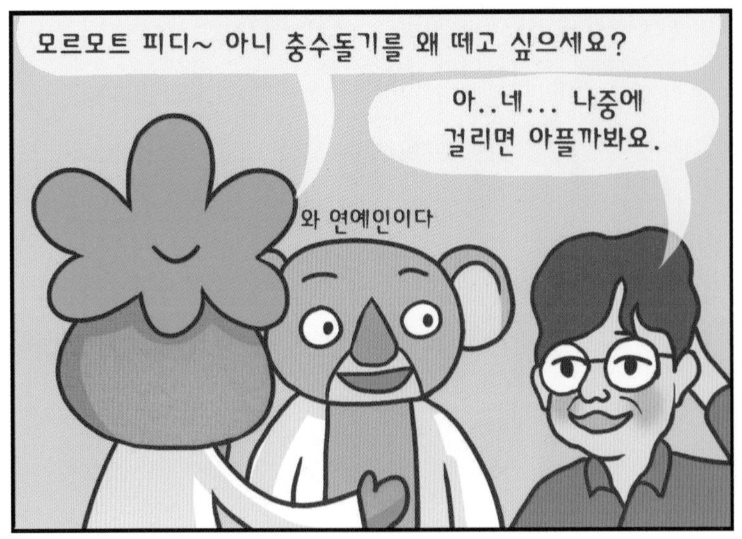
모르모트 피디~ 아니 충수돌기를 왜 떼고 싶으세요?
아..네... 나중에
걸리면 아플까봐요.
와 연예인이다

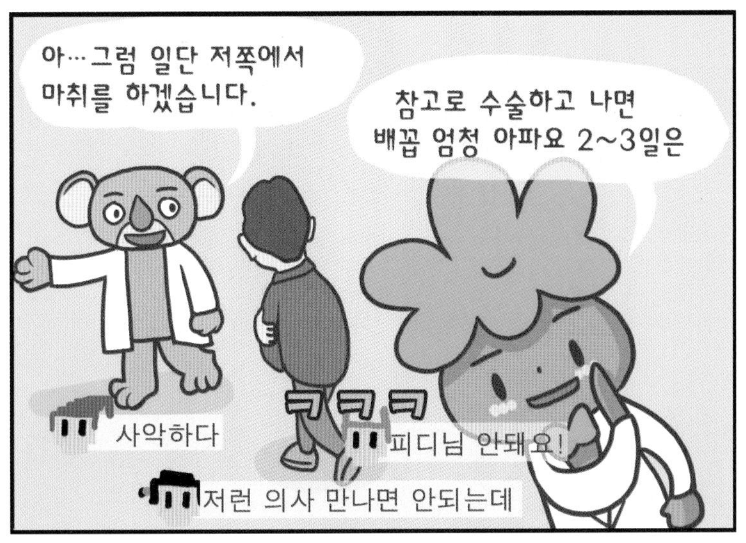

아…그럼 일단 저쪽에서
마취를 하겠습니다.
참고로 수술하고 나면
배꼽 엄청 아파요 2~3일은
ㅋㅋㅋ
사악하다
피디님 안돼요!
저런 의사 만나면 안되는데

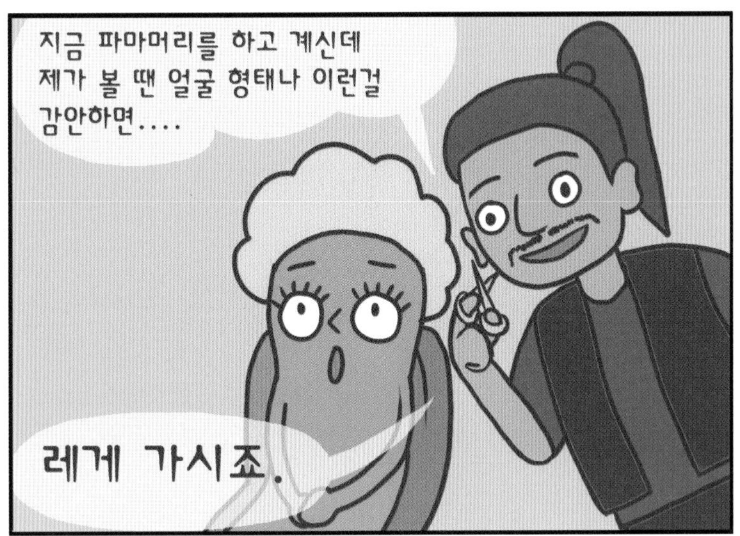

지금 파마머리를 하고 계신데
제가 볼 땐 얼굴 형태나 이런걸
감안하면....
레게 가시죠.

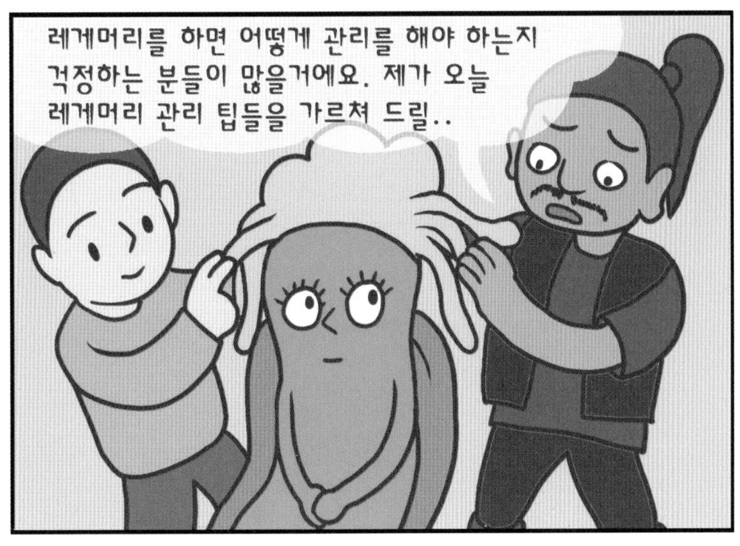

레게머리를 하면 어떻게 관리를 해야 하는지
걱정하는 분들이 많을거에요. 제가 오늘
레게머리 관리 팁들을 가르쳐 드릴..

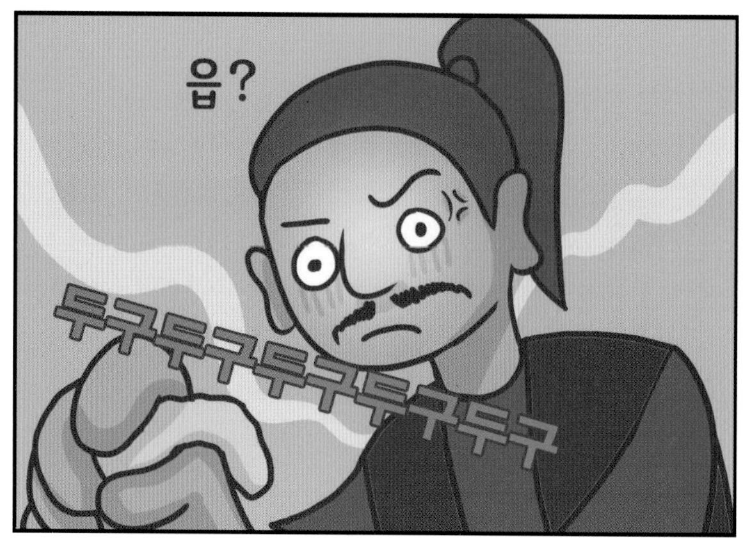
읍?
두구두구두구두구두구

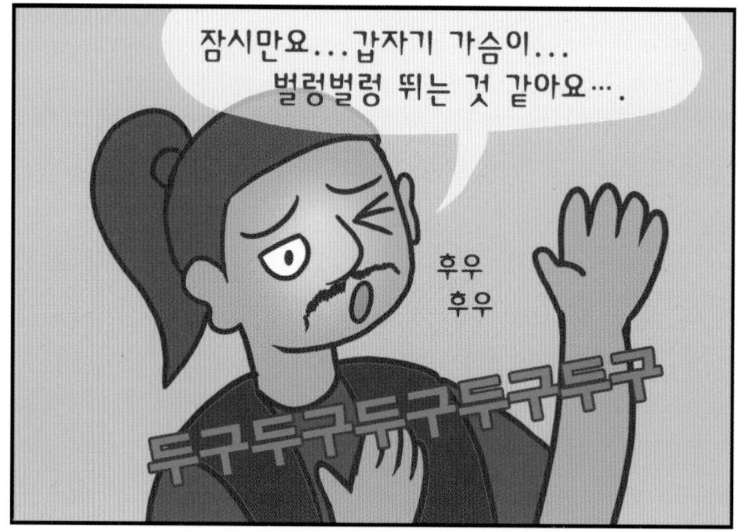
잠시만요... 갑자기 가슴이...
벌렁벌렁 뛰는 것 같아요….
후우
후우
두구두구듀구두구두구

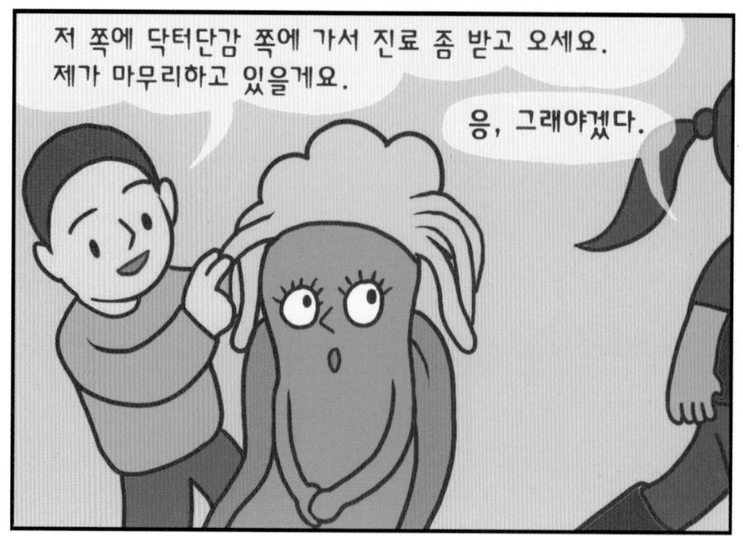
저 쪽에 닥터단감 쪽에 가서 진료 좀 받고 오세요.
제가 마무리하고 있을게요.
응, 그래야겠다.

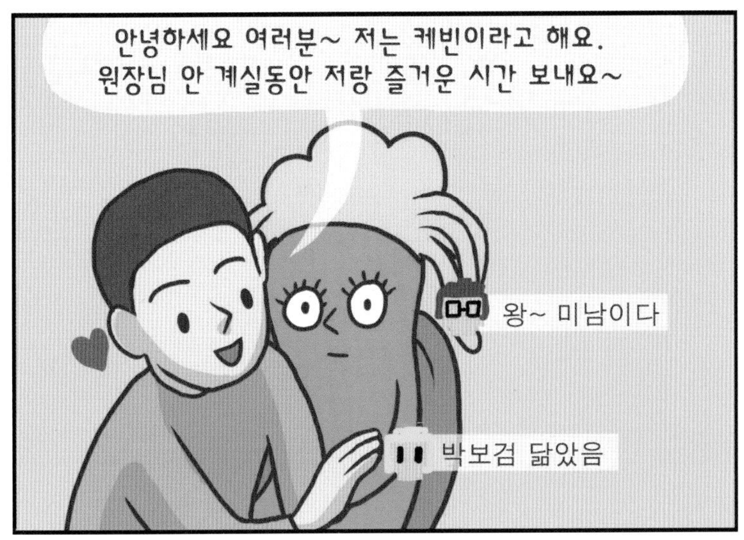
안녕하세요 여러분~ 저는 케빈이라고 해요.
원장님 안 계실동안 저랑 즐거운 시간 보내요~
왕~ 미남이다
박보검 닮았음

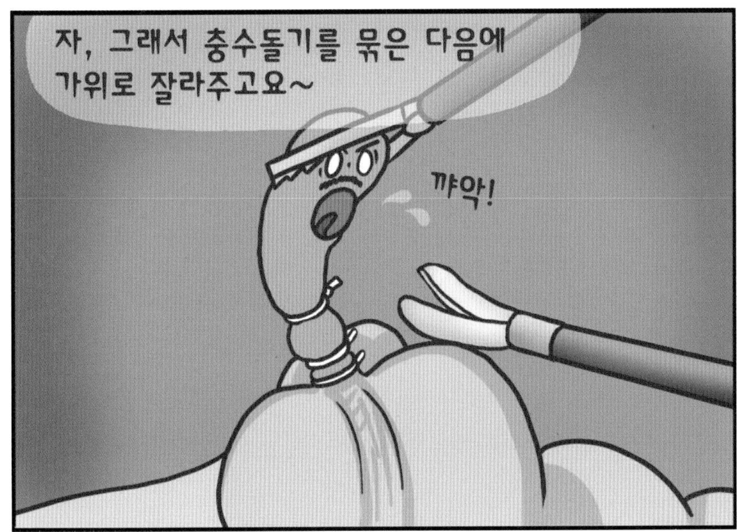
자, 그래서 충수돌기를 묶은 다음에
가위로 잘라주고요~
꺄악!

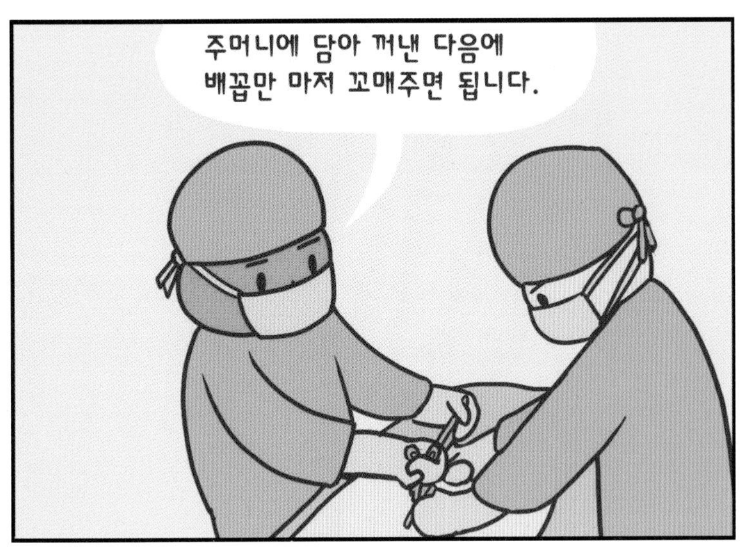
주머니에 담아 꺼낸 다음에
배꼽만 마저 꼬매주면 됩니다.

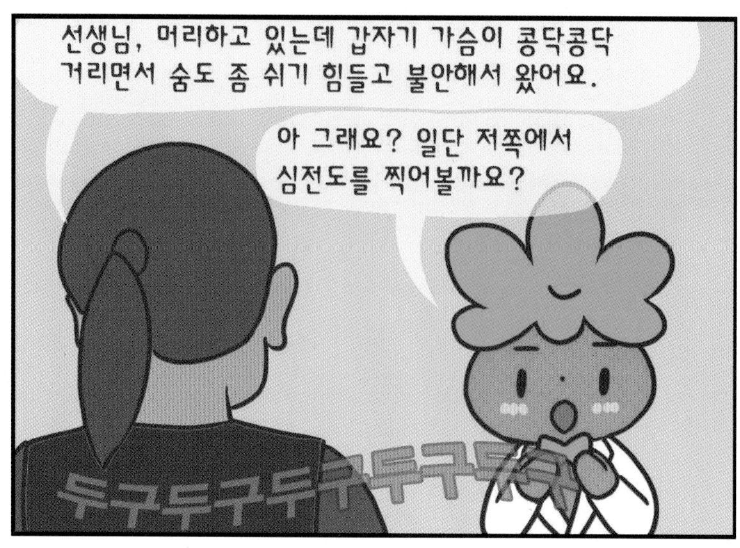
선생님, 머리하고 있는데 갑자기 가슴이 콩닥콩닥 거리면서 숨도 좀 쉬기 힘들고 불안해서 왔어요.
아 그래요? 일단 저쪽에서 심전도를 찍어볼까요?

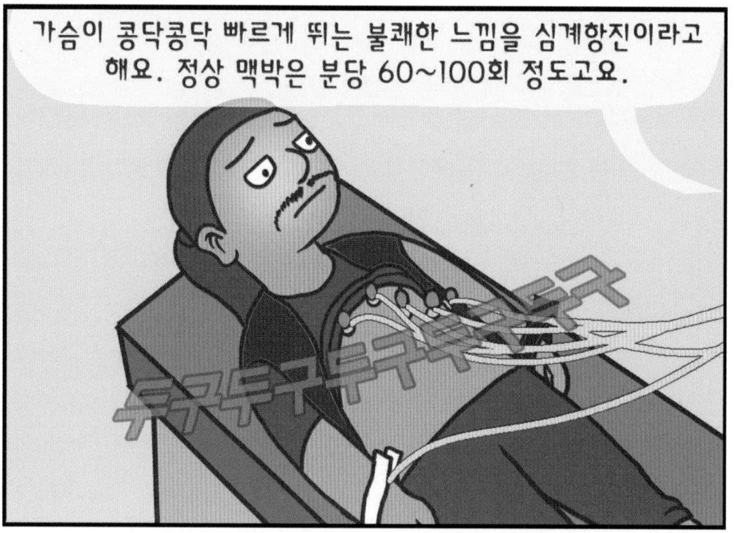
가슴이 콩닥콩닥 빠르게 뛰는 불쾌한 느낌을 심계항진이라고 해요. 정상 맥박은 분당 60~100회 정도고요.

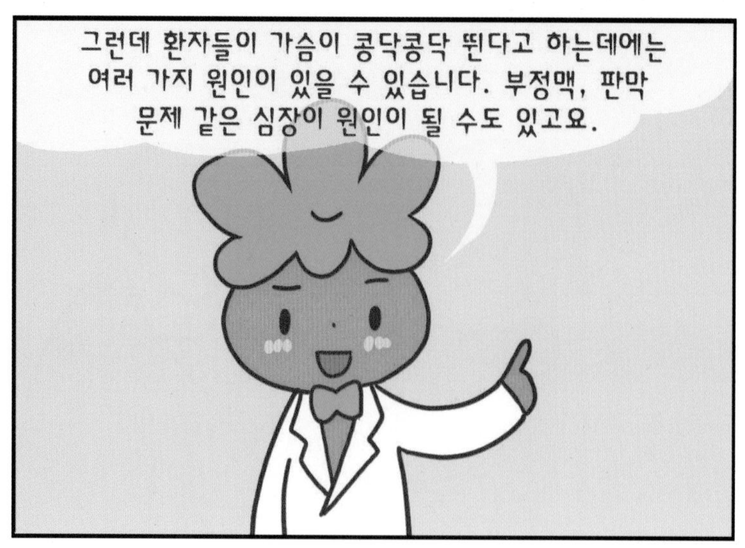
그런데 환자들이 가슴이 콩닥콩닥 뛴다고 하는데에는 여러 가지 원인이 있을 수 있습니다. 부정맥, 판막 문제 같은 심장이 원인이 될 수도 있고요.

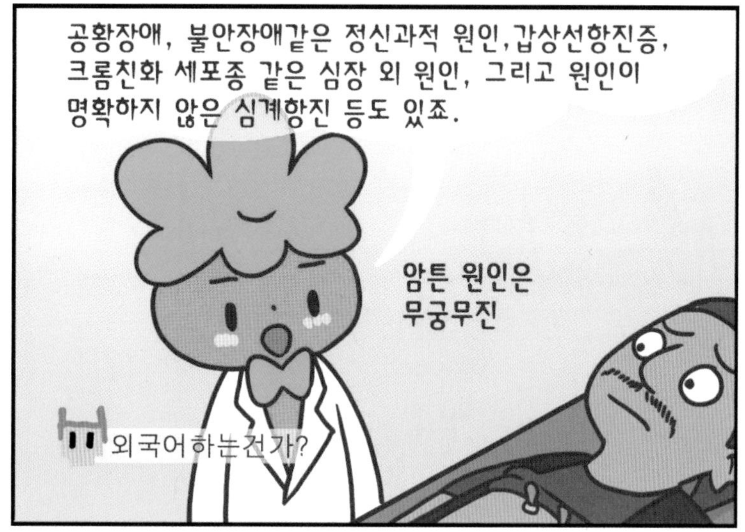
공황장애, 불안장애같은 정신과적 원인,갑상선항진증, 크롬친화 세포종 같은 심장 외 원인, 그리고 원인이 명확하지 않은 심계항진 등도 있죠.
암튼 원인은 무궁무진
외국어하는건가?

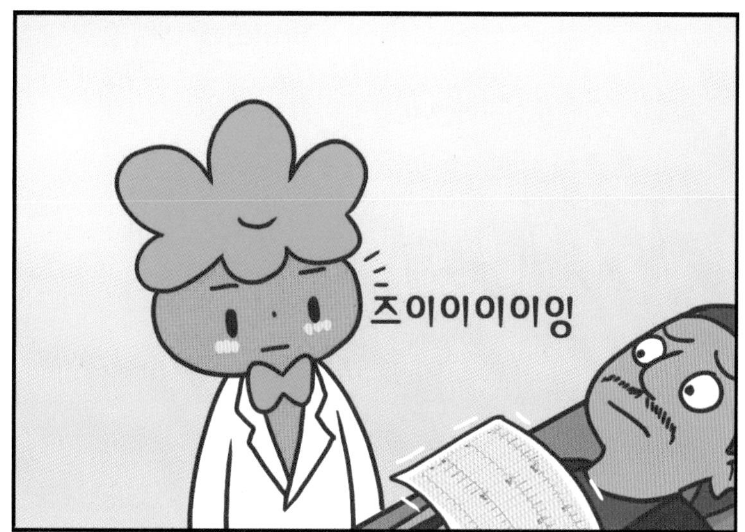
즈이이이이잉

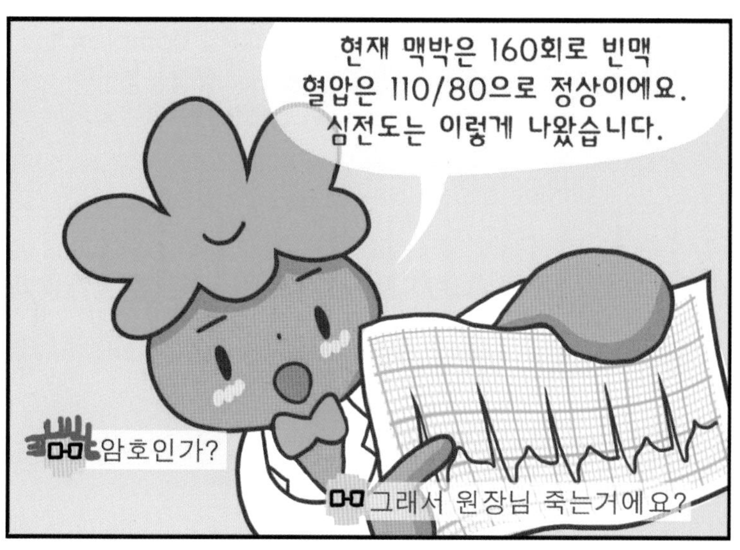
현재 맥박은 160회로 빈맥 혈압은 110/80으로 정상이에요. 심전도는 이렇게 나왔습니다.
암호인가?
그래서 원장님 죽는거에요?

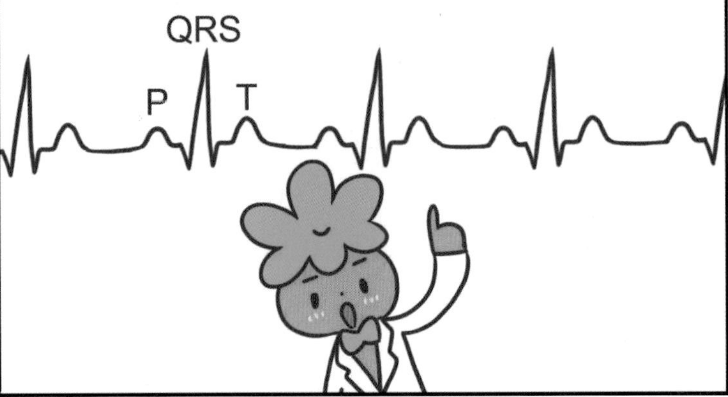
정상적 심전도는 P wave, QRS complex, T wave가
차례로 나오면서 분당 60~100회 정도 뛰는데요.
QRS
P
T

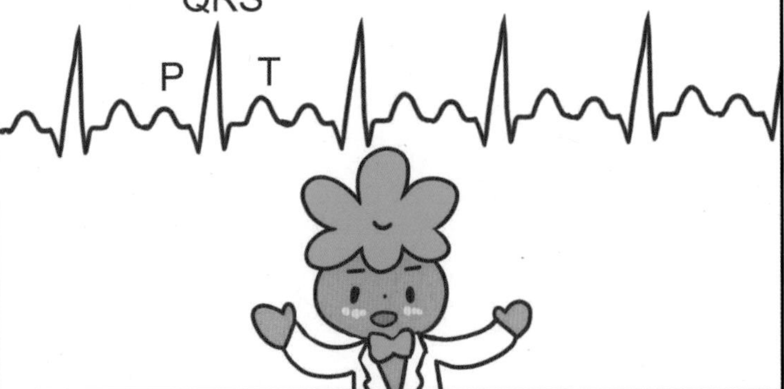
동성빈맥(sinus tachycardia)에서는
맥박이 빨라지지만 P, QRS, T는 다 잘 나오죠.
동성빈맥은 부정맥이 아닙니다.
QRS
P
T

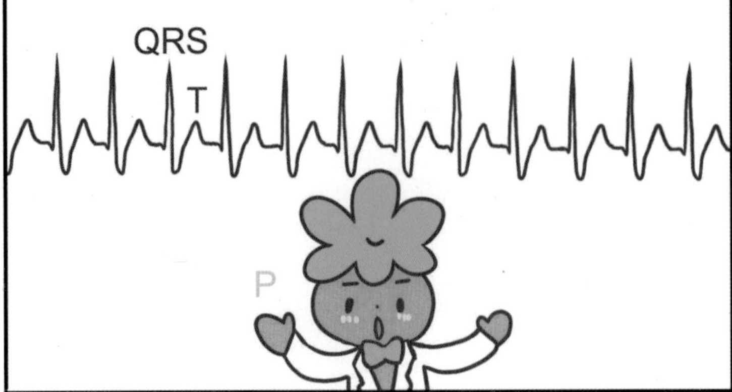
그런데 여기서는 P wave가 없어지고 QRS complex가
좁고 뾰족해지고 맥박이 빨라졌습니다. 상심실성빈맥
(supraventricular tachycardia)이 이래요.
QRS
T
P

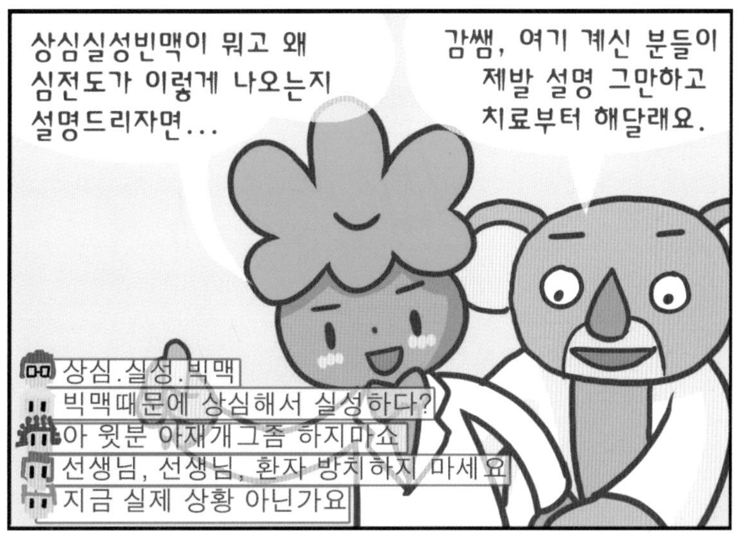
상심실성빈맥이 뭐고 왜
심전도가 이렇게 나오는지
설명드리자면...
감쌤, 여기 계신 분들이
제발 설명 그만하고
치료부터 해달래요.
상심.실성.빅맥
빅맥때문에 상심해서 실성하다?
아 윗분 아재개그좀 하지마쇼
선생님, 선생님, 환자 방치하지 마세요
지금 실제 상황 아닌가요

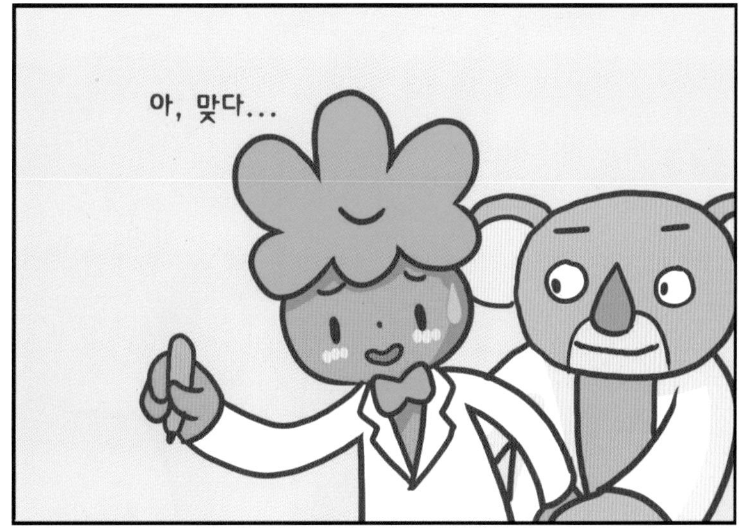
아, 맞다...

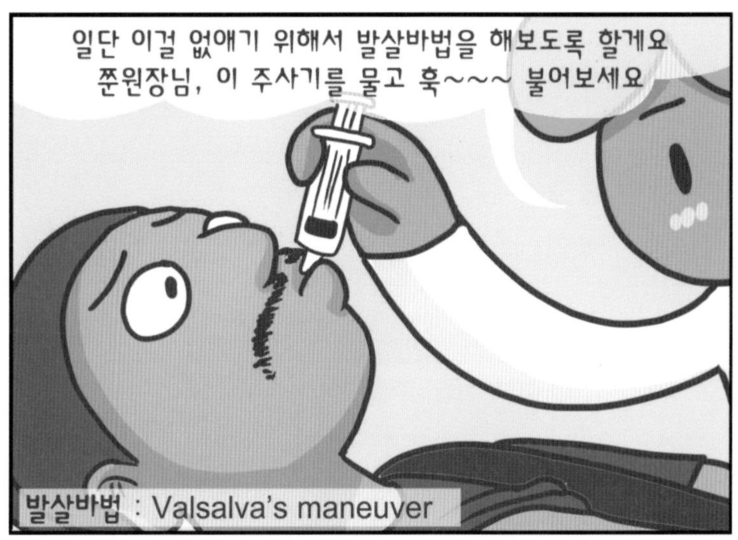
일단 이걸 없애기 위해서 발살바법을 해보도록 할게요
쭌원장님, 이 주사기를 물고 훅~~~ 불어보세요
발살바법 : Valsalva's maneuver

18

상심실성 빈맥

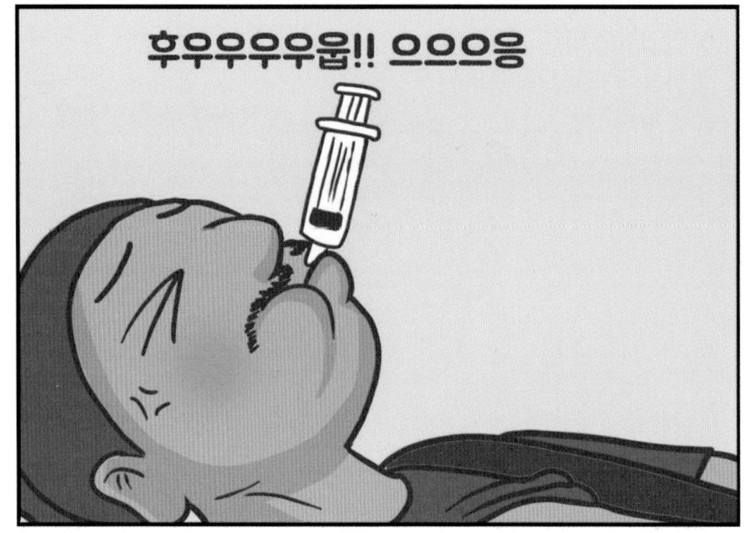
후우우우우웁!! 으으으응

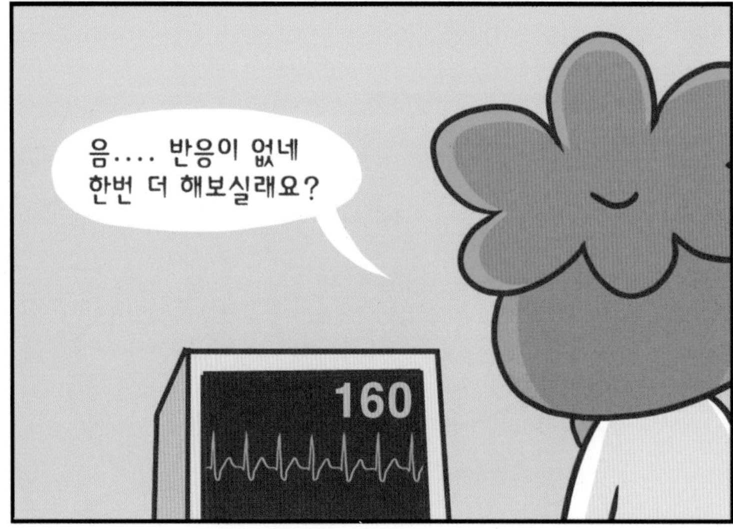
음.... 반응이 없네
한번 더 해보실래요?
160

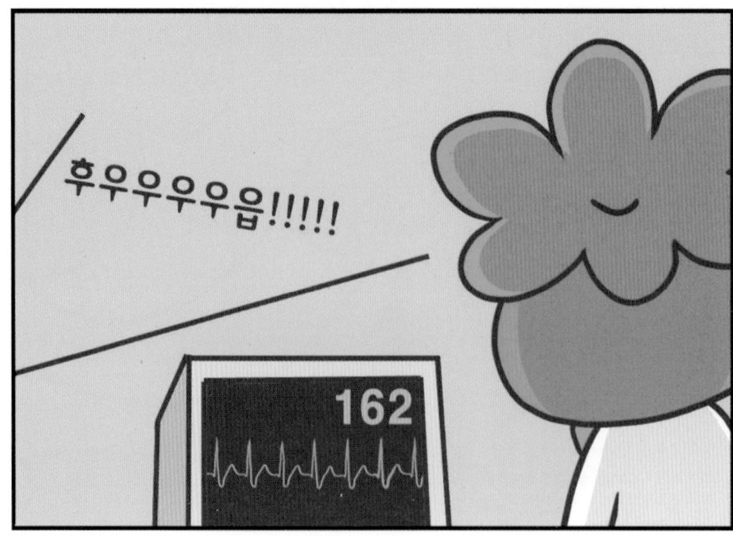
후우우우우웁!!!!!
162

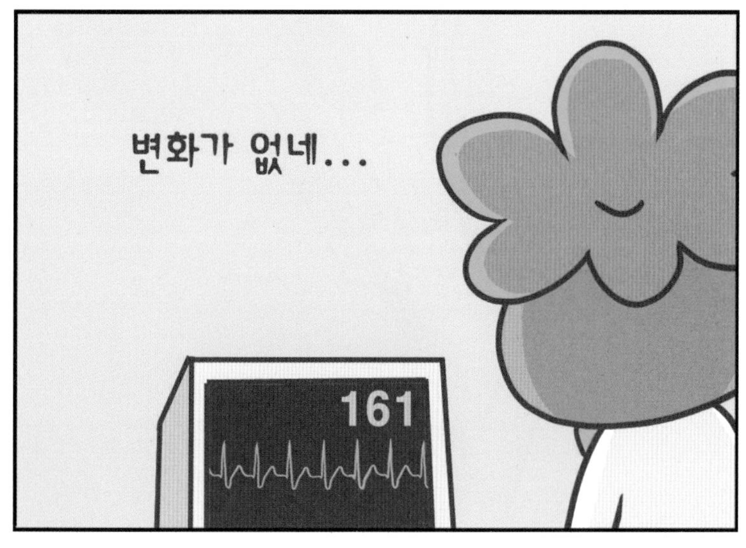
변화가 없네...
161

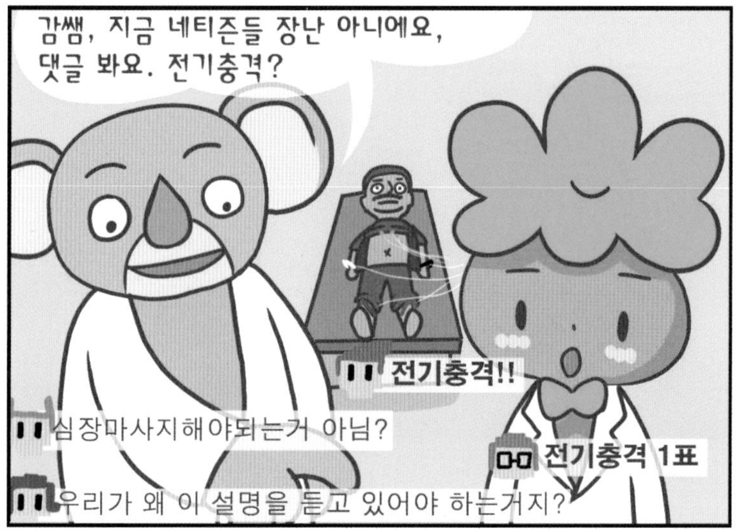
감쌤, 지금 네티즌들 장난 아니에요,
댓글 봐요. 전기충격?
전기충격!!
심장마사지해야되는거 아님?
전기충격 1표
우리가 왜 이 설명을 듣고 있어야 하는거지?

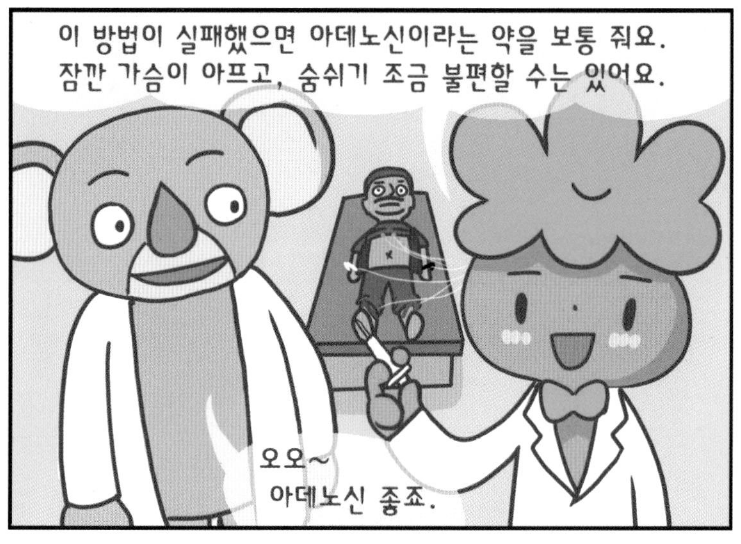
이 방법이 실패했으면 아데노신이라는 약을 보통 줘요.
잠깐 가슴이 아프고, 숨쉬기 조금 불편할 수는 있어요.
오오~
아데노신 좋죠.

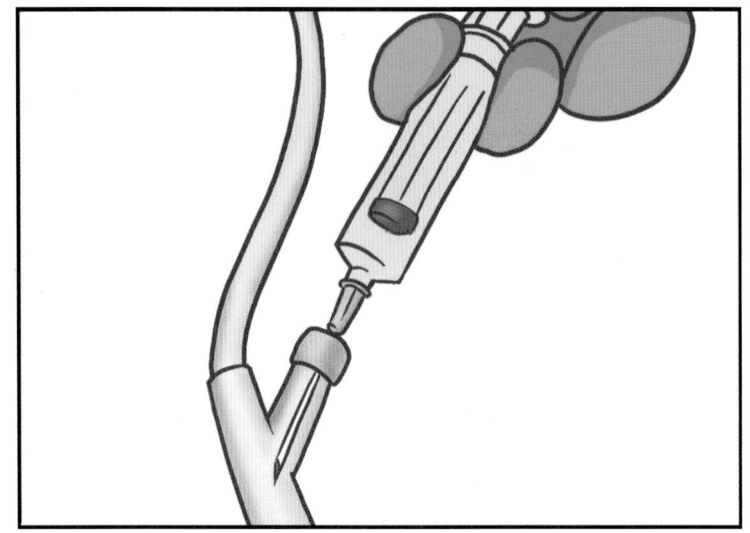

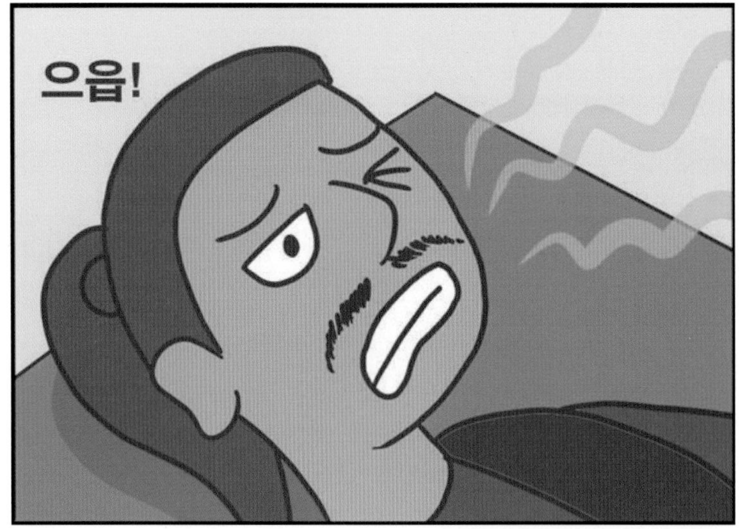
으읍!

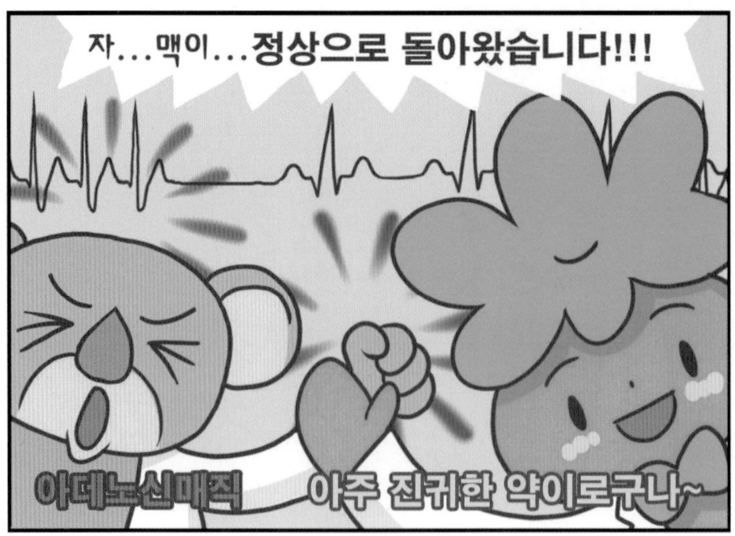
자...맥이...정상으로 돌아왔습니다!!!
아데노신매직
아주 진귀한 약이로구나~

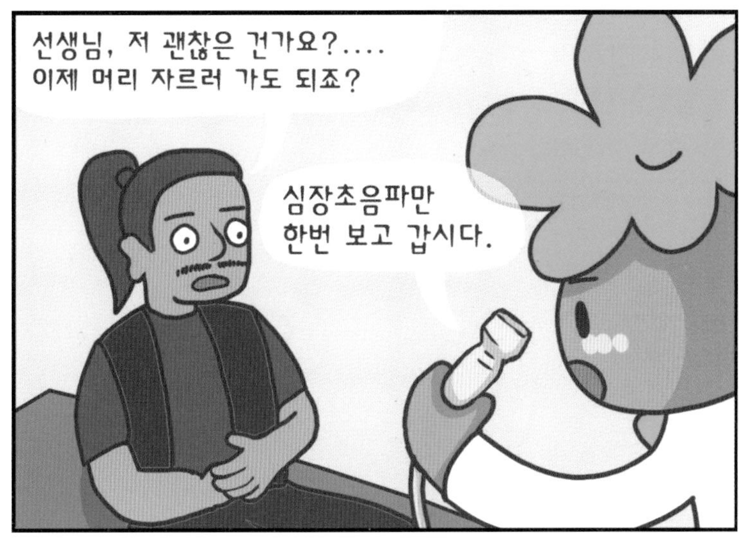
선생님, 저 괜찮은 건가요?....
이제 머리 자르러 가도 되죠?
심장초음파만
한번 보고 갑시다.

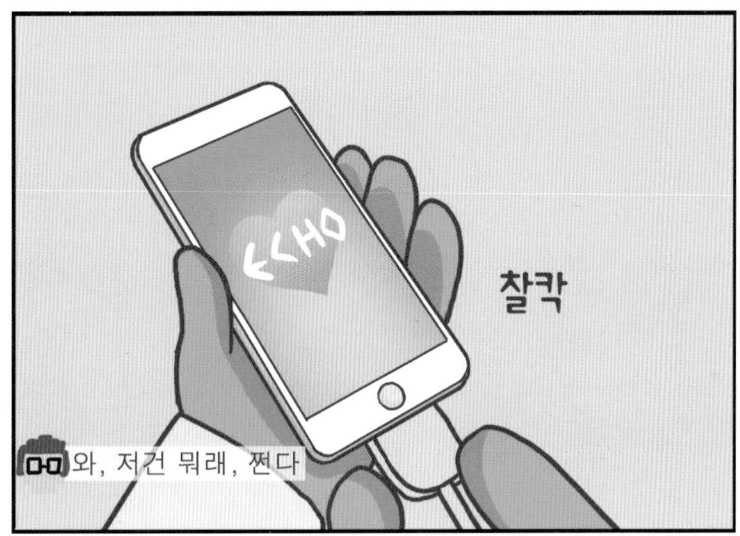
ECHO
찰칵
와, 저건 뭐래, 쩐다

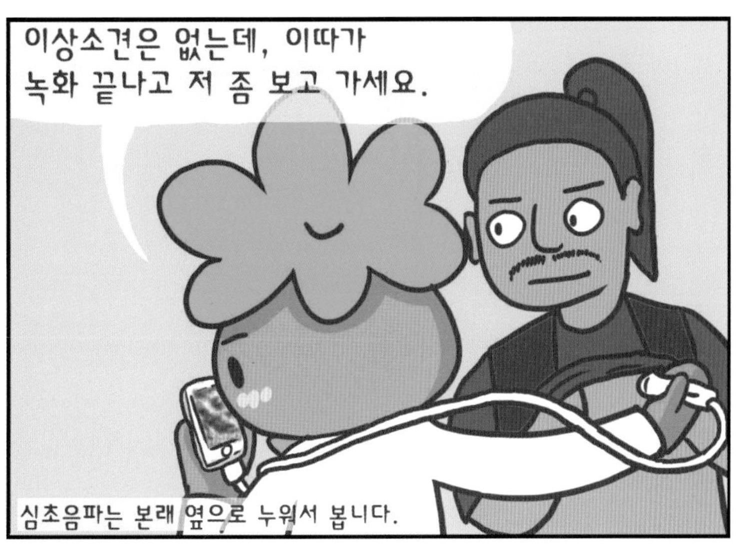
이상소견은 없는데, 이따가
녹화 끝나고 저 좀 보고 가세요.
심초음파는 본래 옆으로 누워서 봅니다.

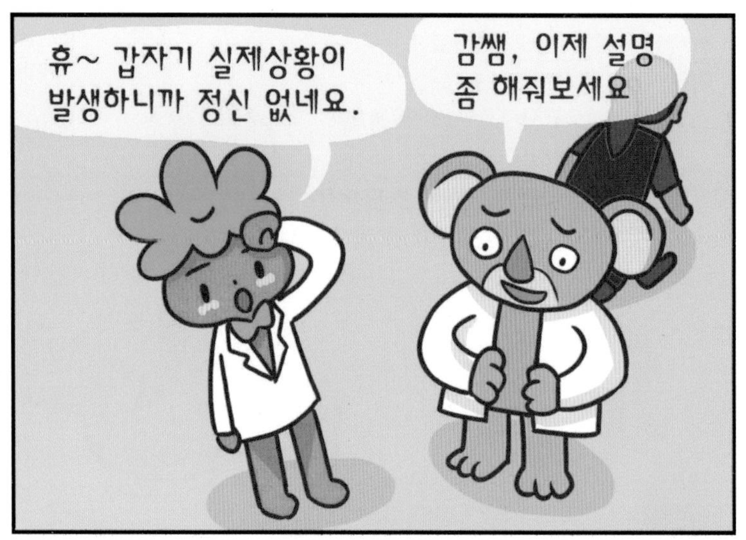
휴~ 갑자기 실제상황이
발생하니까 정신 없네요.
감쌤, 이제 설명
좀 해줘보세요

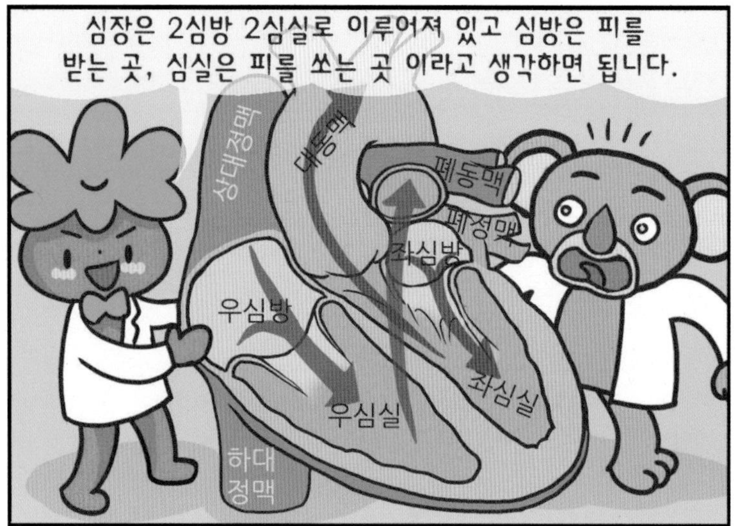
심장은 2심방 2심실로 이루어져 있고 심방은 피를
받는 곳, 심실은 피를 쏘는 곳 이라고 생각하면 됩니다.
상대정맥
대동맥
폐동맥
폐정맥
좌심방
우심방
우심실
좌심실
하대
정맥

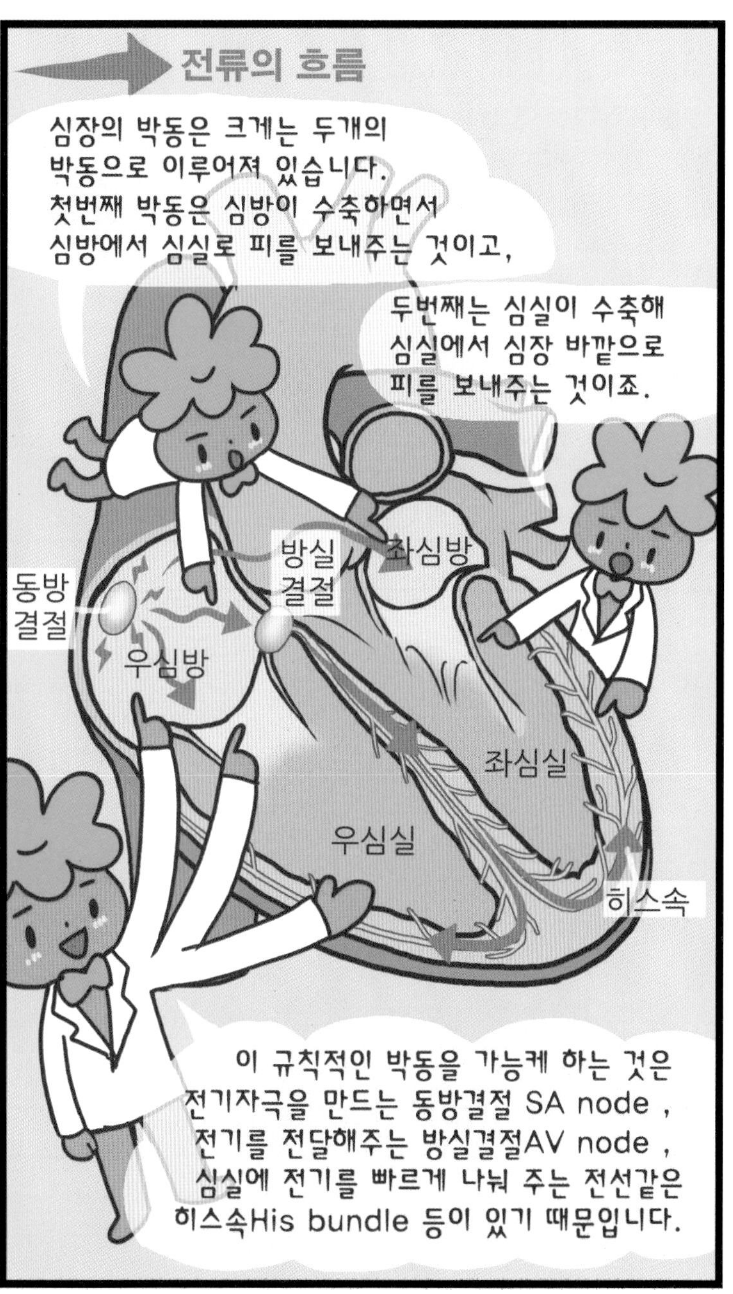
전류의 흐름
심장의 박동은 크게는 두개의 박동으로 이루어져 있습니다. 첫번째 박동은 심방이 수축하면서 심방에서 심실로 피를 보내주는 것이고,
두번째는 심실이 수축해 심실에서 심장 바깥으로 피를 보내주는 것이죠.
동방결절
방실결절
좌심방
우심방
좌심실
우심실
히스속
이 규칙적인 박동을 가능케 하는 것은 전기자극을 만드는 동방결절 SA node , 전기를 전달해주는 방실결절AV node , 심실에 전기를 빠르게 나눠 주는 전선같은 히스속His bundle 등이 있기 때문입니다.

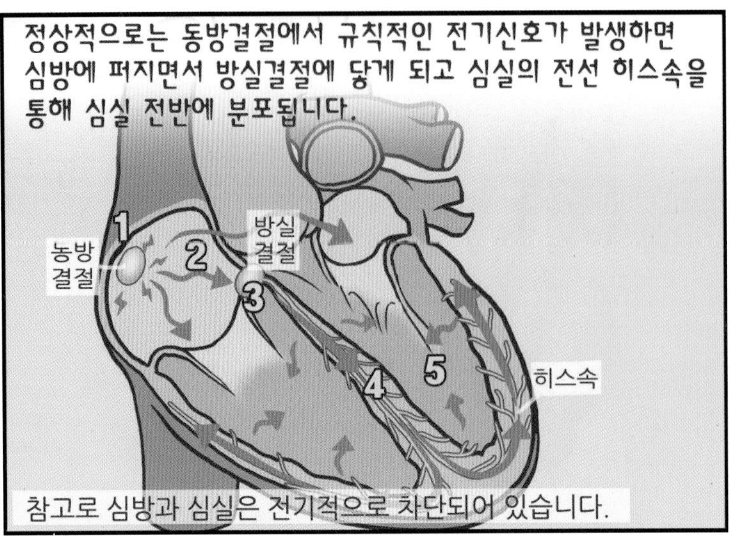
정상적으로는 동방결절에서 규칙적인 전기신호가 발생하면 심방에 퍼지면서 방실결절에 닿게 되고 심실의 전선 히스속을 통해 심실 전반에 분포됩니다.
1
2
3
4
5
농방 결절
방실 결절
히스속
참고로 심방과 심실은 전기적으로 차단되어 있습니다.

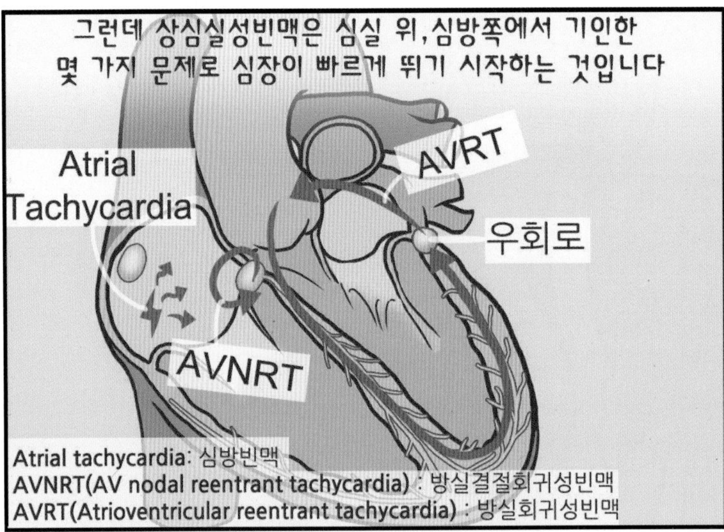
그런데 상심실성빈맥은 심실 위, 심방쪽에서 기인한 몇 가지 문제로 심장이 빠르게 뛰기 시작하는 것입니다
Atrial Tachycardia
AVRT
우회로
AVNRT
Atrial tachycardia: 심방빈맥
AVNRT(AV nodal reentrant tachycardia) : 방실결절회귀성빈맥
AVRT(Atrioventricular reentrant tachycardia) : 방실회귀성빈맥

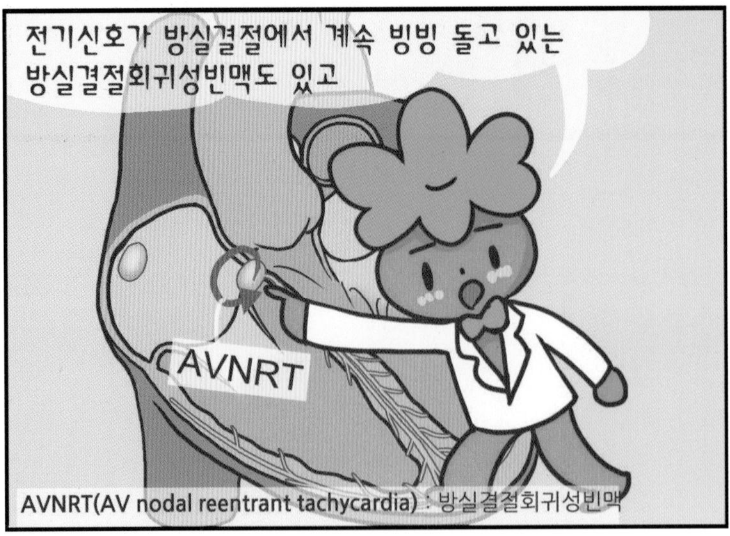
전기신호가 방실결절에서 계속 빙빙 돌고 있는 방실결절회귀성빈맥도 있고
AVNRT
AVNRT(AV nodal reentrant tachycardia) : 방실결절회귀성빈맥

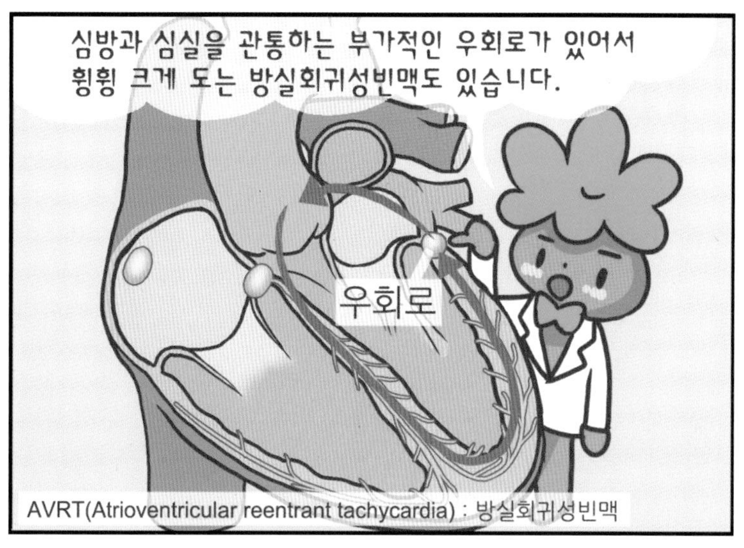
심방과 심실을 관통하는 부가적인 우회로가 있어서
휭휭 크게 도는 방실회귀성빈맥도 있습니다.
우회로
AVRT(Atrioventricular reentrant tachycardia) : 방실회귀성빈맥

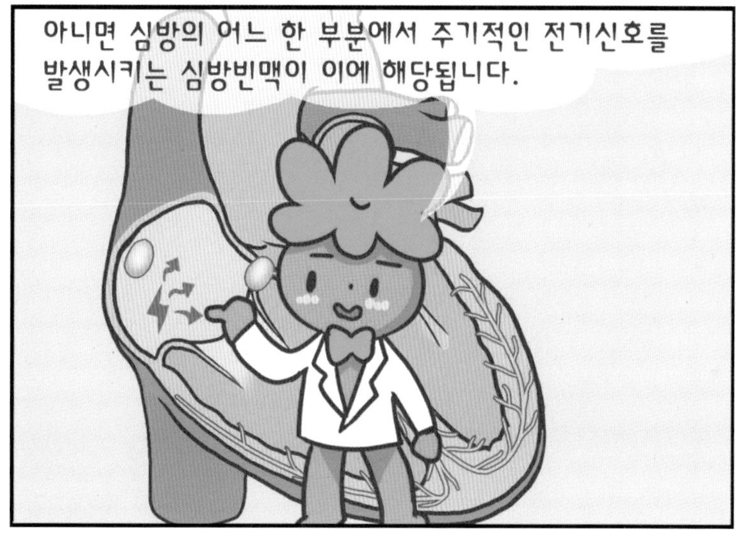
아니면 심방의 어느 한 부분에서 주기적인 전기신호를
발생시키는 심방빈맥이 이에 해당됩니다.

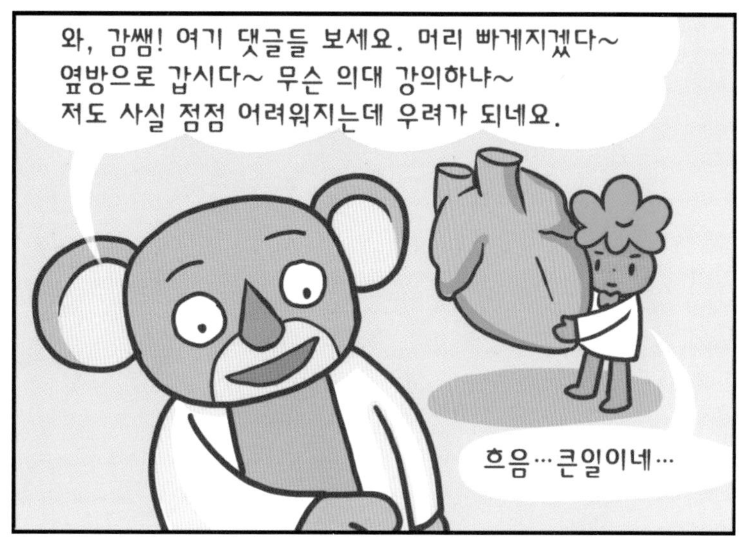
와, 감쌤! 여기 댓글들 보세요. 머리 빠게지겠다~
옆방으로 갑시다~ 무슨 의대 강의하냐~
저도 사실 점점 어려워지는데 우려가 되네요.
흐음…큰일이네…

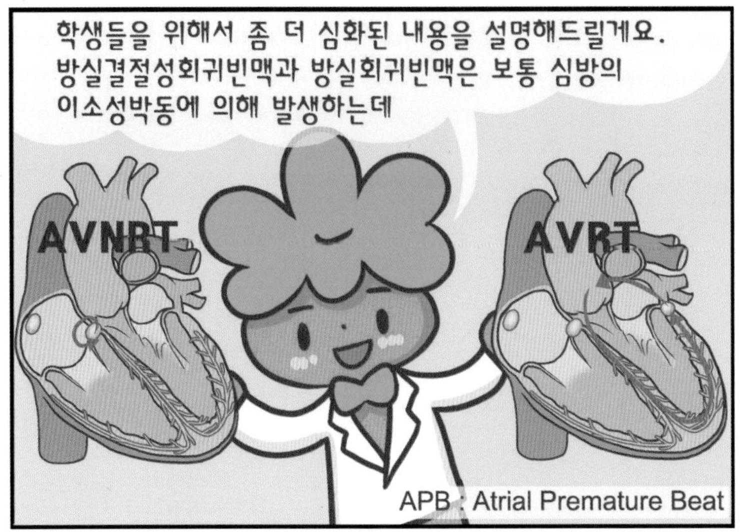
학생들을 위해서 좀 더 심화된 내용을 설명해드릴게요.
방실결절성회귀빈맥과 방실회귀빈맥은 보통 심방의
이소성박동에 의해 발생하는데
AVNRT
AVRT
APB : Atrial Premature Beat

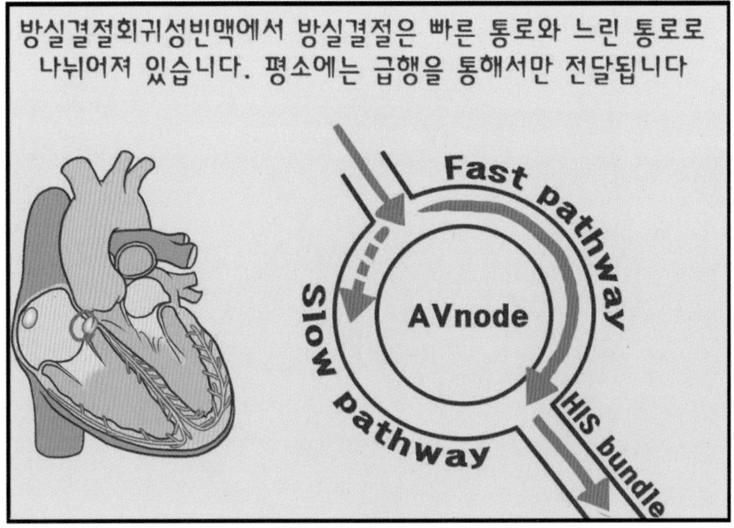
방실결절회귀성빈맥에서 방실결절은 빠른 통로와 느린 통로로
나뉘어져 있습니다. 평소에는 급행을 통해서만 전달됩니다
Fast pathway
Slow pathway
AVnode
HIS bundle

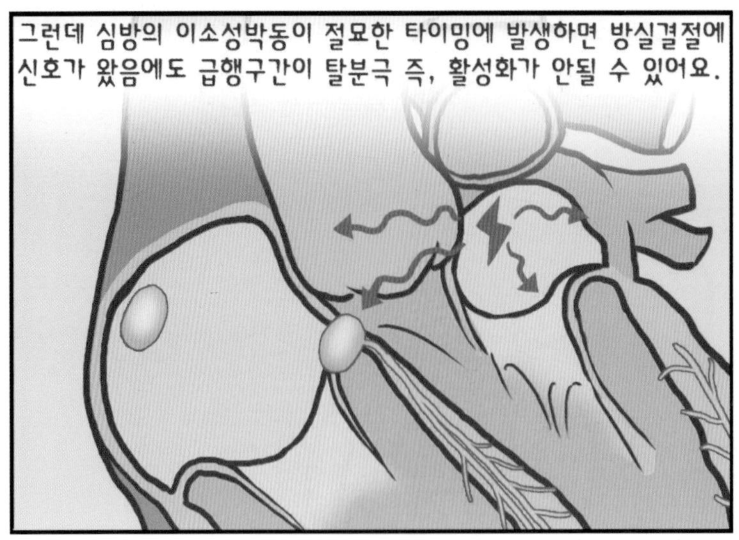
그런데 심방의 이소성박동이 절묘한 타이밍에 발생하면 방실결절에
신호가 왔음에도 급행구간이 탈분극 즉, 활성화가 안될 수 있어요.

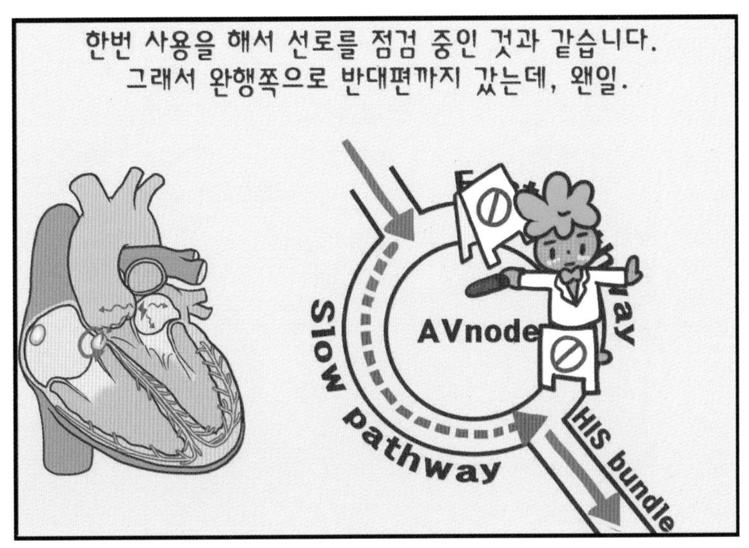
한번 사용을 해서 선로를 점검 중인 것과 같습니다.
그래서 완행쪽으로 반대편까지 갔는데, 왠일.
AVnode
Slow pathway
HIS bundle

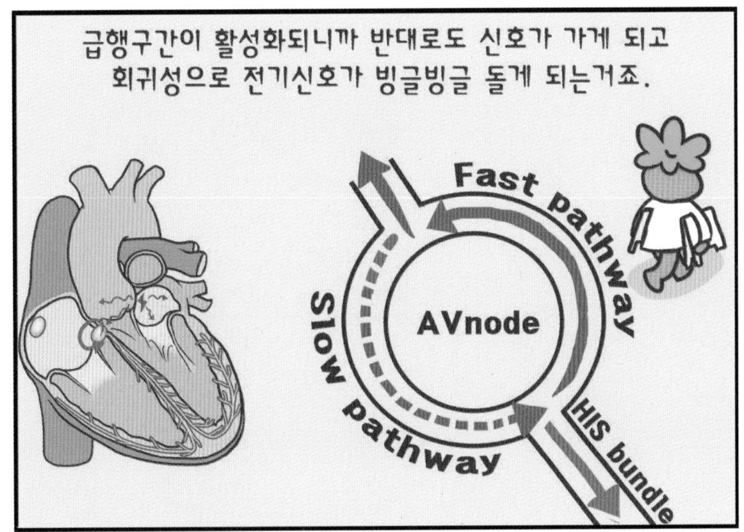
급행구간이 활성화되니까 반대로도 신호가 가게 되고
회귀성으로 전기신호가 빙글빙글 돌게 되는거죠.
Fast pathway
AVnode
Slow pathway
HIS bundle

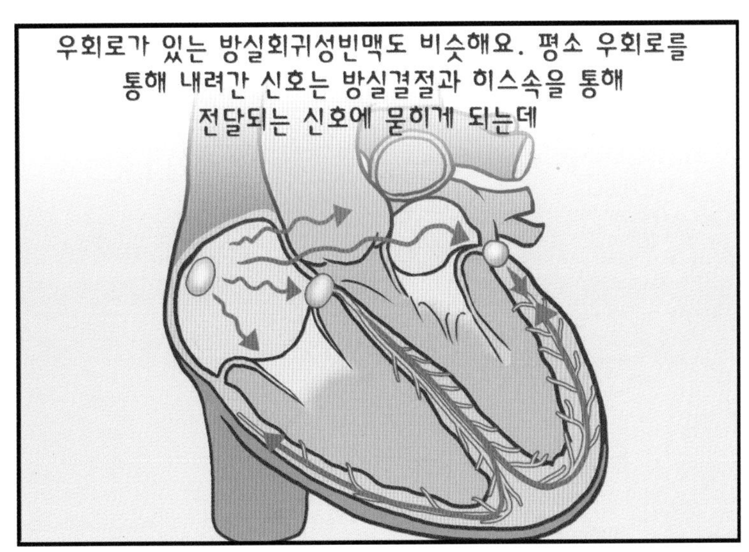
우회로가 있는 방실회귀성빈맥도 비슷해요. 평소 우회로를
통해 내려간 신호는 방실결절과 히스속을 통해
전달되는 신호에 묻히게 되는데

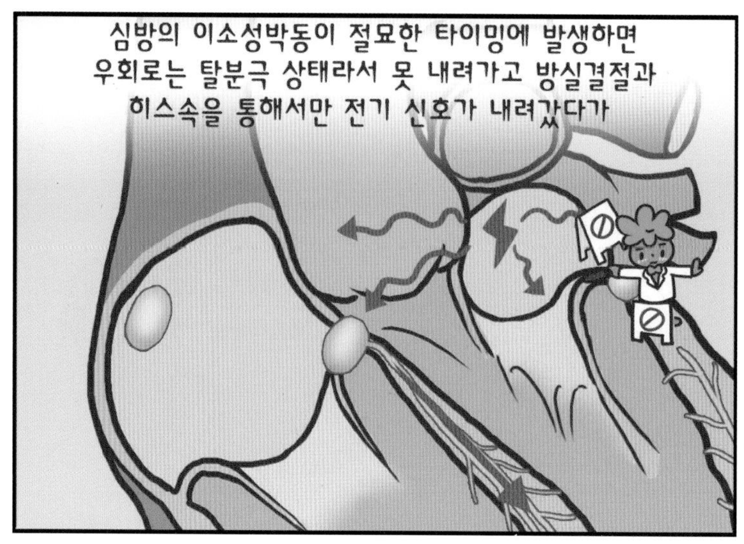
심방의 이소성박동이 절묘한 타이밍에 발생하면
우회로는 탈분극 상태라서 못 내려가고 방실결절과
히스속을 통해서만 전기 신호가 내려갔다가

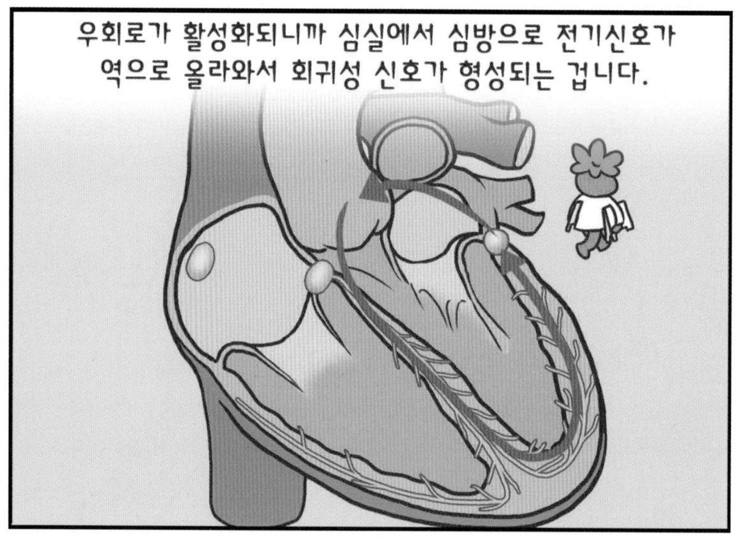
우회로가 활성화되니까 심실에서 심방으로 전기신호가
역으로 올라와서 회귀성 신호가 형성되는 겁니다.

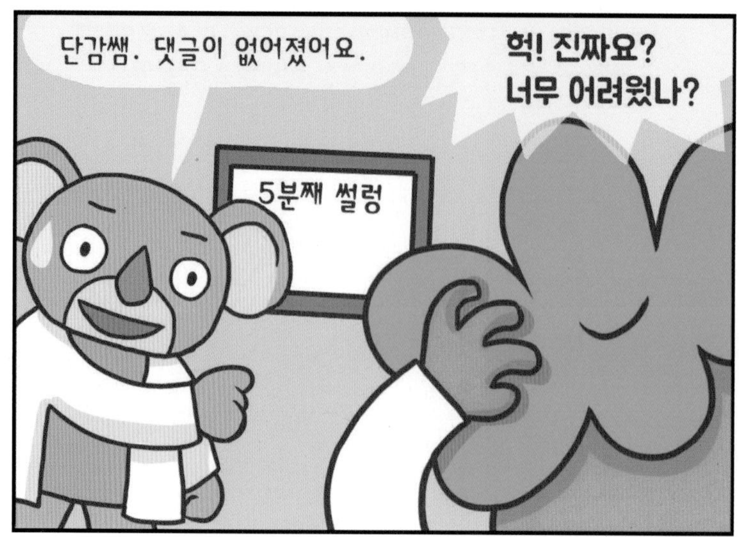
단감쌤. 댓글이 없어졌어요.
헉! 진짜요?
너무 어려웠나?
5분째 썰렁

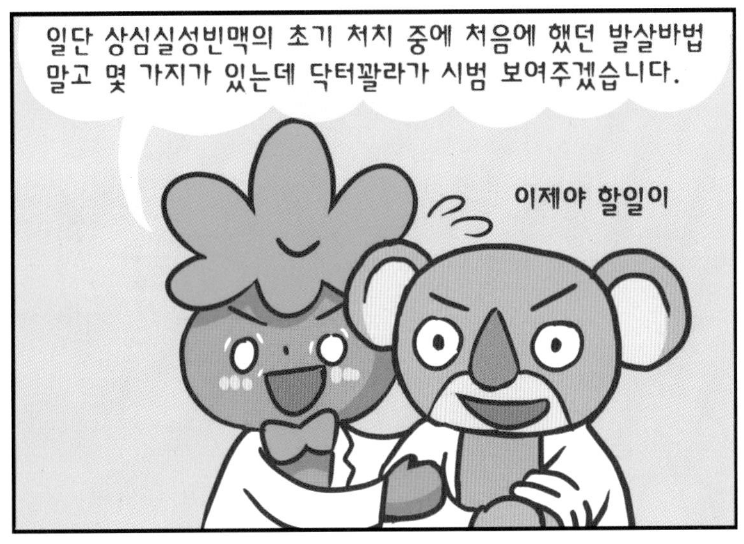
일단 상심실성빈맥의 초기 처치 중에 처음에 했던 발살바법
말고 몇 가지가 있는데 닥터꽐라가 시범 보여주겠습니다.
이제야 할일이

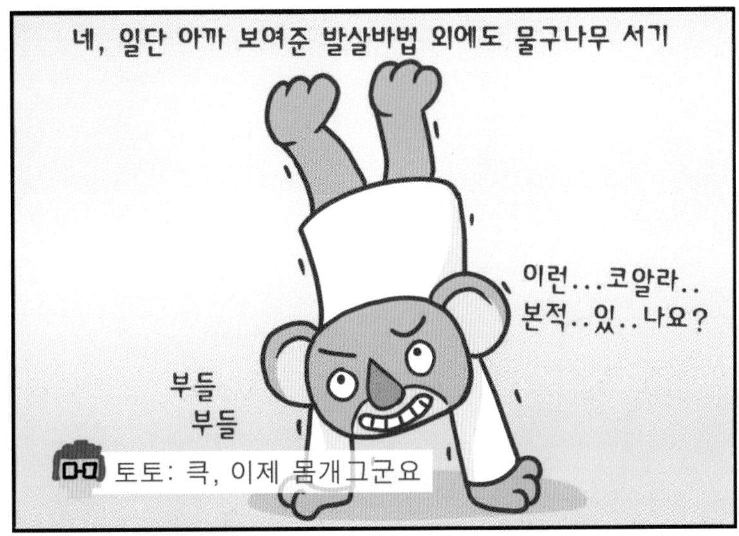
네, 일단 아까 보여준 발살바법 외에도 물구나무 서기
이런...코알라..
본적..있..나요?
부들
부들
토토: 크, 이제 몸개그군요

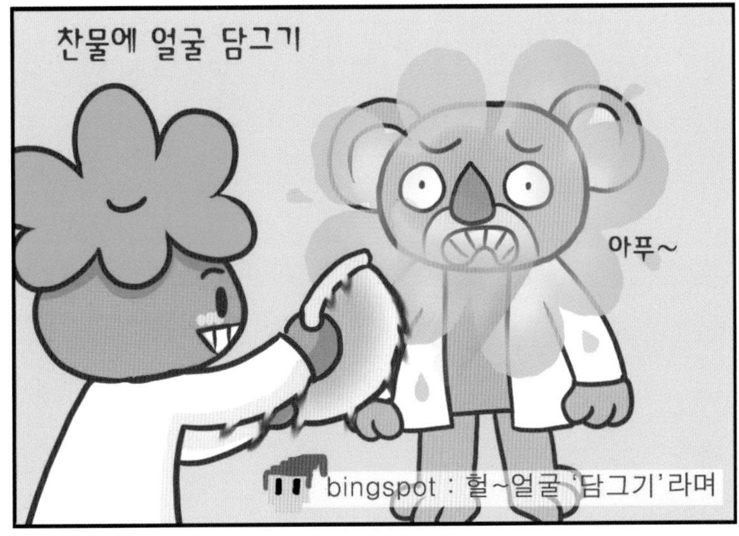
찬물에 얼굴 담그기
아푸~
bingspot : 헐~얼굴 '담그기'라며

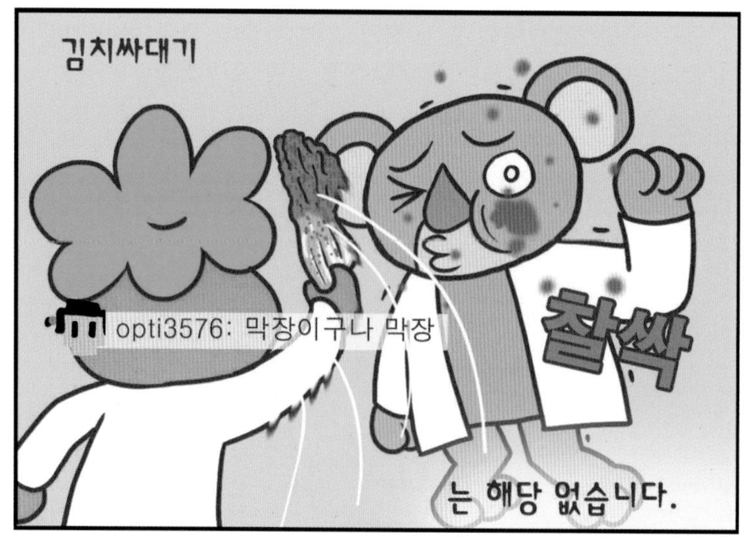
김치싸대기
opti3576: 막장이구나 막장
찰싹
는 해당 없습니다.

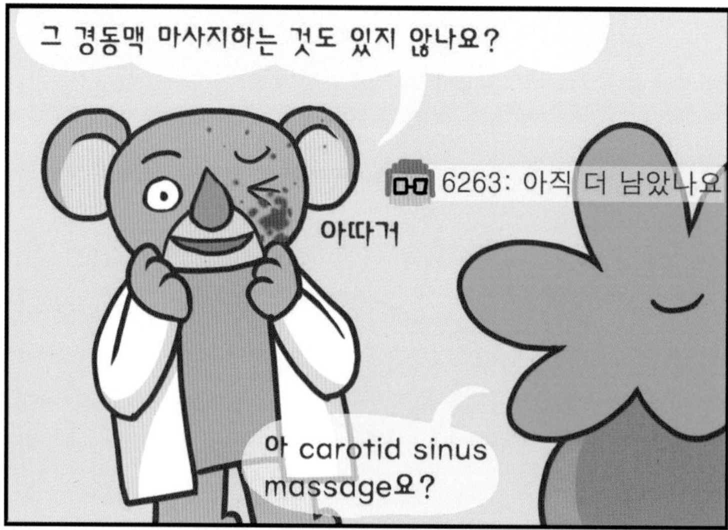
그 경동맥 마사지하는 것도 있지 않나요?
6263: 아직 더 남았나요
아따거
아 carotid sinus massage요?

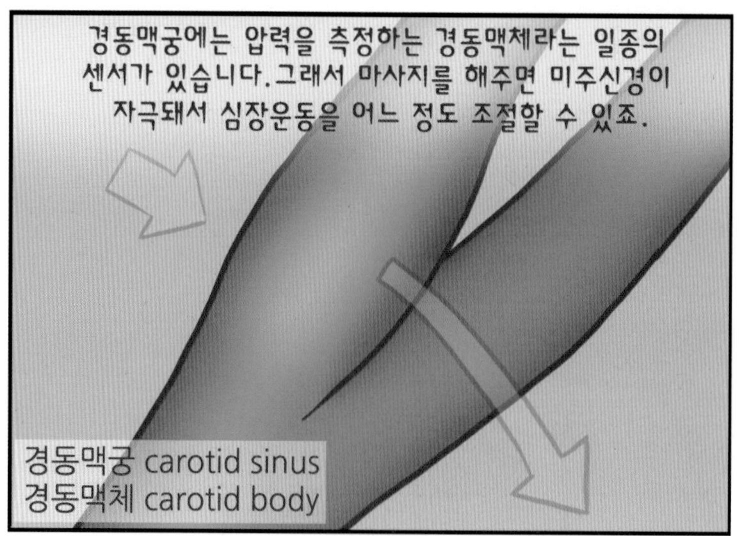
경동맥궁에는 압력을 측정하는 경동맥체라는 일종의 센서가 있습니다. 그래서 마사지를 해주면 미주신경이 자극돼서 심장운동을 어느 정도 조절할 수 있죠.
경동맥궁 carotid sinus
경동맥체 carotid body

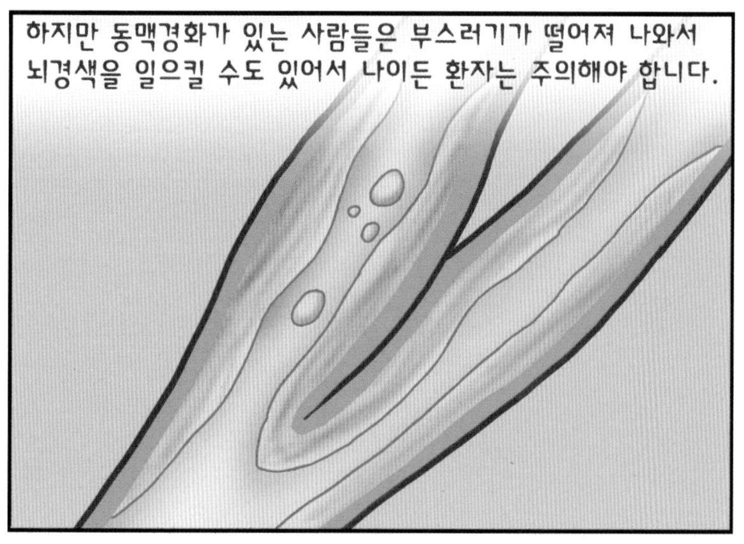
하지만 동맥경화가 있는 사람들은 부스러기가 떨어져 나와서
뇌경색을 일으킬 수도 있어서 나이든 환자는 주의해야 합니다.

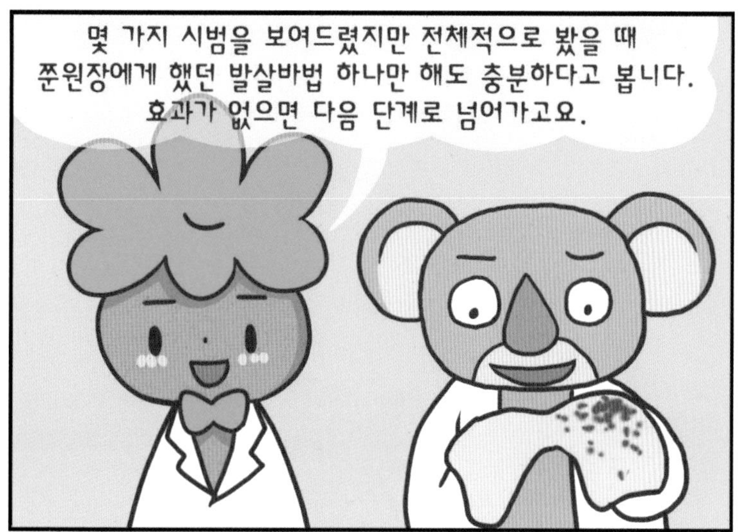
몇 가지 시범을 보여드렸지만 전체적으로 봤을 때
쭈원장에게 했던 발살바법 하나만 해도 충분하다고 봅니다.
효과가 없으면 다음 단계로 넘어가고요.

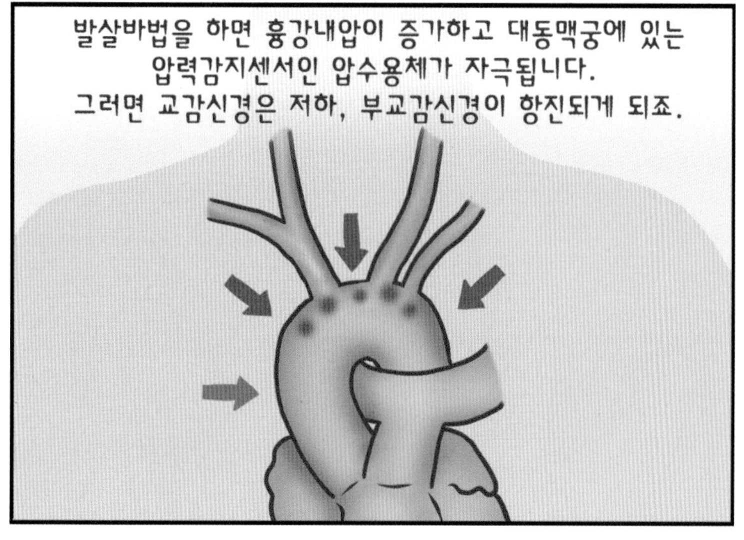
발살바법을 하면 흉강내압이 증가하고 대동맥궁에 있는
압력감지센서인 압수용체가 자극됩니다.
그러면 교감신경은 저하, 부교감신경이 항진되게 되죠.

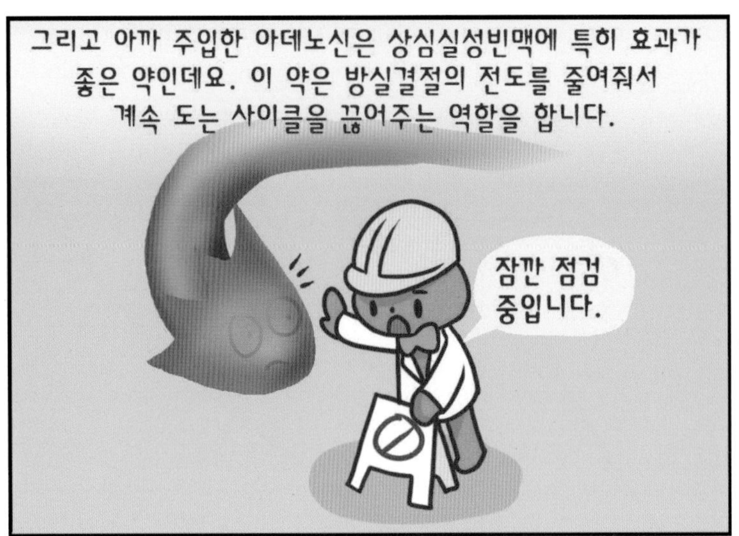
그리고 아까 주입한 아데노신은 상심실성빈맥에 특히 효과가 좋은 약인데요. 이 약은 방실결절의 전도를 줄여줘서 계속 도는 사이클을 끊어주는 역할을 합니다.
잠깐 점검 중입니다.

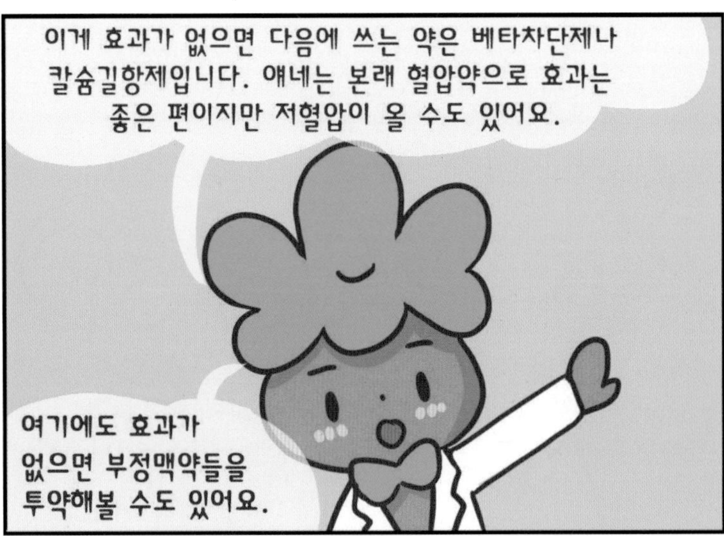
이게 효과가 없으면 다음에 쓰는 약은 베타차단제나 칼슘길항제입니다. 얘네는 본래 혈압약으로 효과는 좋은 편이지만 저혈압이 올 수도 있어요.
여기에도 효과가 없으면 부정맥약들을 투약해볼 수도 있어요.

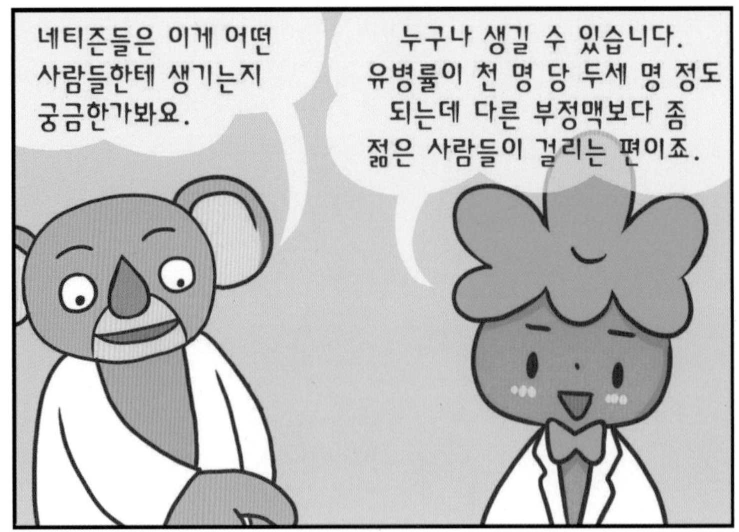
네티즌들은 이게 어떤 사람들한테 생기는지 궁금한가봐요.
누구나 생길 수 있습니다. 유병률이 천 명 당 두세 명 정도 되는데 다른 부정맥보다 좀 젊은 사람들이 걸리는 편이죠.

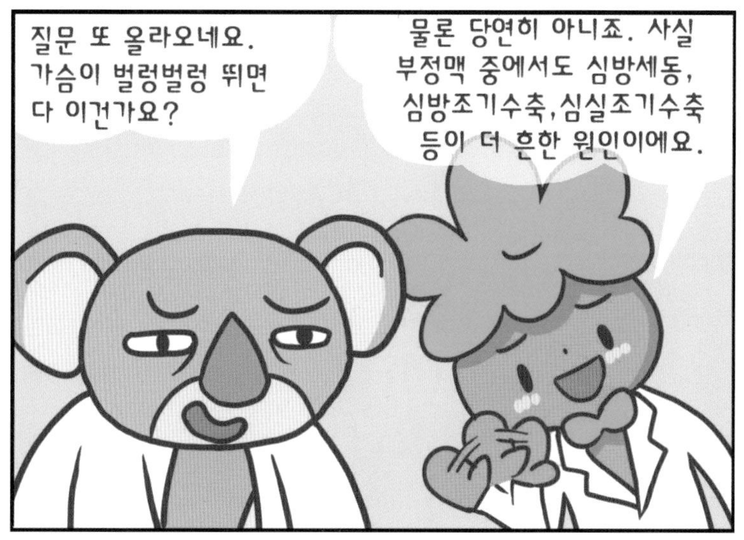
질문 또 올라오네요.
가슴이 벌렁벌렁 뛰면
다 이건가요?
물론 당연히 아니죠. 사실
부정맥 중에서도 심방세동,
심방조기수축,심실조기수축
등이 더 흔한 원인이에요.

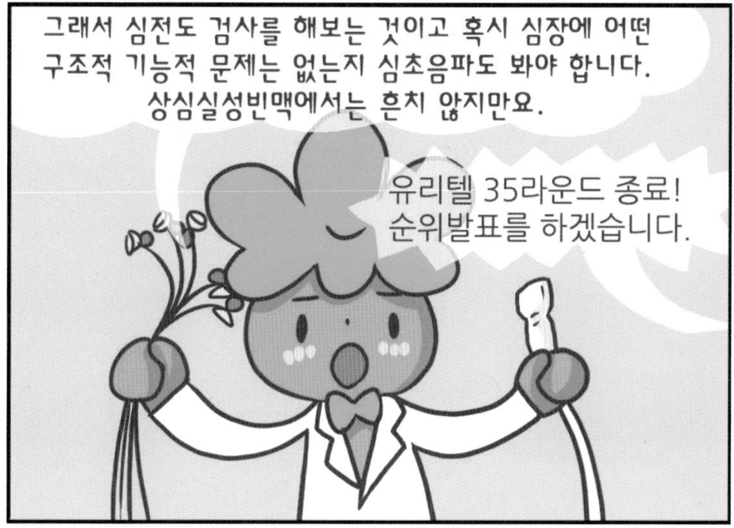
그래서 심전도 검사를 해보는 것이고 혹시 심장에 어떤
구조적 기능적 문제는 없는지 심초음파도 봐야 합니다.
상심실성빈맥에서는 흔치 않지만요.
유리텔 35라운드 종료!
순위발표를 하겠습니다.

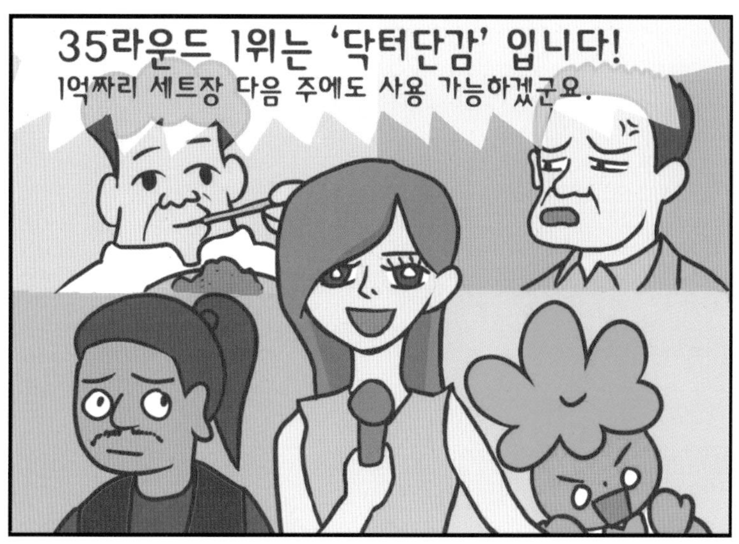
35라운드 1위는 '닥터단감' 입니다!
1억짜리 세트장 다음 주에도 사용 가능하겠군요.

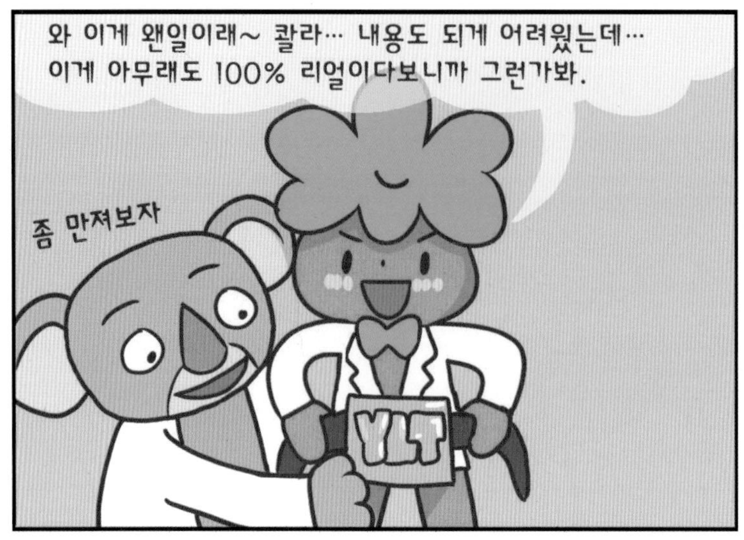
와 이게 왠일이래~ 콸라… 내용도 되게 어려웠는데…
이게 아무래도 100% 리얼이다보니까 그런가봐.
좀 만져보자
YLT

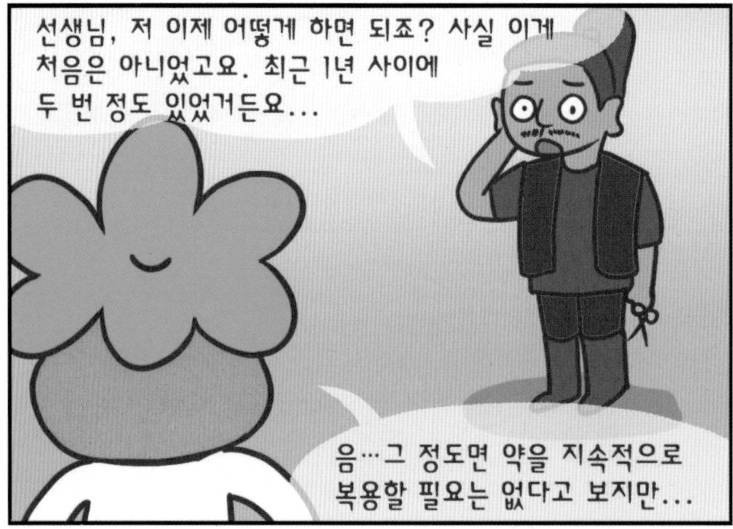
선생님, 저 이제 어떻게 하면 되죠? 사실 이게
처음은 아니었고요. 최근 1년 사이에
두 번 정도 있었거든요...
음…그 정도면 약을 지속적으로
복용할 필요는 없다고 보지만...

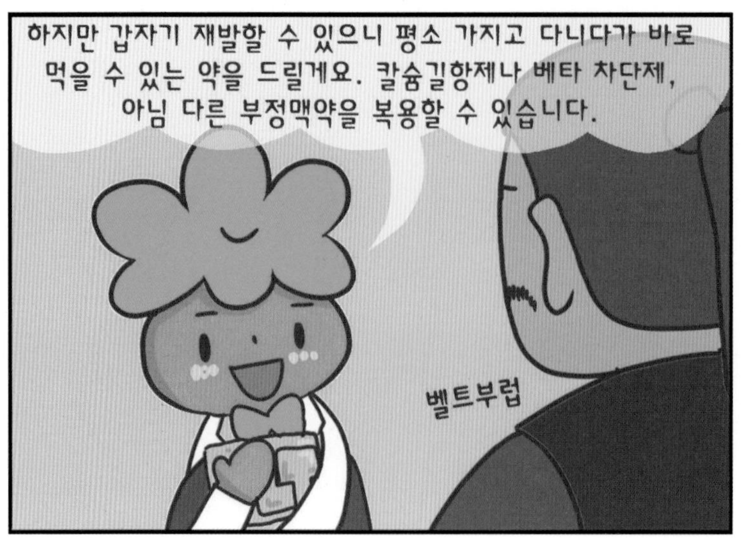
하지만 갑자기 재발할 수 있으니 평소 가지고 다니다가 바로
먹을 수 있는 약을 드릴게요. 칼슘길항제나 베타 차단제,
아님 다른 부정맥약을 복용할 수 있습니다.
벨트부럽

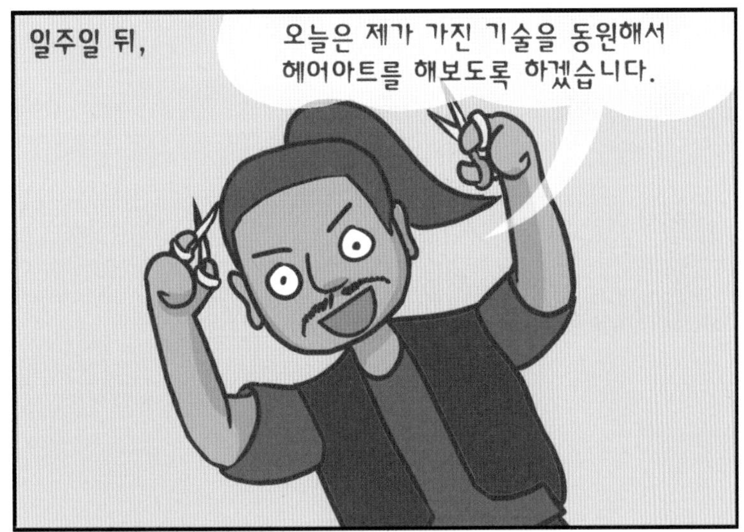
일주일 뒤,
오늘은 제가 가진 기술을 동원해서
헤어아트를 해보도록 하겠습니다.

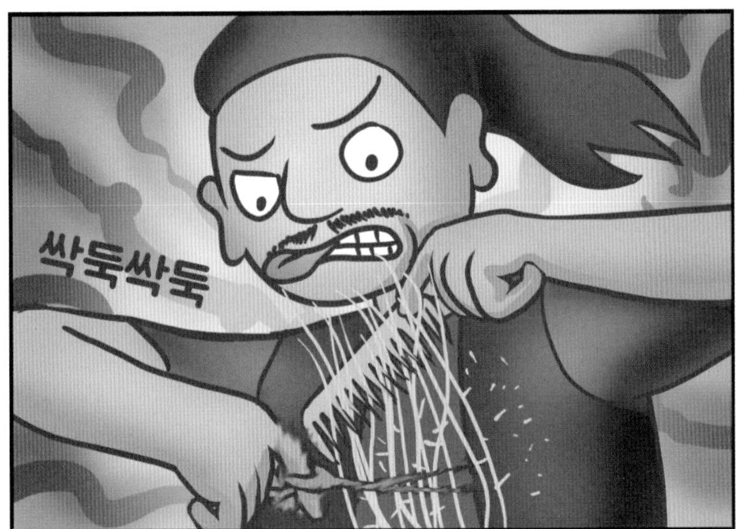
싹둑싹둑

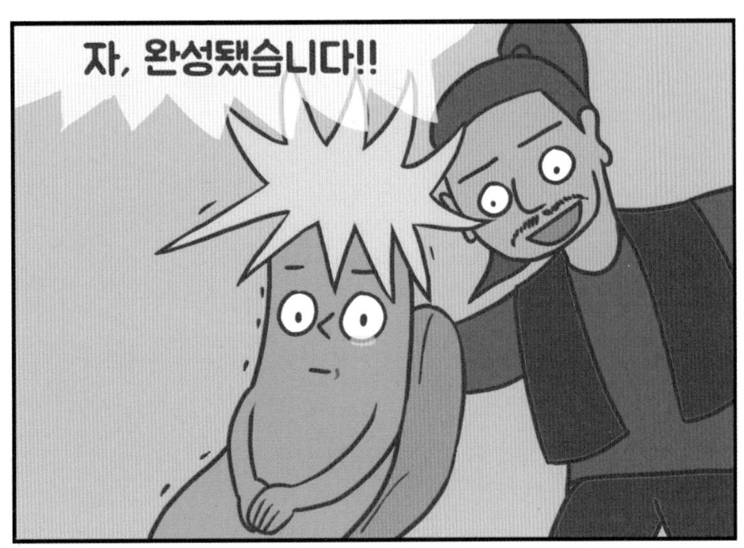
자, 완성됐습니다!!

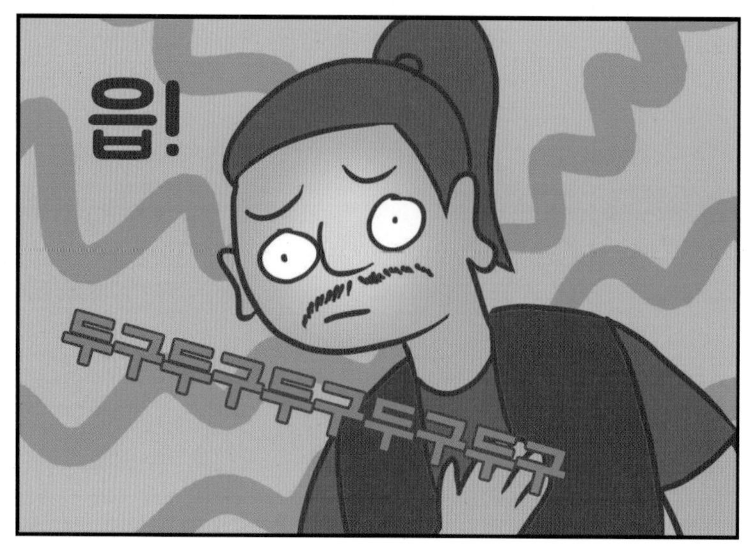
읍!
두구두구두구두구두구두구

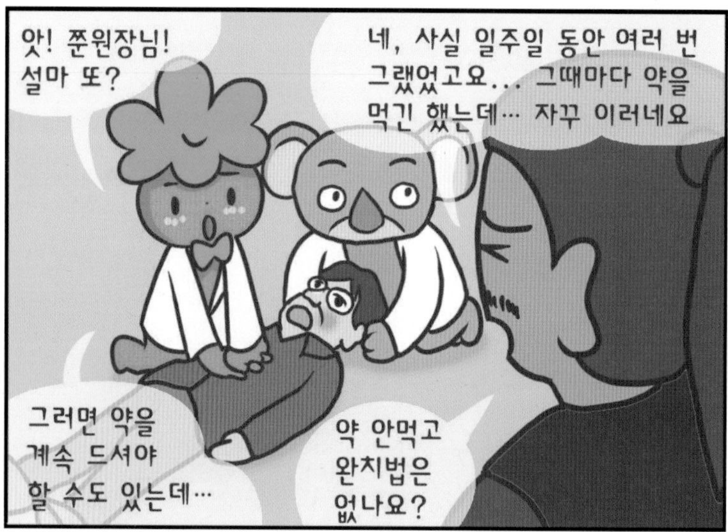
앗! 쭌원장님!
설마 또?
네, 사실 일주일 동안 여러 번 그랬었고요... 그때마다 약을 먹긴 했는데… 자꾸 이러네요
그러면 약을 계속 드셔야 할 수도 있는데…
약 안먹고 완치법은 없나요?

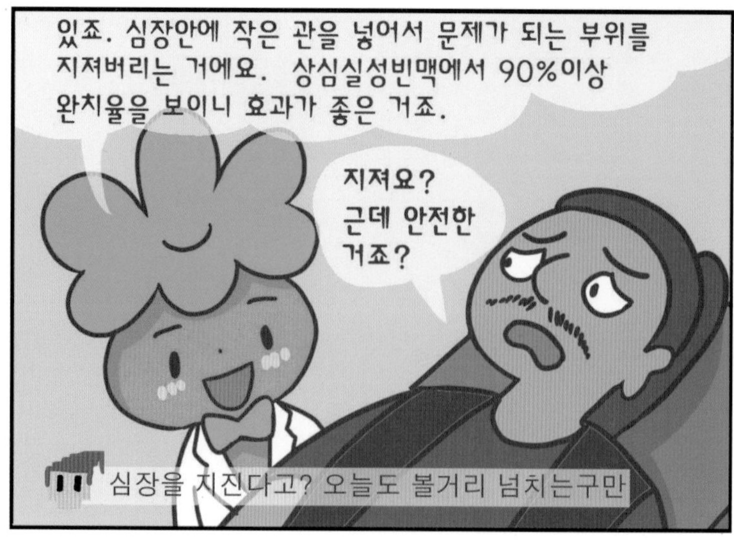
있죠. 심장안에 작은 관을 넣어서 문제가 되는 부위를 지져버리는 거에요. 상심실성빈맥에서 90%이상 완치율을 보이니 효과가 좋은 거죠.
지져요? 근데 안전한 거죠?
심장을 지진다고? 오늘도 볼거리 넘치는구만

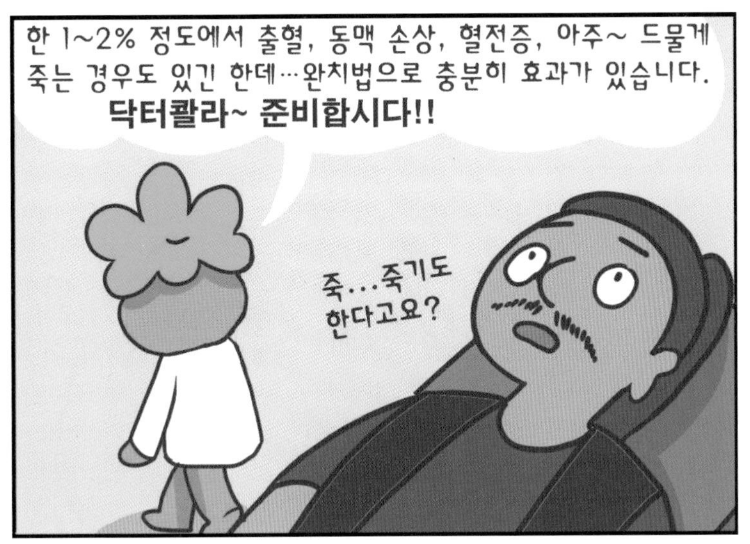
한 1~2% 정도에서 출혈, 동맥 손상, 혈전증, 아주~ 드물게 죽는 경우도 있긴 한데…완치법으로 충분히 효과가 있습니다.
닥터콸라~ 준비합시다!!
죽…죽기도 한다고요?

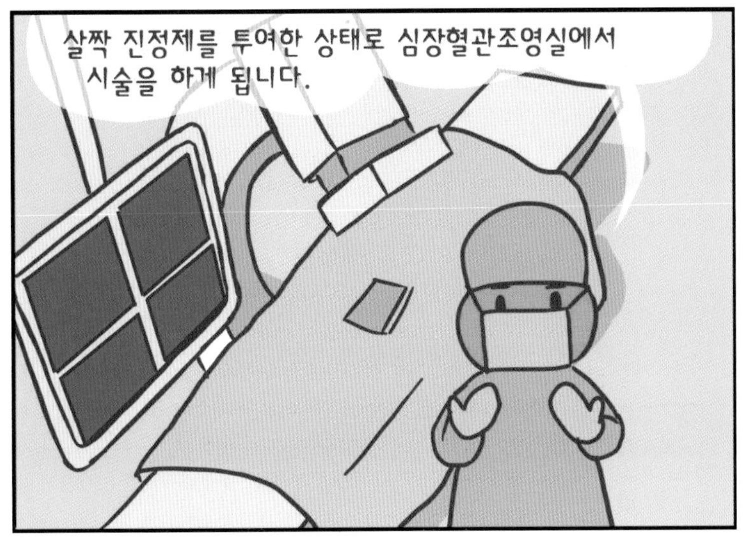
살짝 진정제를 투여한 상태로 심장혈관조영실에서 시술을 하게 됩니다.

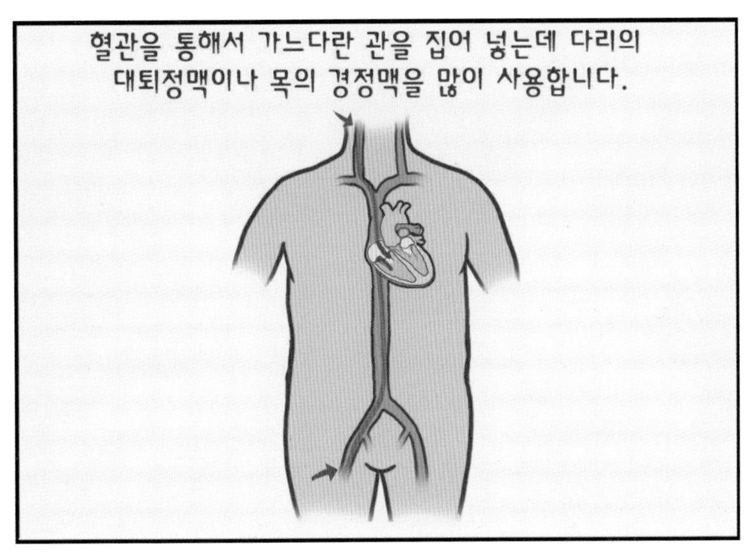
혈관을 통해서 가느다란 관을 집어 넣는데 다리의 대퇴정맥이나 목의 경정맥을 많이 사용합니다.

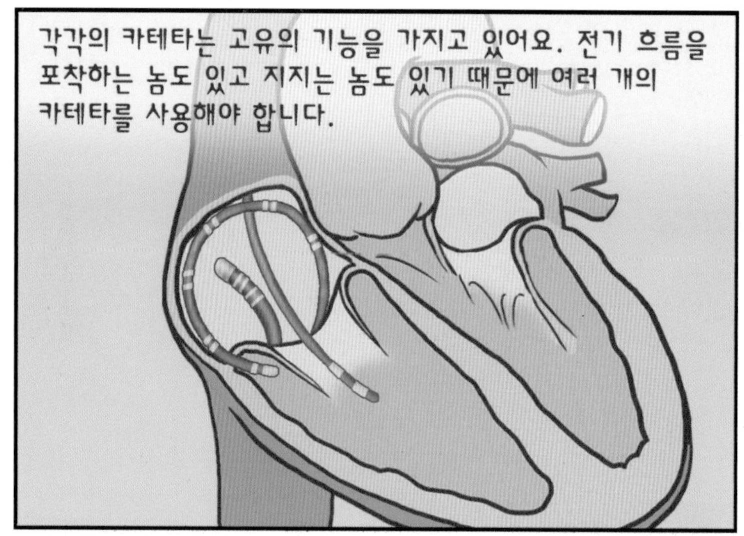
각각의 카테타는 고유의 기능을 가지고 있어요. 전기 흐름을
포착하는 놈도 있고 지지는 놈도 있기 때문에 여러 개의
카테타를 사용해야 합니다.

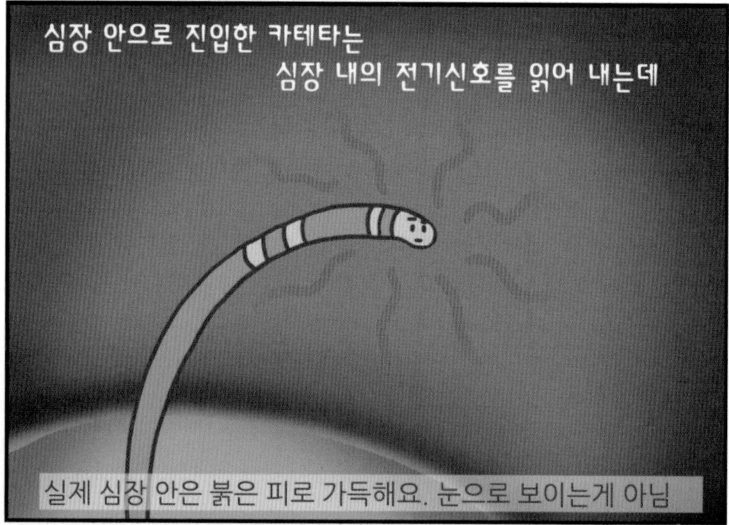
심장 안으로 진입한 카테타는
심장 내의 전기신호를 읽어 내는데
실제 심장 안은 붉은 피로 가득해요. 눈으로 보이는게 아님

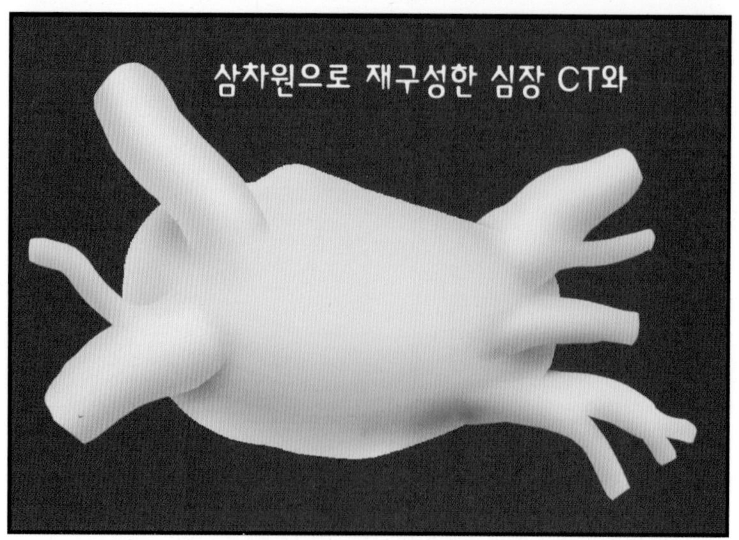
삼차원으로 재구성한 심장 CT와

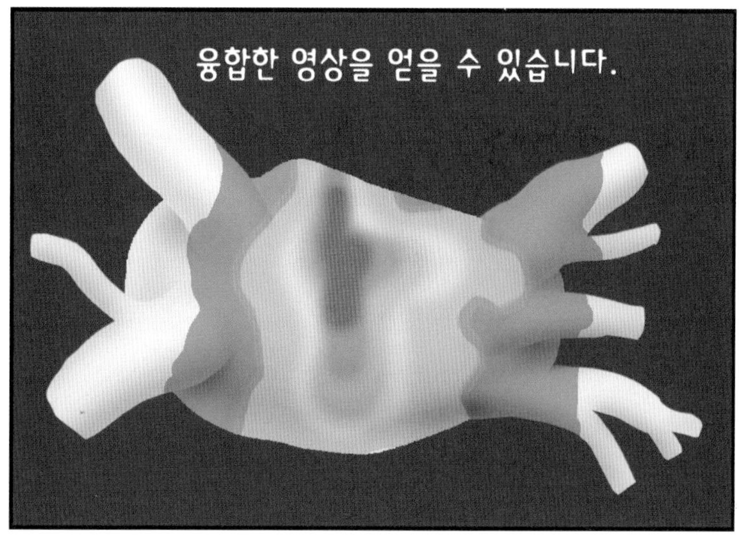
융합한 영상을 얻을 수 있습니다.

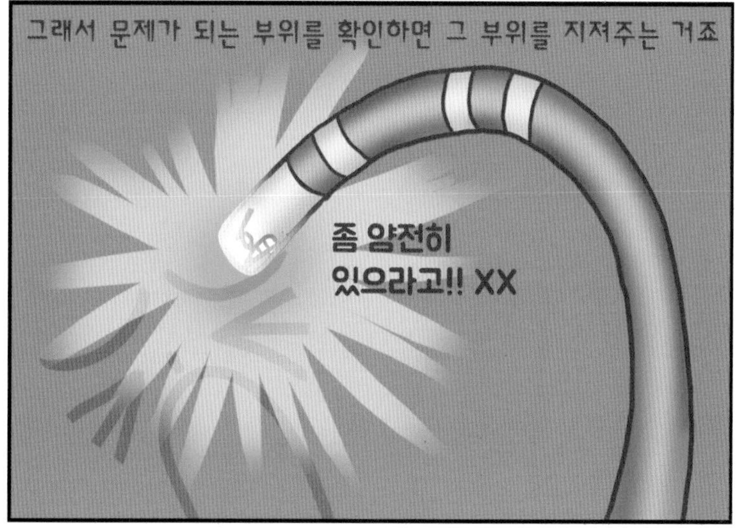
그래서 문제가 되는 부위를 확인하면 그 부위를 지져주는 거죠
좀 얌전히
있으라고!! XX

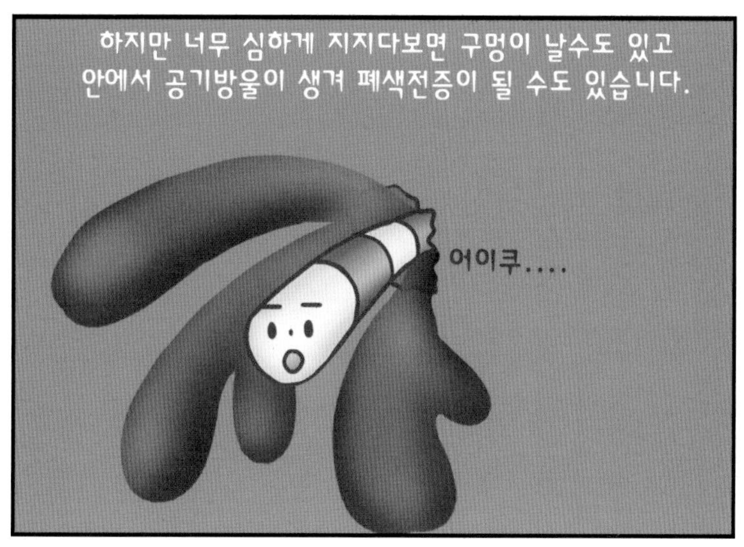
하지만 너무 심하게 지지다보면 구멍이 날수도 있고
안에서 공기방울이 생겨 폐색전증이 될 수도 있습니다.
어이쿠....

합병증 발생에 주의해 시행하면 효과가 좋고 후유증은 적어서 요즘 많은 주목을 받고 있는 기술이랍니다. 상심실성빈맥뿐 아니라 심방조동, 심방세동 등에도 사용하죠.

아이고 선생님 감사합니다.

끝났어요.

유리텔 36라운드 결과를 발표하겠습니다.
오오~ 두구두구두구

1위는 닥터단감 !
TV CF찍자!
꺄악!
대박!

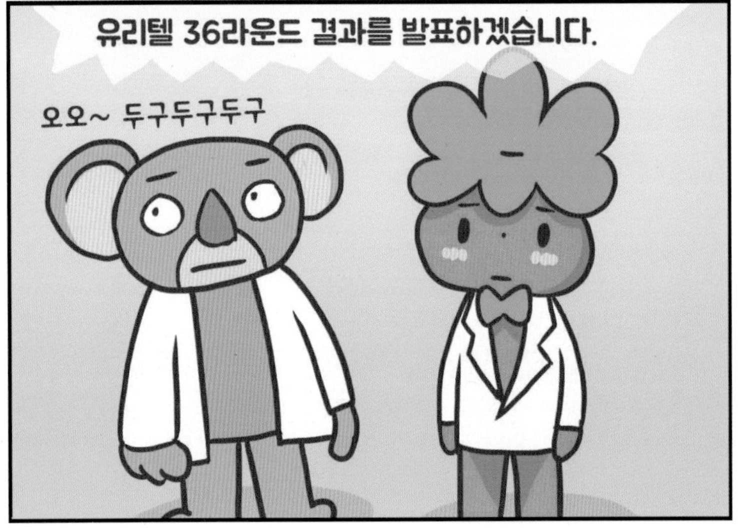

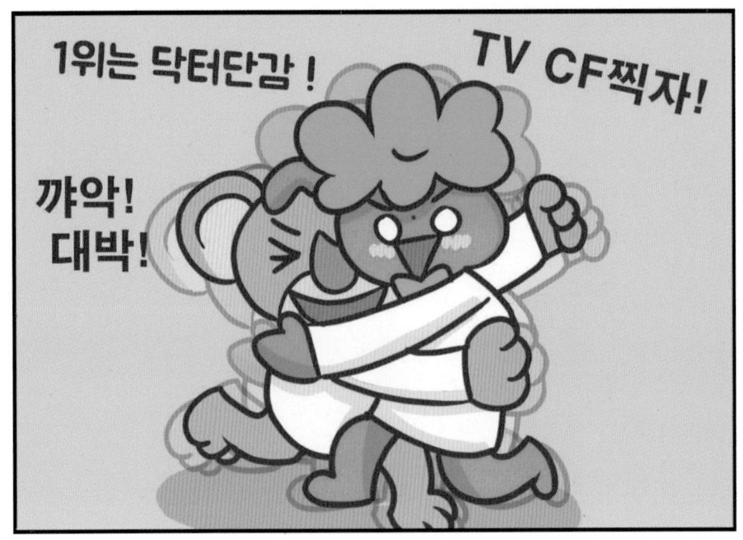

보건복지부, 1억 들인 유리텔 진료실
의료기관으로 인정할 수 없어.
닥터단감 유리텔에서 퇴출.

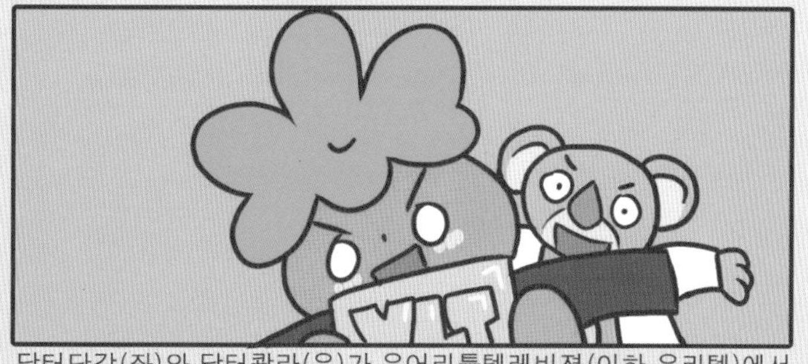

닥터단감(좌)와 닥터콸라(우)가 유어리틀텔레비젼(이하 유리텔)에서 우승한 뒤 자축하고 있다.

한 달 뒤

닥터단감이 정말 잘 나가긴 했지만 복지부에서 제동을 걸어서 하차할 수밖에 없었죠. 사람들은 면허정지 안당한게 다행이라고 그러더라고요.

저는 재발 없이 계속 출연하고 있고요. 유튜브를 할때보다 더 유명세를 타서 지금 체인점을 여러 개 열었답니다.
오늘은 본점에서 머리 자르는 날이고요.

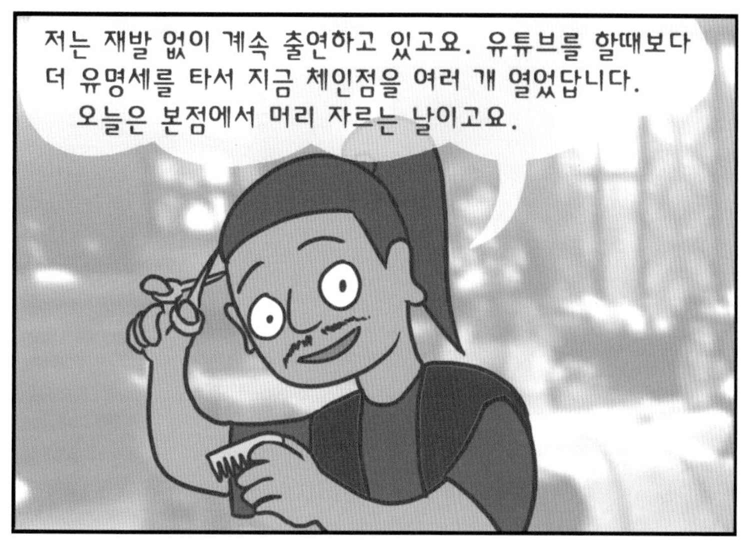

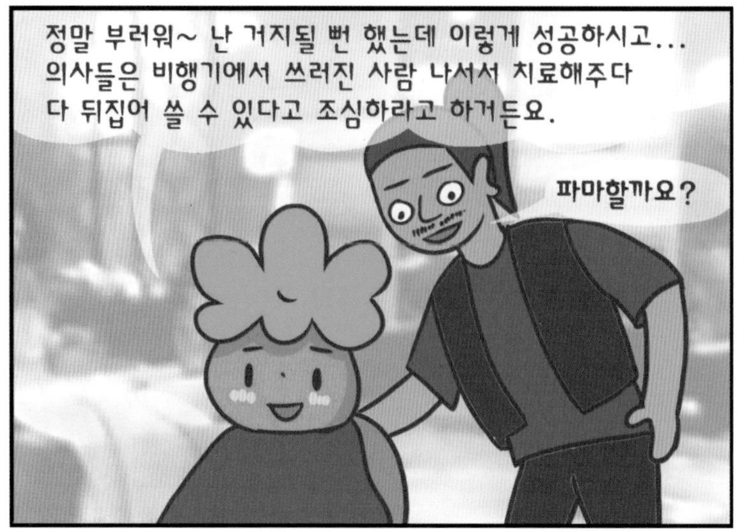
정말 부러워~ 난 거지될 뻔 했는데 이렇게 성공하시고...
의사들은 비행기에서 쓰러진 사람 나서서 치료해주다
다 뒤집어 쓸 수 있다고 조심하라고 하거든요.
파마할까요?

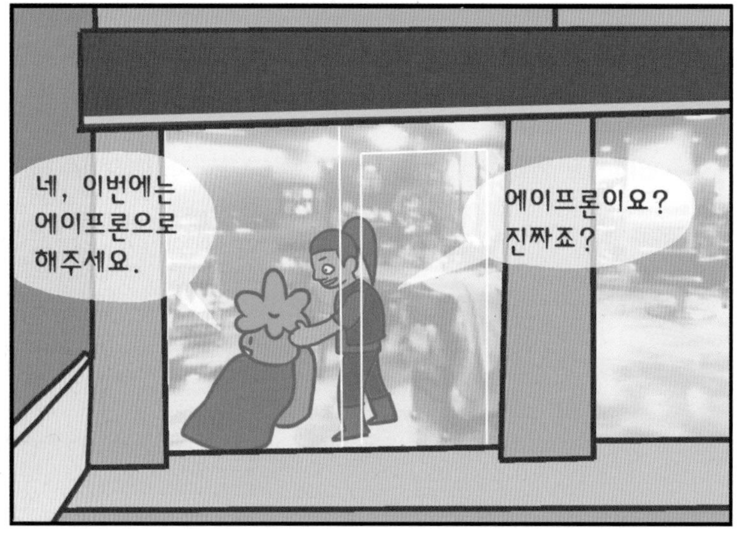
네, 이번에는
에이프론으로
해주세요.
에이프론이요?
진짜죠?

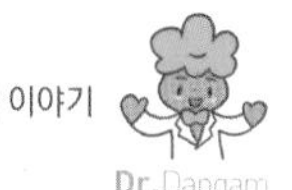

상심실성 빈맥

심장의 두근거리는 느낌을 '심계항진'이라고 부르는데 환자들은 '가슴이 쿵쿵 뛰어요', '심장이 벌렁거려요' 등의 느낌으로 표현하곤 합니다. 가슴의 두근거리는 느낌은 아무래도 다른 원인보다는 심장이 빨리 뛰는 것과 가장 관련이 깊긴 합니다. 하지만 심장이 빨리 뛰는 원인에는 심장 고유의 원인 말고도 다른 '비하인드 스토리'가 있을 수 있답니다.

일단 동성 빈맥(sinus tachycardia)은 심장이 정상적으로 빨리 뛰는 상태로 대략 성인의 정상 맥박수를 60~100회 정도의 범위로 보는데 이보다 빨라지는 것이죠. 동성 빈맥은 정상인에게 너무나도 자연스러운 생리 반응으로 운동을 한다든지, 긴장을 한다든지, 깜짝 놀라는 등의 상황에서 빨리 뛸 수 있습니다.

하지만 이런 자연스러운 상황이 아닌 경우에 동성 빈맥이 발생하게 되면 대표적으로는 갑상선항진증이나 크롬친화세포종 등의 내분비적인 문제나 공황장애 같은 신경정신과적 문제 등 다른 원인이 있을 수도 있습니다.

하지만 심계항진은 심장의 부정맥이 원인인 경우가 많기 때문에 기본적인 심장검사가 우선적으로 시행되어야 합니다. 심계항진을 주소로 하는 부정맥 중 대표적인 것인 심방세동(atrial fibrillation)입니다. 그 외에도 상심실성 빈맥(supraventricular tachycardia)의 경우에도 심계항진을 느낄 수 있고 이번 에피소드에서는 후자를 주제로 택했습니다.

아무튼 가슴이 두근거리는 증상은 정상적인 신체 반응이 아닌 상황에서 갑자기 발생하게 된다면 그 원인에 대한 검사가 이루어져야 합니다. 심전도, 심초음파 등의 심장 관련 검사와 심장 원인이 아닐 가능성이 크면 의심되는 질환을 감별할 수 있도록 추가적인 상담 및 검사가 필요합니다.

심장에서 기인한 심계항진 중에 심방세동(atrial fibrillation)과 상심실성빈맥(supra-ventricular tachycardia) 등이 대표적입니다. 이번 에피소드는 상심실성 빈맥을 주제로 정하였는데 이 중에도 심방빈맥(atrial tachycardia), 방실결절회귀성빈맥(AV nodal reentrant tachycardia), 방실회귀성빈맥(Atrioventricular reentrant tachycardia) 등이 있습니다. 이런 각 질환의 차이를 여기서 세세하게 설명할 필요는 없지만 상황에 맞는 진단과 치료를 위해서는 심전도검사가 우선이 됩니다.

이런 빈맥이 갑자기 발생하게 되는 경우 발살바법(Valsalva's maneuver)이나 경동맥 마사지 같은 조치를 취해줌으로써 맥박을 정상화시켜볼 수 있습니다. 하지만 완전히 돌아오는 경우가 많지는 않기 때문에 결국에는 약물을 투약해야 하는 경우가 많죠.

대표적인 약물이 아데노신으로 방실결절(AV node)의 전도를 줄여주면서 빈맥을 없애줄 수 있습니다. 그 외에도 혈압약으로 많이 쓰는 베타차단제와 칼슘길항제 등도 효과가 있습니다.

이런 약물 치료로 빈맥이 조절된다면 다행이지만 계속 재발하는 경우가 생길 수 있습니다. 이럴 때는 혈관조영술을 이용해 카테타로 심장에 전류 흐름을 바꿔주는 시술을 해볼 수 있습니다. 출혈, 동맥손상, 혈전증 등 합병증의 위험성이 있긴 해도 낮은 편이고 재발율이 낮고 완치율은 높아서 심방세동과 상심실성 빈맥 등의 부정맥 치료에 많이 이용되는 시술입니다.

단감's NOTE

이 만화를 그릴 당시에는 MBC의 마리텔이 많은 사랑을 받던 시점이었습니다. 백종원 대표가 마리텔을 통해서 엄청난 유명세를 타기 시작했으니, 시간이 꽤 많이 흘렀다는 생각도 드네요. 최근에 마리텔 시즌 2가 다시 시작되었는데 아무래도 유튜브 등 미디어 환경이 바뀌어서 예전만큼의 인기는 아닌 것 같습니다. 저에게도 유튜브 등 미디어에서 활동해보는 것이 어떻겠냐는 제안들이 오곤 했었지만 현실적인 어려움 때문에 못하고 있었지만 만화에서 그린 것처럼 이런 활동들이 정말 재미있을 것 같다는 생각도 듭니다. 그 반면에 엄청난 악플들에 시달릴지도 모른다는 두려움도 앞서고요. 하지만 현실은 무플?